国家出版基金项目
NATIONAL PUBLICATION FOUNDATION

Neuro-Oncology : The Essentials

Third Edition

神经肿瘤学
原理与实践

第 3 版

主　编　〔加〕马克·伯恩斯坦
　　　　〔美〕米切尔·S.伯杰

主　译　吴安华

副主译　景治涛

天津出版传媒集团

天津科技翻译出版有限公司

著作权合同登记号:图字:02-2015-133

图书在版编目(CIP)数据

神经肿瘤学:原理与实践/(加)马克·伯恩斯坦
(Mark Bernstein),(美)米切尔·S.伯杰
(Mitchel S. Berger)主编;吴安华主译. —天津:天
津科技翻译出版有限公司,2017.12
　书名原文:Neuro-Oncology:The Essentials
　ISBN 978-7-5433-3772-5

　I.①神… Ⅱ.①马… ②米… ③吴… Ⅲ.①神经系
统疾病－肿瘤学 Ⅳ.①R739.4

　中国版本图书馆 CIP 数据核字(2017)第 271320 号

授权单位:Thieme Medical Publishers, Inc.
出　　　版:天津科技翻译出版有限公司
出 版 人:刘 庆
地　　　址:天津市南开区白堤路 244 号
邮政编码:300192
电　　　话:(022)87894896
传　　　真:(022)87895650
网　　　址:www. tsttpc. com
印　　　刷:山东临沂新华印刷物流集团
发　　　行:全国新华书店
版本记录:889×1194　16 开本　38 印张　1000 千字
　　　　　2017 年 12 月第 1 版　2017 年 12 月第 1 次印刷
　　　　　印数:1000 册
　　　　　定价:280.00 元

(如发现印装问题,可与出版社调换)

译者名单

主　译　吴安华

副主译　景治涛

译　者（按姓氏汉语拼音排序）

班允超　程　文　崔　晓　崔启韬　邓　健　付锦龙
关永昌　管格非　郭　清　韩　圣　韩　帅　呼虹宇
黄焱明　蒋　炀　李　龙　李　响　刘　洋　刘志鹏
陆威成　罗　鹏　孟令璇　孙凯俊　王　鑫　王明昊
王子璕　杨　雪　于杰夫　张　青　张　或　张东勇
张婉婷　赵　丹　周锦鹏　邹存义　邹敬宇

编者名单

Kenneth D. Aldape, MD
Associate Professor
Department of Pathology
M.D. Anderson Cancer Center
University of Texas
Houston, Texas

Kaith K. Almefty, MD
Resident
Department of Neurosurgery
Barrow Neurological Institute
Phoenix, Arizona

Ossama Al-Mefty, MD
Director
Skull Base Program
Lecturer
Harvard Medical School
Brigham and Women's Hospital
Boston, Massachusetts

James Ayokunle Balogun, MD
Clinical Fellow
Surgical Neuro-Oncology
Division of Neurosurgery
Toronto Western Hospital
University Health Network
Toronto, Ontario, Canada

Fred G. Barker II, MD
Associate Professor
Department of Neurosurgery
Harvard Medical School
Attending Neurosurgeon
Director
Cranial Base Center
Brain Tumor Center/Neuro-Oncology
Massachusetts General Hospital
Boston, Massachusetts

Gene H. Barnett, MD, MBA
Director
Brain Tumor and Neuro-Oncology Center
Director
Cleveland Clinic Gamma Knife Center
Vice Chairman
Department of Neurosurgery
Cleveland Clinic
Cleveland, Ohio

Glenn S. Bauman, MD, FRCPC
Professor and Chair/Chief
Department of Oncology
London Regional Cancer Program
London, Ontario, Canada

Mitchel S. Berger, MD, FACS, FAANS
Berthold and Belle N. Guggenhime Professor
Chairman, Department of Neurological Surgery
Director, Brain Tumor Research Center
University of California San Francisco
San Francisco, Californiaa

Mark Bernstein, MD, BSc, MHSc, FRCSC
The Greg Wilkins-Barrick Chair in
    International Surgery
Professor
Department of Surgery
University of Toronto
Neurosurgeon
Toronto Western Hospital
Toronto, Ontario, Canada

Frederick A. Boop, MD
Professor and J.T. Robertson Chairman
Department of Neurosurgery
University of Tennessee Health Science Center, Memphis
St. Jude Children's Research Hospital
Semmes-Murphey Neurologic and Spine Institute
Chief
Pediatric Neurosurgery
LeBonheur Children's Hospital
Memphis, Tennessee

Henry Brem, MD
Professor
Department of Neurosurgery, Oncology, Ophthalmology,
    and Biomedical Engineering
Neurosurgeon-in-Chief
Johns Hopkins University School of Medicine
Department of Neurosurgery
Johns Hopkins Hospital
Baltimore, Maryland

Jeffrey N. Bruce, MD, FACS
Professor
Department of Neurological Surgery
Vice Chairman, Academic Affairs
Director
Bartoli Brain Tumor Research Laboratory

Co-Director, Brain Tumor Center
New York, New York

Soonmee Cha, MD
Professor
Departments of Radiology and Neurological Surgery
Program Director
Diagnostic Radiology Residency
Department of Radiology and Biomedical Imaging
University of California at San Francisco
San Francisco, California

Kaisorn L. Chaichana, MD
Neurosurgery Resident
Johns Hopkins Hospital
Baltimore, Maryland

Susan M. Chang, MD
Professor and Lai Wan Kai Chair
Neurological Surgery
Department of Neurological Surgery
University of California at San Francisco
San Francisco, California

Bryan D. Choi, MD
Duke Medical Scientist Training Program
Duke University
Durham, North Carolina

Elizabeth B. Claus, MD, PhD
Professor and Director of Medical Research
School of Public Health
Yale University
New Haven, Connecticut
Attending Neurosurgeon
Brigham and Women's Hospital
Boston, Massachusetts

William T. Couldwell, MD, PhD
Professor and Chairman
Department of Neurosurgery
University of Utah School of Medicine
Health Science Center
Salt Lake City, Utah

Ralph G. Dacey, Jr., MD, FACS, FAANS, FRCSI (Hon)
Henry G. and Edith R. Schwartz Professor
  and Chairman
Neurological Surgery
Neurosurgeon-In-Chief
Barnes-Jewish Hospital
Department of Neurological Surgery
Washington University School of Medicine
St. Louis, Missouri

Lisa M. DeAngelis, MD
Chair
Department of Neurology

Memorial Sloan-Kettering Cancer Center
New York, New York

Rebecca DeBoer, MD
Resident
Internal Medicine Residency Program
University of Chicago
Chicago, Illinois

Michael DeCuypere, MD, PhD
Department of Neurosurgery
University of Tennessee Health Science Center
Memphis, Tennessee

John F. de Groot, MD
Assistant Professor
Department of Neuro-Oncology
University of Texas M.D. Anderson Cancer Center
Houston, Texas

Peter B. Dirks, MD, PhD
Division of Neurosurgery
Program in Developmental and Stem Cell Biology
Hospital for Sick Children
Toronto, Ontario, Canada

Hugues Duffau, MD
Department of Neurosurgery
Gui de Chauliac Hospital
Montpellier University Medical Center
National Institute for Health and Medical Research
  (INSERM)
Institute for Neurosciences of Montpellier
Montpellier University Medical Center
Montpellier, France

Kadir Erkmen, MD
Assistant Professor
Department of Surgery and Neurology
Geisel School of Medicine
Lebanon, New Hampshire

Richard G. Everson, MD
Senior Resident
Department of Neurosurgery
University of California Los Angeles
Los Angeles, California

Peter E. Fecci, MD, PHD
Resident Physician
Department of Neurosurgery
Massachusetts General Hospital
Harvard Medical School
Boston, Massachusetts

Michael G. Fehlings, MD, PhD, FRCSC, FACS
Professor, Division of Neurosurgery
Halbert Chair in Neural Repair and Regeneration
Krembil Neuroscience Center

Head
Spine Program Toronto Western Hospital
University of Toronto
Toronto, Ontario, Canada

Marco Gallo, PhD
Research Fellow
Division of Neurosurgery
Program in Developmental and Stem Cell Biology
Hospital for Sick Children
University of Toronto
Toronto, Ontario, Canada

Sarah T. Garber, MD
Resident
Department of Neurosurgery
University of Utah School of Medicine
Salt Lake City, Utah

Roxanna M. Garcia, MD, MS
UCB School of Public Health
University of California Berkeley
Berkeley, California

Oren N. Gottfried, MD
Assistant Professor
Department of Surgery
Duke University School of Medicine
Durham, North Carolina

Jennifer Moliterno Gunel, MD
Neurosurgical Oncology Fellow
Memorial Sloan-Kettering Cancer Center
Memorial Hospital
New York, New York

Devon H. Haydon, MD
Resident
Department of Neurological Surgery
Washington University School of Medicine
St. Louis, Missouri

Wolf-Dieter Heiss, MD
Professor
Danube University Krems
Max Planck Institute for Neurological Research
Klaus-Joachim-Zuelch-Laboratories of the Max-Planck
    Society
University of Cologne
Cologne, Germany

Elizabeth J. Hovey, MBBS, FRACP, MSc
Conjoint Senior Lecturer
University of New South Wales
Honorary Associate
University of Sydney
Specialist, Medical Oncology
Prince of Wales Hospital
Sydney, Australia

B. Matthew Howe, MD
Department of Radiology
Mayo Clinic
Rochester, Minnesota

George M. Ibrahim, MD
Resident, Division of Neurosurgery
University of Toronto
Toronto, Ontario, Canada

John Kestle, MD, MSc, FRCSC, FACS
Pediatric Neurosurgery
Primary Children's Hospital
Salt Lake City, Utah

Osaama H. Khan, MD, MSc
Resident, Division of Neurosurgery
University of Toronto
Toronto, Ontario, Canada

Douglas Kondziolka, MD, MSc, FRCSC, FACS
Professor
Department of Neurosurgery and Department of Radiation
    Oncology
Vice-Chair
Clinical Research (Neurosurgery)
Director
Center for Advanced Radiosurgery
New York University Langone Medical Center
New York, New York

Lutz W. Kracht, MD
Senior Scientist
Max-Planck-Institute for Neurological Research
Klaus-Joachim-Zuelch-Laboratories of the Max-Planck
    Society
University of Cologne
Cologne, Germany

Khaled M. Krisht, MD
Chief Resident
Department of Neurosurgery
University of Utah School of Medicine
Salt Lake City, Utah

Walter Kucharczyk, MD
Radiologist and Scientist
Toronto Western Hospital, Toronto General
    Hospital
Institute of Medical Sciences
University of Toronto
Toronto, Ontario, Canada

Frederick Lang, MD, FACS, FAANS
Professor and Director
Clinical Research

Department of Neurosurgery
University of Texas
M.D. Anderson Cancer Center
Houston, Texas

Normand Laperriere, MD, FRCPC, FRANZCR (Hon)
Professor
University of Toronto
Department of Radiation Oncology
Princess Margaret Cancer Centre/University Health Network
Toronto, Ontario, Canada

Linda M. Liau, MD
Professor and Vice Chair
Department of Neurosurgery
University of California Los Angeles
Los Angeles, California

Daniel M. Mandell, MD, FRCPC
Staff Neuroradiologist
Toronto Western Hospital
Assistant Professor
Faculty of Medicine
University of Toronto
Toronto, Ontario, Canada

James M. Markert, MD
Division Director
Department of Neurosurgery
Professor
Departments of Neurosurgery, Physiology, and Pediatrics
University of Alabama
Birmingham, Alabama

Paul C. McCormick, MD, MPH, FAANS
Herbert and Linda Gallen Professor
Department of Neurological Surgery
Columbia University College of Physicians and Surgeons
New York Neurological Institute
New York, New York

Michael W. McDermott, MD
Professor in Residence
Department of Neurological Surgery
Halperin Endowed Chair
Neurosurgical Director
Gamma Knife® Radiosurgery Program
Vice Chairman
Department of Neurological Surgery
Robert & Ruth Halperin Chair
Meningioma Research
University of California San Francisco
San Francisco, California

Joseph H. Miller, MD
Resident
Division of Neurosurgery
University of Alabama at Birmingham
Birmingham, Alabama

Mustafa Nadi, MD
Postdoctoral Fellow
Arthur and Sonia Labatt Brain Tumour Research Center
Division of Neurosurgery
Hospital for Sick Children
Toronto, Ontario, Canada

Robert P. Naftel, MD
Assistant Professor
Department of Neurological Surgery
Vanderbilt University Medical Center
Nashville, Tennessee

Srikantan S. Nagarajan, MD
Professor
Department of Radiology and Biomedical Imaging
Director, Biomagnetic Imaging Laboratory
University of California at San Francisco
San Francisco, California

Anick Nater, MD
Resident, Division of Neurosurgery
University of Toronto
Toronto, Ontario, Canada

Kyle Richard Noll, PhD
Neuropsychology Fellow
Department of Physical Medicine and Rehabilitation
Baylor College of Medicine
Houston, Texas

Barbara J. O'Brien, MD
Fellow
Department of Neuro-Oncology
University of Texas M.D. Anderson Cancer Center
Houston, Texas

Alfred T. Ogden, MD
Director
Minimally Invasive Spine Surgery
Department of Neurological Surgery
Columbia University
New York, New York

Taemin Oh, BA
Pre-Doctoral Fellow
Department of Neurological Surgery
Northwestern Feinberg School of Medicine
Chicago, Illinois

Andrew T. Parsa, MD, PhD
Michael J. Marchese Professor and Chair
Department of Neurological Surgery
Northwestern University Feinberg School of Medicine
Chicago, Illinois

Akash J. Patel, MD
Resident Advisor
Department of Neurosurgery

University of Texas
M.D. Anderson Cancer Center
Houston, Texas

James Perry, MD, FRCPC
Associate Professor
Medicine
Crolla Family Chair of Brain Tumour Research
Division of Neurology, Department of Medicine
Sunnybrook Health Sciences Centre and Odette Cancer Centre
Toronto, Ontario, Canada

Michael J. Petr, MD, PhD
Minimally Invasive Cranial Surgery
Lyerly Neurosurgery
Jacksonville, Florida

Joseph M. Piepmeier, MD
Chief
Department of Surgical Neuro-Oncology
Yale University
New Haven, Connecticut

Ian F. Pollack, MD, FACS, FAAP, FAANS
Chief
Department of Pediatric Neurosurgery
Children's Hospital of Pittsburgh
Leland Albright Professor of Neurological Surgery
Vice Chairman for Academic Affairs
Department of Neurological Surgery
Co-Director, UPCI Brain Tumor Program
University of Pittsburgh School of Medicine
Pittsburgh, Pennsylvania

Michael D. Prados, MD
Charles B. Wilson Professor
Department of Neurosurgery
Professor
Department of Pediatrics (Neuro-Oncology)
Director
Division of Translational Research in Neuro-Oncology
Program Leader, Neurological Oncology Program
Comprehensive Cancer Center
University of California at San Francisco
Co-Project Leader
Adult Brain Tumor Consortium
Project Leader
Pacific Pediatric Neuro-Oncology Consortium
San Francisco, California

Aditya Raghunathan, MD, MPH
Senior Staff Pathologist
Departments of Pathology and Laboratory Medicine, and
   Neurosurgery
Henry Ford Health System
Detroit, Michigan

Vijay Ramaswamy, MD, FRCPC
Clinical Research Fellow
Hospital for Sick Children
Brain Tumour Research Centre
Toronto, Ontario, Canada

Marc Remke, MD
Division of Neurosurgery
Hospital for Sick Children
University of Toronto
Toronto, Ontario, Canada

David W. Roberts, MD
Section Chief
Department of Neurosurgery
Professor
Department of Surgery
Geisel School of Medicine
Dartmouth-Hitchcock Norris Cotton Cancer Center
Lebanon, New Hampshire

James T. Rutka, MD, PhD, FRCSC, FACS, FAAP
Professor and Chair
Department of Surgery
University of Toronto
Codirector and Principal Investigator
Arthur and Sonia Labatt Tumour Research Centre
Division of Neurosurgery
Hospital for Sick Children
Toronto, Ontario, Canada

Martin J. Rutkowski, MD
Resident
Department of Neurological Surgery
University of California at San Francisco
San Francisco, California

Arjun Sahgal, MD
Associate Professor
Department of Radiation Oncology
Sunnybrook Health Sciences Centre
University of Toronto
Toronto, Ontario, Canada

John H. Sampson, MD
Robert H. and Gloria Wilkins Distinguished Professor of
   Neurosurgery
Professor of Pathology, Immunology, and Radiation
   Oncology
Director
Duke Brain Tumor Immunotherapy Program
The Preston Robert Tisch Brain Tumor Center at Duke
Division of Neurosurgery, Department of Surgery
Duke University Medical Center
Durham, North Carolina

Nader Sanai, MD
Director
Neurosurgical Oncology and Barrow Brain Tumor Research
   Center
Barrow Neurological Institute
St. Joseph's Hospital and Medical Center
Phoenix, Arizona

Raymond Sawaya, MD
Professor and Chairman
Department of Neurosurgery
University of Texas
M.D. Anderson Cancer Center
Houston, Texas

Jason L. Schroeder, MD
Department of Neurosurgery
Harold F. Young Neurosurgical Center
Virginia Commonwealth University
Richmond, Virginia

Theodore H. Schwartz, MD
Associate Professor
Department of Neurosurgery
Codirector
Institute for Minimally Invasive Skull Base and Pituitary
    Surgery
Weill Cornell Medical College
New York Presbyterian Hospital
New York, New York

Cara Sedney, MD
Chief Resident
Division of Neurosurgery
Robert C. Byrd Health Sciences Center School of Medicine
West Virginia University
Morgantown, West Virginia

Ganesh M. Shankar, MD PhD
Neurosurgical Resident
Massachusetts General Hospital
Harvard Medical School
Boston, Massachusetts

Penny K. Sneed, MD, FACR
Professor in Residence
Department of Radiation Oncology
University of California at San Francisco
San Francisco, California

Adam M. Sonabend, MD
Resident
Department of Neurosurgery
Columbia University Medical Center
New York, New York

Mark M. Souweidane, MD
Neurological Surgeon
Weill Cornell Medical Center
New York Presbyterian Hospital
New York, New York

Robert J. Spinner, MD
Professor
Departments of Neurologic Surgery and
    Orthopedics
Mayo Clinic
Rochester, Minnesota

Michael D. Taylor, MD, PhD, FRSCC
Associate Professor
Division of Neurosurgery
Hospital for Sick Children
Toronto, Ontario, Canada

Elina Tsyvkin, MD
Fellow
Tufts Medical Center
Boston, Massachusetts

Pablo A. Valdes, PhD
MD/PhD Candidate
Dartmouth College
Geisel School of Medicine at Dartmouth and Thayer
    School of Engineering
Hanover, New Hampshire

Frederick Vincent, MD
Neurosurgeon
Providence Health and Services
Portland, Oregon

Kyle M. Walsh, PhD
Postdoctoral Scholar
Epidemiology and Biostatistics
University of California at San Francisco School of Medicine
San Francisco, California

Xin Wang
MD/PhD Program
Clinical Sciences
University of Toronto
Toronto, Ontario, Canada

Ronald E. Warnick, MD
Professor
Department of Neurosurgery
John M. Tew, Jr., M.D. Chair
Neurosurgical Oncology
Director
UC Brain Tumor Center
Cincinnati, Ohio

Jeffrey Scott Wefel, PhD, ABPP
Chief Ad Interim
Section of Neuropsychology
Associate Professor
Department of Neuro-Oncology
M.D. Anderson Cancer Center
Houston, Texas

Jon D. Weingart, MD
Professor
Department of Neurological Surgery and Oncology
Director
Neurosurgical Operating Room
Johns Hopkins Medicine
Baltimore, Maryland

Margaret R. Wrensch, MPH, PhD
Professor in Residence
Department of Neurological Surgery and Epidemiology and
    Biostatistics
Stanley D. Lewis and Virginia S. Lewis Endowed Chair
Brain Tumor Research
Codirector
Division of Neuroepidemiology
University of California at San Francisco
San Francisco, California

W. K. Alfred Yung, MD
Professor and Chairman
Department of Neuro-Oncology
University of Texas M.D. Anderson Cancer Center
Houston, Texas

Gelareh Zadeh, MD, PhD, FRCSC
Division of Neurosurgery
Toronto Western Hospital
University of Toronto
Toronto, Ontario, Canada

Corinna C. Zygourakis, MD
Resident
Department of Neurological Surgery
University of California at San Francisco
San Francisco, California

中文版序言

进入 21 世纪,伴随科学技术的飞速发展,新诊疗技术不断涌现,如现代影像技术、神经导航、神经内镜和质子刀等,推进神经外科迈入微创时代,神经外科手术理念随之发生变化,神经肿瘤学也得到了长足的进步。

2015 年 1 月 20 日,时任美国总统的奥巴马在国情咨文中提出"精准医学(Precision Medicine,PM)"。启动精准医学计划前,许多国家已进行了长期的基因组研究,特别是美国癌症基因组图谱计划(The Cancer Genome Atlas,TCGA),借助基因组测序和信息分析,解释癌症药物抗性的原因,阐明癌症基因组的异质性特征,解析癌症复发和转移的机制,建立癌症联合用药新的应用指南,最终形成对癌症精确诊断、分子分型、治疗应答预测的标志物等一整套精准医学指标,为临床治疗提供了科学基础,特别是对肿瘤分子分型具有指导性意义,推动了癌症治疗药物的研发。

由马克·伯恩斯坦和米切尔·S. 伯杰主编的《神经肿瘤学:原理与实践》在神经外科由微创医学向精准医学转变阶段重新再版。本书把传统的基础理论和创新知识相结合,把握了技术性革命的脉搏,反映了神经肿瘤领域发展的广阔性和复杂性。本书第 3 版每个章节都删除了一些陈旧内容,补充了近年的新技术,添加了临床循证医学结论。全书共 48 章,可归纳为基础医学、临床诊疗和护理康复 3 部分内容。基础医学部分包括神经肿瘤疾病的流行病学特点和变化,病理、代谢特征,分子标记物和调控通路,以及相关学科的基础技术。临床诊疗部分从鉴别检查方式到微创手术理念,以及放射治疗和化疗原则等领域做了更新,并在转化医学层面上详细介绍了当前热点内容,如神经肿瘤免疫治疗、基因治疗和靶向治疗等。护理康复部分介绍了神经肿瘤患者不同时期的护理原则和要点,神经功能和精神状态的各种评价标准,以及运动、语言、记忆力等能力的康复训练方法。

《神经肿瘤学:原理与实践》与其他神经肿瘤学书籍的侧重点不同,本书主要介绍神经肿瘤学要点,内容简洁,并使用大量特殊文本框,便于读者阅读和理解。

我国的脑计划即将启动,认知障碍相关重大脑疾病研究是重要研究领域,包括神经性肿瘤造成的功能障碍或开颅手术时的实时脑功能监测,是探讨人脑认知功能的重要途径。我国相关疾病患者数量多,紧密整合临床与基础力量,从反向思路入手研究认知功能机制,神经外科具有开颅手术直接面对人大脑的优势,可以为我国脑科学研究做出贡献。

相信本书不仅可供从事神经肿瘤学的同行和对该领域感兴趣的医疗和科研工作者参考,而且将有助于我国的脑研究。

赵继宗

中国科学院院士

国家神经系统疾病临床研究中心主任

首都医科大学附属天坛医院神经外科学系教授,主任

2017 年 11 月

中文版前言

　　《神经肿瘤学:原理与实践》是系统性介绍神经肿瘤学的学术专著,本书由专门从事神经肿瘤基础与临床研究的著名专家 Mark Bernstein 与其他神经肿瘤学专家、学者共同编写。全书共 48 章,从流行病学、生物学、病理学、临床诊断、手术、放化疗、护理和新技术展望等多方面系统性、序贯性地讲解了神经肿瘤学相关知识。在基础层面上,以分子–细胞–动物模型为主线,系统阐述了脑肿瘤干细胞、肿瘤细胞分子生物学、脑肿瘤组织原位移植模型、神经肿瘤标志物和神经肿瘤病理分类等领域的基本知识和研究进展。并在转化医学层面上详细介绍了神经肿瘤免疫治疗、基因治疗和靶分子治疗等当前热点内容。在临床层面上,较为全面地纳入临床诊治总论、微创手术治疗、神经肿瘤影像学诊断、放化疗原则、肿瘤血管介入治疗、功能区低级别胶质瘤清醒开颅手术治疗和颅骨肿瘤治疗等被广泛关注的内容和新近技术进展。此外,还邀请眼科、耳鼻喉科、内分泌科专家撰写了神经外科医师在临床工作中经常遇到的学科交叉内容;并邀请家庭医疗和护理专业的专家撰写了癌症患者护理与康复等在日常工作中容易被疏漏的问题。

　　将此书翻译成中文,对我们来说是一种荣幸,更是一份沉甸甸的责任。从接受委托至今我们经历了很多,但从中学到了更多。虽然经常需要在深夜翻译和校对稿件,但我们很满足并享受这个过程。书中的许多内容启示我们思考了很多问题,翻译工作的完成也是对我们能力的检验、完善和提高,是一次飞跃式的成长,并将激励我们前进。

　　《神经肿瘤学:原理与实践》充分反映了当今神经肿瘤学领域研究与诊治的最新动态,适合神经外科、神经内科、神经肿瘤科、放射治疗科和病理科等相关专业的医师、护士、教师使用,也适用于硕士生、博士生在内的各级学生在临床实践、实验选题、课题实施和解决实验所遇难题时学习参考。希望这本书能给关注神经肿瘤学的人们带来帮助,能促进我国神经肿瘤事业的发展!

于中国医科大学附属第一医院

2017 年 6 月

前　言

本书第 1 版出版于 2000 年,与以往的神经肿瘤学书籍不同,本书每个章节都选取了其中重要的知识点,并对其进行简明扼要但重点突出的讲解。这使得本书易于阅读和总结,尤其适用于那些主修方向并不是神经肿瘤学的住院医生和实习医生。

第 2 版在上一版的基础上进行了修改,于 2008 年出版。第 2 版中我们增加了一些相关章节,删除了一些过时的内容。在这次第 3 版改版过程中,我们删除了一些章节(例如,光动力疗法)。随着神经肿瘤领域错综复杂的发展,我们又增加了 8 章新的内容,使本书能够与时俱进。在新版的编写过程中我们也邀请了一些新的编者,这些编者都是在相关领域被高度认可的专家、学者。

主要内容的变化在以下 3 章,神经导航(包括立体定向手术)、术中磁共振和其他术中辅助方法。这反映出术中导航在现代脑肿瘤手术中起着重要的作用。我们还增加了神经内镜(因为这项技术的地位与日俱增)、脑室肿瘤(在既往的版本中遗漏了)、假性进展(因为它对肿瘤患者治疗后效果评估和治疗管理起着重要的作用)、随机对照试验(因为它们是我们治疗指南进步的关键)和神经肿瘤全球化的内容(因为越来越多的努力和焦点集中在患者身上,但是临床医生的工作环境越来越糟糕)。

新版的另一个特点是在每一章的最后增加了编者注。在这个版块里编者总结了该章内容的核心知识,进行了历史回顾,强调了编者认为重要的内容。

许多人认为,医学相关学科的书籍内容过于陈旧,导致该书一出版就已经过时了。但是我们一方面需要掌握一个学科的所有基础知识,另一方面需要考虑不同学科的差异性、教育意义和美学等问题。本书中的治疗信息包括了目前可能存在的各种方法,但这本书的主旨是以生物学和病理学为基础的神经肿瘤学,这一点是不会随时间改变的。

我们认为,本书已经在第 1 版的基础上有了很大的改进,可以帮助那些辛勤工作的、从事神经肿瘤患者治疗管理的内科医生,同时也适于从事相关领域的神经外科、放射治疗科、神经肿瘤科的住院医生和临床医学生阅读。我们真诚地希望这本书有助于大家对神经肿瘤学知识的掌握和临床实践。

马克·伯恩斯坦

米切尔·S.伯杰

献 词

　　谨以本书献给 Lee、Lauren、Andrea、Jody Bernstein、Joan、Lindsay、Alex Berger，以及所有患者！

致　谢

我们要感谢所有编者以及 Thieme 出版公司员工的杰出贡献，特别是 Kay Conerly、Judith Tomat 和 Haley Paskalides。还要感谢 Lynn Nowen、Caroline Gunaratnam(多伦多)以及 Ilona Garner(旧金山) 对本书出版给予的无价帮助。最后还要感谢 Barbara Chernow 的编辑服务。

目　录

第 **1** 篇

生物学

第 1 章

流行病学

Kyle M. Walsh, Elizabeth B. Claus, Margaret R. Wrensch

在美国,每年确诊新发脑与中枢神经系统恶性肿瘤和良性肿瘤 70 000 例,死亡 14 000 例,这些肿瘤中 31% 为脑胶质瘤,37% 为脑膜瘤[1]。目前主要有两种类型的流行病学研究方法帮助我们认识脑肿瘤:一种是描述性研究,描述的是在特定人种、地区及时间的一定人群脑肿瘤的发病率、死亡率及生存率的关系;一种是分析性研究,用于比较有或无某些特征(队列研究)的人们患脑肿瘤的风险,或者更通俗地说,因为脑肿瘤相对少见,研究比较有或无脑肿瘤患者生活史(病例对照研究)。流行病学研究的主要目的是描述脑肿瘤的分布规律及其潜在病因。这些肿瘤的分布规律可能会提供其成因的线索或指出需要加强筛查的高风险人群。

■ 描述性流行病学研究

描述性流行病学研究显示,大脑肿瘤的发病率和死亡率根据时间、地理区域、种族、年龄、性别、组织学类型、颅内部位等因素的不同而不同。

虽然原发性脑肿瘤与转移性脑肿瘤相比更少见,常见的转移瘤的原发性癌症为肺癌、乳腺癌、前列腺癌、大肠癌等,但是它们构成了发病率和死亡率的重要来源。图 1.1 显示脑肿瘤主要组织学类型的构成比例。

重要参考

- 对于儿童,脑肿瘤引起的死亡占所有癌症引起的死亡的 1/4。在美国,原发性恶性和良性肿瘤以及中枢神经系统肿瘤总的年发病率约为 21/100 000,原发性恶性脑肿瘤发病率约为 7/100 000。

重要参考

- 美国脑肿瘤注册中心(CBTRUS;www.cbtrus.org)成立于 1994 年,该中心报道所有中枢神经系统原发性恶性和良性肿瘤(包括大脑和脊椎、垂体和松果体以及鼻腔嗅觉肿瘤)的发病率和估计的新发病例数。CBTRUS 根据监测、流行病学以及最终结果程序(SEER;seer.cancer.gov)和国家肿瘤注册程序(NPCR;http://www.cdc.gov/cancer/npcr/)编制发病率和生存数据。根据良性脑肿瘤肿瘤注册修正案的内容,从 2004 年起所有美国肿瘤登记员开始记录脑和中枢神经系统良性肿瘤。美国癌症协会(ACS;www.cancer.org)估计原发性脑和中枢神经系统恶性肿瘤的新发病例和死亡病例数量,不包括淋巴瘤、白血病、垂体和松果体肿瘤以及鼻腔嗅觉肿瘤。世界卫生组织的国际癌症研究机构(IARC;www.iarc.fr)报道全球原发性脑和中枢神经系统恶性肿瘤的发病率,不包括淋巴瘤、白血病、垂体和松果体肿瘤以及鼻腔嗅觉肿瘤。

发病率和死亡率的时间趋势

时间趋势研究报道,在过去的30年间脑肿瘤的发病率有所增长。研究技术改进、影像诊断使用增加及老年人对诊断态度的转变等原因使我们注意到发病率的增加[2]。然而,一些研究人员还提出总体发病率的增长(尤其是儿童)可能是由于发病因素发生变化。

发病率和死亡率的种族和地理差异

脑肿瘤发病率的种族和地理差异的解释是错综复杂的,问题在于确认及报道。报道的原发性恶性脑肿瘤发病率最高的区域[例如,北欧、美国白人和以色列,发病率为(11~20)/100 000]较发病率最低的区域[例如,印度和菲律宾,发病率为(2~4)/100 000]普遍有更易获得较好的医疗条件[3]。然而,研究显示一些变异是由于种族遗传易感性不同或文化、地理危险因素不同引起的[4,5]。例如,像日本这样一个经济繁荣的国家,

恶性脑肿瘤的发病率低于北欧发病率的1/2。在美国,白人的胶质瘤发病率较黑人高,但脑膜瘤发病率低;两组人群的发病率不同很难完全归咎于获得医疗的难易或诊断程序的不同[1]。

高风险区域的脑肿瘤发病率是低风险区域的4倍,与此相比,肺癌有20倍的差异,黑色素瘤有150倍的差异[3]。因此,较强的地理危险因素对脑肿瘤的影响似乎不同于其他肿瘤(例如,吸烟和石棉暴露对于肺癌的影响,阳光强度对于黑色素瘤的影响)。

发病率和死亡率的年龄和性别差异

总体而言,原发性脑肿瘤的发病中位年龄为59岁,胶质母细胞瘤和脑膜瘤的发病中位年龄分别为64岁和65岁[1]。原发性脑肿瘤的年龄分布在位置和组织类型方面存在不同(图1.2至图1.4)。与其他类型恶性肿瘤类似,年龄因素导致绝大多数脑肿瘤的发病率增加可能的原因有恶变所需的暴露时间、临床疾病发生

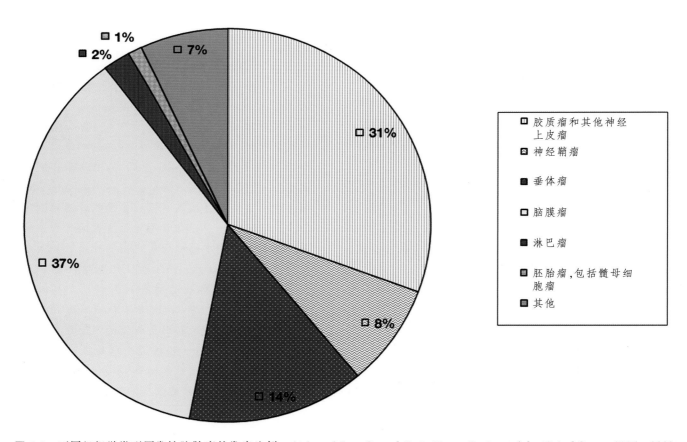

图例:
- 胶质瘤和其他神经上皮瘤
- 神经鞘瘤
- 垂体瘤
- 脑膜瘤
- 淋巴瘤
- 胚胎瘤,包括髓母细胞瘤
- 其他

图 1.1 不同组织学类型原发性脑肿瘤的发病比例。(Adapted from Central Brain Tumor Registry of the United States, 2005 - 2009, Table 2[1])

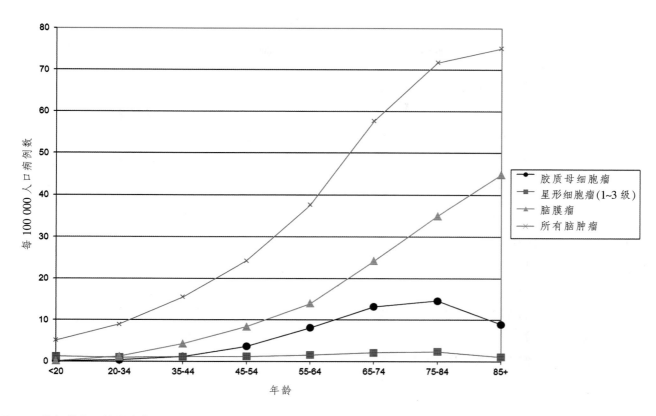

图 1.2　按年龄整理的所有常见组织学类型的原发性脑肿瘤的发病率。（Adapted from Central Brain Tumor Registry of the United States, 2005－2009, Table 12[1]）

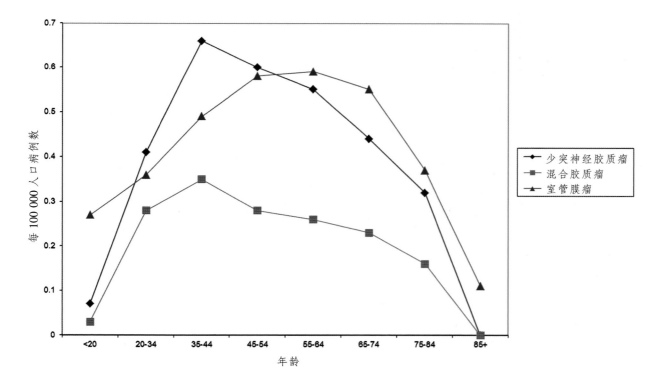

图 1.3　按年龄整理的确诊为少突神经胶质瘤、混合胶质瘤、室管膜瘤的原发性脑肿瘤的发病率。（Adapted from Central Brain Tumor Registry of the United States, 2005－2009, Table 12[1]）。

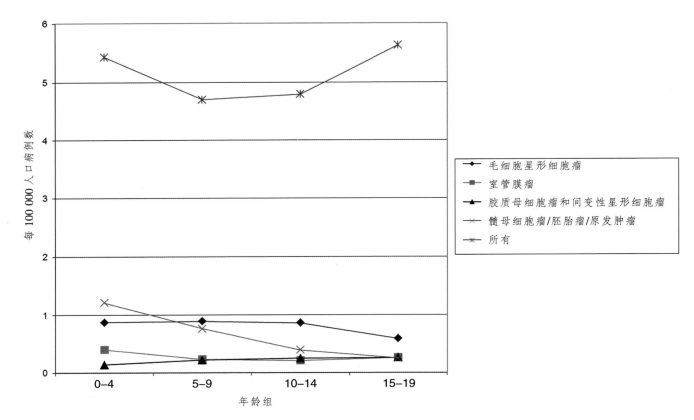

图 1.4　按年龄和组织学类型整理的儿童原发性脑肿瘤的发病率。(Adapted from Central Brain Tumor Registry of the United States, 2005‑2009, Table 16[1])

提示

- 脑肿瘤流行病学中最一致的发现是发病率的性别差异；胶质瘤更常见于男性，而脑膜瘤更常见于女性。

前必备的很多遗传学改变及免疫监视功能削弱。有趣的是，85 岁及以上人群的胶质母细胞瘤和星形细胞瘤的发生率反而下降(图 1.2)，而少突神经胶质瘤、室管膜瘤的发病率峰值在中年(图 1.3)。

男性胶质瘤的发病率高，女性脑膜瘤发病率高(图 1.5 中美国的数据显示)。因为在几乎所有年龄和人群中这一发现是一致的，脑肿瘤病因学的综合理论应该说明这个事实的原因。然而，这个重要的流行病学现象目前仍然无法解释。

生存和预后因素

对于原发性恶性脑肿瘤的患者，组织学类型和年

龄是较强的预后因素(图 1.6)。此外，肿瘤的级别、病灶切除的程度、肿瘤的位置、放射治疗的剂量(高级别肿瘤)以及某些化疗方案等因素都与是登记的人口还是临床研究数据的生存期有关[1,6]。放射治疗肿瘤学组和其他临床试验学组根据那些有已提及的病理学特征和参与临床试验研究的患者的情况提供关于预后因素的有用信息。然而，许多患者并未参加临床试验，因此这些试验结果对于普遍的胶质瘤患者群可能并不具备代表性。

一项从 1993 年到 2007 年的研究观察到，不同年龄、种族和性别的胶质母细胞瘤患者生存率有所不同[7]。大约自 2005 年起，替莫唑胺的广泛应用使生存期延长了 2~4 个月。对于 80 岁以上的高龄组生存期并无改善。图 1.7 显示了胶质母细胞瘤与其他常见的组织学类型的 1~10 年的相对生存期。

生存/预后的分子标记

预后分子标记的作用是一个不断发展的研究领

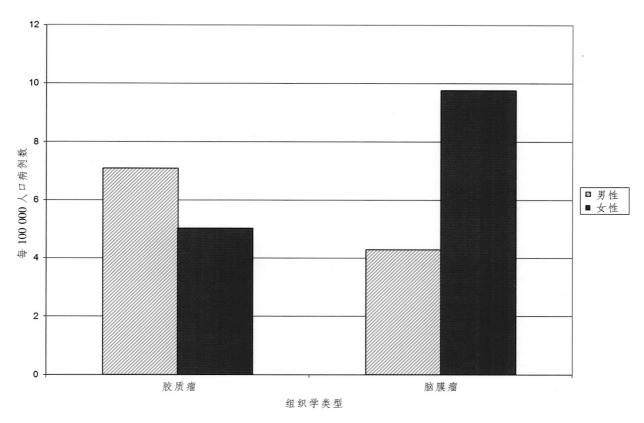

图 1.5　根据 2000 年美国标准人口,按年龄校正的不同性别的胶质瘤和脑膜瘤的发病率。(Adapted from Central Brain Tumor Registry of the United States, 2005 - 2009, Table 9[1])

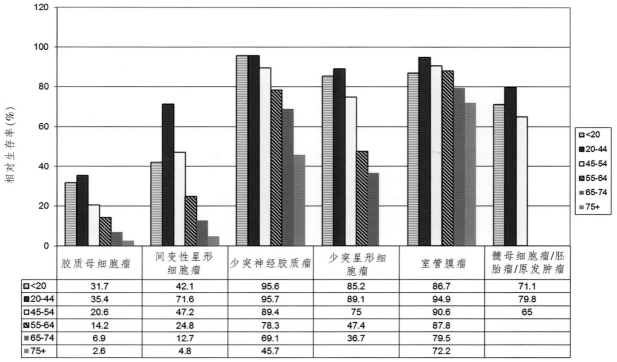

组织学类型	胶质母细胞瘤	间变性星形细胞瘤	少突神经胶质瘤	少突星形细胞瘤	室管膜瘤	髓母细胞瘤/胚胎瘤/原发肿瘤
<20	31.7	42.1	95.6	85.2	86.7	71.1
20-44	35.4	71.6	95.7	89.1	94.9	79.8
45-54	20.6	47.2	89.4	75	90.6	65
55-64	14.2	24.8	78.3	47.4	87.8	
65-74	6.9	12.7	69.1	36.7	79.5	
75+	2.6	4.8	45.7		72.2	

图 1.6　按年龄分组的原发性恶性脑肿瘤两年相对生存率。(Adapted from Central Brain Tumor Registry of the United States, 2005 - 2009, Table 22[1])

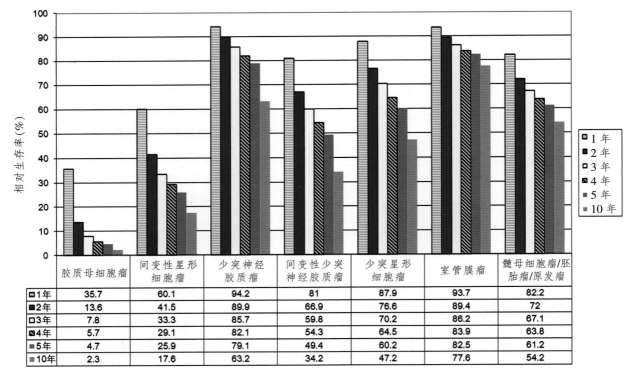

组织学类型	胶质母细胞瘤	间变性星形细胞瘤	少突神经胶质瘤	间变性少突神经胶质瘤	少突星形细胞瘤	室管膜瘤	髓母细胞瘤/胚胎瘤/原发瘤
1年	35.7	60.1	94.2	81	87.9	93.7	82.2
2年	13.6	41.5	89.9	66.9	76.6	89.4	72
3年	7.8	33.3	85.7	59.8	70.2	86.2	67.1
4年	5.7	29.1	82.1	54.3	64.5	83.9	63.8
5年	4.7	25.9	79.1	49.4	60.2	82.5	61.2
10年	2.3	17.6	63.2	34.2	47.2	77.6	54.2

图 1.7　原发性脑肿瘤 1 年、2 年、3 年、4 年、5 年和 10 年的相对生存率。(Adapted from Central Brain Tumor Registry of the United States, 2005 – 2009, Table 21[11])

域,在此领域中已有很多重要的发现。在少突神经胶质瘤中细胞染色体 1p 和 19q 联合缺失是有利的预后指标,IDH1 和 IDH2 基因突变同样也是[8]。少突神经胶质瘤的遗传信号包括 IDH1/2、CIC 和 FUBP1 突变与总生存期的改善有关系。在星形胶质细胞瘤,有 IDH 和 ATRX 基因突变的比没有突变的生存期较长;然而,这些患者的生存期仍然比有 IDH 基因突变的少突神经胶质瘤的患者短[9]。

一项关于新诊断为胶质母细胞瘤患者的大规模前瞻性研究显示,MGMT 基因启动子甲基化是一个预后改善的指标[6]。有趣的是,与未接受替莫唑胺治疗的患者相比,MGMT 甲基化似乎与接受替莫唑胺治疗患者的生存期关系更密切。这一发现提高了 MGMT 甲基化作为对烷化剂反应预测因子的可能性。全基因组胶质瘤 CpG 岛甲基化表型(G-CIMP)也被认为与胶质瘤患者生存期的改善有关。高甲基化表型也与 IDH 突变相关,表明脑胶质瘤预后标记物有重叠[8]。

一项最近的全基因组关联研究评估了采用同样治疗的胶质母细胞瘤患者的单核苷酸多态性(SNP),发现 SSBP2 基因的遗传变异可能影响患者生存期[10]。另一最近的研究表明,体细胞 TERT 启动子的突变与胶质母细胞瘤患者的生存期较短有关[11]。以上发现都有待于进一步的验证。

肿瘤异质性

不同的组织学与解剖位置的肿瘤异质性早已公认。细胞遗传学和分子生物学研究表明,肿瘤的异质性存在单一组织类型。目前已有几个基因和分子的变化被认为是原发性中枢神经系统肿瘤形成的潜在因素[9]。胶质母细胞瘤的发生可能有两种可用临床术语定义的途径:第一种途径由低级别星形细胞瘤的肿瘤进展导致,而第二种途径临床上没有明显的前体(即新生胶质母细胞瘤)。IDH 突变、TP53 突变和表皮生长因子受体(EGFR)扩增似乎与这些临床分类相关(图 1.8)。

原发性胶质母细胞瘤可能含有 EGFR 的扩增,然而由较低级别的前体产生的继发性胶质母细胞瘤更

可能含有 *TP53* 和 *IDH* 突变。同样的情况好像也出现在 *TERT* 和 *ATRX* 的体细胞突变中，前者与原发性胶质母细胞瘤相关，然而后者则是在较低级别的星形细胞瘤和继发性胶质母细胞瘤中常见[11]。虽然这种区别不是绝对的，但却提升了区分胶质母细胞瘤亚型的可能性，它们有相似的组织学类型，却能呈现出明显的临床差异。

5%~40%的胶质母细胞瘤和间变性星形细胞瘤会发生一些重要的修饰，包括 *EGFR* 扩增和突变，*CDK4* 或 *MDM2* 的扩增，*TP53*、*CDKN2A*、*RB1*、*PTEN*、*TERT* 或 *ATRX* 的缺失或突变。在 30%~40%的星形细胞瘤中，*TP53* 缺失或突变[8]。40%~90%的少突神经胶质瘤发生染色体 1p 和 19q 缺失。这些肿瘤也经常携带 *FUBP1*（染色体 1p）和 *CIC*（19q）的突变，以及 *IDH1* 或 *IDH2* 的突变[8]。25%~50%的室管膜瘤发生染色体 22 缺失。不同比例的髓母细胞瘤呈现 *MYCN* 和 *CMYC* 扩增，*PTCH* 缺失或突变，或染色体 17p 缺失。20%~30%的毛细胞星形细胞瘤有染色体 17q 缺失。超过 50%的脑膜瘤或神经鞘瘤有 *NF2* 的缺失或突变，15%左右的血管网状细胞瘤有 *VHL* 基因的突变或缺失。5%~25%非 *NF2* 突变的脑膜瘤也携带 *TRAF7*、*KLF4*、*AKT1* 或 *SMO* 突变[12]。这强调了大量的分子修饰异质性在原发性脑肿瘤的组织学类型中的重要性。

危险因素

目前已确认少数脑肿瘤环境方面的危险因素，某种程度上与肿瘤的异质性和长期的暴露有关。表 1.1 总结了成人和儿童胶质瘤的危险因素，表 1.2 总结了脑膜瘤和其他神经系统肿瘤的危险因素。一些杰出的关于原发性脑肿瘤的流行病学的综述提供了更多有关这些因素的信息[2,13-16]。

遗传和家族因素

遗传性肿瘤综合征

有报道提出了脑肿瘤的遗传性，具体来说这些肿瘤更好发于有遗传综合征的个体。许多研究试图确定是罕见的基因突变导致的家族脑肿瘤发病率增加[17]。虽然这些方法可以确定导致有罕见孟德尔遗传疾病的家庭成员脑肿瘤危险性增加的基因，但这些基因只能解释人群中很少一部分脑肿瘤的发生。常见的家族环境致癌物质暴露也会促进一些脑肿瘤的发生[18]。虽然 Li-Fraumeni 综合征（LFS）经常与胶质瘤的发生有

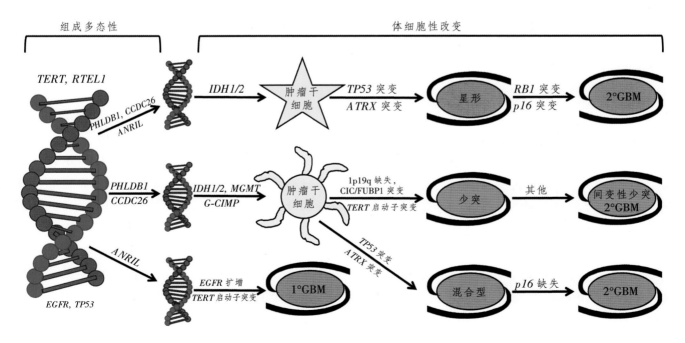

图 1.8　成人胶质瘤发展的假想途径。

关,但许多其他罕见的孟德尔遗传疾病也会增加胶质瘤发生的风险。这些综合征列于表 1.1(胶质瘤)和表 1.2(脑膜瘤和其他中枢神经系统肿瘤)。

家族聚集

因为只有一小部分的脑肿瘤纯粹归因于孟德尔

表 1.1　胶质瘤的可能危险因素的暴露研究

	相关性 (量级和趋势)[a]	亚型特异性
确定的危险因素		
大剂量辐射	+++	无
性别:男或女	+	无
种族:白人和非裔美国人	+	无
年龄增大	+++	强烈指向胶质母细胞瘤
家族综合征		
神经纤维瘤病 1 型	+++	星形细胞瘤
神经纤维瘤病 2 型	+++	室管膜瘤
结节状硬化症	+++	星形细胞瘤和室管膜瘤
林奇(Lynch)综合征	+++	星形细胞瘤
Li-Fraumeni 综合征	+++	强烈指向胶质母细胞瘤
黑色素瘤-星形细胞瘤综合征	+++	无
内生软骨瘤病(Ollier 病)/软骨营养障碍-血管瘤综合征(Maffucci 综合征)	+++	无
遗传单核苷酸多态性		
rs2736100-G (TERT)	+	无
rs2252586-T (EGFR)	+	无
rs11979158-A (EGFR)	+	无
rs55705857-G (CCDC26)	+++	少突神经胶质瘤和 IDH 突变星形细胞瘤
rs1412829-C (CDKN2B)	+	星形细胞瘤
rs498872-T (PHLBD)	+	IDH 突变星形细胞瘤
rs78378222-C (TP53)	++	无
rs6010620-G (RTEL1)	+	无
可能的危险因素		
诱变剂敏感性	+	无
过敏/哮喘	−	无
高免疫球蛋白 E	−	无
水痘/抗水痘-带状疱疹病毒(VZV)免疫球 G 蛋白	−	无
可能不是的危险因素		
诊断性放射	×	无
头部外伤	×	无
住宅电力线/电磁场	×	无
吸烟	×	无
饮酒	×	无
使用手机	×	无

[a] +++,优势比 ≥5.0;++,2.0≤优势比<5.0;+,1.0≤优势比<2.0;x,优势比=1.0;−,0.50≤优势比<1.00。

遗传，其余的遗传风险可能与低外显率的遗传变异和共享环境效应相关[18]。一些病例对照研究提示，原发性脑肿瘤具有家族聚集性[17,19]。通过对 600 多个成年脑胶质瘤患者家庭的分离分析发现，一个多基因模型可以最好地解释脑肿瘤的发生形式[20]。对常见遗传变异（引起中度脑肿瘤风险）的全基因组关联研究，解释了脑肿瘤易感性中的一些遗传性缺失。

全基因组关联研究

全基因组关联研究（GWAS）较先前的候选基因研究在揭示原发性脑肿瘤的遗传病因方面已经取得了更大的成功[16]。在全基因组关联研究中，已对感兴趣疾病组和健康对照组的病例进行成百上千的 SNP 标记物检测，用来确认那些患病更常发生于人群而不是未患病人群的遗传变异。这种方法假设相关的突变与影响疾病易感性的基因有关。脑肿瘤的全基因组关联研究迄今为止已经研究了胶质瘤和脑膜瘤。对于脑膜瘤，单一的 GWAS 确定易感性基因位点在 10 号染色体 *MLLT10* 基因上，其使脑膜瘤的风险增加 1.5 倍[21]。

迄今为止的 5 项胶质瘤患者全基因组关联研究，识别出 7 个基因中 8 个独立的重要的 SNP 关联[22-25]。有 4 个基因（*TERT*，*RTEL1*，*EGFR*，*TP53*）可促进所有胶质瘤分级与组织学的发展，而其他 3 个基因（*CDKN2B*，*PHLDB1*，*CCDC26*）只对特定等级/组织类型/分子亚型的进展有作用（表 1.1）[16]。9 号染色体 *CDKN2B* 附近的 SNP 增加各个级别星形细胞瘤的风险，但似乎不增加少突神经胶质瘤的风险。*PHLDB1* 的 SNP 增加 *IDH* 突变的胶质瘤的风险，因此与低级别胶质瘤风险的关系最大[26]。8 号染色体上 *CCDC26* 中的 SNP 以一个相似但独特的方式增加 *IDH* 突变的星形细胞瘤和无论 *IDH* 突变与否的少突神经胶质瘤的风险[27]。*CCDC26* 突变与胶质瘤的风险关系最密切，rs55705857 使这一神经胶质瘤亚群的风险增加了 6 倍。因为它会产生如此大的风险，因此 rs55705857 可能与胶质瘤发生存在功能上的关联。

端粒生物学与胶质瘤

端粒作为染色体末端的保护帽，在有丝分裂过程中逐渐缩短。端粒的消耗最终导致细胞复制性衰老，进而限制细胞增殖能力。端粒酶是一种向端粒增加重复 DNA 序列的酶，在端粒酶的作用下，分裂细胞能取代缺失的端粒 DNA 并且继续增殖。在端粒酶的作用下无法保持端粒长度的肿瘤中，一个非常重要的亚组激活一个被称为选择性延长端粒（ALT）的次要通路[28]。

目前已在端粒酶相关基因 *RTEL1* 和 *TERT* 上发现与胶质瘤的风险有关的遗传 SNP。此外，基因测序显示在 75% 的胶质母细胞瘤中经常发生体细胞 *TERT* 启动子的突变[11]。未获得 *TERT* 启动子突变的胶质母细胞瘤经常有 *ATRX* 突变，该基因参与染色体端粒的重塑。目前已发现 *ATRX* 的失活和 ALT 通路的激活有密切的联系[29]。因此，一个胶质瘤发生的新模式显示端粒修护能够使肿瘤细胞无限增殖，一种是通过 *TERT* 启动子突变和以端粒酶为基础的端粒修护，另一种是通过 *ATRX* 突变和不依赖端粒酶的端粒修护（也就是 ALT）。无论 *TERT* 和 *RTEL1* 遗传突变与 *TERT* 和 *ATRX* 体细胞突变的相互作用是否仍需确认，值得注意的是，对于确诊的胶质瘤患者而言，*TERT* 和 *RTEL1* 上的胶质瘤风险 SNP 最近被发现与高龄人口有关[30]。无论对于高龄人群增加的风险是否与这些突变有关，这一发现能帮助我们解释胶质母细胞瘤发病的峰值在 75 岁以上这个现象，但是这些仍然值得我们继续研究。

■ 个人病史

感染、过敏和免疫危险因素

尽管免疫缺陷患者感染 Epstein-Barr 病毒与中枢

提示

- 在重叠基因中遗传性和获得性基因变异揭示了胶质瘤发生的途径。一项 GWAS 发现了 *TP53*、*CDKN2A/CDKN2B*、*EGFR* 和 *TERT* 的风险 SNP，这也显示出胶质瘤肿瘤细胞的体细胞改变。罕见的 *TP53* 和 *CDKN2A* 突变也会引起家族性肿瘤易感综合征，进而增加胶质瘤的风险。

神经系统淋巴瘤的风险增加相关,但是在其他原发性脑肿瘤的发展中免疫缺陷并未起巨大作用。

文献一致认为,成人型胶质瘤与过敏史和水痘成反向关联。其他研究报道指出免疫球蛋白 E 和抗水痘-带状疱疹病毒免疫球蛋白 G 水平的增加会降低胶质瘤的风险[31]。

一些学者已经在研究胶质瘤与遗传多态性的关联,后者已确定与特异反应性有关[32,33]。已有研究发现,胶质瘤多态性与特异反应性多态性呈反相关,而且因为生殖细胞多态性曾作为哮喘/过敏易感性的生物标记物,因此这些结果不能归因于回忆偏差或胶质母细胞瘤对免疫系统的影响。有趣的是,进一步研究表明,过敏史也与脑膜瘤呈反相关,进一步支持脑肿瘤的发展与免疫学相关的假说[34]。

先前癌症

先前癌症可能与颅内肿瘤发展相关(如乳腺癌和脑膜瘤),不过数据有限[35]。共同的环境或遗传危险因素也可以部分解释这些关联。然而,接受头部放射治疗的癌症患者发生脑肿瘤(包括胶质瘤、听神经瘤和脑膜瘤)的风险大大增加[36,37]。

电离辐射

电离辐射治疗后颅内肿瘤的发生风险明显增加[38]。即使使用相对低的剂量(平均 1.5Gy)用于治疗儿童头癣,也已观察到神经鞘瘤、脑膜瘤及胶质瘤的相对风险分别为 18、10 和 3[39]。原子弹爆炸幸存者在大剂量的辐射暴露后患脑膜瘤的风险增加[38]。

研究表明,儿童急性淋巴细胞白血病(ALL)接受中枢神经系统放射治疗后脑肿瘤的风险增加[38,39]。一项研究表明,在所有被照射治疗的 ALL 儿童中,脑肿瘤的发病率为 12.8%。

迄今为止的证据并不支持诊断性放射会导致胶质瘤的发生,但强烈支持会导致脑膜瘤的发生。最近的一项研究报道,在接受每年一次或更频繁的牙科咬翼片 X 线检查的人群中,脑膜瘤患者是非脑膜瘤患者的 2 倍[40]。最近一项针对医院的牙科 X 线与听神经瘤风险相关性的研究也得出了类似结论[41]。因为在此期间

这项研究的患者接受的 X 线辐射剂量显著减少,所以牙科 X 线对公众脑肿瘤发生率的影响可能已经下降。

据报道,核设施的员工患脑肿瘤的风险并无显著增加。据报道,生产核材料的工人也有同样的风险[42]。然而,化学暴露引起的混淆或效应修饰使因果关系解释困难。

头部外伤

严重头部外伤是脑肿瘤的一个可疑病因,但研究结果是不一致的[43]。研究头部外伤和脑肿瘤之间的因果关系的评论指出,其风险增加可能是由于脑肿瘤患者优先回忆起头部受过外伤或者受伤时影像学检查偶然发现肿瘤。为了最大限度地减少这些偏倚,在丹麦进行了一项有关头部外伤入院后发现颅内肿瘤的大型队列研究[44]。在平均为 8 年的随访中未发现胶质瘤或脑膜瘤的增加风险。

癫痫发作

一些关于癫痫患者的队列研究和成人胶质瘤的病例对照研究一致认为,癫痫发作病史与脑肿瘤关系密切,不过很难确定两种诊断间的时间关联[45]。事实上,对于一些患者而言,真正的关系可能是在肿瘤诊断的多年前就已有癫痫发作,但癫痫发作或患者服用药物控制癫痫发作是否增加肿瘤风险尚不清楚。

药品和药物治疗

少数研究已经在关注药品和药物治疗对成人脑肿瘤危险性的影响。至少两个研究提到非甾体类抗炎药物的使用与胶质母细胞瘤的风险呈负相关[46]。有关儿童脑肿瘤的研究已经涉及一些或所有以下药物的产前暴露:生育能力药物、口服避孕药、安眠药或镇静剂、止痛药、抗组胺药、麻醉药、甲硝唑和利尿剂,但只有少数有意义和重复的发现[47]。

激素

激素与脑膜瘤风险之间的关联证据包括女性比男性的发病率更高(最值得注意的是在更年期前);某些脑膜瘤存在激素的受体;与子宫平滑肌瘤呈正相关;子宫内膜异位症和可能的乳腺癌;有迹象表明,脑

表 1.2　除胶质瘤外脑肿瘤的可能危险因素的暴露研究

	相关性 (量级和趋势)[a]	亚型特异性
确定的危险因素		
大剂量辐射	+++	无
性别:男或女	++	脑膜瘤
年龄增加	+++	强烈指向脑膜瘤
体重指数增加	+	脑膜瘤
家族综合征		
神经纤维瘤病 2 型	+++	脑膜瘤,神经鞘瘤
Von Hippel-Lindau 病(VHL)	+++	血管网状细胞瘤
Li-Fraumeni 综合征	+++	髓母细胞瘤
林奇(Lynch)综合征	+++	髓母细胞瘤
家族性腺瘤息肉病	+++	髓母细胞瘤
多发性错构瘤综合征(Cowden 综合征)	+++	小脑神经节细胞瘤
黑色素瘤-星形细胞瘤综合征	+++	脑膜瘤,髓母细胞瘤
Gorlin 综合征	+++	髓母细胞瘤
遗传单核苷酸多态性		
rs11012732-A (*MLLT10*)	+	脑膜瘤
可能的危险因素		
过敏/哮喘	−	脑膜瘤
高免疫球蛋白 E	−	脑膜瘤
脑肿瘤家族史	−	脑膜瘤
牙科 X 线	+	脑膜瘤,神经鞘瘤
男性吸烟	+	脑膜瘤
女性吸烟	−	脑膜瘤
可能不是的危险因素		
头部外伤	×	无
住宅电力线/电磁场	×	无
生殖因素	×	无
使用手机	×	无

[a] +++,优势比≥5.0;++,2.0≤优势比<5.0;+,1.0≤优势比<2.0;x,优势比=1.0; −,0.50≤优势比<1.00。

膜瘤在月经周期中的黄体期和妊娠期大小发生变化;与目前口服避孕药使用存在潜在关联;在有吸烟史的女性中风险降低(吸烟可能会影响激素水平)[48]。

膳食因素

N-亚硝基化合物导致脑肿瘤涉及 DNA 损伤的若干机制已在别处进行了详细的讨论[49]。要点是这些化合物可以诱发产前和产后的神经癌变,不过动物研究表明,胎儿暴露比产后的暴露导致更多的肿瘤。

9 项观察性研究的荟萃分析显示,成年人摄取大量腌肉使胶质瘤发生风险增加 48%[50]。然而,作者认为多数研究并未校准总能量的摄入,这可能导致虚假关联。部分研究发现,增加水果和蔬菜或维生素的摄入能阻止 N-亚硝基化合物或亚硝胺的有害效应[49]。总的来说,结果表明,饮用啤酒或葡萄酒不会增加成人脑胶质瘤的风险[14]。

烟草和住宅化学制品

因为香烟烟雾是一个主要的致癌物质的环境来源,所以许多研究已经检查了其在脑肿瘤发病机制中的作用。结果表明,吸烟对胶质瘤的风险并没有重要影响,但最近的一项关于脑膜瘤的荟萃分析(按性别分组)显示了明显的相关性,吸烟的男性患脑膜瘤的风险增加,然而吸烟的女性患脑膜瘤的风险显著降低[51]。观察到的性别差异与吸烟的抗雌激素作用之间是否有关仍有待确定。

住宅化学制品暴露的研究主要集中在产前和产后杀虫剂暴露对儿童脑肿瘤的影响。虽然结果不一,但与儿童期暴露相比,在怀孕期间或分娩过程中的住宅化学制品暴露更趋向与儿童脑肿瘤的风险增高相关[47]。产前暴露的进一步调查可能是有必要的。

工业和职业化学品

职业的队列研究中脑肿瘤病例数往往太小而不能进行有意义的分析。脑肿瘤的发生与特殊化学品的职业暴露并没有明确的联系,即使这些化学品是某些已知或怀疑的致癌物[13]。一项关于脑肿瘤与橡胶工人的荟萃分析的结论是橡胶和轮胎行业的职业暴露未增加脑肿瘤的发病风险,尽管合成橡胶加工中会产生大量潜在的致癌副产品[52]。

因为在20世纪70年代得克萨斯的若干石化工厂疑似成群出现脑肿瘤患者,所以人们对石油化工生产和炼油厂的工人们的脑肿瘤风险进行了长期研究。然而,一项大型的荟萃分析发现,石油工人的脑肿瘤死亡率并无总体增加[14]。无法调查特殊化学品的作用阻碍了具有因果关系的暴露的确认。

科学家和生物医学专业人士患脑肿瘤的风险也被进行了研究。虽然旧金山湾区的胶质瘤患者与对照组相比有更多的内科医生和外科医生,但没有特定的医学专业被指出患脑肿瘤的风险增加,结果纯属偶然[53]。航空和航天行业的雇员因暴露于低水平宇宙电离射线下也受到关注,但结果并无有意义的发现[54]。

父母暴露于致癌物

父母的暴露确定会导致他们的孩子患癌症的风险增加。父母从事纸和纸浆、溶剂、绘画、印刷、平面艺术、石油或化学品精炼、农业、冶金、空气和太空工业等行业,其儿童脑肿瘤的风险显著升高[14]。但在阳性的研究中缺乏暴露的特异性,在阴性的研究中暴露的父母数量不足,因此无法得出有意义的结论[47]。

手机

使用手机对健康带来的影响已引起关注,因而开始进行有关脑肿瘤发病风险与使用手机的关系的研究。大多数的病例对照和队列研究表明,使用手机或持续使用手机与大多数脑肿瘤的发病率无关[55]。在2012年由31位专家进行8天的文献回顾后,国际癌症研究机构(IARC)将使用移动手机和其他射频电磁场归类为一种可能的致癌物质(2B组)。这意味着其有"一定的致癌风险",并且"已授权进一步进行移动电话使用的长期影响的研究"。

美国国家癌症研究所(NCI)声明:

IARC和NCI均推荐持续监测脑肿瘤的趋势并在人类和实验动物的研究中寻找新证据。尤其对长期使用后和年轻用户的风险评估是很重要的。IARC进一步建议采取具体行动减少暴露(例如,使用免提或发短信),因为更深入的研究正在进行中……然而,我们注意到,在过去的10年中,手机使用率明显增加,但人群中脑肿瘤的发病率和死亡率变化较小。

电磁场

无论在旧金山湾区的成人胶质瘤的大样本人群研究还是成人脑肿瘤流行病学研究都不支持住宅供电频率电磁场(EMF)增加脑肿瘤风险的假设[14]。关于电磁场暴露和成人脑肿瘤的研究局限性在于相关的暴露时间和电磁场可能导致脑肿瘤风险的机制仍是未知的。

■ 结论

性别差异作为原发性脑肿瘤描述性流行病学最一致的特征,提供了一个令人兴奋的病因线索,但仍然无法解释。组织病理学分类系统逐渐得到共识,分子和遗传标记物使用的形成增加了病因学上更一致的肿瘤分类,以及结合潜在相关的遗传多态性,这些都可能有助于使脑肿瘤自然病史和发病机制的信息更完整。目前的研究表明,胶质瘤发生至少受7个基因的共同突变的影响。持续努力去确定有因果联系的基因变异将有助于更充分地解释胶质瘤的发病率。目前仍有很多有趣的和有前景的方向留给我们继续探索,脑肿瘤的进一步研究需要共同的努力。

目前已经成立脑肿瘤流行病学协会、脑膜瘤协会和胶质瘤基因协会来鼓励进一步理解脑肿瘤的病因、预防和预后的创新合作。此外,在搜索这种毁灭性疾病的综合解释中,关于神经肿瘤发生的全新的概念可能会出现,使脑肿瘤流行病学成为一个特别令人兴奋并需要不断研究的领域。

鸣谢

这项工作受到美国国家癌症研究所的支持,资助号 R01CA52689,CA109468,CA109461,CA109745,CA108473,CA151933,CA109475,P50CA097257 和 R25 CA112355。同时也受到脑科学基金会和脑膜瘤学会的支持。

（陆威成 译）

编者注

流行病学家向临床医生以及研究人员阐述了大量关于肿瘤包括 CNS 肿瘤的发病率和死亡率的总体趋势。多年来总体发病率保持稳定。通常,任何发病率的增加在很大程度上与诊断影像学的发展有关。地理、种族、年龄和性别等对发病率和死亡率的作用差别细微。脑膜瘤是个例外,女性发病率明显高于男性。我们从所有类型肿瘤患者尤其是脑胶质瘤患者分子标记资料研究中已获得了很多信息。这些分子标记使我们能够更好地了解预后,并通过单核苷酸多态性的 GWAS,基于患者某些高危染色体变化的确定,去了解特定类型胶质瘤发展的危险性。

关于环境危险因素,几乎没有确定的因素,主要原因是这些是非常异质的病变。肿瘤有时呈现家族性,但不是很常见,这与遗传肿瘤综合征相关的特定类型肿瘤的发病率增加截然相反。最近一个更有趣的发现是成人胶质瘤和过敏史之间成负相关。这暗示了免疫系统对某些类型肿瘤比如胶质瘤的易感性的作用。另一个有争议的领域是使用手机和脑肿瘤的形成是否有关。在过去手机使用增加的 10 年中,大量的病例对照和队列研究已经完成,然而总体的结果显示并没有任何明确的方式可以将手机的应用和任何类型脑肿瘤的发展联系起来。流行病学团体通过其协会将继续携手开展合作以帮助所有临床医生进一步了解中枢神经系统肿瘤发病率以及发展的风险。这是一个未来非常重要的研究领域。（Berger）

参考文献

1. Dolecek TA, Propp JM, Stroup NE, Kruchko C. CBTRUS statistical report: primary brain and central nervous system tumors diagnosed in the United States in 2005-2009. Neuro-oncol 2012;14(Suppl 5):v1–v49
2. Ohgaki H, Kleihues P. Epidemiology and etiology of gliomas. Acta Neuropathol 2005;109:93–108
3. Inskip PD, Linet MS, Heineman EF. Etiology of brain tumors in adults. Epidemiol Rev 1995;17:382–414
4. Dubrow R, Darefsky AS. Demographic variation in incidence of adult glioma by subtype, United States, 1992-2007. BMC Cancer 2011;11:325
5. Jacobs DI, Walsh KM, Wrensch M, et al. Leveraging ethnic group incidence variation to investigate genetic susceptibility to glioma: a novel candidate SNP approach. Front Genet 2012;3:203
6. Hegi ME, Diserens AC, Gorlia T, et al. MGMT gene silencing and benefit from temozolomide in glioblastoma. N Engl J Med 2005;352:997–1003
7. Darefsky AS, King JT Jr, Dubrow R. Adult glioblastoma multiforme survival in the temozolomide era: a population-based analysis of Surveillance, Epidemiology, and End Results registries. Cancer 2012;118:2163–2172
8. Goodenberger ML, Jenkins RB. Genetics of adult glioma. Cancer Genet 2012;205:613–621
9. Jiao Y, Killela PJ, Reitman ZJ, et al. Frequent ATRX, CIC, FUBP1 and IDH1 mutations refine the classification of malignant gliomas. Oncotarget 2012;3:709–722
10. Xiao Y, Decker PA, Rice T, et al. SSBP2 variants are associated with survival in glioblastoma patients. Clin Cancer Res 2012;18:3154–3162
11. Killela PJ, Reitman ZJ, Jiao Y, et al. TERT promoter mutations occur frequently in gliomas and a subset of tumors derived from cells with low rates of self-renewal. Proc Natl Acad Sci U S A 2013;110:6021–6026
12. Clark VE, Erson-Omay EZ, Serin A, et al. Genomic analysis of non-NF2 meningiomas reveals mutations in TRAF7, KLF4, AKT1, and SMO. Science 2013;339:1077–1080
13. Gomes J, Al Zayadi A, Guzman A. Occupational and environmental risk factors of adult primary brain cancers: a systematic review. Int J Occup Environ Med 2011;2:82–111
14. Wrensch M, Minn Y, Chew T, Bondy M, Berger MS. Epidemiology of primary brain tumors: current concepts and review of the literature. Neuro-oncol 2002;4:278–299
15. Wiemels J, Wrensch M, Claus EB. Epidemiology and etiology of meningioma. J Neurooncol 2010;99:307–314
16. Walsh KM, Anderson E, Hansen HM, et al. Analysis of 60 reported glioma risk SNPs replicates published GWAS findings but fails to replicate associations from published candidate-gene studies. Genet Epidemiol 2013;37:222–228
17. Hemminki K, Tretli S, Sundquist J, Johannesen TB, Granström C. Familial risks in nervous-system tumours: a histology-specific analysis from

Sweden and Norway. Lancet Oncol 2009;10:481–488

18. Malmer B, Adatto P, Armstrong G, et al. GLIOGENE an International Consortium to Understand Familial Glioma. Cancer Epidemiol Biomarkers Prev 2007;16:1730–1734

19. Claus EB, Calvocoressi L, Bondy ML, Schildkraut JM, Wiemels JL, Wrensch M. Family and personal medical history and risk of meningioma. J Neurosurg 2011;115:1072–1077

20. de Andrade M, Barnholtz JS, Amos CI, Adatto P, Spencer C, Bondy ML. Segregation analysis of cancer in families of glioma patients. Genet Epidemiol 2001;20:258–270

21. Dobbins SE, Broderick P, Melin B, et al. Common variation at 10p12.31 near MLLT10 influences meningioma risk. Nat Genet 2011;43:825–827

22. Stacey SN, Sulem P, Jonasdottir A, et al; Swedish Low-risk Colorectal Cancer Study Group. A germline variant in the TP53 polyadenylation signal confers cancer susceptibility. Nat Genet 2011;43:1098–1103

23. Wrensch M, Jenkins RB, Chang JS, et al. Variants in the CDKN2B and RTEL1 regions are associated with high-grade glioma susceptibility. Nat Genet 2009;41):905–908

24. Sanson M, Hosking FJ, Shete S, et al. Chromosome 7p11.2 (EGFR) variation influences glioma risk. Hum Mol Genet 2011;20:2897–2904

25. Shete S, Hosking FJ, Robertson LB, et al. Genome-wide association study identifies five susceptibility loci for glioma. Nat Genet 2009;41:899–904

26. Rice T, Zheng S, Decker PA, et al. Inherited variant on chromosome 11q23 increases susceptibility to IDH-mutated but not IDH-normal gliomas regardless of grade or histology. Neuro-oncol 2013;15:535–541

27. Jenkins RB, Xiao Y, Sicotte H, et al. A low-frequency variant at 8q24.21 is strongly associated with risk of oligodendroglial tumors and astrocytomas with IDH1 or IDH2 mutation. Nat Genet 2012;44:1122–1125

28. Bryan TM, Englezou A, Dalla-Pozza L, Dunham MA, Reddel RR. Evidence for an alternative mechanism for maintaining telomere length in human tumors and tumor-derived cell lines. Nat Med 1997;3:1271–1274

29. Heaphy CM, de Wilde RF, Jiao Y, et al. Altered telomeres in tumors with ATRX and DAXX mutations. Science 2011;333:425

30. Walsh KM, Rice T, Decker PA, et al. Genetic variants in telomerase-elated genes are associated with an older age at diagnosis in glioma patients: evidence for distinct pathways of gliomagenesis. Neuro-oncol 2013;15:1041–1047

31. Wrensch M, Fisher JL, Schwartzbaum JA, Bondy M, Berger M, Aldape KD. The molecular epidemiology of gliomas in adults. Neurosurg Focus 2005;19:E5

32. Schwartzbaum J, Ahlbom A, Malmer B, et al. Polymorphisms associated with asthma are inversely related to glioblastoma multiforme. Cancer Res 2005;65:6459–6465

33. Wiemels JL, Wiencke JK, Kelsey KT, et al. Allergy-related polymorphisms influence glioma status and serum IgE levels. Cancer Epidemiol Biomarkers Prev 2007;16:1229–1235

34. Wiemels JL, Wrensch M, Sison JD, et al. Reduced allergy and immunoglobulin E among adults with intracranial meningioma compared to controls. Int J Cancer 2011;129:1932–1939

35. Custer BS, Koepsell TD, Mueller BA. The association between breast carcinoma and meningioma in women. Cancer 2002;94:1626–1635

36. Inskip PD. Multiple primary tumors involving cancer of the brain and central nervous system as the first or subsequent cancer. Cancer 2003;98:562–570

37. Hijiya N, Hudson MM, Lensing S, et al. Cumulative incidence of secondary neoplasms as a first event after childhood acute lymphoblastic leukemia. JAMA 2007;297:1207–1215

38. Claus EB, Bondy ML, Schildkraut JM, Wiemels JL, Wrensch M, Black PM. Epidemiology of intracranial meningioma. Neurosurgery 2005;57:1088–1095, discussion 1088–1095

39. Braganza MZ, Kitahara CM, Berrington de González A, Inskip PD, Johnson KJ, Rajaraman P. Ionizing radiation and the risk of brain and central nervous system tumors: a systematic review. Neuro-oncol 2012;14:1316–1324

40. Claus EB, Calvocoressi L, Bondy ML, Schildkraut JM, Wiemels JL, Wrensch M. Dental x-rays and risk of meningioma. Cancer 2012;118:4530–4537

41. Han YY, Berkowitz O, Talbott E, Kondziolka D, Donovan M, Lunsford LD. Are frequent dental x-ray examinations associated with increased risk of vestibular schwannoma? J Neurosurg 2012;117(Suppl):78–83

42. Rogel A, Joly K, Metz-Flamant C, et al. [Mortality in nuclear workers of the French electricity company: period 1968–2003]. Rev Epidemiol Sante Publique 2009;57:257–265

43. Preston-Martin S, Pogoda JM, Schlehofer B, et al. An international case-control study of adult glioma and meningioma: the role of head trauma. Int J Epidemiol 1998;27:579–586

44. Inskip PD, Mellemkjaer L, Gridley G, Olsen JH. Incidence of intracranial tumors following hospitalization for head injuries (Denmark). Cancer Causes Control 1998;9:109–116

45. Schwartzbaum J, Jonsson F, Ahlbom A, et al. Prior hospitalization for epilepsy, diabetes, and stroke and subsequent glioma and meningioma risk. Cancer Epidemiol Biomarkers Prev 2005;14:643–650

46. Scheurer ME, Amirian ES, Davlin SL, Rice T, Wrensch M, Bondy ML. Effects of antihistamine and anti-inflammatory medication use on risk of specific glioma histologies. Int J Cancer 2011;129:2290–2296

47. Baldwin RT, Preston-Martin S. Epidemiology of brain tumors in childhood—a review. Toxicol Appl Pharmacol 2004;199:118–131

48. Claus EB, Calvocoressi L, Bondy ML, Wrensch M, Wiemels JL, Schildkraut JM. Exogenous hormone use, reproductive factors, and risk of intracranial meningioma in females. J Neurosurg 2013;118:649–656

49. Berleur MP, Cordier S. The role of chemical, physical, or viral exposures and health factors in neurocarcinogenesis: implications for epidemiologic studies of brain tumors. Cancer Causes Control 1995;6:240–256

50. Huncharek M, Kupelnick B, Wheeler L. Dietary cured meat and the risk of adult glioma: a meta-analysis of nine observational studies. J Environ Pathol Toxicol Oncol 2003;22:129–137

51. Claus EB, Walsh KM, Calvocoressi L, et al. Cigarette smoking and risk of meningioma: the effect of gender. Cancer Epidemiol Biomarkers Prev 2012;21:943–950

52. Borak J, Slade MD, Russi M. Risks of brain tumors in rubber workers: a metaanalysis. J Occup Environ Med 2005;47:294–298

53. Krishnan G, Felini M, Carozza SE, Miike R, Chew T, Wrensch M. Occupation and adult gliomas in the San Francisco Bay Area. J Occup Environ Med 2003;45:639–647

54. Zeeb H, Hammer GP, Blettner M. Epidemiological investigations of aircrew: an occupational group with low-level cosmic radiation exposure. J Radiol Prot 2012;32:N15–N19

55. Repacholi MH, Lerchl A, Röösli M, et al. Systematic review of wireless phone use and brain cancer and other head tumors. Bioelectromagnetics 2012;33:187–206

第 2 章

病理学和分子学分类

Kenneth D. Aldape，Aditya Raghunathan

按照大约 1 个世纪前由 Percival Bailey 和 Harvey Cushing 制订的原则，原发中枢神经系统(CNS)肿瘤是按照肿瘤细胞与其来源细胞在形态学上的相似之处来分类的。组成成分类似于星形细胞、少突胶质细胞以及室管膜细胞的脑肿瘤被分类为星形细胞瘤、少突神经胶质瘤以及室管膜瘤。由小而圆的类似正常神经发育过程中见到的神经元前体细胞组成的脑肿瘤被分类为原始神经外胚层肿瘤(PNET)。当 PNET 发生在小脑时，则被称为髓母细胞瘤。为了证实基于显微镜分析的诊断，通过免疫组织化学法进一步检查肿瘤以确定是否存在与特定类型的正常 CNS 细胞相关的特异性蛋白的表达，有助于找到肿瘤的起源细胞。例如，胶质纤维酸性蛋白(GFAP)主要在胶质细胞上表达，因此在 CNS 肿瘤上发现 GFAP 的表达有助于将其分类为胶质瘤。

除了按起源细胞分类之外，CNS 肿瘤也根据其临床表现和患者预后相关的形态特征分级，从而针对不同的肿瘤类型采取特定治疗方案。已有许多分级方案根据 CNS 肿瘤的预期临床表现对其进行分类。得到广泛认同的是 WHO 中枢神经系统肿瘤分级，其最新版本发布于 2007 年。肿瘤的分级考虑到样本的间变程度，涉及评估肿瘤细胞与正常细胞的相似程度，以及是否具有侵袭性的显微特征，如分裂活跃、肿瘤坏死以及肿瘤血管生成。虽然 Bailey 和 Cushing 分类系统在神经肿瘤的研究和临床实践中意义重大，但现代分

子分析技术在常规的组织病理学分类基础上为诊断和预后信息提供了新的支持。尽管肿瘤的综合性分子分析仍处在发展和应用的相对早期阶段，但其相关研究的结果已经开始对临床实践产生广泛的影响。因为这些方法采用规范的标准和平台，其在提供信息和制订个体化治疗方案以及改善患者预后方面具有广阔的前景。

■ 肿瘤分子分析和分类的方法

20 世纪 80 年代至 90 年代，常见的检测细胞和组织的分子学方法让我们可以获取单个基因、转录物或蛋白。毫无疑问，用于蛋白分析的 Western 或者免疫印迹法，以及用于 DNA 和 RNA 分析的 Southern 和 Northern blot 法，都会获得大量标记正常细胞与恶性肿瘤细胞特点的信息，但是这些方法都是劳动密集型的，产生的数据相对不足。在中枢神经系统(CNS)肿瘤的研究中，针对细胞和组织的基因组、转录组和蛋白质组等技术已经取得了快速发展并得到了广泛应用，最常见的代表方法将在以下讨论。

比较基因组杂交

人类基因组计划的完成使得我们可以按照人类染色体的线性和连续性顺序组织克隆 DNA。一种被称为细菌性人工染色体(BAC)的特殊类型重组 DNA 在这一过程中起关键作用，含有人类染色体 DNA 的

BAC 克隆目前被证明是肿瘤 DNA 基因组分析的重要资源。BAC 平均包含 100 000 个人类 DNA 碱基对(占正常人类细胞 DNA 的 1.7/100 000)。

在 BAC 中包含的 DNA 序列可以被指定到一个特定的染色体上的位置，通过排列成千上万个这样的 BAC,可以在非常小的表面上表达人类所有的染色体。这些排列好的 BAC 可以被用来检测肿瘤 DNA 的改变。肿瘤来源和正常人类组织、细胞来源的 DNA 被分离、粉碎,并通过与有荧光染料的核苷酸结合进行标记。通常红色荧光染料被用来标记肿瘤 DNA,绿色荧光染料被用来标记正常 DNA(图 2.1)。这些 DNA 被混合并共同杂交到预先排列好的 BAC"芯片"上。被荧光染料标记的正常 DNA 和肿瘤 DNA 互相竞争与芯片上的 BAC 结合,在肿瘤 DNA 过表达的情况下,红色荧光表现占优,而在肿瘤 DNA 低表达的情况下,绿色荧光表现占优。通过观察芯片上所有坐标(点)(图 2.1b),可以推断肿瘤染色体的增多或减少(图 2.1a)。这一过程通常被称为阵列比较基因组杂交技术(CGH)。当这一技术应用到一系列肿瘤时,每种肿瘤的成千上万个 CGH 数据可以针对特殊的临床行为做比较，如生存期,以尝试找出与感兴趣的临床特征相关的"指纹"(图 2.1c)。

在阵列 CGH 之前的低分辨率方法包括标记的正常 DNA 和肿瘤 DNA 与中期染色体直接杂交（图 2.1a),随后分析染色体红绿荧光以确定肿瘤基因组中增多或减少的区域。阵列 CGH 技术的出现迅速取代了直接染色体 CGH,自 2000 年以来的许多 CGH 技术文献涉及了这一方法。

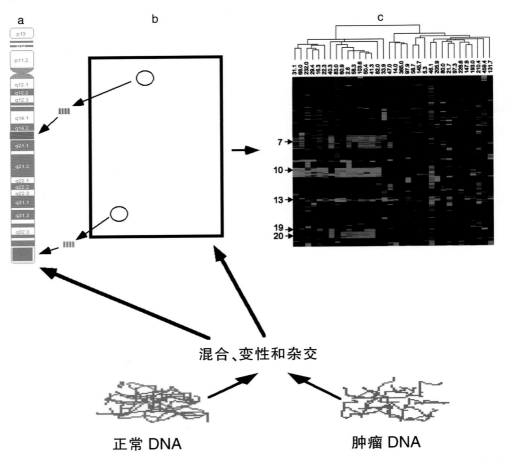

图 2.1 染色体和阵列比较基因组杂交.图示混合标记的正常 DNA(绿色)和肿瘤 DNA(红色),杂交到分裂期染色体(a)或排成阵列的细菌人工染色体 DNA(b)。阵列比较基因组杂交(CGH)获得的数据可以用于设计地图(左箭头),显示肿瘤染色体的增多(红)或减少(绿),也可以分析多位患者临床变量相关的模式(c),如生存期(右侧指向热区的箭头)。(Reprinted with permission from the American Association for Cancer Research, Inc. Nigro JM, Misra A, Zhang L, et al. Integrated array-comparative genomic hybridization and expression array profiles identify clinically relevant molecular subtypes of glioblastoma. Cancer Res 2005;65:1678 - 1686.)

荧光原位杂交分析

正常情况下，每个细胞中的每个基因有 2 个拷贝。上述 BAC 克隆可用于单独检查单个肿瘤细胞特定染色体位置的 DNA 含量增加或减少。将荧光标记的 BAC 杂交到肿瘤组织片段可以做到这一点，荧光显微镜检查组织中的细胞以评估细胞中的荧光信号增加（>2）或减少（<2），分别代表了 BAC 序列在肿瘤细胞中增加或减少（通常每个细胞中有 2 个基因拷贝）。举个简单的 BAC 荧光原位杂交（FISH）分析的例子，一个在肿瘤中扩增的基因，如表皮生长因子受体（EGFR）基因，会在肿瘤细胞中产生远超过两组信号（图 2.2），而在基因没有扩增的肿瘤中，只能见到两组信号。虽然 FISH 的结果往往可以从阵列 CGH 的结果中推断出来，但 FISH 仍是 CGH 信息必不可少的一个佐证，特别是在感兴趣基因编码潜在治疗靶点的情况下。

表达谱分析

类似于检测肿瘤细胞 DNA 的方法，针对肿瘤组织中的表达序列[信使 RNA（mRNA）]，也有全面而个体化的检查方法，最常用的是表达谱分析。表达谱分析与 DNA 阵列 CGH 相似，同时具备自己的特点。不同于排列好的 BAC 克隆包含大量插入的基因组 DNA，与已知表达序列互补的短核苷酸序列（寡核苷酸）被固定或合成在固体载体上，每个寡核苷酸有其特定的坐标。首先将肿瘤的 mRNA 转化为互补 DNA（cDNA），随后作为模板合成生物素标记的互补 RNA（cRNA），再将其杂交到寡核苷酸阵列。冲洗掉未结合的 cRNA，阵列在荧光染料标记的链霉亲和素中进行孵育，使其可以结合到生物素标记的 cRNA 上。最后对芯片进行定量分析，并确定个体肿瘤转录的相对表达水平。

实时定量 PCR

正如 FISH 分析可以作为阵列 CGH 结果的验证，实时定量 PCR 对于表达谱的结果验证意义重大。这种方法使用 PCR 和荧光检测，监测特定 cDNA 的扩增率，cDNA 的起始量由肿瘤相关表达其相应的转录确定。若感兴趣序列的快速扩增与表达谱数据一致，表明该序列在该肿瘤中过度表达。相反，肿瘤特异性序列的扩增速率降低与表达谱数据一致，表明肿瘤中转录的表达降低。然而，不同于单纯检测已经确定表达谱的肿瘤，这种方法更多的是用于定量 PCR 来检测某一组基因，已经在一些肿瘤表达谱中发现基因的上调及下调，在一些未确定表达谱的肿瘤中也有同样发现。此外，还可以检测肿瘤组织相关蛋白表达。在有合适的抗体用于免疫组化分析的前提下，可以通过组织微芯片（TMA）快速获取大量的肿瘤信息。

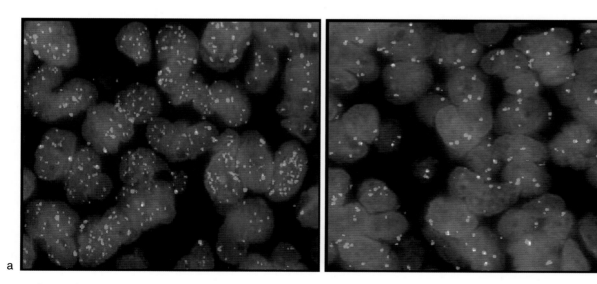

图 2.2　荧光原位杂交（FISH）分析 EGFR 的扩增。(a)肿瘤细胞内 EGFR 信号（红色）远远超过对照探针 7 号染色体着丝粒（绿色），说明 EGFR 基因在肿瘤内扩增。(b)EGFR/对照信号比大约为 1，说明在肿瘤内缺少 EGFR 基因的扩增。

基质辅助激光解吸/电离质谱分析法

在准备使用这种全面蛋白检测方法时,首先将组织切片放置或安放在一片金属板上,表面涂布可吸收紫外线(UV)基质,随后暴露于紫外激光中,使蛋白或多肽电离。基质中带电的分子通过一个飞行管被加速,并基于其特殊的质量-电荷比被检测。输出数据是一个频谱,其观察到的峰值与样本中的多肽和蛋白保持一致。在直接分析的情况下,考虑到细胞的异质性,需要检测组织表面的多处区域,将数据作为一系列质谱收集起来。每一个谱线包括了来源于相应组织区域的数百种蛋白和多肽的信号。

作为全面的 DNA 和 RNA 分析方法,综合蛋白分析有可靠的方法确定个体感兴趣的生物标记(例如 Western blot 可以用于能够获取新鲜组织的情况下,而 IHC 分析可以用于甲醛固定的组织)。综合的蛋白组学分析具有令人兴奋的潜力,尽管它的应用正在变得越来越普遍,但仍是针对肿瘤组织感兴趣分子特征的最不成熟的全面处理方法。

大脑肿瘤诊断的下一代测序技术

最近,通过使用高精度的高通量测序,人们对于各种肿瘤包括胶质瘤的遗传基础已经有了越来越多的了解。下一代测序(NGS)涵盖多种用以研究基因组、表观基因组和转录组的技术。通常这些方法对于多个 DNA 模板的分析是并行的(大规模并行测序),比之前标准方法的功能更多,而且总成本更低。下一代测序指的是单纯技术,需要测序的精确模板范围可以从整个基因组到更有针对性的方式。例如,因为人类外显子组(编码已知基因的基因组部分)仅占人类基因组的 1%,所以在有针对性的方式下在效率上有所收益(更不用说测序成本低廉),如全部外显子组测序。在这种方法中,在样本上有初始的外显子富集区,其次是有针对性的测序。对比同一患者肿瘤外显子和非肿瘤外显子可以确定肿瘤特异性变化(体细胞突变)。

获取整个或部分外显子组的效率取决于所使用的富集方法的精确度和效率。在产生原始数据之后,需要采用各种生物信息学工具来分析和解释结果。这包括校准人类基因组的序列,校准后对于识别畸变的

处理以及功能预测。有趣的是,在临床应用中的主要障碍不是技术本身而是生物信息学和数据解释。关于标准化的生物信息学工具使用的共识才刚刚形成。即使有上述挑战,NGS 因为允许在同一时间测试多个样本而适合临床使用,在肿瘤包括脑部肿瘤的诊断与管理中有着更大的潜力。

下一代测序在不久的将来很可能成为常规的肿瘤组织病理学分类的辅助技术。当对于突变的类型了解更多之后,在部分患者中显效的靶向药物将变得个体化。认识到组织病理学只是生物学分类的第一步,肿瘤的亚群将通过临床相关突变、DNA 拷贝数改变和表达特征识别,所有这些都可以在临床中通过特定的 NGS 应用确定。

■ 常见的中枢神经系统肿瘤

髓母细胞瘤

髓母细胞瘤是一种发生在后颅窝的高度恶性、侵袭性强的中枢神经系统肿瘤,发病高峰在儿童期,偶尔发生在中年期。典型的髓母细胞瘤包含密集的圆形或椭圆形细胞,细胞核浓染,细胞质少,是一种“蓝色小圆细胞”肿瘤。细胞有丝分裂和凋亡率很高,通常表现出神经母细胞性菊形团(图 2.3)。肿瘤微血管增生相对少见,可能表现出神经元、胶质或结合分化的证据。组织学变异包括促结缔组织增生/结节型髓母细胞瘤,在神经元成熟区有结节状的无网状蛋白区;未分化型髓母细胞瘤有典型的核多形性;大细胞髓母细胞瘤具有更大的细胞核及核仁。

髓母细胞瘤通常侵袭第四脑室,偶尔会累及脑干。因为肿瘤具有穿透室管膜表面的倾向,髓母细胞瘤有很高的蛛网膜下隙种植性转移的风险。已经确定了多种抗原在髓母细胞瘤局部表达,包括巢蛋白、波形蛋白、神经丝蛋白、GFAP、视网膜 S 抗原、Trk-A、Trk-B、Trk-C,以及神经细胞黏附分子(N-CAM)。

遗传综合征的研究已经帮助我们了解了髓母细胞瘤分子生物学。Gorlin 综合征(遗传性痣样基底细胞癌综合征)和家族性腺瘤息肉综合征(FAP)分别是由

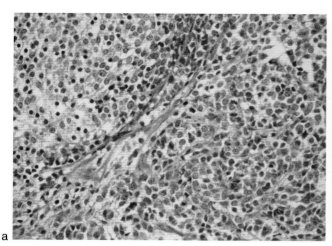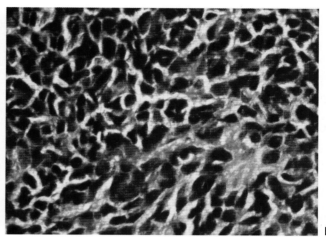

图 2.3　髓母细胞瘤组织病理学。(a)镜下髓母细胞瘤可见单一的小的、圆形的蓝色细胞。(b)一些髓母细胞瘤显示明显的核异型性。

于 *PTCH1*(9q)和 *APC*(5q)基因突变造成的，也提供了形成髓母细胞瘤的倾向。这两种基因的产物参与相互联系通路形成的，在神经发育中起到重要作用。其他涉及的有意义的基因包括 *NMYC* 和 *MYCC*，这些基因在这些肿瘤中扩增了约 10%，实际上与大细胞和未分化髓母细胞瘤的变异相关，具有侵袭性的临床行为[1]。

在常见的小儿中枢神经系统肿瘤中，髓母细胞瘤的基因组特征已经被大量、全面地分析。在广泛使用的髓母细胞瘤细胞系中，通过阵列 CGH 发现了染色体 6q23 纯合子缺失，以及新的髓母细胞瘤扩增靶点 *PPM1D* 和 *CDK6*。另一种形式的综合基因组分析，数字光谱核型分析也揭示了编码转录调节因子 *CMYC* 的 *OTX-2* 的扩增[2-4]。

对转录基因组的分析，已经有大量针对髓母细胞瘤表达谱的研究。最早的研究[5]具有很大的影响力，主题为在神经肿瘤研究中使用全局基因表达分析，研究证实转录组指纹可以被用于区分组织病理学相似的中枢神经系统小圆细胞肿瘤；尤其是区分髓母细胞瘤和其他原发性神经外胚层肿瘤及无症状畸胎瘤/横纹肌肿瘤，后者通常预后较差。这一研究的结果表明，表达谱可以区分髓母细胞瘤的组织病理学亚型(例如从经典类型中区分促结缔组织增生型)，并可能预测髓母细胞瘤患者的预后。

最近的一个原发髓母细胞瘤的大型队列研究中的全基因组 DNA 拷贝数和 mRNA 表达谱已经生成分

子分类模式，可准确预测患者预后。当前的基于这些研究的分类确定了髓母细胞瘤的 4 个主要分子亚型，基于信号通路的异常，称为 Wnt、Shh、3 组和 4 组[6]。这些亚型有显著的患者人口统计学、组织学特点、DNA 拷贝数畸变以及临床预后的差异。Wnt 亚型的髓母细胞瘤经常表现编码 β 连环蛋白的 *CTNNB1* 体细胞突变，以及 6 号染色体的一个副本缺失。这些肿瘤发生在各个年龄(但是在婴儿相对少见)，性别分布相同，主要表现经典髓母细胞瘤的组织学特点，以及有更好的预后。Shh 亚型的髓母细胞瘤是由 Shh 信号通路的畸变引起的，包括 *PTCH*、*SMO*、*SUFU* 基因突变以及 *GLI 1/2* 的扩增，几乎只显示了包含 *PTCH* 基因的 9q 染色体的缺失，经常有 *MYCN* 的扩增。这些髓母细胞瘤年龄分布呈双峰分布，婴儿和成年人比儿童有更高的发病率，性别无明显差异。促结缔组织增生/结节型髓母细胞瘤变异几乎只属于这一亚群，然而，重要的是注意大部分 Shh 亚型髓母细胞瘤并不属于促结缔组织增生/结节型。Shh 亚群的预后居于中间，婴儿患者可能会有更好的预后。3 组和 4 组并没有显示出这两种通路的畸变。这些亚型的髓母细胞瘤表现为经典的大细胞和未分化的组织学特点。3 组有 *MYC* 的高表达但是没有 *MYCN* 的表达。相反，4 组有 *MYC* 和 *MYCN* 的最小表达。相比于 4 组，3 组有更高的频率增加 1q 染色体和(或)缺失 5q 和 10q 染色体。缺失 17q 是 4 组中最常见的细胞遗传学改变，在 3 组中并不常见。3 组肿瘤更常发生于男性婴儿和儿童,在成年人中非常罕见。4 组肿瘤同样显示了很高的男/女比,出现在女性的时候表现为 X 染色体缺失。3 组肿瘤有很高的转移发生率,类似 Shh,4 组肿瘤有中等的预后。表观基因 DNA 甲基化研究证明,4 种髓母细胞瘤亚型与这些转录基因组高度相关[7]。

对髓母细胞瘤基因组和转录组特征的研究结果证明,这些方法产生的信息结合临床和组织学特点,对于肿瘤的诊断和随后针对异常通路的特异性靶向治疗有意义。

胶质瘤

神经胶质瘤是起源于中枢神经系统正常胶质细胞(即星形胶质细胞、少突胶质细胞和室管膜细胞)的中枢神经系统肿瘤。一般来说,胶质瘤可以分为局限性和弥漫性浸润。弥漫性浸润胶质瘤的特点是肿瘤细胞广泛浸润邻近的脑实质,并且肿瘤与正常脑实质之间没有明确的界限。这些胶质瘤包括浸润性星形细胞瘤和少突神经胶质瘤。最常见的局限性浸润胶质瘤的例子是毛细胞星形细胞瘤和室管膜瘤。

> **提示**
> - 浸润性胶质瘤(弥漫性浸润的星形细胞瘤和少突神经胶质瘤)必须区别于局限性浸润的胶质瘤(如毛细胞星形细胞瘤和室管膜瘤)。前者具有生物学侵袭性(区分级别),后者更易于手术切除并且有更好的临床结局。

局限性浸润胶质瘤

毛细胞星形细胞瘤

毛细胞星形细胞瘤是一种相对限制性的肿瘤,最常见发生于儿童的小脑,但是也可以发生在下丘脑及视神经。这些肿瘤表现为广泛的形态,通常表现为"双相型"的肿瘤,存在致密区和疏松区,是由核细长和两极薄(双极或毛发样)的细胞构成。在这些肿瘤中常见 Rosenthal 纤维和嗜酸性颗粒小体(图 2.4)。

> **提示**
> - Rosenthal 纤维含有成簇的 GFAP 细丝,也可以在缓慢生长的肿瘤周围的正常神经纤维中见到。当存在于肿瘤时,常伴有嗜酸性颗粒小体,它们提示生长缓慢,如毛细胞星形细胞瘤、多形性黄色瘤性星形细胞瘤或神经节胶质细胞瘤。

如果存在,其典型特点通常与弥漫性成人星形细胞瘤的恶性生物学行为有关,如微血管增生和有丝分裂,没有消极的预后暗示。事实上,毛细胞星形细胞瘤一般没有生物学上的侵袭性,而且可以在很多年内保持其Ⅰ级的状态。与此相符的是,毛细胞星形细胞瘤患者通常可以得到完整的手术切除,并且具有良好的长期预后,尤其是肿瘤位于小脑的患者。

对于这些肿瘤的综合基因组分析,CGH (图 2.1)表明 9q34.1-qter 增多[8]和 19p 丢失[9],表明存在特定的基因靶点,其改变与这些肿瘤的亚型有关。零星的毛细胞星形细胞瘤中染色体 7q34 增多[10]导致随后发现新的 BRAF:KIAA 1549 融合/复制产物,其可以引起 BRAF- MEK-ERK 信号通路的活化 [8,11,12]。BRAF 的活化可能是诱发毛细胞星形细胞瘤的原因[13]。

间变性毛细胞星形细胞瘤是一种罕见的情况,临床预后较差,组织学特点为显著的核异型性、更频繁的有丝分裂以及肿瘤坏死。这与之前经过放疗和Ⅰ型神经纤维瘤病相关。磷脂酰肌醇 3′–激酶(PI3K)-Akt途径的活化也与毛细胞星形细胞瘤的临床侵袭性相关[14]。BRAF V600E 突变也被描述为发生在小脑以外毛细胞星形细胞瘤的一个亚型,并可能与更具侵袭性的临床行为相关[14,15]。然而,这种突变更频繁地见于多形性黄色瘤性星形细胞瘤和神经节胶质细胞瘤中[15]。

> **提示**
> - 胶质瘤中血管生成增加(微血管增殖)的证据并不总是与临床侵袭性相关。毛细胞星形细胞瘤中可见典型的肾小球血管样拱形结构。

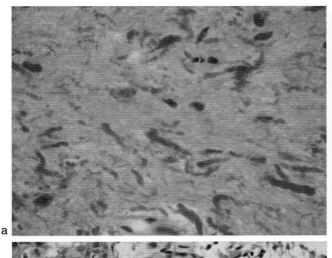
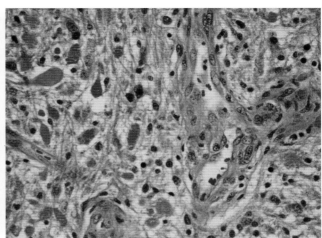
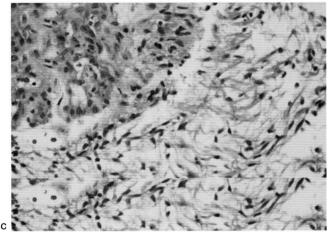

图 2.4　毛细胞星形细胞瘤的组织病理学。(a)毛细胞星形细胞瘤中的 Rosenthal 纤维(高密度的粉红色细长结构)。(b)毛细胞星形细胞瘤中可见嗜酸性颗粒小体。(c)肿瘤中微血管显著增殖(左上),但并不一定提示预后不良。

　　黏液性毛细胞星形细胞瘤被认为是毛细胞星形细胞瘤的一个变异。其组织学特点主要是松散的黏液样基质,以及薄壁血管周围的毛细胞。这些肿瘤多见于幼儿的下丘脑区域,有软脑膜转移的倾向,预后不良,按照 WHO 目前的指南被分为 Ⅱ 级。对于毛细胞星形细胞瘤和黏液性毛细胞星形细胞瘤的全基因组拷贝数分析表明,虽然这两种肿瘤相关,但其拷贝数的频率改变不同,在黏液性毛细胞星形细胞瘤中有大量的克隆丢失[16]。

室管膜瘤

　　室管膜瘤起源于或接近于室管膜的表面,可能发生在脑室系统的任何位置及脊髓,成年人后者较常见。最常见的发病位置是第四脑室,其次是椎管、侧脑室和第三脑室。儿童室管膜瘤发病率最高,但是也可见于中年的后期。

　　室管膜瘤有几种亚型。恶性等级 Ⅰ 级的亚型包括室管膜下瘤(脑室内,通常无症状)和黏液乳头性室管膜瘤(常见于马尾区域)。Ⅱ 级室管膜瘤通常表现为脑室系统内层的室管膜细胞形成菊形团或管状结构(图2.5)。血管周围可见假性菊形团,但并不是室管膜瘤的典型表现。

　　目前 WHO 指南对于所有位置室管膜瘤的分级主要是基于已被明确为侵袭性行为标志的组织学特点,包括肿瘤细胞结构特征、细胞间变、核分裂指数、微血管增生以及肿瘤坏死。Ⅲ 级室管膜瘤细胞密度增加,间变明显,比 Ⅱ 级肿瘤有更频繁的有丝分裂,肿瘤坏死和微血管增生在 Ⅲ 级室管膜瘤中可见。然而,这些并不像在成人星形细胞瘤中那样对预后有影响。

　　对于免疫组化染色的特点,大多数室管膜瘤显示 GFAP 和 S-100 蛋白阳性,这与肿瘤的胶质起源相符合。上皮膜抗原(EMA)可能在室管膜腔面的菊形团表达阳性,以及胞浆内的"点状"染色,提示了胞浆内的微腔。

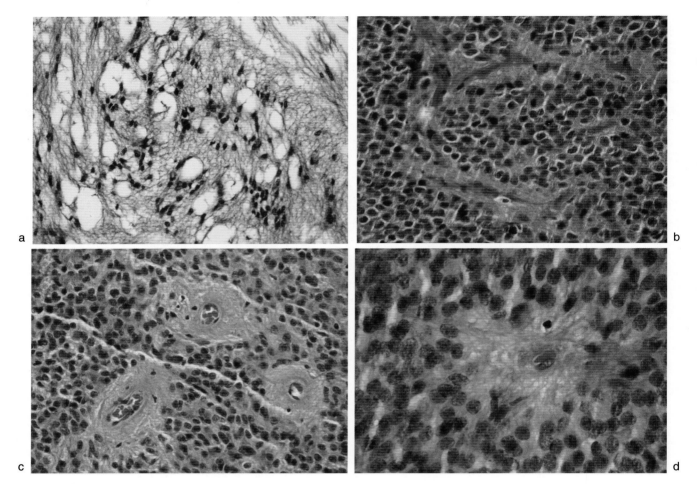

图 2.5 室管膜瘤组织病理学。(a)室管膜下瘤常见有微囊的纤维性背景的核簇。(b)典型的室管膜瘤。(c)室管膜瘤中 3 个血管周围(假菊形团)的无核区域。(d)高倍镜视野下的血管周围假菊形团。

> **重要参考**
>
> ● 如果在某些胶质母细胞瘤中见到形成血管周围假菊形团的胶质血管结构,可能考虑诊断室管膜瘤。在那样的病例中应该寻找肿瘤弥漫性浸润(这是星形细胞而不是室管膜瘤的特征)的证据。

影响预后的临床因素,包括诊断的年龄、起源的位置和肿瘤切除程度。基于染色体的 CGH 研究发现,成人脊髓室管膜瘤患者的 22 号染色体缺失,已经发现有相当一部分纯合子 22 号染色体上的 NF2 基因失活[17]。CGH 也证明了 1q 的增加和细胞周期蛋白依赖性激酶抑制剂 2A(CDKN2A)纯合子缺失是独立的预后不良指标,而 9、15q 和 18 号染色体增加和 6 号染色体缺失与生存期增加相关[18]。对于基因表达谱,发生于后颅窝的室管膜瘤与发生于大脑半球的室管膜瘤有明确

的区别[19],也反映了在这两个位置预后显著差异的组织学特点区别[20]。

转录谱研究描述了基因改变,有助于确定后颅窝室管膜瘤的两个不同亚型[21]。第一组显示了一个大的平衡的基因组,其特点是改变涉及众多的肿瘤相关网络,如血管生成[缺氧诱导因子(HIF-1a)信号,血管内皮生长因子(VEGF)信号,细胞迁移],血小板衍生生长因子(PDGF)信号,丝裂原活化蛋白激酶(MAPK)信号,表皮生长因子受体(EGFR)信号,转化生长因子(TGF-β)信号,整合素信号,细胞外基质的组装,酪氨酸激酶信号以及 RAS/小鸟苷三磷酸酶(GTPase)信号通路。这些肿瘤倾向于更外侧的位置,表现为向小脑内的侵袭性生长,常见于儿童,有更高的复发率和死亡率。相反,第二组的肿瘤表现出许多涉及整个染色体或染色体臂的异常,其特征是微管组装和氧化代谢

基因的改变。这些肿瘤更多地发生在中线位置,常见于老年人,预后更好。

弥漫性浸润性胶质瘤

弥漫性星形细胞瘤

　　弥漫性星形细胞瘤特点是出现异常的不规则的细长核。按照 WHO 指南的标准,其恶性程度分级为 Ⅱ~Ⅳ级,胶质母细胞瘤(GBM)被列为Ⅳ级弥漫性星形细胞瘤。发病高峰平行于恶性程度进展,Ⅱ级肿瘤通常在 25~50 岁发病,胶质母细胞瘤发病高峰在 45~70 岁。肿瘤多见于男性,位于大脑半球。组织学恶性程度分级与患者的生存期相关,Ⅱ级星形细胞瘤患者平均生存期约为 7 年,Ⅲ级则大约只有其生存期的一半,胶质母细胞瘤患者的平均生存期只有约 1 年。

　　一般说来,弥漫性星形细胞瘤细胞增生越活跃,其侵袭性越强。虽然在临床上Ⅱ级和Ⅲ级星形细胞瘤的诊断很重要,但按照 WHO 分类方案,二者之间的组织学差异却并不那么明确(图 2.6c,d),因此,一定程度上取决于病理观察者的差异。此外,对于有丝分裂象的确定也可能受到肿瘤细胞变异以及所应用技术的影响而有所不同。

> **提示**
> - 弥漫性星形细胞瘤,WHOⅡ级,与正常脑实质相比,表现为轻中度的细胞增多。分裂象不明显。
> - 间变性星形细胞瘤,WHOⅢ级,表现为增多的细胞,可能出现更多的核异型性,包含可见的有丝分裂象(图 2.6a,b)。

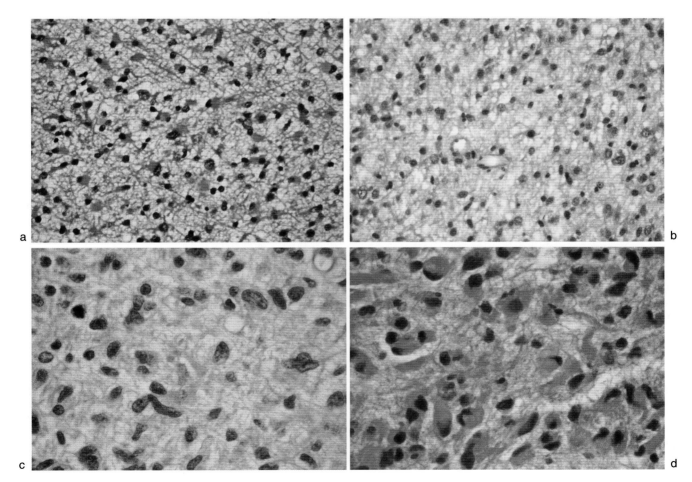

图 2.6　星形细胞瘤和间变性星形细胞瘤的组织病理学。(a)低级别(Ⅱ级)浸润性星形细胞瘤中不规则的细胞核。(b)星形细胞瘤(Ⅱ级)中随机分布的细胞核可将其与反应性星形胶质细胞增生区别。(c)Ⅲ级间变性星形细胞瘤中均匀伸长的核和有丝分裂活动(左上)。(d)间变性星形细胞瘤中有嗜酸性细胞质的细胞。

- 胶质母细胞瘤,WHO Ⅳ级,根据存在肿瘤坏死或微血管增生而诊断。肿瘤坏死不是胶质母细胞瘤诊断所必需的,在高级别星形细胞瘤中出现微血管增生就已经足够。在临床上,大多数的胶质母细胞瘤包含肿瘤的坏死和微血管增生。

使用增生和有丝分裂活性的 IHC 标记可能对此有所帮助[14]。Ki-67 是一种不稳定的、非组蛋白的核蛋白,在 G1 细胞周期的 M 期表达。MIB-1 是针对甲醛固定后石蜡切片中 Ki-67 蛋白的单克隆抗体。增殖细胞显示核 Ki-67/MIB-1 强烈染色,是广泛应用的提示肿瘤细胞快速增殖的标记。

在有丝分裂过程中,5 种组蛋白之一的 H3,在染色质凝聚过程中在丝氨酸 10 残基磷酸化。抗丝氨酸 10-磷酸化组蛋白 H3(pHH3)是有丝分裂可靠的、强有力的标记物,可对染色后额外的有丝分裂象形态学进行确认[22]。在弥漫性胶质瘤中,pHH3 染色被认为与 Ki-67/MIB-1 标记指数以及其他增殖标记物有很好的相关性[23,24]。

- 人们认同 WHO Ⅱ级与 Ⅲ级星形细胞瘤(间变性)之间的区别基于细胞分裂的活跃程度,然而缺少一个共识,即具体诊断间变性星形细胞瘤所需的有丝分裂数量。

这些标记被证明与 Ⅱ级、Ⅲ级弥漫性星形细胞瘤的增殖活性及患者预后有显著相关性[23-25],对这些标记物的规范化应用可能有助于更精确地评估肿瘤增殖活性以及潜在的生物侵袭性。然而,在考虑了已知与患者生存期相关的临床参数之后,并没有在其他多变量分析中发现类似的相关性[26]。

此外,在实验室之间对染色和计数技术建立标准的可重复分级的截断值颇具挑战[27]。在这两种标记物之间,因为 pHH3 依赖于形态学分辨有丝分裂染色阳性,相对于 MIB-1 作为增殖标记物具有理论上的优势。

细胞增殖活性、细胞异型性和多形性,都是更进一步确诊胶质母细胞瘤的特点,其分类额外需要肿瘤的坏死、细胞假栅栏样结构或内皮细胞增殖(图 2.7)。尽管基于免疫组化的增殖指数可能仍然被用在 Ⅱ级和 Ⅲ级星形细胞瘤,但在胶质母细胞瘤中并没有显示出临床效果。

关键概念

- 根据患者最初的症状表现,已经确定了胶质母细胞瘤的两种不同类型。"继发性"(进展性)胶质母细胞瘤来源于之前确诊的较低级别的弥漫性浸润性星形细胞瘤。反之,"原发性"胶质母细胞瘤完全是由初始表现演变而来,没有前驱的低级别星形细胞瘤病史。

少突神经胶质瘤和少突星形细胞瘤

少突神经胶质瘤主要发生在成人的大脑半球。主要由中等的单一形态细胞组成,核圆,在甲醛固定石蜡切片时易造成核周围细胞质清亮(图 2.8a,b)。除此之外的特点包括薄壁的血管形成"鸡笼"样的网状结构、微囊性改变的区域以及微钙化。

尽管在少突神经胶质瘤内比弥漫性星形细胞瘤内更易发现有丝分裂,但其有丝分裂象相对较少、缺乏微血管增殖以及缺少坏死都符合 WHO Ⅱ级。这些 Ⅱ级的少突神经胶质瘤是相对惰性的,但通常在原位复发并可能出现随脑脊液室管膜下播散。核异型性增多和浓染、明显的细胞增多区域、分裂活跃、显著的微血管增生或肿瘤坏死提示间变性少突神经胶质瘤(WHO Ⅲ级,图 2.8c)。自 1990 年以来,联合化疗[丙卡巴肼+环己亚硝脲(CCNU、洛莫司汀)+长春新碱(PCV)]被证明偶尔会导致少突神经胶质瘤反应,从胶质肿瘤中鉴定少突神经胶质细胞成分对于治疗决策的选择越来越重要。

少突星形细胞瘤是由星形细胞和少突神经胶质细胞组成。这些形态的肿瘤细胞可以弥漫性混合或散在于肿瘤中。WHO 指南区别 Ⅱ级少突星形细胞瘤和间变性(Ⅲ级)少突星形细胞瘤的标准类似于少突神经胶质瘤。神经病理诊断中,少突星形细胞瘤这一名称有所争议,因为一些神经病理学家认为这是一种"废纸篓"诊断,而不是一个独特的临床病理实体。但经常发现这一诊断性名称用于那些组织学特征介于

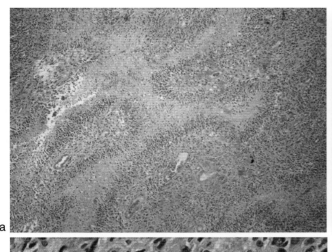
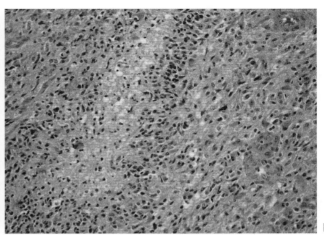
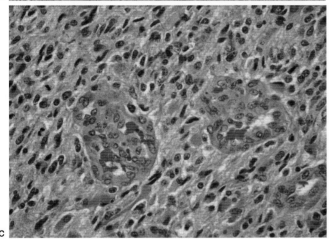

图 2.7　胶质母细胞瘤的组织病理学。(a)低倍镜下胶质母细胞瘤假性细胞层坏死。(b)高倍镜下胶质母细胞瘤中假性细胞层坏死(左)和微血管增殖(右)。(c)胶质母细胞瘤中肾小球样微血管增殖。

缺陷

●尽管核周晕染是少突神经胶质瘤的特点,但这并不是诊断标准。在浸润性的胶质瘤中,不规则的多形核几乎总是提示星形细胞瘤,即使出现核周晕染也是如此。

争议

●少突星形细胞瘤的诊断是神经病理学家们争议的焦点。尽管一些神经病理学家经常使用这一名称以描述组织学上不确定的低到中级别浸润的胶质瘤,但其他人认为这是一种"废纸篓"诊断,并应该尽量少用。

星形细胞和少突神经胶质瘤之间的肿瘤。

　　Ⅱ级和Ⅲ级少突神经胶质瘤表现为相对特异的基因异常,与其他胶质瘤不同。在大多数少突神经胶

质瘤中,发现联合缺失 1 号染色体短臂(1p)和 19 号染色体长臂(19q)[28]。1p/19q 的联合缺失与更长的无进展生存期相关,并且是化疗效果的独立预测因素[29,30]。尽管与少突胶质细胞瘤在组织学上密切相关,但同时缺失整个 1p 和 19q 可能偶尔在缺乏少突神经胶质瘤经典特征的弥漫性胶质瘤中发现[31]。相反,1p 或 19q 的部分缺失可能在星形细胞瘤和胶质母细胞瘤中发现,但与整体生存率提高无关。

　　染色体 1p 和 19q 的缺失与一个产生衍生染色体(1;19)(q10;p10)的不平衡的着丝粒易位有关[32]。其他衍生染色体可能不会形成,或者不稳定,导致只有同时缺失 1p 和 19q 的情况。最近的一项深入序列研究发现,1p 上 *FUBP1* 基因[编码远端上游原件(FUSE)结合蛋白]和 19q 上 *CIC* 基因(果蝇的基因同源物)的失活突变存在于大部分的少突神经胶质瘤中[33]。尤其是 *CIC* 突变与经典的少突神经胶质瘤的形态、1p/19q

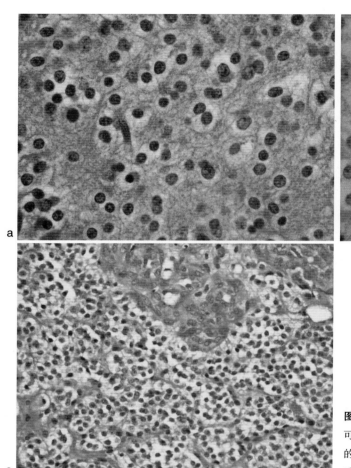

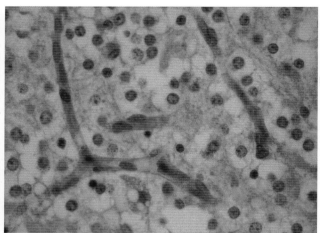

图 2.8   少突神经胶质瘤的组织病理学。(a)少突神经胶质瘤中可见圆的、规整的核。(b)在低级别少突神经胶质瘤中可见纤细的分支样(细铁丝网围栏样)脉管系统。(c)间变性少突神经胶质瘤可见微血管增殖。

联合缺失以及 *IDH1* 突变相关，在没有联合缺失的肿瘤中罕见[34]。少突神经胶质瘤恶性进展与额外的遗传异常有关，类似于在星形细胞瘤中的描述，尤其是影响 Rb1 和 p53 蛋白功能的[35]。

> **提示**
>
> • 1p/19q 的联合缺失与少突神经胶质瘤的经典组织学特征相关。组织学诊断的没有经典特征的少突神经胶质瘤通常 1p/19q 完整。

> **重要参考**
>
> • 在间变性少突神经胶质瘤中的 1p/19q 联合缺失与预后改善相关，1p/19q 完整的间变性少突神经胶质瘤临床行为类似间变性星形细胞瘤。这就提出了一个可能性，在未来对于间变性胶质瘤治疗的选择，这种分子标记可能取代形态学考量。

少突星形细胞瘤(低级别和间变性)倾向于有异常的遗传模式，类似于少突神经胶质瘤或弥漫性星形细胞瘤[28]，还没有特定的异常与这些混合的胶质肿瘤相关。

弥漫性胶质瘤中的常见分子改变

在 20 世纪 80 年代和 90 年代，尽管选择的分子方法效率很低，且相对于目前的方法产生的数据少，却仍然为成人恶性星形细胞瘤分子遗传学提供了大量信息。对于 II 级星形细胞瘤，这些方法揭示了 17p 上的等位基因缺失，包括 *TP53* 基因座。p53 蛋白是肿瘤的抑制剂，参与细胞周期 G1 期阻滞并且启动凋亡。*TP53* 基因的变异导致无功能性 p53 蛋白，已经在由此导致的低级别星形细胞瘤和继发性胶质母细胞瘤中证实[36-38]。尽管通常 p53 蛋白是不稳定的，但 *TP53* 突变可能导致更稳定的 p53 蛋白，这可以通过免疫组化染色检测出[39]。根据整合基因的发现,p53 通路可能在大多数的胶质母细胞瘤[40]中直接或通过 *MDM2*(小鼠双微体 2)和 *INK4a-ARF*(细胞周期蛋白依赖性激酶抑制剂 4a–可变阅读框)的改变[41-43]被打乱。

TP53 基因的突变和 p53 蛋白的表达不能确定与预后或治疗效果相关[36]。然而,最近的数据表明,p53 过表达可能与无进展生存期延长有关,这些患者接受了辅助替莫唑胺的延长治疗[44]。

烟酰胺腺嘌呤二核苷酸磷酸(NADP)依赖的异柠檬酸脱氢酶–1、–2 和–3(IDH1、IDH2 和 IDH3)催化三羧酸循环中的异柠檬酸氧化脱羧为 α–酮戊二酸。IDH1 酶在细胞质和过氧化物酶体中被发现,*IDH1* 基因位于 2q33.3。IDH2 酶在线粒体中被发现,*IDH2* 基因位于 15q26.1。这些基因的突变最初在一小部分胶质母细胞瘤中被发现 [45]。之后,*IDH1/IDH2* 突变在大部分的 WHO Ⅱ级和Ⅲ级弥漫性胶质瘤和继发性胶质母细胞瘤中被发现[40,46-48]。但还没有 *IDH3* 突变的报道。

在胶质瘤中, 这几乎都是清一色的点突变,导致 IDH1 残基 132(R132)或 IDH2 残基 172(R172)的精氨酸替代[47,49]。*IDH* 突变与发病年龄低有关,对于 *IDH1* 突变更常见。*IDH2* 突变在少突神经胶质瘤中比弥漫性星形细胞瘤中更常见,而绝大多数的联合缺失 1p/19q 染色体的弥漫性胶质瘤也同时出现 *IDH1* 或 *IDH2* 突变[47]。除了有助于弥漫性胶质瘤的诊断,*IDH* 突变也被证实与临床预后相关。*IDH* 突变状态对化疗反应的影响仍未完全证实。

弥漫性胶质瘤的 *IDH* 突变状态在肿瘤从低级别进展到高级别之前是保守的, 提示这是胶质瘤起源的早期事件[50]。研究显示,*IDH* 突变通过减少组蛋白的去甲基化(尤其是组蛋白 H3)抑制谱系特异性细胞分化,通过增加 2-羟戊二酸,支持这些突变作为肿瘤初始事件的观点[51,52]。然而,很少在儿童胶质瘤中发现这些突变,提示在其进化中可能涉及一种替代通路。

儿童胶质母细胞瘤的全部外显子组测序揭示了编码参与染色体重塑的常规蛋白基因反复突变:*H3F3A*(编码独立复制组蛋白变体 H3.3)、*ATRX* 以及 *DAXX*[53]。这些基因的突变和 *IDH1* 突变似乎互相排斥。这些 *H3F3A-ATRX-DAXX* 突变在儿童、青少年和青年胶质母细胞瘤患者中似乎更加普遍,但在成年胶质母细胞瘤患者中尚未发现。

关键概念

- *IDH* 突变在其他类型的常见中枢神经系统肿瘤中并未发现,并可能有助于鉴别弥漫性胶质瘤和其他的中枢神经系统肿瘤及非肿瘤性类似疾病。
- *IDH* 突变在原发的胶质母细胞瘤中并未发现。因此 *IDH* 突变可能是鉴别原发与继发性胶质母细胞瘤的关键。

临床意义

- 在 WHO 的每一个分级中,存在 *IDH* 突变的弥漫性胶质瘤可能比无 *IDH* 突变的弥漫性胶质瘤有显著延长的总生存期。有趣的是,没有 *IDH* 突变的间变性星形细胞瘤表现出比有 *IDH1* 突变的胶质母细胞瘤更差的预后,暗示组织学上低级别的肿瘤可能比高级别的肿瘤预后更差,取决于是否存在 *IDH* 或其他尚未发现的突变。

最常见的 *IDH* 突变涉及 *IDH1*,其中腺嘌呤取代鸟嘌呤 (G395A), 导致组氨酸取代了 132 位置(R132H)的精氨酸。使用特定突变的小鼠单克隆抗体免疫组化(IHC)对于在甲醛固定的石蜡包埋组织切片中检测 IDH1R132H 突变具有高度的特异性和敏感性[46,54,55]。

弥漫性星形细胞瘤经常出现酪氨酸激酶受体及其下游通路的改变。扩增的 EGFR 位于染色体 7p12,是胶质母细胞瘤中最常见的变异[40]。EGFR 高水平扩增看起来是肿瘤发生的后期事件[56]。经常有 EGFR 的相关变异,典型表现为缺少外显子 2~7——EGFR 变体Ⅲ(EGFR vⅢ)[57]。这导致了 EGFR 独立配体结构活化,造成持续的下游 PI3K 信号通路活化。EGFR 介导的信号通路活化在一小部分低级别弥漫性胶质瘤中也有发现。尽管 EGFR 过表达和 EGFR vⅢ被报道是间变性星形细胞瘤和胶质母细胞瘤预后不良的指标[58,59],但它们与患者预后的关系仍有待进一步明确。

DNA 修复酶六氧甲基鸟嘌呤-DNA-甲基转移酶(MGMT)的基因位于染色体 10q26。其启动子包含 97 个富含 CG-二核苷酸(CpG)的位点,这在正常组织中未甲基化。然而在肿瘤中,在这些富含 CpG 位点的胞嘧啶可能被甲基化,导致蛋白与 DNA 结合,改变染色体结构,防止和转录因子的结合,最终造成 MGMT 表达沉默。MGMT 启动子甲基化和沉默的影响已经被证实与烷化剂化疗药物的反应有关,这些药物和放射治疗[61]通过甲基化鸟嘌呤的 O-6 位置[60]损伤 DNA。MGMT 的沉默有助于鉴别高级别胶质瘤和胶质母细胞瘤患者的亚群,在这些人群中,辅助化疗可能显著延长初始诊断[62]以及复发患者的总的生存期[63]。

MGMT 启动子甲基化相比 MGMT 蛋白和基因表达水平似乎是一个预测胶质母细胞瘤易感性和预后的更可靠的指标[64]。值得注意的是,不同的测试方法可能没有可重复的结果[65,66],需要找到识别甲基化状态最佳的技术以减少不同实验室结果的差异性。

总的来说,MGMT 启动子甲基化状态似乎至少部分是高级别星形细胞瘤以及胶质母细胞瘤预后较好的标记[62],也可能帮助识别哪些患者可能从放疗和烷化剂化疗中受益[60-64]。然而,对于治疗反应的关系不明确,似乎指出胶质母细胞瘤有其他的预后指标和遗传机制。MGMT 状态在低级别(Ⅱ~Ⅲ级)星形细胞瘤中的作用还不是太明确。

全面的分子筛查技术的作用在于它们对每一个样本的分析产生了数以千计的数据场,以及在这些数据中确定与临床或生物感兴趣部分相关联的鉴别模式或"指纹"的能力(图 2.1)。这是由癌症基因图谱(TCGA)项目最近确定的胶质瘤的一个确定亚型例证,显示了大量基因座协同的超甲基化[67]。相比于胶质母细胞瘤,这种胶质瘤 CpG 岛甲基化表型(G-CIMP)被发现在低级别胶质瘤尤其是少突神经胶质瘤中更为普遍[67,68]。肿瘤 G-CIMP 阳性的患者一般诊断时较年轻,在校正了患者年龄、复发以及原发或继发状态以后,似乎在多变量分析中有更好的生存期。G-CIMP 阳性状态似乎是比单纯 MGMT 甲基化状态更好的生存期预测指标[69],而且似乎与每一级别胶质瘤患者的预后改善都有关。无论 G-CIMP 是阳性或阴性,G-CIMP

状态似乎在复发时都保持不变,提示 G-CIMP 表型是稳定的,不随时间推移改变,这可能对肿瘤的形成和维持有关键作用[67]。

在胶质母细胞瘤中,IDH 突变似乎与 G-CIMP 阳性状态强烈相关[67,68,70]。的确,IDH1 突变可能是胶质瘤获得 G-CIMP 表型的分子学基础[52]。此外,一小部分 G-CIMP 阳性,但是 IDH1 野生型胶质母细胞瘤似乎有更长的生存期,提示 G-CIMP 阳性可能是预后良好的独立预测指标[67]。

目前,在成人弥漫性胶质瘤中频繁出现一些遗传标记物,并显示了在分类方面的作用(图 2.9)。如 IDH 突变对原发性胶质母细胞瘤与继发性、低级别弥漫性胶质母细胞瘤的区分,联合缺失染色体臂 1p/19q 对少突神经胶质瘤和弥漫性星形细胞瘤的鉴别。目前已经确定了在胶质母细胞瘤和低级别弥漫性星形细胞瘤之间基因表达谱的差异,因而有了与患者不良预后相关的各种个体化标记。对全部的基因表达模式进行研究以确定弥漫性胶质瘤的预后,基于 DNA 甲基化的模式、染色体拷贝数量、DNA 序列改变和信号通路的蛋白组标记等不同[71-75],已经在不同的研究中产生了 2~4 个主要的亚型。

关键概念

- 肿瘤特异性 CpG 岛甲基化表型(CIMP),在结直肠癌患者中首次发现,通常导致相关基因转录沉默。

在 2006 年的一项研究中,高级别星形细胞瘤按照表达预后标记物的不同分为三组:"前神经原型""增殖型"和"间充质型",该分组基于各组内检测到的主要分子标记物谱[74]。前神经原型特点是与神经发生相关的标记物改变,并且预后最好。增殖型特点是细胞增殖标记物的改变。间充质型表达间充质起源的标记物。增殖型分组的胶质母细胞瘤 Ki-67/MIB-1 增殖指数升高,间充质型组则表现为血管生成增加。两组都比前神经原型组的预后要差。

类似于上述研究中所提到的,对 TCGA 数据的整合基因分析显示了胶质母细胞瘤的四个表现亚型。被称为前神经原型、神经元型、间充质型和经典型[75]。这

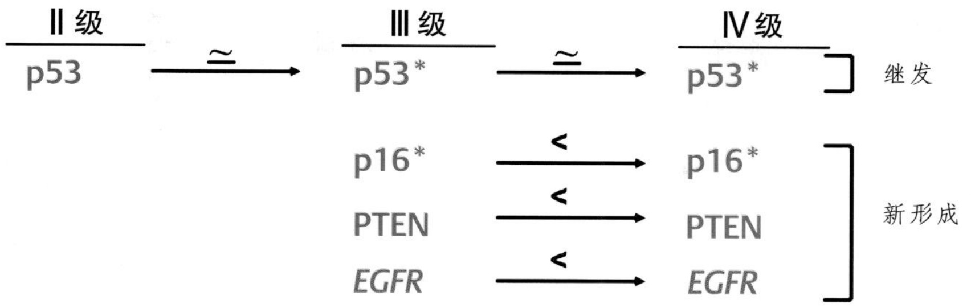

图2.9　继发的和新形成的胶质母细胞瘤。图示说明了两类胶质母细胞瘤(GBM)在基因和临床上的区别。我们认为,继发性胶质瘤来自低恶性级别的前体胶质瘤,并且Ⅱ级和Ⅲ级星形细胞瘤相关的报告显示出相似的 p53 突变频率。新形成的胶质母细胞瘤起源于未知来源的低恶度级别前体,它有 p53 的低突变率、p16 的高发生率、磷酸酶和张力蛋白同源体(PTEN)以及表皮生长因子受体的突变。大约有 20% 的Ⅲ级星形细胞瘤有着与胶质母细胞瘤类似的基因改变,而这些肿瘤有着与胶质母细胞瘤类似的侵袭性临床行为。星号是提醒读者注意正确的 p53 和 p16 基因名称,分别是 *TP53* 和 *CDKN2A*。红色文字涉及肿瘤抑制基因,绿色文字表示一个致癌基因突变。

四个分型中,最可重复的亚型是前神经原型和间充质型。前神经原型与 *IDH1* 突变或 PDGFRA 扩增强烈相关。间充质亚型与 *NF1* 突变或缺失相关,经典型与 *EGFR* 扩增或突变相关。多数 G-CIMP 肿瘤在 DNA 甲基化谱也被发现属于前神经原型[67]。但亚型和 G-CIMP 状态并不完全一致,在前神经原亚型中,G-CIMP 阴性肿瘤被发现与胶质母细胞瘤间充质型相似,而 G-CIMP 阳性肿瘤并不属于这一型。此外,在前神经原型,G-CIMP 阳性患者比阴性患者有更长的生存期。经典型具有很高的 *EGFR* 变异率,并且缺少 *TP53* 突变。神经元型的特点是表达神经元特征性基因,并且与神经元功能相关,如神经元投射、神经元轴突和突触传递。

一项荟萃分析汇集和比较了这两项研究的结果,发现在分配样本至前神经原型和间充质型亚组时两项研究具有很强的一致性,提示以这种方式分类弥漫性胶质瘤具有较强的可重复性[76]。

但是在基于胶质瘤亚型的表达类型和数量方面并没有达成共识,并且由于其他预后分子标记的重叠,如 *IDH* 突变状态、1p/19q 联合缺失、MGMT 启动子甲基化状态,使这一情况更加复杂。这可能反映了弥漫性脑胶质瘤临床表现异质性可能是由多种机制引起的。

■ 结论

组织病理学家的目的是分析收到的组织,为临床医生提供尽可能多的有用信息,通知他们所有的病理细节,这是最终形成精确诊断的基础,并有助于选择最佳治疗方法。直到最近,这一过程主要是基于形态学分析,偶尔伴随有限的 IHC 信息。然而,随着越来越多的针对特定分子靶点的治疗方法的开发,必须扩展对接收样本的分析以提供相关数据。事实上,通过新技术的应用,对于肿瘤基因组、转录组和蛋白组的全面分析工作已经展开。最近有些分子学明确亚型的肿瘤经靶向治疗效果较好的例子,因此有理由相信个体化治疗可以改善 CNS 肿瘤患者的预后。

关键概念
- 一些研究者可能对于前神经原型和间充质型表型达成了共识。前神经原型标记更常见于低级别胶质瘤和继发性胶质母细胞瘤中。间充质型与原发或新发胶质母细胞瘤有较强相关性。

编者注

多年以来,我们一直依赖标准的组织病理学来诊断肿瘤,这种依赖很明显的一个特点是,在神经病理学医师之间会存在很大的观察者差异。然而,在过去的几十年中,分子学技术被应用到肿瘤的某些特定方面,以区分不同的类型。许多目前获得的信息得益于人类基因组计划,使得研究人员可以对肿瘤的 DNA 基因谱进行研究。表达谱的扩展使得各种 mRNA 序列可以在肿瘤组织中检测到。近来，高通量测序技术取得了很大进展，例如下一代测序。总体而言，这些技术至关重要，使我们可以建立不同肿瘤的表达谱，最重要的是确定这些肿瘤在患者体内的行为。癌症基因组研究已证实在神经肿瘤学领域非常有用。例如，其使得临床医生关注到了高级别肿瘤中 3 个最常见的异常通路：p53、PI3K 和 Rb。现在，我们已经确定了许多通路，我们需要考虑在治疗方面加快脚步，使我们的患者病情进展缓慢且无痛。（Berger）

（班允超 译）

参考文献

1. Stearns D, Chaudhry A, Abel TW, Burger PC, Dang CV, Eberhart CG. c-myc overexpression causes anaplasia in medulloblastoma. Cancer Res 2006;66:673–681
2. Bunt J, Hasselt NE, Zwijnenburg DA, et al. OTX2 directly activates cell cycle genes and inhibits differentiation in medulloblastoma cells. Int J Cancer 2012;131:E21–E32
3. Hui AB, Takano H, Lo KW, et al. Identification of a novel homozygous deletion region at 6q23.1 in medulloblastomas using high-resolution array comparative genomic hybridization analysis. Clin Cancer Res 2005;11:4707–4716
4. Mendrzyk F, Radlwimmer B, Joos S, et al. Genomic and protein expression profiling identifies CDK6 as novel independent prognostic marker in medulloblastoma. J Clin Oncol 2005;23:8853–8862
5. Pomeroy SL, Tamayo P, Gaasenbeek M, et al. Prediction of central nervous system embryonal tumour outcome based on gene expression. Nature 2002;415:436–442
6. Taylor MD, Northcott PA, Korshunov A, et al. Molecular subgroups of medulloblastoma: the current consensus. Acta Neuropathol 2012;123:465–472
7. Schwalbe EC, Williamson D, Lindsey JC, et al. DNA methylation profiling of medulloblastoma allows robust subclassification and improved outcome prediction using formalin-fixed biopsies. Acta Neuropathol 2013;125:359–371
8. Raabe EH, Lim KS, Kim JM, et al. BRAF activation induces transformation and then senescence in human neural stem cells: a pilocytic astrocytoma model. Clin Cancer Res 2011;17:3590–3599
9. Sanoudou D, Tingby O, Ferguson-Smith MA, Collins VP, Coleman N. Analysis of pilocytic astrocytoma by comparative genomic hybridization. Br J Cancer 2000;82:1218–1222
10. Bar EE, Lin A, Tihan T, Burger PC, Eberhart CG. Frequent gains at chromosome 7q34 involving BRAF in pilocytic astrocytoma. J Neuropathol Exp Neurol 2008;67:878–887
11. Cin H, Meyer C, Herr R, et al. Oncogenic FAM131B-BRAF fusion resulting from 7q34 deletion comprises an alternative mechanism of MAPK pathway activation in pilocytic astrocytoma. Acta Neuropathol 2011;121:763–774
12. Jones DT, Kocialkowski S, Liu L, Pearson DM, Ichimura K, Collins VP. Oncogenic RAF1 rearrangement and a novel BRAF mutation as alternatives to KIAA1549:BRAF fusion in activating the MAPK pathway in pilocytic astrocytoma. Oncogene 2009;28:2119–2123
13. Gronych J, Korshunov A, Bageritz J, et al. An activated mutant BRAF kinase domain is sufficient to induce pilocytic astrocytoma in mice. J Clin Invest 2011;121:1344–1348
14. Yeo YH, Byrne NP, Counelis GJ, Perry A. Adult with cerebellar anaplastic pilocytic astrocytoma associated with BRAF V600E mutation and p16 loss. Clin Neuropathol 2013;32:159–164
15. Schindler G, Capper D, Meyer J, et al. Analysis of BRAF V600E mutation in 1,320 nervous system tumors reveals high mutation frequencies in pleomorphic xanthoastrocytoma, ganglioglioma and extra-cerebellar pilocytic astrocytoma. Acta Neuropathol 2011;121:397–405
16. Jeon YK, Cheon JE, Kim SK, Wang KC, Cho BK, Park SH. Clinicopathological features and global genomic copy number alterations of pilomyxoid astrocytoma in the hypothalamus/optic pathway: comparative analysis with pilocytic astrocytoma using array-based comparative genomic hybridization. Mod Pathol 2008;21:1345–1356
17. Ward S, Harding B, Wilkins P, et al. Gain of 1q and loss of 22 are the most common changes detected by comparative genomic hybridisation in paediatric ependymoma. Genes Chromosomes Cancer 2001;32:59–66
18. Korshunov A, Witt H, Hielscher T, et al. Molecular staging of intracranial ependymoma in children and adults. J Clin Oncol 2010;28:3182–3190
19. Johnson RA, Wright KD, Poppleton H, et al. Cross-species genomics matches driver mutations and cell compartments to model ependymoma. Nature 2010;466:632–636
20. Raghunathan A, Wani K, Armstrong TS, et al; Collaborative Ependymoma Research Network. Histological predictors of outcome in ependymoma are dependent on anatomic site within the central nervous system. Brain Pathol 2013;23:584–594
21. Witt H, Mack SC, Ryzhova M, et al. Delineation of two clinically and molecularly distinct subgroups of posterior fossa ependymoma. Cancer Cell 2011;20:143–157
22. Tapia C, Kutzner H, Mentzel T, Savic S, Baumhoer D, Glatz K. Two mitosis-specific antibodies, MPM-2 and phospho-histone H3 (Ser28), allow rapid and precise determination of mitotic activity. Am J Surg Pathol 2006;30:83–89
23. Colman H, Giannini C, Huang L, et al. Assessment and prognostic significance of mitotic index using the mitosis marker phospho-histone H3 in low and intermediate-grade infiltrating astrocytomas. Am J Surg Pathol 2006;30:657–664
24. Habberstad AH, Gulati S, Torp SH. Evaluation of the proliferation markers Ki-67/MIB-1, mitosin, survivin, pHH3, and DNA topoisomerase IIa in human anaplastic astrocytomas—an immunohistochemical study. Diagn Pathol 2011;6:43
25. Giannini C, Scheithauer BW, Burger PC, et al. Cellular proliferation in pilocytic and diffuse astrocytomas. J Neuropathol Exp Neurol 1999;58:46–53
26. Rodríguez-Pereira C, Suárez-Peñaranda JM, Vázquez-Salvado M, et al. Value of MIB-1 labelling index (LI) in gliomas and its correlation with other prognostic factors. A clinicopathologic study. J Neurosurg Sci 2000;44:203–209, discussion 209–210
27. Hsu CY, Ho DM, Yang CF, Chiang H. Interobserver reproducibility of MIB-1 labeling index in astrocytic tumors using different counting methods. Mod Pathol 2003;16:951–957
28. Reifenberger J, Reifenberger G, Liu L, James CD, Wechsler W, Collins VP. Molecular genetic analysis of oligodendroglial tumors shows preferential allelic deletions on 19q and 1p. Am J Pathol 1994;145:1175–1190
29. Mikkelsen T, Doyle T, Anderson J, et al. Temozolomide single-agent chemotherapy for newly diagnosed anaplastic oligodendroglioma. J Neurooncol 2009;92:57–63
30. Thiessen B, Maguire JA, McNeil K, Huntsman D, Martin MA, Horsman D. Loss of heterozygosity for loci on chromosome arms 1p and 10q in oligodendroglial tumors: relationship to outcome and chemosensitivity. J Neurooncol 2003;64:271–278
31. Vogazianou AP, Chan R, Bäcklund LM, et al. Distinct patterns of 1p and 19q alterations identify subtypes of human gliomas that have different prognoses. Neuro-oncol 2010;12:664–678
32. Jenkins RB, Blair H, Ballman KV, et al. A t(1;19)(q10;p10) mediates the

combined deletions of 1p and 19q and predicts a better prognosis of patients with oligodendroglioma. Cancer Res 2006;66:9852–9861

33. Bettegowda C, Agrawal N, Jiao Y, et al. Mutations in CIC and FUBP1 contribute to human oligodendroglioma. Science 2011;333:1453–1455

34. Yip S, Butterfield YS, Morozova O, et al. Concurrent CIC mutations, IDH mutations, and 1p/19q loss distinguish oligodendrogliomas from other cancers. J Pathol 2012;226:7–16

35. Watanabe T, Yokoo H, Yokoo M, Yonekawa Y, Kleihues P, Ohgaki H. Concurrent inactivation of RB1 and TP53 pathways in anaplastic oligodendrogliomas. J Neuropathol Exp Neurol 2001;60:1181–1189

36. Kraus JA, Wenghoefer M, Glesmann N, et al. TP53 gene mutations, nuclear p53 accumulation, expression of Waf/p21, Bcl-2, and CD95 (APO-1/Fas) proteins are not prognostic factors in de novo glioblastoma multiforme. J Neurooncol 2001;52:263–272

37. Louis DN, von Deimling A, Chung RY, et al. Comparative study of p53 gene and protein alterations in human astrocytic tumors. J Neuropathol Exp Neurol 1993;52:31–38

38. von Deimling A, Eibl RH, Ohgaki H, et al. p53 mutations are associated with 17p allelic loss in grade II and grade III astrocytoma. Cancer Res 1992;52:2987–2990

39. Lotfi M, Afsharnezhad S, Raziee HR, et al. Immunohistochemical assessment of MGMT expression and p53 mutation in glioblastoma multiforme. Tumori 2011;97:104–108

40. Comprehensive Genomic Characterization Defines Human Glioblastoma Genes and Core Pathways. Nature 2008;455:1061–1068

41. Hede SM, Nazarenko I, Nistér M, Lindström MS. Novel perspectives on p53 function in neural stem cells and brain tumors. J Oncol 2011; 2011:852970

42. Kumar M, Lu Z, Takwi AA, et al. Negative regulation of the tumor suppressor p53 gene by microRNAs. Oncogene 2011;30:843–853

43. Sato A, Sunayama J, Matsuda K, et al. MEK-ERK signaling dictates DNA-repair gene MGMT expression and temozolomide resistance of stem-like glioblastoma cells via the MDM2-p53 axis. Stem Cells 2011; 29:1942–1951

44. Malkoun N, Chargari C, Forest F, et al. Prolonged temozolomide for treatment of glioblastoma: preliminary clinical results and prognostic value of p53 overexpression. J Neurooncol 2012;106:127–133

45. Parsons DW, Jones S, Zhang X, et al. An integrated genomic analysis of human glioblastoma multiforme. Science 2008;321:1807–1812

46. Capper D, Reuss D, Schittenhelm J, et al. Mutation-specific IDH1 antibody differentiates oligodendrogliomas and oligoastrocytomas from other brain tumors with oligodendroglioma-like morphology. Acta Neuropathol 2011;121:241–252

47. Hartmann C, Meyer J, Balss J, et al. Type and frequency of IDH1 and IDH2 mutations are related to astrocytic and oligodendroglial differentiation and age: a study of 1,010 diffuse gliomas. Acta Neuropathol 2009;118:469–474

48. Ichimura K, Pearson DM, Kocialkowski S, et al. IDH1 mutations are present in the majority of common adult gliomas but rare in primary glioblastomas. Neuro-oncol 2009;11:341–347

49. Yan H, Parsons DW, Jin G, et al. IDH1 and IDH2 mutations in gliomas. N Engl J Med 2009;360:765–773

50. Watanabe T, Nobusawa S, Kleihues P, Ohgaki H. IDH1 mutations are early events in the development of astrocytomas and oligodendrogliomas. Am J Pathol 2009;174:1149–1153

51. Lu C, Ward PS, KApoor GS et al. IDH mutation impairs histone demethylation and results in a block to cell differentiation. Nature. 2012; 483(7390):474–478.

52. Turcan S, Rohle D, Goenka A et al. IDH1 mutation is sufficient to establish the glima hypermethylator phenotype. Nature. 2012; 483(7390): 479–483.

53. Schwartzentruber J, Korshunov A, Liu XY, et al. Driver mutations in histone H3.3 and chromatin remodelling genes in paediatric glioblastoma. Nature 2012;482:226–231

54. Capper D, Zentgraf H, Balss J, Hartmann C, von Deimling A. Monoclonal antibody specific for IDH1 R132H mutation. Acta Neuropathol 2009; 118:599–601

55. Preusser M, Wöhrer A, Stary S, Höftberger R, Streubel B, Hainfellner JA. Value and limitations of immunohistochemistry and gene sequencing for detection of the IDH1-R132H mutation in diffuse glioma biopsy specimens. J Neuropathol Exp Neurol 2011;70:715–723

56. Attolini CS, Cheng YK, Beroukhim R, et al. A mathematical framework to determine the temporal sequence of somatic genetic events in cancer. Proc Natl Acad Sci U S A 2010;107:17604–17609

57. Sugawa N, Ekstrand AJ, James CD, Collins VP. Identical splicing of aberrant epidermal growth factor receptor transcripts from amplified rearranged genes in human glioblastomas. Proc Natl Acad Sci U S A 1990;87:8602–8606

58. Quaranta M, Divella R, Daniele A, et al. Epidermal growth factor receptor serum levels and prognostic value in malignant gliomas. Tumori 2007;93:275–280

59. Heimberger AB, Hlatky R, Suki D, et al. Prognostic effect of epidermal growth factor receptor and EGFRvIII in glioblastoma multiforme patients. Clin Cancer Res 2005;11:1462–1466

60. Hegi ME, Diserens AC, Gorlia T, et al. MGMT gene silencing and benefit from temozolomide in glioblastoma. N Engl J Med 2005;352:997–1003

61. Rivera AL, Pelloski CE, Gilbert MR, et al. MGMT promoter methylation is predictive of response to radiotherapy and prognostic in the absence of adjuvant alkylating chemotherapy for glioblastoma. Neuro-oncol 2010;12:116–121

62. Olson RA, Brastianos PK, Palma DA. Prognostic and predictive value of epigenetic silencing of MGMT in patients with high grade gliomas: a systematic review and meta-analysis. J Neurooncol 2011;105:325–335

63. Sadones J, Michotte A, Veld P, et al. MGMT promoter hypermethylation correlates with a survival benefit from temozolomide in patients with recurrent anaplastic astrocytoma but not glioblastoma. Eur J Cancer 2009;45:146–153

64. Uno M, Oba-Shinjo SM, Camargo AA, et al. Correlation of MGMT promoter methylation status with gene and protein expression levels in glioblastoma. Clinics (Sao Paulo) 2011;66:1747–1755

65. Kreth S, Thon N, Eigenbrod S, et al. O-methylguanine-DNA methyltransferase (MGMT) mRNA expression predicts outcome in malignant glioma independent of MGMT promoter methylation. PLoS ONE 2011; 6:e17156

66. Preusser M, Elezi L, Hainfellner JA. Reliability and reproducibility of PCR-based testing of O6-methylguanine-DNA methyltransferase gene (MGMT) promoter methylation status in formalin-fixed and paraffin-embedded neurosurgical biopsy specimens. Clin Neuropathol 2008; 27:388–390

67. Noushmehr H, Weisenberger DJ, Diefes K, et al; Cancer Genome Atlas Research Network. Identification of a CpG island methylator phenotype that defines a distinct subgroup of glioma. Cancer Cell 2010;17: 510–522

68. Laffaire J, Everhard S, Idbaih A, et al. Methylation profiling identifies 2 groups of gliomas according to their tumorigenesis. Neuro-oncol 2011;13:84–98

69. van den Bent MJ, Gravendeel LA, Gorlia T, et al. A hypermethylated phenotype is a better predictor of survival than MGMT methylation in anaplastic oligodendroglial brain tumors: a report from EORTC study 26951. Clin Cancer Res 2011;17:7148–7155

70. Christensen BC, Smith AA, Zheng S, et al. DNA methylation, isocitrate dehydrogenase mutation, and survival in glioma. J Natl Cancer Inst 2011;103:143–153

71. Brennan C, Momota H, Hambardzumyan D, et al. Glioblastoma subclasses can be defined by activity among signal transduction pathways and associated genomic alterations. PLoS ONE 2009;4:e7752

72. Maher EA, Brennan C, Wen PY, et al. Marked genomic differences characterize primary and secondary glioblastoma subtypes and identify two distinct molecular and clinical secondary glioblastoma entities. Cancer Res 2006;66:11502–11513

73. Nigro JM, Misra A, Zhang L, et al. Integrated array-comparative genomic hybridization and expression array profiles identify clinically relevant molecular subtypes of glioblastoma. Cancer Res 2005;65: 1678–1686

74. Phillips HS, Kharbanda S, Chen R, et al. Molecular subclasses of high-grade glioma predict prognosis, delineate a pattern of disease progression, and resemble stages in neurogenesis. Cancer Cell 2006;9:157–173

75. Verhaak RG, Hoadley KA, Purdom E, et al; Cancer Genome Atlas Research Network. Integrated genomic analysis identifies clinically relevant subtypes of glioblastoma characterized by abnormalities in PDGFRA, IDH1, EGFR, and NF1. Cancer Cell 2010;17:98–110

76. Huse JT, Phillips HS, Brennan CW. Molecular subclassification of diffuse gliomas: seeing order in the chaos. Glia 2011;59:1190–1199

第 3 章

脑肿瘤发生的分子标记物和通路

Mustafa Nadi, James T. Rutka

　　致瘤性转化是一个多级的过程,由控制细胞增殖和细胞间相互作用的细胞机制丧失引起。这种致瘤过程涉及至少两类基因之间的相互作用:癌基因和抑癌基因(TSG)。活化的癌基因导致细胞信号增大,促进了异常细胞的增殖。抑癌基因是正常的基因,作用是抑制细胞的增殖和生长,这些基因的失活导致了肿瘤形成和进展。TSG 失活最常见的情形是当有一个等位基因突变时,后续出现承载第二等位基因的染色体全部或部分丢失。因此,对特定类型肿瘤中染色体重复缺失区域的鉴定表明,TSG 驻留在该染色体区域。癌基因的激活和抑癌基因的失活,加上染色体杂合性缺失,是肿瘤形成的分子机制。本章将回顾脑肿瘤发生的新兴的分子基础知识,并讨论原发性脑肿瘤和其他常见的原发颅内肿瘤。

■ 脑胶质瘤信号通路的调节

　　脑胶质瘤是最常见的原发性肿瘤,占中枢神经系统(CNS)肿瘤的 40%。世界卫生组织(WHO)将肿瘤分成两种主要类型, 星形细胞瘤和少突神经胶质瘤,该命名是根据假定的起源细胞,并根据其组织学形态分级。该分类系统主要是基于对形态特征如核异型性、核分裂象、微血管增生和局部假栅栏样坏死的主观观察。虽然肿瘤分级是目前最准确的预后指标,但它对于制订最佳的治疗方法的帮助已经越来越小。

　　20 世纪 90 年代初收集的分子遗传数据表明,组织学上定义的亚型比生物学水平上更具多样性。例如,多形性胶质母细胞瘤(GBM)(WHOⅣ级)临床病史很短,从而没有临床或组织学上出现恶性度稍低的前驱病变的证据。这些原发的 GBM 都有两种常见的胶质瘤发生机制:生长因子(丝裂原)过度活化信号和细胞周期控制中断(见后文)。相反,继发性 GBM 从低级别的胶质瘤缓慢进展,基因的改变随时间积累是这些肿瘤的标志。这些亚型的组织病理学区别并不明显,但是它们显然涉及不同的遗传通路[1,2](图 3.1)。

> **重要参考**
>
> ● 原发性和继发性 GBM 的预后是否有明显差别尚有待研究,但似乎它们对特殊的治疗有不同的反应。正在进行的临床试验和未来分类方案需要结合分子亚型。

生长因子调控通路

　　一些有丝分裂原及其同源膜受体信号的过度活化与胶质瘤的发生有关。表皮生长因子(EGF)及其受体(EGFR)、血小板衍生生长因子(PDGF)A 和 B 以及它们各自的受体(PDGF-α,PDGF-β)、通过 EGFR 活化的转化生长因子 -α(TGF-α)、胰岛素样生长因子Ⅰ(IGF-Ⅰ)及其受体(IGFR)经常参与激活肿瘤细胞增殖[3,4]。通常,这些有丝分裂通路在胶质瘤中过表达,或者它们的上游受体结构激活突变[5]。

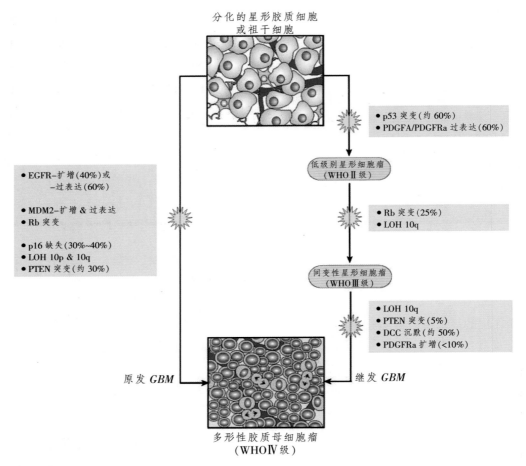

分化的星形胶质细胞
或祖干细胞

- EGFR-扩增(40%)或
  -过表达(60%)

- MDM2-扩增 & 过表达
- Rb 突变

- p16 缺失(30%~40%)
- LOH 10p & 10q
- PTEN 突变(约 30%)

- p53 突变(约 60%)
- PDGFA/PDGFRa 过表达(60%)

低级别星形细胞瘤
(WHO II 级)

- Rb 突变(25%)
- LOH 10q

间变性星形细胞瘤
(WHO III 级)

- LOH 10q
- PTEN 突变(5%)
- DCC 沉默(约 50%)
- PDGFRa 扩增(<10%)

原发 GBM   继发 GBM

多形性胶质母细胞瘤
(WHO IV 级)

图 3.1 目前已对原发的和继发的多形性胶质母细胞瘤(GBM)提出了两种不同的基因通路。原发性胶质母细胞瘤的特点是表皮生长因子受体(EGFR)扩增(约 40%的病例)和(或)过表达(60%)、酪氨酸磷酸酶张力蛋白(PTEN)突变(30%)、p16 缺失(30%~40%)、小鼠双微体 2(MDM2)扩增(<10%)或过表达(50%),而且在 50%~80%的病例中,整个 10 号染色体上存在杂合性丢失(LOH)。相比之下,继发性胶质母细胞瘤包含 TP53 突变(约 60%的病例)、血小板源性生长因子(PDGF)-A/PDGFRα 过表达(约 60%)和 Rb 突变(约 25%)。继发性胶质母细胞瘤通路的另外的特点是染色体 19q 和 10q 等位基因的损失。

　　表皮生长因子受体扩增和突变长期以来被认为是常见的(40%)GBM 功能改变[3,6]。5′非编码区 EGF 多态性也与胶质瘤发生有关[7]。-GA/-GG 基因型的患者肿瘤组织中 EGF 水平偏高,与 EGFR 状态无关,而且相比常见的 -AA 基因型总的无进展生存期显著缩短。

　　三个关键的异常生长因子/受体信号通路下游涉及 Ras-Raf-MARK (丝裂原活化蛋白激酶)、PI3K/Akt-PKB (肌醇磷脂 3′激酶/Akt-蛋白激酶 B)和 PLC-γ/PKC (磷脂酶 C-γ/蛋白激酶 C)(图 3.2)。这些信号通路调节细胞过程(包括增殖、分化、凋亡),在传统上被认为可影响核因素调整细胞转录以及潜在的转化[8]。然而,Ras 和 PI3K 通路主要改变现有的促进生长的信

使 RNA(mRNA),以达到与核糖体关联从而活化转录[9]。PI3K/Akt-PKB 通路,尤其是备受关注的通过酪氨酸磷酸酶/张力蛋白同源蛋白的负性调节[10],是 GBM 基因改变中最常见的功能丧失。此外,PI3K/Akt-PKB 通路通过中间信号介导, 调节参与炎症和转化通路的 EGFR 调节的转录核因子(NF)-κB 的活化[11,12]。

> **重要参考**
>
> - 针对 EGF/ EGFR 调控通路的研究结果提示,EGF 的单核苷酸多态性可能成为识别患者预后不良的标记, 并能发现哪些患者可能会从抗 EGF/ EGFR 靶向生物疗法中受益。

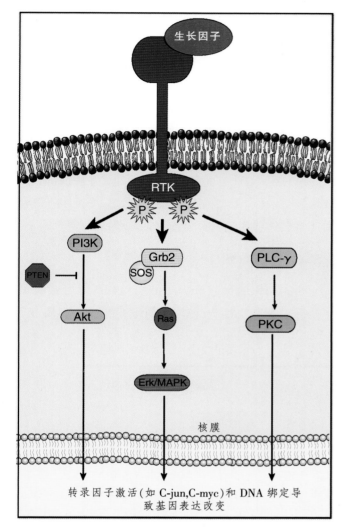

图 3.2　将生长因子,如表皮生长因子(EGF)、血小板源性生长因子(PDGF)或纤维母细胞生长因子(FGF)绑定至受体酪氨酸激酶（RTK），导致几个信号级联通过磷酸化激活:PI3K/Akt-PKB、Ras-Raf-MAPK 和 PLC-γ/PKC 通路。这些信号通路激活生物反应(通过转录因子与 DNA 的绑定),包括细胞增殖和分化、抗凋亡、迁移和代谢。酪氨酸磷酸酶/张力蛋白(PTEN)作为肿瘤抑制因子抑制 PI3K/Akt 激活的信号级联。P,磷酸化过程中的磷酸基;SOS,交换因子。

Ras-Raf-MARK 信号通路在很多细胞包括星形细胞瘤中传递促有丝分裂信号。Ras 是一个小的(21kd)存在于细胞内的蛋白,在活化状态下连接到一个鸟嘌呤核苷酸(如鸟苷二磷酸,GDP)。当传来一个合适的刺激时,其内在的鸟苷三磷酸酶(GTPase)通过一系列中介适配分子活化。Ras-鸟苷三磷酸(GTP)的积累最终导致特异性靶基因的表达或抑制。

Ras 的活化还参与一些其他关键过程,如通过活化整合素介导的黏附蛋白激酶(FAK)使星形细胞瘤细胞黏附[13]。GBM 过表达 FAK,FAK 如果在 GBM 细胞外源性表达,可能是通过 FAK 和适配分子如 Shc 激活 Ras。其他 Ras 超家族小 GTP 酶突变,包括 Rac1,也与细胞骨架改变和胶质瘤细胞侵袭性有关[14]。相关的 GTP 酶家族成员之一的 Rho,也与细胞形态和运动有关,最近的证据表明,Rho 可导致放射敏感性[15]。内源性 Rho 抑制剂 p190Rho-GAP 的表达，显著抑制了 PDGF 介导的少突神经胶质瘤的进展[16]。

提示

• PTEN 功能的缺失导致 Akt/PKB 肿瘤蛋白过度活化、不受调控,从而抑制细胞凋亡并促进细胞增殖。

细胞周期调控通路

各种信号通路汇聚在不同的检查点，以在细胞周期中严格地调控进程。视网膜母细胞瘤 (RB)和 p53 依赖途径的改变与通过控制 G1 和 G2 检查点完成的胶质转换有关[17,18]。这些通路分别受到抑癌蛋白 p16[INK4a] 和 p14[ARF] 调控，由 INK4a-ARF(细胞周期蛋白依赖性激酶抑制剂 4a 可变阅读框)基因座编码[19]。

视网膜母细胞瘤(RB)基因最初被确定为一个抑癌基因，在中枢神经系统中 RB 缺失的小鼠表现出异常的细胞分裂和细胞凋亡,揭示了其在细胞增殖和生存期中的作用[20]。RB 基因突变已经在 20% 的 WHO Ⅲ 级胶质瘤中发现，因此支持其在胶质瘤形成中的作用[21,22]。RB 通过细胞周期蛋白依赖激酶 4/6(CDK4/6)－细胞周期蛋白 D1 复合物低水平磷酸化破坏了 RB 和 E2F 之间的相互作用，缓解了细胞周期进程所需的 RB 介导的 E2F 靶基因抑制[22]肿瘤抑制基因 p16[INK4a] 丢失的结果造成了 RB 磷酸化的失调和未受检查的 G1-S 进程(图 3.3)。

p53 转录因子激活了促进细胞周期受阻和凋亡的靶基因,以应对细胞压力如癌基因的激活[23]。p53 的活性受 MDM2(小鼠双微体 2)介导的降解和 p14[ARF] 介导的 MDM2 抑制之间相互作用的调控[24](图 3.3)。

超过2/3 的 GBM 和间变型星形细胞瘤表现出失控的 G1-S 转变与 p53 通路的失活，或者 p53 突变、MDM2 扩增及 p14^ARF 纯合子缺失/突变有关[25]。

■ 髓母细胞瘤

髓母细胞瘤发育信号失调控

髓母细胞瘤(MB)是最常见的儿童恶性脑肿瘤，是发生于小脑颗粒细胞祖细胞的原发性神经外胚层肿瘤[26]，占所有后颅窝肿瘤的 40%[26]。髓母细胞瘤通常由组织病理学检查诊断。然而，最近整合的基因组方法证明，MB 是由多个临床和分子学亚型组成[27,28]。新的证据表明，组成小脑的不同前体细胞群和调节其发展的细胞信号通路可能代表不同的 MB 亚型起源位置。

目前，MB 治疗的最主要限制是缺少用药的特异性。对分子机制了解的加深提供了 MB 发病机制的线索，并可能通过靶向治疗大大提高对这些肿瘤的治疗效果。至少 4 个亚型的 MB 已经被描述(Wnt,Shh,3 型和 4 型)，这些亚型中可能尚存在其他的亚型[29]。

Sonic-Hedgehog-Patched 信号

Sonic-Hedgehog(Shh)-Pathed(Ptch)信号通路是小脑颗粒细胞祖细胞(CGCP)的主要有丝分裂调节因

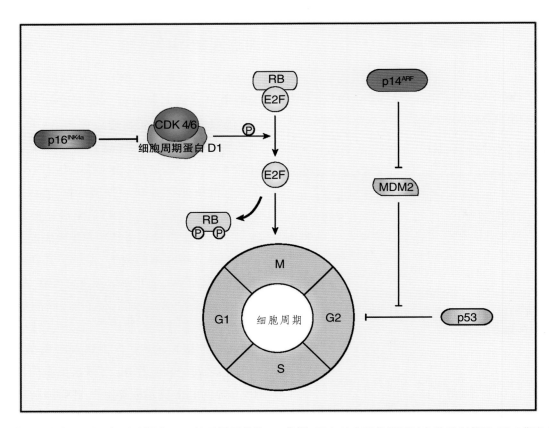

图 3.3 视网膜母细胞瘤(RB)一般通过隔离 E2F 转录因子保持 G1 停滞，而有丝分裂信号通过各种机制促进 G1-S 期的进展。细胞周期蛋白 D1 和 CDK4/6 形成活性激酶复合物，促进 RB 的蛋白质家族低水平的磷酸化。RB 和 E2F 蛋白的相互作用被打乱，从而缓解了细胞周期进程和生长所需的 RB 介导的 E2F 靶基因抑制。肿瘤抑制因子 p16^INK4a 结合并破坏细胞周期蛋白 D1-CDK4/ 6 复合物，从而抑制 RB 磷酸化和阻止 G1-S 进展。p53 保持 G1 或 G2 阻滞并指导 DNA 严重损伤的细胞凋亡。p53 活性由 E3 泛素连接酶 MDM2 抵消。MDM2 活性也可由肿瘤抑制因子 p14^ARF 抵消。因此，结合 p14^ARF 的 MDM2 抑制 MDM2 介导的 p53 转录沉默和退化，导致细胞周期停滞或凋亡。

子[30,31]。在小脑发育过程中,糖蛋白 Shh 主要由锥体神经元合成和分泌,结合到 Ptch 受体上,其主要表达于颗粒细胞,通过减轻 Smoothened(Smoh)介导的抑制作用激活通路(图 3.4)。Ptch 活化的中断造成了下游靶基因的 Smoh 异常活化,如转录因子 Gli 家族,诱导肿瘤发生。Shh 或 Gli 过表达导致了细胞恶性转化[32,33]。

这一通路在祖细胞增殖中的重要作用和细胞周期 G1 检查点的调控有关,这个过程中 Shh 诱导细胞周期蛋白 D1 和 D2 表达、RB 过磷酸化以及 E2F 活化[34]。

MB 的一个亚型患者表现为突变的 SUFU 表达[35],SUFU 是一种最初作为 Shh 信号下游抑制因子分离出来的蛋白,其功能为从细胞核排出 Gli 蛋白以降解。

SUFU 突变导致不能从细胞核排出 Gli 蛋白,造成 Shh 信号通路异常。因此,MB 的产生可能由于通路上各种成分突变造成的颗粒细胞前体 Shh-Ptch 信号失调。影响 Ptch1 以及 Shh 信号复合物的其他成分(SUFU、Ptch2 和 SMO)的突变,在高达 25% 的 MB 散发病例中已确定[35,36]。

提示
● Ptch1 突变在 MB 发生中所起的作用有小鼠模型作为支持,接近 14% 的杂合性 Ptc(Ptc+/2)缺失的小鼠在 10 月龄时发展为 MB,肿瘤的发病峰值在 16~24 周龄。

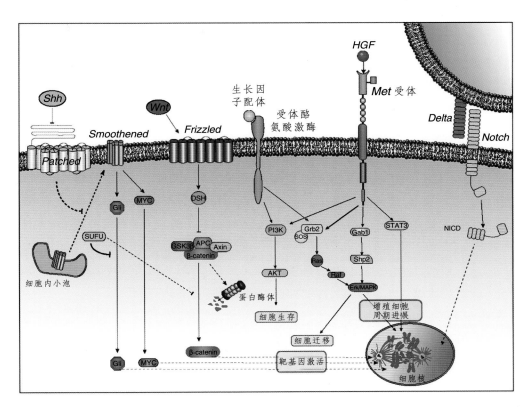

图 3.4　Shh-Ptch 和 Wnt-Frz-β- 连环蛋白信号网络控制小脑颗粒祖细胞的增殖。在没有 Shh 信号时,Ptch 受体通常抑制 Smoh 受体。SUFU 结合 Gli 并促进其降解和运输出细胞核。通过黏接膜结合 Ptch 受体,Shh 移除对 Smoh 的抑制,并防止 SUFU 与 Gli 结合,从而允许 Gli 进入细胞核,以促进靶基因的转录。在不存在 Wnt 信号传导时,GSK3β/ APC / Axin 蛋白复合物磷酸化 β- 连环蛋白,导致其降解。 Wnt 信号配体结合卷曲(Ftz)受体,诱导 Dishevelled 蛋白(Dsh)的活化,抑制多聚体以便 β- 连环蛋白积聚在细胞质中。β- 连环蛋白能够转移到细胞核,并结合 LEF / TCF,激活靶基因的转录。 Notch 信号传导通路调节细胞增殖,这个通路的受体是单程跨膜蛋白。Notch 胞内结构域(NICD)从膜释放并转移到细胞核,形成带有 DNA 结合蛋白 CBF1 的复合物,激活效应基因的转录。HGF/cMET 通路通过增加细胞增殖和细胞周期失调并导致转移行为过度促进癌症发生。该通路开始于生长因子受体结合蛋白 2(Grb2)、Grb2 相关衔接蛋白(Gab1)、交换因子(SOS)、SRC 同源蛋白酪氨酸磷酸酶 3(SHP2)、磷脂酰肌醇 3 激酶(PI3K)和转录因子 3 信号传导活化剂(STAT3)的磷酸化和激活。这导致了包括丝裂原活化蛋白激酶(MAPK)、PI3K / AKT 和 STAT 通路在内的下游信号通路激活,其介导 Met 依赖的细胞增殖、迁移和侵袭。

- 许多带有 Ptch 种系突变的 Gorlin 综合征（或痣样基底细胞癌综合征）患者进展为 MB 的风险增高。Ptch 基因位于染色体 9q，在 10%~20% 的自发 MB 患者中发现了这一区域的突变。SUFU 位于染色体 10q，40% 的 MB 患者这一区域有异常。有报道 polycomb 转录调节因子 BMI-1 在人类原发 MB 的一个亚型中过表达，并且与 Shh 通路活化有关。这一基因在小脑发育的过程中调节 CGCP 的增殖，与 Shh 通路活化的关系表明，Shh 信号在 MB 发展中具有一定作用。

Wnt 信号通路

Wnt 信号通路在多个发育系统里已经有所研究，已证实参与了许多肿瘤的发生[37]。Wnt 与细胞表面的受体 Frizzled(Frz) 结合，激活了下游级联，导致含 APC 的多蛋白复合物不稳定，腺瘤性结肠息肉(APC) 基因的产物，通过调节细胞质 β- 连环蛋白、GSK3β（糖原合成酶激酶）、Axin 蛋白和 β- 连环蛋白的水平抑制肿瘤（图 3.4）。由 Wnt 信号或其组分之一突变引起的多蛋白复合物的破坏导致了细胞核 β- 连环蛋白积累，激活 TCF/LEF（T 细胞因子/淋巴增强因子），导致细胞增殖基因（包括细胞周期蛋白 D1 和 c-Myc）的活化[38]（图 3.4）。

Wnt 信号的组成性激活，或者是通过 β- 连环蛋白活化形式的表达，或者是通过 APC 的失活，抑制神经细胞分化，促进细胞周期再入以及肿瘤的发生。大约 15% 的散发 MB 有影响 Wnt 信号传导的突变，同时伴有核 β- 连环蛋白水平升高[39]。这些数据表明，异常 Wnt 信号在形成散发 MB 中具有一定作用[40]。

- 尽管 GSK3β 是 Wnt 通路的主要抑制成分，但 SUFU 也与 β-连环蛋白及其出核（例如 Gli）有关，从而抑制了 Wnt 信号通路。一个由 MB 衍生的 SUFU 突变失去了这一功能，提示这两个通路都被激活，并提出了在调节 MB 发病机制中强有力的通路间干扰。

Notch 信号通路

Notch 信号通路在发展过程中调节细胞增殖、决定细胞命运和细胞生存。它促进颗粒神经元前体细胞（GNPC）的增殖并阻止其分化[30]。已经确定了 4 种受体（Notch1~4）是单程跨膜蛋白。通过配体与 Notch 受体结合引发蛋白水解并活化受体。Notch 细胞内结构域（NICD）从细胞膜释放并转移到核[41]。在细胞核内，NICD 与 DNA 结合蛋白 CBF1 形成一种复合物，激活了效应基因（包括 Hes1、Hes5、p21 和细胞周期蛋白 D1）转录。

- 在 MB 一种亚型中，Notch 通路靶基因 Hes1 的上调与患者生存期短相关。

生长因子突变

受体与配体结合导致 EGF 二聚化、自身磷酸化以及下游 PI3K 和 MAPK 信号级联活化（图 3.4）。这一进程对于正常的神经系统发育是关键的。这一通路的异常激活导致了下游信号要素的上调，造成细胞增殖增加以及通过激活转录因子靶蛋白改变细胞迁移。与此一致的是，RAS-MAP 激酶下游成分（如 MAP2K1、MAP2K2 和 MAPK1/3）的上调和 EGFR 家族成员 ERBB2 过表达与 MB 的转移行为有关[42]。

肝细胞生长因子（HGF）/cMET 信号通路也与 MB 形成有关（图 3.4）。HGF 信号通过 cMET 受体在小脑 GNPC 增殖和生存中起重要作用。这一通路的过表达可以通过增加细胞增殖和细胞周期失调控促进肿瘤生长，通过细胞的迁移和侵袭导致肿瘤转移行为。在 38.5% 的原发 MB 中发现了 MET 基因拷贝数增加[43]。

已经在 5%~15% 的原发 MB 中检测出 MYC 和 MYCN 原癌基因[44]。MYCN 通过 Shh 活化促进细胞周期蛋白 D1 和 D2 表达，导致 GNPC 增殖。MYC 高水平表达与不良临床预后有关。表 3.1 总结了这些基因和通路。

表 3.1　髓母细胞瘤的关键通路和基因畸变

通路	基因	畸变
Shh	*Ptch*	失去功能
	SUFU	失去功能
	SMO	激活
	MYC	扩增和过表达
Wnt	*APC*	失去功能
	β- 连环蛋白	激活
	AXI1	失去功能
	GSK3-β	表达减少
Notch	*NOTCH2*	增加
	Hes1	过表达
EGF	*ERBB2*	过表达
	MAP2K1	激活
	MAP2K2	激活
	MAP2K3	激活
HGF/cMET	*cMET*	增加

■ 室管膜瘤

室管膜瘤是发生在儿童和成人的中枢神经系统肿瘤,约有 45% 的患者是无法治愈的[45]。它可以发生在沿神经轴线的所有位置,包括幕上、大脑半球、后颅窝、小脑、脑干和脊髓[46]。迄今为止,手术和手术后辅助放疗是室管膜瘤的主要治疗手段。转录谱的研究表明,尽管组织学相似,但中枢神经系统不同位置的室管膜瘤表达不同的基因标记,有许多不同的亚型[47,48]。这些亚型基因组特点导致了室管膜瘤分子驱动的鉴定,如幕上室管膜瘤 *EPHB2* 扩增和 *INK4a* 缺失[49]。拷贝数的改变对于室管膜瘤的预后分级是有利的,如 2010 年的风险分级计划[45],以及进一步的检验 1q25 一个不良临床预后的指标的增加[50]。然而,尽管室管膜瘤拷贝水平具有广泛的特征,但与其他中枢神经系统肿瘤不同,因局部重复的基因扩增或缺失几乎无法识别癌基因和 TSG[29]。后颅窝室管膜瘤最常发生于儿童,约有 50% 的病例表现出平衡的基因组谱[49]。

在很多的肿瘤当中,CpG 岛的异常启动子甲基化是一个普遍存在的特点[51]。*RASSF1A* 是最常见的过甲基化 TSG,在 100% 的室管膜瘤有过报道,发生在所有

的临床和病理亚型[52]。有报道,*HIC1* 在 83% 的室管膜瘤中普遍甲基化,在颅内肿瘤的发生率更高[53]。此外,在幕上室管膜瘤中反复缺失的 *CDKN2A/INK4a* 位点[45],已经被证实在 21% 的病例中过度甲基化,而 *CDKN2B* 和 *p14ARF* 分别为 32% 和 33%[54]。在较小的程度上,公认在室管膜瘤中过甲基化的抑癌基因包括 *BLU*、*GSTP1*、*DAPK*、*FHIT*、*MGMT*、*MCJ*、*RARB*、*TIMP3*、*THBS1*、*TP73*,以及 *TRAIL* 基因家族的 *CASP8*、*TFRSF10C* 和 *TFRSF10D*[55]。尽管室管膜瘤中这些潜在 TSG 甲基化的频率较高,但它们在肿瘤发生中的作用和意义尚不明确,仍需要进行独立研究验证,以及在适当的室管膜瘤模型中进行功能调查。

■ 颅内生殖细胞肿瘤

原发性颅内生殖细胞肿瘤是少见的,通常位于松果体区和鞍上区。可以按照组织学分类为:生殖细胞瘤、畸胎瘤(成熟的、不成熟的、恶性)、绒毛膜癌、胚胎性癌、内胚窦瘤(卵黄囊瘤)以及混合性肿瘤。临床表现为眼部症状或梗阻性脑积水[56]。如果肿瘤分泌人类绒毛膜促性腺激素(β-hCG)或甲胎蛋白(AFP),那么这些肿瘤标记物可以用来精确地监测肿瘤对治疗的反应。生殖细胞瘤和成熟畸胎瘤的预后最好,绒毛膜癌和胚胎性癌的预后最差[56]。

荧光原位杂交技术(FISH)的研究已经证明了在几乎所有的颅内生殖细胞肿瘤中 X 染色体增加,不管是哪一种亚型[57]。FISH 证明染色体 12p,特别是 12p13 扩增,这可见于所有的生殖细胞肿瘤,对于诊断有帮助[58]。在一例恶性的混合性畸胎瘤-胚胎性癌中,染色体分析发现了几乎三倍体核型(62 条染色体),包括两份 12p 等臂染色体,暗示了 12p 等臂染色体可能与这种肿瘤的发展有关[59]。*HOP/NECC1* 是位于人类染色体 4q11~q12 上的基因,是包含 219 个碱基对的开放阅读框,编码 73 个氨基酸。*HOP/NECC1* 已经被证明可以抑制绒毛膜癌发生,其表达的缺失与胎盘滋养层的恶性转变有关[60]。生殖细胞肿瘤可能过表达原癌基因 *c-kit*。在 18 例手术的生殖细胞瘤样本中,*c-kit* 在生殖细胞瘤细胞表面弥漫性表达,但并不在淋巴细胞或间

质细胞中表达。在 8 例不成熟畸胎瘤中的 7 例，只有一些成熟的成分如软骨和腺体有 *c-kit* 免疫活性。合体滋养层巨细胞也表现出阴性结果，表示只有生殖细胞瘤细胞表达 *c-kit*。此外，相比于畸胎瘤或非生殖胞脑肿瘤患者或正常对照组，生殖细胞肿瘤患者的脑脊液（CSF）检查显示，其 s-kit（*c-kit* 的可溶性亚型）水平显著升高。这些结果表明，脑脊液中的 s-kit 浓度对于生殖细胞瘤来说可能是一种有用的临床标记物，尤其是对于复发或蛛网膜下隙播散的病变。其他的遗传异常包括 p53 蛋白在 94% 的生殖细胞肿瘤中表达，p21（*WAF1/Cip1*）为 20%，与放化疗的敏感性下降及不良预后相关[56]。

颅内生殖细胞肿瘤标记物

血清学评价是评估生殖细胞肿瘤标记物产生的重要部分。组织学上将生殖细胞肿瘤分为松果体区和鞍上区，已经有使用人 β-hCG、AFP、CEA、人胎盘泌乳素（HPL）、妊娠期特有 β-1 糖蛋白（SP-1）、胶质纤维酸性蛋白（GFAP）、S-100 蛋白和神经元特异性烯醇化酶（NSE）抗血清的免疫组化研究。在颅内生殖细胞瘤中，β-hCG 偶尔会在合体滋养层巨细胞中出现，而 GFAP 和 S-100 阳性细胞可见于周围的胶质细胞增生区。畸胎瘤的上皮成分呈 CEA 阳性，内胚窦瘤呈 AFP 阳性，绒毛膜癌呈 β-hCG 和 SP-1 阳性，胚胎性癌呈 AFP、β-hCG 和 SP-1 阳性[61]。

■ 少突神经胶质瘤

少突神经胶质瘤的肿瘤细胞类似少突胶质细胞的分化方式。然而，并不清楚其组织学表现是否真实反映了其由少突胶质细胞衍生而来。根据 WHO 分级，少突神经胶质瘤是弥漫性浸润性肿瘤，可被分为 Ⅱ 级，间变性分为 Ⅲ 级。

其发病率约占原发性脑肿瘤的 4%，占胶质瘤的 10%~15%。大部分发生在 50~60 岁的成年人，男性多于女性。少突神经胶质瘤不同于弥漫性星形细胞瘤，这些肿瘤对化疗反应良好，并有更长的生存期。这些对治疗的反应和预后差异与以下不同的基因突变有关：①少突神经胶质瘤染色体 1p 和 19q 上的等位基性丢失；

②9p21 上的 *CDKN2A* 基因纯合型缺失；③10q23 上的 *PTEN* 基因突变；④7p12 上的 *EGFR* 基因扩增[62]。

在少突神经胶质瘤，染色体 1p 和 19q 上的杂合性丢失（*LOH*1p/19q）与化疗敏感性相关，这些患者从疾病早期的强力化疗中获益。欧洲和北美的两个大型随机试验已经在间变性肿瘤患者中调查了这一观点[63,64]。

在 *LOH*1p/19q 的化疗敏感的纯少突神经胶质瘤组里，早期的化疗并没有带来任何生存期的改善。然而，不论采用什么治疗方法，这部分患者病程都更加持久，没有 *LOH*1p/19q 患者的中位生存期是 3~3.5 年，有 *LOH*1p/19q 的患者超过 6 年[65]。

> **提示**
> ● 作为近来的研究进展结果，少突神经胶质瘤患者的临床决策应该基于临床和神经影像学特点、组织学分类和分级，以及分子遗传学特点。

■ 非典型畸胎样/横纹肌样瘤

脑内非典型畸胎样/横纹肌样瘤（AT/RT）是具有临床侵袭性的恶性肿瘤，在临床上、组织学上和影像学上与 MB/原始神经外胚层肿瘤（PNET）有所重叠[66]。脑 AT/RT 几乎是唯一发生在婴儿的肿瘤，多数在 2 岁以前确诊。在过去，大部分的 AT/RT 被误诊为 MB/PNET，因为 2/3 的 AT/RT 包含 MB/PNET 的原始神经上皮细胞特征[66]。细胞遗传学和分子生物学研究对于这些儿童肿瘤是一种有用的辅助鉴别诊断手段。在 30%~40% 的 MB 中发现有等臂染色体 17q，但是至今未在 AT/RT 中发现[67]。目前已有报道，22 号染色体上发现 *hSNF5/INI1* 作为 TSG 的恶性横纹肌肉瘤[68]。*hSNF5/INI1* 基因是哺乳动物蔗糖非发酵转换复合物的组分之一，其功能是以 ATP 依赖的模式重组染色质，使转录因子结合到 DNA[69]。

> **重要参考**
> ● INI1 的缺失或突变与儿童 AT/RT 的侵袭性且通常是致命性的临床过程相关。

■ 脑膜瘤的分子病理学

脑膜瘤是常见的良性肿瘤，生长缓慢（WHO I级），起源于中枢神经系统脑膜组织。相对少见的是 II 级和 III 级变种，表现出局部的侵袭性行为，且预后较差。对于神经纤维瘤病 2 型（NF2）的遗传学分析证实了脑膜瘤形成的一种机制。*NF2* 基因（22 号染色体）编码了 1 个含 595 个氨基酸的蛋白 Merlin，其紧密连接到 ERM（埃兹蛋白、根蛋白、膜突蛋白）蛋白家族，参与连接肌动蛋白细胞骨架与细胞表面分子[70,71]。

对带有 *NF2* 种系突变小鼠的研究已经证实，Merlin 失活是肿瘤形成和转移的关键步骤。硬膜上或髓鞘前体细胞上 *NF2* 的有条件失活促进了脑膜瘤和神经鞘瘤的形成[72]。NF2+/– 小鼠易于发生各种非脑膜性肿瘤，NF2–/– 小鼠胚胎成纤维细胞离体条件下生长不受抑制，即便达到了融合或生长因子剥夺。这种表型可由 merlin 表达的回归所逆转[73]。

Merlin 与黏合连接成分如 N-钙黏蛋白、α 及 β-连环蛋白等相关[73]。丢失 Merlin 会抑制正常肌动蛋白细胞骨架和稳定的钙黏蛋白介导的细胞间连接形成。这些发现突出显示了 Merlin 和细胞骨架在抑制转移方面的关键作用。

已经确定了几个候选的 Merlin 相互作用蛋白，包括 CD44、肌动蛋白、βII 血影蛋白、β1 整合素、桩蛋白、多配体聚糖结合蛋白以及肝细胞生长因子调节的酪氨酸激酶底物（HRS）。HRS 是一种酪氨酸磷酸化蛋白，参与生长因子受体内吞并且与 EGFR 和 TGF-β 信号通路相关[74]。HRS 与 Merlin 在大鼠神经鞘瘤细胞过表达，诱导了生长停滞，从而暗示可能有潜在的功能重叠的通路[75]。

Merlin 诱导的生长抑制是通过其与跨膜透明质酸受体 CD44 间的相互作用[76]。在这一模型里，当 Merlin 单独连接到 CD44 胞质尾区的紧密分子内结构时，发生生长停滞。然而，当 Merlin 连接到 ERM 蛋白复合物时，这一过程减弱，导致细胞增殖和迁移。

另一个 Merlin 相关蛋白，称为 DAL-1/4.1B，在脑膜瘤中起到抑制肿瘤的作用[77]。DAL-1/4.1B 在肺肿瘤和脑膜瘤中再表达，导致生长抑制，过表达影响细胞运动并破坏细胞骨架。DAL-1/4.1B 也与一组与 Merlin 结合的蛋白亚型相互作用，如 CD44 和 ERM 蛋白，进一步表明生长抑制的共同机制。值得注意的是，DAL-1/4.1B 特异性地与 14-3-3 蛋白互相作用，14-3-3 蛋白与丝裂原信号传导、细胞周期控制以及细胞凋亡相关[78]。

> **提示**
>
> - Merlin 被定义为公认的 TSG，其失活或失去表达在所有 NF2 肿瘤中被发现，在散发的脑膜瘤和神经鞘瘤中发生率分别为 60% 和 80%。

■ 未来前景

我们目前的组织学分级系统已经被证明对于预测脑肿瘤患者总的生存率是有用的。然而，它对于潜在的分子扰动的观察是有限的。此外，临床相关亚型在临床过程和对于治疗的反应方面可能有着显著的差异，而这并不能由目前的分级系统所区分。

肿瘤遗传学和动物模型的最新进展表明，慢性激活关键细胞内通路对于正常发育不利，但是对于 CNS 肿瘤的形成和进展却是至关重要的。反过来，促进肿瘤发生的相同通路可能使肿瘤细胞对于靶向通路抑制剂敏感。因此，新的 CNS 肿瘤分类系统需要改进，包括相关分子通路改变的信息。例如，分子标准目前被用来区分不同类型的少突神经胶质瘤；与携带 p53 突变的肿瘤相比，染色体 1p 和 19 杂合性缺失的肿瘤，可以预测更有效的化疗反应[79]。

脑肿瘤的信号通路改变频率高，比如恶性胶质瘤中的慢性 PI3K 通路激活以及 MB 中的 Shh 信号，使得可以确定小分子抑制剂的潜在治疗靶点。最近发展的使用微阵列（或者微芯片）针对基因表达和组织分析的高通量方法将加速新分子标记的发现，并对临床进展和预后有着潜在的准确预测。这些预测的分子诊断可能导致个体化肿瘤诊断，针对患者肿瘤的特异性使用更精确的靶向分子治疗方法。

编者注

目前的组织学分级系统提供了最佳的治疗指导意见,对于脑肿瘤患者的整体生存率预测很有价值。但是,它仅提供很少的分子异常,这些异常可以引发肿瘤或至少与肿瘤相关。此外,不同亚型的患者对于治疗的反应和临床过程可能截然不同,而这并不能通过目前的分类系统区别开。分子标记可能帮助我们更好地确定脑肿瘤的某些特定亚型或个体化脑肿瘤,从而更好地预测预后和对治疗的反应。下一个挑战是将这些知识转化为治疗干预,特别是靶向分子治疗,旨在改变这些肿瘤的生长,并确定肿瘤分子的个体化特征。目前,这可以说是一个最大的潜在领域,有希望在很大程度上改变脑肿瘤患者的预后。(Bernstein)

致谢

作者要感谢来自加拿大多伦多病童医院 Arthur 和 Sonia Labatt 脑肿瘤研究中心的 Christian Smith 博士。

(班允超 译)

参考文献

1. von Deimling A, von Ammon K, Schoenfeld D, Wiestler OD, Seizinger BR, Louis DN. Subsets of glioblastoma multiforme defined by molecular genetic analysis. Brain Pathol 1993;3:19–26
2. Lang FF, Miller DC, Koslow M, Newcomb EW. Pathways leading to glioblastoma multiforme: a molecular analysis of genetic alterations in 65 astrocytic tumors. J Neurosurg 1994;81:427–436
3. Ekstrand AJ, James CD, Cavenee WK, Seliger B, Pettersson RF, Collins VP. Genes for epidermal growth factor receptor, transforming growth factor alpha, and epidermal growth factor and their expression in human gliomas in vivo. Cancer Res 1991;51:2164–2172
4. Guha A, Dashner K, Black PM, Wagner JA, Stiles CD. Expression of PDGF and PDGF receptors in human astrocytoma operation specimens supports the existence of an autocrine loop. Int J Cancer 1995;60:168–173
5. Ekstrand AJ, Longo N, Hamid ML, et al. Functional characterization of an EGF receptor with a truncated extracellular domain expressed in glioblastomas with EGFR gene amplification. Oncogene 1994;9:2313–2320
6. Frederick L, Wang XY, Eley G, James CD. Diversity and frequency of epidermal growth factor receptor mutations in human glioblastomas. Cancer Res 2000;60:1383–1387
7. Bhowmick DA, Zhuang Z, Wait SD, Weil RJ. A functional polymorphism in the EGF gene is found with increased frequency in glioblastoma multiforme patients and is associated with more aggressive disease. Cancer Res 2004;64:1220–1223
8. Schlessinger J. Cell signaling by receptor tyrosine kinases. Cell 2000; 103:211–225
9. Rajasekhar VK, Viale A, Socci ND, Wiedmann M, Hu X, Holland EC. Oncogenic Ras and Akt signaling contribute to glioblastoma formation by differential recruitment of existing mRNAs to polysomes. Mol Cell 2003;12:889–901
10. Cantley LC, Neel BG. New insights into tumor suppression: PTEN suppresses tumor formation by restraining the phosphoinositide 3-kinase/AKT pathway. Proc Natl Acad Sci U S A 1999;96:4240–4245
11. Kapoor GS, Zhan Y, Johnson GR, O'Rourke DM. Distinct domains in the SHP-2 phosphatase differentially regulate epidermal growth factor receptor/NF-kappaB activation through Gab1 in glioblastoma cells. Mol Cell Biol 2004;24:823–836
12. Stambolic V, Suzuki A, de la Pompa JL, et al. Negative regulation of PKB/Akt-dependent cell survival by the tumor suppressor PTEN. Cell 1998; 95:29–39
13. Hecker TP, Ding Q, Rege TA, Hanks SK, Gladson CL. Overexpression of FAK promotes Ras activity through the formation of a FAK/p120RasGAP complex in malignant astrocytoma cells. Oncogene 2004;23:3962–3971
14. Murai T, Miyazaki Y, Nishinakamura H, et al. Engagement of CD44 promotes Rac activation and CD44 cleavage during tumor cell migration. J Biol Chem 2004;279:4541–4550
15. Ader I, Delmas C, Bonnet J, et al. Inhibition of Rho pathways induces radiosensitization and oxygenation in human glioblastoma xenografts. Oncogene 2003;22:8861–8869
16. Wolf RM, Draghi N, Liang X, et al. p190RhoGAP can act to inhibit PDGF-induced gliomas in mice: a putative tumor suppressor encoded on human chromosome 19q13.3. Genes Dev 2003;17:476–487
17. Taylor WR, Stark GR. Regulation of the G2/M transition by p53. Oncogene 2001;20:1803–1815
18. Serrano M, Lee H, Chin L, Cordon-Cardo C, Beach D, DePinho RA. Role of the INK4a locus in tumor suppression and cell mortality. Cell 1996;85:27–37
19. Ueki K, Ono Y, Henson JW, Efird JT, von Deimling A, Louis DN. CDKN2/p16 or RB alterations occur in the majority of glioblastomas and are inversely correlated. Cancer Res 1996;56:150–153
20. Lee EY, Hu N, Yuan SS, et al. Dual roles of the retinoblastoma protein in cell cycle regulation and neuron differentiation. Genes Dev 1994;8: 2008–2021
21. Ichimura K, Schmidt EE, Goike HM, Collins VP. Human glioblastomas with no alterations of the CDKN2A (p16INK4A, MTS1) and CDK4 genes have frequent mutations of the retinoblastoma gene. Oncogene 1996;13:1065–1072
22. Lipinski MM, Jacks T. The retinoblastoma gene family in differentiation and development. Oncogene 1999;18:7873–7882
23. Sharpless NE, DePinho RA. p53: good cop/bad cop. Cell 2002;110: 9–12
24. Zhang Y, Xiong Y, Yarbrough WG. ARF promotes MDM2 degradation and stabilizes p53: ARF-INK4a locus deletion impairs both the Rb and p53 tumor suppression pathways. Cell 1998;92:725–734
25. Ichimura K, Bolin MB, Goike HM, Schmidt EE, Moshref A, Collins VP. Deregulation of the p14ARF/MDM2/p53 pathway is a prerequisite for human astrocytic gliomas with G1-S transition control gene abnormalities. Cancer Res 2000;60:417–424
26. Sardi I, Cavalieri D, Massimino M. Emerging treatments and gene expression profiling in high-risk medulloblastoma. Paediatr Drugs 2007; 9:81–96
27. Thompson MC, Fuller C, Hogg TL, et al. Genomics identifies medulloblastoma subgroups that are enriched for specific genetic alterations. J Clin Oncol 2006;24:1924–1931
28. Kool M, Koster J, Bunt J, et al. Integrated genomics identifies five medulloblastoma subtypes with distinct genetic profiles, pathway signatures and clinicopathological features. PLoS ONE 2008;3:e3088
29. Northcott PA, Shih DJ, Peacock J, et al. Subgroup-specific structural variation across 1,000 medulloblastoma genomes. Nature 2012;488:

49–56

30. Behesti H, Marino S. Cerebellar granule cells: insights into proliferation, differentiation, and role in medulloblastoma pathogenesis. Int J Biochem Cell Biol 2009;41:435–445

31. Wetmore C. Sonic hedgehog in normal and neoplastic proliferation: insight gained from human tumors and animal models. Curr Opin Genet Dev 2003;13:34–42

32. Pasca di Magliano M, Hebrok M. Hedgehog signalling in cancer formation and maintenance. Nat Rev Cancer 2003;3:903–911

33. Wetmore C, Eberhart DE, Curran T. The normal patched allele is expressed in medulloblastomas from mice with heterozygous germ-line mutation of patched. Cancer Res 2000;60:2239–2246

34. Kenney AM, Rowitch DH. Sonic hedgehog promotes G(1) cyclin expression and sustained cell cycle progression in mammalian neuronal precursors. Mol Cell Biol 2000;20:9055–9067

35. Taylor MD, Liu L, Raffel C, et al. Mutations in SUFU predispose to medulloblastoma. Nat Genet 2002;31:306–310

36. Raffel C, Jenkins RB, Frederick L, et al. Sporadic medulloblastomas contain PTCH mutations. Cancer Res 1997;57:842–845

37. Peifer M, Polakis P. Wnt signaling in oncogenesis and embryogenesis—a look outside the nucleus. Science 2000;287:1606–1609

38. Marino S. Medulloblastoma: developmental mechanisms out of control. Trends Mol Med 2005;11:17–22

39. Koch A, Waha A, Tonn JC, et al. Somatic mutations of WNT/wingless signaling pathway components in primitive neuroectodermal tumors. Int J Cancer 2001;93:445–449

40. Taylor MD, Zhang X, Liu L, et al. Failure of a medulloblastoma-derived mutant of SUFU to suppress WNT signaling. Oncogene 2004;23:4577–4583

41. Carlotti CG Jr, Smith C, Rutka JT. The molecular genetics of medulloblastoma: an assessment of new therapeutic targets. Neurosurg Rev 2008;31:359–368, discussion 368–369

42. Gilbertson RJ, Clifford SC. PDGFRB is overexpressed in metastatic medulloblastoma. Nat Genet 2003;35:197–198

43. Li Y, Lal B, Kwon S, et al. The scatter factor/hepatocyte growth factor: c-met pathway in human embryonal central nervous system tumor malignancy. Cancer Res 2005;65:9355–9362

44. Aldosari N, Bigner SH, Burger PC, et al. MYCC and MYCN oncogene amplification in medulloblastoma. A fluorescence in situ hybridization study on paraffin sections from the Children's Oncology Group. Arch Pathol Lab Med 2002;126:540–544

45. Korshunov A, Witt H, Hielscher T, et al. Molecular staging of intracranial ependymoma in children and adults. J Clin Oncol 2010;28:3182–3190

46. Louis DN, Ohgaki H, Wiestler OD, et al. The 2007 WHO classification of tumours of the central nervous system. Acta Neuropathol 2007;114:97–109

47. Jones DT, Jäger N, Kool M, et al. Dissecting the genomic complexity underlying medulloblastoma. Nature 2012;488:100–105

48. Witt H, Mack SC, Ryzhova M, et al. Delineation of two clinically and molecularly distinct subgroups of posterior fossa ependymoma. Cancer Cell 2011;20:143–157

49. Johnson RA, Wright KD, Poppleton H, et al. Cross-species genomics matches driver mutations and cell compartments to model ependymoma. Nature 2010;466:632–636

50. Kilday JP, Mitra B, Domerg C, et al. Copy number gain of 1q25 predicts poor progression-free survival for pediatric intracranial ependymomas and enables patient risk stratification: a prospective European clinical trial cohort analysis on behalf of the Children's Cancer Leukaemia Group (CCLG), Societe Francaise d'Oncologie Pediatrique (SFOP), and International Society for Pediatric Oncology (SIOP). Clin Cancer Res 2012;18:2001–2011

51. Hanahan D, Weinberg RA. Hallmarks of cancer: the next generation. Cell 2011;144:646–674

52. Rogers HA, Kilday JP, Mayne C, et al. Supratentorial and spinal pediatric ependymomas display a hypermethylated phenotype which includes the loss of tumor suppressor genes involved in the control of cell growth and death. Acta Neuropathol 2012;123:711–725

53. Waha A, Koch A, Hartmann W, et al. Analysis of HIC-1 methylation and transcription in human ependymomas. Int J Cancer 2004;110:542–549

54. Rousseau E, Ruchoux MM, Scaravilli F, et al. CDKN2A, CDKN2B and p14ARF are frequently and differentially methylated in ependymal tumours. Neuropathol Appl Neurobiol 2003;29:574–583

55. Koos B, Bender S, Witt H, et al. The transcription factor evi-1 is overexpressed, promotes proliferation, and is prognostically unfavorable in infratentorial ependymomas. Clin Cancer Res 2011;17:3631–3637

56. Kyritsis AP. Management of primary intracranial germ cell tumors. J Neurooncol 2010;96:143–149

57. Okada Y, Nishikawa R, Matsutani M, Louis DN. Hypomethylated X chromosome gain and rare isochromosome 12p in diverse intracranial germ cell tumors. J Neuropathol Exp Neurol 2002;61:531–538

58. Juric D, Sale S, Hromas RA, et al. Gene expression profiling differentiates germ cell tumors from other cancers and defines subtype-specific signatures. Proc Natl Acad Sci U S A 2005;102:17763–17768

59. Losi L, Polito P, Hagemeijer A, Buonamici L, Van den Berghe H, Dal Cin P. Intracranial germ cell tumour (embryonal carcinoma with teratoma) with complex karyotype including isochromosome 12p. Virchows Arch 1998;433:571–574

60. Asanoma K, Matsuda T, Kondo H, et al. NECC1, a candidate choriocarcinoma suppressor gene that encodes a homeodomain consensus motif. Genomics 2003;81:15–25

61. Yamagami T, Handa H, Yamashita J, et al. An immunohistochemical study of intracranial germ cell tumours. Acta Neurochir (Wien) 1987; 86:33–41

62. Reifenberger G, Louis DN. Oligodendroglioma: toward molecular definitions in diagnostic neuro-oncology. J Neuropathol Exp Neurol 2003; 62:111–126

63. van den Bent MJ, Carpentier AF, Brandes AA, et al. Adjuvant procarbazine, lomustine, and vincristine improves progression-free survival but not overall survival in newly diagnosed anaplastic oligodendrogliomas and oligoastrocytomas: a randomized European Organisation for Research and Treatment of Cancer phase III trial. J Clin Oncol 2006;24:2715–2722

64. Cairncross G, Berkey B, Shaw E, et al; Intergroup Radiation Therapy Oncology Group Trial 9402. Phase III trial of chemotherapy plus radiotherapy compared with radiotherapy alone for pure and mixed anaplastic oligodendroglioma: Intergroup Radiation Therapy Oncology Group Trial 9402. J Clin Oncol 2006;24:2707–2714

65. Stupp R, Hegi ME. Neuro-oncology: oligodendroglioma and molecular markers. Lancet Neurol 2007;6:10–12

66. Rorke LB, Packer RJ, Biegel JA. Central nervous system atypical teratoid/rhabdoid tumors of infancy and childhood: definition of an entity. J Neurosurg 1996;85:56–65

67. Biegel JA, Zhou JY, Rorke LB, Stenstrom C, Wainright LM, Fogelgren B. Germ-line and acquired mutations of INI1 in atypical teratoid and rhabdoid tumors. Cancer Res 1999;59:74–79

68. Versteege I, Sévenet N, Lange J, et al. Truncating mutations of hSNF5/INI1 in aggressive paediatric cancer. Nature 1998;394:203–206

69. Muchardt C, Yaniv M. The mammalian SWI/SNF complex and the control of cell growth. Semin Cell Dev Biol 1999;10:189–195

70. Twist EC, Ruttledge MH, Rousseau M, et al. The neurofibromatosis type 2 gene is inactivated in schwannomas. Hum Mol Genet 1994;3:147–151

71. Ruttledge MH, Sarrazin J, Rangaratnam S, et al. Evidence for the complete inactivation of the NF2 gene in the majority of sporadic meningiomas. Nat Genet 1994;6:180–184

72. Kalamarides M, Niwa-Kawakita M, Leblois H, et al. Nf2 gene inactivation in arachnoidal cells is rate-limiting for meningioma development in the mouse. Genes Dev 2002;16:1060–1065

73. Lallemand D, Curto M, Saotome I, Giovannini M, McClatchey AI. NF2 deficiency promotes tumorigenesis and metastasis by destabilizing adherens junctions. Genes Dev 2003;17:1090–1100

74. Miura S, Takeshita T, Asao H, et al. Hgs (Hrs), a FYVE domain protein, is involved in Smad signaling through cooperation with SARA. Mol Cell Biol 2000;20:9346–9355

75. Gutmann DH, Haipek CA, Burke SP, Sun CX, Scoles DR, Pulst SM. The NF2 interactor, hepatocyte growth factor-regulated tyrosine kinase substrate (HRS), associates with merlin in the "open" conformation and suppresses cell growth and motility. Hum Mol Genet 2001;10:825–834

76. Sun CX, Robb VA, Gutmann DH. Protein 4.1 tumor suppressors: getting a FERM grip on growth regulation. J Cell Sci 2002;115(Pt 21):3991–4000

77. Gutmann DH, Donahoe J, Perry A, et al. Loss of DAL-1, a protein 4.1-related tumor suppressor, is an important early event in the pathogenesis of meningiomas. Hum Mol Genet 2000;9:1495–1500

78. Hermeking H. The 14-3-3 cancer connection. Nat Rev Cancer 2003; 3:931–943

79. van den Bent MJ. Advances in the biology and treatment of oligodendrogliomas. Curr Opin Neurol 2004;17:675–680

第 4 章

脑肿瘤干细胞

Marco Gallo, Peter B. Dirks

■ 肿瘤干细胞假说

肿瘤组织公认具有异质性,因其由不同形态和表达不同标记物的细胞组成。过去 50 年积累的证据表明,肿瘤内形态学异质性伴随着功能的异质性,即并不是每个癌细胞都携带有相同的肿瘤增殖潜能。

癌细胞之间的功能差异在标本病理学检查上并无直接的证据,但它们在特定的实验环境下将会变得明显。20 世纪 50 和 60 年代进行的实验在今天看来伦理上已不可行,其显示癌细胞可以移植到人体皮下产生结节,但成功移植需要植入大量的癌细胞[1,2]。这些研究提示,但没有证明,肿瘤组织可能是分级组成,只有一小部分细胞对肿瘤的生长和修复是必需的,因此移植需要大量的细胞。直到 1997 年,最后用实验方法证明功能分级存在于白血病中[3]。

白血病中的发现紧接着出现在乳腺癌[4]和脑肿瘤中[5-9]。这些研究的关键发现在于识别人类肿瘤少数已确定的细胞表面标志特征的细胞,这些细胞能通过实验方法原位移植到免疫功能缺陷的小鼠受体内来启动肿瘤的形成。最终肿瘤异种移植的组织学评价结果表明,移植物囊括了从患者体内分离出的肿瘤的主要特征。换言之,移植少量表型确定的细胞到受体中就足以使肿瘤产生,并且此肿瘤能够完全重现与最初的人体标本相同的细胞异质性。这些结果支持用"癌症干细胞"(CSC)(肿瘤干细胞)解释肿瘤生长的假说,

显示出肿瘤是分等级的组织。并不是肿瘤中所有的细胞都可以移植使受体致病,但在肿瘤中的确可以观察到可产生所有细胞类型的细胞(图 4.1)。

这种肿瘤细胞的分级结构让人联想到正常组织的分级结构。在大多数成年人组织中,躯体干细胞通过新生的细胞补充受损或老化的细胞维持体内平衡。这个过程需要干细胞具有以下特性:①自我更新,因为它们需要能够产生更多的干细胞以保证终身组织的稳态;②产生具有广泛增殖潜能的祖细胞;③多谱系分化,这是为了提供存在于某个特定组织的所有的细胞类型,并且组织功能完整性是必需的。

"肿瘤干细胞"一词来源于肿瘤和正常组织之间的生物相似性,二者都需要少量可以自我更新和原位产生所有细胞类型的细胞。尽管在白血病和其他几种肿瘤细胞中,肿瘤干细胞起源于正常体细胞,然而在对肿瘤干细胞的定义方面,并不需要它必须起源于正常体细胞。使用肿瘤干细胞这一术语时可能会产生混淆,因为它似乎在暗示肿瘤的细胞起源,现在更常用的是替代名称"肿瘤起始细胞(TIC)",因其对位于肿瘤分级顶端的细胞功能定义更为准确,且偏见更小。

指出 CSC 假说并不是肿瘤组织的唯一模型非常重要。另一个理论是随机模型,假定在肿瘤中的任何细胞都可以获得肿瘤的启动功能,而不需要在肿瘤内部中有一个稳定的功能分级[10]。鉴于这些竞争的模型,实验证据表明,一些恶性肿瘤可能有依照 CSC 模型的

CSC 分级

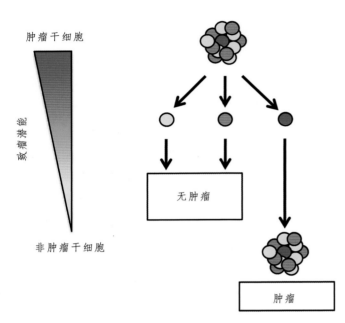

肿瘤干细胞

致瘤潜能

非肿瘤干细胞

无肿瘤

肿瘤

图 4.1   肿瘤干细胞的层次结构。根据肿瘤干细胞假设,肿瘤是分等级的组织,肿瘤干细胞属于分级结构的顶端并且可以产生恶性肿瘤中所有细胞类型。肿瘤中存在致瘤潜能梯度,CSC(红)具有极强致瘤潜能,而大部分的肿瘤细胞(黄色)具有极小或者无致瘤潜能。

组织分级,而其他似乎更多的是符合随机模型。例如,原发性恶性脑肿瘤[6,7]和急性髓系白血病[3]似乎更加符合 CSC 模型。而 B 淋巴母细胞性白血病[11]和黑色素瘤[12]更

加符合随机模型。原发肿瘤细胞的体内移植实验将是确定不同肿瘤细胞功能型组织的基础。关于人脑肿瘤中分级细胞组织概念的关键挑战是它可以提示治疗失败的原因,然后再提出更持久的甚至是根治性的治疗方法(图 4.2)。

■ 脑肿瘤中肿瘤干细胞证据

胶质母细胞瘤

众所周知,脑肿瘤细胞具有形态异质性,并表达不同的标记物。多形性胶质母细胞瘤(GBM,WHO Ⅳ级)是成年人脑部侵袭性最强、致死率最高的肿瘤,其表型就如其名称,异质性高。最近证据表明,GBM 就是一个功能性分级组织。

本世纪初的研究表明,从 GBM 标本中分离的细胞可以根据细胞表面标记物 CD133 的表达量(CD133+细胞)来评估其致瘤潜能[5-7]。值得注意的是,研究人员发现,在免疫缺陷的小鼠中原位注射仅仅 100 例患者来源的 CD133+细胞就会导致 GBM 的形成,并且可以在受体中连续移植。连续移植是一种长期的自我更新潜力的功能分析。相反,超过 100 000 个 CD133-细胞移植到小鼠不会产生任何肿瘤[6]。

> **争议**
> • GBM CSC 可能通过转分化导致肿瘤血管生成。

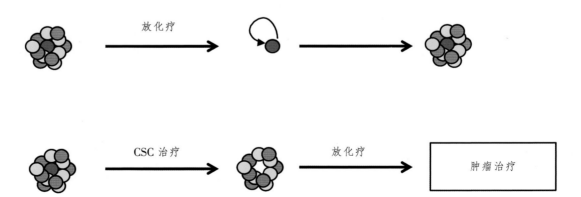

放化疗

CSC 治疗

放化疗

肿瘤治疗

图 4.2   肿瘤干细胞治疗的必要性。实验证据表明,肿瘤干细胞在很大程度上对抗放、化疗,这些治疗方法可能有效地去除快速增殖的大量肿瘤细胞,但肿瘤干细胞幸免。然后,肿瘤干细胞会自我更新和产生新的肿瘤。目前研究的目的是确定特异性针对肿瘤干细胞区的化合物,从而消除肿瘤自我更新和再生的潜力。

最近，另一团队确定了整合素 α6 作为一个公认的 GBM 肿瘤干细胞标记物[13]。整合素 α6 是细胞外基质层粘连蛋白的受体，因此它可以说明肿瘤干细胞和其细胞环境或生态位之间潜在的重要关系。在正常发育和组织稳态中，干细胞生态位或微环境在调节干细胞的自我更新和分化特性中起着重要的作用。同样，脑肿瘤的生态位可能影响 GBM 干细胞的肿瘤发生特性。重要的是，指出了上面提到的标记物只是代表丰富 CSC 的工具，但其并不意味着它们已经获得了 CSC 的全部异质性。最终，CSC 可通过测定其在体内的致瘤潜能来确定。

GBM CSC 另一个有趣的功能是促进肿瘤血管生成的公认作用。众所周知，有时 GBM 富含血管，原因是对肿瘤生长的高代谢需求的反应。此外，GBM CSC 可能通过分泌高水平的血管内皮生长因子(VEGF)诱导血管生成[14]。最近一项有争议的工作表明，GBM CSC 通过转分化促进肿瘤血管生成。来自两个不同实验室的研究都表明，GBM CSC 可以在移植小鼠受体上引起内皮细胞增殖[15,16]。在一个小鼠胶质瘤模型中，1/3 获得了类似的结果[17]。GBM CSC 转分化为 CD31+内皮细胞的最有说服力的证据是 GBM 特定基因突变的识别，即内皮细胞中的 *EGFR* 基因和 7 号染色体的扩增。这些研究结果现在变得更具争议性，因为最近发布的数据表明，GBM CSC 转分化为专门支持血管的周细胞，而不是血管内皮细胞[18]。阐明 GBM CSC 的转分化潜能还需要进一步的研究，因为它可能影响治疗。

最后，最近对胶质母细胞瘤的小鼠实验模型的研究表明，肿瘤干细胞(CSC)可能参与 GBM 治疗后的复发[19]，从而强调了 CSC 靶向治疗以获得长期的治疗效果的临床意义。研究者发现，在小鼠模型中要诱导胶质瘤的形成，常常有 *NF1*、*p53*、*PTEN* 这 3 个重要的肿瘤抑制基因的突变。用替莫唑胺治疗后可使肿瘤缩小。本次实验的重要发现就是，一个表达神经干细胞

重要参考

· CSC 可能是 GBM 治疗后复发的原因。

和 CSC 标记物 Nestin 的细胞群可导致肿瘤治疗后的重建。这些结果强烈表明，在小鼠模型中存在有助于维持肿瘤生长的 CSC 群。

髓母细胞瘤

有证据表明，儿童脑部最常见的恶性肿瘤——髓母细胞瘤也是分级组织。CD133 是髓母细胞瘤的标记物，把 CD133 阳性的细胞移植入免疫力低下的小鼠体内可形成肿瘤[6]。最近，两个独立的研究显示，在髓母细胞瘤 Shh 亚型的小鼠模型上标记物 CD15 可丰富 CSC 群[8,9]。研究者从起源于小鼠 Shh 模型的髓母细胞瘤中分离出 CD15+和 CD15-细胞。研究结果表明，与 CD15-相比，在同种异体的受体中 CD15+群移植有更高的效率。像胶质瘤一样，髓母细胞瘤似乎也是分级组织。有证据显示，Shh 髓母细胞瘤产生于干细胞和固定性颗粒神经元前体，后者是祖细胞，比干细胞有更强的自我更新和多向分化潜能[20]。他们的研究发现，与在颗粒神经元前体细胞诱导的突变相比，在干细胞中诱导 Shh 突变可使肿瘤发展得更快。因此，类似于白血病，髓母细胞瘤可能是代表了有 CSC 的分级特征并由起源于正常干细胞的突变引发肿瘤的实例。

■ 肿瘤干细胞生物学概念的应用

CSC 假说的出现使干细胞这一概念运用到肿瘤的研究中。虽然目前关于脑肿瘤的起源细胞仍有争议，但很容易理解一些生物学特征(如自我更新)在正常细胞和肿瘤干细胞中都存在，在继代移植受体中移植此疾病是细胞的固有能力。因此，将干细胞这一概念应用到癌症中可能会产生一些新的治疗方法，那就是针对细胞的自我更新能力。重要的是，要注意区分自我更新和细胞增殖能力，因为前者在于特定的干细胞或肿瘤的起始特性的维持，而后者则与细胞分裂的速率有关。目前，针对脑肿瘤中细胞增殖的靶向治疗效果仍不理想，特别是对于 GBM，GBM 患者的平均生存期仍只有 11~15 个月[21]。

从生物学的观点来看，GBM 中 CSC 表达的基因和通路是正常干细胞的特性。一个实例就是多潜能转

录因子 *SOX2* 的高表达。*SOX2* 广泛表达于各种各样的祖细胞中,包括神经干细胞。近期一项对小鼠移植受体的研究表明, 在 GBM CSC 中敲除 *SOX2* 基因可阻止细胞的增殖和减少致瘤的潜能[22]。另一个发育通路的研究表明,Wnt 信号通路在正常细胞和肿瘤干细胞中都扮演着重要角色。造血干细胞[23]和其他干细胞的自我更新必须有 Wnt 信号通路的参与和调节。最近的一项研究发现,Wnt 信号通路是 GBM CSC 自我更新的根本[24]。Wnt 信号通路的下游因子 β- 连环蛋白的沉默可减少 80%~90%肿瘤的发生, 这取决于患者的样本。需要注意的是,传统上使用的标记物,如 CD133 和 CD15,不仅丰富了脑肿瘤干细胞,同时也表达于神经干细胞。

> **重要参考**
> * 开发针对自我更新能力的靶向疗法可能是与恶性脑肿瘤做斗争的关键。

> **缺陷**
> * 在脑肿瘤中,针对细胞增殖的靶向治疗并不能产生持久的效果,必须要有更具针对性的方法。

■ 脑肿瘤干细胞作为治疗的必要目标

对于高级别肿瘤标准治疗方法并没有产生预期的效果。虽然化疗可降低髓母细胞瘤患者的死亡率,尤其是对 Wnt 分子群,但是在幸存者中治疗产生的中枢神经系统毒性会引起患者的长期学习能力下降和行为障碍。对于 GBM,上个世纪就已提出使用替莫唑胺是标准的治疗方法, 可提高患者的中位生存期,但它只能增加 4 个月的生存期[21]。很明显,在脑部肿瘤中针对细胞增殖的靶向治疗并不会产生持久的治疗效果,必须寻求更有效更有针对性的方法,特别是基于白血病[25,26]和 GBM[27]的证据,它们拥有静止或更慢循环的肿瘤起始细胞群。

CSC 假说认为,药理作用针对细胞分级结构的顶部——肿瘤起始细胞,这将是治愈患者的基础。更好地了解 CSC 的干细胞特性,包括自我更新能力和致瘤性,是发现新的治疗标准的基础。此外,现在有证据表明,肿瘤干细胞在肿瘤复发中起关键作用,尤其是在 GBM 中。正如上面提到的,在小鼠模型中肿瘤干细胞(CSC)参与替莫唑胺治疗后胶质瘤的复发[19]。这些数据证实了以前的研究, 表明 GBM 肿瘤起始细胞对放化疗易产生耐药[28,29]。放疗耐受似乎是由于 DNA 损伤反应的有效上调, 而化疗耐药来自促存活基因如 *BCL-XL* 和 *BCL-2* 的过表达以及促凋亡基因如 *BAX* 表达的下调。

基于 GBM CSC 可能促进肿瘤血管的形成,据此推测, 针对血管生成的靶向治疗可能是治疗肿瘤的一个可行策略[14-17]。事实上,在移植干细胞致 GBM 的小鼠模型中,采用贝伐单抗(一个中和 VEGF 的抗体)治疗可明显限制肿瘤的生长[14]。然而,最近的一项临床试验结果表明,贝伐单抗对患者无进展生存期的作用有限,并不能提高患者的整体生存率[30]。这些结果可以解释为 GBM CSC 可直接转分化成血管系统。总之,需要寻求直接针对 CSC 群的新的靶向治疗方法。

> **争议**
> * 针对肿瘤起始细胞的靶向治疗将是治疗患者的根本。

> **争议**
> * 针对血管生成的靶向治疗可能是一种治疗 GBM 的有效策略。

■ 结论

CSC 假说引入了癌症和肿瘤细胞之间的相互关系这种新的思考方向。此外,我们可以应用干细胞这一概念来开展恶性肿瘤的研究,CSC 假说为肿瘤学提出了一个重要概念。特别是,一些团队应用正常神经干细胞生物学的概念和方法论体系来研究脑肿瘤,揭示了一个真正的"干细胞群体"的特征,提供了关于肿瘤生长及抑制机制的新见解。所有累积的证据表明,

CSC 负责肿瘤中所有异质性细胞的产生,强调了个性治疗的重要性。在原发性恶性脑肿瘤中针对 CSC 的靶向治疗有望产生更持久的效果。

编者注

　　肿瘤干细胞假说是关于肿瘤的一种新思维方式,并为肿瘤细胞的耐药机制和生长机制提供了新的见解。如果这个假设是正确的,征服脑肿瘤的挑战可以归结为三个步骤:①鉴定肿瘤干细胞;②找出摧毁它的方法;③摧毁它。有证据表明,肿瘤干细胞负责肿瘤中所有异质性细胞的产生,在原发性恶性脑肿瘤中选择性地针对肿瘤干细胞的靶向治疗有望产生更持久的效果。把令人兴奋的实验室成果运用到临床实际中还需一定的时间和资源,但它很可能是可行且是值得追求的目标。(Bernstein)

(李龙　译)

参考文献

1. Moore AE, Rhoads CP, Southam CM. Homotransplantation of human cell lines. Science 1957;125:158–160
2. Brunschwig A, Southam CM, Levin AG. Host resistance to cancer. Clinical experiments by homotransplants, autotransplants and admixture of autologous leucocytes. Ann Surg 1965;162:416–425
3. Bonnet D, Dick JE. Human acute myeloid leukemia is organized as a hierarchy that originates from a primitive hematopoietic cell. Nat Med 1997;3:730–737
4. Al-Hajj M, Wicha MS, Benito-Hernandez A, Morrison SJ, Clarke MF. Prospective identification of tumorigenic breast cancer cells. Proc Natl Acad Sci U S A 2003;100:3983–3988
5. Singh SK, Clarke ID, Terasaki M, et al. Identification of a cancer stem cell in human brain tumors. Cancer Res 2003;63:5821–5828
6. Singh SK, Hawkins C, Clarke ID, et al. Identification of human brain tumour initiating cells. Nature 2004;432:396–401
7. Galli R, Binda E, Orfanelli U, et al. Isolation and characterization of tumorigenic, stem-like neural precursors from human glioblastoma. Cancer Res 2004;64:7011–7021
8. Ward RJ, Lee L, Graham K, et al. Multipotent CD15+ cancer stem cells in patched-1-deficient mouse medulloblastoma. Cancer Res 2009;69:4682–4690
9. Read TA, Fogarty MP, Markant SL, et al. Identification of CD15 as a marker for tumor-propagating cells in a mouse model of medulloblastoma. Cancer Cell 2009;15:135–147
10. Shackleton M, Quintana E, Fearon ER, Morrison SJ. Heterogeneity in cancer: cancer stem cells versus clonal evolution. Cell 2009;138:822–829
11. Williams RT, den Besten W, Sherr CJ. Cytokine-dependent imatinib resistance in mouse BCR-ABL+, Arf-null lymphoblastic leukemia. Genes Dev 2007;21:2283–2287
12. Quintana E, Shackleton M, Foster HR, et al. Phenotypic heterogeneity among tumorigenic melanoma cells from patients that is reversible and not hierarchically organized. Cancer Cell 2010;18:510–523
13. Lathia JD, Gallagher J, Heddleston JM, et al. Integrin alpha 6 regulates glioblastoma stem cells. Cell Stem Cell 2010;6:421–432
14. Bao S, Wu Q, Sathornsumetee S, et al. Stem cell-like glioma cells promote tumor angiogenesis through vascular endothelial growth factor. Cancer Res 2006;66:7843–7848
15. Wang R, Chadalavada K, Wilshire J, et al. Glioblastoma stem-like cells give rise to tumour endothelium. Nature 2010;468:829–833
16. Ricci-Vitiani L, Pallini R, Biffoni M, et al. Tumour vascularization via endothelial differentiation of glioblastoma stem-like cells. Nature 2010;468:824–828
17. Soda Y, Marumoto T, Friedmann-Morvinski D, et al. Transdifferentiation of glioblastoma cells into vascular endothelial cells. Proc Natl Acad Sci U S A 2011;108:4274–4280
18. Cheng L, Huang Z, Zhou W, et al. Glioblastoma stem cells generate vascular pericytes to support vessel function and tumor growth. Cell 2013;153:139–152
19. Chen J, Li Y, Yu TS, et al. A restricted cell population propagates glioblastoma growth after chemotherapy. Nature 2012;488:522–526
20. Yang ZJ, Ellis T, Markant SL, et al. Medulloblastoma can be initiated by deletion of Patched in lineage-restricted progenitors or stem cells. Cancer Cell 2008;14:135–145
21. Stupp R, Mason WP, van den Bent MJ, et al; European Organisation for Research and Treatment of Cancer Brain Tumor and Radiotherapy Groups; National Cancer Institute of Canada Clinical Trials Group. Radiotherapy plus concomitant and adjuvant temozolomide for glioblastoma. N Engl J Med 2005;352:987–996
22. Gangemi RM, Griffero F, Marubbi D, et al. SOX2 silencing in glioblastoma tumor-initiating cells causes stop of proliferation and loss of tumorigenicity. Stem Cells 2009;27:40–48
23. Reya T, Duncan AW, Ailles L, et al. A role for Wnt signalling in self-renewal of haematopoietic stem cells. Nature 2003;423:409–414
24. Zhang N, Wei P, Gong A, et al. FoxM1 promotes β-catenin nuclear localization and controls Wnt target-gene expression and glioma tumorigenesis. Cancer Cell 2011;20:427–442
25. Graham SM, Jørgensen HG, Allan E, et al. Primitive, quiescent, Philadelphia-positive stem cells from patients with chronic myeloid leukemia are insensitive to STI571 in vitro. Blood 2002;99:319–325
26. Holyoake T, Jiang X, Eaves C, Eaves A. Isolation of a highly quiescent subpopulation of primitive leukemic cells in chronic myeloid leukemia. Blood 1999;94:2056–2064
27. Deleyrolle LP, Harding A, Cato K, et al. Evidence for label-retaining tumour-initiating cells in human glioblastoma. Brain 2011;134(Pt 5):1331–1343
28. Bao S, Wu Q, McLendon RE, et al. Glioma stem cells promote radioresistance by preferential activation of the DNA damage response. Nature 2006;444:756–760
29. Liu G, Yuan X, Zeng Z, et al. Analysis of gene expression and chemoresistance of CD133+ cancer stem cells in glioblastoma. Mol Cancer 2006;5:67
30. Lai A, Tran A, Nghiemphu PL, et al. Phase II study of bevacizumab plus temozolomide during and after radiation therapy for patients with newly diagnosed glioblastoma multiforme. J Clin Oncol 2011;29:142–148

诊　断

解剖影像学

Daniel M. Mandell, Walter Kucharczyk

第 **5** 章

影像学检查是治疗颅脑和脊柱肿瘤患者的关键。影像可用来检测和描述病变,建立鉴别诊断,指导创伤性诊断试验和治疗,并监测病情随时间的变化。本章介绍神经肿瘤患者的影像,并讨论一般的影像学方法、技术、肿瘤的特性、占位效应以及随访。

■ 影像学方法

CT 和 MRI 是颅脑与脊柱肿瘤的主要影像学检查方法。当患者出现急性神经症状和疑似或已知的脑肿瘤时,最好先行脑 CT 扫描,因为这是排除可能需要急诊手术治疗的病变,如颅内出血、脑疝、急性脑积水的最快的方法。CT 已被广泛使用,目前的多层扫描仪覆盖整个头部只需 30 秒。不管 CT 显示正常还是异常,一旦怀疑是脑肿瘤,通常需要做增强 MRI 来进一步评估。如果症状进展为亚急性 (超过 1 周至数月),MRI可以在几天内获得,先行 MRI 检查就是合理的。

当患者出现急性脊髓或马尾神经受压症状(在没有外伤的情况下),应该先行 MRI 检查,其可以提供脊髓、脑脊液(CSF)和椎管内其他组织的相关信息。如果没办法做 MRI,就选择 CT 脊髓造影。这项技术涉及腰椎,偶尔也涉及 C1~C2,在透视引导下穿刺和注射碘造影剂进入硬膜腔后,进行感兴趣脊髓水平的 CT 扫描。造影剂分布在蛛网膜下隙和脑脊液。

缺陷

● 不是所有的碘造影剂鞘内注射都是安全的,实施者必须仔细选择。

■ 技术

通过发射精确准直 X 射线束穿过人体多角度获得 CT 图像。一些 X 射线被吸收或分散,其余的透过患者传送到与 X 射线源相对的检测器。通过 X 射线沿每个路径传输的数据计算机运算可得出成像区域内每个位置 X 射线的衰减幅度。这些衰减值用亨氏单位测量,然后显示为二维图像。与 MRI 相比,CT 的优点是成本更低,应用范围更广,更易对危重患者进行检查,以及更大的患者运动耐受性。缺点是暴露于电离辐射和软组织之间的对比度较小。

CT 依赖于 X 线透射成像在组织间形成对比度,MRI 在射频范围内使用电磁波,并依赖于这一能量和组织之间更复杂的相互作用生成图像。MRI 扫描仪具有很强的、稳定的主磁场和附加的温和时变磁场。后一磁场被用来发射电磁波进入人体,然后再通过空间定位从身体返回的电磁信号。与 CT 相比,MRI 的优势有组织间的对比度更高[1];可以获得组织之间不同的对比度;在常规成像中增加各种先进成像技术的灵活性,如光谱、灌注、扩散张量,和皮质功能映射;没有电离辐射。

MRI:脉冲序列

在扫描仪发出射频波"激发"体内原子核后,人体向磁共振接收器返回一个信号。此返回信号的特性取决于信号产生的核的局部物理、化学和生物环境,因此,磁共振成像信号可反映组织特征。特别是,返回到磁共振成像接收器的信号波形取决于在射频激发后"激发"核"松弛"回到它们的初始状态有多快。弛豫时间的主要类型有:纵向和横向。纵向磁化在激发后返回其平衡值的 63% 所需的时间称为"T1"。横向磁化在激发后返回其平衡值的 63% 所需的时间称为"T2"。

入射射频波的不同模式("脉冲序列")产生组织间不同对比度的图像。生成的组织对比度图像主要反映 T1 不同的脉冲序列,称为"T1 加权",主要反映 T2 不同的序列,称为"T2 加权"。T2 加权脉冲序列对磁场不均匀性进行校正。如果校正被去除,得到的图像被称为"T2* 加权",对血液和钙化特别敏感。不幸的是,T2* 加权图像对组织和空气之间界面磁场的不均匀也非常敏感,所以在包含气体的鼻窦和颞骨附近的图像往往是变形的。T2* 加权图像使用"梯度回波"类型的脉冲序列。所谓磁敏感加权成像是该序列的一个较新的变体。

T2 加权液体衰减反转恢复序列(FLAIR)是一种新型的抑制脑脊液信号(即变成黑色)的 T2 加权脉冲序列。此序列有助于检测脑室系统边缘和大脑表面的病变。获得完全抑制的脑脊液信号的技术是具有挑战性的,特别是在颅后窝,会造成 FLAIR 图像的伪影。扩散加权脉冲序列产生图像反映组织中水分子的热运动或布朗运动的程度。富含细胞的肿瘤表现出扩散的限制,在一些类似肿瘤的病变中也一样,如脓肿。扩散加权序列产生扩散加权图像,有一个 T2 加权和扩散加权的组合,"表观扩散系数(ADC)"图像只有扩散加权。重要的是要审查这两种信息,以确定限制扩散是否真正存在。稳态脉冲序列是一组经常用很强的 T2 加权来获得高空间分辨率图像的序列。它是检查颅神经病变如前庭神经鞘瘤的理想手段,但软组织对比度很差,如大脑。

每一个序列都有特定的用途,以及相对于其他序列的优点和缺点。磁共振成像厂商已经为这些序列的专有版本创造了独特的名字,导致了大量的序列名称混乱。脑肿瘤成像 MRI 常规协议包括在静脉注射造影剂前的 T1 加权序列,经轴位 T2 加权或 T2 加权 FLAIR 序列,经轴位扩散加权序列,经轴位 T2* 加权序列和对比增强 T1 加权序列。

血管成像

血管异常在使用常规脉冲序列得到的图像上是明显的,这个结果很重要(图 5.1)。有几种方法可用于获取动脉和静脉的专用图像。一个是钆注射磁共振(MR)造影,但也有别的选择不需要钆,如时间飞跃 MR 血管造影和相位对比 MR 血管造影。时间飞跃技术是基于身体别处的核流到该层面然后被成像,造成图像中血管信号的增加。CT 血管造影是检查头和颈动脉的另一项技术。它比 MR 血管造影提供了更高的空间分辨率,但动脉和背景组织之间的对比度较差。除了偶尔用于术前血管瘤栓塞以外,导管造影现已很少在肿瘤患者中使用。对于术前规划,不仅要看处理过的图像,也要看"源"图像,处理过的图像可提供独立的血管三维图像,而"源"图像可显示与肿瘤有关的血管。

■ 肿瘤外观

肿瘤一般表现为肿块,占据空间,取代了正常的结构。然而,小肿瘤的占位效应很难鉴别,原发性脑肿瘤往往是浸润而不是明显地取代脑实质,它们产生的占位效应比转移或髓外肿瘤小。除了病变的大小和占位效应,其他主要的检测指标是病变和背景组织间的 CT 衰减或 MR 信号强度对比[2]。一旦检测到病变,下一步就是明确特征。

■ 肿瘤特征

位置

第一步要确定肿瘤是来自脑实质内(轴内)还是大脑外(轴外)。这最初的区别是鉴别诊断的主要决定因

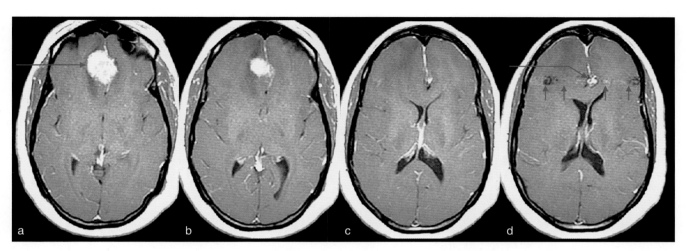

图 5.1　常规磁共振成像评价血管。(a~d)轴位对比增强 T1 加权图像是在一个疑似脑膜瘤切除术前获得的。图像显示一个轴外肿物沿大脑镰生长，符合脑膜瘤(a，长箭头)，且还有一个毗邻脑膜瘤沿大脑前动脉生长的病变(d，长箭头)。第二病变具有"相位重影"伪影(d，小箭头)，表明它是一种血管结构，随后的 CT 血管造影证实为一个 9mm 的动脉瘤。

素，也在一定程度上预示着预后。以下几种成像结果表明病变是轴外的：相邻骨的异常，如与脑膜瘤相关的骨质增生；沿颅骨或硬脑膜内表面的宽基底病变，伴硬脑膜增强；大脑从颅骨移位；硬膜外肿块和脑之间的硬脑膜；肿块周围的蛛网膜下隙扩大；肿块和脑之间的脑脊液裂隙或软脑膜血管通道；白质与肿块间的皮质(图 5.2)。

　　一旦肿瘤被归类为轴内或轴外，更精确的定位将有助于缩小鉴别诊断范围，因为许多肿瘤往往发生在特定的位置。例如，少突神经胶质瘤通常出现在皮质和皮质下白质交界处，而原发性中枢神经系统(CNS)淋巴瘤通常发生在脑室周围区域。轴外病变发生的特定结构如颅骨、硬脑膜、软脑膜、颅神经及血管。对于脊髓病变来说，分类定位是有帮助的，如髓内(即发生于脊髓内)、髓外硬膜内或硬膜外(图 5.3)。

> **提示**
>
> - 确定一个肿瘤是轴内或轴外是第一步，也是确定颅内肿瘤特点的非常重要的一步。

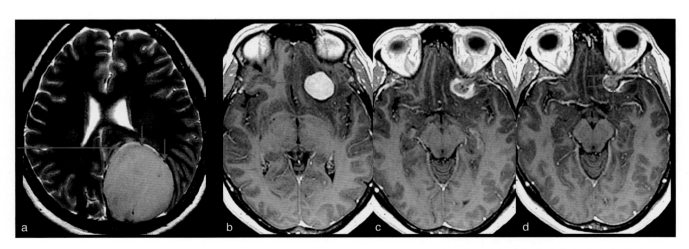

图 5.2　轴外占位病变的特征。(a)轴位 T2 加权图像显示左顶叶区大的肿块。在肿块和大脑之间有一个脑脊液裂隙(长箭头)和一些血管(短箭头)。(b~d)另一位患者的轴位对比增强 T1 加权图像表现为增强的肿块(b 长箭头)与邻近硬脑膜增强(短箭头)，以及前床突的骨质增生(d 长箭头)。

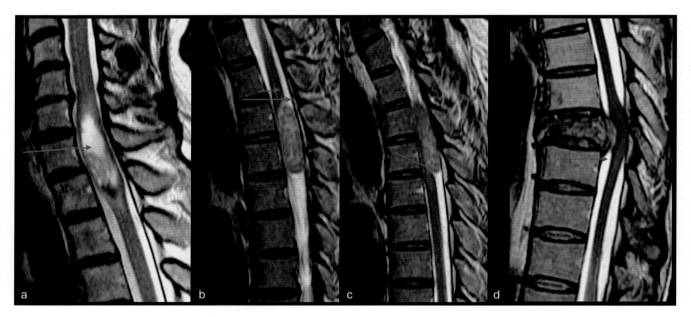

图 5.3　椎管内肿瘤定位。(a)矢状位 T2 加权图像显示髓内肿瘤使脊髓扩大。(b,c)在另一位患者的矢状位 T2 加权图像显示脊髓(b,短箭头)和硬脑膜(b,长箭头)之间的管状占位病变。病变边缘脑脊液呈弯月形(c,箭头),证实病变使蛛网膜下隙扩大,这表明它是髓外硬膜下病变。这是一个神经鞘瘤。(d)第 3 例患者的矢状位 T2 加权图像显示起自部分塌陷椎体的肿瘤,延伸到椎管和压迫脊髓。肿瘤使脑脊液腔缩小而不是扩大,表明肿瘤在硬膜外。这是一个直肠癌转移病变。

多发性肿瘤是转移性疾病的一个标志,但转移性疾病可以表现为单发病灶,而许多其他肿瘤和非肿瘤性疾病也可以产生多个病灶。例如,高级别原发肿瘤如胶质母细胞瘤可能出现多个侵袭病灶,遗传性疾病患者如神经纤维瘤病 1 型(胶质瘤和神经纤维瘤)、神经纤维瘤病 2 型（脑膜瘤、室管膜瘤、神经鞘瘤）和 von Hippel-Lindau 综合征(血管网状细胞瘤和内淋巴囊瘤)通常有多个肿瘤。

> **重要参考**
>
> ● 多发性病变不是转移性疾病特有的。原发性肿瘤也可以是多病灶的,且许多类似肿瘤的病变也是多病灶的。

组成

肿瘤通常比脑实质具有更多的水分,因此相比于脑实质,肿瘤在 CT 上是低密度的,在 T1 加权图像上是低信号,在 T2 加权图像上是高信号。然而,由于出血、坏死、脂肪、蛋白质样液性成分、钙化或肿瘤细胞密度高,这种模式通常被改变。

肿瘤(如黑色素瘤和甲状腺、肾细胞癌的转移癌)血管丰富,并有出血倾向。在 CT 图像上,急性期血肿是高密度的,随后呈现与实质相同的等密度,几周之后,呈现与脑脊液密度相似的低密度。在 MRI 上,出血的外观更为复杂,血红蛋白在红细胞内的代谢从氧合血红蛋白到去氧血红蛋白再到高铁血红蛋白,接着红细胞裂解产生细胞外的高铁血红蛋白,然后变为含铁血黄素,因此血红蛋白分子的磁性质发生改变。在一般情况下, 脑实质内血肿的形成要通过如下阶段:在最初几小时里,T1 加权图像呈等信号,T2 加权图像呈现高信号;数小时至几天内,在 T1 加权图像上呈中等偏低信号,T2 加权图像上呈低信号; 几天后,T1 加权图像上呈现高信号,T2 加权图像上呈低信号;1 周之后,在 T1 和 T2 加权图像上都呈高信号;几周之后,在 T1 和 T2 加权图像上都呈低信号。然而,由于瘤内的缺氧[3]和反复发作的出血[4],瘤内血肿通常是异构的,不可能像其他血肿发展那么快。

血肿有助于鉴别诊断,但是出血也会影响肿瘤的识别。当患者表现为脑实质内血肿时,可能存在肿瘤,需进行影像学检查随访,当血肿吸收后可明确潜在的病变(图 5.4)。随访的时间取决于血肿的大小,但一个中等大小以上的血肿通常需要 2~3 个月才能吸收。其他的证据表明,如果急性的血肿包括水肿或占位效应大于预期的血肿大小,或者在血肿周围缺乏完整的含铁血黄素环,提示可能有肿瘤。

某些肿瘤有钙化倾向。其中有轴内肿瘤如少突神经胶质瘤和神经节细胞瘤,脑室内肿瘤如室管膜瘤,轴外肿瘤如颅咽管瘤和脑膜瘤。在 CT 图像上,钙化是高密度的,通常大于 100HU。在 MRI 上,钙化在 T1 和 T2 加权图像上通常是低信号的,但信号强度取决于钙化的晶体结构,钙化在 T1 加权图像上有时也是高信号的。

缺陷

- 在 CT 图像上,脂肪将不会被显示,除非窗口和水平设置调整为增强脂肪和脑脊液之间的对比度。

高级别增强的肿瘤通常有一个无增强的中心坏死区域。增强环的厚度和不规则可以帮助区分这些肿瘤和其他环增强的包块,如脓肿。其他肿瘤,如毛细胞星形细胞瘤,有边界清晰的无增强部分,代表了囊肿而不是坏死。一个囊肿不论是只含有在 CT 和 MRI 上的表现与脑脊液相似的液体,还是含有蛋白质和出血性成分,都有助于鉴别诊断。例如,有脑脊液表现的轴外囊肿通常是蛛网膜囊肿,在某些位置含有蛋白质成分的类似囊肿可能是神经管原肠囊肿,内部扩散受限

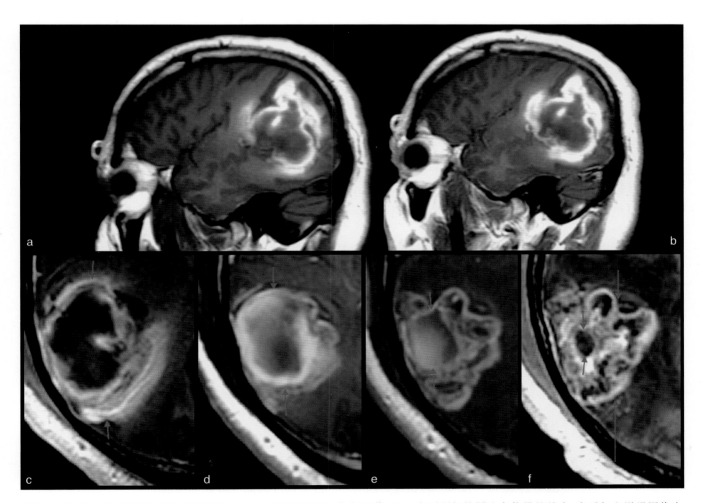

图 5.4 瘤内血肿。静脉注射对比剂前(a)、后(b)的矢状位 T1 加权图像显示,在顶颞部的周边高信号的肿瘤,在平扫和增强图像中有相似表现,提示高信号是血液而不是肿瘤。即刻(c)、1 个月后(d)、2 个月后(e)及 3 个月后(f)的轴位对比增强 T1 加权图像上,随着血肿(短箭头)吸收,肿瘤(长箭头)变得明显。

的类似囊肿通常是表皮样囊肿。

　　病灶内脂肪不常见,但一旦存在,其鉴别范围就小了。在 CT 图像上,脂肪是低密度的,约 100HU。在 MRI 上,脂肪通常表现如下:在 T1 加权图像上是高信号,在脂质－水分界有化学位移伪影,在病变的边缘表现为高、低信号,并在脂肪抑制脉冲序列上信号减弱。

　　肿瘤细胞结构有时是 CT 和 MRI 上可见的另一个特点。肿瘤细胞排列紧密,具有高细胞核质比,游离水减少,如淋巴瘤和髓母细胞瘤。在 CT 上表现为高密度,在 T2 加权图像上通常是低信号,扩散受限。非肿瘤性病变(如胶样囊肿)由于蛋白质成分,在 CT 上显示高密度,在 T2 加权图像上为低信号。

对比增强

　　血脑屏障是脑毛细血管通透性的功能性屏障。这是由于脑毛细血管有以下几个特点:连续的基底膜,狭窄的细胞间隙,缺乏胞饮作用,最重要的可能是被称为紧密连接的内皮细胞之间的细胞膜融合。常用的 MRI 和 CT 造影剂分子太大而不能通过血脑屏障,但是当血脑屏障被破坏后,会漏入脑实质。这种泄露在图像上表现为对比增强。常用的 MRI 造影剂是基于钆具有顺磁效应的特性,可改变局部组织 T1 和 T2 信号。钆是类似于铅的稀土元素,它的元素状态是有毒的,所以必须螯合蛋白以确保它可从体内排出。重要的是意识到肾源性系统性纤维化疾病,这是钆造影剂用于肾衰竭患者引起的一种罕见的、严重的并发症。CT 图像是基于组织电子密度的空间变化,所以具有很高电子密度的碘物质可作为 CT 造影剂。一般情况下,MRI 比 CT 对肿瘤增强检测更敏感。

　　大脑正常情况下显示是不增强的,但也有一些例外,如在脑垂体和松果体上血脑屏障缺乏。对比增强 MRI 通常用 T1 加权序列来评估,但是对比增强 T2 加

> **缺陷**
> ● 检查血管结构的亮度不是决定一个序列能否进行静脉造影的可靠方法,因为血管可以由于磁共振成像的"流入现象"而变得明亮。

权 FLAIR 图像也很有用,特别是在寻找脑脊液腔内的增强时。对比增强图像上的病灶显示随造影剂注射和成像间隔的时间而改变。注射后 20 分钟,相比于注射后即刻或 10 分钟,可见更多的小脑转移灶[5]。增强病变显示的大小可能也取决于造影剂注入和成像间隔的时间[6]。注射对比剂后,可进行 T2 加权、T2* 加权和扩散加权序列成像,以提供注射和对比增强 T1 加权序列之间的充分延迟。

　　低级别的轴内肿瘤通常没有或者极少增强,而高级别的轴内肿瘤是增强的,可能反映低级别肿瘤毛细血管的潜在成熟度与高级别肿瘤中未成熟的毛细血管。但是,是否增强不是肿瘤分级的绝对指标,一些低级别的肿瘤如毛细胞星形细胞瘤通常是增强的,而一些高级别的肿瘤却没有增强。对比度增强在病变检测和特性描述方面仍然是非常有用的,例如,微小的转移在对比增强序列中往往是明显的。轴外肿瘤一般都缺乏血脑屏障,所以它们倾向于增强。不同肿瘤的增强空间立体图是不同的。例如,原发性中枢神经系统淋巴瘤通常表现为均匀增强,血管网状细胞瘤沿囊肿壁有增强结节,少突神经胶质瘤有斑片状增强,胶质母细胞瘤有厚而不规则的边缘增强。亚急性梗死、感染、肉芽肿性疾病、急性脱髓鞘、放射性坏死和许多其他非肿瘤性病变也显示增强。

> **缺陷**
> ● 仅增强的程度并不能提示肿瘤的级别。

> **重要参考**
> ● 对比增强 T1 加权图像不能用于寻找脊椎转移瘤。骨髓在 T1 加权像呈高信号,所以肿瘤与正常骨髓之间通常组织的对比度较小。

肿瘤边缘

　　胶质瘤和大多数的轴内肿瘤通常缺乏囊,所以肿瘤细胞可以迁移。浸润性轴内肿瘤对比增强的边缘不能准确反映大多数脑肿瘤的边缘,而 T2 加权图像上异常信号的区域应该被视为可能的肿瘤扩张[7]。制订

放射治疗计划时,大体肿瘤体积通常被定义为对比增强 T1 加权像可见的肿瘤,但是临床目标体积应包括 T2 加权图像的高信号区域,以提供一个镜下扩散的安全边缘。某些肿瘤如胶质母细胞瘤、室管膜瘤、原发性中枢神经系统淋巴瘤也可播散于蛛网膜下隙,脊柱对比增强 MRI 是一个观察下行性转移的选择。

> **缺陷**
>
> - 鉴于轴外肿瘤或非浸润性轴内肿瘤如转移瘤周围的血管源性水肿是真水肿,因此高级别脑肿瘤周围非增强的信号改变不能区分是脑水肿还是浸润性肿瘤。

软脑膜转移

脑脊液细胞学是诊断蛛网膜下隙转移的传统金标准方法,但其敏感性是有限的。对比增强 MRI 与细胞学是互补的,可显示软脑膜转移,如沿着大脑、脊髓和神经根软膜表面的曲线或结节状增强。在一项针对软脑膜疾病患者的队列研究中,54%的患者脑脊液检查和 MRI 都呈阳性,25%只有脑脊液检查阳性,21%只有 MRI 阳性[8]。值得注意的是,这些患者中有一部分在 MRI 检查中没有检查全脑和脊柱。研究发现,在检测实性原发病变的软脑膜转移时 MRI 更加敏感,而细胞学对于来源于造血系统原发病变的转移更敏感。

■ 类肿瘤病变

很多非肿瘤在影像学上的表现和肿瘤很相似(图 5.5)。一种细菌性或真菌性脓肿可能类似高级别脑肿瘤。单纯疱疹性脑炎可能类似低级别胶质瘤。亚急性梗死、肿瘤样脱髓鞘病变、结节病和放射性坏死也可能类似。

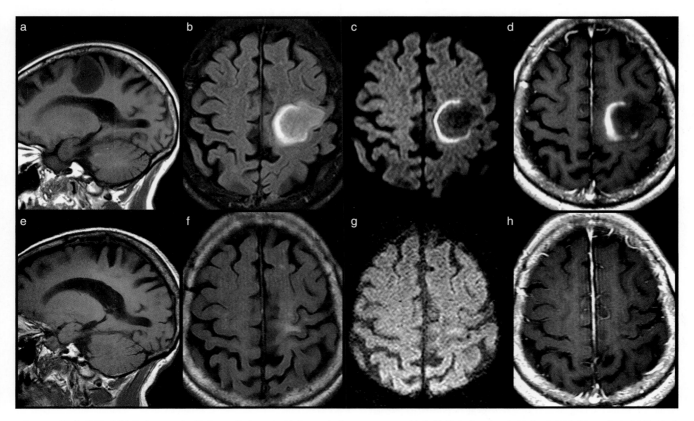

图 5.5 肿瘤样脱髓鞘病变。(a)矢状位 T1 加权,(b)轴位 T2 加权 FLAIR,(c)轴位扩散加权,和(d)轴位对比增强 T1 加权图像显示了左侧额叶的一个占位病变。该肿瘤是非增强病变,只有其边缘增强,表示扩散受限,沿着其边缘深部 FLAIR 呈高信号。患者没有接受针对这种病变的治疗。(e~f)1 年后影像学随访,相同的序列显示该病变几乎完全消散。

■ 占位效应

颅内和脊髓肿瘤的一个特点是它们处于一个空间相对固定的骨室中。因此肿瘤的占位效应可能是毁灭性的。脑疝是脑实质通过开放的大脑镰、小脑幕或枕骨大孔移位(图 5.6)。大脑镰下疝是大脑镰游离缘下扣带回移位。其透明隔向右或向左移位的程度可在轴位 CT 图像上量化。下行性中心疝是脑实质通过小脑幕切迹向下移位。海马沟回疝是下行性疝的一个亚型,包括颞沟回在小脑幕的游离缘和脑干之间向中下移位。轴位图像显示移位的沟回,脑干的压痕和移位及对侧中脑周围池消失。上行性中心疝是小脑通过小脑幕切迹向上移位伴脑干压迫。轴位图像显示小脑上池和四叠体池消失。小脑扁桃体疝是小脑扁桃体通过枕骨大孔的移位。轴位图像显示枕骨大孔髓质周围是实质而不是脑脊液。肿瘤也可能对脑室系统产生占位效应,导致梗阻性脑积水。

■ 影像学随访

切除术后不久进行的磁共振成像有助于发现残留肿瘤[9]。增强的肉芽组织在术后 3 天内就开始生长,持续数周至数月,类似肿瘤,因此术后早期影像学应

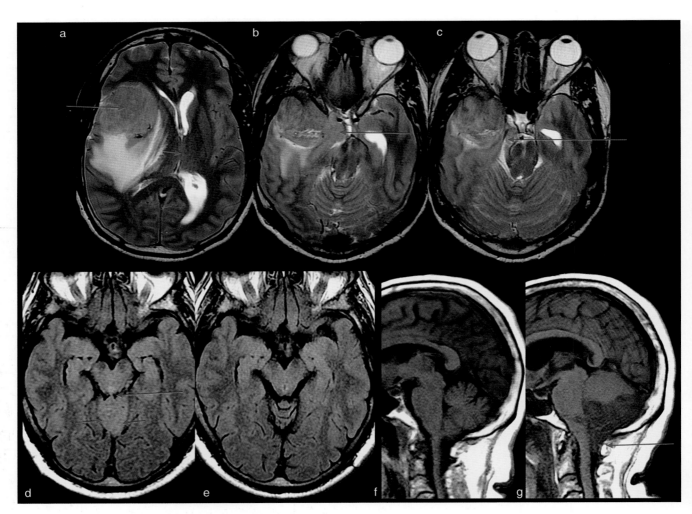

图 5.6　脑疝。(a~c)轴位 T2 加权图像显示在右中颅窝一轴外肿瘤(箭头),伴左侧大脑镰下疝(a,短箭头),右颞叶沟回疝(b,c,长箭头)和梗阻性脑积水,可见左侧脑室扩大。(d)另一患者的轴位 T2 加权 FLAIR 图像显示小脑上池(短箭头)和四叠体池(长箭头)部分消失,表明存在上行性小脑幕切迹疝。(e)d 图同一患者的随访图像显示这些表现消失。(f)第 3 例患者的矢状位 T1 加权图像表现不明显。(g)f 图同一患者随后的图像显示小脑下半部分梗死伴通过枕骨大孔(箭头)的小脑扁桃体疝。

在 48 小时内进行[10]。增强的 T1 加权像也是非常重要的，因为仅仅依靠非增强的 T1 加权像很难确定是否存在术后出血[11]。扩散加权成像也很有用，因为在术后早期 MRI 中切口边缘扩散受限的区域，往往在随后的随访 MRI 中出现类似肿瘤的增强。然而，在最初的 MRI 中扩散受限的存在表明这些区域有组织损伤，因此增强，但后来会演变成胶质细胞增生或脑软化。对于长期随访，高级别肿瘤通常每 6~12 周一次，低级别肿瘤可每年或每 2 年一次。

"假性进展"[12-14]指的是一种与治疗相关的自限性组织损伤，常在替莫唑胺和放射治疗后 3~6 个月出现，类似肿瘤的进展，然后稳定或者病变减小（图 5.7）。这种现象有别于典型的放射性坏死，后者也类似肿瘤进展，但通常更严重，发生时间更迟。辐射场以外的对比度增强是可疑的肿瘤，但常规影像对于区分辐射场内肿瘤进展和假性进展作用有限[15]。这并不是因为研究没有找到鉴别的特征，而是因为这些研究的结果不一致。这类研究中最大型的一项研究发现，唯一的指示性标志是室管膜下增强扩展，这对肿瘤进展并不是不敏感的，但如果存在，则提示真正的肿瘤进展而不是

假性进展[16]。假性进展也可以在脑转移病变的放射外科治疗中发现。一项大型研究发现，1/3 的经伽马刀治疗转移病变的患者，3~6 个月后转移部位大小增加，但是病灶变大与良好的预后相关，这通常是由于炎症和坏死，而不是肿瘤[17]。

"假性应答"[13]是使用血管生成抑制剂如贝伐单抗（avastin）时出现的一种现象。这些药物会导致对比度增强减小，原因是血脑屏障通透性的改变而不是真正的肿瘤体积减小（图 5.8）。然而，也有证据表明，假性应答是随后良好的肿瘤反应的一个指标。对于使用血管生成抑制剂的患者，病变程度增加和新的扩散受限都提示病情进展。这些现象已促使对于高级别胶质瘤反应评估标准的提升[18]。还有许多其他治疗相关的影响可以在影像上看到，如化疗毒性、放射诱导的白质脑病和放射诱导的血管畸形。

缺陷

- 当比较各项研究时，肿瘤的大小和形状可能出现明显不同，原因是成像的角度、层面厚度和层面之间的间隙等存在差异。

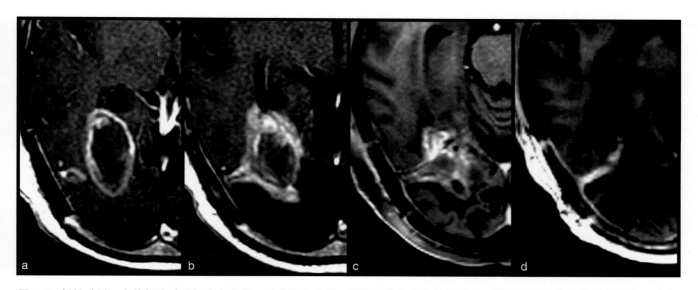

图 5.7　假性进展。右枕部胶质母细胞瘤患者，手术切除治疗，替莫唑胺化疗和放射治疗。所有图片均为轴位对比增强 T1 加权MRI。(a)完成放射治疗后 3 周，有一个边缘增强病变伴前方增强小结节。(b)6 个月后，增强边缘的厚度和结节的大小都增加了。(c,d)12 个月和 30 个月后的磁共振成像显示病变的大小逐渐减小，表明在 6 个月时显示的增强是假性进展。

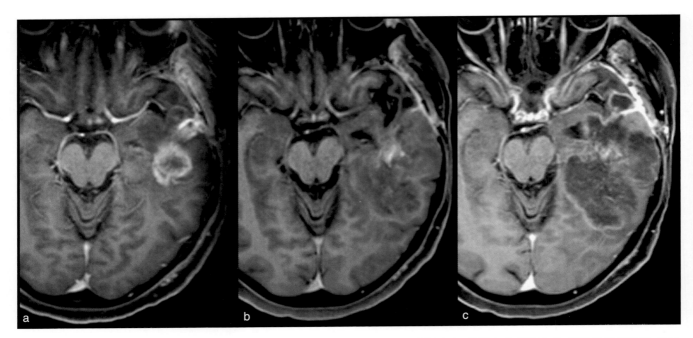

图 5.8   假性反应。一例左颞部胶质母细胞瘤的患者，经手术切除治疗，化疗和放射治疗。尽管患者采取治疗，但肿瘤仍有进展，患者开始应用血管生成抑制剂贝伐单抗（avastin）。所有图片均为轴位对比增强 T1 加权 MRI。(a)在开始 Avastin 治疗前，MRI 显示左侧颞叶边缘强化病灶。(b)开始用药 3 个月后，MRI 显示增强的病变缩小，但病变的整体大小明显扩大，主要是非增强区域。在接受 Avastin 治疗的患者中，这种矛盾反应与肿瘤进展是一致的。(c)5 个月后，MRI 显示病灶进一步扩大，伴新的外周增强。

编者注

高年资的神经外科医师、放射肿瘤医师、神经和神经放射医师见证了解剖影像学在诊断和治疗大脑和脊柱病变的发展。过去，可识别结构移位，如神经、动脉、静脉和脑脊液间隙的间接影像（如脊髓造影、血管造影和气脑造影）只能允许我们大致推断肿瘤的位置。紧接着从放射性核素扫描到 CT 扫描再到 MRI 的影像学检查，可以确定病变的位置和对脑的影响，如脑水肿。对于年轻的医师来说，没有 MRI 的生活将是不可想象的。真正受益的是使用精确影像学诊断和治疗疾病的患者，且他们可以使用更省时、舒适和低风险的检查方法随访肿瘤。解剖影像学上的创新是神经肿瘤实践中最重要的发展之一，很难想象在 MRI 之后还会有什么新的进展，但是一旦其出现了，我们也不会感到太惊讶。

（Bernstein）

致谢

本章部分内容取材于 Kei Yamada 和 A. Gregory Sorenson 编写的本书第 2 版中的解剖影像章节。特此致谢！

（关永昌 译）

参考文献

1. Schellinger PD, Meinck HM, Thron A. Diagnostic accuracy of MRI compared to CCT in patients with brain metastases. J Neurooncol 1999;44:275–281
2. Healy ME, Hesselink JR, Press GA, Middleton MS. Increased detection of intracranial metastases with intravenous Gd-DTPA. Radiology 1987; 165:619–624
3. Gatenby RA, Coia LR, Richter MP, et al. Oxygen tension in human tumors: in vivo mapping using CT-guided probes. Radiology 1985;156: 211–214
4. Atlas SW, Grossman RI, Gomori JM, et al. Hemorrhagic intracranial malignant neoplasms: spin-echo MR imaging. Radiology 1987;164:71–77
5. Yuh WT, Tali ET, Nguyen HD, Simonson TM, Mayr NA, Fisher DJ. The effect of contrast dose, imaging time, and lesion size in the MR de-

tection of intracerebral metastasis. AJNR Am J Neuroradiol 1995;16: 373–380

6. Engelhorn T, Schwarz MA, Eyupoglu IY, Kloska SP, Struffert T, Doerfler A. Dynamic contrast enhancement of experimental glioma an intra-individual comparative study to assess the optimal time delay. Acad Radiol 2010;17:188–193

7. Earnest F IV, Kelly PJ, Scheithauer BW, et al. Cerebral astrocytomas: histopathologic correlation of MR and CT contrast enhancement with stereotactic biopsy. Radiology 1988;166:823–827

8. Clarke JL, Perez HR, Jacks LM, Panageas KS, Deangelis LM. Leptomeningeal metastases in the MRI era. Neurology 2010;74:1449–1454

9. Albert FK, Forsting M, Sartor K, Adams HP, Kunze S. Early postoperative magnetic resonance imaging after resection of malignant glioma: objective evaluation of residual tumor and its influence on regrowth and prognosis. Neurosurgery 1994;34:45–60, discussion 60–61

10. Forsting M, Albert FK, Kunze S, Adams HP, Zenner D, Sartor K. Extirpation of glioblastomas: MR and CT follow-up of residual tumor and regrowth patterns. AJNR Am J Neuroradiol 1993;14:77–87

11. Meyding-Lamadé U, Forsting M, Albert F, Kunze S, Sartor K. Accelerated methaemoglobin formation: potential pitfall in early postoperative MRI. Neuroradiology 1993;35:178–180

12. Hygino da Cruz LC Jr, Rodriguez I, Domingues RC, Gasparetto EL, Sorensen AG. Pseudoprogression and pseudoresponse: imaging challenges in the assessment of posttreatment glioma. AJNR Am J Neuroradiol 2011;32:1978–1985

13. Clarke JL, Chang S. Pseudoprogression and pseudoresponse: challenges in brain tumor imaging. Curr Neurol Neurosci Rep 2009;9:241–246

14. Brandsma D, Stalpers L, Taal W, Sminia P, van den Bent MJ. Clinical features, mechanisms, and management of pseudoprogression in malignant gliomas. Lancet Oncol 2008;9:453–461

15. Mullins ME, Barest GD, Schaefer PW, Hochberg FH, Gonzalez RG, Lev MH. Radiation necrosis versus glioma recurrence: conventional MR imaging clues to diagnosis. AJNR Am J Neuroradiol 2005;26:1967–1972

16. Young RJ, Gupta A, Shah AD, et al. Potential utility of conventional MRI signs in diagnosing pseudoprogression in glioblastoma. Neurology 2011;76:1918–1924

17. Patel TR, McHugh BJ, Bi WL, Minja FJ, Knisely JP, Chiang VL. A comprehensive review of MR imaging changes following radiosurgery to 500 brain metastases. AJNR Am J Neuroradiol 2011;32:1885–1892

18. Wen PY, Macdonald DR, Reardon DA, et al. Updated response assessment criteria for high-grade gliomas: response assessment in neuro-oncology working group. J Clin Oncol 2010;28:1963–1972

第 6 章

代谢影像学

Lutz W. Kracht，Wolf-Dieter Heiss

■ 正电子发射计算机断层显像

正电子发射计算机断层显像（PET）以很高的灵敏度提供局部示踪剂的体内代谢测量。它具有其他成像方式无法比拟的独特性质。作为主要的结构病变，脑肿瘤主要通过计算机断层显像（CT）和磁共振成像（MRI）来进行诊断和临床管理。但是，PET 可以提供关于肿瘤代谢、增殖速度和侵袭性相关的生理和生化信息，以及与功能重要的组织的相关关系，从而改善临床管理[1]。

在这种情况下，图像配准对于将 MRI 上的异常与 PET 扫描结果精准关联是极为重要的。在胶质瘤患者中，可以将不同形式例如甲基-(^{11}C)-L-甲硫氨酸[(^{11}C)-MET] 和 2-(^{18}F) 氟-2-脱氧-D 葡萄糖 [(^{18}F)-FDG]与磁共振图像共配准。

如果没有对图像进行配准，则无法在 PET 上准确识别 MRI 上小的异常的位置。与 MRI 进行配准可以准确显示即使是很小的 MRI 病灶的特征。图像配准使得解读医师可以更为准确和自信地进行诊断。

■ 葡萄糖代谢成像

葡萄糖是大脑通过氧化进行能量供应的主要底物。葡萄糖可通过胰岛素依赖的载体 GLUT 1 被运至大脑，该载体在脑毛细血管内皮细胞上表达。运输速率取决于血浆葡萄糖水平，符合易化运输的米氏动力学。用于检测葡萄糖大脑代谢速率（CMRGlc）的标准 PET 示踪剂是(^{18}F)-FDG。(^{18}F)-FDG 被转运至组织中并被磷酸化为(^{18}F)-FDG–磷酸盐，但并未经历其他重要代谢。它在大脑中累积，与局部 CMRGlc 成正比。定量方法的依据是生理监测。由于(^{18}F)-FDG 是一种模拟示踪剂并且与葡萄糖具有不同的生理性质，所以需要使用转换系数例如"集中常数"来进行 CMRClc 的计算[2]。

在大多数恶性胶质瘤中，通过(^{18}F)-FDG-PET 检测的葡萄糖消耗是增加的[3]。尽管其摄入与肿瘤恶性程度相关，但使用(^{18}F)-FDG 模型来计算脑肿瘤中的 CMRGlc 仍存在一些问题。模型中用来根据(^{18}F)-FDG 摄入评估葡萄糖消耗的集中常数似乎在肿瘤中更高，因此如果使用正常大脑的数值可能会对葡萄糖消耗估计过高。与正常大脑相比，肿瘤中集中常数改变的原因可能是肿瘤中己糖激酶Ⅱ表达的增加。与在正常大脑中表达的己糖激酶Ⅰ相比，己糖激酶Ⅱ与(^{18}F)-FDG 的亲和力更高[4]。转运增多还可能在相比葡萄糖的氧化代谢增加的糖酵解中发挥重要作用。

在临床常规中，通常对(^{18}F)-FDG 图像进行肉眼分析，或是计算与未受肿瘤影响的正常大脑结构相比的相对(^{18}F)-FDG 摄入量。优选使用大脑皮质或深层白质中的摄入量，根据目标区域的平均摄入量来计算相对摄入比率。

用于初步诊断的成像

在首诊时，脑肿瘤患者最常出现新发全身或局部癫痫发作，或是表现为渐进性局灶神经系统症状。他们被要求进行 CT 或 MRI，在大多数情况下，仅根据 MRI 即可得到原发性脑肿瘤的诊断。但还有一种常见的情况是，其他鉴别诊断例如急性炎症病变或是缺血性或出血性卒中无法通过 MRI 结果进行排除。使用(^{18}F)-FDG 区分肿瘤与非肿瘤病变是十分困难的，因为在正常皮质中(^{18}F)-FDG 的摄入很高（图 6.1 和图 6.2）。在脑肿瘤中经常可观察到(^{18}F)-FDG 的摄入很低。低级别胶质瘤尤其显示了与白质中相当的(^{18}F)-FDG 水平，并且无法与非肿瘤病变例如炎症或急性卒中相区分。另一方面，(^{18}F)-FDG 高摄入并不是脑肿瘤特有的，还可能在炎症病变（如结节病、急性脱髓鞘性脑脊髓炎）、局灶性癫痫以及新近缺血性梗死伴有非氧化性糖酵解中观察到。在(^{18}F)-FDG-PET 图像中，肿瘤通常表现为一条很宽的(^{18}F)-FDG 摄入减少的边，这也可能是浸润性肿瘤生长或是形成水肿所致的功能失活造成的（图 6.1 和图 6.2）。

由于(^{18}F)-FDG 摄入量具有很大差异，并且在单一肿瘤内部也存在异质性，即存在低摄入量的区域和高摄入量的区域并且彼此相邻，检测病变的灵敏度进一步降低。因此，对新发现的胶质瘤必须谨慎使用(^{18}F)-FDG 分级，并且必须考虑到其高度变异性。延迟显像（注射后 3~8 小时）可提高对肿瘤和正常灰质的区分[5]，因为示踪剂在正常大脑中的排泄要快于肿

| 缺陷 |

- 对于解读 FDG 脑部扫描，肿瘤和皮质中 FDG 摄入量的相似性是一个限制因素，尤其是对于小病灶来说十分关键。由于 PET 的空间分辨率有限，且仅对部分容积进行平均，所以小病灶中的 FDG 摄入量可能被低估。如果与 MRI 的共配准可获得 PET 数据的可靠定位，那么就可得到脑肿瘤中 FDG 摄入量的最佳评估。

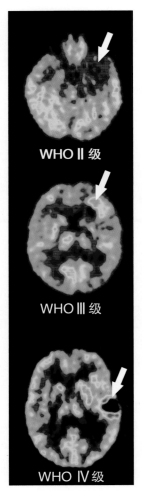

图 6.1 不同世界卫生组织（WHO）分级的星形细胞瘤中葡萄糖代谢的典型模式。与灰质相比，低级别星形细胞瘤（WHO Ⅱ级）表现出降低的(^{18}F)-FDG 摄入量，并且无法明确区分这些肿瘤与非肿瘤病变。恶性星形细胞瘤（WHO Ⅲ级和Ⅳ级）的(^{18}F)-FDG 摄入量与脑灰质范围相当或是轻微高于脑灰质。箭头所指为肿瘤。

瘤组织[6]。

在原发性脑肿瘤中 FDG 的累积量与组织学肿瘤分级[7]、细胞密度[8]和生存期[9]相关联。

低级别肿瘤的(^{18}F)-FDG 摄入量与正常白质相似或稍低，而高级别肿瘤的(^{18}F)-FDG 摄入量与正常灰质相当或更高（图 6.1 和图 6.2）。在一项包含 58 名患者的研究中，肿瘤与白质（T/WM）和肿瘤与灰质（T/GM）的比例能够区分良性（Ⅰ级和Ⅱ级）和恶性肿瘤（Ⅲ级和Ⅳ级）[10]。T/WM 比例大于 1.5 和 T/GM 比例大于 0.6 表明检测到恶性肿瘤的灵敏度为 94%，

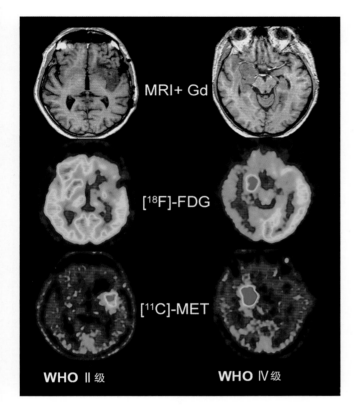

图 6.2　低级别和高级别胶质瘤的 MRI、(^{18}F)-FDG-PET 和 (^{11}C)-MET-PET。与 MRI 对照，(^{18}F)-FDG 可明确区分低级别肿瘤和高级别肿瘤。(^{11}C)-MET 显示在恶性肿瘤中具有较高的摄入，但在这些实例中无法得到明确的区分。(From Jacobs AH. PET in gliomas. In: Schlegel U, Weller M, Westphal M, eds. Neuroonkologie. Berlin: Thieme-Verlag, 2003:72−76. Copyright 2003, Thieme-Verlag. All rights reserved. Reproduced with permission.)

特异性为 77%[10]。在绝大部分患有恶性脑肿瘤的患者中，正常脑组织的葡萄糖消耗减少[11]。组织代谢的损伤与预后有关[12]。最恶性的胶质瘤（Ⅳ级，胶质母细胞瘤）表现出了高摄入，但由于这一肿瘤类型特有的细胞坏死其通常为不均匀的。具有高 FDG 摄入量的相对良性肿瘤包括毛细胞星形细胞瘤和神经节神经胶质瘤，其中前者的特征是代谢活跃的有孔内皮细胞。在脑膜瘤中，FDG 的摄入量是可变的，可能与侵袭性和复发可能性相关 [13]。大脑中的其他恶性肿瘤——原始神经外胚层肿瘤、髓母细胞瘤、恶性淋巴瘤以及全身性癌症的脑转移——通常表现出很高的 FDG 摄入（文献综述[14]）。

复发性肿瘤和坏死之间的区分

肿瘤切除后，手术后的正常改变并未表现出 FDG 摄入的增加。因此，手术后的代谢亢进活动很大可能是残余肿瘤的象征，可在术后几天内进行(^{18}F)-FDG- PET[15]。

最常应用 PET 示踪剂的场景之一是放射治疗后，这时可以用其区分辐射诱导的改变例如坏死或复发或残余肿瘤[3]。一般来说，"肿瘤或坏死"这个问题过于简单化，因为在大多数情况下，在个别患者中可以看到肿瘤和坏死组织彼此相邻。

几周后，放疗的治疗效果即可见。(^{18}F)-FDG 显示在初期摄入量短暂增加，这是由浸润性巨噬细胞消耗(^{18}F)-FDG 而造成的[16,17]。在治疗后几周新近检测到的代谢亢进表明了肿瘤复发以及自低级别胶质瘤至高级别胶质瘤的发展[15]。一项研究表明，(^{18}F)-FDG-PET 检测复发性肿瘤（相对于放射性坏死）的灵敏度是 75%，特异性是 81%[18]。另一项研究表明，在复发性肿瘤和放射性坏死中(^{18}F)-FDG 的摄入存在一定程度的重叠[19]。(^{18}F)-FDG-PET 的缺点包括(^{18}F)-FDG 在巨噬细胞的蓄积，其可能浸润至已接受放射治疗的部位。因此，放射性坏死可能无法与复发性肿瘤进行区分。

患有脑肿瘤的患者在对侧皮质的葡萄糖代谢出现下降，其下降程度与肿瘤大小有关[20]。这种现象可能是由糖皮质激素引起的，但无法排除同侧半球输入的传入神经阻滞导致的对侧半球功能失活[20]。

活检计划

胶质瘤的特性就是不均匀性，当它们发展至更为恶性的亚型时，可能表现有不同组织学分级的区域。这一小部分已发展至更为恶性级别的肿瘤可能并未在 MRI 或 CT 中显示出对比增强。因此，MRI 或 CT 引导的活检可能会造成明显的取样错误以及潜在的不正确分期。与单独解剖成像相比，根据(^{18}F)-FDG-PET 进行的立体定位活检的轨迹设计可改善肿瘤组织的检测[21]。

治疗反应评估

在化疗期间尽可能早地发现有反应者和无反应

者是十分重要的,不因无效治疗而丧失骨髓储备以及降低生活质量也是十分关键的。

在一项对正在应用替莫唑胺(TMZ)治疗的患有复发性高级别胶质瘤的患者进行的研究中,使用(¹⁸F)- FDG-PET 对肿瘤代谢反应进行了早期评估[16]。在 TMZ 治疗前以及治疗后 14 天时对 9 名患者的葡萄糖代谢速度进行了定量,并且与 8 周后的客观反应进行了比较。与无反应者相比,有反应者中治疗前的葡萄糖代谢速度较高。8 周后有反应患者组在高局灶肿瘤摄入区域的 CMRGlc 降低了 25% 以上[16]。FDG-PET 成像经证明可预测复发性高级别胶质瘤中对于 TMZ 与 TMZ 加放疗的肿瘤代谢反应 [22]。因此,现已使用 PET 成像进行治疗反应监测,以提供治疗效果的早期评估,并且辅助肿瘤医生对脑肿瘤的治疗进行管理优化。

另一项研究评估了 FDG-PET 对于检测患者对哺乳动物西罗莫司靶蛋白(mTOR)抑制剂反应的能力,该抑制剂用于治疗多形性胶质母细胞瘤[23]。mTOR 在磷脂酰肌醇 3-激酶 (PI3K)/Akt 信号通路中作为细胞存活的关键调节因子发挥作用。根据令人激动的临床前数据,在一项 Ⅰ 期研究中对 mTOR 抑制剂依维莫司与放疗和 TMZ 联合治疗的安全性和耐受性进行了评估。该研究的结论是在开始依维莫司治疗的几天内可通过 FDG-PET 检测部分患者的肿瘤代谢的改变[23]。

> **重要参考**
> - 正电子发射断层显像现已用于临床,以评估对特定治疗的早期反应,并且帮助指导接下来的治疗策略。

■ 氨基酸代谢成像

使用不同氨基酸示踪剂进行的几项研究表明,胶质瘤中氨基酸摄入量的增加不是蛋白质合成的直接指标,而是更像由 L 型氨基酸载体介导的转运增多[24,25]。在一个大鼠肿瘤模型中,氨基酸的易化运输上调,这

表明肿瘤可能影响其脉管系统中转运蛋白的表达[25]。在正常的血脑屏障上,内皮细胞管腔膜上的钠独立 L-转运蛋白系统是甲硫氨酸和酪氨酸转运至脑组织的主要机制[26,27]。氨基酸穿过钠独立转运蛋白系统的运动是由其细胞外部至细胞内部的浓度梯度驱动的,但是通常伴有第二种氨基酸的逆向转运。此第二种氨基酸的梯度可由一种钠依赖性载体例如 A 系统来建立,该系统位于血脑屏障的管腔内皮细胞膜上并且可转运带有极性短侧链的氨基酸[26,27]。转运系统 A 在肿瘤细胞上过表达,似乎与肿瘤细胞生长速度呈正相关[28]。生长速度的增加需要更多的、更高效的营养物质供应,以进行蛋白质合成、能量代谢及增殖。因此,氨基酸的转运增多不仅是蛋白质合成增加的结果,还反映了肿瘤细胞中不同代谢活动的需求增加。众所周知,肿瘤可以影响其脉管系统的生长,因此可调控其营养物质包括氨基酸的供应。

正常皮质中的氨基酸摄入量高于白质,但与(¹⁸F)-FDG-PET 中正常皮质的高背景活动相比是相对较低的(图 6.2)。

示踪剂

最常使用的放射性标记氨基酸是甲基-(¹¹C)-L-甲硫氨酸[(¹¹C)-MET][29]。多种氨基酸已被标记用于肿瘤成像特别是 PET。由于(¹¹C)-标记的示踪剂仅可在现场回旋加速器的中心使用,所以人们多次尝试用(¹⁸F)-氟标记氨基酸以促进氨基酸示踪剂的更广泛使用。主要使用其中两种来获得临床相关结果:①O-[2-(¹⁸F)氟乙基]-L-酪氨酸(¹⁸FET),当与(¹¹C)-MET 相比时表现出相似结果;②(¹⁸F)-氟代二羟基苯丙氨酸(¹⁸F-Dopa)是一种很有趣的氨基酸示踪剂,现已成功用于运动障碍多年,也显示出与(¹¹C)-MET 相当的结果[29]。

¹⁸FET 和 ¹⁸F-Dopa 被转运至大脑和肿瘤,但没有发生进一步的代谢,因此它们仅反映转运。与此相反,(¹¹C)-MET 可用于多种不同代谢途径。它掺入蛋白质,以用于甲基化,并且是 DNA 翻译所需。

在胶质瘤中,与肿瘤中背景活动相比的(¹¹C)-MET 摄入比例为 1.2~6.0。摄入量与细胞培养液中的细胞增

殖、Ki-67 表达、增殖细胞的核抗原表达以及微血管密度有关[30]，表明其在活跃肿瘤增生和血管生成中可作为标志物。在所有神经胶质瘤中，于世界卫生组织（WHO）Ⅲ级间变性少突神经胶质瘤中观察到最高的摄入量。

用于初步诊断的成像

在一项包含 89 例患者的研究中，(^{11}C)-MET 在区分脑肿瘤和非肿瘤性脑病变时显示了 76% 的灵敏度和 87% 的特异性[31]。低级别肿瘤可通过氨基酸示踪剂进行更好的检测，这是由于其在正常大脑中具有低背景活动（图 6.3），并且在不存在血脑屏障损伤时摄入量可增加。另一方面，一小部分低级别星形细胞瘤仅表现出很低的示踪剂摄入，而急性炎症或缺血性卒中再次可能出现氨基酸摄入增加。在

(^{18}F)-FDG-PET 上显示出代谢减退或代谢异常的脑部病变可通过使用(^{11}C)-MET 被检测到并区分，且具有很高的灵敏度和良好的对比度。当与(^{18}F)-FDG-PET 联用以评估这些患者时，(^{11}C)-MET 可提供额外信息。

尽管在氨基酸摄入与肿瘤组织学分级之间存在着良好的相关性，但在不同的肿瘤组织学类型和分级中示踪剂的摄入量存在重叠，氨基酸示踪剂可能不适用于无创分级[31]（图 6.3）。其他研究发现，在高级别和低级别肿瘤之间存在良好的区分性质[32]。根据我们的经验，一般来说很难在不知道组织学亚型或是 MRI 或 CT 未提供其他信息的情况下根据(^{11}C)-MET-PET 确定组织学分级（图 6.3）。当在同一名患者的后续随访中检测到(^{11}C)-MET-PET 摄入增加时，可能情况会发生变化[33]。在血管生成和氨基酸摄入之间也存在着

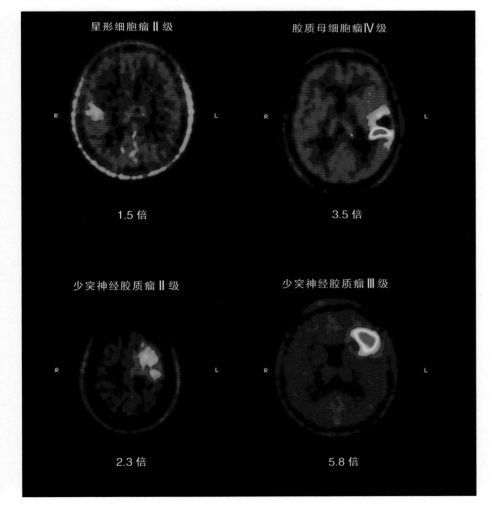

图 6.3　在不同组织学亚型和不同级别胶质瘤患者中的图像以及与相应对侧区域相比的相应(^{11}C)-MET 摄入比例。摄入比例存在重叠，特别是在星形细胞瘤（WHO Ⅲ级）和少突神经胶质瘤（WHO Ⅱ级）中。在间变性少突神经胶质瘤（WHO Ⅲ级）中观察到最高的摄入比例。

关联[30]。

在许多情况下，MET 摄入增加的程度要大于对比增强[34]，这表明了肿瘤浸润和肿瘤边缘。特别是在低级别胶质瘤中，氨基酸摄入与预后和生存期有关[35]。因此，MET-PET 在低级别胶质瘤中最为有用，可用于与非肿瘤性病变的区分、复发的检测、进展性疾病分级改变的显示[33]以及可能对预后的更好预测。在胶质瘤中，MET-PET 与预后有关，在预测低级别胶质瘤的生存期方面比 FDG-PET 和 MRI 更好[36]。当根据单独的常规结构性成像难以或无法决定如何进一步治疗时，MET-PET 可有效区分儿童和年轻成人的肿瘤性和非肿瘤性病变[37]。MET 的摄入根据肿瘤类型的不同而有所差别，在少突神经胶质瘤中摄入量倾向于高于同一组织学分级的星形细胞瘤，尽管其侵袭性较低[38]。在少突神经胶质瘤中，(¹¹C)−胆碱 PET 可能有效评估潜在的恶性程度，但 MET-PET 在检测"热性病变"方面具有优势[39]。MET 的摄入量在其他恶性颅内肿瘤中有所增高，而在良性肿瘤例如脑膜瘤中也是如此[14]。

由于 (¹¹C) 的半衰期很短 (20 分钟)，现已开发了 (¹⁸F)−标记的芳香族氨基酸类似物用于肿瘤成像。(¹⁸F)−氟乙基−L−酪氨酸 (FET) 和二羟基−(¹⁸F)−氟代−L−苯丙氨酸 (¹⁸F-Dopa) 的肿瘤摄入量与 MET 类似[29]。在一项大型研究中，¹⁸F-Dopa 显示了对高级别肿瘤和低级别肿瘤优异的可视作用，并且比 FDG 具有更高的灵敏度和特异性，但并未观察到与肿瘤分级或对比增强有明显的相关性[40]。特别是在新诊断的肿瘤中，其摄入与增殖相关，但在复发性胶质瘤中并未观察到这种相关性[41]。提示肿瘤细胞浸润的 FET 高摄入与在磁共振波谱中观察到的神经元细胞标志物损失有关[42]。

复发性肿瘤和坏死之间的区分

氨基酸示踪剂似乎在区分放疗后变化和复发性肿瘤时更为有用。与复发或残余肿瘤生长相反，治疗后的坏死和神经胶质过多表现为氨基酸摄入量减少。因此，(¹¹C)-MET-PET 可成功区分复发性肿瘤和放射性坏死，在检测复发性肿瘤方面具有较高的灵敏度和特异性 (图 6.4 和图 6.5)。此外，MET-PET

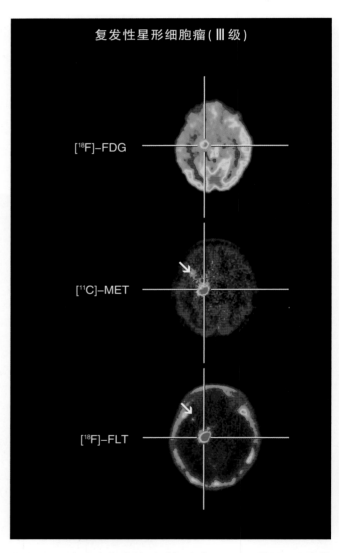

图 6.4 一名患有复发性星形细胞瘤 (WHO Ⅲ 级) 患者的 (¹⁸F)- FDG、(¹¹C)-MET-PET 和 (¹⁸F)-FLT-PET。在 (¹⁸F)-FDG 图像中观察到正常大脑的高背景活动。与此相反，在 (¹⁸F)-FLT 图像中观察到低背景活动，因此得到高肿瘤/背景比。在 (¹¹C)-MET-PET 和 (¹⁸F)-FLT-PET 图像中右颞极存在一个摄入增加的额外区域 (白色箭头)，但在 (¹⁸F)-FDG 图像中则没有。

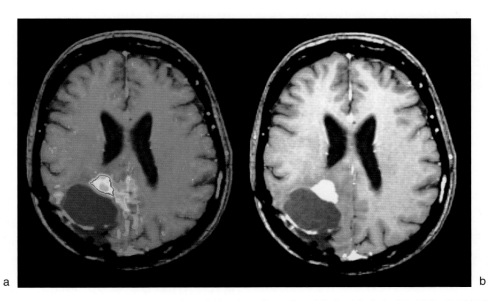

图 6.5　在(¹¹C)-MET-PET(a)和 MRI(b)中复发性肿瘤和放射性坏死的区别。对临床恶化肿瘤进行活检,取样部位为磁共振对比增强区域,结果表明仅为坏死。但是,自氨基酸摄入增加的区域取样进行的第二次活检显示了复发性肿瘤的结果。(From Thiel A, Pietrzyk U, et al. Enhanced accuracy in differential diagnosis of radiation necrosis by positron emission tomography-magnetic resonance imaging coregistration: technical case report. Neurosurgery 2000;46:232–234. Copyright © 2000, Lippincott Williams & Wilkins. All rights reserved. Reproduced with permission.)

在区分复发性肿瘤和放射性坏死时比 FDG-PET 更为灵敏[43],尽管其在肿瘤分级的应用中受限[44],但与 MRI 联用时十分有效[45]。即使在 FDG-PET 上未表现出摄入量增加的脑病变中,灵敏度可达 89%(肿瘤)至 92%(胶质瘤),特异性可达 100%(详述见其他部分[46])。

最近一项系统综述和荟萃分析表明,FET-PET 在进行脑肿瘤诊断时具有良好的灵敏度(82%)和平均的特异性(76%)。它可区分感染和肿瘤病灶,并可区分复发性肿瘤和放射性坏死[47]。在最近的另一项大型多中心回顾性研究中,检测脑肿瘤的灵敏度和特异性分别为 87% 和 68%,但在高级别肿瘤和低级别肿瘤以及炎症与其他脑部病变中观察到显著差异[48]。FET-PET 作为单一方法的特异性很低,并且受到示踪剂通过受损的血脑屏障被动流入以及非肿瘤性病变(例如炎症性病变、急性和亚急性缺血性梗死以及颅内出血)摄入示踪剂的限制。可通过与 MRI[49]和磁共振波谱联用来提高诊断的准确性[50]。FET 摄入的动力学分析显著改善了对高级别胶质瘤甚至是示踪剂摄入很低或弥散的病灶的检测灵敏度[51]。FET 摄入的动力学分析总体来说(在较小程度上对于无进展生存期来说)是一个独立的预测因子[52]。

肿瘤描绘

多项研究表明,在(¹¹C)-MET 中的肿瘤边缘通常比在 MRI 或 CT 中宽[53]。由于在 MRI 中通常缺少对比增强,所以这一现象在低级别肿瘤和弥散性胶质瘤中更为明显[54]。(¹¹C)-MET-PET 在评估肿瘤程度时优于(¹⁸F)-FDG-PET[55](图 6.2 和图 6.4)。

在一项研究中,应用(⁶⁸Ga)-乙二胺四乙酸(ED-TA)、(¹¹C)–葡萄糖和 (¹¹C)-MET 对一位患者进行 PET 检查和 CT 检查,描述为具有间变性星形细胞瘤[55]。该患者在进行(¹¹C)-MET-PET 后 15 天死亡,尸检时的组织学评估显示在肿瘤程度和(¹¹C)-MET 摄入之间存在良好的一致性。若不使用(¹¹C)-MET-PET,则会有超过

> **提示**
>
> - (¹¹C)-MET-PET 在确定肿瘤程度方面优于 (¹⁸F)-FDG-PET,是一种用于制订下一步治疗计划的好方法。

50%的肿瘤无法被检测到。在放疗计划程序中整合(^{11}C)- MET-PET 图像的研究证实了 MRI、CT 和(^{11}C)-MET- PET 之间的这些差异[56]。(^{11}C)-MET-PET 可检测脑肿瘤的实体部分以及浸润区域,且灵敏度和特异性很高[57]。

监测治疗反应

由于皮质背景活动很高,FDG 在治疗后残余肿瘤的检测方面十分受限[58]。放疗和化疗的作用仅可在治疗后数周才能显示[16],而复发性肿瘤或恶性转变的特点是新出现的代谢亢进[16]。但是,放疗后的代谢亢进也可能与巨噬细胞浸润类似。由于存在这些缺点,所以 FDG-PET 不是评估治疗效果的优选方法[59]。对于这种应用,氨基酸和类核示踪剂更为适用[60,61]。多项研究表

> **缺陷**
> ● 由于皮质背景活动很高,FDG 在治疗后残余肿瘤的检测方面十分受限。

明,与单独使用 MRI 进行诊断的患者相比,应用 MET- 或 FET-PET 与 MRI 共配准以制订治疗计划和后续随访的患者结局更好[60]。

对于脑瘤患者的管理来说,至关重要的一点是区分作为治疗失败信号的复发性肿瘤和作为成功指标的坏死。对于这一应用,MET-PET 与 MRI 共配准具有很高的灵敏度和特异性(约 75%)[43,62]。未治疗和治疗患者中的恶性进展可通过 MET-PET 进行检测,且灵敏度和特异性很高(图 6.6 和图 6.7)。在恶性进展期间 MET 摄入的增多还可通过促血管生成标志物如血管内皮生长因子的增加来反映[63]。复发性多形性胶质母细胞瘤中代谢活跃肿瘤的体积在钆–二乙烯三胺五乙酸(Gd-DTPA)增强型 MRI 检测中被低估[64]。MET-PET 提供的其他信息改变了一半病例的管理[65]。化疗后的反应可在早期通过氨基酸 PET 进行检测[66],表明氨基酸转运的失活是化疗反应的早期指征。FET-PET 与 MRI 共配准在检测多模式治疗的作用时比单独的常规 MRI 更为灵敏,其灵敏度可达 80%以上和特异性接

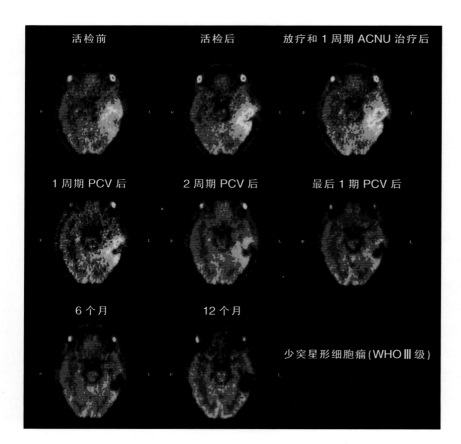

图 6.6   化疗监测。一名患有左颞叶 WHO Ⅲ 级少突星形细胞瘤患者的随访。放疗和第 1 周期 ACNU 化疗后,在(^{11}C)-MET-PET 中肿瘤表现出明显的进展。将化疗方案改为 PCV,患者在第 1 周期化疗后还可明确检测到(^{11}C)-MET 摄入降低。患者达到完全缓解并在化疗 8 个周期后以及 1 年的随访期间没有检测到明显的(^{11}C)-MET 摄入。

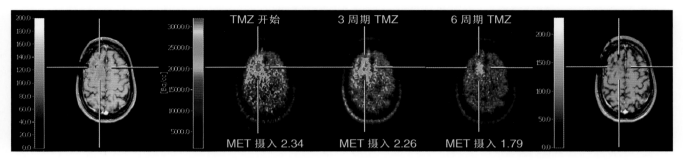

图 6.7　化疗监测。一名患有复发性胶质母细胞瘤患者的后续随访。在替莫唑胺(TMZ)化疗第 1 个周期至第 6 个周期内,可以观察到(^{11}C)-MET 摄入明显减少,相比之下在对比增强 MRI 中信号异常的情况没有出现改变。

近 100%[67]。

现有数据表明,胶质瘤的氨基酸摄入减少是治疗反应的一个指征。近来,一项前瞻性研究评估了术后放化疗后胶质母细胞瘤中 (^{18}F)-FET 摄入早期改变的预后值[68]。可以证明,放化疗后在胶质母细胞瘤中肿瘤/脑部比例降低超过 10% 的 PET 有反应者相较于示踪剂摄入稳定或增多的患者,具有明显更长的无疾病生存期和总体生存期。包括不同 PET 和 MRI 形式的多模式成像对于新治疗策略(例如以增殖细胞为靶点或是使用基因治疗载体并针对血管生成)的开发具有很大影响。

■ 肿瘤增殖成像

标记核苷酸是细胞增殖的指标,应提供组织学分级相关的信息。胸苷类似物 3-脱氧-(^{18}F)-氟代胸苷(FLT)可作为肿瘤细胞增殖的无创示踪剂。FLT 的摄入与胸苷激酶-1 的活性有关,胸苷激酶-1 是一种在细胞周期的 DNA 合成阶段表达的酶,其在增殖细胞中表达很高而在静止期细胞中表达很低。使用这种示踪剂,可获得对Ⅲ级和Ⅳ级肿瘤极好的描绘以及很高的肿瘤/正常脑部比例[69](图 6.4),而Ⅱ级胶质瘤和稳定病变没有表现出较多的示踪剂摄入。此外,还观察到 FLT 摄入与 Ki-67 表达具有很高的相关性,可作为肿瘤增殖的一个替代标志物[70]。尽管 FLT 的肿瘤绝对摄入低于 MET,但肿瘤/正常脑部摄入比例要比 MET 高,这是因为正常脑部中的 FLT 浓度很低(图 6.4)。

钆增强型 MRI 可产生与肿瘤程度相关的补充信息,因为在血脑屏障受损区域也会出现 FLT 摄入,并且对低级别胶质瘤的检测灵敏度低于 MET[71]。一项 FLT 示踪剂摄入的动力学分析对高级别胶质瘤中的肿瘤增殖速度进行了评估,而 MET 和 FLT 的摄入比例与通过 Ki-67 免疫染色得到的体外测定的增殖系数不存在对应关系[69]。在另一项研究中,FLT-PET 在不同胶质瘤的肿瘤分级和增殖评估中优于 MET-PET,而与 MET-PET 联用可增加重要信息[72]。在一项针对原发性和复发性低级别胶质瘤进行的 FDG、(^{18}F)-Dopa 和(^{18}F)-FLT 直接比较研究中,相较于 F-Dopa(标准化摄入值,SUV=5.75)和 FDG(SUV=8.5),FLT 的摄入量很低 (SUV=1.8),F-Dopa 的肿瘤/正常脑部比例为 2.3±0.5,FLT 为 1.8±0.9,而 FDG 为 1.0±0.6。作者的结论是在评估低级别胶质瘤时 F-Dopa 优于其他示踪剂[73]。

在另一项研究中,仅有 FLT 流入速率可区分复发和放射性坏死,而 SUV 则无法区分[74]。在高级别胶质瘤中,FLT-PET 来源的增殖体积可预测患者的总体生存期[75]。在治疗期间于不同时间点研究的 FLT 摄入能够通过 SUV 减少是超过还是低于 25% 来区分有反应者和无反应者,并且有反应者的生存期是无反应者的 3 倍[76]。根据几个小组获得的结果,FLT 摄入动力学与预后、治疗的早期疗效以及结局密切相关[77]。这些治疗作用可能与例如由贝伐单抗所致的新血管形成的正常化和(或)例如由化疗所致的渗透性改变有关[77],并且可作为长期生存的早期替代标志物。

■ 未来展望

脑肿瘤多模式成像的目标是将 MRI 非常优秀的软组织对比度与 PET 的灵敏度结合。将细胞密度的间接测量与表观扩散系数(ADC)图整合在一起,以及将细胞氨基酸转运的间接测量与动态 FET-PET 整合在一起,能够评估反映肿瘤侵袭性潜力的不同和互补的肿瘤性质。如果对患者进行更好的选择,在这些可受益于积极的一线治疗的患者中使用时,灵敏度可提高至 86%,特异性可提高至 100%[47]。这种成像方式的组合可能最好是混合 MRI-PET,还可用于在选定区域同时进行磁共振波谱分析。这种使用整合的 MRI-PET 同时评估形态学、动态和多种分子参数的方法在未来可能是胶质瘤诊断的金标准[78]。

编者注

正电子发射计算机断层显像已经是在肿瘤内部或是邻近脑部进行代谢活动体内检测的金标准。在这一领域中已使用了多种类型的成像底物,目前为止主要使用的是(18F)-FDG。它可检测葡萄糖消耗,后者在高级别胶质瘤中通常会出现增多。始终存在的一个问题是,(18F)-FDG 摄入对于脑肿瘤特异性较差,其摄入还可在可能与治疗作用有关或是对肿瘤免疫治疗方案有反应的炎症情况下观察到。此外,FDG 不是用于低级别肿瘤的理想同位素,因为这种病灶与正常白质具有类似的代谢活动。也就是说,治疗医生可用 PET 成像进行胶质瘤诊断,并帮助区分肿瘤复发和治疗作用,例如放射性坏死。令我们认为这一技术变得越来越强大的原因是,其可将肿瘤的真实范围与病灶的边界明显区分开。也就是说,PET 扫描仍将是检测治疗反应的一个极为有用的工具,而更新的同位素例如氟代胸苷将能够更为具体地显示作为增殖替代标志物的细胞周期的特定组成,从而在例如贝伐单抗治疗后血管正常化的情况下,有效帮助肿瘤的实际分级和治疗反应的确定。(Berger)

(关永昌 译)

参考文献

1. la Fougère C, Suchorska B, Bartenstein P, Kreth FW, Tonn JC. Molecular imaging of gliomas with PET: opportunities and limitations. Neuro-oncol 2011;13:806–819
2. Reivich M, Kuhl D, Wolf A, et al. The [18F]fluorodeoxyglucose method for the measurement of local cerebral glucose utilization in man. Circ Res 1979;44:127–137
3. Patronas NJ, Di Chiro G, Brooks RA, et al. Work in progress: [18F] fluoro-deoxyglucose and positron emission tomography in the evaluation of radiation necrosis of the brain. Radiology 1982;144:885–889
4. Tyler JL, Diksic M, Villemure JG, et al. Metabolic and hemodynamic evaluation of gliomas using positron emission tomography. J Nucl Med 1987;28:1123–1133
5. Spence AM, Muzi M, Mankoff DA, et al. 18F-FDG PET of gliomas at delayed intervals: improved distinction between tumor and normal gray matter. J Nucl Med 2004;45:1653–1659
6. Prieto E, Martí-Climent JM, Domínguez-Prado I, et al. Voxel-based analysis of dual-time-point 18F-FDG PET images for brain tumor identification and delineation. J Nucl Med 2011;52:865–872
7. Alavi JB, Alavi A, Chawluk J, et al. Positron emission tomography in patients with glioma. A predictor of prognosis. Cancer 1988;62:1074–1078
8. Herholz K, Pietrzyk U, Voges J, et al. Correlation of glucose consumption and tumor cell density in astrocytomas. A stereotactic PET study. J Neurosurg 1993;79:853–858
9. Barker FG II, Chang SM, Valk PE, Pounds TR, Prados MD. 18-Fluorodeoxyglucose uptake and survival of patients with suspected recurrent malignant glioma. Cancer 1997;79:115–126
10. Delbeke D, Meyerowitz C, Lapidus RL, et al. Optimal cutoff levels of F-18 fluorodeoxyglucose uptake in the differentiation of low-grade from high-grade brain tumors with PET. Radiology 1995;195:47–52
11. DeLaPaz RL, Patronas NJ, Brooks RA, et al. Positron emission tomographic study of suppression of gray-matter glucose utilization by brain tumors. AJNR Am J Neuroradiol 1983;4:826–829
12. Hölzer T, Herholz K, Jeske J, Heiss WD. FDG-PET as a prognostic indicator in radiochemotherapy of glioblastoma. J Comput Assist Tomogr 1993;17:681–687
13. Di Chiro G, Hatazawa J, Katz DA, Rizzoli HV, De Michele DJ. Glucose utilization by intracranial meningiomas as an index of tumor aggressivity and probability of recurrence: a PET study. Radiology 1987;164:521–526
14. Herholz K, Herscovitch P, Heiss WD. NeuroPET—Positron Emission Tomography in Neuroscience and Clinical Neurology. Berlin: Springer, 2004
15. Glantz MJ, Hoffman JM, Coleman RE, et al. Identification of early recurrence of primary central nervous system tumors by [18F]fluorodeoxyglucose positron emission tomography. Ann Neurol 1991;29:347–355
16. Brock CS, Young H, O'Reilly SM, et al. Early evaluation of tumour metabolic response using [18F]fluorodeoxyglucose and positron emission tomography: a pilot study following the phase II chemotherapy schedule for temozolomide in recurrent high-grade gliomas. Br J Cancer 2000;82:608–615
17. Reinhardt MJ, Kubota K, Yamada S, Iwata R, Yaegashi H. Assessment of cancer recurrence in residual tumors after fractionated radiotherapy: a comparison of fluorodeoxyglucose, L-methionine and thymidine. J Nucl Med 1997;38:280–287
18. Chao ST, Suh JH, Raja S, Lee SY, Barnett G. The sensitivity and specificity of FDG PET in distinguishing recurrent brain tumor from radionecrosis in patients treated with stereotactic radiosurgery. Int J Cancer 2001;96:191–197
19. Levivier M, Becerra A, De Witte O, Brotchi J, Goldman S. Radiation necrosis or recurrence. J Neurosurg 1996;84:148–149

20. Roelcke U, Blasberg RG, von Ammon K, et al. Dexamethasone treatment and plasma glucose levels: relevance for fluorine-18-fluorodeoxyglucose uptake measurements in gliomas. J Nucl Med 1998;39:879–884

21. Levivier M, Goldman S, Pirotte B, et al. Diagnostic yield of stereotactic brain biopsy guided by positron emission tomography with [18F]fluorodeoxyglucose. J Neurosurg 1995;82:445–452

22. Charnley N, West CM, Barnett CM, et al. Early change in glucose metabolic rate measured using FDG-PET in patients with high-grade glioma predicts response to temozolomide but not temozolomide plus radiotherapy. Int J Radiat Oncol Biol Phys 2006;66:331–338

23. Sarkaria JN, Galanis E, Wu W, et al. North Central Cancer Treatment Group Phase I trial N057K of everolimus (RAD001) and temozolomide in combination with radiation therapy in patients with newly diagnosed glioblastoma multiforme. Int J Radiat Oncol Biol Phys 2011;81:468–475

24. Bergström M, Lundqvist H, Ericson K, et al. Comparison of the accumulation kinetics of L-(methyl-11C)-methionine and D-(methyl-11C)-methionine in brain tumors studied with positron emission tomography. Acta Radiol 1987;28:225–229

25. Miyagawa T, Oku T, Uehara H, et al. "Facilitated" amino acid transport is upregulated in brain tumors. J Cereb Blood Flow Metab 1998;18:500–509

26. Knudsen GM, Pettigrew KD, Patlak CS, Hertz MM, Paulson OB. Asymmetrical transport of amino acids across the blood-brain barrier in humans. J Cereb Blood Flow Metab 1990;10:698–706

27. Sánchez del Pino MM, Peterson DR, Hawkins RA. Neutral amino acid transport characterization of isolated luminal and abluminal membranes of the blood-brain barrier. J Biol Chem 1995;270:14913–14918

28. Bading JR, Kan-Mitchell J, Conti PS. System A amino acid transport in cultured human tumor cells: implications for tumor imaging with PET. Nucl Med Biol 1996;23:779–786

29. Becherer A, Karanikas G, Szabó M, et al. Brain tumour imaging with PET: a comparison between [18F]fluorodopa and [11C]methionine. Eur J Nucl Med Mol Imaging 2003;30:1561–1567

30. Kracht LW, Friese M, Herholz K, et al. Methyl-[11C]-l-methionine uptake as measured by positron emission tomography correlates to microvessel density in patients with glioma. Eur J Nucl Med Mol Imaging 2003;30:868–873

31. Herholz K, Hölzer T, Bauer B, et al. 11C-methionine PET for differential diagnosis of low-grade gliomas. Neurology 1998;50:1316–1322

32. Kuwert T, Morgenroth C, Woesler B, et al. Uptake of iodine-123-alpha-methyl tyrosine by gliomas and non-neoplastic brain lesions. Eur J Nucl Med 1996;23:1345–1353

33. Ullrich RT, Kracht L, Brunn A, et al. Methyl-L-11C-methionine PET as a diagnostic marker for malignant progression in patients with glioma. J Nucl Med 2009;50:1962–1968

34. Ericson K, Lilja A, Bergström M, et al. Positron emission tomography with ([11C]methyl)-L-methionine, [11C]D-glucose, and [68Ga]EDTA in supratentorial tumors. J Comput Assist Tomogr 1985;9:683–689

35. Ribom D, Eriksson A, Hartman M, et al. Positron emission tomography (11)C-methionine and survival in patients with low-grade gliomas. Cancer 2001;92:1541–1549

36. Singhal T, Narayanan TK, Jacobs MP, Bal C, Mantil JC. 11C-methionine PET for grading and prognostication in gliomas: a comparison study with 18F-FDG PET and contrast enhancement on MRI. J Nucl Med 2012;53:1709–1715

37. Galldiks N, Kracht LW, Berthold F, et al. [11C]-L-methionine positron emission tomography in the management of children and young adults with brain tumors. J Neurooncol 2010;96:231–239

38. Derlon JM, Petit-Taboué MC, Chapon F, et al. The in vivo metabolic pattern of low-grade brain gliomas: a positron emission tomographic study using 18F-fluorodeoxyglucose and 11C-L-methylmethionine. Neurosurgery 1997;40:276–287, discussion 287–288

39. Kato T, Shinoda J, Oka N, et al. Analysis of 11C-methionine uptake in low-grade gliomas and correlation with proliferative activity. AJNR Am J Neuroradiol 2008;29:1867–1871

40. Chen W, Silverman DH, Delaloye S, et al. 18F-FDOPA PET imaging of brain tumors: comparison study with 18F-FDG PET and evaluation of diagnostic accuracy. J Nucl Med 2006;47:904–911

41. Fueger BJ, Czernin J, Cloughesy T, et al. Correlation of 6-18F-fluoro-L-dopa PET uptake with proliferation and tumor grade in newly diagnosed and recurrent gliomas. J Nucl Med 2010;51:1532–1538

42. Stadlbauer A, Prante O, Nimsky C, et al. Metabolic imaging of cerebral gliomas: spatial correlation of changes in O-(2-18F-fluoroethyl)-L-tyrosine PET and proton magnetic resonance spectroscopic imaging. J Nucl Med 2008;49:721–729

43. Van Laere K, Ceyssens S, Van Calenbergh F, et al. Direct comparison of 18F-FDG and 11C-methionine PET in suspected recurrence of glioma: sensitivity, inter-observer variability and prognostic value. Eur J Nucl Med Mol Imaging 2005;32:39–51

44. Ceyssens S, Van Laere K, de Groot T, Goffin J, Bormans G, Mortelmans L. [11C]methionine PET, histopathology, and survival in primary brain tumors and recurrence. AJNR Am J Neuroradiol 2006;27:1432–1437

45. Pöpperl G, Götz C, Rachinger W, Gildehaus FJ, Tonn JC, Tatsch K. Value of O-(2-[18F]fluoroethyl)- L-tyrosine PET for the diagnosis of recurrent glioma. Eur J Nucl Med Mol Imaging 2004;31:1464–1470

46. Chen W. Clinical applications of PET in brain tumors. J Nucl Med 2007;48:1468–1481

47. Dunet V, Rossier C, Buck A, Stupp R, Prior JO. Performance of 18F-fluoro-ethyl-tyrosine (18F-FET) PET for the differential diagnosis of primary brain tumor: a systematic review and Metaanalysis. J Nucl Med 2012;53:207–214

48. Hutterer M, Nowosielski M, Putzer D, et al. [18F]-fluoro-ethyl-L-tyrosine PET: a valuable diagnostic tool in neuro-oncology, but not all that glitters is glioma. Neuro-oncol 2013;15:341–351

49. Pauleit D, Floeth F, Hamacher K, et al. O-(2-[18F]fluoroethyl)-L-tyrosine PET combined with MRI improves the diagnostic assessment of cerebral gliomas. Brain 2005;128(Pt 3):678–687

50. Floeth FW, Pauleit D, Wittsack HJ, et al. Multimodal metabolic imaging of cerebral gliomas: positron emission tomography with [18F]fluoro-ethyl-L-tyrosine and magnetic resonance spectroscopy. J Neurosurg 2005;102:318–327

51. Jansen NL, Graute V, Armbruster L, et al. MRI-suspected low-grade glioma: is there a need to perform dynamic FET PET? Eur J Nucl Med Mol Imaging 2012;39:1021–1029

52. Niyazi M, Jansen N, Ganswindt U, et al. Re-irradiation in recurrent malignant glioma: prognostic value of [18F]FET-PET. J Neurooncol 2012;110:389–395

53. Jacobs AH, Winkler A, Dittmar C, et al. Molecular and functional imaging technology for the development of efficient treatment strategies for gliomas. Technol Cancer Res Treat 2002;1:187–204

54. Mineura K, Sasajima T, Kowada M, Uesaka Y, Shishido F. Innovative approach in the diagnosis of gliomatosis cerebri using carbon-11-L-methionine positron emission tomography. J Nucl Med 1991;32:726–728

55. Bergström M, Collins VP, Ehrin E, et al. Discrepancies in brain tumor extent as shown by computed tomography and positron emission tomography using [68Ga]EDTA, [11C]glucose, and [11C]methionine. J Comput Assist Tomogr 1983;7:1062–1066

56. Nuutinen J, Sonninen P, Lehikoinen P, et al. Radiotherapy treatment planning and long-term follow-up with [(11)C]methionine PET in patients with low-grade astrocytoma. Int J Radiat Oncol Biol Phys 2000;48:43–52

57. Kracht LW, Miletic H, Busch S, et al. Delineation of brain tumor extent with [11C]L-methionine positron emission tomography: local comparison with stereotactic histopathology. Clin Cancer Res 2004;10:7163–7170

58. Würker M, Herholz K, Voges J, et al. Glucose consumption and methionine uptake in low-grade gliomas after iodine-125 brachytherapy. Eur J Nucl Med 1996;23:583–586

59. Ricci PE, Karis JP, Heiserman JE, Fram EK, Bice AN, Drayer BP. Differentiating recurrent tumor from radiation necrosis: time for re-evaluation of positron emission tomography? AJNR Am J Neuroradiol 1998;19:

407–413

60. Vees H, Senthamizhchelvan S, Miralbell R, Weber DC, Ratib O, Zaidi H. Assessment of various strategies for 18F-FET PET-guided delineation of target volumes in high-grade glioma patients. Eur J Nucl Med Mol Imaging 2009;36:182–193

61. Nariai T, Tanaka Y, Wakimoto H, et al. Usefulness of L-[methyl-11C] methionine-positron emission tomography as a biological monitoring tool in the treatment of glioma. J Neurosurg 2005;103:498–507

62. Terakawa Y, Tsuyuguchi N, Iwai Y, et al. Diagnostic accuracy of 11C-methionine PET for differentiation of recurrent brain tumors from radiation necrosis after radiotherapy. J Nucl Med 2008;49:694–699

63. Ullrich RT, Kracht L, Brunn A, et al. Methyl-L-11C-methionine PET as a diagnostic marker for malignant progression in patients with glioma. J Nucl Med 2009;50:1962–1968

64. Galldiks N, Ullrich R, Schroeter M, Fink GR, Jacobs AH, Kracht LW. Volumetry of [(11)C]-methionine PET uptake and MRI contrast enhancement in patients with recurrent glioblastoma multiforme. Eur J Nucl Med Mol Imaging 2010;37:84–92

65. Yamane T, Sakamoto S, Senda M. Clinical impact of (11)C-methionine PET on expected management of patients with brain neoplasm. Eur J Nucl Med Mol Imaging 2010;37:685–690

66. Galldiks N, Kracht LW, Burghaus L, et al. Patient-tailored, imaging-guided, long-term temozolomide chemotherapy in patients with glioblastoma. Mol Imaging 2010;9:40–46

67. Mehrkens JH, Pöpperl G, Rachinger W, et al. The positive predictive value of O-(2-[18F]fluoroethyl)-L-tyrosine (FET) PET in the diagnosis of a glioma recurrence after multimodal treatment. J Neurooncol 2008;88:27–35

68. Piroth MD, Pinkawa M, Holy R, et al. Prognostic value of early [18F] fluoroethyltyrosine positron emission tomography after radiochemotherapy in glioblastoma multiforme. Int J Radiat Oncol Biol Phys 2011; 80:176–184

69. Ullrich R, Backes H, Li H, et al. Glioma proliferation as assessed by 3′-fluoro-3′deoxy-L-thymidine positron emission tomography in patients with newly diagnosed high-grade glioma. Clin Cancer Res 2008; 14:2049–2055

70. Yamamoto Y, Ono Y, Aga F, Kawai N, Kudomi N, Nishiyama Y. Correlation of 18F-FLT uptake with tumor grade and Ki-67 immunohistochemistry in patients with newly diagnosed and recurrent gliomas. J Nucl Med 2012;53:1911–1915

71. Jacobs AH, Thomas A, Kracht LW, et al. 18F-fluoro-L-thymidine and 11C-methylmethionine as markers of increased transport and proliferation in brain tumors. J Nucl Med 2005;46:1948–1958

72. Hatakeyama T, Kawai N, Nishiyama Y, et al. 11C-methionine (MET) and 18F-fluorothymidine (FLT) PET in patients with newly diagnosed glioma. Eur J Nucl Med Mol Imaging 2008;35:2009–2017

73. Tripathi M, Sharma R, D'Souza M, et al. Comparative evaluation of F-18 FDOPA, F-18 FDG, and F-18 FLT-PET/CT for metabolic imaging of low grade gliomas. Clin Nucl Med 2009;34:878–883

74. Spence AM, Muzi M, Link JM, et al. NCI-sponsored trial for the evaluation of safety and preliminary efficacy of 3′-deoxy-3′-[18F]fluorothymidine (FLT) as a marker of proliferation in patients with recurrent gliomas: preliminary efficacy studies. Mol Imaging Biol 2009;11:343–355

75. Idema AJ, Hoffmann AL, Boogaarts HD, et al. 3′-Deoxy-3′18F-fluorothymidine PET-derived proliferative volume predicts overall survival in high-grade glioma patients. J Nucl Med 2012;53:1904–1910

76. Chen W, Delaloye S, Silverman DH, et al. Predicting treatment response of malignant gliomas to bevacizumab and irinotecan by imaging proliferation with [18F] fluorothymidine positron emission tomography: a pilot study. J Clin Oncol 2007;25:4714–4721

77. Wardak M, Schiepers C, Dahlbom M, et al. Discriminant analysis of 18F-fluorothymidine kinetic parameters to predict survival in patients with recurrent high-grade glioma. Clin Cancer Res 2011;17:6553–6562

78. Catana C, Drzezga A, Heiss WD, Rosen BR. PET/MRI for neurologic applications. J Nucl Med 2012;53:1916–1925

第 7 章

生理影像学

Soonmee Cha

过去 30 年中，脑肿瘤非创伤性解剖和生理磁共振成像方法已经在神经影像学领域里得到实施和广泛临床应用。随着神经影像技术的发展，在神经肿瘤其他领域的技术已经取得了巨大的进展，比如立体定向导航神经外科技术、术中皮层和皮层下电刺激映射技术、免疫组化方法，以及各种形式的放射治疗，如伽马刀和射波刀放射治疗。近年来，对于脑肿瘤的分子生物学和神经干细胞起源的解释，致使一个探索脑肿瘤发病机制和靶向治疗的新时代的到来。

神经影像学在脑肿瘤的诊断和术前规划中起着关键的作用，也可作为治疗或治疗后评估的一种手段。最新的技术进展，促进了多种可以提供传统解剖成像不容易获得的信息的基于生理学的磁共振成像技术的发展和临床应用。结合解剖学和生理学的磁共振成像能更全面地描述肿瘤的特征，对肿瘤生物学也会有更好的理解。那些针对特定肿瘤信号通路、肿瘤生长因子、肿瘤新生血管的高选择性化疗药物的近期进展和临床试验，给予了神经肿瘤领域的每位医生对于在未来十年可能控制脑肿瘤生长的希望和信念。

争议

- 尽管其在促进脑肿瘤生物学知识发展方面具有强大的潜在作用，但基于生理学的磁共振成像方法仍急需进一步验证和相关的临床结果数据。

■ 脑肿瘤影像

脑 CT 扫描对于急性出血、脑积水和脑疝的诊断非常敏感，可以帮助检测血脑屏障及明确对比度增强的肿瘤边界。然而，CT 主要作为初始的筛选方法，以排除可能危及生命的颅内过程，但它有若干个重要的限制。首先，CT 不是用于检测脑实质细微变化的理想检测手段，比如非增强的肿瘤或浸润性改变，以及其固有的低软组织对比度[1]。浸润性肿瘤的 CT 扫描结果可能是相当微妙的，以至于容易被忽视。其次，CT 不能提供灵活的多平面采集，从而限制了肿瘤的三维呈现。还有，CT 有电离辐射，其碘对比剂可引起严重的过敏反应。最后，CT 在提供解剖信息上有很大的限制。即使应用静脉造影剂，对于软组织的分辨率、多维成像能力和基于生理学的应用也不如 MRI。

对比增强的 MRI 能提供细致的解剖细节，具有多维成像能力，同时没有电离辐射。因此，它是目前脑肿瘤诊断和治疗监测的影像学标准。在临床实践中，最为广泛接受的标准影像学协议至少包括以下两种序列：对比增强 T1 加权成像和液体衰减反转恢复序列（FLAIR）成像。

不幸的是，解剖 MRI 在描绘形态的异常和特异性上有很大的限制。不同的疾病过程可能会出现相似的表现，或者一个病种可能有多种影像学表现。仅基于解剖 MRI,脑的基础代谢和功能的完整性不能够得到充分评估。为此,有几种基于生理学的 MRI 方法已经被开发出来,并成为成像模式医疗设备的一部分来突出肿瘤的特性。应该指出的是,这些先进的 MRI 方法仍需要进一步研究和临床结果验证,以确定它们在临床应用中的作用。

基于生理学的 MRI

扩散加权 MRI

生物系统中水的扩散,特别是在大脑中,不仅是复杂的细胞内和细胞外成分的相互作用,同样包括该组织的细胞结构和渗透屏障。水分子扩散通过磁场梯度会导致失相和信号强度的损失。因为这一微观扩散运动是如此之小,从扩散中产生可观察的信号损失需要一个很大的强度梯度和持续时间。利用双极脉冲梯度方法,可以通过相位色散引起的旋转幅度变化发现微观扩散运动。为了检测这种高敏感度的运动,超快成像的方法,如平面回波成像技术,是需要在数毫秒内获得足够数量的图像然后产生有意义的信息。

表观弥散系数(ADC)表示扩散运动的速度(以平方毫秒每秒为单位)。ADC 考虑脑细胞结构和非扩散因素的异构环境,如温度、灌注和代谢率,这可能会影响对微观热运动的测量。高 ADC 意味着相对不受限制的水的运动。低 ADC 表示受限制的扩散运动,如急性脑缺血。扩散敏感系数,即 b 值,与持续时间、强度和扩散梯度之间的时间间隔有关。临床影像学检查中使用的典型 b 值是 $900\sim1000s/mm^2$。b 值越高越敏感,在获得有更高对比度的扩散影像的同时检测水运动受限制的区域。

各向异性扩散是指在不同方向上具有不同的扩散运动,如脑中正常的髓白质。水分子的扩散在沿轴索纤维平行平面上远不及在垂直方向上。白质的各向异性可以通过比较扩散加权图像和在三个正交方向的双极梯度来描述,正交方向即当扩散编码垂直于纤维方向时可见白质呈高信号。通过结合三个正交数据的信息,可形成一个与方向无关的图像,而不用对白质各向异性进行加工。

回波平面成像(EPI)是临床上应用最为广泛的扩散加权成像的 MRI 技术,用来诊断急性中风和其他脑疾病,如脓肿、表皮样囊肿、外伤性剪切伤或坏死性脑炎。这是最快的 MRI 方法,它允许在一个单一的采集周期内收集 25~100ms 内的所有回波信号[2]。数据的获得是通过形成梯度回波,梯度回波的形成是通过在一个单一的射频脉冲后进行非常快速的大梯度极性反转来完成 k-空间填充。每个回波梯度都被一个非常简短的梯度或对比度较弱的相位编码梯度分别进行相位编码。虽然长回波队列呈现的图像对化学移位和磁化率伪影敏感,但是 EPI 几乎消除了运动伪影。化学位移伪影可通过使用脂质抑制来克服,而磁敏感伪影在空气-骨-组织交界面表现突出,如颅底、鼻窦、眼眶和颞骨岩部[3-5]。

扩散加权 MRI 的临床应用

扩散加权 MRI 是目前诊断早期脑缺血的标准成像方法。随着缺血的发作,细胞膜损坏。$Na^{2+}-K^+-ATP$ 泵破坏,导致 Na^{2+} 内流,接着出现细胞肿胀。在这个时候,细胞仍然是活的,但是,细胞外空间被压缩和移动受限继发于细胞内的扩张。此损伤范围内的缺血是由于细胞毒性水肿和细胞损伤导致的结构改变。对于脑缺血,在常规 MRI 呈现任何改变之前,扩散加权的 EPI 影像在几分钟内就已经有局部的高信号出现。这些迅速出现的扩散异常和 ADC 的减少代表能量驱动的膜泵衰竭,随后出现膜通透性和细胞结构限制水运动的改变。传统 MRI 上的改变,包括液体衰减反转恢复序列(FLAIR),被延迟直到在细胞膜膜泵衰竭后发生的血脑屏障破坏出现。缺血诱导扩散异常可能会在急性事件后持续长达 44 天,它是后来发生的,永久性的结构改变意味着完全梗死。随着急性事件的发生,异常扩散加权 MRI 和 ADC 图回到基线大约需要 7~

14 天。扩散加权成像诊断急性梗死的敏感性和特异性超过 95%，高于常规 MRI 和 CT 检查。

除了对脑缺血进行早期诊断，扩散加权 MRI 检测其他颅内疾病也是极为敏感的，包括脑脓肿、表皮样囊肿、外伤性剪切伤、中毒性或感染性脑炎和术后的脑损伤。在这些疾病中的扩散限制的确切机制仍然是不确定的，但在诊断中扩散加权 MRI 是非常有帮助的。例如脑脓肿，囊性脑肿瘤中可出现模糊，术前诊断是正确的手术和医疗处置的关键。扩散加权 MRI 明显显示脑脓肿中限制扩散异常（图 7.1），最有可能归因于脓液黏度的增加。同样，一个含有高黏性物质的表皮样囊肿，可以导致特征性的限制扩散，如图所示（图 7.2）。创伤后出现的弥漫性轴索损伤代表了由于旋转剪切力导致的永久性的脑损伤，造成受影响的细胞结构的破坏。在中毒性或感染性脑炎中，疱疹原型，有由于直接的神经元和少突胶质细胞损伤造成的广泛的坏死组织破坏。同样，最终的结果是改变膜的完整性，水进入细胞内，细胞外空间和水的运动相应受限。

> **提示**
> • 扩散加权 MRI 对肿瘤切除后发展迅速的新的异常对比度增强的精确解释具有极其重要的价值。

扩散加权 MRI 在肿瘤切除术后不久的新的异常对比度增强的准确解释中具有非常重要的价值。图 7.3 描述了在一个神经胶质瘤切除术后即刻的术后 MRI 上扩散减少的区域。在 1 个月的随访 MRI 中，沿着切缘有一个明确的异常对比度增强与术后 MRI 上的扩散减少区域相一致。这种新的增强很容易被误解为肿瘤复发，它代表了脑损伤区域的血脑屏障破坏而不是肿瘤复发。有研究表明，扩散异常区域内的这种增强不约而同地演变成一个胶质细胞增生的腔，而不是脑肿瘤复发[6]，正如人们对于永久性脑损伤所期望的那样。因此，在肿瘤切除术后前几个月内评估即刻的术后 MRI 上扩散异常的区域出现的任何新的增强是必要的。

扩散张量成像是扩散加权 MRI 的最新应用，其中白质的完整性可以被描述为一个三维图[7]。虽然仍处于临床阶段，但扩散张量成像和纤维束成像是有前景的，将来可能成为研究脑白质纤维束的无创性工具和脑肿瘤术前计划的重要部分。

扩散加权成像的主要缺陷之一是与该技术的内在敏感性有关的病变含有高磁化率，如血液制品中的钙或金属，骨或空气。由顺磁性或铁磁性材料引起的易感伪影，可以引起 MRI 中假的信号改变，模拟病理

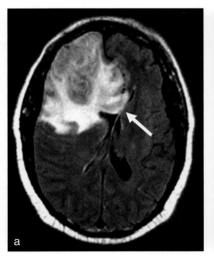
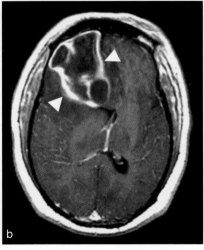
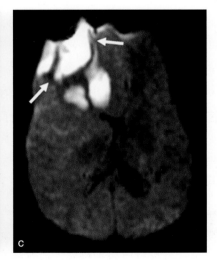

图 7.1 一位 41 岁男性患者右额叶化脓性脑脓肿。(a)经轴位流体-衰减反转恢复图像显示胼胝体(箭头)的一个大肿块。(b)轴位对比增强后 T1 加权磁共振图像显示在右额叶一大的边缘强化，中央坏死性肿块(箭头)，暗示一种侵袭性肿瘤。(c)轴位扩散-加权图像清楚地显示在占位内部扩散明显减少(箭头)，符合化脓性脓肿的特点，最后在手术中被证实。

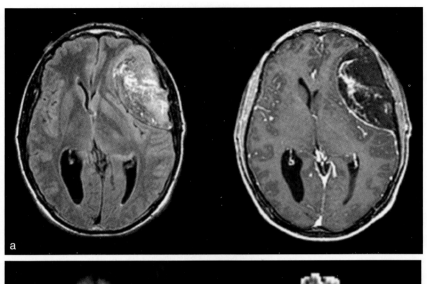

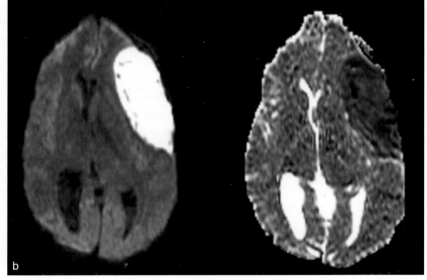

图 7.2　一位 31 岁的男性左额表皮样囊肿。(a)轴位流体-衰减反转恢复(左)和增强后 T1 加权图像(右)对局限于左额额外占位的异常内部结构具有良好的显示。(b)轴位扩散加权图像(左)和表观扩散系数图(右)显示位于脑外的占位扩散显著减少，确诊为颅内表皮样肿瘤。外科手术时发现表皮样囊肿含有厚厚的黏液和黏性物质。

过程，如梗死或脓肿，因此，扩散加权图像的解释必须通过解剖 MRI。尤其是在术后即刻状态，其中出血和手术区域内的手术材料组合可以引起加权扩散影像上突出的敏感伪影。如图 7.4，颅内脑实质内血肿由于亚急性和慢性出血，高铁血红蛋白和含铁血黄素导致的磁化率效应可以表现出在扩散加权成像中明显的扩散减少。

> **缺陷**
> ● 顺磁性或铁磁性材料，如血液制品或脑内钙可以模拟扩散加权和灌注成像 MRI 的病理学变化。

动态对比增强灌注磁共振成像

　　动态对比增强灌注磁共振成像提供的血流动力学信息，补充了传统 MRI 可获得的解剖信息。对比增强灌注磁共振成像方法利用随顺磁性造影剂通过脑血管系统的信号变化，来获取血容量和流量的信息[8-10]。动态灌注 MRI 的数据分析使用反映潜在微血管和血管生成的放射性示踪动力学理论进行定量估计。因此，这种快速和强大的技术被越来越多地用于作为一个研究工具，以评估和了解颅内疾病的过程，也可作为诊断、处置和理解颅内病变的一种临床工具，特别是脑肿瘤。颅内病变的血管，如脑神经胶质瘤[11-13]、颅内

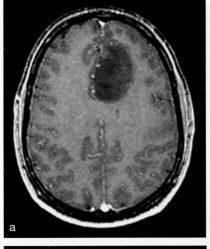
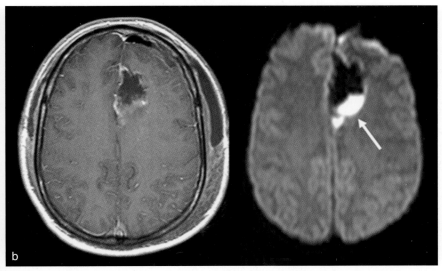
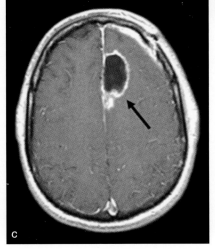

图 7.3　一位 35 岁男性患者左额叶内侧低级别星形细胞瘤。(a)轴位对比增强 T1 加权图像显示一无强化的左内侧额叶占位。(b)手术后立即轴位对比增强 T1 加权图像显示占位被次全切除。轴位扩散加权图像显示在切除空腔后一个结节区域扩散减少(箭头)。(c)手术 4 个月后轴位对比增强 T1 加权图像显示沿着切除空腔后缘的结节性区域的异常增强,可疑肿瘤复发(箭头)。然而,此增强区域对应于术后立即行轴位扩散加权图像的扩散减少区域,最有可能代表外科手术创伤的细胞毒性损伤区域,而不是复发性肿瘤。1 个月后的随访,完全增强被吸收,而被胶质细胞增生腔代替。

淋巴瘤[14]、肿瘤-模仿脱髓鞘病变[15],已被灌注 MRI 评估。

灌注 MRI 的临床应用

　　血管形态和血管生成的程度是评价不同肿瘤类型和确定颅内肿瘤生物侵袭性的重要因素,尤其是脑胶质瘤[16,17]。肿瘤血管生成可用由描述整体肿瘤血管分布的体内脑血容量图得出的灌注 MRI 来间接评估。对相对脑血容量的灌注 MRI 测量已经被证明与传统的血管造影一起可用于评估肿瘤血管密度和对肿瘤新生血管的组织学测量。然而,肿瘤血管增加并不等同于恶性肿瘤。颅内肿瘤,特别是一些轴外的肿瘤,如脑膜瘤、脉络丛乳头状瘤,血管可能很多但是却是良性的。

　　在接受直接攻击肿瘤血管的抗血管生成肿瘤治疗的患者中,灌注 MRI 是一种用来评估治疗期间肿瘤的相对脑血流量变化的无创性方法,因此可用于监测疗效。常规 MRI 的限制是缺乏特异性,不能区分肿瘤复发和与治疗相关的坏死。灌注 MRI 已被证明与接受抗血管生成治疗的患者的临床反应有更好的相关性。

神经胶质瘤

　　一些研究已经发现,肿瘤的相对脑血容量和神经胶质瘤分级在统计学上有显著的相关性。研究还表明,肿瘤的相对脑血容量和肿瘤血管的相关性可用常规导管造影确定[13]。由于 MRI 可定量评价肿瘤血管,对比增强灌注 MRI 可以用来测量肿瘤脑血容量,这反映了潜在的肿瘤血管。因此,灌注磁共振成像得出的相对脑血容量测量可以作为肿瘤血管生成和恶性肿瘤的无创性替代标志物。这些研究结果的影响是很重

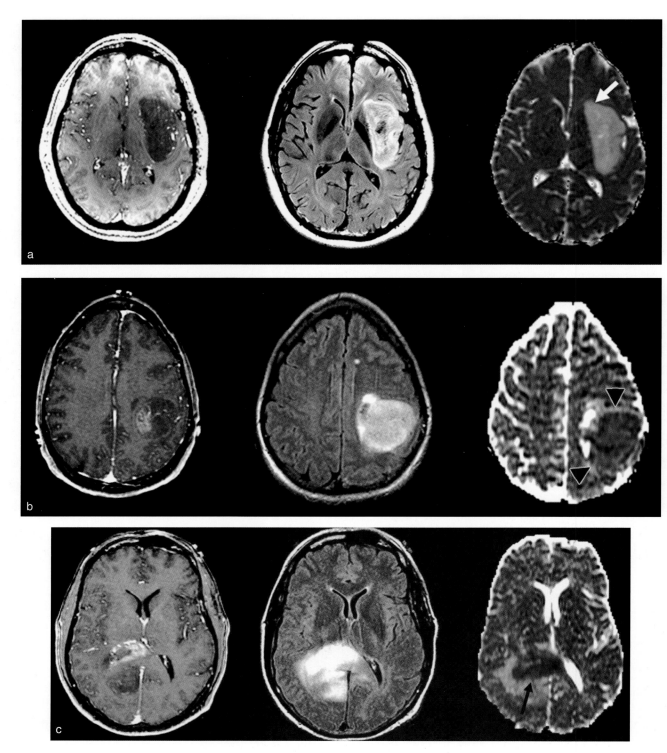

图 7.4 胶质瘤（Ⅱ~Ⅳ级）和表观弥散系数（ADC）图。(a) 低级别星形细胞瘤。(b) 间变性星形细胞瘤。(c) 多形性胶质母细胞瘤。轴位对比增强 T1 加权（左）和轴位流体 - 衰减反转恢复（中）图像显示，随着胶质瘤级别的增加，在 T2 像上肿瘤异常增强程度的增加。轴位 ADC 图（右）显示低级别星形细胞瘤（白色箭头）扩散增加，间变性星形细胞扩散轻度减少（箭头），胶质母细胞瘤扩散中度减少（黑色箭头）。

要的,因为在原发性高级别神经胶质瘤中,血管形态是确定潜在恶性肿瘤和生存的一个重要参数。

低级别星形细胞瘤与间变性星形细胞瘤和胶质母细胞瘤相比有显著较低的平均相对脑血容量[11,12]。间变性星形细胞瘤与较低级别星形细胞瘤相比,往往有较高的相对脑血流量,但是与神经胶质母细胞瘤相比,相对脑血流量就较低。从低级别到高级别肿瘤,逐步增加的相对脑血容量与研究结果是一致的,低级别星形细胞瘤的微血管密度显著低于间变性星形细胞瘤和胶质母细胞瘤,胶质母细胞瘤是最具血管化的肿瘤。然而,因为脑胶质瘤固有的极端组织学异质性,不仅是在不同级别的脑胶质瘤,相对脑血容量的测量也可以有很大变化。因此,脑胶质瘤相对血容量图不应在未行常规 MRI 的情况下进行评价,它可以提供其他有价值的信息,如血脑屏障的完整性或 T2 异常程度和特点。

活检仍然是确定肿瘤类型和级别的确切方法。高级别胶质瘤活检中的抽样误差率是众所周知的,这部分是由于单一肿瘤内的极端地理异质性造成的。理想的情况下,胶质瘤的分级应基于在最恶性的肿瘤区域进行的组织学评价。然而,确定该区域可能是相当困难的。在大多数活检中,用来引导的显像模式是对比增强的 T1 加权 MRI 或 CT[18],描绘血脑屏障破坏的区域可能与大部分恶性肿瘤或肿瘤的大部分血管不符合。仅在对比增强 T1 加权 MRI 的基础上选择一个活检目标可能是相当具有挑战性的。脑血流量图可以描述血管增加的区域,可以作为立体定向活检的额外目标。在笔者医院,相对脑血容量图通常用来选择增强和非增强的肿瘤活检部位,并帮助减少抽样误差和非诊断性穿刺活检。相对脑血容量图在非增强的肿瘤中是非常有用的, 因为相对脑血容量图可以用来定位"热点"区域或肿瘤血管增生的假定位点。

放射性坏死与复发性肿瘤

放疗后坏死与复发肿瘤的不同有明显的治疗意义。复发性肿瘤的患者可能受益于二次手术和接受辅助化疗或有针对性的高剂量放射治疗,而放射坏死的患者可以用类固醇治疗。目前,区分放射性坏死和复发性肿瘤的唯一方法是对活检或切除的组织进行组织学评价。然而,在放射性坏死区域的手术操作可能造成相邻脑实质的进一步损伤。迟发性放射性坏死与复发性肿瘤经常是难以区分的,不管是在临床上还是放射学上。临床上,任何实体的患者都可以表现出渐进性局灶性神经功能缺损和颅内压增高的迹象。在影像学上,都可以表现为肿块病灶周围的水肿[19,20]。传统的对比度增强 CT 或 MRI 不能用于复发性肿瘤和放射性坏死的鉴别诊断(图 7.5)。这两种方法可引起广泛的水肿和血脑屏障不同程度的破坏,分别导致质量效应和异常的对比度增强。然而,经病理证实,放射性坏

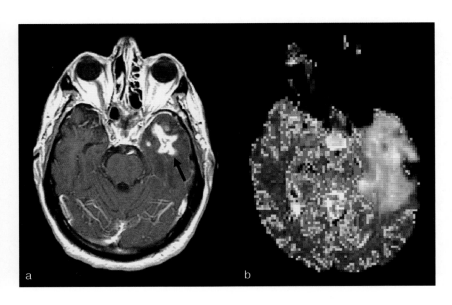

图 7.5 一位 55 岁男性患者左侧颞叶放射性坏死后外照射后状况,5 年前被诊断为斜坡脊索瘤。(a)轴位对比增强 T1 加权图像显示左颞叶不规则增强占位(箭头)。(b)轴位相对脑血容量图显示病灶内血供缺失,提示一个非肿瘤性的过程。在手术中,放射性坏死没有发现肿瘤的证据。

死和复发性肿瘤明显不同。虽然迟发性放射性坏死的确切发病机制仍不清楚,但一致的病理特点是广泛的血管内皮损伤和最终的纤维素样坏死;相反,复发性肿瘤的特点是血管增生[21,22]。MRI 来源的脑血容量图可以显示治疗导致的坏死和复发性肿瘤在血管病理上的差异,可能有助于鉴别两者。

转移

转移性肿瘤几乎占所有脑肿瘤的 50%,通过血行播散或直接扩散进入中枢神经系统。随着转移性肿瘤的生长和变大,新生血管生成。新形成的毛细血管与有孔膜和内皮连接开放的原发性肿瘤相似,所有这一切都不同于拥有紧密连接的血脑屏障、连续的基底膜和星形胶质细胞足突的正常脑组织毛细血管[23]。颅内转移往往有多个病灶,在增强的 T1 加权图像上有不同程度的相关水肿,他们通常位于灰质和白质的连接处附近。因此,在鉴别来源于原发胶质瘤的转移性脑病变时通常没有诊断困难。然而,当转移性脑肿瘤表现为孤立的病变时,它可以有与神经胶质瘤在增强 T1 加权 MRI 和相对脑血容量图上相似的表现。

提示

- 灌注 MRI 可用于区分孤立的转移瘤和原发性神经胶质瘤。

灌注 MRI 基于对肿瘤周围相对脑血容量的测量差异在鉴别原发性胶质瘤的孤立转移上是有用的[19]。通过转移性肿瘤病理生理学上的差异,血容量的差异在某种程度上是可以解释的。肿瘤周围水肿(指在 T2 加权图像上与增强肿瘤边缘直接接触的高信号区域)是由从毛细血管渗漏增加的间隙水导致的血管源性水肿[24]。也就是说,在转移性肿瘤中,在对比度增强肿瘤的边缘之外没有组织学的证据,肿瘤周围的区域代表了周围正常但是脑实质水肿的反应。另一方面,在高级别的胶质瘤中,肿瘤周围的区域代表了血管源性水肿和血管周围间隙肿瘤细胞浸润的变量组合。它已经表明,肿瘤细胞可以在一些高级别胶质瘤中发现,不仅是在对增强的边缘之外,还有 T2 加权 MRI 可见

的肿瘤周围区域的外边缘以外[18]。如图 7.6,利用在瘤周区的病理生理差异,通过灌注 MRI 得出的血容量测定有助于鉴别肿瘤浸润性水肿(在高级别胶质瘤病例中)与单纯的血管性水肿(在转移性肿瘤病例中)。

脑膜瘤

脑膜瘤是富含血管的轴外肿瘤,主要由脑膜动脉和完全缺乏血脑屏障的肿瘤毛细血管获得血液供应。血管造影后,脑膜瘤呈现弥漫性、均匀和长时间染色的富含血管的轴外包块。同样的,脑膜瘤在灌注 MRI 上也是富含血管的。由于缺乏血脑屏障,脑膜瘤的毛细血管有很强的渗漏和渗透性。这种现象在第一次注射造影剂,有直接的渗漏,没有回收到 T2* 信号而回到基线时是明显的。因此,灌注 MRI 得出的对脑膜瘤相对脑血容量的测量可能是过度的或低估的,因为第一次出现渗漏时就要区分血管内造影剂是不可能的。

缺陷

- 灌注 MRI 对脑膜瘤特别具有挑战性。因为这些肿瘤可以是富集血管,相对脑血容量测量可能与肿瘤恶性不相关。脑膜瘤的磁共振灌注成像也会因其在大脑中的位置使平面回波和 T2* 产生伪影。

类似于扩散加权成像,灌注 MRI 通过平面回波技术和 T2 效应技术对磁敏感性伪影是很敏感的。因此,任何顺磁性或铁磁性物质都会引起严重的伪影,尤其是在大脑中颅窝或后窝附近的脑–骨–空气界面。因此灌注 MRI 在这些位置上有固有的限制和挑战。在术后即刻行 MRI 时,灌注 MRI 往往由血液和手术材料引起的易感度伪影造成障碍而受到影响。

质子磁共振成像波谱

物理基础

磁共振波谱(MRS)是一种无创性的 MRI 技术,产生代谢谱而不是生成解剖图像。有几个原子核(例如质子、磷、碳、钠、氟)可用于产生 MRS,但是质子是最常用的,因为其丰度和高的核磁敏感性。质子 MRS 可以捕获到体内正常和患病的脑中的生化特征。尽管大

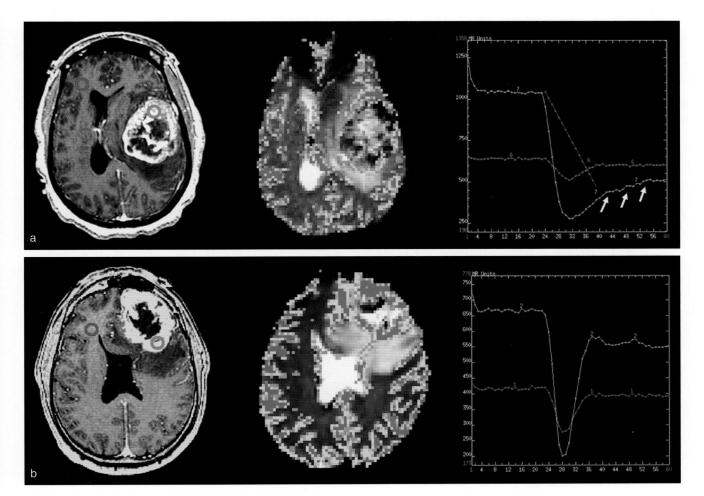

图 7.6　转移性脑肿瘤和多形性胶质母细胞瘤灌注磁共振成像。(a)一位 37 岁女性患者肺腺癌转移到脑。轴位对比增强 T1 加权图像显示在左额叶大量坏死性占位。相对脑血容量(rCBV)图显示占位血容量增加,主要是围绕在肿瘤周围。灌注分析的感兴趣区域被放置在肿瘤(绿环)和对侧正常白质(粉圈)。动态 T2 信号强度-时间曲线显示造影剂在血管追踪后在感兴趣区域的即刻泄露比肿瘤高,这表明相比正常的白质(粉红色曲线),肿瘤具有高度泄漏的血管(绿色曲线与白色箭头)。(b)一位 52 岁男性患者左额叶多形性胶质母细胞瘤。轴位对比增强 T1 加权图像和 rCBV 图显示在左额叶一个不规则强化的占位伴中央坏死。感兴趣区域放在肿瘤(绿圈)和正常白质(粉圈),灌注分析显示在肿瘤(绿色曲线)内只有轻微的造影剂泄漏。

脑中存在大量的代谢物,但只有自由移动的代谢物能被 MRS 检测到。因为水的质子数量远远超过其他代谢物的质子数量,因此,抑制水信号来检测通常被水质子信号掩盖的微量重要代谢产物是最关键的。

　　MRS 采集需要首先确定研究的三维感兴趣区(VOI)。VOI 的定位可以使用单体或化学位移技术。在单体素波谱,大脑的一个小区域(通常最低是 1cm³)被用来获取代谢信息。它是一种快速、简便的技术,但是受限于组织的范围。另一方面,化学位移成像提供了大的覆盖范围,改进了信号的检测。对于脑肿瘤,化学位移成像是可取的,因为它能提供一个更大目标区域的代谢信息。然而,这种方法需要较长的成像时间和复杂的数据处理。涉及 MRS 的两个基本步骤,包括足够的水抑制剂和均匀的磁场以确保均匀。

　　通过质子 MRS 检测的主要脑代谢物是 N-乙酰天冬氨酸(NAA)、胆碱、肌酸、肌醇、脂、乳酸、谷氨酰胺和谷氨酸。每个代谢产物都有相应的生化关系:NAA 是神经元完整性的标志物;胆碱与细胞膜的转运有关;肌酸提供能量;肌醇是星形胶质细胞的标志物;脂肪是组织破坏和坏死的标志物;乳酸是缺氧的标志物;谷氨酰胺和谷氨酸是兴奋性标志物。每个代谢物的特点是其特定的共振频率与峰值高度、宽度和面积。通过峰值下的高度或面积可以计算出质子浓度的相对测量值。因为分裂活跃的细胞需要细胞膜的转运,所以胆碱峰在脑肿瘤中往往是最高的,而由于神经元的破坏 NAA 峰往往较低。

质子磁共振成像波谱的临床应用

目前已经提出了几种潜在的质子 MRS 的临床应用,包括指导脑手术活检和肿瘤分级。虽然质子 MRS 已经表现出作为一个可以进一步描述颅内病变的诊断工具的巨大希望,但是其对结果改变的贡献仍然是未知的。

> **缺陷**
>
> ● 脑灌注磁共振成像和质子磁共振波谱覆盖范围有限,因此并非脑肿瘤的所有问题都可涵盖在成像平面。特别是大的脑肿瘤或位于皮质和头骨附近的肿瘤。

影像引导的脑手术活检

质子 MRS 已用于指导高细胞密度区域的手术活检[25]。三维质子 MRS 使用化学位移成像可以从肿瘤的大部分获得代谢信息(图 7.7)。这可能定位到肿瘤最活跃或侵犯最严重的部位,可以用来作为活检的部位。高胆碱代谢物的区域已经证实与肿瘤的高增殖指数有关。然而重要的是要认识到,MRS 最小的体素大小是 $1cm^3$,而活检组织标本可小于 $1mm^3$。这种在大小上的差异在基于 MRS 选择活检部位和对活检结果进行解释的时候必须要考虑。

胶质瘤的分级

与灌注 MRI 相似,MRS 是一种很有前景的术前评价肿瘤分级的无创性工具(图 7.7)。在 MRS 中出现脂肪高度暗示是高级别的胶质瘤,因为脂肪是恶性胶质瘤组织坏死的标志物[26]。然而,质子 MRS 在临床应用中还有许多重要的限制。首先,由于 MRS 中体素大小的限制,无法得到整个肿瘤的体积。因此可能错过肿瘤的重要区域。其次,MRS 不能体现出肿瘤的恶性

程度,非特异性的光谱研究结果也并不少见。第三,MRS 数据处理仍然很麻烦,特别是在多维数据集的情况下,需要一个离线的工作站和复杂的软件程序。

功能磁共振成像

功能磁共振成像(fMRI)可用于与基于组织血氧水平变化(BOLD)的脑激活相关的神经元和运动事件的脑血流动力学的图像变化[27]。作为描述和量化脑激活的方法,fMRI 有几个优点:它是无创的,具有良好的空间和时间分辨率,且是易于实现的。在过去的十年中,fMRI 提供了对语言调查、记忆形成、疼痛、学习、情感和其他脑功能名称的新见解,但只是在积极研究的几个领域。fMRI 现在正被更广泛地用于临床环境,以绘制出主要的运动、感觉和视觉路径。

在过去几年里患病率越来越高,fMRI 数据被纳入手术室的神经导航系统来指导脑肿瘤手术。fMRI 数据已广泛应用于对运动皮层进行清晰和精确的定位[28-30]。术前的双边手指轻敲模式的 fMRI 可以显示肿瘤与运动激活(图 7.8),对侧半球运动激活,辅助运动激活的空间关系。在神经外科干预之前,手术磁共振成像定位运动皮层和配准结果可以帮助指导清醒状态下开颅术的直接皮层电刺激,可以缩短手术时间。在某些情况下,使用 fMRI 来确认运动皮质的预期位置可能完全避免清醒的神经手术。

儿童脑肿瘤的影像学检查

儿童脑肿瘤的发生位置、组织学特点和临床表现与成人有明显的不同,在疾病早期,就可能在整个神经系统中传播。一项研究总结,成人与儿童脑肿瘤在流行病学、分布、组织学和预后方面有很大的差异[20]。成人脑肿瘤多数发生在大脑皮层,而约一半的儿童脑肿瘤起源于幕下——小脑、脑干或者是第四脑室区。全身性癌的脑转移在儿童中是比较罕见的,主要表现为原发脑病变的软脑膜传播,如体细胞或生殖细胞瘤、髓母细胞瘤。因此,在这些患者中整个神经轴的影像是很重要的(例如,脑和脊柱)。儿童以头痛、颅后窝的症状(如恶心和呕吐)、共济失调和颅神经症状为主,因为半数小儿脑肿瘤发生在幕下[31-33]。

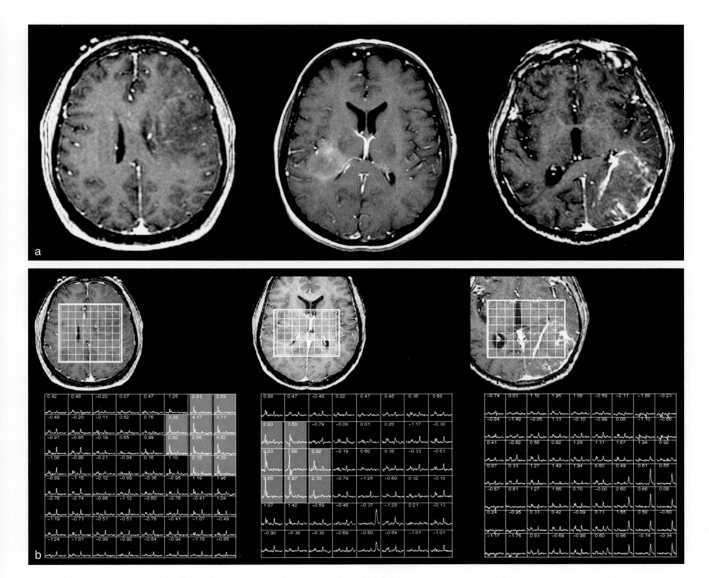

图 7.7　胶质瘤分级与质子磁共振波谱(MRS)。(a) Ⅱ 级星形细胞瘤(左)、Ⅲ 级星形细胞瘤(中)和 Ⅳ 级星形细胞瘤(右)轴位对比增强 T1 加权图像显示 Ⅳ 级肿瘤异常明确的对比度增强。(b)相应的质子磁共振波谱光谱通过同一轴位平面上的一部分显示在 Ⅱ 级和 Ⅲ 级星形细胞瘤(阴影区)的高胆碱代谢物。在 Ⅳ 级星形细胞瘤中,最不正常的代谢产物是脂质(第三列的下半部分)。

儿童脑肿瘤好发于颅后窝,这给生理 MRI 制造了一个独特的挑战。正如上一节所述,发生在颅后窝的脑肿瘤,由于易感伪影和几何失真,使用回声平面成像技术可能被遮蔽或扭曲。然而,通过使用更薄的切片技术,易感伪影的程度可以大大降低,允许诊断性的影像研究。对于灌注 MRI,造影剂的剂量、钆与二乙烯三胺五乙酸(GD-DTPA)络合在小儿患者中是相同的[0.1mmol/kg(体重)],但由于儿童静脉导管的尺寸较小,所以注入率不应大于 4mL/s。静脉导管的最小尺寸

应为 23G,以允许最低 2mL/s 的注射速率,保证造影剂注射入大脑。

重要参考

- 儿童脑肿瘤倾向于发生在后颅窝,这些地方的肿瘤在使用回波平面成像技术扫描时可能被掩盖或扭曲。然而,可通过薄层技术减弱磁敏感成像伪影。

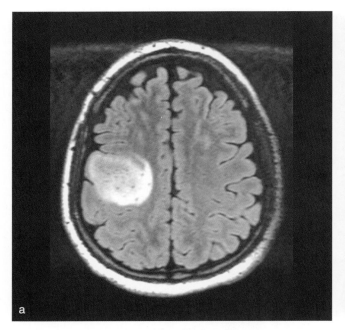

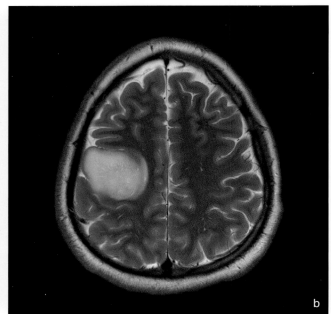

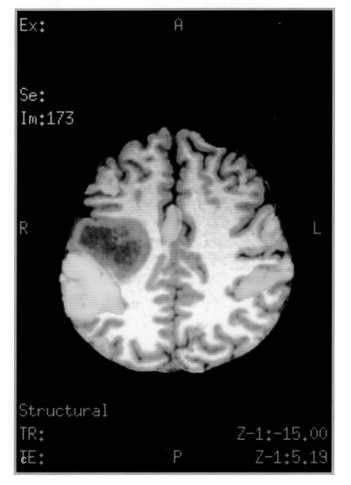

图 7.8　一位 22 岁的男性患者,对运动皮层附近的低级别胶质瘤(Ⅱ级星形细胞瘤)行功能性磁共振成像(MRI)。(a)轴位流体衰减反转恢复(FLAIR)和(b)轴位快速自旋回波 T2 加权图像显示右额叶膨胀性占位高信号。(c)用左手手指敲击模式获得的功能磁共振成像图显示右侧激活运动带(大的黄色区域后方右侧额叶肿瘤)。

编者注

　　所有医生在处理中枢神经系统肿瘤的患者时都要考虑各种先进的技术，包括生理成像。主要是磁共振波谱、扩散加权成像、灌注成像和功能扫描等。在术前，对任何人来说，基于细胞分化的程度（扩散加权成像）、血管分布（灌注成像）和代谢功能（质子磁共振成像波谱）来获得一个生理影像以加深对肿瘤最活跃区域的了解都是必需的。此外，外科医生必须学会依靠功能成像，因为除了大脑支配和语言外，它还涉及运动和感觉定位。应认识到功能成像不能检测到特定的领域，如理解和阅读，唯一映射这些功能的方法是术中刺激映射。扩散加权成像的一种形式——扩散张量成像，使外科医生能够确定皮层下的功能途径，可以验证在手术过程中的刺激映射。现在，我们已开始揭示灌注成像伪进展的奥秘，使用较新的高分辨光谱范式，我们很快就能找出胶质细胞和浸润的肿瘤细胞之间的区别。因此，对于所有我们管理的中枢神经系统肿瘤患者来说，随访过程中除了标准的、先进的解剖成像外，对生理性影像学部分进行评价也是必需的。

（Berger）

（崔晓 译）

参考文献

1. Ricci PE. Imaging of adult brain tumors. Neuroimaging Clin N Am 1999;9:651–669
2. Edelman RR, Wielopolski P, Schmitt F. Echo-planar MR imaging. Radiology 1994;192:600–612
3. Castillo M, Mukherji SK. Diffusion-weighted imaging in the evaluation of intracranial lesions. Semin Ultrasound CT MR 2000;21:405–416
4. Schaefer PW, Grant PE, Gonzalez RG. Diffusion-weighted MR imaging of the brain. Radiology 2000;217:331–345
5. Holodny AI, Ollenschlager M. Diffusion imaging in brain tumors. Neuroimaging Clin N Am 2002;12:107–124, x x
6. Smith JS, Cha S, Mayo MC, et al. Serial diffusion-weighted magnetic resonance imaging in cases of glioma: distinguishing tumor recurrence from postresection injury. J Neurosurg 2005;103:428–438
7. Ito R, Mori S, Melhem ER. Diffusion tensor brain imaging and tractography. Neuroimaging Clin N Am 2002;12:1–19
8. Rosen BR, Belliveau JW, Vevea JM, Brady TJ. Perfusion imaging with NMR contrast agents. Magn Reson Med 1990;14:249–265
9. Weisskoff R, Belliveau J, Kwong K, Rosen B. Functional MR imaging of capillary hemodynamics. In: Potchen E, ed. Magnetic Resonance Angiography: Concepts and Applications. St. Louis: Mosby, 1993:473–484
10. Weisskoff RM, Rosen BR. Noninvasive determination of regional cerebral blood flow in rats using dynamic imaging with Gd(DTPA). Magn Reson Med 1992;25:211–212
11. Aronen HJ, Gazit IE, Louis DN, et al. Cerebral blood volume maps of gliomas: comparison with tumor grade and histologic findings. Radiology 1994;191:41–51
12. Knopp EA, Cha S, Johnson G, et al. Glial neoplasms: dynamic contrast-enhanced T2*-weighted MR imaging. Radiology 1999;211:791–798
13. Sugahara T, Korogi Y, Kochi M, et al. Correlation of MR imaging-determined cerebral blood volume maps with histologic and angiographic determination of vascularity of gliomas. AJR Am J Roentgenol 1998; 171:1479–1486
14. Sugahara T, Korogi Y, Shigematsu Y, et al. Perfusion-sensitive MRI of cerebral lymphomas: a preliminary report. J Comput Assist Tomogr 1999;23:232–237
15. Cha S, Pierce S, Knopp EA, et al. Dynamic contrast-enhanced T2*-weighted MR imaging of tumefactive demyelinating lesions. AJNR Am J Neuroradiol 2001;22:1109–1116
16. Burger PC, Vollmer RT. Histologic factors of prognostic significance in the glioblastoma multiforme. Cancer 1980;46:1179–1186
17. Burger PC, Vogel FS, Green SB, Strike TA. Glioblastoma multiforme and anaplastic astrocytoma. Pathologic criteria and prognostic implications. Cancer 1985;56:1106–1111
18. Kelly PJ, Daumas-Duport C, Scheithauer BW, Kall BA, Kispert DB. Stereotactic histologic correlations of computed tomography- and magnetic resonance imaging-defined abnormalities in patients with glial neoplasms. Mayo Clin Proc 1987;62:450–459
19. Law M, Cha S, Knopp EA, Johnson G, Arnett J, Litt AW. High-grade gliomas and solitary metastases: differentiation by using perfusion and proton spectroscopic MR imaging. Radiology 2002;222:715–721
20. Hutter A, Schwetye KE, Bierhals AJ, McKinstry RC. Brain neoplasms: epidemiology, diagnosis, and prospects for cost-effective imaging. Neuroimaging Clin N Am 2003;13:237–250, x–xi
21. Valk PE, Dillon WP. Radiation injury of the brain. AJNR Am J Neuroradiol 1991;12:45–62
22. Ricci PE, Karis JP, Heiserman JE, Fram EK, Bice AN, Drayer BP. Differentiating recurrent tumor from radiation necrosis: time for re-evaluation of positron emission tomography? [see comments] AJNR Am J Neuroradiol 1998;19:407–413
23. Vajkoczy P, Menger MD. Vascular microenvironment in gliomas. J Neurooncol 2000;50:99–108
24. Machein MR, Plate KH. VEGF in brain tumors. J Neurooncol 2000; 50:109–120
25. Burtscher IM, Skagerberg G, Geijer B, Englund E, Ståhlberg F, Holtås S. Proton MR spectroscopy and preoperative diagnostic accuracy: an evaluation of intracranial mass lesions characterized by stereotactic biopsy findings. AJNR Am J Neuroradiol 2000;21:84–93
26. Li X, Lu Y, Pirzkall A, McKnight T, Nelson SJ. Analysis of the spatial characteristics of metabolic abnormalities in newly diagnosed glioma patients. J Magn Reson Imaging 2002;16:229–237
27. Ogawa S, Menon RS, Tank DW, et al. Functional brain mapping by blood oxygenation level-dependent contrast magnetic resonance imaging. A comparison of signal characteristics with a biophysical model. Biophys J 1993;64:803–812
28. Fandino J, Kollias SS, Wieser HG, Valavanis A, Yonekawa Y. Intraoperative validation of functional magnetic resonance imaging and cortical reorganization patterns in patients with brain tumors involving the primary motor cortex. J Neurosurg 1999;91:238–250
29. Yetkin FZ, Mueller WM, Morris GL, et al. Functional MR activation correlated with intraoperative cortical mapping. AJNR Am J Neuroradiol 1997;18:1311–1315
30. Lehéricy S, Duffau H, Cornu P, et al. Correspondence between functional magnetic resonance imaging somatotopy and individual brain anatomy of the central region: comparison with intraoperative stimulation in patients with brain tumors. J Neurosurg 2000;92:589–598
31. Becker LE. Pathology of pediatric brain tumors. Neuroimaging Clin N Am 1999;9:671–690
32. Miltenburg D, Louw DF, Sutherland GR. Epidemiology of childhood brain tumors. Can J Neurol Sci 1996;23:118–122
33. Pollack IF. Pediatric brain tumors. Semin Surg Oncol 1999;16:73–90

第 8 章

功能影像学

Srikantan S. Nagarajan，Mitchel S. Berger

　　脑肿瘤的外科治疗需要详细的肿瘤周围皮质区的功能定位。传统术中方法是电皮层刺激(ECS)或皮层脑电图(ECoG)。虽然这些方法被认为是金标准，但他们对术前计划没有帮助。完整的脑组织的功能性术前定位有助于引导神经外科规划限制切除的区域，以改善患者长期的发病率和神经功能。有多种技术可在术前无创定位功能脑组织，如正电子发射断层扫描(PET)、功能性磁共振成像(fMRI)和脑磁成像(MEGI)。本章将回顾每一种非侵入性的脑功能影像学方法。

　　脑肿瘤或药物耐受癫痫患者的治疗经常选择外科手术。然而，需要权衡手术切缘的位置，既要完全切除肿瘤，又要考虑到可能出现的潜在功能损失。有几种侵入性的方法可用于神经外科手术切除皮质前定义功能区。一种方法是在手术的时候对清醒患者的大脑皮层进行电生理映射。另一种手术前的常规方法是Wada检测，在标准的神经心理测试中，通过进行侵入性注射钠异戊巴比妥进入两个主要供应大脑的不同脑面的血管(暂时停止大脑工作)，对主管语言和记忆的大脑进行检测。

　　术前测绘技术能精确地评估肿瘤或癫痫灶的功能区位置，从而减少手术风险。虽然传统的脑成像方法如磁共振成像(MRI)和计算机断层扫描(CT)对大脑的结构能提供详细的知识，但并不能提供关于大脑功能的信息。几个研究表明，功能性脑区的解剖鉴定

存在相当大的可变性，甚至对于专家也是如此[1]。这种可变性可以通过脑功能区定位显著减少。

> **提示**
> - 术前功能成像可以精确评估肿瘤相关功能区域的位置，因此降低手术风险。

> **提示**
> - PET(正电子发射计算机断层显像)、fMRI(功能性磁共振成像)和MEGI(脑磁图成像)是最受欢迎的术前脑功能成像的方法。

　　功能性脑成像使我们能够"实时"监测大脑内部和理解基本行为的神经机制，而不是只观察影响病变的后果。功能脑成像揭示了几个行为的神经基础，例如我们是如何能够理解和整合环境中大量的动态信息、理解语言、学习新技能和记住重要的事实[2-8]。术前功能性脑成像技术可以与神经导航系统整合提供术中指导，术前功能性脑成像可提供重要信息用于确定手术方式、监测开颅术患者的清醒情况、术中定位规划和限制切除的范围。

　　脑肿瘤术前定位的最早的研究是通过PET，研究感觉、语言和视觉区域。自从1990年，fMRI迅速广泛应用，并已经在外科手术前广泛使用。最近，MEGI已经成为应用更广泛的技术，用于规划和指导肿瘤手

术,还可以测量肿瘤浸润程度。

■ 正电子发射断层显像

正电子发射断层显像是一种核医学技术，需要一种生理化合物示踪剂来导入人体。这个被放射性同位素(如氧、碳或氮)标记的示踪剂发射正电子。一旦原子核发出正电子，它将在一个不可预测的方向加速，在它穿越的距离达到 1mm 之前，它将在环境中与电子碰撞。这种碰撞的结果是,正电子和电子将消失并转换为在 γ 频率范围的高频光子，它会以同样的速度向相反方向飞行。这些光子的能量足以推动它们通过脑组织和头部的颅骨表面。闪烁探测器安装在头部外侧，由晶体耦合到一个光电倍增管或雪崩光电二极管。

当一个光子击中一个晶体,即产生可见光。这个光与光电倍增管的阴极板相互作用，造成电子发射，从而使电子与一系列光电倍增管相互作用，依次增加每一个光子的数量，从而产生一个由大型定时器来处理的足够放大的电脉冲。通过一系列这样的探测器产生脉冲的精确定时和计数,是确定每一正电子发射源位于何处的基础。具体而言,对移动方向相反的光子进行同时或重合检测是 PET 重建的基础。对未能在几纳秒的时间窗内到达的光子可以忽略。

利用重建算法对体内正电子发射放射性分布产生断层重建图像。利用收集到的成千上万重合事件的统计数据,对于每一个组织的总的活动建立一组联立方程组可以通过若干技术求解,于是可以构造和绘制一个作为功能定位的放射活性图。PET 扫描的同时也经常进行 CT 或 MRI,可提供解剖和代谢信息。现代 PET 扫描仪可以与 CT 或 MRI 扫描仪集成。因为这些综合检查可以在同一次扫描中同时进行,患者在两种类型检查之间不必改变位置,两组图像更精确;也就是说,在同一体位进行综合检查使异常区域的 PET 成像可以更完美地与 CT 或 MRI 图像解剖学相关。

正电子发射断层扫描可以用来跟踪人类体内任何化合物的生物通路,通过 PET 同位素标记。放射性同位素和放射性核素在 PET 扫描中使用的通常是短半衰期

的同位素,如碳-11(~20 分钟)、氮-13(~10 分钟)、氧-15(~2 分钟)、氟-18(~110 分钟)或铷-82(~1.27分钟)。这些放射性核素可合并到体内化合物,如葡萄糖(或葡萄糖类似物)、水或氨中,或合并到与受体或药物作用部位结合的分子中。这种标记的化合物被称为放射性示踪剂。使用放射性示踪剂,PET 可检测到的具体流程几乎是无限的,新目标分子的放射性追踪物和过程将持续合成。临床上已经有几十种化合物正在使用,还有数百种化合物正在研究中。到目前为止,临床最常见的 PET 扫描放射性示踪剂是氟脱氧葡萄糖(FDG),用氟-18 标记。

PET 功能性大脑成像是基于高放射性区域与大脑活动相关联的假设。实际上间接测量的是流向大脑不同部分的血液,一般来说使用氧-15 示踪剂测量。然而,因为其半衰期只有两分钟,氧-15 必须直接从医用回旋加速器管道进入,这限制了 PET 扫描只能用于几个中心。然而,最近配体的发展如多巴胺 D2/D3 受体(^{11}C) 雷氯必利和 (^{18}F) Fallypride,(^{11}C)McN 5652 和(^{11}C)DASB 5 -羟色胺转运蛋白,或酶底物[如 6-氟代-Dopa(F-Dopa) AADC 酶]已实现多元化神经精神和神经系统疾病神经受体池的可视化。

因此,血流、体积、葡萄糖、氧气和蛋白质代谢、神经受体和传输系统功能以及血脑屏障通透性都可以通过 PET 获得高度精确的测量。然而,区域脑血流量(rCBF)是最受欢迎的脑功能成像技术,因为它可以通过半衰期 123 秒的氧-15-标记水进行快速测量,还允许对同一个患者重复测量。

典型的 PET 功能图像可以通过减少在一个活跃状态中基线条件扫描结果来获得。对 PET 进行研究发现,伴随大脑活动的代谢改变并不遵循历史悠久的观念，即血流量和葡萄糖的氧化代谢之间的紧密关系。血液流动的变化似乎伴随着葡萄糖利用率的改变,超过了耗氧量的增加,表明氧化代谢的葡萄糖不能提供所有在脑激活过程中遇到的瞬时能量需求。相反,糖酵解仅可以提供瞬态变化所需的能量。上述问题会混淆 PET 神经元活动的推断。然而,PET 扫描活性研究和成功的功能定位已经显示出与术中皮质刺激定位

结果相关联[9-12]。

■ 功能性磁共振成像

功能性磁共振成像(fMRI)通常可以指任何测量生理功能的磁共振技术。然而,这个术语通常是指开发于 20 世纪 90 年代早期的技术,探索了一种叫作血氧水平依赖(BLOD)反应的现象。BLOD 反应是基于在氧气耗尽血液附近区域与相对于新鲜含氧血液附近区域之间,脑内水分子轻微变化特性的事实。局部能源需求增加引起的神经元活动,主要是通过增加氧基础上的新陈代谢来维持,几秒钟后通过增加局部血流量而逐渐增加氧气需求。因此,血液氧化程度的变化是神经活动的结果,信号强度变化量的大小可以间接衡量输入到神经元的兴奋性。磁共振信号对氧血红蛋白的数量敏感,可以探测到大脑活动部位血氧含量的变化。因此,增加神经元活性产生一个 BOLD 信号,可反映 MRI 扫描信号强度的小幅增加。可以通过使用基于 BOLD 效应的 fMRI 以高时间空间分辨率映射来描绘人类大脑工作状态的激活模式[13]。

> **重要参考**
> ● 需要注意的是,当使用 fMRI 和 PET 时,直接监测的不是神经元的反应,而是直观代谢和血流动力学反应的"替代"组合。

尽管 BOLD 的激活已在许多不同的磁共振成像中被证实,但大部分 fMRI 都是单发回波平面成像(EPI),对单片的时间要求在 30~100ms。单发 EPI 的关键优点是数据收集的速度使得图像对生理运动造成的伪影不敏感。与 PET 类似,通过统计方法获得的 fMRI 激活图相当于在激活条件下获得的图像减去基线条件下获得的图像。fMRI 标准的绘图方式是分组设计实验,刺激或任务持续 20~30s,然后交替一定时间的休息或者控制条件。控制的任务要仔细选择,因为它激活了所有除兴趣认知过程外的常见刺激任务的神经过程。通过从在测试期间招募条件下的大脑区域减去在控制任务性能期间招募的大脑区域,有活动的

大脑区域与可以被识别的兴趣认知过程密切相关。

另一种实验方法是把刺激作为孤立的短暂事件分开,这样单一事件就可以被识别。这种事件相关方法的主要优点是避免了习惯化的潜在的混杂因素或疲劳,从而导致在一个分组设计实验中出现重复相同的刺激。虽然这种方法可以保存血流动力学反应的时间信息,但在脑功能绘图研究中不经常使用。通常情况下,信号强度会有几个百分点的变化,因此需要有效的统计方法提取有意义的信号。

血流动力学响应(发生在几秒内)比神经元反应慢得多(发生在几十到几百毫秒内)。虽然通常血流动力学在任务开始和峰值之间有 4~6s 的延迟,但如果血流动力学反应函数的形状是固定的,只是简单的卷积时间任务诱发的神经活动过程,不会影响 fMRI 的时间分辨率。然而,有证据表明,在不同的大脑区域、任务的性质或疾病存在下,血流动力学反应的特征可能在不同个体之间存在差异。血流动力学反应延迟的未知潜在可变性,限制了对信号幅度和时间分辨率。然而,这一问题一般不会限制 fMRI"定位"技术的使用。这样的实验,反应的时间过程本身并不是至关重要的事情[14]。

几项研究已经报道功能磁共振成像的有效性是正确地识别术前患者语言区附近病变区域的主要运动区域或语言区域,并在术前评估患者的颅内肿瘤,及与 ECS 相关的感觉运动和语言活动[15-20]。肿瘤接近感觉运动或语言区域的患者可通过运动、感官和语言模式评估。许多活性图质量很高,对于决定手术方法和切除范围很有价值[21-24]。

功能性磁共振由于静脉引流更容易造成失真,这或许可以解释更多的颅内和侧面激活,而 PET 描绘的是毛细血管灌注变化,因此显示的是接近实质的激活。虽然各种研究已经讨论了其潜力,仍有一些关于定位精度的疑问,可能至少部分由于低信噪比(SNR)、伪影和静脉引流而受影响。氟脱氧葡萄糖–PET 和 fMRI 具有良好的对应关系。fMRI 相对于 PET 的优势是更高的空间时间分辨率、更短的检查时间、更广泛的应用和较少的放射性暴露。然而,当评价 fMRI 时,必须注意多个源造成的伪影。修正扭曲和运动相关伪

影是非常重要的。正电子发射断层扫描有更高的信噪比和较小的易感性,适合于有 MRI 禁忌证的患者。病理生理因素可能会导致神经与血管的解偶联,以及有肿瘤直接浸润、新血管生成、脑血管炎症和动静脉畸形(AVM)的患者的 fMRI 出现伪影。病变诱导的神经与血管的解偶联导致周围的语言区皮层 fMRI 信号减少,连同同质大脑区域正常或增加的活性,可以模拟优势半球和损伤诱导等位皮层重组。

> **提示**
>
> ● 相对于 PET,fMRI 的优势是更高的空间时间分辨率、检测时间更短、更广泛的可用性和较少暴露于放射性物质。

■ 脑磁图成像

　　脑磁图成像(MEGI)指的是用无创性脑磁图描记术(MEG)检测大脑来源的时空活性重建。脑磁图成像已越来越多地应用于术前脑功能成像。当与磁共振数据结合时,应用 MEGI 进行术前功能定位与神经导航系统整合可对手术团队提供术中指导。通过映射相关的躯体感觉、听觉和偶尔的术前运动皮层,可以描绘出功能保留区域,减少术中映射所需的时间。已经验证了这种躯体感觉皮质术前映射可协助术中映射[3,4,6,7,25,26]。与其他脑功能技术由于神经活动间接测量血流动力学和代谢变化不同,MEG 在毫秒时间尺度与高时间分辨率下直接测量神经活动。脑磁图描记术通过超导量子干涉器件(SQUID)检测人类大脑产生微小的磁场,用于结合电流耦合器和电流关闭循环回路,具有足够的灵敏度,大约为 10 个基站磁场(比地球的磁场小 7 个数量级)。现代 MEG 系统能够覆盖全头,同时检测约 300 个频道。脑磁图描记术是磁模拟脑电图(EEG),基于神经电流在头皮表面测量电位,两种方法对于潜在的神经电流是互补的形式。

　　脑磁成像技术独一无二之处在于能够提供时间与空间上的大脑活动资料,不仅能反映发生在大脑的活动,还能反映与其他大脑区域的外部刺激和活动相关的活动出现的时间。先进的重建算法使大脑活动的详细 MEG 数据进行时间和空间上的重构, 从而使它成为一种成像方法。通常, 脑磁图成像算法包括两个主要的组件模型——前向模型和反转模型。前向模型由三个子组件组成:源模型、容积导体和测量模型。典型的源模型假定 MEG 主要通过位于大脑的电流偶极子进行头外测量。该模型与被认为是 MEG 信号主要贡献者的皮质列的连贯突触和胞内电流的测量一致。容积导体模型给出了控制源模型和传感器测量之间的关系(即电动电位或磁场)。这些通过在准静态条件下求解麦克斯韦方程得出的表面积分方程,可以分析解决特殊几何图形的容积导体,如球体和椭圆体。

> **提示**
>
> ● 脑磁图成像(MEGI)指的是来源于非侵入性的脑磁图的时间和空间激活重建(MEG)。

　　测量模型指的是用于 MEG 的具体测量系统。例如, 不同的 MEG 系统测量参考传感器不同位置的磁场的轴向与平面梯度。测量模型包含传感器的几何结构和测量类型的信息。源、容积导体和测量模型通常结合在前向领域, 它描述了源和测量之间的线性关系。通常情况下,我们假设前向区域矩阵是已知的。我们可以很容易地计算出全头 MEG 轴向梯度仪系统在球形容积导体中的电流偶极子模型的前向区域。在这个模型中,MEG 仅对主电流偶极子的切向分量敏感。相反,脑电图信号对所有组件敏感,也对头感模型的不确定性敏感。现代 MEG 系统可以同时获得 MEG 和 EEG,MEG 和脑电图测量相结合还需要一些前向区域矩阵修改,尤其是更现实的源、容积导体和检测模型。

　　反转模型是指基于前向模型和 MEG 测量的重建源的算法和程序。反转算法用于解决生物电磁反转问题(例如应用 MEG 和 EEG 在人类头上检测评估神经源模型参数)。因为源分布是四维的(空间和时间),只有少数在头外测量。为了减少问题和提高 MEGI 空间分辨率,已开发出多种不同的评估程序,包括对源特征的先验知识和约束,如可能的源位置、源空间范围、源的总数和源的频率/时间特性。

脑磁成像技术已成功地用于神经胶质瘤患者的功能定位[27-29]。还被用于沿中央沟的感觉运动皮层定位[30-33]，以及听觉[34,35]和视觉皮层的定位[36]。在术前评估中识别手[30,31,37-39]与嘴部[37,40]初级感觉皮层的区域，并应用颅内直接皮层电刺激定位确认。图 8.1 显示了一个躯体感觉诱发反应参数的偶极子定位的例子，说明振动触觉刺激的反应往往是局限于对侧半球的初级躯体感觉皮层产生的活性。图 8.2 显示了 MEG 与弥散磁共振(MR)检查的整合。

运动诱发领域也可以通过时间锁定的 MEG 信号对应的运动记录[41]，单一的等效电流偶极子(ECD)相应拟合诱发的数据字段是从平均传感器产生的[31,37,38,40,42]。图 8.3 显示运动皮层 MEG 信号可以重新构造。当磁源成像(MSI)与接受唇、手和脚的无痛触觉感觉刺激肿瘤患者的术中定位相比较时，可发现两种方法都具有良好的定量相关性[37]。同样，MEG 与 fMRI 偶极子拟合

具有良好的定量相关性[42]。应用 ECOG 证实，在识别感觉运动皮层时，诱发磁偶极子拟合领域正中神经刺激被证实在 15 位患者中是优于 fMRI 的[31]。跟随口腔运动皮层偶极子拟合，ECS 位点通常在嘴唇感觉运动皮层 MEG 定位的前面和侧面[40]。

MEG 空间滤波有希望成为一种更强大的方法，用于映射那些即将手术的患者的运动皮层[30,39,43]。在受试者进行自主频率示指运动时使用空间滤波器波束形成器可以生成运动前和运动时皮层活动的高分辨率时空成像[43]。ECS 证实，在一组 66 位患者中，β 波事件相关去同步化源的层析成像分布峰值可以可靠定位手运动皮层[39]。

脑磁图成像还提供了确定语言半球的非侵袭性和可能更准确的方法。使用脑磁图成像，通过确定两半球等效偶极子源的不对称可以测量语言偏重[44]。使用这种方法，脑磁图成像和 Wada 测试整合对于确定

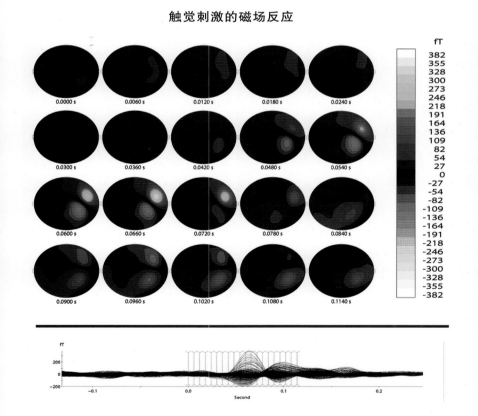
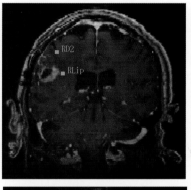
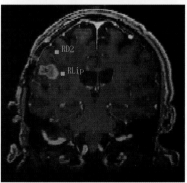

图 8.1 右唇(RLIP)和右手示指(RD2)躯体感觉刺激参数偶极子定位的案例。对各个位点和皮层磁场进行多重刺激实验并且记录。实验结果采用的是平均值，而单偶极子是通过最小二乘法来重建各个位点。在共聚焦 T1 加权后-钆冠状位磁共振(MR)成像上显示由此产生的偶极子。

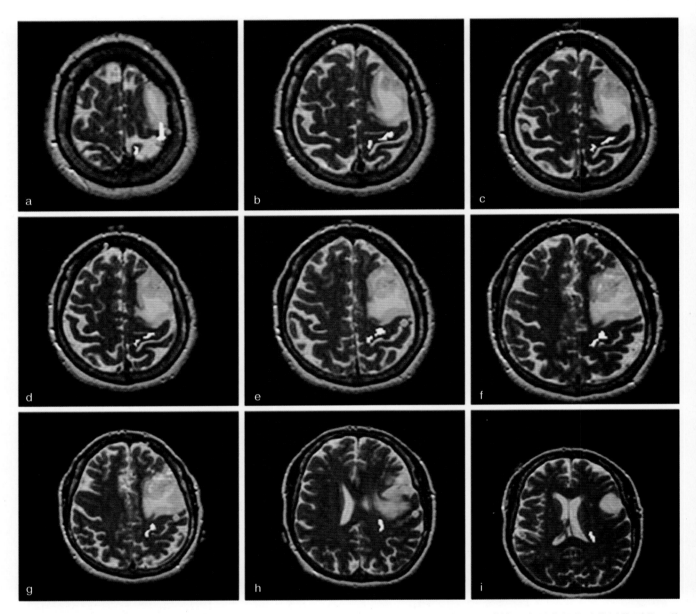

图 8.2　电磁源成像(ESI)和白质纤维束功能成像的整合。轴向片如颜色所示,从 ESI 偶极子建模程序所获得的功能图像覆盖于其上。功能成像显示的是与肿瘤有关的区域,(a)对应手的运动皮层,(b)左右第 5 指(即小指),(c)左手拇指,(d)左手示指,(e)右手示指,(f)左唇,(g)右手示指,(h)右手拇指和(i)听觉皮层。

优势大脑半球在一组 35 位患者中有 86%具有高度的敏感性和特异性。偶极子源的两半球听觉诱发字段组件也可以在受试者接受口语词汇的识别任务或听合成元音时确定[44,46]。在与优势半球相关的下额回区 8~50Hz 范围内 MEG 活动抑制增加的偏侧性与 Wada 测试中 95%的患者一致[47]。

　　语言皮层的定位(即 Broca 区和 Wernicke 区)也有临床价值,因为大规模的病变可扭曲解剖结构,而且不同患者之间还存在个体的解剖变异。一项研究比较了 172 位患者中 MEG 和 fMRI 方法对 Broca 区和 Wernicke 区的定位。所有患者的语言区都被定位,然而,4%的病例中 MEG 和 fMRI 方法有差异,19%的病例在一种方法中表现出活性而在另一种方法中没有。同样,一组调查员使用空间过滤 MEG 定位左颞上回 Wernicke 区和左额下回运动性语言中枢[49]。

　　使用 MEGI 确定语言偏侧优势的前瞻性研究发现

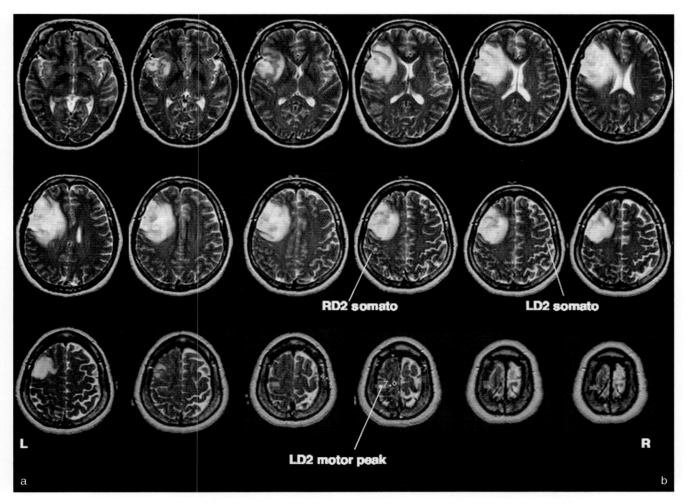

图 8.3　(a)一位额叶肿瘤患者 β 带的同步定位早于其右手示指的弯曲出现,也显示手部运动皮层的位置与手部躯体感觉皮质的单偶极子定位的相关性。(b)同一患者中左手示指弯曲对应的 β 带同步定位,显示在右侧大脑半球中对侧手相应运动皮层的激活。

其与 Wada 测试和术中皮层刺激有较高的一致性[50]。这种方法的一个扩展已经被用来说明使用 MEG 的语言优势的动态特征。一项研究能够检测在 β 频率带动词能量减少的过程。有了这些数据,就可以计算偏侧指数(LI),该指数量化了语言功能的"左侧"或"右侧"(图 8.4)。然后将这些数据与 Wada 测试结果进行验证。在第一组中, 每个患者的语言偏侧性都可以得到 100% 肯定的预测。第二组预测评估模型的结果显示,基于该检查的横向语言评估与 Wada 结果高度相关。

> **争议**
> - 虽然脑功能成像"最好"的方法受到广泛争论,但其他方法都可以提供补充信息。

> **缺陷**
> - 脑磁图成像主要用于测量皮质源的功能,对于更深层的源敏感性较低。

■ 功能连接性成像

功能连接主要是指在局部和更偏远的脑区之间的复杂功能的交互。这个概念在临床上应该认为是与健康上对比, 在静息状态下观察脑肿瘤患者其异常功能网络的紊乱。此外,神经认知效应与脑肿瘤患者功能连接的变化是相关的,尤其是低级别胶质瘤患者[53,54]。因此,功能连接成像可以是一个重要的外科计划组成部

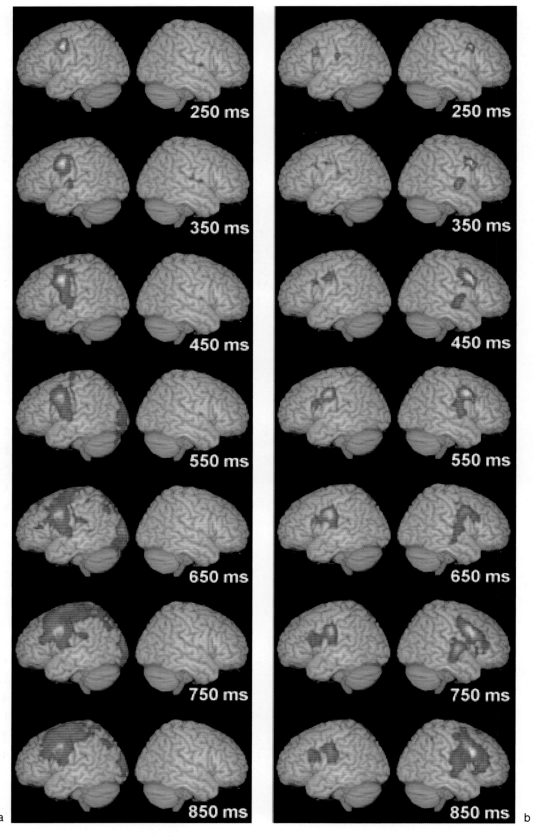

图 8.4 (a)左 WADA 患者和右 WADA 患者刺激锁定状态下平均动词产生活动的时间进程。在显示的时间进程中,激活阈值是绝对最大功率值的一半。确定语言偏侧性时,颞上和缘上回的时间窗是 650~850ms。

分[55]。

利用 MEGI 比较了 15 位脑瘤患者与健康人的时间频率空间的功能连接变化[55](图 8.5)。脑体素之间的平均一致性可作为功能连接的指数计算。当与健康人相比,所有脑肿瘤患者弥漫性脑区的 α 指数减小。病变引起神经功能障碍的患者病变区域周围可见连接减少。脑肿瘤患者 δ 和 γ 频带的静息连接中,脑肿瘤患者功能连接减低,左侧肿瘤相对于右侧肿瘤减低更

明显[37,51]。具体而言,长距离高频段连接减少,短距离低频段连接增加[52]。

最近的一项随访研究表明,功能连接的方法可能会被用于引导术中 ECS 映射。我们在 57 位超过 9 个月的脑肿瘤患者中比较了 MEG 功能连接定位与优势皮层 ECS 定位。功能连接定位来自于术前 MEG 记录(图 8.5)。通过比较肿瘤周围区域与相应对侧半球区域,我们确定了连接改变的区域。然后将这些定位与

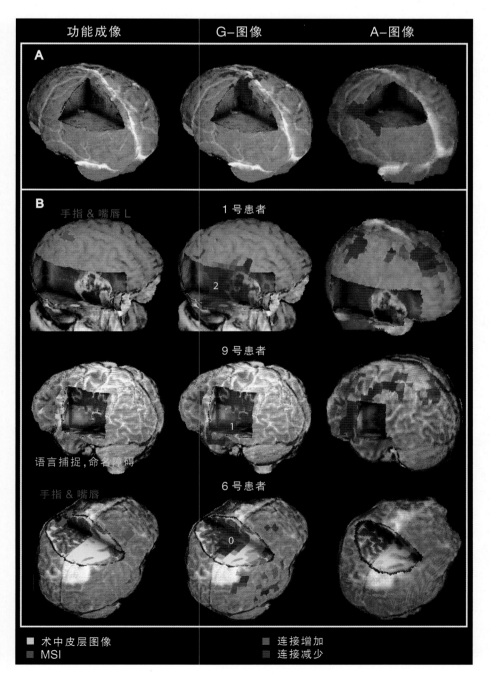

图 8.5　MRI 功能成像或术中皮质映射,以及两种功能连续性不同的图像(L 和 P 图像)显示了 4 例患者的脑肿瘤叠加他们各自的 3D 渲染接大脑。L-图像显示的是病变的连接,P-图像显示的是患者特异性的连接。(a)一位 25 岁女性,右下肢中枢性麻痹,是由于星形细胞瘤(WHO Ⅲ 级)侵入左内侧皮层。请注意,L-图像显示右足感觉运动皮层的功能连接相应减少。(b)3 位肿瘤患者的 L-图像显示无术前功能的缺失,这表明相应肿瘤组织(等级 0~2,0 表示脱节的最小比例)的不同比例的功能脱节(蓝色)L-图像和临床证据相一致。在所有患者中通过 MSI 和皮层映像显示脑皮层功能会映射到断接的外部。此外,L-图像可预测根治性手术后的功能状态。然而 6 位患者术后出现了右上下肢的感觉缺失,1 号和 9 号患者中无明显缺损症状。P-图像显示与健康人群相比,实验组中存在弥漫或散在区域的连通性较低,但这些区域与肿瘤的位置和大脑功能区无关。

ECS 生成的语言和运动功能定位进行比较。基于这些比较,我们可确定功能连接定位的预测值。连接减少的阴性预测值为 87%,而连接增加的阳性预测值为 64%。这些结果非常令人鼓舞,并显示 MEGI 静息态功能连接将有助于对患者进行辅助术前映射。

■ 结论

有多种补充技术可用于术前的脑功能定位,它们具有不同的空间和时间分辨能力。术前评估中,最好的方法是结合这些补充方法。在手术过程中,脑组织移位的问题致使术前获得的功能数据不精确。因此,没有方法可以完全取代直接术中映射的金标准。结合术前功能定位、扩散张量成像和白质纤维束成像,术中映射可以帮助脑转移瘤患者在手术治疗后保持运动和语言功能。

然而,术前定位的传统方法假定一个静态的皮质功能组织。虽然个体功能存在很多变化,但也需要考虑与肿瘤相关的皮质可塑性。脑的可塑性相对于长期大脑网络重塑是短的,而大脑网络在中枢神经系统和周围神经系统中对发育过程、学习和病变恢复有着至关重要的作用。脑的可塑性可能会影响脑肿瘤手术切除的治疗策略[20]。这时要考虑肿瘤的自然史和脑的适应性反应过程之间的动态相互作用,在切除肿瘤的同时最大限度地减少术后不可逆损伤的风险。

编者注

目前有许多方法可进行大脑功能定位,包括 PET、fMRI 和 MEG。所有的这些技术分享了大脑激活区域作为功能活动标志的概念。信息获得的方法在每一个技术中有所不同,但信息都是有用的。神经外科医生可以利用这些信息去确定功能区域和切除区域的距离,并确定何时使用术中功能定位。神经肿瘤学家可以利用这些信息来预测患者术后生活质量,以及在治疗期间患者可以做什么不可以做什么。放射肿瘤医生可以使用此信息,避开在治疗过程中可能产生功能损伤的区域。可能在这一领域真正的圣杯是确定不同大脑区域的连接性,这将

对全部特定功能区域的作用产生显著影响。这些连接定位将对监测改进敏感性和特异性产生巨大价值。(Berger)

鸣谢

本文受到 National Institutes of Health grant R21 NS076171 和 the National Science Foundation Cognitive Neuroscience Program 的支持。我们要感谢各位作者,尤其是 Drs. Sophia Vinogradov、Elliot Sherr、Pratik Mukherjee、Roland Henry、Kensuke Sekihara、Hagai Attias、John Houde、Marilu Gorno-Tempini、Steve Cheung、Robert Knight、Edward Chang、Nancy Byl、Elizabeth Disbrow、Elysa Marco,和 Heidi Kirsch,感谢他们做出杰出贡献。生物磁影像实验室以前和现在的成员们对本文倾力支持,尤其是 Anne Findlay、Susanne Honma、Mary Mantle、Danielle Mizuiri、Leighton Hinkley、Carrie Niziolek、Corby Dale、Tracy Luks、Adrian Guggisberg、Juan Martino、Phiroz Tarapore、Kamalini Wijesinghe、Kelly Westlake、Alex Herman、Julia Owen、David Wipf、Karuna Subramanium、Naomi Kort、Sarang Dalal 和 Johanna Zumer。

(陆威成 译)

参考文献

1. Towle VL, Khorasani L, Uftring S, et al. Noninvasive identification of human central sulcus: a comparison of gyral morphology, functional MRI, dipole localization, and direct cortical mapping. Neuroimage 2003;19:684–697
2. Braun V, Dempf S, Tomczak R, Wunderlich A, Weller R, Richter HP. Functional cranial neuronavigation. Direct integration of fMRI and PET data. J Neuroradiol 2000;27:157–163
3. Castillo EM, Simos PG, Wheless JW, et al. Integrating sensory and motor mapping in a comprehensive MEG protocol: clinical validity and replicability. Neuroimage 2004;21:973–983
4. Kamada K, Houkin K, Takeuchi F, et al. Visualization of the eloquent motor system by integration of MEG, functional, and anisotropic diffusion-weighted MRI in functional neuronavigation. Surg Neurol 2003;59:352–361, discussion 361–362
5. Kraus GE, Bernstein TW, Satter M, Ezzeddine B, Hwang DR, Mantil J. A technique utilizing positron emission tomography and magnetic resonance/computed tomography image fusion to aid in surgical navigation and tumor volume determination. J Image Guid Surg 1995;1:300–307
6. Schiffbauer H, Berger MS, Ferrari P, Freudenstein D, Rowley HA, Rob-

erts TP. Preoperative magnetic source imaging for brain tumor surgery: a quantitative comparison with intraoperative sensory and motor mapping. J Neurosurg 2002;97:1333–1342

7. Schiffbauer H, Berger MS, Ferrari P, Freudenstein D, Rowley HA, Roberts TP. Preoperative magnetic source imaging for brain tumor surgery: a quantitative comparison with intraoperative sensory and motor mapping. Neurosurg Focus 2003;15:E7. http://www.aans.org/education/journal/neurosurgi-cal/july03/15-1-7.pdf. Accessed September 5, 2006 [serial online]

8. Schiffbauer H, Ferrari P, Rowley HA, Berger MS, Roberts TP. Functional activity within brain tumors: a magnetic source imaging study. Neurosurgery 2001;49:1313–1320, discussion 1320–1321

9. Bittar RG, Olivier A, Sadikot AF, et al. Localization of somatosensory function by using positron emission tomography scanning: a comparison with intraoperative cortical stimulation. J Neurosurg 1999;90: 478–483

10. Reutens DC, Bittar RG, Tochon-Danguy H, Scott AM. Clinical applications of [(15)O] H(2)O PET activation studies. Clin Positron Imaging 1999;2:145–152

11. Bittar RG, Olivier A, Sadikot AF, Andermann F, Pike GB, Reutens DC. Presurgical motor and somatosensory cortex mapping with functional magnetic resonance imaging and positron emission tomography. J Neurosurg 1999;91:915–921

12. Reinges MH, Krings T, Meyer PT, et al. Preoperative mapping of cortical motor function: prospective comparison of functional magnetic resonance imaging and [15O]-H2O-positron emission tomography in the same co-ordinate system. Nucl Med Commun 2004;25:987–997

13. Buxton RB. Introduction to Functional Magnetic Resonance Imaging: Principles and Techniques. Cambridge: Cambridge University Press, 2002

14. Schreiber A, Hubbe U, Ziyeh S, Hennig J. The influence of gliomas and nonglial space-occupying lesions on blood-oxygen-level-dependent contrast enhancement. AJNR Am J Neuroradiol 2000;21:1055–1063

15. Schwindack C, Siminotto E, Meyer M, et al. Real-time functional magnetic resonance imaging (rt-fMRI) in patients with brain tumours: preliminary findings using motor and language paradigms. Br J Neurosurg 2005;19:25–32

16. Majos A, Tybor K, Stefańczyk L, Góraj B. Cortical mapping by functional magnetic resonance imaging in patients with brain tumors. Eur Radiol 2005;15:1148–1158

17. Kamada K, Todo T, Masutani Y, et al. Combined use of tractography-integrated functional neuronavigation and direct fiber stimulation. J Neurosurg 2005;102:664–672

18. Duffau H, Lopes M, Arthuis F, et al. Contribution of intraoperative electrical stimulations in surgery of low grade gliomas: a comparative study between two series without (1985–96) and with (1996–2003) functional mapping in the same institution. J Neurol Neurosurg Psychiatry 2005;76:845–851

19. Roessler K, Donat M, Lanzenberger R, et al. Evaluation of preoperative high magnetic field motor functional MRI (3 Tesla) in glioma patients by navigated electrocortical stimulation and postoperative outcome. J Neurol Neurosurg Psychiatry 2005;76:1152–1157

20. Duffau H. Lessons from brain mapping in surgery for low-grade glioma: insights into associations between tumour and brain plasticity. Lancet Neurol 2005;4:476–486

21. Voss J, Meier TB, Freidel R, et al. The role of secondary motor and language cortices in morbidity and mortality: a retrospective functional MRI study of surgical planning for patients with intracranial tumors. Neurosurg Focus 2013;34:E7

22. Kundu B, Penwarden A, Wood JM, et al. Association of functional magnetic resonance imaging indices with postoperative language outcomes in patients with primary brain tumors. Neurosurg Focus 2013;34:E6

23. Wood JM, Kundu B, Utter A, et al. Impact of brain tumor location on morbidity and mortality: a retrospective functional MR imaging study. AJNR Am J Neuroradiol 2011;32:1420–1425

24. Gallagher TA, Nair VA, Regner MF, et al. Characterizing the relationship between functional MRI-derived measures and clinical outcomes in patients with vascular lesions. Neurosurg Focus 2013;34:E8

25. Kamada K, Möller M, Saguer M, et al. A combined study of tumor-related brain lesions using MEG and proton MR spectroscopic imaging. J Neurol Sci 2001;186:13–21

26. Morioka T, Yamamoto T, Mizushima A, et al. Comparison of magneto-encephalography, functional MRI, and motor evoked potentials in the localization of the sensory-motor cortex. Neurol Res 1995;17:361–367

27. Gallen CC, Schwartz BJ, Bucholz RD, et al. Presurgical localization of functional cortex using magnetic source imaging. J Neurosurg 1995; 82:988–994 10.3171/jns.1995.82.6.0988

28. Kamada K, Takeuchi F, Kuriki S, Oshiro O, Houkin K, Abe H. Functional neurosurgical simulation with brain surface magnetic resonance images and magnetoencephalography. Neurosurgery 1993;33:269–272, discussion 272–273

29. Mäkelä JP, Kirveskari E, Seppä M, et al. Three-dimensional integration of brain anatomy and function to facilitate intraoperative navigation around the sensorimotor strip. Hum Brain Mapp 2001;12:180–192

30. Gaetz W, Cheyne D, Rutka JT, et al. Presurgical localization of primary motor cortex in pediatric patients with brain lesions by the use of spatially filtered magnetoencephalography. Neurosurgery 2009;64(3, Suppl)ons177–ons185, discussion ons186

31. Korvenoja A, Kirveskari E, Aronen HJ, et al. Sensorimotor cortex localization: comparison of magnetoencephalography, functional MR imaging, and intraoperative cortical mapping. Radiology 2006;241:213–222

32. Taniguchi M, Kato A, Ninomiya H, et al. Cerebral motor control in patients with gliomas around the central sulcus studied with spatially filtered magnetoencephalography. J Neurol Neurosurg Psychiatry 2004; 75:466–471

33. Ossenblok P, Leijten FS, de Munck JC, Huiskamp GJ, Barkhof F, Boon P. Magnetic source imaging contributes to the presurgical identification of sensorimotor cortex in patients with frontal lobe epilepsy. Clin Neurophysiol 2003;114:221–232

34. Rowley HA, Roberts TP. Functional localization by magnetoencephalography. Neuroimaging Clin N Am 1995;5:695–710

35. Lütkenhöner B, Krumbholz K, Lammertmann C, Seither-Preisler A, Steinsträter O, Patterson RD. Localization of primary auditory cortex in humans by magnetoencephalography. Neuroimage 2003;18:58–66

36. Plomp G, Leeuwen Cv, Ioannides AA. Functional specialization and dynamic resource allocation in visual cortex. Hum Brain Mapp 2010; 31:1–13

37. Schiffbauer H, Berger MS, Ferrari P, Freudenstein D, Rowley HA, Roberts TP. Preoperative magnetic source imaging for brain tumor surgery: a quantitative comparison with intraoperative sensory and motor mapping. Neurosurg Focus 2003;15:E7

38. Ishibashi H, Morioka T, Nishio S, Shigeto H, Yamamoto T, Fukui M. Magnetoencephalographic investigation of somatosensory homunculus in patients with peri-Rolandic tumors. Neurol Res 2001;23:29–38

39. Nagarajan S, Kirsch H, Lin P, Findlay A, Honma S, Berger MS. Preoperative localization of hand motor cortex by adaptive spatial filtering of magnetoencephalography data. J Neurosurg 2008;109:228–237 10.3171/JNS/2008/109/8/0228

40. Kirsch HE, Zhu Z, Honma S, Findlay A, Berger MS, Nagarajan SS. Predicting the location of mouth motor cortex in patients with brain tumors by using somatosensory evoked field measurements. J Neurosurg 2007;107:481–487 10.3171/JNS-07/09/0481

41. Rezai AR, Hund M, Kronberg E, et al. The interactive use of magnetoencephalography in stereotactic image-guided neurosurgery. Neurosurgery 1996;39:92–102

42. Kober H, Nimsky C, Möller M, Hastreiter P, Fahlbusch R, Ganslandt O. Correlation of sensorimotor activation with functional magnetic resonance imaging and magnetoencephalography in presurgical functional imaging: a spatial analysis. Neuroimage 2001;14:1214–1228

43. Cheyne D, Bakhtazad L, Gaetz W. Spatiotemporal mapping of cortical activity accompanying voluntary movements using an event-related beamforming approach. Hum Brain Mapp 2006;27:213–229 10.1002/hbm.20178

44. Papanicolaou AC, Simos PG, Castillo EM, et al. Magnetocephalography:

a noninvasive alternative to the Wada procedure. J Neurosurg 2004; 100:867–876 10.3171/jns.2004.100.5.0867

45. Doss RC, Zhang W, Risse GL, Dickens DL. Lateralizing language with magnetic source imaging: validation based on the Wada test. Epilepsia 2009;50:2242–2248

46. Szymanski MD, Perry DW, Gage NM, et al. Magnetic source imaging of late evoked field responses to vowels: toward an assessment of hemispheric dominance for language. J Neurosurg 2001;94:445–453 10.3171/jns.2001.94.3.0445

47. Hirata M, Kato A, Taniguchi M, et al. Determination of language dominance with synthetic aperture magnetometry: comparison with the Wada test. Neuroimage 2004;23:46–53

48. Grummich P, Nimsky C, Pauli E, Buchfelder M, Ganslandt O. Combining fMRI and MEG increases the reliability of presurgical language localization: a clinical study on the difference between and congruence of both modalities. Neuroimage 2006;32:1793–1803

49. Kober H, Möller M, Nimsky C, Vieth J, Fahlbusch R, Ganslandt O. New approach to localize speech relevant brain areas and hemispheric dominance using spatially filtered magnetoencephalography. Hum Brain Mapp 2001;14:236–250

50. Hirata M, Goto T, Barnes G, et al. Language dominance and mapping based on neuromagnetic oscillatory changes: comparison with invasive procedures. J Neurosurg 2010;112:528–538

51. Bartolomei F, Bosma I, Klein M, et al. How do brain tumors alter functional connectivity? A magnetoencephalography study. Ann Neurol 2006;59:128–138 10.1002/ana.20710

52. Bartolomei F, Bosma I, Klein M, et al. Disturbed functional connectivity in brain tumour patients: evaluation by graph analysis of synchronization matrices. Clin Neurophysiol 2006;117:2039–2049

53. Bosma I, Douw L, Bartolomei F, et al. Synchronized brain activity and neurocognitive function in patients with low-grade glioma: a magnetoencephalography study. Neuro-oncol 2008;10:734–744

54. Bosma I, Stam CJ, Douw L, et al. The influence of low-grade glioma on resting state oscillatory brain activity: a magnetoencephalography study. J Neurooncol 2008;88:77–85 10.1007/s11060-008-9535-3

55. Guggisberg AG, Honma SM, Findlay AM, et al. Mapping functional connectivity in patients with brain lesions. Ann Neurol 2008;63:193–203 10.1002/ana.21224

第 3 篇

手　术

第 9 章

围术期管理

Jennifer Moliterno Gunel, Joseph M. Piepmeier

对脑肿瘤患者,优化其围术期处理将对他们的手术预后产生深远的影响。注重细节会形成更好的决策和最佳康复效果。本章将讨论一些脑肿瘤手术治疗患者围术期处理的基础性相关问题。尽管这些原理可推广到每位手术患者,但我们仍需要强调对每位患者的个体化治疗。

■ 术前注意事项

病史和体格检查

评估脑瘤患者的最重要的初始步骤是取得患者详尽的病史,对其进行详细的查体并获取相应的影像学资料。这些要素将为围术期评估奠定基础。

详细的病史可提供有关可能的病因的重要线索,再加上详细的神经系统检查,常可显示病变的位置。当脑肿瘤引起临床重视时,它们通常已经达到了临界尺寸或已经造成足够的脑肿胀,从而导致头痛、癫痫发作、功能改变(例如麻痹,视力变化)或认知障碍[1]。这些问题出现的时序经常与肿瘤的侵袭性负相关,例如体征和症状出现得越快,肿瘤的病理就越具有侵袭性。恶性肿瘤患者,如胶质母细胞瘤(GBM)或脑转移瘤,常可表现为数天至数周日益恶化的局限性神经功能障碍或者急性发作癫痫。与此相反,无痛病变,如低级别胶质瘤或脑膜瘤,可以保持数年无明显临床症状,直到它们达到一个临界大小,此时肿瘤的体积或

性状(例如出血)即使发生微小的变化,也会引起神经症状[1-3]。

因为既往的病史记录了一些肿瘤的预期增长率,它证实了仔细询问那些不被患者重视或者与肿瘤不相关的体征和症状是重要的。例如,部分性癫痫是低级别脑内肿瘤共同的表现,并且这些表现还不曾引起重视,患者常常有渐进性的学习或工作能力退化以及不明原因的学习障碍病史。这些在功能上的变化可能会被误认为学习及工作压力或注意力不集中的结果。此外,症状和体征的产生的速度也可以作为判断临床干预应多快进行的良好指标,因此需要我们对更迅速的外科干预要有一个快速的意识转变。

虽然大多数的神经外科医生对解读常规神经系统检查的结果没有压力,但这不足以说明他们能解释肿瘤对认知能力的影响。心理测试可以进一步定量评估患者的指令执行功能[4]。例如,肿瘤占据大部分内侧颞叶的患者,手术有可能对其深刻记忆功能产生影响,因此术前记忆功能测试可以帮助确定手术的相关风险。对那些与平均值相差大于两个标准差的记忆丧失患者,手术通常不会导致其记忆功能在临床上的显著下降[5]。虽然大多数的右利手患者保持语言和记忆的大脑左半球优势,但长期病变(例如低级别胶质瘤)以及先前的皮层损伤可能导致功能的重构、转移或与右半球共享皮质区。此类患者可受益于术前的功能性研究调查,以确定语言和记忆的功能区定位。

家族史同样重要。直系亲属患有脑肿瘤会提高可遗传的诱发条件（例如胚系突变）的可能性，如神经纤维瘤病、von Hippel-Lindau 病、Turcot 综合征或 Li-Fraumeni 综合征。患者往往意识不到这种家族性的风险，认真检查家族史并进行仔细的体格检查，包括寻找神经纤维瘤病患者潜在的咖啡牛乳斑，可以促进对患者及家庭成员更加频繁和密切地监测。

■ 术前影像学检查

肿瘤的位置是决定手术方式最重要的因素之一，例如手术是为取活检还是切除肿瘤。肿瘤的邻近结构对运动、感觉、语言和视觉区以及关键的神经血管结构的影响，可以帮助确定手术的相对危险度（图 9.1）。通过病变的大小和其侵袭到周围脑组织的范围同样可以预测手术能否成功。

最常用于评估脑肿瘤患者的成像方式是计算机断层扫描（CT）和磁共振成像（MRI）。由于 MRI 不仅可以提供正常的高分辨率解剖结构，还能更好地勾画肿瘤扩散、浸润和正常结构的位移，因此 MRI 是颅内肿瘤的首选影像学检查。CT 在显示骨质受侵蚀或增生方面有其独特的优点。评价多个平面图像可以对肿瘤生长的立体结构有更好的了解，并且对制订手术计划来说也很关键。

特定的影像学表现对确定一个可能的诊断非常有用，并且通过它还能推测肿瘤可能的病理类型。低级别胶质瘤通常在 CT 上表现为低密度，在 T2 加权 MRI 上为高信号，其中大部分没有明显的对比增强。另外，除了浸润性生长的肿瘤细胞区域表现出异常的

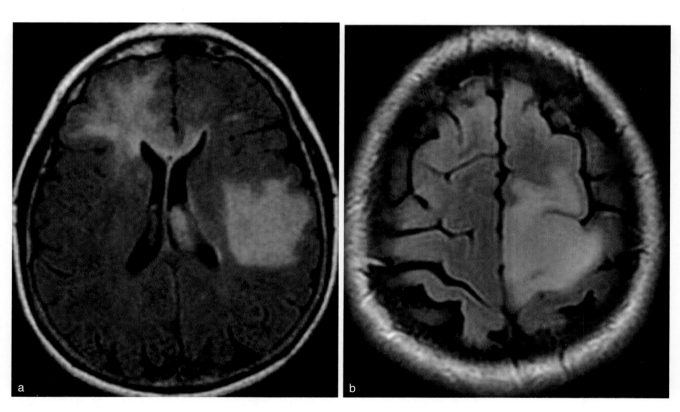

图 9.1　(a)轴位流体衰减翻转恢复序列（FLAIR）显示弥漫性肿瘤浸润至左后额叶、右额叶，并累及胼胝体。这些表现表明是弥漫性胶质瘤。(b)轴位 FLAIR 显示左运动皮层中有一个胶质瘤。这两个图像显示在不出现严重的神经系统后遗症的情况下，肿瘤不易切除，最好的处理方法就是活检。

T2 加权信号延伸到周围脑组织外,大多数胶质母细胞瘤中还有一个中心坏死区和一个由肿瘤和新生血管组成的环形增强带。对比增强通常意味着均匀或者不均匀的血脑屏障受损,分别在高级别肿瘤和脑膜瘤中表现明显。在之前未出现增强表现的胶质瘤中,对比度增强的出现表明肿瘤已更具侵袭性。

但是,对比度增强的表现对于恶性肿瘤缺乏特异性。非浸润性的低级别胶质瘤,如毛细胞性星形细胞瘤和多形性黄色星形细胞瘤(PXA),显示结节状强化。此外,多达 25% 的恶性胶质瘤只有微弱的增强或没有增强,而 30% 的弥漫性低级别胶质瘤可以显示对比度增强[6,7]。因此,影像学上的解释必须在临床表现的背景下进行。尽管如此,无增强肿瘤间变的风险随着年龄的增加而增加[8]。

肿瘤分子特征的成像相关因素已被确认。染色体 1p 和 19q 缺失的少突胶质细胞与白质相比通常是低信号的,且 T1 加权 MRI 上有模糊的边界,而缺乏这种分子特征的肿瘤通常与周围脑组织有一个明显的边界。此外,共缺失少突胶质细胞瘤的特点是在 T1 和 T2 加权图像上的信号非均质性与焦顺磁敏感性,其可能与肿瘤内钙沉积有关。无 1p/19q 缺失的未分化肿瘤的特征是有环状强化。磁共振成像也为以表皮生长因子受体(EGFR)高度表达为特征的高级别胶质瘤制订了诊断标准[11]。

> **缺陷**
> * 在神经胶质瘤中,MRI 无对比增强并不能排除高级别肿瘤的可能性。DWI 弥散受限可以提示肿瘤高度实质性或者可以直接进行活检的肿瘤特定细胞区域。

弥散加权成像(DWI)揭示了基于质子的分子运动的组织学特征,它对肿瘤的诊断可能非常有用。在肿瘤密集的细胞结构内,如 GBM 和淋巴瘤,细胞内间隔的增加与细胞外间隔增加相关,与正常脑组织相比其扩散信号增大。因此,这些肿瘤的信号在 DWI 上经常是增加的,相应地,在表观弥散系数(ADC)图像上是降低的(图 9.2)。扩散加权成像不仅有利于肿瘤与其他结构损害的鉴别诊断,在确定细胞增长活跃部位方面也是非常有用的,这个部位也是良好的取活检点,对于未出现强化的肿瘤来说更是如此。未强化的低级别胶质瘤扩散受限的区域可能体现了高级别胶质瘤转型的早期影像学征象[12]。脓肿可导致扩散受限,这也再次强调了需要考虑整体临床表现[13]。

功能检查

功能磁共振成像(fMRI)对位于或靠近语言区皮层和皮层下解剖的肿瘤的手术治疗很有价值[14]。该技

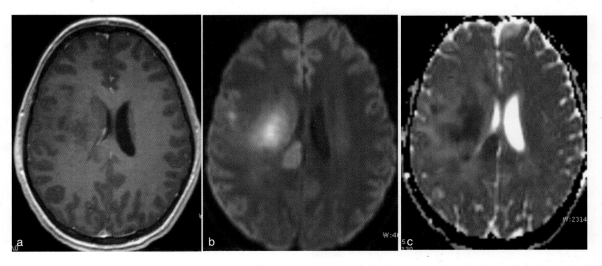

图9.2 (a)轴位 T1 加权 MRI 显示右侧椎体外系有一未增强肿瘤。(b)MRI 弥散成像(DWI)显示相同位置的肿瘤出现弥散受限区域(高细胞构成),和(c)同一肿瘤的表观弥散系数图显示与弥散受限区相对应的低信号区。这些表现提示低级别胶质瘤的早期间变性转化。

术依赖于促进特定功能的局部区域重复固定活性引起的局部血流量改变。功能磁共振成像最常用于定位初级运动和躯体感觉皮层。语言功能通常也被映射到功能磁共振成像上。然而，这种技术的准确性和语言功能表现的多变性和复杂性，使其不太可靠。肿瘤可侵入或取代这些关键区域，功能解剖成像可以帮助确定肿瘤与周围区域的解剖关系，这些可用来指导外科手术的策略。

弥散张量成像(DTI)充分利用了纤维束中的水分子扩散方向的特点[15]。在白质(示踪)中主要矢量的分布通常采用基于不同颜色的图像来显示(图9.3)。这些纤维束是否位移或被侵袭可以在患者大脑肿块中进行分辨，并且该信息对避免肿瘤外科手术的主要神经系统并发症也很关键。

其他成像方式

质子磁共振波谱成像(¹H-MRSI)已被用来通过检查胆碱(CHO)、N–乙酰天冬氨酸(NAA)和肌酸(Cr)相对浓度来显示肿瘤细胞浸润入脑范围[16-18]。在肿瘤组织中，这些主要代谢物的含量与在正常脑组织中发现的相对含量不同。通过检查一块肿瘤组织内上述成分的相对浓度，其代谢活跃程度的图像就可以呈现出

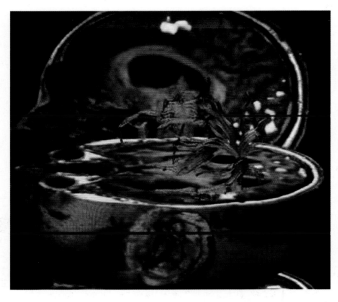

图9.3　扩散张量成像显示左额叶巨大胶质瘤引起的神经纤维束(蓝色)的偏移。

来。例如，MRSI 乳酸峰值的存在往往提示在高级别的肿瘤中存在无氧代谢。当解剖学的 MRI 呈现一种含糊不清的病变时，MRSI 可用于预测胶质瘤的诊断。MRSI 确定肿瘤浸润的范围往往超出常规 MRI 显示的区域。

当用单光子发射计算机断层摄影 (SPECT) 成像时，p-(¹²³I)碘代–1–苯丙氨酸会蓄积在肿瘤中，有助于区分胶质瘤与非肿瘤性病变。这种放射性标记的氨基酸的摄取，不需要血脑屏障通透性的改变，因此它可以用于低级别肿瘤以及间变性肿瘤的术前评估。正电子发射断层扫描(PET)可显示 18–氟–2–脱氧葡萄糖(FDG)的摄取水平，通过显示在肿瘤中摄取的多少并与健侧脑做对比可以估计肿瘤代谢情况[20]。有报道称，FDG 摄取的多少与胶质瘤的恶性程度呈正相关。正电子发射断层扫描也被用于术前检测肿瘤最具有侵袭性的部位，从而试图将立体定向活检的误差风险降到最低。同样，PET 也可用于放射治疗后，帮助鉴别肿瘤复发与放射性坏死。其在预测肿瘤是低级别还是高级别上非常准确，但常会提供多次治疗患者(即低代谢的高级别肿瘤)的假阴性图像。

> **提示**
>
> ● 磁共振波谱成像(MRSI)能提供可深入了解肿瘤潜在恶性度和浸润周围脑组织范围的图像。

■ 术前治疗计划

脑肿瘤患者可出现癫痫和可引起症状的脑水肿。解决这些问题的药物治疗，常常始于术前并且术前术后都会调整。此外，患者的整体治疗状况必须加以考虑。初级保健医生和手术前适当的专家投入，对于患者手术效果的最优化是有益和必需的。应解决和妥善处理可能增加手术风险的情况，如出血问题、感染或任何其他基础并发症。癌症患者静脉血栓栓塞事件(VTE)风险较高，包括深静脉血栓形成(DVT)和肺栓塞 (PE)，因此在必要时应认真、仔细地对术前影像诊断(例如下肢超声)进行评估。发现深静脉血栓形成

时,放置下腔静脉(IVC)过滤器可能是必需的,而抗凝治疗在手术前不是首选。

抗癫痫药物的使用

抗癫痫药物(AED)治疗通常开始于明确的癫痫发作后[2,3]。当癫痫发作的诊断模糊时,脑电图(EEG)监测可能会有所帮助。AED 的选择通常取决于外科医生或神经肿瘤学家的偏好。由于镇静作用较弱、药物间相互作用较少,并且不需要血清药物浓度水平监测,因此左乙拉西坦(Keppra)相对于苯妥英(Dilantin)使用更加广泛。

虽然对于没有癫痫发作的脑肿瘤患者是否应预防性应用抗癫痫药物还存在一些争议,但目前不推荐这些患者使用[21,22]。据报道,临床上显著和轻微癫痫发作的发病率已低至 3% 和 8%,随机前瞻性研究未能显示出在脑肿瘤患者中预防性抗癫痫治疗会带来任何益处。一些可以避免的后遗症有过敏反应、因药物副作用导致的依从性差和肝酶诱导。

> **提示**
> ● 没有癫痫发作的脑肿瘤患者不建议预防性应用抗癫痫药。

脑水肿

糖皮质激素可以显著缓解由脑膜瘤瘤周血管源性水肿引起的占位效应。地塞米松是最常用的药物,尽管最佳剂量需要个体化,但通常术前的初始剂量为 16mg/d。水肿相关的神经系统症状和体征的改善在数小时内就可以出现,但要达到最大效果则需要数天。然而,围术期使用类固醇必须权衡众多相对常见的副作用,包括胃炎、失眠、体重增加、躁狂行为和高血糖。类固醇可以对伤口愈合产生不利影响,并会增加术后感染的风险。尤其是糖尿病患者,需要特别注意。应避免对可疑脑淋巴瘤患者术前使用糖皮质激素,因为快速诱导淋巴细胞凋亡可能会导致非确定的诊断。在这样的情况下,类固醇经常在手术室活检组织的冷冻切片检测后开始使用。

术前使用类固醇可以显著改变 MRI 表现,因为它们可以显著减少对比度增强的范围。这些类固醇引起的效果并不是明确的,而且在各种病症中是可以观察得到的。例如,立体定向活检的目标可能会因此发生改变,通常要谨慎选择一个最佳的手术日期。

> **提示**
> ● 应避免对可疑脑淋巴瘤患者术前使用糖皮质激素。对于其他患者,应使用最低剂量的地塞米松以避免常见的副作用。

■ 术中管理注意事项

制订手术计划

外科治疗包括立体定向活检、次全切除和特定情况下彻底的外科手术切除。手术切除的主要目标是安全地获得准确的组织学诊断,减少肿瘤负担和占位效应,提高或最大限度保持患者的神经功能。当决定进行手术时,需要考虑许多因素,包括患者的年龄、神经功能状态、医疗条件、可能的诊断,以及对成像进行研究,例如位置、有无脑积水、占位效应的程度和作为肿瘤侵袭指标的信号异常范围。其他的重要因素是术前的治疗和处置,如既往手术史、放疗或化疗和伤口愈合潜力。

最后,患者对于手术治疗风险和收益的了解和可能的备选方案也是至关重要的。与患者和家属进行详细的讨论,是帮助患者做出最好的个体化治疗决策和未来治疗规划的最重要步骤之一。必须要均衡考虑手术的神经功能缺损风险与患者的生活方式及手术目标。优势手运动功能的轻微损失对一些患者来说也许是可接受的,但对其他患者来说,这必须被着重考虑。在特定的情况下,短暂的术后神经功能缺损可以被预见。例如,辅助运动皮层的肿瘤切除术往往会导致持续 2~3 周的运动麻痹(图 9.4)。此外,必须权衡手术造成的这种伤害的预期风险与如果不进行外科手术所引起的同样问题的可能性。同患者坦率地介绍治疗的风险和益处是必要的知情同意,这可能在接下来的手术中有利于规划治疗方案。

手术治疗

有关促进脑部肿瘤外科治疗的各种手术技术和设备的讨论超出了本章的范围。一般来说,通过过度换气、渗透性利尿剂、临时放置腰椎或脑室引流脑脊液(CSF),可以非常有效地控制颅内压,可避免对正常的大脑造成意外损伤,尤其是伴随大肿瘤的患者。恰当地使用这些方法,需要手术前详细的计划和与麻醉团队沟通。高剂量地塞米松(即 10mg)通常用于所有病例,淋巴瘤和预防性使用抗生素情况除外。行立体定位对于准确地获取肿瘤和患者的安全也是至关重要的。除了有四肢与深静脉血栓形成以外,连续压迫装置(SCD)应该被广泛地使用。在清醒状态下开颅手术期间,患者接受运动或语言映射时需要特别注意安慰和询问,以此来获得合适的信息。

在所有择期神经外科手术前先"暂停"一下,已成为常规做法。这个暂停用于验证患者身份,为手术标记正确的侧面和位置,识别潜在的问题,确认手术术式。这一系列检查作为一项减少外科手术错误可能性的方法已得到了广泛的接受,它明显减少了手术部位错误的风险。术前暂停作为一项有效保证患者安全的方法被强烈推荐。

几种手术器械和监控设备已应用于肿瘤手术,它们使肿瘤识别变得容易,可沿着肿瘤边缘的周围脑组织切除,以及映射运动、感官和语言优势皮层。由固定框架或无框架系统实施的立体定向技术,可对比中发现与术前影像并对活检有所帮助,因此得到了广泛的应用。神经导航和术前影像学,包括功能性和 DTI 信息的登记,在三维空间定位以及选择避开重要神经

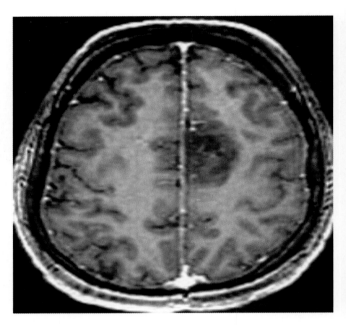

图 9.4　轴位 T1 加权 MRI 显示起源于辅助运动区的胶质瘤。这位患者有肿瘤切除术后发生肠系膜上动脉综合征的危险。

与血管的结构的最安全入路方面特别有用。改善显微镜的亮度和放大倍率在确定颜色、纹理,以及血管分布的变化方面很有帮助,而这些可以把肿瘤从脑组织中区别开来。此外,术中超声在定位被正常脑皮质掩盖的肿瘤,以及在辨认被掩盖的解剖结构方面是很有用的。超声吸引器对于实际肿瘤切除来说是一个特别有用的工具。

术中 MRI(iMRI)在一些大型医疗中心得到应用,它治疗了大量的脑瘤患者(图 9.5)。这种技术虽然价格昂贵,但是它能使外科医生评估手术的进展,检查切除的程度,解决意外并发症,并为实时体积测定的肿瘤切除术重新定位无框架立体定向的坐标。它在低级别胶质瘤手术过程中特别有用,因为这些肿瘤难以从正常白质中区分出来,因此限制了外科医生辨别胶质瘤和正常脑组织的能力。紧接着的部分肿瘤切除术,解剖结构的改变可以限制术前立体定向引导图像的可靠性。肿瘤切除过程中的影像将允许外科医生确定肿瘤位置和残留病灶的量和最大化肿瘤切除术中更新的立体图像的再注册。立体定向、iMRI、fMRI 与 DTI 白质束成像的结合为外科医生提供了详细的解剖和功能图像,提高了用可以

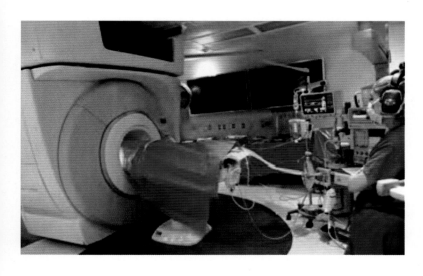

图 9.5　脑肿瘤切除手术中运用的术中 3-T MRI。给患者覆盖无菌手术单,并由麻醉师通过术中 3-T MRI 监测患者情况。

产生更好手术效果的实时信息规划肿瘤摘除过程的能力。

目标为恶性胶质瘤切除的 5-氨基乙酰丙酸荧光引导手术也已经证实可以提高外科医生切除更具侵袭性肿瘤的能力。5-氨基乙酰丙酸是一种非荧光性前体药物,它可导致荧光卟啉在恶性胶质瘤细胞内的积聚。通过荧光检测过滤器连接到一个操作显微镜来进行检测。肿瘤荧光衍生自 5-氨基乙酰丙酸,使完整切除对比增强的肿瘤成为可能[24]。

用于初级感觉皮层、中央沟和运动皮层识别的术中神经生理学与躯体感觉诱发电位,通常可用于全身麻醉下语言皮层病变的切除[23]。另外,直接刺激运动区可以用来确认对手、胳膊、脸和腿部运动功能控制的精确区域。这种监测在没有吸入性麻醉剂时,可用全身麻醉或用精神安定剂来进行。映射语言和其他运动性语言中枢,需要局部麻醉和一个能够理解规定任务的患者的合作,但在团队成员和患者之间有良好沟通的情况下,可常规进行清醒开颅手术[25]。仔细的术前指导和教育可提高患者对需要进行的测试的反应能力。同样,对颅后窝肿瘤手术来说,电生理监测的使用可以帮助识别和减少损伤颅神经。

> **提示**
> - 手术导航或术中影像和清醒的开颅皮层映射,结合标准的显微外科技术,对颅内肿瘤手术安全性和有效性的最大化极其有用。

■ 术后管理注意事项

对大多数为明确诊断而接受简单的立体定位活检术的患者,可以在麻醉后监护室进行监控,直到麻醉剂消散,然后转移到常规术后病房,或平安出院回家[26]。虽然对这些患者的处理而言有安全且占用更少资源的选择,但通常接受开颅肿瘤切除术的患者要常规在重症监护病房或神经重症监护病房至少观察一夜[26]。那些需要更长时间留观或需要颅内压监测装置的患者,或有腰大池或脑室导水管引流的患者,为了延长持续时间,可以留在重症监护室。在术后早期,任何出现新的神经系统症状和体征的患者,可用影像(通常是 CT 扫描)立即评估风险,以排除颅内出血。

手术本身一般耐受性良好,主要特点是对使用止痛药效果明显的切口疼痛。应该首先避免使用改变血小板功能的药物,如非甾体类抗炎药物。通常可以基于病变的位置和患者的术前神经功能状态来预测。术后神经功能缺陷的潜在风险(例如,肠系膜上动脉综合征和运动/语言障碍的增加)在大多数患者中,这些问题可能是短暂的,并且可以通过早期物理治疗和活动加快康复。类固醇的使用可以通过减少水肿来加快恢复,但应调整为所需的最低剂量以改善功能。

恶性原发性和继发性脑肿瘤患者,以及那些高龄和术前运动缺陷者,有可能会有 DVT 和 PE 的风险增加。建议常规使用预防性药物以减少 DVT 的风险。大多数外科医生喜欢使用低剂量肝素（5000U 每天 3 次皮下给药），但也可预防性使用低分子量肝素，如依诺肝素[28]。虽然有症状的术后出血是比较少见的，但它仍然是一个现实，建议预防性使用药物。肝素皮下用药可以在手术后第二天开始。残余肿瘤存在或手术出血较多，且术后 MRI 证明有出血存在时，应仔细考虑并延迟使用肝素。尽管如此，SCD 可以大大减少 DVT 的风险，当患者限制卧床时，术后应该持续使用。腿部深静脉的影像通常用于所有运动受限的患者。弹力靴不应该用于已有深静脉血栓形成的肢体。如果 CT 上没有术后出血表现，尽管抗凝是安全的，但通常对那些在术后立即出现 DVT 或 PE 的患者可以插入下腔静脉滤器来处理。术后抗凝治疗的时机尚未充分研究；然而，如果真是医疗需要的话，大多数神经外科医生习惯在手术初始阶段使用或在手术后的几天内重新使用。由于血栓性并发症(如 IVC 血栓)经常发生，长期抗凝相对于放置过滤器渐渐成为首选治疗。

抑郁症在脑肿瘤患者中很常见，且不易被大多数医生发现，它可大幅降低和影响患者生活质量。使患者认识到抑郁并解决任何其相关问题应该是围术期评估的一部分，在需要的时候应转诊到精神科或心理科。

辅助治疗和随访

关于后续治疗的首选疗法，诸如放疗和化疗，很大程度上取决于潜在的组织学类型。而在通常情况下，诊断原发性脑肿瘤需要考虑临床病史和影像学表现，以及神经病理学家对肿瘤细胞的形态学描述。在这些具体情况下，病史和影像学表现对建立一个正确的诊断至关重要。

进行序列磁共振成像对确定复发肿瘤切除的程度和评价是最佳选择。手术操作可以引起病灶边缘信号增强，虽然这些术后改变一般是线性的，而残留的肿瘤组织常是结节状的，但区分两者可能很困难。已经证实，手术引起的信号增强会有数天的进展，一般在手术后第一个 72 小时以内最小。因此，对于分期而言，术后前 3 天内完成的基线成像是最有益的。术后早期 MRI 也可用于新出现的缺血区域。这种手术引起的梗死在手术后的几周可能获得相对增强，与肿瘤的进展

很相像。灌注加权成像在对脑肿瘤进行评估，特别是当患者接受辅助治疗时，也有帮助。灌注增强的病灶是可疑的恶性肿瘤，而灌注极度减少可能表明放射治疗后坏死的肿瘤区域。

对于辅助治疗方法的确定、监测肿瘤复发和肿瘤相关问题的处理，如癫痫发作和药物治疗，最好在多学科合作下完成，包括神经外科、神经肿瘤学、放射肿瘤学、神经放射学以及神经病理学等学科。这些专家组成的委员会通过病理标本、影像学和相关的治疗史研究，为每个相关学科用合作的方式相互影响提供了一个机会。肿瘤委员会提供的信息可以被收集并录入到一个肿瘤数据库，为每位患者产生纵向的数据，并作为评估整个肿瘤患者群体的治疗资源。通过这种方式，治疗团队能够审慎地评估治疗决策。

提示

● 如果使用术后影像评估疾病残留，要在术后 72 小时内完成。

■ 总结

脑肿瘤患者的围术期管理往往是具有挑战性的，需要多学科专家的投入。小心谨慎才能做出最佳的决策并提供最佳可能的预后。最终，由各相关学科协同努力，将提高用来管理处于疾病各个阶段的患者的能力。

编者注

当把手术的优点介绍给患者并被接受后，一连串可最大限度地提高手术成功率的事件会显现出来。作为占大多数的择期手术患者，在北美和欧洲的大部分医院使用同日住院系统，即患者在术前先进入住院前门诊，然后手术当天上午入院，然后拍摄一个最新的和手术导航系统一起使用的 MRI 图像。脑水肿的治疗、预防性使用抗生素、抗癫痫药物使用和必要时血栓栓塞的预防，可使围术期状态平稳并减少并发症发生。外科医生是这个过

程的核心，但医疗团队的许多其他成员也是必不可少的。术后注意细节也很重要。优良的术前、术中和术后护理是神经肿瘤患者平稳度过围术期必不可少的组成部分。回答患者的疑问，尽可能充分地解释有关整个过程的信息，对于提高患者的满意度也是必要的[29,30]。（Bernstein）

（付锦龙 译）

参考文献

1. Byrne TPJ, Yoshida D. Imaging and clinical features of gliomas. In: Tindall G, Cooper P, Barrow D, eds. The Practice of Neurosurgery. Baltimore: Williams & Wilkins, 1995:637–648

2. Chang SM, Parney IF, Huang W, et al; Glioma Outcomes Project Investigators. Patterns of care for adults with newly diagnosed malignant glioma. JAMA 2005;293:557–564

3. Fransen P, de Tribolet N. Surgery of supratentorial tumors. Curr Opin Oncol 1993;5:450–457

4. Taphoorn MJ, Klein M. Cognitive deficits in adult patients with brain tumours. Lancet Neurol 2004;3:159–168

5. Cohen-Gadol AA, Westerveld M, Alvarez-Carilles J, Spencer DD. Intracarotid Amytal memory test and hippocampal magnetic resonance imaging volumetry: validity of the Wada test as an indicator of hippocampal integrity among candidates for epilepsy surgery. J Neurosurg 2004;101:926–931

6. Cohen-Gadol AA, DiLuna ML, Bannykh SI, Piepmeier JM, Spencer DD. Non-enhancing de novo glioblastoma: report of two cases. Neurosurg Rev 2004;27:281–285

7. Chaichana KL, McGirt MJ, Niranjan A, Olivi A, Burger PC, Quinones-Hinojosa A. Prognostic significance of contrast-enhancing low-grade gliomas in adults and a review of the literature. Neurol Res 2009; 31:931–939

8. Barker FG II, Chang SM, Huhn SL, et al. Age and the risk of anaplasia in magnetic resonance-nonenhancing supratentorial cerebral tumors. Cancer 1997;80:936–941

9. Megyesi JF, Kachur E, Lee DH, et al. Imaging correlates of molecular signatures in oligodendrogliomas. Clin Cancer Res 2004;10:4303–4306

10. Zlatescu MC, TehraniYazdi A, Sasaki H, et al. Tumor location and growth pattern correlate with genetic signature in oligodendroglial neoplasms. Cancer Res 2001;61:6713–6715

11. Aghi M, Gaviani P, Henson JW, Batchelor TT, Louis DN, Barker FG II. Magnetic resonance imaging characteristics predict epidermal growth factor receptor amplification status in glioblastoma. Clin Cancer Res 2005;11(24 Pt 1):8600–8605

12. Baehring JM, Bi WL, Bannykh S, Piepmeier JM, Fulbright RK. Diffusion MRI in the early diagnosis of malignant glioma. J Neurooncol 2007;82: 221–225

13. Moffat BA, Chenevert TL, Lawrence TS, et al. Functional diffusion map: a noninvasive MRI biomarker for early stratification of clinical brain tumor response. Proc Natl Acad Sci U S A 2005;102:5524–5529

14. Roessler K, Donat M, Lanzenberger R, et al. Evaluation of preoperative high magnetic field motor functional MRI (3 Tesla) in glioma patients by navigated electrocortical stimulation and postoperative outcome. J Neurol Neurosurg Psychiatry 2005;76:1152–1157

15. Jena R, Price SJ, Baker C, et al. Diffusion tensor imaging: possible implications for radiotherapy treatment planning of patients with high-grade glioma. Clin Oncol (R Coll Radiol) 2005;17:581–590

16. Olsen KI, Schroeder P, Corby R, Vucic I, Bardo DM. Advanced magnetic resonance imaging techniques to evaluate CNS glioma. Expert Rev Neurother 2005;5(6, Suppl)S3–S11

17. Preul MC, Caramanos Z, Leblanc R, Villemure JG, Arnold DL. Using pattern analysis of in vivo proton MRSI data to improve the diagnosis and surgical management of patients with brain tumors. NMR Biomed 1998;11:192–200

18. Stadlbauer A, Moser E, Gruber S, et al. Improved delineation of brain tumors: an automated method for segmentation based on pathologic changes of 1H-MRSI metabolites in gliomas. Neuroimage 2004;23: 454–461

19. Vos MJ, Berkhof J, Postma TJ, Hoekstra OS, Barkhof F, Heimans JJ. Thallium-201 SPECT: the optimal prediction of response in glioma therapy. Eur J Nucl Med Mol Imaging 2006;33:222–227

20. Jacobs AH, Kracht LW, Gossmann A, et al. Imaging in neurooncology. NeuroRx 2005;2:333–347

21. Wu AS, Trinh VT, Suki D, et al. A prospective randomized trial of perioperative seizure prophylaxis in patients with intraparenchymal brain tumors. J Neurosurg 2013;118:873–883

22. Glantz MJ, Cole BF, Forsyth PA, et al; Report of the Quality Standards Subcommittee of the American Academy of Neurology. Practice parameter: anticonvulsant prophylaxis in patients with newly diagnosed brain tumors. Neurology 2000;54:1886–1893

23. Duffau H, Lopes M, Arthuis F, et al. Contribution of intraoperative electrical stimulations in surgery of low grade gliomas: a comparative study between two series without (1985-96) and with (1996-2003) functional mapping in the same institution. J Neurol Neurosurg Psychiatry 2005;76:845–851

24. Stummer W, Pichlmeier U, Meinel T, Wiestler OD, Zanella F, Reulen HJ; ALA-Glioma Study Group. Fluorescence-guided surgery with 5-aminolevulinic acid for resection of malignant glioma: a randomised controlled multicentre phase III trial. Lancet Oncol 2006;7:392–401

25. Serletis D, Bernstein M. Prospective study of awake craniotomy used routinely and nonselectively for supratentorial tumors. J Neurosurg 2007;107:1–6

26. Boulton M, Bernstein M. Outpatient brain tumor surgery: innovation in surgical neurooncology. J Neurosurg 2008;108:649–654

27. Chaichana KL, Pendleton C, Jackson C, et al. Deep venous thrombosis and pulmonary embolisms in adult patients undergoing craniotomy for brain tumors. Neurol Res 2013;35:206–211

28. Agnelli G, Piovella F, Buoncristiani P, et al. Enoxaparin plus compression stockings compared with compression stockings alone in the prevention of venous thromboembolism after elective neurosurgery. N Engl J Med 1998;339:80–85

29. Knifed E, July J, Bernstein M. Neurosurgery patients' feelings about the role of residents in their care: a qualitative case study. J Neurosurg 2008;108:287–291

30. Zener R, Bernstein M. Gender, patient comfort and the neurosurgical operating room. Can J Neurol Sci 2011;38:65–71

第10章

影像引导下的手术：有框架与无框架

Michael W. McDermott, Roxanna M. Garcia, Mark Bernstein

在过去的 25 年间，影像技术已从有框的 CT 立体定位活检发展到无框的影像辅助手术系统，再到术中实时 MRI。

■ 立体定向脑组织病变活检

适应证

即使现代脑部影像发展很先进，但在很多病例中，最佳治疗方案仍需要通过优于其他方案的组织活检来制订。在某些情况下，体弱的老年患者可能不适于接受组织活检，而需根据影像诊断来制订治疗方案。另外一些情况包括对前庭神经鞘瘤和转移瘤的放射外科治疗是基于这些病变的鉴别诊断区别不大这样一个事实。

然而，应该了解到在对病变进行活检时做出不确切的临床重要诊断的概率是很高的。在一些病例中，误诊率达到 12%~26%，包括中心性胶质瘤、脑梗死、感染、炎症、良性囊肿和脱髓鞘等[1,2]。但是，现代 MRI 技术已经消除了许多运用磁共振波谱成像（MRS）、弥散加权图像和局部血容量定位产生的误诊[3-5]。如今，基底神经节梗死、脱髓鞘室周斑块和脑炎的病理活检是极其少见的。

相对于开颅手术，适用于立体定向活检的最佳病变是微小且深部影响功能区的病变或者手术切除和活检风险非常高的皮质病变（图 10.1）。

立体定向病变活检的注意事项

- 病变
  - 深部
  - 微小
  - 功能区
  - 多处病变
  - 扩散
- 患者
  - 病情严重
  - 高龄
  - 病情恢复快
  - 患者意愿

多灶性病变、不适用于临床影像的病变以及扩散的病变，也适用于立体定向病变活检。在进行病灶集中治疗后对比增强的病变可能会导致诊断困难。无论影像表现异常是否代表治疗效果不佳或者肿瘤复发，立体定向病变活检对于确诊肿瘤是否复发以及帮助指导后续治疗是有意义的。

虽然许多临床医生将脑功能区例如中枢运动皮层作为立体病变活检重要的表现迹象，但外科医生在这些区域操作时要格外小心。其次，中枢皮层伴轻微神经功能障碍的患者可能会出现短暂神经功能恶化，即便细针活检中未发现术后出血。对于重要的语言运动中枢病变，在皮质切开和活检之前，清醒状态下的功能组织定位开颅手术仍是可靠的治疗选择[6]。

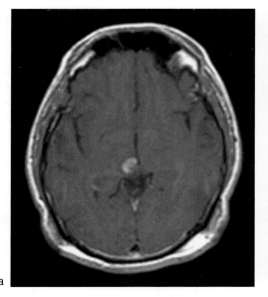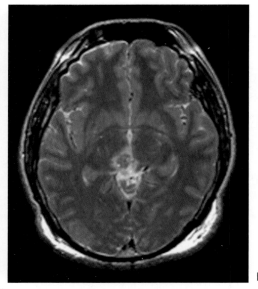

a　　　　　　　　　　　　　　　　　　　　　　　　　　b

图 10.1　(a)右丘脑肿瘤的 T1 加权对比增强 MRI,选定行有框立体定向活检。脊柱影像学、细胞学、血清和脑脊液(CSF)标记都无诊断学意义。(b)T2 加权像显示核心病变部位呈低信号,提示高核质比。对两个核心进行活组织切片检查。基于切片最终诊断为生殖细胞瘤。

在 20 世纪 80 年代末 90 年代初,立体定向病变活检在 HIV 感染和 AIDS 患者的治疗管理中起到至关重要的作用[7]。随后,伴有多种对比增强病变的 HIV 感染患者只能使用经验治疗。现在,这种中枢系统感染是极其罕见的,立体定向病变活检比经验治疗更加重要。对淋巴瘤、细菌感染以及进行性多灶性白质脑病患者,仍需一些其他的诊断手段。需多加注意的是,在短期类固醇药物治疗后,之前明显对比增强的病变会变微弱,这可能是淋巴瘤对于类固醇药物的早期表现。立体定向病变活检在这些患者中经常无法诊断或者只能显示细胞膜表面情况,这时需要停止类固醇药物治疗并且持续观察直到病变再次出现,这样活检才能有意义(图 10.2)。我们要时刻记住在 HIV 患者中使用立体定向病变活检所导致并发症的高发生率,这可能与其病毒血管病变有关。

> **重要参考**
> - 对于外科医生来说,在进行手术之前,最好让神经放射学家来检查诊断影像从而确诊临床印象诊断。

> **提示**
> - 在进行定位放射治疗之后,进行附加治疗之前,必须进行组织活检,以便区别肿瘤复发和放射性坏死。

> **缺陷**
> - 使用类固醇药物之后,对比增强病变的显著缩小更应考虑淋巴瘤的诊断。组织活检在这些病例中通常获取到无诊断意义的组织。

立体定向活检的常用技术

立体定向活检目前常用于有框技术、影像协助手术系统或者术中 MRI,并且在静脉镇静麻醉下使用效果很好。根据使用技术的不同,手术时间也有所不同(表 10.1)[8-11]。手术方式的选择可能会影响手术苏醒时间以及相关医疗费用。

对于一些有框基础的手术,外科医生将框架用于局部麻醉从而使 4 个导航定位系统固定于定位点上。如果存在永久性颅骨损伤,则使用三点固定术。框架的位置可以用 Velcro 绷带固定、人工手持固定或者已

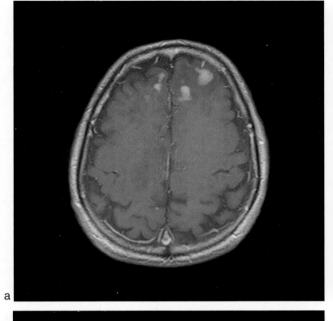

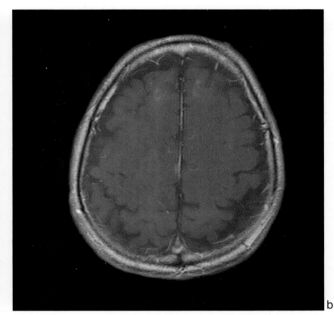

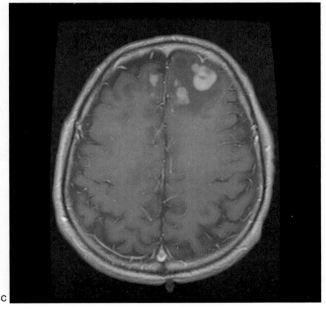

图 10.2　(a)轴位对比增强 T1 加权 MRI 显示患者激素治疗前的免疫抑制。(b)类固醇治疗 5 天后相同部位的影像。非手术前检查为阴性,计划活检推迟。(c)停药后 14 天相同部位的影像学检查。图像显示开放的活检口证实为淋巴瘤。

有的耳棒固定,这取决于使用的框架定位系统。在头皮上沿着固定的定位系统标记出轨迹,暂时移走框架,使用头皮针在每个区域注入混有肾上腺素的利多卡因(AstraZeneca,Westborough,MA)。通常,每个区域注射 1~2mL 就足够了。用拇指和示指尽可能夹紧头皮针,接着使用扳手拧紧。使用扭矩扳手可以避免过紧以及框架弯曲。

框架固定后,患者进入拍片室,可以做 CT 或者现在更常见的 MRI。目标与基准共协调后可获得同一轴

向平面成像,通过冠状重建来选择手术入路,从而避开诸如脑室这样的组织结构。大多数活检针有长 9~10mm 和直径 1.2mm 的侧口。选择目标点时要使活检针的侧口中心尽可能靠近病变的中心或者增强最明显的区域。对于极小的病变,活检针尖不应该超过病变的最深部。如果第一份样本的冰冻切片没有诊断意义,则沿着相同轨迹按顺序取其上下 2~3mm 的位置可能会有意义。

在手术室里,外科医生是使用螺旋钻还是手摇钻

表 10.1 有框架、无框架以及术中 MRI 定位活检的手术时间对比

术者	年份	系统	手术时间
Bernays 等[9]	2002	iMRI(低场强)	73min(27~119)中位数
Smith 等[8]	2005	有框架	114±3min 平均值
		无框架	185±6min 平均值
Quinn 等[10]	2011	iMRI (低场强)	102min 平均值
Bekelis 等[11]	2012	无框架(机器人)	44.6min 平均值

取决于手术入路的头皮是否长头发以及患者本身的意愿。如果使用螺旋钻开颅，硬脑膜会被多钻出几毫米或者随后运用更粗型号的克氏线，使活检针能够顺利进入硬脑膜。在使用螺旋钻和手摇钻的情况下，都应该使标准的脑组织活检针斜面优先进入病理位置。关闭活检针侧口后进入病变部位，然后打开活检针进行轻柔地抽吸，可以将针芯旋转 180°来关闭活检针。可以在病变部位轻柔地 360°旋转整个活检针，包括针套和针芯，以确定其是否通畅。如果不通畅，可短暂打开活检针随后关闭，在拔出之前再次旋转确定其是否通畅。对于样本的获取，外科医生的意愿将决定是仅拔出针芯还是拔出整个活检针。进行术中病理冰冻切片检查以确定是否获得足够的病理组织。每个活检病例都存在出血风险。

术后管理

术后，患者要在病房监测一段时间直到他们恢复基本的神经功能状态。一项研究对早期出院患者随后幕上脑组织立体定位活检的临床结果进行了评估[12]。总共取 130 例活检，患者出院状态分为早期出院(<8 小时)至门诊观察(>8 小时但<24 小时)，以及住院观察(>24 小时)。在所有术后 6 小时内并发症中，5 例患者严重。12 例患者(9.2%)出现术中出血，但其中仅 40%的患者在术后 CT 中显示出血。作者认为，对没有过多术中出血，或者没有新的术后出血，或者术后 CT 显示没有血凝块形成的早期出院患者，进行立体定位活检是安全的。

一组研究人员评估了门诊手术的可行性，即在立体定位活检术后 4~6 小时患者回家[13,14]。作者在 1997 年对一名门诊患者进行立体定位活检，并在 2002 年发表了试验数据，在 2011 年进行了更新。接受治疗组总共 152 例患者，94.1%成功出院回家而没有再次入院。在 5.9%的试验失败组中出现 2 例神经功能并发症(2.6%)，这些患者在术后 CT 中都没有显示出血。作者认为，经过 4~6 小时观察出院回家的患者以及随后进行 CT 立体定位活检似乎是安全的，这样也可以节约医疗资源和费用，同时由于缩短住院时间，还会改善患者预后，减少并发症。

> **争议**
> ● 立体定位肿瘤活检可以安全应用于门诊患者。

并发症

虽然对于神经外科医生来说，甚至对于其他内科医生来说，容易把立体定位活检看作一项微创手术，但是我们应该阻止这种倾向。为了避免术中患者的不适和术后影响，对于病变部位的解剖以及定位轨迹的充分了解是必要的。在术后一段时间允许出现并发症，早期的认知和治疗可以使患者有更好的预后结果。对于并发症的充分了解是十分重要的，这样可以适当减少并发症的发生，并且医生在术前可以对患者进行更好的告知。

活检部位的出血，将造成病情急剧恶化并出现新的神经功能障碍症状，这是立体定位活检最严重的并发症。神经症状的发生率和死亡率在很大程度上取决于出血程度，在大多数病例中出血程度为 0~5%(表 10.2)[11-20]。临床上立体定位活检术后出现察觉不到的出血非常常见。对立体定位活检的 102 例患者进行 CT 扫描，发现 59%的患者 CT 显示存在出血[21]。在 61 例患者中仅有 6 例临床症状显示存在出血，剩下的 55 例患者无出血的临床症状。这种临床上难以发现的出血范围从少于 5mm 到 30~40mm。在 55 例无症状出血患者中，仅有 3 例出现新的神经功能损害，且都出现在术后 2 天内。在术后显示无出血的患者中，其神经功能恢复良好并且无病情继续恶化。在最近一个病例序列中，活检区域的出血仅见于 9%的患者中，其中 4 例出现症状[16]。高级别胶质瘤是活检区域出血的风险

表 10.2 最近活检病例并发症发生率

作者	年份	患者数	系统	死亡率	发生率	无诊断意义率
Smith 等[8]	2005	213	FB	0.4%	4%	10%
McGirt 等[16]	2005	270	FB	1%	5%	7%
Woodworth 等[17]	2006	270	FL	1%	4%	10%
Kongkham 等[18]	2008	622	FB	1.3%	6.9%	1.6%
Shooman 等[24]	2010	134	FL	1.5%	2.2%	0.7%
Amin 等[19]	2011	48	FL	0%	4.1%	2%
Quinn 等[10]	2011	33	FL	0%	0%	3%
Bekelis 等[11]	2012	44	FL	0%	8%	4%
Ersahin 等[20]	2011	290	FB	0.8%	4.1%	4.5%

FB,有框架;FL,无框架。

因素,但与死亡率的显著增加无关。

术前需采取必要的程序来避免出血,开始要对适当的患者进行筛查,查明其出血时间以及凝血状态等指标。应该告知患者术前 10 天避免使用非甾体抗炎药。应注意避免选择邻近大血管的病变部位,如松果体区域、外侧裂部位以及邻近蛛网膜的表浅部位。为避免术中并发症,在活检区域进针时需要精细的手术技术并且要采集可获得满意诊断的最小样本组织。如果在首次取活检后出现出血,首先要将活检针侧口打开使血流出。在手术室中,患者如果出现神经症状恶化,手术人员应迅速撤走立体定位框架,并进行气管插管。

对怀疑术中出血的患者进行术后管理时,应密切观察患者状态并早期进行 CT 扫描。如果患者病情迅速恶化,应对更多的表浅病变进行急诊开颅手术,然而深部基底节病变可能需要通过药物进行治疗。在一些部位,运用内镜或者反复运用立体定位对出血进行吸收是有意义的。在某些活检显示为恶性肿瘤的老年病例中,存在由活检导致出血所造成的严重的神经功能损害,应在与患者家属进行全面沟通之后才能放弃开颅手术而进行维持治疗。手术之前与患者以及患者家属进行这样的沟通是必要的。

重要参考

- 如果活检时发生出血,最好打开针的侧口从而使血顺着针管流出。

无诊断意义的活检

在大多数临床系列中,少于 10% 的病例中立体定位活检结果为无诊断意义的样本组织[17,22]。无诊断意义的组织样本可能与非肿瘤或非增强病变有关。早期使用类固醇药物患者的病变在立体定位影像中是变小的,其可能是对类固醇药物极其敏感的淋巴瘤。在这些病例中取活检通常只会取到坏死组织。无意义的活检通常会伴有并发症增加和术中病理诊断失败。

缺陷

- 术中冰冻切片的失败将导致更高的无意义活检率。

无意义活检的处理应在手术室中开始,必须进行术中组织病理检查以便确定是否获得了有诊断意义的组织样本。多次取样本可能会提高诊断率,而且活检针切面应该朝向每个样本的 0°、90°、180°、270° 分别取样。同时,还应该调整病变部位样本取样深度。如果未获得诊断组织,所有的参数以及治疗方案都需重新检查以确保准确定位,然后再重复取活检送检。如果多次活检均未提供诊断组织,外科医生必须权衡进一步尝试所带来的风险。组织送检进行微生物和病理分析时,一定要考虑炎症或者感染病变。

术后及时的 CT 扫描有助于定位活检部位,通常会有一团气体或血液以确认取样部位正确。借助影像引导系统,可以用活检针在目标部位的位置记录正确的病变定位。如果最终的病理结果依然无诊断意义,最佳选择包括重复多次活检、开颅活检或进行经验治疗。

取样错误

立体定位活检样本所提供的组织仅仅是病变的一小部分。通常目标病变的选择是基于静态对比增强 MRI 或 CT,对于大多数肿瘤代谢活跃的部分这不是最好的预测显示。众所周知,恶性胶质瘤有明显的形态异质性,外科医生在选择目标时必须有意避开疑似非增强的坏死组织以及囊性区域。对于后者,在获取组织之前,囊肿的引流可能会改变病变的形态学特征,从而替代想要取的目标组织。随着现代 MR 技术的出现,MRS 有助于定位最不正常的区域,MR 灌注技术可能会有类似的应用价值[3,5,23]。在 29 例术前进行高分辨率 3D MRS 的脑瘤患者中,参考 MRI 定位取得活检与围绕 MR 光谱像素进行活检定位相比,在 79 个活检部位的每一处代谢水平与每个样本组织学检查均有相关性[4]。提高的标准化胆碱比例,和低的标准化N–天门冬氨酸比例与有活性肿瘤 90% 的时间相关。这些光谱信息尤其可用于低级别非增强病变部位,能够更准确地将活检目标定位于最不正常胆碱水平升高区域。

关于是否应当常规进行术中冰冻切片分析的问题已得到广泛关注。利用来自单次抽样的 1~3 个样本,用无框架系统做的 99.3% 的活检具有诊断意义[24]。单例无诊断性情况是依据术后影像检查确定的抽样错误。作者估计,不进行常规术中神经病理检查对 134 位患者将节省 67 小时的手术时间和超过 100 000 美元的住院费用。除此之外,术中冰冻切片并不会提高诊断率。未来考虑的另一种选择是使用荧光剂,如 5-ALA。据报道,有两例活检样本是在手术室紫蓝光下评估的,确认为荧光和病理组织[25]。然而,这些患者还需要注射 5-ALA 后在低光环境下观察 72 小时,使术后管理更加复杂。

> **重要参考**
> ● 在对依据对比增强影像做出的诊断结果有疑问时,代谢影像检查可用于引导对无增强的大肿瘤或癌变的活检。

立体定位活检的特殊技术考虑

有框相对于无框系统

目前有框和影像引导(即无框定位系统)都能做到定点定位活检。虽然在过去曾使用过多种类型的有框系统,但目前流行的是 Leksell 立体定位系统(Elekta, Stockholm, Sweden)和 CRW 系统(Integra Radionics, Burlington, MA)。这两个系统都是以目标为中心的,都可以在两个旋转自由度将进入点和轨迹调整到达目标部位。它们都需要适用于 MRI 和 CT 的九格定位系统影像。

无框立体定位活检可由几种不同的导航系统完成,也可以联合使用关节臂轨迹导航和颅骨定位轨迹导航。报道了 125 例连续的立体定位活检病例的经验,使用红外线发光二极管导航系统和立体定位活检轨迹协助,通过安装在 Mayfield 颅骨夹具(Integra, Plainsboro, NJ)上的外科臂进入切入点[1]。86 例以 MRI 为基础,39 例以 CT 为基础。活检病变的平均直径为 36mm,并在 97.6% 的病例中获取到诊断性组织。平均手术时间为 1.5 小时,每次手术平均获取了 6 个样本。其中 3 例(2.4%)活检样本无诊断意义。在 213 例患者的 218 份活检中,用了声光数字转换器和头皮基准标记,6.3% 有诊断意义的活检样本平均最小直径为 27.7mm(范围为 5.4~62.7mm)[26]。其中有 5 例颅内出血,其中的 2 例需要开颅手术。

同一机构中有框和无框立体定位活检的对比已有报道。收集 213 例患者立体定位活检数据,其中 139 例为有框,74 例为无框[8]。在患者的人口统计学、组织病理学、无诊断意义活检和并发症发生率方面,有框与无框之间无明显差别。6% 的有框活检和 95% 的无框活检病例应用了全麻。有框活检手术时间比无框手术更少(114 比 185 分钟,$P<0.0001$)。在两种技术中,无诊断意义的活检均占病例的 10%。在有框组和无框组中,并发症的发生率无明显区别。作者认为,有框的立体定位活检需要更少的麻醉剂量和手术时间,仍被作为手术取活检的首选方案。

在另一项研究中,对 110 例无框和 160 例有框活检病例进行了评估[17]。使用两种技术的诊断率是相同的,并且短期和长期的并发症发生率也相同。这两种技术术中发生有症状的出血概率也相同(无框 4%,有框 3%)。过小或者过深的病理组织都是获得无诊断意义组织活检的风险因素。作者认为,在诊断率和总体发病率方面,无框活检与有框活检相似;但是在皮质病变,有框活检可取得更有效的病理诊断组织。值得注意的是,运用影像引导立体定位系统,对脑干病变取活检不会增加发病率。虽然这些信息支持这两种技术,但是在医疗保健资源利用、成本、安全性和患者满意程度等方面,并没有预期的随机试验数据研究。外科医生会优先选择经验最丰富的系统并进行适当的培训,而不是使用最新的技术。在过去的几年中,针对有框系统的住院医师培训和临床技能培训已经出现减少趋势。

> **争议**
> ● 如操作得当,有框和无框立体定位系统都能对活检提供同样准确的定位和相同的发病率。

CT 以及 MR 定位

在现代的神经外科中,MRI 是最常用的病变定位方法。然而,静态场强的失真可能会影响活检定位的准确性。在使用每台 MRI 系统进行立体定位活检之前,应该对其场强失真进行适当强度的准确校正[27]。比较 MRI和 CT 定位坐标发现,总差异约为 2mm,且与 MR 场强无关[27]。对于 MR 技术来说,层厚、扫描间的间距、图像采集的相位编码以及图像的序列是可变的,这些可能会降低准确性。一些用于体积研究的图像序列(扰相梯度回波 SPGR)可能会比标准的 T1 序列对比增强更弱。CT 则不会出现这种失真,但是其结果对于病变部位的解剖细节表现得不够。除此之外,CT 技术的活检图像不能叠加用于功能性和代谢性的研究。

螺旋钻开颅以及颅骨钻孔开颅

目前无证据显示一种方式优于另一种方式。通常,在长头发的头皮,颅骨钻孔能更好地显露皮质表面,使外科医生避开表浅的静脉。在不长头发的头皮处,螺旋钻开颅可能是导致整形的原因。使用螺旋钻要

考虑的一个因素是在钻孔时钻头与颅骨接触的角度。无框系统可通过对患者体位和钻孔位置进行选择来避免这一问题。外科医生必须注意,在颅骨外部没有被钻头前缘钻透之前,不要过于用力压钻头。否则,在颅骨外部完全钻透之前,钻头可能在颅骨中偏斜,这将影响最终的轨迹。开颅方式完全取决于外科医生的意愿。

脑干和颅后窝活检

脑干和颅后窝的活检技术可以选择从幕上或小脑幕下两种轨迹。幕上轨迹的坐标大致是从冠状缝前3~4cm 到中线,这是为了避免损伤脑室系统。目前的规划软件允许外科医生确定手术位点以及入口点,沿计划的轨迹路径穿过大脑的深度到达所确定的位点。如果是在中间和上部脑桥脑干的病变,可通过小脑中脚入路进行颅后窝的活检。若用无框系统进行颅骨后半部的活检,可以使用基于头皮的基准。确定基准时,当患者的体位在垂直方向上头部旋转 90°以上时,必须注意观察皮肤的表面特征和基准变化。当活检是在局部麻醉和麻醉监护下进行时,无论是外科医生还是麻醉师都应该特别注意下行三叉神经脊束的横向位置,如果进针时碰到这里的话会引起剧烈的面部疼痛。

颅后窝活检的扭转钻孔技术限制了肌肉切断的数量,并可减少空气栓塞的风险。钻孔时患者可以俯卧,在立体定向活检之前,软组织封闭钻孔时可取半坐位。在一个 13 帧小脑脑干切片系列中,运用枕下钻孔时有一例患者发生了术中空气栓塞[28]。患者在仰卧位成功接受了经额穿刺且不需要更换头框架。这是在13 例患者中进行的 14 次立体定向手术中发生的唯一一次术中并发症。有 1 例患者(8%)的组织样本没有诊断意义。其余 12 例中的 5 例从术前磁共振成像或 CT扫描得出的诊断都是一致的。5 例患者诊断为胶质瘤,3 例为转移瘤,2 例为淋巴瘤,1 例脑炎,1 例非肿瘤的神经胶质过多症。有 1 例新的永久性神经功能缺失由于进行脑桥肿瘤活检导致第 6 对脑神经麻痹,发生在脑桥通道进针过程中。术后 CT 扫描未发现出血。

有框与无框立体定向技术的准确性

临床研究显示,无框架立体定向图像与框架系统

的诊断率相似,并发症发生率也相同。不同之处在于两种技术的操作时间设置和使用上。在使用 MRI 评估颅骨模型无框和有框定位准确性时,使用颅骨安装轨道指南的发光二极管(LED)无框立体定向系统与 MR CRW 定位系统进行比较[29]。在前后位、侧位和垂直平面用两种方法测定平均定位误差。目标向量误差被定义为在所有三个平面中偏移误差的平方总和的平方根,结果发现这两种定位方法并没有显著的不同。因此,体外实验和临床证据都显示这些方法在立体定位与活检中具有相似的精确度。

影像引导开颅术

在过去的 20 年中,外科手术导航系统已成为手术室环境的一个标准组成部分。供应商的数量一直在减少,目前最常用的系统是使用电荷耦合器件和磁定位器的 LED 系统。虽然有多种术语被用来描述这些技术,但其共同点是运用术前二维(2D)和三维(3D)技术显示大脑正常组织和病理解剖学,协助外科医生更准确、更高效地完成手术操作。这些技术均不能代替外科医生的神经解剖学经验、技能和知识进行术中决策,但是可以作为无论有经验的医师还是初学者用来提升自身技能的辅助手段。

许多步骤都有众多潜在的错误来源,从就诊时的术前影像检查到使用手术导航系统的术中事件[30]。系统或机械精确度是指精密的手术导航系统(SNS)指向装置在实验室测量环境下进行手术时可清晰显示一个点到另一个点立体空间的精确度。应用精确度是指同一个设备可显示图像空间对应的解剖空间的精确度。相对于点定位,很多系统应用层次的准确性达到毫米级。然而,一旦开始手术,这个定位的精确度将降低,这与转移脑肿瘤切除和脑脊液(CSF)的流动密切相关[31]。最大程度的移动是在重力方向上,在这一方向上组织的变形往往也是最大的[32]。外科医生应该知道手术的过程和解剖结构定位精确度下降这些情况。目前正在使用术中成像进行再次定位,例如术中 MRI。

术前准备

选择性或者紧急情况下使用外科手术导航系统

的决定通常都是很明确的。在紧急情况下,如外伤,没有必要使用这些系统或 MRI。对于将择期行神经外科手术(图像引导下)的成人患者,无论做没做皮肤的基准定位,可在手术前几天完成拍片。过去,皮肤表面标记物与定位密切相关,但现在这些都是非必需的表面匹配技术,其中一些依靠触摸点和拖动技术与数字化探头,其他则使用红外扫描仪器。

无论患者是俯卧还是四分之三俯卧,都需要做皮肤的基准点定位,因为这一体位的人脸特征不适合做示踪物和表面定位。标准的置信图像集共包括 9 个置信点,如表 10.3。体位标准化可让放射医师在头上剃掉部分头发作为置信点,如头顶、顶骨隆起、乳突尖以及其他非毛发的部位。用可擦掉的笔标记出每个饼状的中心,这样皮肤标志点在手术前都很明显且不会轻易掉了。如在枕部头皮内侧 2/3 做基准点,则应避免仰卧,因为这个位置仰卧易变形。

> **提示**
> - 手术导航系统是开颅好助手,它可以定位肿瘤的表面投影,产生的最小的头皮切口,进行肿瘤手术(通常是线性的),找到并避免损伤硬膜静脉窦等等。

固定销应远离基准,尽可能避免毗邻基准点的皮肤拉伸或变形,以免造成显示图像的位置变化,这样将降低进入点和解剖定位的准确性。参考 LED 或被动反映集通常附在头骨固定头枕上,放在头的一侧或另一侧。参考弧通常是在洗手护士站的对面一侧。参考系统不应放置在干扰外科医生运动或阻碍视线的一侧。头发的去除和眼睛的覆盖应推迟到进针过程完成后。

表 10.3　影像检查定位物理空间的标准置信数据集

体位–侧位	数量
前额:左、右中心	3
前囟,人字缝	2
乳突尖:左,右	2
顶结节:左,右	2
总共	9

成像：类型和生理数据覆盖

成像的选择对提供最佳的有关颅内病变的信息至关重要。最佳成像类型取决于肿瘤是轴内还是轴外，低级别还是高级别。例如，相对于 T1 加权像而言，边界清楚的低级别的表浅胶质瘤在 T2 加权快速自旋回波（FSE）成像最好。颅底病变如脊索瘤和软骨肉瘤最适合用 CT 成像。在这种背景下，被动指针和内镜可以作为指示装置。

虽然目前的软件可以同时获得影像（如 T1 和 T2）进行复合，但通常在一个时间点只有一套图像可以看清。新的软件平台可以查看磁共振血管造影（MRA）和磁共振静脉成像（MRV）的图像，可以将其集成三维模型，剔除皮肤表面组织只显示大脑中心部分组织。

功能成像的数据现在可以覆盖常规手术导航系统的图像集。这包括脑磁图（MEG）、功能性磁共振成像（fMRI）和白质纤维束扩散张量成像（DTI）提供的数据（图 10.3）[33,34]。功能成像最初的尝试是为了覆盖 MEG 功能[35]。对 10 例患者进行了术前研究，使用覆盖在 T1 加权像的生物磁强计来定位初级感觉皮层。此图像序列还被用于表面重建进针点，在 MRI 图像上，10 例患者中只有 3 例可以看到中央沟的位置，2 例患者模糊不清。在手术时，与磁源成像术中（MSI）体感偶极子可显示感觉皮层图像的位置相比，电机映射技术可用来确定运动皮层的确切位置。在所有 10 例中，与大脑皮层的感觉运动系统都有很好的空间一致性。fMRI 数据也可用于内源性血管顺脱氧血红蛋白的区域变化，即所谓的血液氧气水平依赖性对比成像[23,34]。回波平面成像可以配准，使用 2D 或 3D 图像集并在手术中成像。通过 11 例浸润性胶质瘤患者说明了使用功能磁共振成像进行运动定位和病理之间的关系[36]。对于 II 级、III 级星形细胞瘤，fMRI 运动活性显示为零星出现，通常在瘤内移位。对于 IV 级肿瘤，激活模式更加分散，可在瘤内或迁移到边缘。

弥散张量成像（DTI）现在常规用来显示从大脑表面到运动皮层的白质纤维束，其穿过皮层下的白质，通过大脑脚和脑干，到视觉纤维通路（图 10.4）[33,37]。软件程序目前可用来选择性显示从皮质功能区发出或到达皮质功能区的白质束。DTI 显示的纤维束和皮层下运动映射定位之间的相关性证实了 DTI 图像显示的纤维途径的准确性。在许多情况下，DTI 图像显示的纤维通路应超过计划切除病灶外 3mm，手术过程可选择性地避开术中皮层和皮层下映射到运动纤维通路的部分。

定位和制订手术计划

一旦决定为患者做手术，成像定位到物理空间的过程是引导系统可以正确工作的必要条件。定位过程就像一个实体的转换过程，包括转化、旋转和缩放。一旦完成并通过使用解剖标志进行的精确定位，术前成像集就可以作为手术的导航图像集。

定位过程似乎并不延长整体过程的时间。在 125 例图像引导手术和传统手术配对实验中，两组的平均手术时间并没有显著不同[38]。在一个 39 例亚组中，时间记录更详细。所有进行术中指引的组别的总时间平均值为 7 分钟。在手术导航系统的早期经验中，连续记录了 84 位患者开始手术和定位到手术结束的时间[39]。定位用时间的平均值/中位数为 13.2/10 分钟，学习曲线显示，在做过的患者中，第二次做比第一次做时间短（10.3 分钟比 16.1 分钟）。从手术开始到手术结束的时间减去定位时间为 15~20 分钟，用来固定相关参考装置到颅骨夹，定位机器，并选择图像集和定位 3D 图像。

对于手术计划，常见的问题是病变的部位，以及外科医生如何尽可能减少组织解剖的损伤。手术方法计划中应考虑病变的位置，在哪个部位切开皮肤和做颅骨开口，需要避开哪些重要的结构。可以在皮肤表面标记颅内病变的前后和内外侧边界并计划适当的切口。也可做线性皮肤切口暴露大的颅内病变。一旦皮肤被切开，头骨被暴露，可以再次标记界限并做开颅瓣计划。此外，也可以在颅骨上标记硬脑膜静脉窦和空气室的结构。

在手术开始前，外科医生必须运用解剖标记物去复核开始的定位和最终手术设计方案没有变化。由于术前成像的使用，进行肿瘤切除和脑脊液引流后，一些物理参数会发生变化，解剖定位的精确性就会下降。相比朝向颅脑中心的手术，在大脑表面进行的手术准确性下降得更多，这一点已被术中超声所证实[31]。

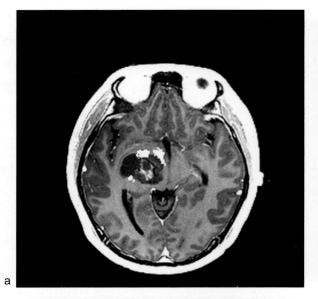

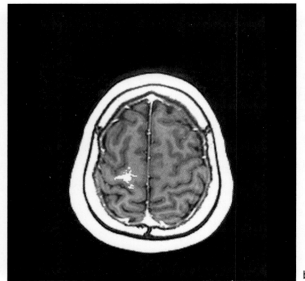

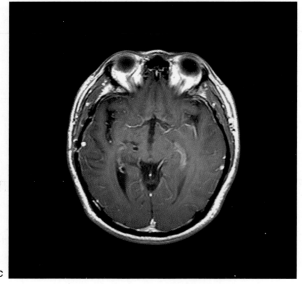

图 10.3 （a）轴位对比增强 T1 加权 MRI 显示基底节的毛细胞星形细胞瘤，在囊肿的前部和后部可见运动纤维。（b）在同一研究中的轴向图像显示运动纤维投射到运动区的大脑皮层。（c）同一患者在使用导管插入颞中回到达囊肿的影像引导切除手术 1 年后的图像。未发现新的病灶，肿瘤切除术后患者运动功能改善。

缺陷

- 图像引导系统为设计骨瓣和颅内靶点定位提供精密的准确度，但随着手术的进行，图像引导系统无法衡量大多数颅内肿瘤切除的程度，其信息准确性将下降。

在肿瘤切除手术中为了保持定位的精度，可将图像引导导管在压实前放置到肿瘤的深部边界（即所谓的"护栏标志"），通过整合超声、术中 CT 或 MRI 技术重新定位。放置图像引导边界置管对于脑内肿瘤有用（图 10.5）。在打开硬脑膜和确定线性或表面皮质切除

术范围后，通过图像引导针放置引流管。将造影导管插入到深处的边界，然后切除露在表面的部分。开始进行肿瘤切除，保持导管不动，直到切除到接近它时。在拔除引流管之前，可通过影像引导系统再次核查与最开始定位的位置的吻合度。导管移除后，可用纱布条来标记这个位点，以便进行后续手术。

术中应用

胶质瘤

越来越多的证据表明（非 I 类证据），恶性胶质

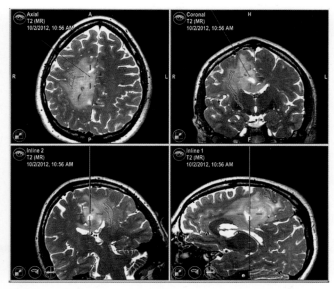

图 10.4 T2 加权快速自旋回波成像(FSE)显示，下行运动纤维束与低级别胶质瘤手术的叠加图像(红色)。

瘤手术切除可提高生存率，在低级别胶质瘤中扩大切除范围，可提高生存率，延长肿瘤复发的间隔时间[40-44]。与过去相比，图像引导系统提高了这类手术的准确性和有效性。

对于额叶、颞、顶叶和枕叶的肿瘤，图像引导系统的运用依赖于病变的位置。远离下巴直立位的极端病变由于重力的作用将导致更大程度的脑移位，在增大开颅口的情况下将导致大脑的移位更多。

低级别的胶质瘤在 T2 FSE 图像上边缘清晰，可根据周边白质获得相当清晰的手术范围，并有很理想的手术引导系统(图 10.6)。在肿瘤的周边组织基本没有水肿，而且术中肿胀和脑移位少，不会降低解剖定位的精确度。对于高级别的胶质瘤，其边界往往不明显，但脑组织移位和水肿明显。在肿瘤切除后，大脑往往回到其正常的位置，因此，在切除大的恶性胶质瘤时解剖定位往往较差。因此，在手术结束前外科医生需要有良好的外科手术判断能力和丰富的经验。

对于不同级别的肿瘤，手术切除方式取决于其位置，但有两种标准的方法：①有限地切除和细胞减灭；②广泛地浅表切除。对于前者，手术导航系统有助于中心脑皮质的切除；对于后者，手术导航系统有助于界定切除的皮质边缘范围。若能避开语言区的大脑部

分，可扩大肿瘤的切除范围。通过利用超活性染料来界定肿瘤边界新的肿瘤边界术中可视化方法正处于研究中，但并没有广泛运用，因为术中进行定位的精确度与开颅手术的大小和重力密切相关[32]。

转移瘤

转移瘤非常适合使用图像引导系统[45]，因为在病理学上，转移肿瘤边界清楚，有明显的边缘。大多数转移瘤的大小超过 2~3cm，有丰富的血管源性水肿伴有全身性疾病。值得注意的是，在实体肿瘤未确定之前，囊性肿瘤不应引流。

脑膜瘤

脑膜瘤是起源于蛛网膜帽细胞的良性硬脑膜肿瘤，图像引导系统有助于确定这类肿瘤的手术方法[46]。现在可以更精确地确定皮肤切口和骨瓣位置，以处理中央球形肿瘤以及硬膜尾。对于小凸面、矢状面旁和镰旁肿瘤，导航系统非常有用。对于不受颅内肿瘤移位影响的颅底脑膜瘤，影像引导系统在手术过程中确定切除范围方面作用不大。在出现骨侵入和骨肥厚时，CT 可能有所帮助。

颅底肿瘤

随着内镜使用越来越广泛，在颅底肿瘤中影像引导系统已成为一个重要的辅助定位工具。结合 CT 和 MR 数据集可以合并或单独显示在屏幕象限上。此外，术前 MRA、MRV 图像可以用来显示岩部、海绵窦部的颈内动脉和颈内静脉彩色二维图像(图 10.7)。在这种情况下，在这些部位定位时通过颅骨安装参考阵列不再需要头钉固定。越来越多的外科医生熟悉这些系统，可避免术中使用透视镜来了解解剖和测量定位。

■ 结论

近 20 多年，脑肿瘤的影像引导手术经历了一场悄无声息的革命。另外，进行肿瘤活检和颅内肿瘤手术时，影像引导手术系统已成为必备设备。除了从 CT 和磁共振成像(MRI)获得解剖图像集外，皮质下白质、功能成像研究、MRA 和 MRV 数据集都是术中导航的

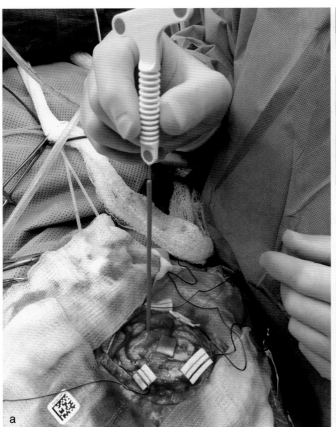

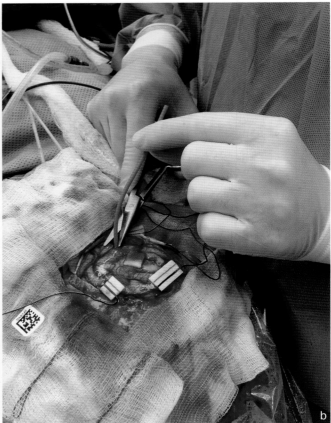

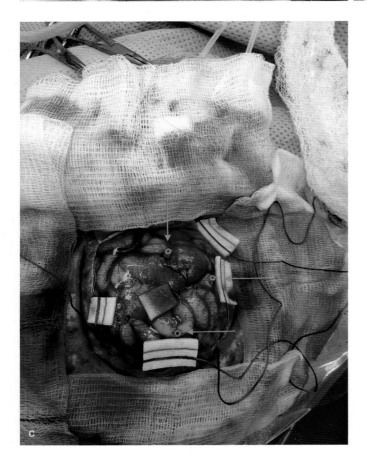

图 10.5 （a）在脑皮质切除术前，经影像引导将针插入导管到恶性胶质瘤深缘（"起护栏作用"）。（b）在肿瘤切除术中，把暴露在表面的导管切除，另一端留在病灶内。（c）在大脑表面插入三个导管（箭头），用于定位肿瘤的边缘。

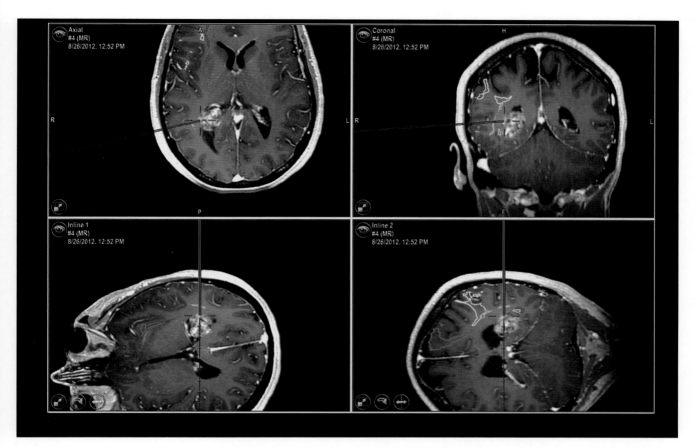

图 10.6　脑室内肿瘤手术切除术中图像:蓝色为视觉纤维通路,红色为运动通路。

标配。机器人系统的发展和术中 MRI 的使用将可能引起下一波影像引导手术的浪潮。这些技术的成本很高,需进一步评估它们在颅内肿瘤管理中的作用。

编者注

几十年前,立体定向框架的发展是一个辉煌的创新过程。随着阳性成像,如 CT 的发展,颅内目标的精确定位变得非常可靠。通过准确和安全的活检手段,囊肿引流等技术彻底改变了深而小且不清楚的病变的治疗。从有框到无框的立体定向技术发展也是成绩斐然。

在北美洲、欧洲和亚洲的大部分地区,可以承担起这样的技术。对于需做脑肿瘤活检或手术切除肿瘤(和大多数其他颅脑病变)的患者,无框架立体定向手术或手术引导系统的使用是治疗的必备辅助手段。除了有助于发现肿瘤,它还可以帮助医生在手术时避开重要的正常结构,如静脉窦,并可以把小的但可能是致命的错误风险减少到几乎为零[47]。(Bernstein)

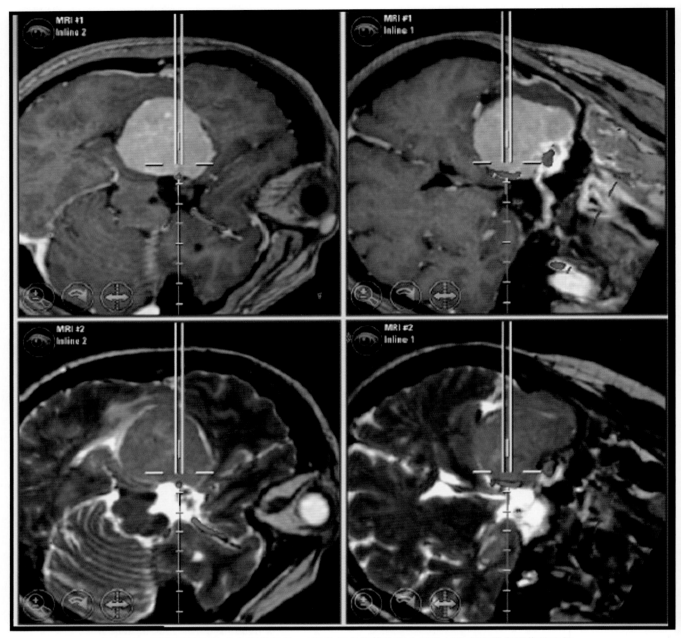

图 10.7 影像引导下的术中图像显示：二维的红色物体为颈内动脉与颅底脑膜瘤图像的叠加。

（呼虹宇 管格非 译）

参考文献

1. Paleologos TS, Dorward NL, Wadley JP, Thomas DG. Clinical validation of true frameless stereotactic biopsy: analysis of the first 125 consecutive cases. Neurosurgery 2001;49:830–835, discussion 835–837

2. Warnick RE, Longmore LM, Paul CA, Bode LA. Postoperative management of patients after stereotactic biopsy: results of a survey of the AANS/CNS section on tumors and a single institution study. J Neurooncol 2003;62:289–296

3. Cha S, Yang L, Johnson G, et al. Comparison of microvascular permeability measurements, K(trans), determined with conventional steady-state T1-weighted and first-pass T2*-weighted MR imaging methods in gliomas and meningiomas. AJNR Am J Neuroradiol 2006;27:409–417

4. Dowling C, Bollen AW, Noworolski SM, et al. Preoperative proton MR spectroscopic imaging of brain tumors: correlation with histopathologic analysis of resection specimens. AJNR Am J Neuroradiol 2001;22:604–612

5. McKnight TR. Proton magnetic resonance spectroscopic evaluation of brain tumor metabolism. Semin Oncol 2004;31:605–617

6. Serletis D, Bernstein M. Prospective study of awake craniotomy used routinely and nonselectively for supratentorial tumors. J Neurosurg 2007;107:1–6

7. Luzzati R, Ferrari S, Nicolato A, et al. Stereotactic brain biopsy in human immunodeficiency virus-infected patients. Arch Intern Med 1996;156:565–568

8. Smith JS, Quiñones-Hinojosa A, Barbaro NM, McDermott MW. Frame-based stereotactic biopsy remains an important diagnostic tool with distinct advantages over frameless stereotactic biopsy. J Neurooncol 2005;73:173–179

9. Bernays RL, Kollias SS, Khan N, Brandner S, Meier S, Yonekawa Y. Histological yield, complications, and technological considerations in 114 consecutive frameless stereotactic biopsy procedures aided by open intraoperative magnetic resonance imaging. J Neurosurg 2002;97:354–362

10. Quinn J, Spiro D, Schulder M. Stereotactic brain biopsy with a low-field intraoperative magnetic resonance imager. Neurosurgery 2011;68(1, Suppl Operative):217–224, discussion 224

11. Bekelis K, Radwan TA, Desai A, Roberts DW. Frameless robotically targeted stereotactic brain biopsy: feasibility, diagnostic yield, and safety. J Neurosurg 2012;116:1002–1006

12. Kaakaji W, Barnett GH, Bernhard D, Warbel A, Valaitis K, Stamp S. Clinical and economic consequences of early discharge of patients following supratentorial stereotactic brain biopsy. J Neurosurg 2001;94:892–898

13. Bhardwaj RD, Bernstein M. Prospective feasibility study of outpatient stereotactic brain lesion biopsy. Neurosurgery 2002;51:358–361, discussion 361–364

14. Purzner T, Purzner J, Massicotte EM, Bernstein M. Outpatient brain tumor surgery and spinal decompression: a prospective study of 1003 patients. Neurosurgery 2011;69:119–126, discussion 126–127

15. Bernstein M, Parrent AG. Complications of CT-guided stereotactic biopsy of intra-axial brain lesions. J Neurosurg 1994;81:165–168

16. McGirt MJ, Woodworth GF, Coon AL, et al. Independent predictors of morbidity after image-guided stereotactic brain biopsy: a risk assessment of 270 cases. J Neurosurg 2005;102:897–901

17. Woodworth GF, McGirt MJ, Samdani A, Garonzik I, Olivi A, Weingart JD. Frameless image-guided stereotactic brain biopsy procedure: diagnostic yield, surgical morbidity, and comparison with the frame-based technique. J Neurosurg 2006;104:233–237

18. Kongkham PN, Knifed E, Tamber MS, Bernstein M. Complications in 622 cases of frame-based stereotactic biopsy, a decreasing procedure. Can J Neurol Sci 2008;35:79–84

19. Amin DV, Lozanne K, Parry PV, Engh JA, Seelman K, Mintz A. Image-guided frameless stereotactic needle biopsy in awake patients without the use of rigid head fixation. J Neurosurg 2011;114:1414–1420

20. Ersahin M, Karaaslan N, Gurbuz MS, et al. The safety and diagnostic value of frame-based and CT-guided stereotactic brain biopsy technique. Turk Neurosurg 2011;21:582–590

21. Kulkarni AV, Guha A, Lozano A, Bernstein M. Incidence of silent hemorrhage and delayed deterioration after stereotactic brain biopsy. J Neurosurg 1998;89:31–35

22. Soo TM, Bernstein M, Provias J, Tasker R, Lozano A, Guha A. Failed stereotactic biopsy in a series of 518 cases. Stereotact Funct Neurosurg 1995;64:183–196

23. Cha S. Update on brain tumor imaging: from anatomy to physiology. AJNR Am J Neuroradiol 2006;27:475–487

24. Shooman D, Belli A, Grundy PL. Image-guided frameless stereotactic biopsy without intraoperative neuropathological examination. J Neurosurg 2010;113:170–178

25. Moriuchi S, Yamada K, Dehara M, et al. Use of 5-aminolevulinic acid for the confirmation of deep-seated brain tumors during stereotactic biopsy. Report of 2 cases. J Neurosurg 2011;115:278–280

26. Barnett GH, Miller DW, Weisenberger J. Frameless stereotaxy with scalp-applied fiducial markers for brain biopsy procedures: experience in 218 cases. J Neurosurg 1999;91:569–576

27. Kondziolka D, Dempsey PK, Lunsford LD, et al. A comparison between magnetic resonance imaging and computed tomography for stereotactic coordinate determination. Neurosurgery 1992;30:402–406, discussion 406–407

28. Sanai N, Wachhorst SP, Gupta NM, McDermott MW. Transcerebellar stereotactic biopsy for lesions of the brainstem and peduncles under local anesthesia. Neurosurgery 2008;63:460–466, discussion 466–468

29. Quiñones-Hinojosa A, Ware ML, Sanai N, McDermott MW. Assessment of image guided accuracy in a skull model: comparison of frameless stereotaxy techniques vs. frame-based localization. J Neurooncol 2006;76:65–70

30. Maciunas R. Pitfalls. In: Roberts D, Barnett G, Maciunas R, eds. Image-Guided Neurosurgery. St. Louis: Quality Medical Publishing, 1998:43–62

31. Keles GE, Lamborn KR, Berger MS. Coregistration accuracy and detection of brain shift using intraoperative sononavigation during resection of hemispheric tumors. Neurosurgery 2003;53:556–562, discussion 562–564

32. Roberts DW, Hartov A, Kennedy FE, Miga MI, Paulsen KD. Intraoperative brain shift and deformation: a quantitative analysis of cortical displacement in 28 cases. Neurosurgery 1998;43:749–758, discussion 758–760

33. Berman JI, Berger MS, Mukherjee P, Henry RG. Diffusion-tensor imaging-guided tracking of fibers of the pyramidal tract combined with intraoperative cortical stimulation mapping in patients with gliomas. J Neurosurg 2004;101:66–72

34. Henry RG, Berman JI, Nagarajan SS, Mukherjee P, Berger MS. Subcortical pathways serving cortical language sites: initial experience with diffusion tensor imaging fiber tracking combined with intraoperative language mapping. Neuroimage 2004;21:616–622

35. Roberts TP, Zusman E, McDermott M, Barbaro N, Rowley HA. Correlation of functional magnetic source imaging with intraoperative cortical stimulation in neurosurgical patients. J Image Guid Surg 1995;1:339–347

36. Roux FE, Ranjeva JP, Boulanouar K, et al. Motor functional MRI for presurgical evaluation of cerebral tumors. Stereotact Funct Neurosurg 1997;68(Pt 1):106–111

37. Berger MS, Keles GE. Evolution of management strategies for cerebral gliomas: the effects of science and technology. Clin Neurosurg 2005;52:292–296

38. Alberti O, Dorward NL, Kitchen ND, Thomas DG. Neuronavigation—impact on operating time. Stereotact Funct Neurosurg 1997;68(Pt 1):44–48

39. McDermott MW, Binder DK, Kunwar S, Parsa AT, Berger MS. Surgical navigation systems for the resection of intracranial gliomas. In: Barnett GH, Maciunas RJ, Roberts DW, eds. Computer-Assisted Neurosurgery. New York: Taylor & Francis, 2006:179–193

40. Curran WJ Jr, Scott CB, Horton J, et al. Recursive partitioning analysis of prognostic factors in three Radiation Therapy Oncology Group malignant glioma trials. J Natl Cancer Inst 1993;85:704–710

41. Keles GE, Lamborn KR, Berger MS. Low-grade hemispheric gliomas in adults: a critical review of extent of resection as a factor influencing outcome. J Neurosurg 2001;95:735–745

42. Simpson JR, Horton J, Scott C, et al. Influence of location and extent of surgical resection on survival of patients with glioblastoma multiforme: results of three consecutive Radiation Therapy Oncology Group (RTOG) clinical trials. Int J Radiat Oncol Biol Phys 1993;26:239–244

43. Rostomily RC, Spence AM, Duong D, McCormick K, Bland M, Berger MS. Multimodality management of recurrent adult malignant gliomas: results of a phase II multiagent chemotherapy study and analysis of cytoreductive surgery. Neurosurgery 1994;35:378–388, discussion 388

44. Keles GE, Lamborn KR, Chang SM, Prados MD, Berger MS. Volume of residual disease as a predictor of outcome in adult patients with recurrent supratentorial glioblastomas multiforme who are undergoing chemotherapy. J Neurosurg 2004;100:41–46

45. Lang FF, Sawaya R. Surgical treatment of metastatic brain tumors. Semin Surg Oncol 1998;14:53–63

46. Paleologos TS, Wadley JP, Kitchen ND, Thomas DG. Clinical utility and cost-effectiveness of interactive image-guided craniotomy: clinical comparison between conventional and image-guided meningioma surgery. Neurosurgery 2000;47:40–47, discussion 47–48

47. Cohen FL, Mendelsohn D, Bernstein M. Wrong-site craniotomy: analysis of 35 cases and systems for prevention. J Neurosurg 2010;113:461–473

第11章

术中磁共振成像

Devon H.Haydon，Ralph G.Dacey，Jr

20世纪90年代中期，术中磁共振成像第一次出现在神经外科手术室中[1]。最初，这种技术被认为比较麻烦，因为外科医生需要到磁场内进行操作。这样的设备限制了外科医生的行动以及在术中进行额外操作的可行性，如操作手术显微镜。由于早期型号的设备应用的是低场强磁体，如0.2特斯拉(T)磁体，因此图像的分辨率成了另一个问题。

这些缺点限制了iMRI的广泛使用。然而，如顶置式装置以及1.5~3T高场强磁体的出现，正在增加iMRI的利用率并提高其工作效率（表11.1）。当新一代iMRI成套出现时，经MRI引导下开颅手术的优点被广泛接受。iMRI已经可以辅助许多非肿瘤性疾病的手术治疗[2]，而且目前这种术中辅助的最大好处在神经肿瘤学领域也已经有目共睹了。

■ 切除范围

让许多类型的脑肿瘤实现最大范围的安全切除是大家通常追求的手术目标，然而这一目标并不总能实现。iMRI辅助外科手术最首要的好处在于其能够及时辨认残余病变组织（图11.1）。这种诊断方式可以在最初的手术过程中实现病变的最大化切除，而不需要对残余病变进行过多的二次手术。

虽然胶质瘤大多为3级，但是越来越多的证据强调，无论对于高级别还是低级别胶质瘤，手术切除范围都很重要（图11.2）。批评家指出，在神经外科文献中缺乏1级胶质瘤的证据来证明大范围手术切除对患者预后有更好的影响。然而，我们也必须承认在逻辑和伦理上存在许多限制，其可能排除任何在切除范围的基础上完全随机化所带来的考验。神经外科医生会将原本健康但疑似高分级右额极胶质瘤的20岁患者随机进行活检手术试验吗？鉴于种种限制，我们应该依赖于易于控制的观察性研究。

> **争议**
>
> ● 观察性研究可提示胶质瘤手术切除范围与预后之间的相关性。但是，对于1级胶质瘤进行随机控制研究所得到的证据并不足以证明这种观点。

在2001年，有一项对416例病理诊断为胶质母细胞瘤患者的4.2个月整体良好预后的回顾性研究发表，其中这些患者都进行了至少98%的手术切除[3]。有趣的是，这项研究成为了手术切除范围两端数据争论的参考，因而它也导致形成了所谓的"全或无"的原则。对于最大范围手术切除的支持者注意到了更大范围切除的重要统计学意义。反对者则强调只有完全切除病灶才会有良好的预后，但反过来这也会减少其研究的临床重要性和关联性，因为大部分胶质母细胞瘤在影像学角度不能被完全切除。这种病变通常会进行单独的活检。在这里，一个重要的概念即次全切除，在

表 11.1 一些常用的 iMRI 系统

系统	公司	场强(特斯拉)
PoleStar® Surgical MRI	Medtronic,Inc	0.15
VISIUS® Surgical Theatre	IMRIS,Inc	1.5~3
Brainsuite®	Brainlab	1.5~3
AIRIS®	Hitach Medical Systems America,Inc	0.3
Signa SP®	General Electric Medical Systems	0.5
Ingenia®	Philips Medical Systems	1.5~3

很大程度上被忽视了。

唯一一项对于高分级胶质瘤手术切除范围的随机临床试验研究是将一些 65 岁疑似高分级胶质瘤的患者随机进行立体定向活检和开颅手术切除治疗[4]。手术组的存活率中位数是活检组存活率中位数的 2 倍。随机设计的期望以及一些局限性限制了一些试验的发现,其中包括仅有 30 名具有多种病症的患者的小型试验。

ALA 胶质瘤研究提供了一个独特的机会来验证手术切除范围对胶质母细胞瘤预后的影响。最初的研究是随机对患者进行传统的显微镜下手术和经 5-氨基乙酰丙酸免疫荧光引导手术[5]。虽然没有随机进行手术切除试验,但这种研究的确提供了可控预期数据。在一些如年龄、病情交代等混合因素确认和控制之后,后续的分析阐明了大范围手术切除患者的良好预后。目前,对于近期被诊断为胶质母细胞瘤的患者,手术切除范围阈值不低于 78% 可达到良好的预后[7]。

一种类似的治疗类型强调在低分级胶质瘤的治疗中也应该考虑手术切除范围(图 11.3)。一组由 216 名低分级胶质瘤成人患者组成的病例报告证实了大

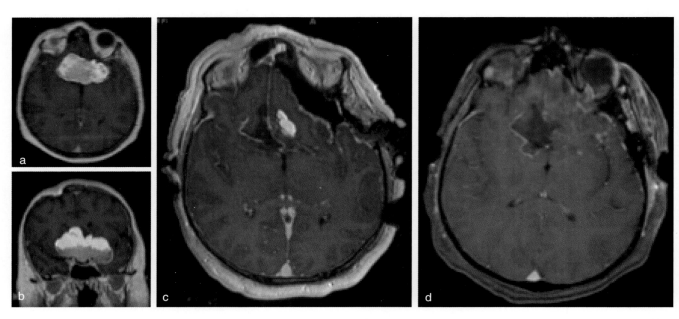

图 11.1 轴位(a)和冠状位(b)对比增强 T1 加权扫描,术前磁共振成像(MRI)显示颅前窝大的畸胎瘤。(c)术中显示小面积残余肿瘤。(d)进一步切除术后残余病灶的术后磁共振检查未见异常强化,从而确定已完全切除。

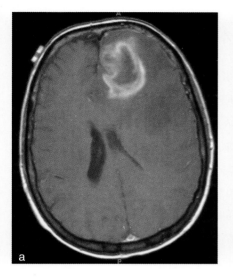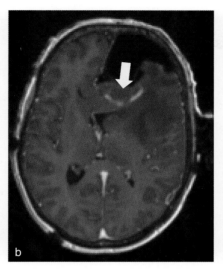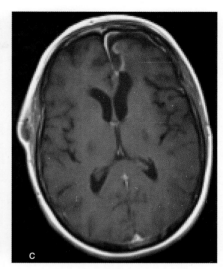

图 11.2　(a)术前对比增强 T1 加权 MRI 显示左额叶大的异质性增强病变,与胶质母细胞瘤一致。(b)术中磁共振成像发现了残余病灶的结节性增强(箭头)的区域。(c)通过术后影像学证实进一步手术后病灶被完全切除。

范围手术切除的预后结果[8]。进行至少 90%范围手术切除的患者术后 5 年生存率为 97%,而那些进行小范围手术切除的患者术后 5 年生存率仅 76%。在治疗低分级和高分级胶质瘤时,这样的证据证明了优化手术切除范围的价值,即使靠近语言区的肿瘤是禁止全切除的,因此这些手术数据可能会改善患者的预后。

■ 胶质瘤的术中 MRI

　　众所周知,外科医生对颅内肿瘤的手术切除范围

被难明确判断。最近研究发现,先前被外科医生估计是全切除的胶质瘤切除手术,现在由术后影像证实切除范围不足 25%[9]。在可能对残余病理组织进一步干预时,术中 MRI 可提供更客观的方式来选择手术切除范围。

　　1999 年报道了一例用低场强 iMRI 进行高分级胶质瘤切除手术。手术切除最初是由神经导航系统协助进行的,定位那些原以为已被确认切除的肿瘤。在超过半数的病例中,术中 MRI 可以检查出残余增强的肿瘤组织。由于术后 MRI 指导的进一步切除,全切除率

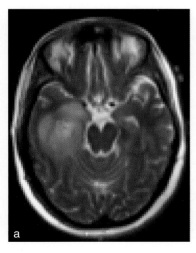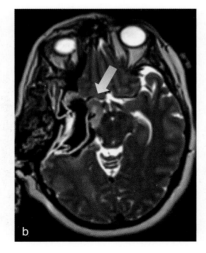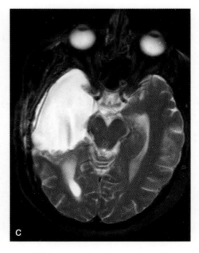

图 11.3　(a)颞叶低级别胶质瘤的术前 T2 加权 MRI。(b)术中磁共振成像证实沿内侧切除缘存在残余肿瘤(箭头)。(c)术后磁共振成像显示随后的手术进行了完全切除。

从 36% 增长到 76%[10]。在那之后,很快就报道了一系列联合低场强 iMRI 全颅内胶质瘤手术切除病例。与先前报道的病例类似,研究显示在 iMRI 协助手术切除后,影像学检查出有残余肿瘤组织的胶质瘤病例数量下降(由 62% 下降至 33%)[11]。尽管低场强 MRI 的图像处理存在缺陷,但是这些早期利用 iMRI 指导下的开颅手术仍显示出可以改善患者预后效果。

最近的许多研究提倡术中高场强 MRI 的应用。2006 年报道了一项关于所有分期的幕上胶质瘤和 iMRI 引导下开颅手术的研究。最初运用 iMRI 的手术全切除率仅占所有病例中的 27%,然而随后的二次手术率增加到 40%[12]。更重要的是,在 iMRI 引导下的手术,新造成的永久性神经功能损伤率不足 3%。iMRI 引导下的开颅手术的运用可能会使得外科医生在肿瘤切除过程中的术中操作创口更大,从而增加术后的发病率。然而尚需要研究来验证这种说法。在对所有影像学研究进行解释的时候,无论这些研究处在什么阶段,良好的临床以及手术判断思维仍是最重要的。严格遵守这个原则可避免增加术后发病率。

另一系列 iMRI 指导下胶质瘤开颅手术是通过手术切除范围的体积分析法进行分析研究的。随着运用 iMRI 进行外科手术切除,肿瘤总体切除范围由 76% 显著增加至 96%,最终的手术全切除率达到 65%[13]。同样,我们的系列研究也显示,由于运用高场强 iMRI 进一步手术,胶质瘤的手术全切除率由 24% 增加到 57%[14]。

虽然大多数研究是依据观察数据检验 iMRI 的效果,但在一项研究中,疑似颅内胶质瘤的患者被随机分配到传统显微镜下手术组和 iMRI 引导下手术组。接受 iMRI 引导下手术的患者相比接受传统手术治疗的患者,手术全切除率更高(96% 对 68%,P=0.02)[15]。而对于手术造成的神经功能损伤率并无明显差别(13% 对 8%,P=1.0)。目前,这项研究提供了 I 类证据来阐明 iMRI 能安全提高胶质瘤手术切除范围。

提示
- 一项随机研究提供了关于术中 MRI 能够提高 I 类胶质瘤手术切除范围的准确证据。

■ 垂体瘤的术中 MRI 检查

除了可提供多种手术入路外,术中 MRI 图像还对了解多种肿瘤病理学有意义。尤其是术中 MRI 图像可以协助切除经蝶入路垂体腺瘤。手术切除仍是大部分伴泌乳素异常的垂体腺瘤的首选治疗方式。各个医院中心使用由超低场强至 3T 场强不等范围的多种术中 MRI 系统[16]。可以肯定的是,对于低场强而言,足够的术中 MRI 图像分辨率是很难实现的,尤其是对于蝶鞍部的微腺瘤。高场强的术中 MRI 系统能够持续展现垂体和蝶鞍附属病变的特点(图 11.4)。

据报道,一组 85 例激素治疗不敏感且术前认为可以完全切除的垂体大腺瘤病例研究发现,其手术切除率在术中 MRI 的运用下由 58% 增加至 82%[17]。与此同时,还应解决增加的发病率及随后手术创口更大等问题,尤其是经蝶手术后特有的内分泌影响。然而,仍需更多的研究来验证术中 MRI 协助的经蝶手术的安全性。

一组 60 例激素治疗不敏感并通过术中 MRI 协助经蝶手术切除的垂体腺瘤病例与 32 例进行匹配比较。相比对照组,术中 MRI 不仅可以使手术切除率更高(85% 对 69%),而且术后垂体功能减退更少出现(28% 对 45%)[18]。

■ 术中 MRI 的评价

鉴于目前有限的卫生医疗资源,若不考虑经费问题,则任何手术相关设施都不完整。具有术中 MRI 功能的神经外科设备十分昂贵。购买这些精密的仪器需要大量的前期投资。然而,因此而减少的未来大型手术的需求是可以节省额外开支的。

据报道,儿童的脑肿瘤开颅手术和局灶性皮质发育不良对于尽早再次手术的需求呈下降趋势。和单独的传统手术相比,在 iMRI 协助下的手术对肿瘤的全切除率更高。当然,iMRI 协助下的开颅手术最首要的好处是让患者避免额外的手术风险以及二次手术的潜在死亡率。对额外成本进行分析发现,由于对远期医疗需求的降低,每个病例大约可以节约 24 000 美元[19]。

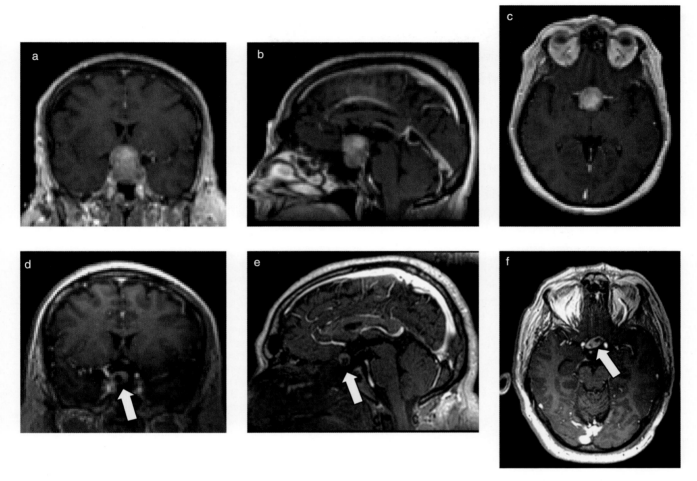

图 11.4　术前冠状位(a)、矢状位(b)和轴位(c)对比增强 T1 加权 MRI 显示垂体大腺瘤和鞍上明显扩张。(d~f)术中 MRI 显示在垂体柄部有残留的肿瘤(箭头),需进一步切除。

另一种对 iMRI 协助下手术的争议是这种手术过程的时间延长问题。在我们研究所,对高分级胶质瘤术中 MRI 的获取以及根据 iMRI 成像进行随后的手术大约比开颅手术多出 2 个小时左右。大量研究表明,延长手术时间是手术死亡率的一个风险因素。然而,和大多数新的术中技术一样,对于 iMRI 的施行存在一个学习曲线。随着手术经验的增加,运用 iMRI 协助手术切除所用的时间也会减少。在我们研究所,在运用 iMRI 对胶质瘤进行切除手术的起初 3 年中,我们见证了手术时间平均减少 100 分钟。医生和护士所积累的经验、专业的麻醉以及设备的重组都能够提高 iMRI 的使用效率和加快手术流程。

缺陷

- 术中 MRI 设备非常昂贵,这使得其相对很难接受,尤其是一些非盈利的医疗保健机构以及发展中国家。
- 术中 MRI 会增加手术时间,但这个问题会随着经验的积累而减少。

■ 结论

术中 MRI 技术能够安全地整合到神经外科手术设备中。这项技术广泛用于颅内肿瘤的治疗和管理,其可以结合神经导航、清醒状态下开颅手术以及激光

间质热疗法等技术[20-22]。同时，iMRI 还能使大多数非
肿瘤性疾病的治疗方法更加灵活，包括癫痫和运动
功能障碍。和许多新颖的术中辅助技术一样，iMRI 会
延长手术时间。但是，随着经验的积累，其使用效率
也在提高。

　　iMRI 主要的优势是准确，以及对手术切除范围的
及时评估。根据影像和随后的手术，iMRI 能够准确评
估多种类型的脑肿瘤手术切除范围，包括高分级和低
分级胶质瘤以及垂体瘤。大量证据表明，这些手术结
果的改善最终也会改善患者的预后。随着结合 MRI、
CT 以及血管造影技术的神经外科手术设备新时代的
出现，iMRI 对于脑肿瘤治疗的前景是可以预见的。

编者注

　　iMRI 是一种灵活的神经外科手术辅助创新技
术，在过去的二三十年里推动了神经肿瘤学的进
步。iMRI 存在一些明确的挑战，包括大量的初期投
资、与手术设备相关的问题、数量增多的患者以及
增加手术时间随之而来的风险。但是，随着一些非
Ⅰ类证据的增加，提示手术切除范围对高分级和低
分级胶质瘤都是至关重要的，能够帮助外科医生完
成全切除的手术工具将是很有价值的，在没有这样
的设备时外科医生对于手术切除范围做出的评估
是很不准确的。iMRI 正是这样的工具。我们仍希望
上述这些挑战将会逐渐解决，从而使各地的神经外
科医生都能够使用 iMRI，使其得到更加广泛的应
用。（Bernstein）

（罗鹏　王明昊　译）

参考文献

1. Black PM, Moriarty T, Alexander E III, et al. Development and implementation of intraoperative magnetic resonance imaging and its neurosurgical applications. Neurosurgery 1997;41:831–842, discussion 842–845
2. Sommer B, Grummich P, Coras R, et al. Integration of functional neuronavigation and intraoperative MRI in surgery for drug-resistant extratemporal epilepsy close to eloquent brain areas. Neurosurg Focus 2013;34:E4
3. Lacroix M, Abi-Said D, Fourney DR, et al. A multivariate analysis of 416 patients with glioblastoma multiforme: prognosis, extent of resection, and survival. J Neurosurg 2001;95:190–198
4. Vuorinen V, Hinkka S, Färkkilä M, Jääskeläinen J. Debulking or biopsy of malignant glioma in elderly people—a randomised study. Acta Neurochir (Wien) 2003;145:5–10
5. Stummer W, Pichlmeier U, Meinel T, Wiestler OD, Zanella F, Reulen HJ; ALA-Glioma Study Group. Fluorescence-guided surgery with 5-aminolevulinic acid for resection of malignant glioma: a randomised controlled multicentre phase III trial. Lancet Oncol 2006;7:392–401
6. Stummer W, Reulen HJ, Meinel T, et al; ALA-Glioma Study Group. Extent of resection and survival in glioblastoma multiforme: identification of and adjustment for bias. Neurosurgery 2008;62:564–576, discussion 564–576
7. Sanai N, Polley MY, McDermott MW, Parsa AT, Berger MS. An extent of resection threshold for newly diagnosed glioblastomas. J Neurosurg 2011;115:3–8
8. Smith JS, Chang EF, Lamborn KR, et al. Role of extent of resection in the long-term outcome of low-grade hemispheric gliomas. J Clin Oncol 2008;26:1338–1345
9. Orringer D, Lau D, Khatri S, et al. Extent of resection in patients with glioblastoma: limiting factors, perception of resectability, and effect on survival. J Neurosurg 2012;117:851–859
10. Knauth M, Wirtz CR, Tronnier VM, Aras N, Kunze S, Sartor K. Intraoperative MR imaging increases the extent of tumor resection in patients with high-grade gliomas. AJNR Am J Neuroradiol 1999;20:1642–1646
11. Wirtz CR, Knauth M, Staubert A, et al. Clinical evaluation and follow-up results for intraoperative magnetic resonance imaging in neurosurgery. Neurosurgery 2000;46:1112–1120, discussion 1120–1122
12. Nimsky C, Ganslandt O, Buchfelder M, Fahlbusch R. Intraoperative visualization for resection of gliomas: the role of functional neuronavigation and intraoperative 1.5 T MRI. Neurol Res 2006;28:482–487
13. Hatiboglu MA, Weinberg JS, Suki D, et al. Impact of intraoperative high-field magnetic resonance imaging guidance on glioma surgery: a prospective volumetric analysis. Neurosurgery 2009;64:1073–1081, discussion 1081
14. Haydon D, Chicoine M, Dacey R. The impact of high-field strength intraoperative magnetic resonance imaging on brain tumor management. Neurosurgery 2013;60:92–7
15. Senft C, Bink A, Franz K, Vatter H, Gasser T, Seifert V. Intraoperative MRI guidance and extent of resection in glioma surgery: a randomised, controlled trial. Lancet Oncol 2011;12:997–1003
16. Hlavica M, Bellut D, Lemm D, Schmid C, Bernays RL. Impact of ultra-low-field intraoperative magnetic resonance imaging on extent of resection and frequency of tumor recurrence in 104 surgically treated nonfunctioning pituitary adenomas. World Neurosurg 2013;79:99–109
17. Nimsky C, von Keller B, Ganslandt O, Fahlbusch R. Intraoperative high-field magnetic resonance imaging in transsphenoidal surgery of hormonally inactive pituitary macroadenomas. Neurosurgery 2006;59:105–114, discussion 105–114
18. Berkmann S, Fandino J, Müller B, Remonda L, Landolt H. Intraoperative MRI and endocrinological outcome of transsphenoidal surgery for non-functioning pituitary adenoma. Acta Neurochir (Wien) 2012;154:639–647
19. Shah MN, Leonard JR, Inder G, et al. Intraoperative magnetic resonance imaging to reduce the rate of early reoperation for lesion resection in pediatric neurosurgery. J Neurosurg Pediatr 2012;9:259–264
20. Leuthardt EC, Lim CC, Shah MN, et al. Use of movable high-field-strength intraoperative magnetic resonance imaging with awake craniotomies for resection of gliomas: preliminary experience. Neurosurgery 2011;69:194–205, discussion 205–206
21. Hawasli AH, Ray WZ, Murphy RK, Dacey RG Jr, Leuthardt EC. Magnetic resonance imaging-guided focused laser interstitial thermal therapy for subinsular metastatic adenocarcinoma: technical case report. Neurosurgery 2012;70(2, Suppl Operative):332–337, discussion 338
22. Bernstein M, Al-Anazi A, Kucharczyk W, Manninen P, Bronskill M, Henkelman N. Brain tumor surgery in the Toronto Open MRI system: preliminary results with 36 cases and analysis of advantages, weaknesses, and future prospects. Neurosurgery 2000;46:900–909

第12章

其他术中辅助技术

David W. Roberts, Pablo A. Valdes

越来越多关于精确、可靠和安全的颅内肿瘤切除术重要性的证据给神经肿瘤外科医生带来了更大的责任。多种术中技术的进步能够促进切除手术的成功,包括术中导航图像引导系统、术中计算机断层扫描(CT)和磁共振成像(MRI),以及其他一些外科手术的辅助技术,包括术中超声和光学成像技术。这些其他的术中辅助技术是本章的重点。有些技术已经应用了十年以上,如术中超声,还有一些技术在手术室中是相对比较新的,如共聚焦显微镜和光学相干成像。这里讨论的所有技术都是临床正在应用的,并且正在不断地发展。

■ 术中超声

将超声成像技术纳入手术室开始于30多年前[1,2]。超声波具有对皮层下及其深层目标的探测能力,如肿瘤;再加上其使用简便、随时可进行以及相对较低的成本,使得很多人开始研究其术中应用,并报道了令人鼓舞的初步经验[1-3]。与今天的技术相比,早期的图像质量差,但对肿瘤、脑室系统、血肿,以及不相关物体的引导还是很容易的。也许是由于联合导入更多直观的和更高质量的术前CT和MRI数据集的图像引导系统的快速应用,使术中超声黯然失色,超声更广泛的应用受到限制。

将超声整合到导航系统,可以显示器械的位置,不仅包括术前CT或MRI,还包括即将到来的通用型超声[4]。使用数字化技术神经导航系统,可以追踪定位和调整超声传感器方向,反过来,通过一个校准步骤,超声影像也可以调整手术视野和其他共同导入的图像(图12.1)。与传统三维显像相比,术中二维(2D)超声图像几乎总是双斜的,对外科医生来说可能难以定位,但这种共同图像导入系统可以同时显示更容易理解的CT或MRI相应平面图像。

这种术中成像的两个即时优势是,能够判断正在进行的肿瘤切除的范围,并能够显示当前由于脑变形或移位而导致的偏移误差的数值。后者目前已得到推广,尽管其会提供比实际情况更多的偏移误差。利用术中超声技术纠正术前MRI的形变一直是人们期望的,但是这方面的技术正在研发中[5]。随着超声本身图像质量的不断改善,通过超声图像单独导航正在成为可能。

这种导航的进一步发展是要解决非标准倾斜图像平面的局限性。三维(3D)图像数据集的生成需要获取多个二维图像,然后导入到一个共同的坐标系统,并在轴面、冠状面和矢状面上重新合成。这样一个策略的挑战,包括要确保足够密度的图像数据以及获取这种数据集的低效性,通过几组研究者的努力,这些问题已经解决了。最近,为了实现这个目标,已开发出能更全面更有效地获取完整数据集的三维超声探头[6]。最近的一项关于集成三维超声系统的导航系统(IGSonic,VectorVision;BrainLAB,Munich,Germany)和非整合三维超声系统的临床经验的比较研究发现,后者具有

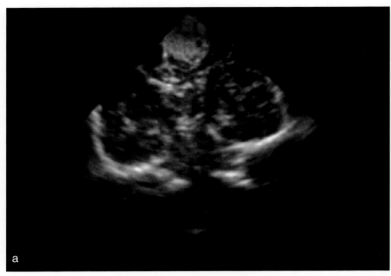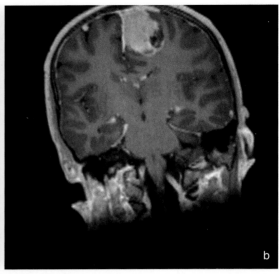

图 12.1　图像融合超声和磁共振成像（MRI）。(a)窦旁脑膜瘤的术中超声图像(冠状位)。(b)相应的 MRI。

更高的时间效益,但使用重新合成图像的导航系统在空间方位方面有优势[7]。

超声图像质量的不断改进,以及集成到引导系统,使其得到了实际和有效的临床应用,而且这种廉价、准确、更新的术中影像还在不断发展。据报道,术中三维超声集成系统(SonoWand, Trondheim, Norway)已应用于 900 多例手术中,包括脑实质内肿瘤以及海绵状血管瘤、颅底肿瘤和动静脉畸形。其优点包括可以在手术室之间移动、可使用常规手术器械、所需附加时间少及成本低[8]。

5-氨基乙酰丙酸诱发的荧光

荧光原卟啉 IX(PpIX)在肿瘤组织中选择性积累,然后外源性给予其前体药物 5-氨基乙酰丙酸(5-ALA),已在肿瘤切除术中取得了令人鼓舞的效果,并成为一种强有力的术中辅助技术。手术显微镜应该具有能够照明手术视野的蓝紫色激发光,并使用滤光器优化产生的感知荧光,激发出的粉红色荧光可提供一个直观、易于使用和高效的平台,否则显然是不易区分肿瘤的(图 12.2)。这个结论已在一例 C6 胶质瘤的大鼠脑肿瘤模型中被证实[9],并且随后在 52 例胶质母细胞瘤手术患者中进行了临床试验研究。当局部解剖安全时,荧光组织切除的结果是使 63%的术后 MRI 上有对比度增强的患者肿瘤得到全切,术中残余的(不可切除的)固态荧光组织对于生存来说是一个负向的预测因素[10]。

这个团队将继续开展一项里程碑式多中心前瞻性临床试验,该试验随机地将恶性胶质瘤患者分组到 5-ALA 辅助的肿瘤切除术组或传统的白光显微手术组。主要终点为具有术后 MRI 上对比度增强的残余肿瘤和 6 个月肿瘤无进展生存的患者数。这项研究被临时终止,分析的 270 例患者中 139 例接受了术前 3 小时口服 5-ALA(20mg/kg),131 例仅在白光条件下进行手术。MRI 上对比度增强的肿瘤在 5-ALA 组中有

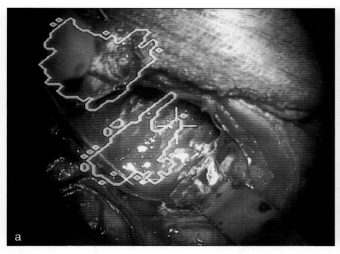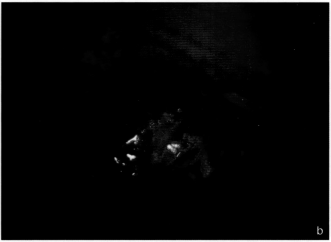

图 12.2　5–氨基乙酰丙酸(5-ALA)诱导的原卟啉 IX 荧光。(a)在胶质母细胞瘤切除术临近结束时的白光手术显微镜下观。绿色线代表与(术前)MRI 显示平面相叠加的肿瘤分割轮廓。(b)蓝色光显微镜图像显示小面积的 5-ALA 诱导原卟啉 IX 红色荧光。

90 例患者(65%)，而在白光组中有 47 例(36%)得到了全切。6 个月无进展生存率分别为 41% 和 21.1%。两组之间手术后 7 天内发生的严重不良事件的概率没有差异[11]。

重要参考
- 使用 5-ALA 诱发卟啉的荧光引导下多形性胶质母细胞瘤切除被证实可提高肿瘤全切除率。

　　本试验的后续补充分析关注于更广泛的切除所带来的潜在风险增加和收益之间的取舍问题。在这项预期随机试验中，5-ALA 组的患者美国国立卫生院卒中量表(NIH-SS)的分数更加恶化，但在 Karnofsky 评分上无显著差异。对类固醇激素不敏感的神经功能缺损患者，术后评分下降的风险更多。随着时间的推移，两组之间 NIH-SS 的评分差异将变得无显著意义，再次手术的累积发病率在 5-ALA 组也将显著减少[12]。

　　关于 5-ALA 诱发的荧光是否有助于在 MRI 上没有显著的对比增强弥漫浸润性胶质瘤组织中检测到间变性病灶的问题，已经在 17 例患者中进行了一系列的研究。9 例组织学为世界卫生组织(WHO)分级 III 级的肿瘤患者中有 8 例有病灶区域荧光，而所有 WHO 分级为 II 级的肿瘤患者则没有。病灶区域荧光发现的区域与 ¹¹C–甲硫氨酸正电子发射断层扫描(PET)一一对应，并且 MIB-1 标记指数在荧光组织明显增高[13]。

缺陷
- 可视的 PpIX 荧光告知外科医生的只是肿瘤暴露的表面，肿瘤在表面以下超过 0.25mm 或覆盖在血液中将不会被检测到。

重要参考
- 除了高级别胶质瘤和相对较少的低级别胶质瘤外，大约 80% 的脑膜瘤和一些转移性肿瘤均可显示可视的 5-ALA 荧光。

　　这种 PpIX 荧光引导技术应用的增多，使肿瘤全切率得到持续改善。最近一项研究报道，53 例患者中有 51 例(96%)无 >0.175mL 的残留对比度增强肿瘤，并且无残留增强占 89%[14]，此结果确实提高了全切率。另一项最近的报道目标是在 52 例术后 MRI 上无残留的对比度增强肿瘤的患者中，确认其良好的预后与手术结束时无残留荧光的关系。结果是，无残留荧光患者的中位生存期为 27 个月，残留荧光的患者为 17.5 个月[15]。

上述所有研究以及目前公布的大部分数据使用的都是主观评估,通过市场上可买到一两种合适的显微镜观察可视荧光。定量测量颅内肿瘤 PpIX 的水平也正在研究。组织固有的光学性能,包括吸收和散射,是荧光可视化的主要影响因素,并且光谱信息算法的利用可以提高术中组织的评估。一项系列研究使用这种技术和光纤探针,探测手术视野的病灶只需要几秒钟,已被证实可明显改进诊断性能。在一组共 14 例低或高级别胶质瘤、脑膜瘤或转移瘤的患者中,发现所有肿瘤类型与正常脑组织相比 PpIX 浓度都有显著差异。受试者工作特征曲线(ROC 曲线)分析显示,使用定量探针时分级效率为 87%[曲线下面积(AUC)=0.95,特异性=92%,敏感性=84%],而使用常规定性荧光成像的分类效率为 66%(AUC=0.73,特异性=100%,敏感性=47%)。该研究中定量测量的组织荧光低于外科医生视觉感知的,使 81% 的病例得到正确分类[16]。

最近,更敏感的定量方法已被开发,通过手术显微镜进行宽视场成像,与上述探头相比这种技术更人性化且更有效。这种方法可以将光谱分辨数据转换成绝对荧光浓度像素图像,手术视野的像素显示是线性的、准确的和精确的(相对于真实值)[17]。同时多荧光标识是有意义的,其作为一种新的荧光素具有进一步发展的潜力。

■ 荧光素荧光

在过去的十年中荧光引导的颅内肿瘤切除术已经引起人们极大的兴趣,特别是使用 ALA 诱导的 PpIX 荧光。荧光引导神经外科的使用可以追溯到 1948 年,使用伍德灯使多种类型肿瘤内的荧光素可视化,包括胶质瘤、脑膜瘤和转移瘤[18]。荧光素是一种可见荧光基团,主要激发峰值大约为 490nm(纳米,可视域大约为 400~550nm),主要发射峰值约为 520nm(可视域为 480~650nm)(图 12.3)。患者通常接受 200~1000g 剂量静脉注射(IV)荧光素。最近,多个团队使用外科显微镜对荧光成像进行调整。一组在白光下用可视化荧光染色转移性肿瘤[19],另一组通过添加一个蓝色激发滤波器和一个长通滤波器调整 Zeiss 手术显微镜,使来自 10 例高级别胶质瘤患者的荧光素发出的绿色荧光可视化[20]。各个团队都是使用同样的市售设备((Zeiss OPMI,yellow 560 module)作为激发和可视化绿色荧光素荧光,用于胶质瘤和转移瘤的切除术。这些设备使用的是组合激发和长通发射滤波器,类似于目前临床使用的 ALA 诱导 PpIX 荧光系统,但是在荧光素的激发和发射范围上更加优化。

荧光素通过高通透性和滞留(EPR)效应在组织中积累,并作为一种血液淤积剂。因此,在脉管系统以及血脑屏障(BBB)破坏时,组织中的荧光素很容易可视化。然而,荧光素在肿瘤手术中的主要生物学局限是其非特异性的积累,以致手术损伤区域非内稳态血管会积累荧光,并且水肿的组织也会有绿色荧光积累[21]。任何血液淤积和血脑屏障破坏都将产生类似的效果。光学上,荧光素需要紫蓝色光谱范围内的光作为激发光,并发射出绿色光谱范围的发射光。这意味着只有在表面的荧光素是可视的,因为激发光和发射光通过组织的穿透力是有限的。

■ 吲哚菁绿

吲哚菁绿(ICG)是一种混合物,它的功能类似于荧光素,能使血流有效的可视化。它能与血浆蛋白结合,并穿过血管腔隙。在组织中的积累取决于 EPR 效果和血流量分布,同样,在肿瘤手术中也会遇到同样的特异性限制问题。此外,ICG 分子量很大,因此不能自由通过血脑屏障,而是积聚在血管或通过 EPR 效应对血脑屏障缺损的肿瘤染色。与荧光素或 PpIX 不同,吲哚菁绿是唯一的近红外(NIR)试剂,主激发峰为 800nm,主发射峰为 830nm。近红外剂的主要优点是通过提高通过组织的激发光和发射光的穿透力,使更深层的组织可视化。穿透力增加导致激发光和发射光的

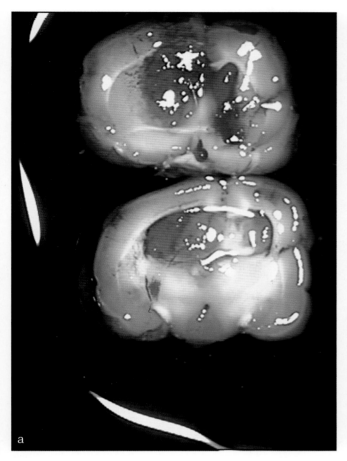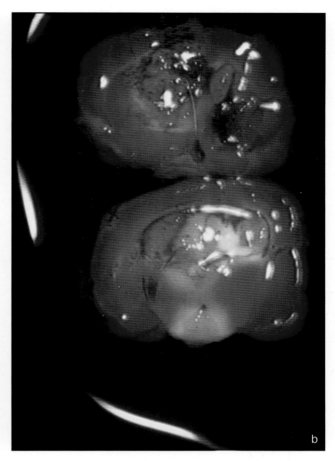

图 12.3 荧光素荧光。(a) 显微镜白光图像显示的是静脉注射荧光素进入大鼠体内而制备的新鲜脑片，其伴发有中枢神经系统 (CNS-1)肿瘤。(b)蓝光激发下的同一个视野,这样容易区分肿瘤与其他组织。

波长衰减变小。然而,近红外混合物不能用肉眼观察,而需要使用摄像机检测。

可将 25mg 吲哚菁绿加入 5mL 生理盐水中静脉注射(Ⅳ)。已有报道,吲哚菁绿荧光对比有助于区分正常脑组织中的肿瘤部分, 特别是恶性星形细胞瘤[22]。还有研究发现, 在肿瘤手术期间 ICG 视频血管造影对主要血管的显影特别有效(如脑膜瘤、胶质瘤、转移瘤),因此建议将其作为一种可能替代多普勒或术中血管造影的检查工具。最近的一些研究进一步利用 ICG 积累在血管中显示了 12 个垂体瘤,产生的结果混杂不一[25]。临床研究同时应用了两种系统,分别是自制的和现成的市售系统 (Zeiss OPMI Pentero 900)。

总而言之,ICG 和荧光素是功能相似的、非特异性的非靶向荧光剂,对血流、血液淤积以及 EPR 依赖的组织积累都有显示。进一步的研究需要充分描述它们

的诊断效能,并告知神经外科医生其生物学机制。这样,神经外科医生就可以对他们所使用的"肿瘤靶向"试剂进行评估,正如最近一些研究所提倡的,原因是该方法在特异性和阳性预测值方面有限制性[21]。荧光素作为一种可视的荧光只在组织表面成像,而 ICG 作为一种近红外试剂可在组织的浅表和深部成像。更多的研究需要进一步了解这两种化合物在脑肿瘤切除术中的辅助作用,目前的理解是它们具有对血流和脉管的评估作用, 但作为肿瘤特异性试剂作用还不明确,只具有中到低的肿瘤特异性。

缺陷

- ICG 和荧光素是功能相似的、非特异性的非靶向荧光剂,对血流、血脑屏障和血液淤积都能显示,但其在协助肿瘤手术的临床适用性方面尚待确定。

共聚焦荧光成像

荧光技术引导手术使用显微镜、内镜和点光谱探针进行宏观成像和检测时,其分辨率>1mm。最近的一项发展是使用手持式共聚焦荧光探针对活体细胞水平的组织结构进行荧光成像。最近的研究使用了一种商用手持式共聚焦显微镜探测荧光素[26]和 ALA 诱导的 PpIX 荧光[27]。相对于使用光谱探针的宏观荧光技术和手术显微镜,这种术中共聚焦显微镜扫描的频率大约是 1 帧/秒[475×475 视野(x,y)],488nm 的激发光能够使细胞的结构可视化达到微米分辨率。获取术中活组织细胞水平的影像能力是强大的,但使用这种技术通常需要一个能熟练进行影像解释的神经病理学家参与。在解释这些影像信息时,经验和验证是必不可少的。局限性是在(x,y)和 z(即,深度)方向上的视野为亚毫米级,需要多个单点探询去检测一个更宽阔的视野。可使用不同的光谱探针进行光谱分辨检测,这样可以同时解析多个荧光团,目前实现的共聚焦探针可以利用长通/带通滤波器对单一的荧光进行检测。尽管如此,这项技术可能取代传统的冰冻切片方法的潜力使其具有相当大的吸引力。

重要参考

● 使用手持式共聚焦荧光探针对活体细胞水平的组织结构进行荧光成像是很有发展前景的,对神经病理学家来说,其可能最终替代冰冻切片成为有用的辅助诊断方法。

光学光谱探针

生物医学光学与光学工程领域多年来一直致力于开发组织的光学特性(即,吸收和散射)的诊断价值。众所周知,光在组织中会出现一个波长相关性衰减。各种组织成分,包括氧合和去氧血红蛋白,以及细胞密度都会对光在组织中的吸收和散射的程度和质量的观察造成影响。肿瘤的病理生理学变化,如血管生成、细胞增殖和缺氧都会影响组织固有光学特性的程度和强度(即血红蛋白浓度和氧饱和度)。这些光学特性有作为诊断的生物标记的潜能。

复合光学光谱探针已经应用于漫反射检测。简而言之,用白光对组织进行检测,其漫反射光被收集到光谱测定仪进行光谱分辨检测,即收集所有分辨率在纳米级的反射光谱。漫反射光的形状和大小能反映组织的光学特性(即,吸收和散射)。光谱探针结合光谱分辨荧光和漫反射率检测已成为改良肿瘤外科手术的一种手段。一些研究使用组织的自体荧光和以一种经验算法获得的漫反射光谱信息来区分肿瘤与正常组织,结果显示在肿瘤中漫反射率信号全部下降[28]。该研究后续在超过 20 例脑胶质瘤患者和 11 例已得到控制的颞叶癫痫患者中组合使用组织的自体荧光和漫反射率的光谱信息进行研究,其检测脑肿瘤组织的敏感性和特异性均>80%[29]。小儿脑肿瘤队列研究也报道了相似的结果[30]。高级多元信号分析技术,如神经网络软件已经应用于经验性的自体荧光和漫反射谱信息处理以帮助提高诊断精度,在肿瘤组织的鉴别中准确性超过 90%[31]。

然而,这些技术实际上非常依赖于经验。这些研究试图寻找一个最佳的光谱峰或组合峰,以便在有限的队列中提供最高的诊断精度。最近一项研究收集了 ALA 处理过的低和高级别胶质瘤患者的自体荧光和漫反射光谱的数据[32]。不同于以往的经验研究,这项研究应用光传送模型算法去定量提取光学生物标志物的绝对值,包括氧合和脱氧血红蛋白(即,血红蛋白浓度和氧饱和度)、细胞密度参数(散射参数)和卟啉水平(即,PpIX 和相关光产物)。这些多重生物标志物可以预测组织中发生的病理生理变化,并且可以利用它们的组合预测值来提高诊断评估。多元、机械学习算法则将各种生物标志物组合起来,可以显著提高诊断精度,在区分肿瘤与正常组织时相比使用个体化光谱峰,其精度可以超过 90%。

总之,光学光谱技术的优点是可以从荧光或漫反射率中收集光谱分辨数据。就荧光来说,这使得多个荧光团的分辨率与荧光光谱重叠。漫反射光谱提供的关于组织内内源性变化的信息依赖于几个因素,比如血流量(例如,血红蛋白浓度)和组织氧合(例如,氧饱

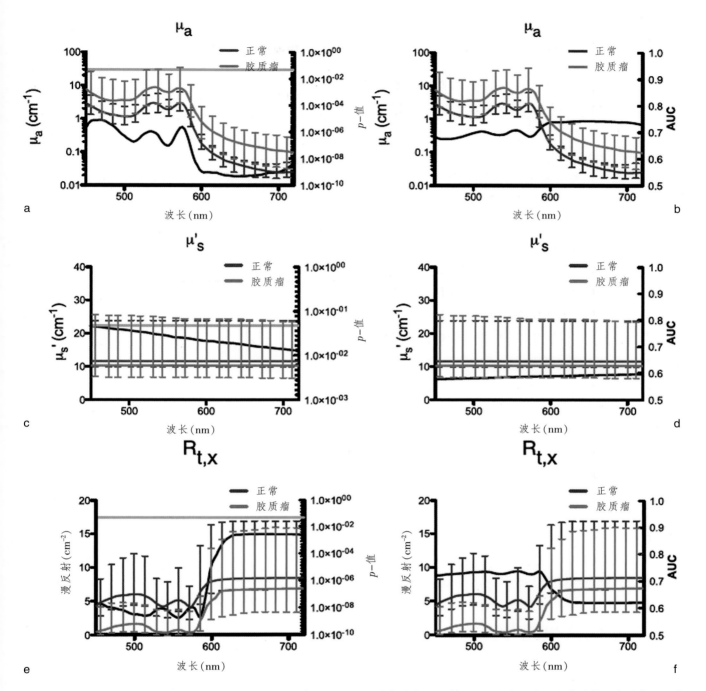

图 12.4　脑胶质瘤切除术中的漫反射光谱。术中探头放置在组织上，收集白色的反射光。对白色光应用光传输模型来计算波长依赖性（a,b）和吸收[μa(λ)]，(c,d)优化散射系数[μs'(λ)]，和(e,f)肿瘤（红色）和正常脑组织（蓝色）模型拟合的漫反射[Rt,x(λ)]。用误差曲线代表间距范围来计算 264 例光谱的平均值。用黑色线表示特定波长的肿瘤（红色）和正常脑组织（蓝色）p 值和 ROC‐衍生的曲线下面积（AUC）。(From Valdés PA, Kim A, Leblond F, et al. Combined fluorescence and reflectance spectroscopy for in vivo quantification of cancer biomarkers in low- and high-grade glioma surgery. J Biomed Opt 2011;16:116007‐7. Reproduced with permission.)

和度)(图 12.4)。此外,这些信息可以用来量化在体内的生物标志物,预测病理生理变化。然而,这些技术目前只能检测一小片组织区域(例如,约 1mm²)。此外,光学光谱诊断研究已经在小样本患者队列中进行,需要额外验证这些技术的诊断性能。

■ 空间频域成像

漫反射分光光谱分析技术利用内在的组织生物标志物为手术指导可预测生理性的变化,但如前所述它们具有探测区域小(约 1mm²)的缺点。最近生物医学光学的发展是在整个手术视野内利用空间频率域或空间光调制成像来量化相同的内在光学生物标志物(血红蛋白、氧饱和度、散射参数)。这种技术的光需要在特定的空间频率和阶段,收集漫反射率,并应用光传输模型来量化这些标志物[33]。临床结果已经表明该技术可以对脑肿瘤手术进行指导,并且在这方面有一个试验已经提上议程。

■ 近红外光谱

近红外光谱(NIRS)是一种能够对大脑皮层血氧变化产生二维地形视图的光学技术。因此,它能够估计组织中的总血容量以及氧合和脱氧血红蛋白的变化,类似于探针光谱技术。区别在于这种技术在患者的头部安装有复合光源和探测器。要穿透足够深的组织,如透过颅骨,NIRS 检测需要用近红外光(例如,780nm、805nm 和 830nm 的光源)。有一项研究采用 NIRS 作为一种手段来监测在皮质映射时大脑皮层的血氧变化,这表明它可能在监测生理效应相关的电生理监测方面起到补充的作用。这项技术也可协同或补充功能磁共振成像(fMRI)和脑磁图(MEG)[35,36],作为确定语言优势侧的一种非侵袭性检查方法[37]或作为一种术中方法来进一步描述胶质瘤[38]。这项技术使用了与漫反射光谱相同的原理,依据生物标志物的光学对比,但它有一个优势是可以提供反映体内血流量和血流灌注改变的二维地形视图。

■ 红外和拉曼光谱成像

红外(IR)和拉曼技术利用了组织的内在分子环境"振动指纹"。IR 技术成像对比的物理原理是红外电磁辐射的吸收,导致分子振动能量的变化,这种变化可以被检测到。肿瘤组织具有与正常软组织不同的分子组成,在 IR 光谱上会有一个独特的光谱信号。这种差异来自于具有不同振动能量的化学结构,可定性也可定量[39-41]。例如,红外光谱的不同电磁波段与糖脂、脂肪酸和脂类/蛋白质比相关,它们的强度更多是与这些物质的数量和比例相关。最近的一项研究是在体外脑肿瘤包括胶质瘤和转移瘤[39-41]中采用多变量分析技术[例如,支持向量机(SVM),线性判别分析(LDA)]来分析红外光谱,达到的精度>90%。这个研究的局限性在于离体施行。每次扫描的高采集时间(5 分钟)和视野小(细胞、微米水平)。然而,这些都是技术问题,可以优化之后在术中使用。进一步的工作需要确定这些算法的诊断效能。红外光谱对肿瘤组织的鉴别提供了另一种光学对比模式,但仍处于作为一种光学制导技术的起步阶段[4]。

> **重要参考**
>
> - 光学光谱探针、空间频域成像和近红外、红外以及拉曼光谱都有检测内源性组织生物标志物且无需给予外源性试剂的优点。

拉曼技术来源于光散射的差别,入射光引起分子振动能量的改变并发射出散射光。几个体外研究已经使用拉曼技术和多元数据分析,对多种肿瘤类型进行诊断,包括儿童肿瘤[43]、多形性胶质母细胞瘤(GBM)[44]和脑膜瘤[45]。最后的一项研究发现具有显著差异,主要贡献来源于更具侵袭性的肿瘤细胞的核酸。类似于红外,拉曼技术具有基于内在的分子组成和"振动指纹"识别组织的潜能。目前,临床应用通常是在体外进行,但最近一项临床前研究已经演示了体内成像。

■ 光学相干层析成像

光学相干层析成像(OCT)是一种光学成像技术,使用来自组织的反向散射光或反向反射光作为成像

表 12.1　在手术领域已用于特征化和区分组织的技术

技术	分辨率	对比模式	机制/生物学	易使用	发展阶段
超声	几 mm	声学	组织密度	+	成熟
5-ALA	mm	荧光	底物运送组织代谢	++	未成熟
荧光	mm	荧光	血流和高通透高滞留	++	未成熟
ICG	mm	荧光	血流和高通透高滞留	+	未成熟
共聚焦	μm	荧光	依靠荧光	+/-	研究中
光学光谱	mm	组织光学特性	发色团水平,细胞密度等	+	研究中
空间频域	mm	组织光学特性	发色团水平,细胞密度等	+/-	研究中
NIRS	几 mm~cm	组织光学特性	氧合和去氧血红蛋白	-	研究中
OCT	μm	组织光学特性	发色团水平,细胞密度等	+/-	研究中
红外	μm	电磁振动吸收	化学成分	-	研究中
拉曼	μm	电磁振动反射	化学成分	-	研究中
电阻抗	mm	电阻抗	组织电学特性	+	研究中

缩写 :5-ALA,5- 氨基乙酰丙酸 ;ICG, 吲哚菁绿 ;NIRS, 近红外光谱 ;OCT, 光学相干层析成像。

对比的一种手段,类似于超声波[46]。在 OCT,从组织反向散射的光取决于组织结构内在的光学特性。相比之下,OCT 对光散射的折射率差异较敏感,因为组织的高度散射,使得 OCT 的探测深度限制在毫米水平。光学相干断层扫描能形成在体、三维、微米分辨率、细胞水平的图像,并可实时进行扫描。一项研究使用在体 OCT 对 9 例正在行脑肿瘤切除术的患者进行显微结构成像[47]。其他人使用手持设备,如光纤探头、内镜和改进的神经外科显微镜[48]。这种技术的优点是利用内在的光学对比,无需使用外源药物,如 ALA。另外,这种技术还提供了生理的和微米的结构信息,但由于其穿透深度和分子识别程度有限,因此不像拉曼或红外能够提供分子"指纹"。

■ 电阻抗

电阻抗(EI)作为一种对比模式,其原理是对抗组织中的电流,测量出电压/电流的比例,这取决于脑组织的组成,包括髓鞘、液体和细胞密度及其他的重要因素。EI 动态变化评估已成为一种区分和定位肿瘤组织的手段[49]。另一项研究应用 CT 引导下的肿瘤组织活检和使用 EI 探针来记录因 CT 上密度改变而引起的 EI 差异。低密度病变如囊性区表现为阻抗下降,而高密度病变如环形增强的肿瘤表现为阻抗增加。因此,监测阻抗变化可告知神经外科医生沿着穿刺针轨迹的组织密度[50]。电阻抗提供了另一种对比模式,要想成为一种可用于肿瘤定位的技术仍需要进一步发展。

■ 结论

许多技术采用各种已利用或正在开发中的对比模式来对神经外科脑肿瘤进行定位(表 12.1)。这些技术大部分利用的原理是生物医学光学,包括荧光、漫反射、红外和拉曼原理。所有技术都提出利用内在来源来进行对比,如血红蛋白浓度,除了荧光技术,使用外源性药物(如,ALA 诱导的 PpIX,荧光素)和(或)内源性荧光物质(自体荧光)。我们还需要进一步验证并将这些技术应用到日常的神经外科实践,但现今手术室可用的内存资源有限,积极的研发工作正在进行中。

编者注

在过去,发现一个肿瘤通常是对神经外科医生的挑战,之前的手术导航系统的实用性是基于存档影像,并最终实现实时高分辨率的术中影像。因此,当超声可利用时,它将是对神经外科医生和患者的重要创新。这是一个"需要是发明之母"的例子,也是神经外科医师的智慧结晶。现在,随着超声和导航系统的结合,对许多外科医生来说它仍然是一个重要的工具。另一个有趣的创新是5-ALA。如果一位外科医生相信脑胶质瘤根治切除的重要性(有越来越多的非Ⅰ类证据支持这个结论),那以5-ALA对这位医生而言将是一个重要的辅助工具。本章中描述的其他方式还在试验阶段,它们能否成为临床有用的工具来帮助外科医生发现肿瘤边缘并做最大可能的切除还有待观察。(Bernstein)

(崔启韬 程文 译)

参考文献

1. Dohrmann GJ, Rubin JM. Dynamic intraoperative imaging and instrumentation of brain and spinal cord using ultrasound. Neurol Clin 1985;3:425–437
2. Chandler WF, Knake JE. Intraoperative use of ultrasound in neurosurgery. Clin Neurosurg 1983;31:550–563
3. Grode ML, Komaiko MS. The role of intraoperative ultrasound in neurosurgery. Neurosurgery 1983;12:624–628
4. Koivukangas J, Louhisalmi Y, Alakuijala J, Oikarinen J. Ultrasound-controlled neuronavigator-guided brain surgery. J Neurosurg 1993;79:36–42
5. Ji S, Wu Z, Hartov A, Roberts DW, Paulsen KD. Mutual-information-based image to patient re-registration using intraoperative ultrasound in image-guided neurosurgery. Med Phys 2008;35:4612–4624
6. Unsgaard G, Rygh OM, Selbekk T, et al. Intra-operative 3D ultrasound in neurosurgery. Acta Neurochir (Wien) 2006;148:235–253, discussion 253
7. Bozinov O, Burkhardt JK, Fischer CM, Kockro RA, Bernays RL, Bertalanffy H. Advantages and limitations of intraoperative 3D ultrasound in neurosurgery. Technical note. Acta Neurochir Suppl (Wien) 2011;109:191–196
8. Unsgård G, Solheim O, Lindseth F, Selbekk T. Intra-operative imaging with 3D ultrasound in neurosurgery. Acta Neurochir Suppl (Wien) 2011;109:181–186
9. Stummer W, Stocker S, Novotny A, et al. In vitro and in vivo porphyrin accumulation by C6 glioma cells after exposure to 5-aminolevulinic acid. J Photochem Photobiol B 1998;45:160–169
10. Stummer W, Novotny A, Stepp H, Goetz C, Bise K, Reulen HJ. Fluorescence-guided resection of glioblastoma multiforme by using 5-aminolevulinic acid-induced porphyrins: a prospective study in 52 consecutive patients. J Neurosurg 2000;93:1003–1013
11. Stummer W, Pichlmeier U, Meinel T, Wiestler OD, Zanella F, Reulen HJ; ALA-Glioma Study Group. Fluorescence-guided surgery with 5-aminolevulinic acid for resection of malignant glioma: a randomised controlled multicentre phase III trial. Lancet Oncol 2006;7:392–401
12. Stummer W, Tonn JC, Mehdorn HM, et al; ALA-Glioma Study Group. Counterbalancing risks and gains from extended resections in malignant glioma surgery: a supplemental analysis from the randomized 5-aminolevulinic acid glioma resection study. Clinical article. J Neurosurg 2011;114:613–623
13. Widhalm G, Wolfsberger S, Minchev G, et al. 5-Aminolevulinic acid is a promising marker for detection of anaplastic foci in diffusely infiltrating gliomas with nonsignificant contrast enhancement. Cancer 2010;116:1545–1552
14. Schucht P, Beck J, Abu-Isa J, et al. Gross total resection rates in contemporary glioblastoma surgery: results of an institutional protocol combining 5-aminolevulinic acid intraoperative fluorescence imaging and brain mapping. Neurosurgery 2012;71:927–935, discussion 935–936
15. Aldave G, Tejada S, Pay E et al. Prognostic value of residual fluorescent tissue in glioblastoma patients after gross total resection in 5-ALA guided surgery. Neurosurgery 2013;72:915–921
16. Valdés PA, Leblond F, Kim A, et al. Quantitative fluorescence in intracranial tumor: implications for ALA-induced PpIX as an intraoperative biomarker. J Neurosurg 2011;115:11–17
17. Valdés PA, Leblond F, Jacobs VL, Wilson BC, Paulsen KD, Roberts DW. Quantitative, spectrally-resolved intraoperative fluorescence imaging. Sci Rep 2012;2:798
18. Moore GE, Peyton WT, et al. The clinical use of fluorescein in neurosurgery; the localization of brain tumors. J Neurosurg 1948;5:392–398
19. Okuda T, Kataoka K, Taneda M. Metastatic brain tumor surgery using fluorescein sodium: technical note. Minim Invasive Neurosurg 2007;50:382–384
20. Kuroiwa T, Kajimoto Y, Ohta T. Development of a fluorescein operative microscope for use during malignant glioma surgery: a technical note and preliminary report. Surg Neurol 1998;50:41–48, discussion 48–49
21. Stummer W. Fluorescein for vascular and oncological neurosurgery. Acta Neurochir (Wien) 2013;155:1477–1478 (Letter)
22. Haglund MM, Berger MS, Hochman DW. Enhanced optical imaging of human gliomas and tumor margins. Neurosurgery 1996;38:308–317
23. Kim EH, Cho JM, Chang JH, Kim SH, Lee KS. Application of intraoperative indocyanine green videoangiography to brain tumor surgery. Acta Neurochir (Wien) 2011;153:1487–1495, discussion 1494–1495
24. Ferroli P, Acerbi F, Albanese E, et al. Application of intraoperative indocyanine green angiography for CNS tumors: results on the first 100 cases. Acta Neurochir Suppl (Wien) 2011;109:251–257
25. Litvack ZN, Zada G, Laws ER Jr. Indocyanine green fluorescence endoscopy for visual differentiation of pituitary tumor from surrounding structures. J Neurosurg 2012;116:935–941
26. Eschbacher J, Martirosyan NL, Nakaji P, et al. In vivo intraoperative confocal microscopy for real-time histopathological imaging of brain tumors. J Neurosurg 2012;116:854–860
27. Sanai N, Snyder LA, Honea NJ, et al. Intraoperative confocal microscopy in the visualization of 5-aminolevulinic acid fluorescence in low-grade gliomas. J Neurosurg 2011;115:740–748
28. Lin WC, Toms SA, Johnson M, Jansen ED, Mahadevan-Jansen A. In vivo brain tumor demarcation using optical spectroscopy. Photochem Photobiol 2001;73:396–402
29. Toms SA, Lin WC, Weil RJ, Johnson MD, Jansen ED, Mahadevan-Jansen A. Intraoperative optical spectroscopy identifies infiltrating glioma margins with high sensitivity. Neurosurgery 2005;57(4, Suppl):382–391, discussion 382–391
30. Lin WC, Sandberg DI, Bhatia S, Johnson M, Oh S, Ragheb J. Diffuse reflectance spectroscopy for in vivo pediatric brain tumor detection. J Biomed Opt 2010;15:061709
31. Sivaramakrishnan A, Graupe D. Brain tumor demarcation by applying a LAMSTAR neural network to spectroscopy data. Neurol Res 2004;26:613–621
32. Valdés PA, Kim A, Leblond F, et al. Combined fluorescence and reflectance spectroscopy for in vivo quantification of cancer biomarkers in low- and high-grade glioma surgery. J Biomed Opt 2011;16:116007-7–

116007-14

33. Konecky SD, Owen CM, Rice T, et al. Spatial frequency domain tomography of protoporphyrin IX fluorescence in preclinical glioma models. J Biomed Opt 2012;17:056008

34. Monitoring Neural Tissues Properties by Modulated Imaging (MI). ClinicalTrials.gov Identifier: NCT00555711. 2013 http://clinicaltrials.gov/ct2/show/NCT00555711

35. Hoshino T, Sakatani K, Katayama Y, et al. Application of multichannel near-infrared spectroscopic topography to physiological monitoring of the cortex during cortical mapping: technical case report. Surg Neurol 2005;64:272–275

36. Sakatani K, Murata Y, Fujiwara N, et al. Comparison of blood-oxygen-level-dependent functional magnetic resonance imaging and near-infrared spectroscopy recording during functional brain activation in patients with stroke and brain tumors. J Biomed Opt 2007;12:062110

37. Ota T, Kamada K, Kawai K, Yumoto M, Aoki S, Saito N. Refined analysis of complex language representations by non-invasive neuroimaging techniques. Br J Neurosurg 2011;25:197–202

38. Asgari S, Röhrborn HJ, Engelhorn T, Stolke D. Intra-operative characterization of gliomas by near-infrared spectroscopy: possible association with prognosis. Acta Neurochir (Wien) 2003;145:453–459, discussion 459–460

39. Bergner N, Romeike BF, Reichart R, Kalff R, Krafft C, Popp J. Tumor margin identification and prediction of the primary tumor from brain metastases using FTIR imaging and support vector machines. Analyst (Lond) 2013;138:3983–3990

40. Krafft C, Sobottka SB, Geiger KD, Schackert G, Salzer R. Classification of malignant gliomas by infrared spectroscopic imaging and linear discriminant analysis. Anal Bioanal Chem 2007;387:1669–1677

41. Krafft C, Thümmler K, Sobottka SB, Schackert G, Salzer R. Classification of malignant gliomas by infrared spectroscopy and linear discriminant analysis. Biopolymers 2006;82:301–305

42. Meyer T, Bergner N, Bielecki C, et al. Nonlinear microscopy, infrared, and Raman microspectroscopy for brain tumor analysis. J Biomed Opt 2011;16:021113

43. Leslie DG, Kast RE, Poulik JM, et al. Identification of pediatric brain neoplasms using Raman spectroscopy. Pediatr Neurosurg 2012;48:109–117

44. Krafft C, Belay B, Bergner N, et al. Advances in optical biopsy—correlation of malignancy and cell density of primary brain tumors using Raman microspectroscopic imaging. Analyst (Lond) 2012;137:5533–5537

45. Zhou Y, Liu CH, Sun Y, et al. Human brain cancer studied by resonance Raman spectroscopy. J Biomed Opt 2012;17:116021

46. Fujimoto JG, Pitris C, Boppart SA, Brezinski ME. Optical coherence tomography: an emerging technology for biomedical imaging and optical biopsy. Neoplasia 2000;2:9–25

47. Böhringer HJ, Lankenau E, Stellmacher F, Reusche E, Hüttmann G, Giese A. Imaging of human brain tumor tissue by near-infrared laser coherence tomography. Acta Neurochir (Wien) 2009;151:507–517, discussion 517

48. Böhringer HJ, Lankenau E, Rohde V, Hüttmann G, Giese A. Optical coherence tomography for experimental neuroendoscopy. Minim Invasive Neurosurg 2006;49:269–275

49. Organ L, Tasker RR, Moody NF. Brain tumor localization using an electrical impedance technique. J Neurosurg 1968;28:35–44

50. Bullard DE, Makachinas TT. Measurement of tissue impedence in conjunction with computed tomography-guided stereotaxic biopsies. J Neurol Neurosurg Psychiatry 1987;50:43–51

第 13 章

内镜技术

Jennifer Moliterno Gunel, Mark M. Souweidane, Theodore H. Schwartz

在过去的二十年中,内镜技术在颅底和脑室内肿瘤,以及作为其他颅内肿瘤显微外科手术的辅助和替代技术方面应用越来越普遍。内镜通过将透镜和光源推进到术腔中增加了显微镜的视野,允许在拐角周围可视。有几个因素促进了内镜的发展和成功,包括光纤设备和专门的手术器械的进步,以及鼻科和神经外科医生之间协同能力的培养。

■ 内镜经鼻颅底和垂体手术

侵犯颅底的颅内肿瘤,传统上采用经面部和经颅手术,并发症发生率相对较高,且恢复时间长。虽然这些方法提供了广泛的术野暴露和操作空间来进行脑组织的牵拉、神经血管的操纵、静脉窦的闭塞和伤口的愈合,但保持重要组织的美观仍是有待解决的问题。内镜使蝶窦入路以及扩大入路作为侵入性更小的方式来处理各种颅内外肿瘤成为可能。成功实行内镜颅底手术的关键包括经验丰富的手术团队,合适的仪器,足够的手术资源(例如导航),以及慎重选择病例。立体定向导航是所有内镜经鼻颅底手术的标准。

慎重选择病例的重要性应被足够强调,它对确保手术的成功也至关重要。例如,向侧面延伸跨过眼眶或位于颈动脉侧面的肿瘤组织,切除是相当困难的,即使采用扩大手术入路。同样,病变延伸到或只是在额窦后方也很难触及,即使用有角度的内镜,并且关闭内镜所产生的缺口是相当具有挑战性的。虽然海绵窦侵袭并非绝对禁忌证,它保证了谨慎的术前手术目标的评估。外科医生可以选择进入海绵窦切除肿瘤,用在内侧和后方到达颈动脉的较安全路径或风险较高的内侧和前方入路,了解对神经血管内容物的额外风险,或是选择一个有计划的次全切除术,术后根据病理有计划地使用立体定向放射治疗。最后,对鞍区占位的鉴别诊断,包括病理,是相当困难的,它不会从经鼻手术获益,如大海绵窦段动脉瘤和对放射异常敏感的肿瘤。这种病变常可术前被发现,并可能需要特殊的检查。

经鼻颅底的入路可以分为基于鼻窦开放切取肿物和需要达到的最终目标[1]。可用的窦为蝶窦、筛窦、上颌窦和额窦。每个窦可被用来进入一个正中和旁正中颅底不同区域,这些通路也可以联合用于大的多室肿瘤切除(表 13.1)。此外,对于大的多室肿瘤,可以联合经鼻颅底入路和经颅入路,采用联合手术或分期手术。

> **提示**
> ● 成功的鼻内镜手术依赖于经验丰富的外科医生的团队协作、最先进的手术资源、合适的病例选择和术前评估。

经蝶入路

经蝶入路可以进入蝶鞍以此来切除垂体瘤和小

表 13.1　经鼻颅底入路

入路	通道	靶位点
经蝶窦	经蝶鞍入路	垂体
	经蝶骨平台及鞍结节入路	鞍上池
	经斜坡入路	斜坡上 1/3
	经海绵窦入路	内侧海绵窦
	经泪小管入路	内侧是神经管
经鼻	经筛板入路	嗅沟
	经斜坡入路	斜坡下 2/3 和岩尖
	经齿突入路	颅颈交界
经筛窦	经腭筛小凹入路	前颅窝
	经眶入路	眼眶内侧
	经蝶窦入路	海绵窦侧方
经额窦	经额窦入路	前颅窝
经上颌窦	经翼状肌入路	翼腭窝
		颞下窝
		蝶窦侧方
		海绵窦侧方
		梅克尔憩室

的 Rathke 囊肿(RCC),也可以向上方、下方、横向扩展分别达到鞍上池、斜坡的顶部三分之一、海绵窦内侧和视神经管内侧。用这些扩大入路,可切除的肿瘤类型增多,范围包括颅咽管瘤、脑膜瘤、脊索瘤和软骨肉瘤。这些部位的病变常无临床症状,或引起对脑组织、视神经管的局部压迫症状,通常导致下丘脑-垂体功能障碍和视觉障碍。蝶鞍旁病变患者术前内分泌和眼科的评估是必要的。

经蝶鞍入路

经蝶鞍入路适用于垂体微腺瘤,合并最小蝶鞍或侵袭海绵窦的巨大腺瘤(一般直径小于 2.5cm)和鞍区 Rathke 囊肿。对于鞍区病变,据报道内镜下经鼻蝶入路(EEA)的术后效果一般没有比那些采用显微镜经蝶入路更好,因为病变是直接在医生前方,并且增加的视野范围没有提供显著的优势。这对微腺瘤来说特别符合。一个 200 例微腺瘤和巨大腺瘤的大型回顾性研究与大型历史性显微手术系列比较,证明它们具有相似的全切率(GTR)[2]。然而,一些研究已经表明,内镜的使用可在显微镜辅助切除术后使剩余的垂体肿瘤切除,在增加切除程度方面显示了明显的作用[3]。同样,

对于大腺瘤,EEA 显然增加了手术切除范围。

由于分泌激素的腺瘤大部分是小腺瘤,EEA 激素恢复的效果与显微手术的结果相似。然而, 随着 120 例有功能腺瘤患者的研究发现,激素分泌过多的缓解率在 EEA 组(63%)明显比在显微手术组(50%)高[4]。同样, 另一个大型系列研究报道了 71%生长激素(GH)分泌型腺瘤达到生物化学治愈,另外,库欣病、垂体泌乳素腺瘤的缓解率分别为 81%和 88%[5]。80%~100%的泌乳素瘤患者可达到内分泌学缓解(即术后泌乳素水平在女性<20ng/mL,在男性<15ng/mL)。52%~84%的肢端肥大症患者在手术后也可达到内分泌学治愈[6]。

EEA 对 RCC 也表现出优异的效果。一项研究报道,23 例有症状的患者行囊肿引流及部分囊肿壁切除术后只有 2 例复发[7]。所有患者术后视力障碍改善,同样有一半的术前垂体低功能患者术后改善。虽然目前经蝶入路是治疗有症状的 RCC 的首选方法,是否有必要切除囊肿壁仍有争议。囊壁切除术增加糖尿病、尿崩症和垂体功能减退症发生率,但如果安全切除则可以减少复发率。

经蝶骨平台及经鞍结节入路

经蝶骨平台和经鞍结节入路可以用来暴露鞍上池,切除伴蝶鞍显著扩大(鞍上部分>1cm)的巨大腺瘤以及颅咽管瘤、蝶骨平台和鞍结节脑膜瘤。手术开始时获得一个鼻中隔黏膜瓣是很重要的,因为严重的脑脊液(CSF)泄漏是可以预见的(见下文)。在手术开始时放置一个腰椎引流管, 可以显著防止术中脑脊液漏。病例的选择尤其重要,因为肿瘤向侧方扩展到鞍背前和越过颈动脉内侧壁>1cm 的病例可能不适用于 EEA。一些业界人士反对经鼻切除脑膜瘤,包绕动脉或在肿瘤与前交通动脉之间的皮质没有肿瘤生长的证据[9],但这些都是相对禁忌证,可以用先进的双手显微解剖技术克服(图 13.1)。另一个潜在的提示是"垂体移位"或"垂体固定",即用脂肪移植方式移动垂体腺以远离海绵窦不可切除的肿瘤,从而保护腺体以防止立体定向放射外科手术的有害影响[10]。

巨大垂体腺瘤通常被定义为直径>4cm,而最近定

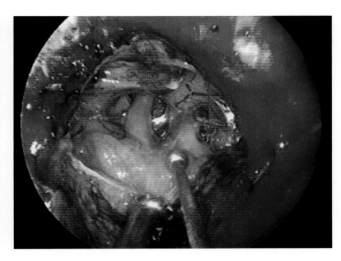

图 13.1　经内镜切除蝶骨平台脑膜瘤术中图像,突出了远离前交通动脉复合体的剥除。

义为体积>10cm³[11]。最近的一项荟萃分析发现,那些巨大垂体腺瘤患者,接受 EEA 切除与接受开颅或经蝶显微手术相比有明显更高的全切除率[12]。具体来说,在开颅切除术患者中有 9.6% 达到全切,82% 的患者出现并发症,包括永久性尿崩症(9.1%)、垂体功能减退(9.1%)、脑脊液漏(7.1%)、脑梗死(6.1%)[12]。相反,接受 EEA 切除患者中有 47.2% 达到全切,使用内镜手术其并发症发生率稍低,总体上达到 78.2%。在内镜下切除体积>10cm³ 肿瘤的患者,类似的全切除率(40%)也有报道[11]。相比于开颅或者经蝶显微手术,EEA 可显著改善视觉障碍(40% 对 34.8% 对 91.1%)、复发率(30% 对 20% 对 2.1%)和垂体功能减退(9.1% 对 9.5% 对 1.06%)[12]。

颅咽管瘤可局限于蝶鞍内或有明显鞍上扩展。EEA 颅咽管瘤全切除率平均为 67%[13]。在最近文献的系统回顾中,与开放性手术相比,内镜下切除颅咽管瘤全切除率显著增高(66.9% 对 48.3%),视觉障碍显著改善(56.2% 对 33.1%)。经蝶入路组与开放手术组相比,复发率明显降低。虽然脊液漏发生率内镜手术组(18.4%)与经蝶显微手术组(9%)大于开放手术组(2.6%),更多最近 EEA 系列病例报道脑脊液漏发生率为 3.8%[14]。癫痫发作,虽然在经鼻内镜组不会发生,但在接受开放手术的患者中发生率为 8.5%。永久性尿崩症发生率与内镜手术(27.7%)与经蝶显微手术(31.7%)

相比较,在经颅手术组明显更高(54.8%),而垂体功能减退发生率在开颅手术组最低[13]。

脑膜瘤也许是经鼻内镜手术切除最有争议的肿瘤。基于辛普森分级,普遍认为脑膜瘤手术的目的是完整地切除肿瘤(即辛普森 1 级),包括所有受累的硬脑膜和颅骨[15],因此一些人争论认为其不能通过鼻内镜手术实现[16]。然而,最近的文献表明辛普森分级可能不是现代神经外科学时代免于复发长期生存的颅底肿瘤的重要预测因素[17]。然而,如今先进的 EEA 技术可以更大胆的手术切除蝶骨平台上的肿瘤以及开放内侧视神经管,与那些通过开颅手术获得的效果相比改善了辛普森 1 级肿瘤的切除效果[18]。

基于特定位置的脑膜瘤手术结果也有不同。最近文献的系统性回顾研究表明,在扩大切除程度上,蝶骨平台和鞍结节肿瘤比嗅沟脑膜瘤要高,由此前者肿瘤生长位置可能更适合 EEA 切除[19]。EEA 的其中一个优点是,在颅底切除任何浸润或肥厚的骨质对手术入路来说是完整的。另一个明显的优势是手术中通过控制筛动脉可在手术初期阻断肿瘤血管,筛动脉通常构成了肿瘤的主要血供。这往往是不可能的,直到后来在手术中使用开颅入路。

也许对于鞍结节和蝶骨平台脑膜瘤来说,EEA 最大的优点是切除肿瘤的同时对视神经的牵拉损伤最小。视神经直接处在经颅手术入路中,往往受压变薄(图 13.2)。EEA 比经颅入路提供了一个更好的内侧视神经管视野(假设它是打开的)。一项最近已发表文献的回顾研究显示,视力改善的发生率与经颅手术(58.7%)相比,在 EEA 手术后更常见(69.1%)[19]。然而,视神经外侧肿瘤可能无法采用经鼻入路切除。虽然文献报道经鼻脑膜瘤切除术脑脊液漏的发生率已经高达 30%,最近的报道显示,脑脊液漏发生率若细致地使用支撑封堵技术可以达到低至 0%[18,19]。

提示

● 通过鞍结节和蝶骨平台的经蝶 EEA 扩大入路,可切除伴鞍上扩展并处在颈动脉之间的较大肿物,预后较好。

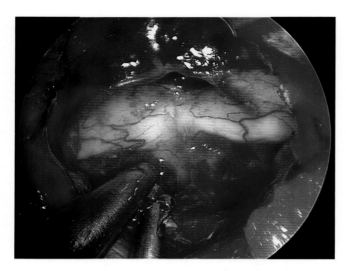

图 13.2 经内镜脑膜瘤切除术的术中图像。注意视神经受大脑前动脉压迫变薄。经鼻入路最大限度地减少神经牵拉损伤。

经斜坡入路

斜坡包括最广阔的前部、后部颅底窝状区域，因而采用手术方式进入通常是相当困难的。最常见的肿瘤包括脊索瘤，其次是软骨肉瘤、表皮样囊肿/皮样囊肿、脑膜瘤。各种经面和经颅入路(即经额入路，前面的经面入路，颞下入路，经岩部或远离内侧的入路，经髁入路)已被描述，可以在分期手术中联合使用[20,21]。虽然中线腹面入路到达斜坡最符合解剖学，经面入路是不健康的并且会毁损面容。另一方面，内侧或正中入路需要医生通过脑神经以及椎基底动脉来到达斜坡基底部肿瘤。这些开放入路结果差异很大，全切率范围为 44%~83%，神经系统疾病发生率为 80%，脑脊液漏发生率为 8.3%~30%。

扩展的 EEA 对这个区域有很多优势，包括自然孔道的利用和用带角度内镜从侧面观察的能力，这些减少了对重要的神经血管结构的操作。仔细选择病例，与开放手术入路相比经鼻入路达斜坡已显示出良好的效果，尤其是出现在中线和旁正中硬膜外部位的脊索瘤和软骨肉瘤(图 13.3)。一个包括 20 例行 EEA 的原发性和复发性脊索瘤患者的报道显示，其总体平均切除程度是 90.85%，有近一半的患者接受全切[21]。手术切除程度，原发性脊索瘤(97.7%)明显大于复发性脊索瘤(81.8%)。一个包括 7 例因斜坡脊索瘤行 EEA 的连续病例报道与上述结果相似，在 87% 的患者中达到大于 95% 的切除，较小的肿瘤患者(即小于 50cm³)切除范围更大[20]。

经筛窦入路

恶性肿瘤累及鼻窦及前颅底，如嗅神经母细胞瘤和鼻窦未分化癌(SNUC)，长期以来一直采用经面手术实现有边缘侵袭的 GTR。由于发病率和对生活质量的负面影响，近年来有明显的颅内扩展(即 Kadish C 阶段)的患者，其手术已改为经鼻入路联合双额开颅 EEA。然而，只要颅内肿瘤向外侧未侵及筛骨纸板，单纯 EEA(不开颅)仍是肿瘤局部控制的替代方法。

对 120 例伴广泛多样性鼻窦恶性肿瘤患者行单纯 EEA(n=93)与经颅鼻手术 (n=27) 比较，结果表明这些患者涉及前颅底和更广泛的伴发疾病，更容易接受经颅鼻内镜而不是纯粹的内镜手术[22]。然而，两组患者的生存率和复发率均无显著性差异。术后两组患者总的脑脊液漏发生率为 3%。最近的一项荟萃分析比较这些不同的嗅神经母细胞瘤手术入路，实现了在 EEA 手术达到 98.1% 全切，相比较行经颅面手术全切除率为 81.3%[23]。所有采用经颅鼻入路切除术的患者行肉眼下全切除边缘不清的肿瘤在单纯内镜手术达到 93.8% 肉眼全切，相比较行经颅面手术和行经颅鼻手术者分别达 77.3% 和 95.8%。同样，与其他组相比 EEA 组伴颅内肿瘤扩展患者比例(即 Kadish C 级)明显较低，暗示偏倚在用开颅手术处理颅内疾病后依然存在。包括脑膜炎、硬膜外血肿的严重并发症，在伴相应的围术期死亡率为 3.2% 的经颅面入路组 (相比在经鼻入路组为 0%)被单独报道。鼻腔结痂是单纯 EEA 组的主要并发症，其脑脊液漏的发生率为 7.2%，低于经颅鼻手术报道的 18.2%[23]。

良性肿瘤，如嗅沟脑膜瘤，也可以通过经筛骨入路到达[24]。虽然伴相当高的术后脑脊液漏发生率也可以达到肉眼全切，在该区域脑膜瘤的文献仍然在发展

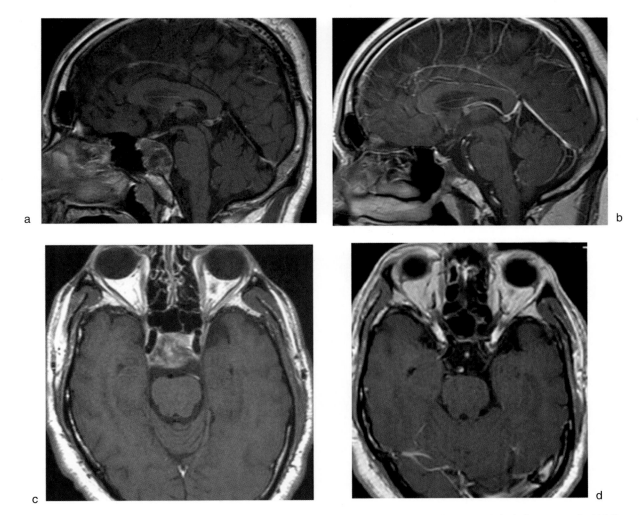

图 13.3　术前矢状位(a)和轴位(c)T1 对比增强磁共振成像(MRI)显示斜坡占位病变。病理证实为脊索瘤。(b,d)术后影像显示肿瘤全切除。

并且趋向需要数年才能整理出来[19]。

经上颌窦入路

经翼状肌入路

　　由于腮腺、下颌骨、面神经和咀嚼肌，开放手术进入翼腭窝(PPF)和颞下窝(ITF)会侧面受阻。采用经上颌窦扩展入路，到这些区域的 EEA 入口证明侧面眶下扩展伴岩尖向下到颞下窝入口，因此提供进入这些区域的直接入口具有优越的视野，可早期识别，并保护神经血管结构。这种入路已被分为使用岩部颈动脉作为关键的解剖标志的次级入路和区域[25]。它可用于 PPF，ITF，岩尖部和岩斜区病变的定位，并且在特定的情况

下用于内侧海绵窦、Meckel 腔和颅中窝病变的定位。伴常见的良性病变包括内翻性乳头状瘤(IPS)、青少年鼻血管纤维瘤(JNA)、三叉神经瘤及鞘瘤，以及鼻窦恶性肿瘤的 PPF 和 ITF 的占位有显著差别。这一区域的颅底结构特别复杂，密集的血管内容物使这个入路比中线入路更具挑战性；然而经内镜伴长期预后良好的病例也已经在文献中报道[26-29]。一个在接受单纯内镜下切除的 JNA 患者和那些接受常规开颅手术患者之间的对比研究发现，前者术中出血量明显减少，并发症发生率低，住院时间短，复发率低。在 6 例实体性岩尖部肿瘤的研究中，最常见的为软骨肉瘤，报道称在 EEA 手术后 80% 得到肉眼下全切(当尝试切除)。

封闭技术

EEA 最初因术后相对高的脑脊液漏发生率而受到质疑,最初在 20%~30%需要修复大的颅底缺损(>2cm)的患者中发生[24]。颅底重建的不足可导致持续性脑脊液漏、脑膜炎、颅内积气甚至死亡。对需要较大的骨和硬脑膜开口、蛛网膜切除和第三脑室暂时受影响的较大肿瘤,扩大经蝶入路的使用需要对这种持续的泄漏特别关注。因此,可有效地减少术后残余脑脊液漏的发生率的预先处理措施是必要的,以确保内镜颅底手术成功。

预测脑脊液漏是非常重要的,因此外科医生应该有相应计划。虽然有些外科医生建议放置腰大池引流,但其他人觉得这是没有必要的[32]。在操作开始时鞘内注射荧光素已被证明在初步确定脑脊液并最终确保无漏关闭是安全和有效的[33]。在所有的情况下,包括那些纯粹的鞍内肿瘤,为可能收集脂肪,腹部应备皮和覆盖。对于扩大入路,大的颅底缺损是可预料的,在手术开始前为获取阔筋膜也可以腿部备皮。此外,在这些病例中应早期获取带蒂鼻中隔皮瓣[34]。自从在2006 出现[35],由于其使用简单和相关的发病率较低,带血管皮瓣已成为内镜颅底重建修复方法的选择。

关闭技术可以根据手术中的脑脊液漏程度进行调整。对于高流量脑脊液漏的一个选择是一种用人工合成材料镶嵌物,体脂肪,鼻中隔瓣球囊支撑的多层封闭[32]。在伴一个大的脑脊液漏的情况下,可以使用一个"密封垫片"封闭颅底[36]。这涉及一块阔筋膜嵌合体和用一个带孔的 Medpore 支持物在一个部位支撑起来。使用双层阔筋膜扣状物也有报道[37]。最后,上述构建在覆盖带血运的鼻中隔皮瓣和 DuraSeal 后完成关闭。在最近的一个用于重建大型颅底缺损的关闭技术的系统回顾中,与用游离皮瓣移植的脑脊液漏发生率(15.6%)相比,使用带血运皮瓣的脑脊液漏发生率(6.7%)明显较低[38]。

并发症

需要重点强调,由于相对较小的操作空间和与重要的神经血管结构邻近,内镜颅底手术可引起明显的并发症。因此,由经验丰富的多学科团队执行 EEA 手术是有必要的。除了脑脊液漏和依靠颅底入路的使用,经鼻内镜颅底手术的并发症包括(但不限于)感染(例如脑膜炎)、出血、鼻中隔穿孔、萎缩性鼻炎、医源性鼻窦炎、脑神经麻痹、嗅觉丧失、垂体功能障碍、尿崩症、视力突然下降,甚至死亡。总体而言,脑脊液漏的风险是最常见的,但随上述关闭技术的改进已显著减少。

> **缺陷**
>
> ● 未能预见术中脑脊液漏可能是有问题的。"密封垫片"的闭合、鼻中隔皮瓣和术后腰椎引流联合使用可明显降低 EEA 术后脑脊液漏的发生率。

■ 鼻内镜辅助下经颅手术

虽然显微镜改进了颅内肿瘤手术的光照和视觉效果,但在给定的光源和切口之间的距离,大部分光线被散射了。当在较深入的部位操作时,如桥小脑角区(CPA)和松果体区,这可能特别麻烦[39]。上述内镜仪器的发展使通过提高光亮的内镜双手肿瘤切除术成为指导大脑深部肿瘤以及皮层下肿瘤切除越来越普遍的选择[40]。

内镜过去主要用于协助开颅前庭神经鞘瘤切除术,但最近已经有这些肿瘤行单纯内镜手术的报道[42]。在该位置使用内镜的优势包括提高了肿瘤周围的视野,避免盲目地在面神经背后切除,并搜索暴露的乳突小房的能力,以防止脑脊液漏[42]。肿瘤填充桥前池伴脑干受压对于内镜辅助手术是一个禁忌证,而作为传统的显微手术入路则可使外科医生早期打开枕大池缓解压力。同样,作者也仅仅建议限制内镜切除听力保存的手术,因为偏好仍然是经迷路入路,当听力已经失去时提高面神经保留概率[39]。一个包含527 例通过"锁孔"乙状窦开颅术完全内镜下切除前庭神经鞘瘤的患者,肉眼下全切除率为 94%,伴剩余的肿瘤行次全切除(STR)以保护听力[42]。57%的病例可测听力保留,所有患者的面神经解剖上保留,术后 1 年 93%的患者保持良好的面神经功能(House-Brackmann 分级 1 级和 2 级)。无重大并发症的报道。这些结果与开放手术进行比较。

后颅窝内镜辅助手术的另一个指征是肿瘤进入松果体区。虽然活检可以通过内镜下脑室手术获得,但完全切除需要另一个不同的入路[43]。最近,一种新型的内镜引导下小脑幕上入路已被描述,肉眼下全切或充分的囊肿引流在 9 例患者中的 8 例中实现[43]。这种入路也有利于处理脑积水,通过内镜伴随第三脑室(ETV)进入四叠体池,可以很容易地转换为一个需要的开放入路。

■ 经内镜脑室手术

鼻内镜手术治疗脑室内肿瘤和囊肿是这种技术的一个符合逻辑的应用,给出了这种病变较深的位置及与传统的开放手术入路相关的潜在并发症。通过内镜,脑脊液提供了良好的光线和图像传输。光学仪器的发展结合高分辨率,尤其是通过硬性内镜,使复杂病变的显影效果和手术入路更加可行。此外,大多数脑室内病变会引起脑积水也大大促进内镜手术,因它可提供较大的操作空间和减少潜在横贯的覆盖皮质的扭转力。微创技术的固有优势,包括减少手术时间,提高美容效果,缩短住院时间,降低了成本,也成为呼吁使用神经外科内镜处理脑室内肿瘤的因素[44]。

内镜开窗术

由于这些膜通常缺乏血管,中隔开窗术和肿瘤囊肿开窗术是两种应用最广泛的内镜手术。透明隔的开窗应考虑患者肿瘤位于第三脑室前部或在侧脑室的室间孔产生阻塞性脑积水。分流负担可以在前一种情况下减少或在后者消除,通过简单行间隔开窗术使 CSF 的两个侧脑室之间自由交通。

透明隔的内镜开窗一般比常规冠状位钻孔多留些侧面入口位置,距正中矢状面至少 4cm。另一个到达冠状位入路是通过一个枕叶的路径。这个路径提供了一个中隔的纵向视域和在广阔的开窗同时镜下路径较少,并且操作方面有广阔潜力。这个轨迹也最大限度地减少对对侧丘脑和穹隆潜在的损害。在使用后方的

入路时,联合使用导航非常关键。建议中隔开窗的部位要位于中隔静脉较大支流和优先远离穹隆之间。特别情况下用双极电凝完成大的开窗。共存组织切除设备,在缺乏血管的膜如透明隔上开窗也很有效。

如果在手术过程中被分离,重复的中隔瓣可能出现一些混乱。只有通过使侧脑室标记如脉络丛和室管膜静脉显影,才能确认有效的沟通。带角度的内镜在显示隔膜方面也很有效,尤其是当脑积水程度不允许外侧路径时。在这些情况下,用 0°内镜识别标记,随后是转换为 30°内镜,通常可允许透明隔上部有广阔的视野。

当患者的症状可通过囊肿减压术缓解,肿瘤囊肿开窗术是一种重要的选择。这可以排除恶性肿瘤切除术的需要,尤其是症状是由脑积水或囊性肿瘤成分的压迫引起的。颅咽管瘤、下丘脑/视交叉星形细胞瘤最好的例子,虽然组织学上为良性,但可以产生大的囊性区域引起脑室系统障碍或视觉器官、穹隆、下丘脑、漏斗被压迫的症状(图 13.4 和图 13.5)[45]。对于大多数囊性肿瘤引起的第三脑室水平的梗阻性脑积水,一个标准的冠状位前部钻孔法是一种理想的入路。经口腔穹隆内镜入路到达第三脑室是活检技术进一步细化或伴扩张性第六脑室(即透明隔后延伸部分)患者行第三脑室病灶开窗术。

第三脑室肿瘤活检或无内镜造瘘术

内镜活检是脑室肿瘤取样的一个行之有效的方法,特别是当肿瘤可能不需要手术切除或诊断结果会明显改变治疗方法。这些情况包括:生殖细胞肿瘤标志物阴性、朗格罕细胞组织增生和浸润下丘脑的胶质瘤。符合条件的患者应显示肿瘤明显的脑室内扩张而不是完全位于室管膜下的病变。如果室管膜表面有零散的肿瘤或丘脑或下丘脑的边缘妨碍安全入路,T2 加权磁共振成像(MRI)通常可以预测。诊断的优点明显而相对危险较低[47]。维持诊断的准确性,由于样本小、组织学的诊断甚至没有烧灼叠加的人工制品是具有挑战性的,必须避免烧灼肿瘤优先取样。如果遇到出血,通过内镜或外部导管持续冲洗可能是必要的,直到脑脊液足够清亮完成活检或中止剩余部分。留下一

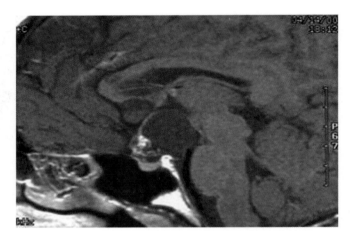

图13.4 钆对比剂增强矢状位 T1 加权 MRI 显示一个可疑的颅咽管瘤伴双颞侧偏盲。在内镜下脑室囊肿减压术后视野改善到正常水平。残余肿块行立体定向放射治疗。

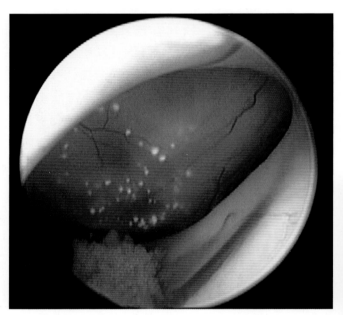

图13.5 颅咽管瘤术中图像。颅咽管瘤表面有典型的钙化表现。

个术后脑室造瘘是常见的,但往往没有必要。

由于放疗或化疗反应敏感,大多数的松果体区肿瘤可能不需要扩大手术切除,但仍然需要组织学诊断。这些肿瘤往往导致梗阻性脑积水,因而内镜肿瘤活检和第三脑室造瘘术是非常有用的,对于这样的病变这两者并用。值得注意的是,原发中枢神经系统生殖细胞肿瘤(GCT),不论是纯生殖细胞瘤还是非生殖细胞瘤都可以用非根治性切除术有效地治疗。因此,

患有梗阻性脑积水的松果体区肿瘤患者,应始终首选内镜通过 ETV(图 13.6)方式处理和活检肿瘤。α甲胎蛋白和人绒毛膜促性腺激素血清生化分析应该在内镜活检之前,因为标志物阳性 GCT 应首先用新辅助化疗疗法治疗[48]。

当同时行 ETV 和肿瘤活检时,鉴于患者脑积水的临床情况更紧急需要紧急处理,ETV 应该首先实施。此外,当行肿瘤穿刺活检时,预计可能有脑室内出血使视野模糊。由于 ETV 和松果体区肿瘤活检的路径不同,两个明确的入口位置通常用于执行这些操作。行 ETV 的典型进入位点是在距中线 2cm 的冠状缝,而完成一个松果体区肿瘤活检位点是在冠状缝前 4~6cm。或者在两者之间的一个单独入口位点,已被证明是可取的。同时行肿瘤活检和 ETV 的最佳方法应根据肿瘤与第三脑室间隔的解剖特点个体化选择[49]。丘脑间连合与前方肿瘤的关系,在决定关于同时行活检和 ETV 的单独或双重路径的选择上是关键的。不论在任何情况下使用导航,路径选择最接近矢状面第三脑室顶的切线,在轴向平面平分前方穹隆柱和尾状核头部之间的路径。由于它与大脑纵裂沟相关,特别注意已应用

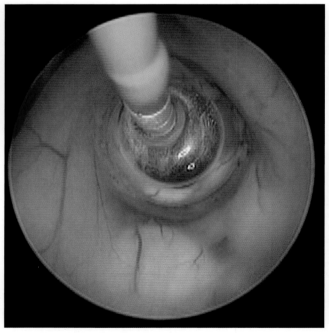

图13.6 通过加压 3F Fogarty 球囊导管取栓术的内镜下第三脑室(ETV)造瘘扩张术中图像。

于手术路径,最引人注目的是胼胝体沟。

实体瘤切除

由于缺乏适合的仪器和最近内镜入口的小口径,实体肿瘤切除是具有挑战性的。不可否认,内镜下肿瘤切除术的成功直接取决于肿瘤的特征,包括大小、密度和血供。直径 2cm、有钙化和那些有显著的室管膜下渗透生长的肿瘤目前不适合内镜下切除[50]。固体肿瘤切除术主要是通过与一个可变的,自我调节的抽吸导管与大的双极透热疗法交替使用实现。要注意的是,抽吸只有当导管尖端是牢固的,完全嵌入肿瘤组织内才使用,以避免脑脊液快速流失。脑室系统内实体肿瘤内镜下切除的可行性,有望因用于组织消融的兼容仪器的设计出现而改善,如超声吸引器和组织的削刮装置[51]。

> **提示**
>
> • 当同时行 ETV 和肿瘤活检时,ETV 应该首先实施。

胶样囊肿切除术

第三脑室的胶样囊肿非常适合于内镜下切除,主要是由于其囊性特点(图 13.7)[52]。室间隔内深部中心位置的肿瘤,标准显微手术切除较复杂,更是适于内镜操作。类似于内镜颅底外科手术,仔细选择手术病例是至关重要的,特别是大多数患者在诊断时无症状。手术适应证包括颅内压增高、脑室扩张(存在或不存在症状)、脑室大小或肿块有增大的影像学证据。不确定的指标包括经验性切除来预防临床进展或突然死亡,以及在诊断时较年轻。自然史并不清楚,但估计临床进展发生在 8% 的超过 10 年的患者中。在患者的生存期间进展的预期大于年轻患者。先于临床恶化的可变因素为脑室扩大、慢性头痛和囊肿大小变化(>1cm)。为避免急性神经系统症状恶化的可能性而行手术治疗,必须通过对患者的手术风险的真实估计来平衡,需要注意的是很多患者都可能有正常大小的脑室。

操作的关键是利用立体定向手术系统对路径的选择。非优势侧的选择,除非胶样囊肿出现不对称扩张 Monro 孔并伸入优势侧侧脑室(图 13.8)。理想的路径在发际线后方(或在前额的皮肤皱纹)的入口点,不跨越大脑纵裂(包括在大脑半球扣带沟的内侧面),不侵犯皮质静脉,靠近尾状核头部内侧,相切于第三脑室顶部,并通过 Monro 孔正中胶样囊肿。所有这些标

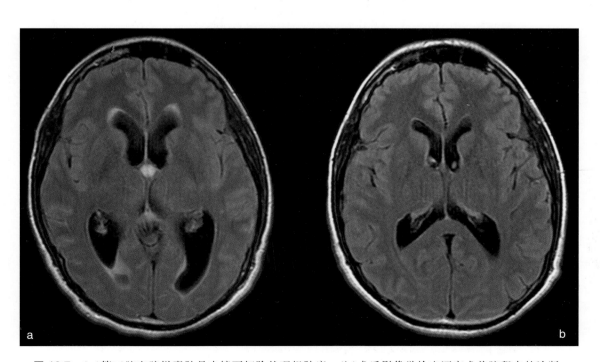

图 13.7　(a)第三脑室胶样囊肿是内镜下切除的理想肿瘤。(b)术后影像学检查证实术前脑积水的诊断。

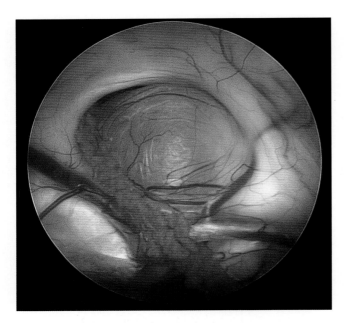

图 13.8 胶样囊肿的术中图像,堵塞右侧 Monro 孔。

准都不一定是最充分的,任何折中方案都必须仔细权衡。随后在一个标准术式下行环形皮肤切口、钻孔、硬脑膜切口和皮质切开术。如果出现脑室扩大,伴闭孔器的内镜鞘封闭操作通道,在立体定向的指导下进入侧脑室。当脑室通路打通,闭孔器由 0°内镜(MINOP, Aesculap,德国,梅尔松根)取代。对于正常大小的脑室,脑室导管在立体定向引导下首先插入。为了增加脑室内的操作空间,然后用 5mL 的生理盐水注入脑室系统。通过插入宽直径的内镜鞘,这一步限制了任何对脑室旁神经结构的损伤[54]。

伴随脑室系统内注入,在内镜直视下,内镜鞘和内镜在沿脑室导管先前的通道就位。然后是胶样囊肿的定位与鉴定。在胶样囊肿表面一片小区域双极电凝凝结和穿孔。一个 6F 小儿吸痰管 (Kendall, Safe-T-Vac, Tyco Healthcare Group LP,马萨诸塞州,曼斯菲尔德)插入胶样囊肿,随后吸走囊内容物。一种组织削刮器被证明可以有助于切除中心有严重钙化的囊肿。随着囊肿部分或完全切除,囊肿膜被抓钳拉入室间孔。任何脉络丛和囊肿的附着部分应电凝和锐性分离。一个旋转运动和轻微的牵拉被应用于囊肿膜的切除,以实现其与第三脑室顶的剥离。囊肿可从第三脑室顶整体分离,在这种情况下,通过同时从脑室系统

抽出内镜鞘使其从脑室系统中切除。通过内镜鞘的操作入口切除囊肿的尝试,可能会导致囊肿碎片的挤出,因为相比囊肿的尺寸操作通道直径较小。如果胶样囊肿不是整块分离,则囊膜仍粘连在第三脑室顶,它们应该大量地电凝和锐性分离。囊肿壁的某些部分由于与静脉结构粘连可能不容易切除,应完全电凝。第三脑室任何少量出血应直接使用吸引器吸除血凝块。根据脑室内出血的程度,可以放置脑室外引流管。一个标准的关闭方式是在钻孔之上放置一个小型钛板。

内镜下胶样囊肿切除术与主要的替代手术——显微手术切除术相比毫不逊色[52]。主要并发症发生率为 5.45%,相对比显微手术为 14.08%;在内镜组术后分流依赖性也较低(2.6%对 11.35%)。虽然内镜组复发率较高(12.3%对 0.85%),已被证明复发率与胶样囊肿切除程度有关。当凝固的囊肿存在残留,复发率可高达 33.3%,但在胶样囊肿完全切除后,也可能低至 2.2%[55]。技术的进步和手术经验的丰富使总切除率近 90%,因此预计这种技术的复发率在将来的病例中会更低。

■ 结论

由于技术的进步和协同工作,内镜已成为体现最高技术水平的神经肿瘤学治疗必不可少的工具。内镜已经对前颅窝底及脑室内手术产生了巨大的影响,在各种改善深部脑组织的视野的应用工具中取得普及。

编者注

让神经外科医生在手术室里寻找创新的方法。它过去常常用于累及颅底病变,特别是鞍区和鞍旁,完成相当大的术野显露,试图使扩大手术切除更加便利。加入内镜和目前可用于内镜甚至可以在周围的角落和缝隙操作的顶级光学系统。这些系统使外科医生通过微创通道可以切除各个位置的肿瘤,不仅包括颅底,还包括脑室系统。这已经改变了现在进行的外科手术的方式,特别是垂体瘤和其他

累及中线颅底的病变。更激进的开颅方法和非常病态的操作的时代正在逐渐衰退，这些操作方法被替换为聚焦的微创手术，即使采用扩大入路同时允许最大程度的切除，仍然是最小程度的发病率。这也许是在过去的十年中大多数神经肿瘤外科学最显著的变化之一，我们期待有更多的病变通过这种技术得到治疗。然而在目前，这些方法是不适用于主要部分不是在脑室系统内的轴内病变。内镜是否可以适用于这些类型的肿瘤仍然在观察当中。到那时，任何颅底或脑室内病变，在考虑更加开放和侵入性的入路前应首先考虑内镜。（Berger）

（刘志鹏　周锦鹏　译）

参考文献

1. Schwartz TH, Fraser JF, Brown S, Tabaee A, Kacker A, Anand VK. Endoscopic cranial base surgery: classification of operative approaches. Neurosurgery 2008;62:991–1002, discussion 1002–1005
2. Dehdashti AR, Ganna A, Karabatsou K, Gentili F. Pure endoscopic endonasal approach for pituitary adenomas: early surgical results in 200 patients and comparison with previous microsurgical series. Neurosurgery 2008;62:1006–1015, discussion 1015–1017
3. McLaughlin N, Eisenberg AA, Cohan P, Chaloner CB, Kelly DF. Value of endoscopy for maximizing tumor removal in endonasal transsphenoidal pituitary adenoma surgery. J Neurosurg 2013;118:613–620
4. D'Haens J, Van Rompaey K, Stadnik T, Haentjens P, Poppe K, Velkeniers B. Fully endoscopic transsphenoidal surgery for functioning pituitary adenomas: a retrospective comparison with traditional transsphenoidal microsurgery in the same institution. Surg Neurol 2009;72:336–340
5. Dehdashti AR, Ganna A, Witterick I, Gentili F. Expanded endoscopic endonasal approach for anterior cranial base and suprasellar lesions: indications and limitations. Neurosurgery 2009;64:677–687, discussion 687–689
6. Hofstetter CP, Shin BJ, Mubita L, et al. Endoscopic endonasal transsphenoidal surgery for functional pituitary adenomas. Neurosurg Focus 2011;30:E10
7. Xie T, Hu F, Yu Y, Gu Y, Wang X, Zhang X. Endoscopic endonasal resection of symptomatic Rathke cleft cysts. J Clin Neurosci 2011;18:760–762
8. Mehta GU, Oldfield EH. Prevention of intraoperative cerebrospinal fluid leaks by lumbar cerebrospinal fluid drainage during surgery for pituitary macroadenomas. J Neurosurg 2012;116:1299–1303
9. Lindley T, Greenlee JD, Teo C. Minimally invasive surgery (endonasal) for anterior fossa and sellar tumors. Neurosurg Clin N Am 2010;21:607–620, v v.
10. Taussky P, Kalra R, Coppens J, Mohebali J, Jensen R, Couldwell WT. Endocrinological outcome after pituitary transposition (hypophysopexy) and adjuvant radiotherapy for tumors involving the cavernous sinus. J Neurosurg 2011;115:55–62
11. Hofstetter CP, Nanaszko MJ, Mubita LL, Tsiouris J, Anand VK, Schwartz TH. Volumetric classification of pituitary macroadenomas predicts outcome and morbidity following endoscopic endonasal transsphenoidal surgery. Pituitary 2012;15:450–463
12. Komotar RJ, Starke RM, Raper DM, Anand VK, Schwartz TH. Endoscopic endonasal compared with microscopic transsphenoidal and open transcranial resection of giant pituitary adenomas. Pituitary 2012;15:150–159
13. Komotar RJ, Starke RM, Raper DM, Anand VK, Schwartz TH. Endoscopic endonasal compared with microscopic transsphenoidal and open transcranial resection of craniopharyngiomas. World Neurosurg 2012;77:329–341
14. Leng LZ, Greenfield JP, Souweidane MM, Anand VK, Schwartz TH. Endoscopic, endonasal resection of craniopharyngiomas: analysis of outcome including extent of resection, cerebrospinal fluid leak, return to preoperative productivity, and body mass index. Neurosurgery 2012;70:110–123, discussion 123–124
15. Simpson D. The recurrence of intracranial meningiomas after surgical treatment. J Neurol Neurosurg Psychiatry 1957;20:22–39
16. Mahmoud M, Nader R, Al-Mefty O. Optic canal involvement in tuberculum sellae meningiomas: influence on approach, recurrence, and visual recovery. Neurosurgery 2010;67(3,SupplOperative):ons108–ons118, discussion ons118–ons119
17. Sughrue ME, Kane AJ, Shangari G, et al. The relevance of Simpson Grade I and II resection in modern neurosurgical treatment of World Health Organization Grade I meningiomas. J Neurosurg 2010;113:1029–1035
18. Attia M, Kandasamy J, Jakimovski D, et al. The importance and timing of optic canal exploration and decompression during endoscopic endonasal resection of tuberculum sella and planum sphenoidale meningiomas. Neurosurgery 2012;71(1, Suppl Operative):58–67
19. Komotar RJ, Starke RM, Raper DM, Anand VK, Schwartz TH. Endoscopic endonasal versus open transcranial resection of anterior midline skull base meningiomas. World Neurosurg 2012;77:713–724
20. Fraser JF, Nyquist GG, Moore N, Anand VK, Schwartz TH. Endoscopic endonasal transclival resection of chordomas: operative technique, clinical outcome, and review of the literature. J Neurosurg 2010;112:1061–1069
21. Stippler M, Gardner PA, Snyderman CH, Carrau RL, Prevedello DM, Kassam AB. Endoscopic endonasal approach for clival chordomas. Neurosurgery 2009;64:268–277, discussion 277–278
22. Hanna E, DeMonte F, Ibrahim S, Roberts D, Levine N, Kupferman M. Endoscopic resection of sinonasal cancers with and without craniotomy: oncologic results. Arch Otolaryngol Head Neck Surg 2009;135:1219–1224
23. Komotar RJ, Starke RM, Raper DM, Anand VK, Schwartz TH. Endoscopic endonasal compared with anterior craniofacial and combined cranionasal resection of esthesioneuroblastomas. World Neurosurg 2013;80:148–159
24. Liu JK, Christiano LD, Patel SK, Tubbs RS, Eloy JA. Surgical nuances for removal of olfactory groove meningiomas using the endoscopic endonasal transcribriform approach. Neurosurg Focus 2011;30:E3
25. Kassam AB, Gardner P, Snyderman C, Mintz A, Carrau R. Expanded endonasal approach: fully endoscopic, completely transnasal approach to the middle third of the clivus, petrous bone, middle cranial fossa, and infratemporal fossa. Neurosurg Focus 2005;19:E6
26. DelGaudio JM. Endoscopic transnasal approach to the pterygopalatine fossa. Arch Otolaryngol Head Neck Surg 2003;129:441–446
27. Douglas R, Wormald PJ. Endoscopic surgery for juvenile nasopharyngeal angiofibroma: where are the limits? Curr Opin Otolaryngol Head Neck Surg 2006;14:1–5
28. Robinson S, Patel N, Wormald PJ. Endoscopic management of benign tumors extending into the infratemporal fossa: a two-surgeon transnasal approach. Laryngoscope 2005;115:1818–1822
29. Schlosser RJ, Mason JC, Gross CW. Aggressive endoscopic resection of inverted papilloma: an update. Otolaryngol Head Neck Surg 2001;125:49–53
30. Pryor SG, Moore EJ, Kasperbauer JL. Endoscopic versus traditional ap-

proaches for excision of juvenile nasopharyngeal angiofibroma. Laryngoscope 2005;115:1201–1207

31. Zanation AM, Snyderman CH, Carrau RL, Gardner PA, Prevedello DM, Kassam AB. Endoscopic endonasal surgery for petrous apex lesions. Laryngoscope 2009;119:19–25

32. Harvey RJ, Nogueira JF, Schlosser RJ, Patel SJ, Vellutini E, Stamm AC. Closure of large skull base defects after endoscopic transnasal craniotomy. Clinical article. J Neurosurg 2009;111:371–379

33. Placantonakis DG, Tabaee A, Anand VK, Hiltzik D, Schwartz TH. Safety of low-dose intrathecal fluorescein in endoscopic cranial base surgery. Neurosurgery 2007;61(3, Suppl):161–165, discussion 165–166

34. Eloy JA, Patel AA, Shukla PA, Choudhry OJ, Liu JK. Early harvesting of the vascularized pedicled nasoseptal flap during endoscopic skull base surgery. Am J Otolaryngol 2013;34:188–194

35. Hadad G, Bassagasteguy L, Carrau RL, et al. A novel reconstructive technique after endoscopic expanded endonasal approaches: vascular pedicle nasoseptal flap. Laryngoscope 2006;116:1882–1886

36. Leng LZ, Brown S, Anand VK, Schwartz TH. "Gasket-seal" watertight closure in minimal-access endoscopic cranial base surgery. Neurosurgery 2008;62(5, Suppl 2):E342–E343, discussion E343

37. Luginbuhl AJ, Campbell PG, Evans J, Rosen M. Endoscopic repair of high-flow cranial base defects using a bilayer button. Laryngoscope 2010;120:876–880

38. Harvey RJ, Parmar P, Sacks R, Zanation AM. Endoscopic skull base reconstruction of large dural defects: a systematic review of published evidence. Laryngoscope 2012;122:452–459

39. Pieper DR. The endoscopic approach to vestibular schwannomas and posterolateral skull base pathology. Otolaryngol Clin North Am 2012; 45:439–454, x x.

40. Kassam AB, Engh JA, Mintz AH, Prevedello DM. Completely endoscopic resection of intraparenchymal brain tumors. J Neurosurg 2009;110: 116–123

41. Göksu N, Yilmaz M, Bayramoglu I, Aydil U, Bayazit YA. Evaluation of the results of endoscope-assisted acoustic neuroma surgery through posterior fossa approach. ORL J Otorhinolaryngol Relat Spec 2005;67: 87–91

42. Shahinian HK, Ra Y. 527 fully endoscopic resections of vestibular schwannomas. Minim Invasive Neurosurg 2011;54:61–67

43. Uschold T, Abla AA, Fusco D, Bristol RE, Nakaji P. Supracerebellar infratentorial endoscopically controlled resection of pineal lesions: case series and operative technique. J Neurosurg Pediatr 2011;8:554–564

44. Cappabianca P, Cinalli G, Gangemi M, et al. Application of neuroendoscopy to intraventricular lesions. Neurosurgery 2008;62(Suppl 2):575–597, discussion 597–598

45. Delitala A, Brunori A, Chiappetta F. Purely neuroendoscopic transventricular management of cystic craniopharyngiomas. Childs Nerv Syst 2004;20:858–862

46. Souweidane MM, Hoffman CE, Schwartz TH. Transcavum interforniceal endoscopic surgery of the third ventricle. J Neurosurg Pediatr 2008;2:231–236

47. Luther N, Cohen A, Souweidane MM. Hemorrhagic sequelae from intracranial neuroendoscopic procedures for intraventricular tumors. Neurosurg Focus 2005;19:E9

48. Luther N, Edgar MA, Dunkel IJ, Souweidane MM. Correlation of endoscopic biopsy with tumor marker status in primary intracranial germ cell tumors. J Neurooncol 2006;79:45–50

49. Morgenstern PF, Souweidane MM. Pineal region tumors: simultaneous endoscopic third ventriculostomy and tumor biopsy. *World Neurosurg* 2013;79(2 Suppl):S18, e9–13

50. Souweidane MM. Endoscopic surgery for intraventricular brain tumors in patients without hydrocephalus. Neurosurgery 2005;57(4, Suppl): 312–318, discussion 312–318

第 14 章

功能定位

Nader Sanai, Mitchel S. Berger

■ 基本原理

1930 年，Foerster [1] 首次采用直接大脑皮质电刺激，之后 Penfield[2-4]也使用此技术，随后此技术一直被应用在神经外科。近年来，该技术已被应用于术中皮质刺激来识别和保存语言功能和运动通路。刺激某些特定区域的皮质，反过来能唤起某些反应。虽然对语言刺激影响的机制知之甚少，原理是基于局部神经元的去极化和传递的途径，诱导局部激发或抑制，进而顺向或逆向传播扩散到远处皮质[5]。研究采用光学成像的双极刺激猴子的大脑皮质和人类的大脑皮质，显示精确的区域改变，可监测到皮质下 2~3mm[6-7]。随着双探针的出现，避免局部扩散和启用更精确的定位使精度估计约 5mm[6]。

■ 功能定位的基本原理

大脑半球的神经胶质瘤通常位于或邻近功能区（如中央皮质、补充运动区、放射冠、内囊、钩状纤维束）。因为神经胶质瘤倾向于侵袭白质纤维束，手术中重要的是识别负责运动和躯体感觉系统的区域。虽然广泛切除累及非主要颞叶肿瘤可能会失去神经功能而不是象限性偏盲，外科切除主要颞叶更具挑战性，是由于语言中枢的变异性。因此，尽管传统的神经外科教学限制内颞叶切除术在 4cm 以内,限制了切除颞上回,主要颞叶切除术仍然与术后语言障碍相关。

因此，通过经典解剖标准预测皮质语言区是不够的，因为皮质组织个体变异大[8-11],肿瘤占位效应引起语言区的变形，以及可塑性机制导致功能重组[12-14]。语言刺激研究的一致发现是患者个体差异的识别[10]。对于母语来讲，语言中断广泛存在且远远超越于 Broca 区经典的组织学范围。它通常与脸部运动区皮质相连续的，然而，在某些情况下可以相距几厘米。这种可变性也被建议研究，旨在术前基于额盖骨的解剖类型或使用功能神经成像预测语言区语言中断。同样，颞叶语言区，一项使用辅助硬膜下网格的颞叶切除术的研究显示颞极距离语言功能区域 3~9cm。功能成像研究也证实了这样的变化。此外，因为功能组织可以位于肿瘤病灶内[25],从内部切除肿瘤的标准手术原则，也不能总是安全避免神经功能损伤。因此，使用术中皮质和皮质下刺激准确检测功能区域和下行通路对最大限度安全地切除优势大脑半球胶质瘤至关重要。

我们建议，对于任何累及主要的颞部、中后部额叶、中前部顶叶的肿瘤，术中唤醒应该在肿瘤切除之前用来确认语言区。功能性磁共振成像(fMRI)也可能提供感觉和运动路径的术前评估，在定位中央区皮质已被证明是有价值的。然而，这种方法对于识别语言区是不可靠的，术中定位是无法替代的。

术前评估

术前我们需要评估患者的神经功能状态,以判断患者的语言运动功能。如果患者有严重的偏瘫和半身不遂,运动定位就没有作用。然而,如果术前存在抗重力运动,那么术中是可以做到对皮质和皮下通路的刺激。小于 5~6 岁的儿童,由于皮质电无反应性,躯体感觉诱发电位(SSEP)可以用来识别中央沟。

除了测试运动和感觉功能外,还必须在术中评估患者的语言功能来确定基线命名错误率是否<25%。同样,接受术中语言区定位的患者需要做相应的术前准备,那就是对幻灯片上一些常见物体命名。要求患者做伸舌头和从 1~10 数数的行为,可以确认面部运动皮质和 Broca 区存在功能。每个幻灯片将从一个短语,如"这是一个……"或"这些是……"开始,来测试阅读和语言输出能力。每个幻灯片上的测试会重复 3 次,患者对这些常见物体的命名错误率必须小于 25%。

对于有严重的拼写或表达的语言调节障碍的患者不能使用语言定位功能。因此,这组患者有两种处理方式,可以使患者在睡眠状态下接受不需要任何尝试的内部减压。或者使用类固醇 7~10 天后,重新评估关于命名的基线错误率。另一种变换方法是肿瘤活检,证实组织病理学,然后用化疗治疗病变,减小病灶大小和诱导功能改善,随后将允许术中定位。

对于 85% 的人类,左半球控制语言,双侧大脑半球共同作用的占 9%,右侧优势仅占 6%。98%~99% 的右利手人士左脑半球为优势半球。当有疑问时,优势半球可使用 Wada(颈内动脉中注射异戊巴比妥)测试或者使用功能磁共振成像或磁源成像 (MSI)。术前 MRI,中央沟使用头颅(前侧,上面)轴向 T2 加权像进行标识,运动区就位于此脑回正前方。在没有占位效应的前提下,这个标志可靠地指示运动皮质,可在术前预测功能运动区域。在正中及接近正中矢状位的 MRI,确定中央区(即躯体感觉–运动)皮质的起止点为扣带沟后方和前方。这些 MRI 的标志可在术前指导确定运动皮质与病变之间的距离。

术中准备

患者进入手术室后, 需放置在适当的暴露的区域。特别注意的是填充和保护所有的四肢。插入弗利尿管以便使用渗透性利尿剂。局部镇痛后,用 Mayfield 头架固定头部。头皮切口周围的皮肤进行局部渗透麻醉[利多卡因(0.5%):丁哌卡因 (0.25%)1:1,加上碳酸氢钠]。加热毯用于保持体温高于 36.5℃。如果患者的体温太低,尤其在全身麻醉下,由于大脑皮质抑制易导致刺激大脑皮质定位困难。异丙酚静脉滴注维持患者处于镇静催眠状态。另一种药物选择是右美托咪定,降低呼吸道抑制的风险,以便于减少患者潜在的高颅内压的风险, 但是这个药物起效速度比异丙酚慢。在动脉氧饱和度下降的情况下,氧气可通过鼻插管注入。在麻醉的诱导阶段,通常预防性使用抗生素。术前抗癫痫药(1g 苯妥英钠)可使术中癫痫发作的风险降到最低。

术中刺激大脑皮质和皮质下通路

一般来说,颅骨切开范围应该暴露肿瘤及其周围 2cm 的脑组织。

打开硬脑膜之前, 应唤醒患者并鼓励其过度换气,目的是放松大脑。使用双极电极,开始时使用低频刺激进行皮质定位 (1mA /通道),如果需要最大可增加到 6mA。恒流生成器提供两相的方波脉冲(每个阶段 1.25ms)在 4 秒内以 60Hz 穿过 1mm 双极电极,相隔 5mm。可用无菌的数字标号标记刺激区 (10~20 每区域)。定位语言和运动区后,使用皮质电描记法检测皮质后放电的潜力。由此,减少由亚临床癫痫引发的言语或命名错误。

这将在不使用短效巴比妥酸盐时,立即终止源自被刺激皮质的癫痫发作。当前唤起运动的必要性取决于患者的麻醉状态, 较低的电流在清醒的情况下使用。运动区刺激患者,睡觉状态下 2mA/通道的电流,并当刺激清醒患者时降低为 1mA。每通道电流的振幅调整 1~2mA 增量，直到确定运动区。总电流高于 16mA（每通道 8mA）时没必要唤醒感觉或运动反应。最常见的，中央皮质下极由脸和手区的诱发反应定位。腿部运动对应的皮质隐藏在大脑镰之下，沿着大脑镰插入电极，并使用外侧皮质表面相同的刺激电流，可能通过它唤起腿部运动。由于大脑镰和腿部运动皮质之间区域为少静脉区，所以这个操作是安全的。同样，如果开颅手术在中央皮质附近但没经过，可用一硬膜下电极插入在硬脑膜的边缘，刺激唤起所需的反应。

一旦确定运动皮质，下行纤维也可使用类似的刺激参数。下行运动和感觉通路下行入内囊、脑干和脊髓。尤其推荐用于侵袭性的胶质肿瘤的切除，因为运动、感觉或语言区与肿瘤的位置可通过皮质定位确认。双向刺激传播深度仅限于 2mm 或 3mm。如果使用刺激器在某些情况无法确定运动皮质，可使用 5~10mA 的电流尝试确定皮质下通路。未能找到功能皮质区的另一个潜在原因是瘢痕组织导致无法打开硬脑膜下大脑皮质。另一种解释可能是麻醉方案。周围神经刺激器是用来证实负责四肢肌肉收缩的大脑皮质或皮质下白质。如果找到大脑皮质的运动区，但皮质下通路无法识别，然后反复刺激大脑皮质区来确认皮质及其下行通路是否完好无损。肿瘤切除范围应遵循由最后一次刺激皮质区确认通路完好无损。即使患者术后状态变差，如果皮质和皮质下通路完整的存在预示着功能障碍会缓解或者恢复。虽然诱发电位可能有助于识别中央沟，但不能确认皮质下运动和感觉的白质束。

重要的是要记住，功能皮质下通路可能位于严重肿瘤组织浸润区，皮质下通路的确认在切除深部（放射冠肿瘤内或相邻、内囊、脑岛、辅助运动区、丘脑）肿瘤中有重要意义。因为电极接头的电流传播是在双极刺激下最小，当运动和异常感觉被诱发时，切除时应停止。

> **提示**
> ● 记住皮质下功能通路可能位于浸润性肿瘤组织之内非常重要。

确认语言区

语言中断是基于电刺激运动区为计数中断，不包括口腔和咽部活动停止导致。构音障碍与语言中断不同，区别在于前者无不随意肌收缩影响发音。对于命名区和阅读区，3 秒内分别连续进行皮质刺激同时放一系列的幻灯片。所有测试语言区应该反复刺激至少 3 次。积极必要的区域可以被定义，当刺激一个区域后没有能力命名或阅读障碍超过 66% 时，定义为阳性区。在这种情况下，为了保护功能，手术时，每个功能性语言区域周围 1cm 边缘的组织都应检测和保存[26]。切除的程度对于高级别肿瘤应参考 T1 加权增强影像，对于低级别肿瘤应参考 T2 加权长 T2 信号影像。有些团队提倡使用语言区定位以及皮质下白质通路[27-28]。

尽管大量证据支持使用术中皮质刺激来判断语言区，此技术在积极的神经胶质瘤手术中保护功能的疗效并未被认可。然而，使用此技术在巨大的大脑胶质瘤手术中作用明显，我们提倡使用此技术[29]。

目前尚没有关于功能定位 Ⅰ 级随机对照证据。我们在 250 例连续的优势大脑半球胶质瘤患者（WHO Ⅱ~Ⅳ级）的经验表明，功能性语言区定位可以有利于患者的清醒，甚至在积极地切除时[30]。总的来说，250 例患者中的 159 例（63.6%）有语言功能，获得了完整的保留。术后 1 周，194 例（77.6%）仍有基本语言功能，然而[21] 21 例（8.4%）功能恶化和 35 例（14.0%）有了新的语言功能损伤。然而，6 个月后，56 例患者中的 52 例（92.9%）语言功能恢复到术前基线水平或更好，其余 4 例（7.1%）出现永久性失语。有趣的是，在这些患者中，任何额外的语言功能障碍原因是手术恢复了 3 个月或者不是全部。因此，使用语言区定位，只有 1.6%（243 例幸存的患者中的 4 例）的神经胶质瘤患者出现永久性术后语言的障碍。良好的术后语言功能保护因为我们严格遵守"1cm 的规则"，第一次描述在 1994 年，这表明，颞叶肿瘤，语言功能区手术部位边缘肿瘤细胞切除 1cm 或更多可显著减少术后语言功能障碍[31]。

确认运动区

神经胶质瘤位于或毗邻中央区或者运动下行纤

维的患者,清醒或者睡眠状态刺激大脑皮质和皮质下运动通路使外科医生在肿瘤切除中来识别这些下行运动通路,在这些高风险的功能区域实现一个可接受的稳定的复发率[32-34]。与语音定位技术不同,尚不存在Ⅰ级证据来证明运动区定位的重要性。在过去的 15 年里,最有力的证据来自一些Ⅲ级研究,所有的研究均缺乏长期生存数据。在一项研究中,59.3%的患者术中已确认皮质下通路及没有发现皮质下通路;6.5%和3.5%的患者出现永久功能障碍(无明显差异)[32]。在另一项涉及 294 例患者皮质下通路的研究中,这些患者均进行了大脑半球神经胶质瘤手术,14 例患者(4.8%)3 个月仍有持续的运动功能障碍。有趣的是,在这项研究中,统计学数据表明术中确认了皮质下通路患者更容易出现术后短暂或长期的运动功能障碍 (27.5%对13.1%)[34]。另一项研究包含 60 例患者(其中胶质瘤 44例),总计 87%的全切或次全切除(<10cm^3 残留率),使用皮质运动定位后神经系统并发症的发病率为 5%[33]。因此,上述文献表明,术中皮质和皮质下通路定位可以安全地确定以及定义肿瘤切除的范围。

> **争议**
> - 没有发现必要功能区(例如阴性定位)的限定性皮质定位能提供用于肿瘤安全有效切除的数据。阴性定位能提供适合肿瘤的暴露区域,而不是依据大开颅来确定控制区域。

阴性定位

与癫痫手术经典的定位原则不同的是,95%~100%的手术区域包含阳性的语言区,脑肿瘤语言区定位急需思维模式的转变,阳性的语言区并不总能在术前被找到。在我们的实践中,因为我们使用定制的皮质暴露,只有不到58%的患者在手术区域内有基本的语言区。我们的经验表明,基于阴性的语言区定位最小的暴露切除肿瘤是安全的,并不是依赖超出病变的广泛开颅到阳性的语言区。然而,在大的神经外科中心使用这样的语言定位技术通常更成功、更安全。

阴性语言区定位,然而,并不能保证一定没有语言区。尽管语言区定位为阴性,术后出现永久的功能损伤也有报道[35]。我们总结连续的 250 例优势大脑半球胶质瘤患者,其中 4 例出现术后永久性的功能损伤,但在切除肿瘤前未找到阳性的语言区。其他出现功能障碍的情况归咎于进展性肿瘤浸润功能区。此外,术中刺激和功能性成像技术提供了神经网络再分布的证据,例如卒中[13,37,38]、先天性畸形[39,40]、脑损伤[41]、肿瘤恶化[13,14,42]。毫不奇怪,人们假想大脑神经胶质瘤的浸润导致神经功能重塑或局部重组功能网络以及产生新的神经突触[43,44]。这可以解释向皮质深处生长的胶质瘤经常出现临床功能障碍[13,42,45],以及术后出现短暂的神经功能障碍。对于语言功能主要位于岛叶的患者,大脑的损伤功能修复与左颞上回和壳核有关[45]。

术后处理

手术后,患者需在重症监护室 48 小时以上。术后3~5 天抗癫痫药物维持在浓度上限, 然后逐渐降低到治疗浓度。术后 48 小时内完善扫描检查避免超过 48小时后手术操作对检查干扰。地塞米松维持 16mg/d的剂量,根据术后扫描剩余的占位效应逐渐减量。对于短暂的和正在缓解的轻度偏瘫或有语言功能障碍的患者, 短期住院治疗和语言训练对其康复有益,尽管此治疗不是必需的。我们目前的数据表明,术前没有语言功能障碍的患者,术后出现语言功能障碍的常在 3 个月内恢复。对于那些术前已有语言障碍,然而,如果术后 3 个月仍不能达到基线水平,则功能障碍可能是永久性的。当使用刺激定位方法来确定皮质下通路, 医生可以在较易出现永久性功能障碍的患者中,在可接受的风险下进行手术,这些患者的胶质瘤组织常在传导束内或紧邻传导束。在此情况下,如果通过刺激定位找到大脑皮质和皮质下运动区,术后预期出现永久性运动功能障碍的可能是 7.6%, 只有 2.3%的患者有 2/5 肌力或更少。在一些病例中,皮质下通路不能确定,但刺激相应的功能区可以判断功能处于完整状态,永久性功能障碍的发病率是 2.3%,没有患者功能残余小于 2/5。我们的研究结果表明,皮质下刺激方法可以应用于位于或邻近功能运动通路上的肿瘤,可能引起可接受的术后功能障碍发病率,并且主要是短暂的。

■ 文献综述：评估术中刺激定位的价值

在文献中，大约有 90 个出版物提到术中刺激定位技术的作用可实现更大程度的神经胶质瘤切除率而减少功能受损率。在这些研究中，研究对象为 20~648 例，平均每个研究 50 例。几乎所有的这些报道提供Ⅲ级的证据支持这个显微外科的辅助技术，除了两个随机化研究关于检查麻醉或荧光引导技术在肿瘤最大程度的切除的运用[46,47]。

最近的一项涉及日益增长的文献包括 8091 例患者的荟萃分析，确定术中刺激大脑皮质定位可在成人幕上浸润性生长的胶质瘤患者中减少 1 倍（3.4%对 8.2%）发生术中神经功能障碍的可能[48]。重要的是，这一额外的优势并不牺牲肿瘤切除程度（75%全切率使用定位对 58%没有定位），即使病变多位于脑深部的位置（99.9%对 95.8%）。通常情况下，观察到的短暂的神经功能障碍常在手术后几周到 3 个月恢复，由于术腔接近正常的脑结构。最后，一项确定最终的影响清醒开颅和刺激定位的随机对照试验已进行，将需要控制所有已知和未知的混杂因素用于现有的观测研究中。

■ 结论

神经胶质瘤切除术使用术中唤醒和术中皮质电刺激定位技术可使患者出现更少的神经功能障碍和手术的切除范围更广泛。与运动功能不同的是，发音和语言分布更加不确定以及更广泛，因此，语言区定位技术对于此类患者更为重要。使用这种方法，结合标准化神经麻醉及监测，神经胶质瘤切除术术后运动和语言功能的情况是可预测的。具体地说，任何额外产生的语言功能障碍可能在手术后 3 个月恢复或者根本不改善。我们的经验还强调阴性语言区定位在切口设计上的作用。虽然切除程度的价值仍不太清楚，关于低级别及高级别大脑半球神经胶质瘤，现有的文献越来越多的证据表明，更广泛的手术切除与低级别和高级别神经胶质瘤患者的预期寿命均密切相关。这个观点应该谨慎用于各种神经胶质瘤，尤其在深部胶质瘤中。

编者注

尽管在过去的几十年里不断争论，但目前普遍接受的是，切除的程度明显影响低级别以及高级别胶质瘤的无进展生存率和总体生存率。此外，对于低级别的神经胶质瘤，切除的程度也会影响其向恶性转变。尽管解剖成像不断改进，术后功能区定位在切除肿瘤中至关重要，用来确定潜在的切除程度基于切除组织的功能评估。一个非常重要的荟萃分析于 2012 年发表在《临床肿瘤学杂志》上，它回顾迄今为止所有文献进行或未进行刺激定位，原发性胶质瘤手术中未进行功能定位的功能障碍发生率比进行的高 50%。这个观点指出所有患者需使用此方法进行标准内部轴位的肿瘤切除。因此，在几乎所有情况下应该首先进行病理活检再尝试彻底切除肿瘤，最好的方法是使用功能定位来提高切除率和最大化安全的程度。（Berger）

（王鑫　张青　译）

参考文献

1. Foerster O. The cerebral cortex in man. Lancet 1931;2:309–312
2. Penfield W, Bolchey E. Somatic motor and sensory representation in the cerebral cortex of man as studied by electrical stimulation. Brain 1937;60:389–443
3. Penfield W, Erickson TC. Epilepsy and Cerebral Localization. A Study of the Mechanism, Treatment, and Prevention of Epileptic Seizures. Springfield, IL: Charles C. Thomas, 1941
4. Penfield W, Rasmussen T. Secondary Sensory and Motor Representation. New York: Macmillan, 1950
5. Ranck JB Jr. Which elements are excited in electrical stimulation of mammalian central nervous system: a review. Brain Res 1975;98:417–440
6. Haglund MM, Ojemann GA, Blasdel GG. Optical imaging of bipolar cortical stimulation. J Neurosurg 1993;78:785–793
7. Haglund MM, Ojemann GA, Hochman DW. Optical imaging of epileptiform and functional activity in human cerebral cortex. Nature 1992;358:668–671
8. Herholz K, Thiel A, Wienhard K, et al. Individual functional anatomy of verb generation. Neuroimage 1996;3(3 Pt 1):185–194
9. Ojemann G, Ojemann J, Lettich E, Berger M. Cortical language localization in left, dominant hemisphere. An electrical stimulation mapping investigation in 117 patients. J Neurosurg 1989;71:316–326
10. Ojemann GA. Individual variability in cortical localization of language. J Neurosurg 1979;50:164–169
11. Ojemann GA, Whitaker HA. Language localization and variability.

Brain Lang 1978;6:239–260

12. Ojemann JG, Miller JW, Silbergeld DL. Preserved function in brain invaded by tumor. Neurosurgery 1996;39:253–258, discussion 258–259

13. Seitz RJ, Huang Y, Knorr U, Tellmann L, Herzog H, Freund HJ. Large-scale plasticity of the human motor cortex. Neuroreport 1995;6:742–744

14. Wunderlich G, Knorr U, Herzog H, Kiwit JC, Freund HJ, Seitz RJ. Precentral glioma location determines the displacement of cortical hand representation. Neurosurgery 1998;42:18–26, discussion 26–27

15. Quiñones-Hinojosa A, Ojemann SG, Sanai N, Dillon WP, Berger MS. Preoperative correlation of intraoperative cortical mapping with magnetic resonance imaging landmarks to predict localization of the Broca area. J Neurosurg 2003;99:311–318

16. Dehaene S, Dupoux E, Mehler J, et al. Anatomical variability in the cortical representation of first and second language. Neuroreport 1997;8:3809–3815

17. Josse G, Hervé PY, Crivello F, Mazoyer B, Tzourio-Mazoyer N. Hemispheric specialization for language: Brain volume matters. Brain Res 2006;1068:184–193

18. Seghier ML, Lazeyras F, Pegna AJ, et al. Variability of fMRI activation during a phonological and semantic language task in healthy subjects. Hum Brain Mapp 2004;23:140–155

19. Steinmetz H, Seitz RJ. Functional anatomy of language processing: neuroimaging and the problem of individual variability. Neuropsychologia 1991;29:1149–1161

20. Turkeltaub PE, Eden GF, Jones KM, Zeffiro TA. Meta-analysis of the functional neuroanatomy of single-word reading: method and validation. Neuroimage 2002;16(3 Pt 1):765–780

21. Tzourio-Mazoyer N, Josse G, Crivello F, Mazoyer B. Interindividual variability in the hemispheric organization for speech. Neuroimage 2004;21:422–435

22. Tzourio N, Crivello F, Mellet E, Nkanga-Ngila B, Mazoyer B. Functional anatomy of dominance for speech comprehension in left handers vs right handers. Neuroimage 1998;8:1–16

23. Davies KG, Maxwell RE, Jennum P, et al. Language function following subdural grid-directed temporal lobectomy. Acta Neurol Scand 1994;90:201–206

24. FitzGerald DB, Cosgrove GR, Ronner S, et al. Location of language in the cortex: a comparison between functional MR imaging and electrocortical stimulation. AJNR Am J Neuroradiol 1997;18:1529–1539

25. Skirboll SS, Ojemann GA, Berger MS, Lettich E, Winn HR. Functional cortex and subcortical white matter located within gliomas. Neurosurgery 1996;38:678–684, discussion 684–685

26. Lacroix M, Abi-Said D, Fourney DR, et al. A multivariate analysis of 416 patients with glioblastoma multiforme: prognosis, extent of resection, and survival. J Neurosurg 2001;95:190–198

27. Duffau H, Capelle L, Denvil D, et al. Usefulness of intraoperative electrical subcortical mapping during surgery for low-grade gliomas located within eloquent brain regions: functional results in a consecutive series of 103 patients. J Neurosurg 2003;98:764–778

28. Duffau H, Capelle L, Sichez N, et al. Intraoperative mapping of the subcortical language pathways using direct stimulations. An anatomo-functional study. Brain 2002;125(Pt 1):199–214

29. Sanai N, Berger MS. Mapping the horizon: techniques to optimize tumor resection before and during surgery. Clin Neurosurg 2008;55:14–19

30. Sanai N, Mirzadeh Z, Berger MS. Functional outcome after language mapping for glioma resection. N Engl J Med 2008;358:18–27

31. Haglund MM, Berger MS, Shamseldin M, Lettich E, Ojemann GA. Corti-cal localization of temporal lobe language sites in patients with gliomas. Neurosurgery 1994;34:567–576, discussion 576

32. Carrabba G, Fava E, Giussani C, et al. Cortical and subcortical motor mapping in rolandic and perirolandic glioma surgery: impact on postoperative morbidity and extent of resection. J Neurosurg Sci 2007;51:45–51

33. Duffau H, Capelle L, Sichez J, et al. Intra-operative direct electrical stimulations of the central nervous system: the Salpêtrière experience with 60 patients. Acta Neurochir (Wien) 1999;141:1157–1167

34. Keles GE, Lundin DA, Lamborn KR, Chang EF, Ojemann G, Berger MS. Intraoperative subcortical stimulation mapping for hemispherical perirolandic gliomas located within or adjacent to the descending motor pathways: evaluation of morbidity and assessment of functional outcome in 294 patients. J Neurosurg 2004;100:369–375

35. Taylor MD, Bernstein M. Awake craniotomy with brain mapping as the routine surgical approach to treating patients with supratentorial intraaxial tumors: a prospective trial of 200 cases. J Neurosurg 1999;90:35–41

36. Berger MS. Lesions in functional ("eloquent") cortex and sub-cortical white matter. Clin Neurosurg 1993;41:443–463

37. Chollet F, DiPiero V, Wise RJ, Brooks DJ, Dolan RJ, Frackowiak RS. The functional anatomy of motor recovery after stroke in humans: a study with positron emission tomography. Ann Neurol 1991;29:63–71

38. Weder B, Seitz RJ. Deficient cerebral activation pattern in stroke recovery. Neuroreport 1994;5:457–460

39. Lewine JD, Astur RS, Davis LE, Knight JE, Maclin EL, Orrison WW Jr. Cortical organization in adulthood is modified by neonatal infarct: a case study. Radiology 1994;190:93–96

40. Maldjian J, Atlas SW, Howard RS II, et al. Functional magnetic resonance imaging of regional brain activity in patients with intracerebral arteriovenous malformations before surgical or endovascular therapy. J Neurosurg 1996;84:477–483

41. Grady MS, Jane JA, Steward O. Synaptic reorganization within the human central nervous system following injury. J Neurosurg 1989;71:534–537

42. Fandino J, Kollias SS, Wieser HG, Valavanis A, Yonekawa Y. Intraoperative validation of functional magnetic resonance imaging and cortical reorganization patterns in patients with brain tumors involving the primary motor cortex. J Neurosurg 1999;91:238–250

43. Duffau H, Capelle L, Denvil D, et al. Functional recovery after surgical resection of low grade gliomas in eloquent brain: hypothesis of brain compensation. J Neurol Neurosurg Psychiatry 2003;74:901–907

44. Thiel A, Herholz K, Koyuncu A, et al. Plasticity of language networks in patients with brain tumors: a positron emission tomography activation study. Ann Neurol 2001;50:620–629

45. Duffau H, Bauchet L, Lehéricy S, Capelle L. Functional compensation of the left dominant insula for language. Neuroreport 2001;12:2159–2163

46. Gupta DK, Chandra PS, Ojha BK, Sharma BS, Mahapatra AK, Mehta VS. Awake craniotomy versus surgery under general anesthesia for resection of intrinsic lesions of eloquent cortex—a prospective randomised study. Clin Neurol Neurosurg 2007;109:335–343

47. Stummer W, Pichlmeier U, Meinel T, Wiestler OD, Zanella F, Reulen HJ; ALA-Glioma Study Group. Fluorescence-guided surgery with 5-aminolevulinic acid for resection of malignant glioma: a randomised controlled multicentre phase III trial. Lancet Oncol 2006;7:392–401

48. De Witt Hamer PC, Robles SG, Zwinderman AH, Duffau H, Berger MS. Impact of intraoperative stimulation brain mapping on glioma surgery outcome: a meta-analysis. J Clin Oncol 2012;30:2559–2565

第15章

手术并发症

Ronald E. Warnick, Michael J. Petr

开颅手术切除颅内肿瘤,可提供组织学诊断,改善神经症状,并有助于提高生存率。一些研究表明,低级别星形细胞瘤、恶性胶质瘤与单发脑转移瘤患者,行肿瘤细胞减灭术与肿瘤切除率和术后生存率正相关[1-4]。在同一时期内,这些肿瘤的手术治疗有显著的演变,包括常规使用的术前功能成像、立体定向导航、皮质映射和术中磁共振成像(MRI),所有这些都提高了我们定位和彻底切除原发脑肿瘤的能力。由于这些原因,理解肿瘤细胞减灭术的风险,并为此选择合适的侵袭性肿瘤切除术病例以及正确地忠告患者关于手术的预期结果,是一个新的热点。本章的重点是开颅手术切除原发性脑肿瘤(如神经胶质瘤、转移瘤)的并发症,重点强调避免这些不良反应的发生。

■ 并发症的定义

关于并发症的组成有明显的不一致性。每个人都承认,肯定不希望出现手术并发症的情况。,对外科医生、患者和患者的家庭来说不希望发生并发症的类型可能不同。例如,经额颞开颅后额肌麻痹的结果会被大多数神经外科医生认为是不期望发生的结果,而这种损伤不会被患者发现。手术并发症的另一个重要特点是结果的意外性,换句话说,并发症不是经常出现。大多数外科手术都有一系列的预期结果,并发症是指偏离正常的结果。然而,手术结果的分类是主观的。例如,一个行切除处于占主

导地位的辅助运动区内胶质瘤的患者,经常经历可预测的、需要时间和康复训练的术后神经功能障碍,如偏瘫。虽然不理想,这应该被认为是一种手术预期结果还是神经系统并发症?关于这个问题很少有共识,虽然大多数外科手术系列文献报道的所有不良事件没有说明它们是否被期望发生[5-9]。然而,在实际临床工作中,神经外科医生必须与患者及家属仔细讨论关于被预见的(虽然不希望发生)结果,以免这些被视为并发症。

> **争议**
>
> • 如果一个患者在手术后出现了一个预期的神经系统功能缺损,是否应将其归为并发症?短暂出现或长期存在是否有区别?

> **重要参考**
>
> • 神经外科医生必须有与开颅手术相关的并发症和危险因素的详细知识储备,来劝告患者选择最优手术方式。

并发症分类

各种体系已被引入到手术并发症的分类中,其中有相当多的重叠部分。一些作者认为所有的并发症是潜在可避免的,并由三个主要原因导致:①缺乏信息(例如,未能认识到现实存在的医疗条件水平);

②不正确的判断(例如,次选的手术方法);③不正确的操作(例如,过度的脑回缩)[10]。在这个分类系统中隐含的概念是,并发症通常处于神经外科医生的控制之下,但这并不适用于大多数的医学并发症。另一种用来区分神经系统区域性或系统性的并发症,并提供了一个用来论述开颅手术的并发症逻辑框架的分类(表15.1)[7]。在这个系统中,神经系统并发症是直接产生运动、感觉、语言或视觉障碍(如水肿、血管损伤、出血)。系统并发症包括更广义的临床疾病(如血栓栓塞、肺炎)。这些主要的分类可以在严重程度的基础上进一步细分。与那些没有行手术治疗的相比,轻微的并发症是短暂的或永久性的,没有显著的功能性影响。

表 15.1　开颅手术的并发症

神经系统的	局部性的	全身性的
运动或感觉	癫痫	深静脉血栓形成
缺失	脑积水	肺栓塞
失语或语言障碍	颅内积气	肺炎
视野缺失	切口感染	泌尿系感染
归因于	脑膜炎	败血症
直接脑损伤	脑脓肿	心肌梗死
脑水肿	脑脊液漏	消化道出血
血管损伤		电解质紊乱
血肿		

■ 手术并发症及防范

一般注意事项

与颅内脑肿瘤相关总的并发症发生率为 25%~35%,包括所有的不良反应、预期发生的和意外发生的,且不论严重程度[5-7,9]。某类并发症发生率取决于作者对一种并发症的定义、类型的研究(回顾性与前瞻性)和相关机构的参考标准。一般情况下,更高的并发症发生率是由那些第三方的神经外科中心报道出来的,他们前瞻性地分析了并发症,包括所有的预期的和不被预期的不良反应[7]。

尽量减少并发症的关键是彻底了解所有潜在的不良反应相关的发展过程,制定一项全面的计划,以防止其发生。神经外科医生必须对患者的病史、神经系统查体和诊断依据有一个详尽的理解,以确定准确的术前诊断。手术方式必须个体化,且神经外科医师应熟悉手术过程的每个步骤或请求一位同事协助手术。熟知手术操作区域局部解剖,包括正常脑组织结构和功能的解剖,也包括任何由肿瘤引起的变异情况,这些都是手术所必需的。有经验的神经外科医生也会在脑海中预演整个操作过程和术后的情况,以此来识别潜在的隐患,并制订相应的应急预案。

> **缺陷**
> ● 不同的神经外科中心的并发症发生率可能无法直接相比较,因为并发症分类不同和数据收集方法也分为回顾性与前瞻性的。

> **重要参考**
> ● 避免并发症发生的关键是严格的判断、周密的计划和细致的操作。

神经系统并发症

在现代外科手术系列中,颅内肿瘤开颅术后,新出现的神经系统功能缺损的风险为 10%~25%[5-7,9]。危险因素将预测不良的神经系统结果,包括年龄>60岁、KPS 评分量表(KPS)评分<60%、深部肿瘤部位、肿瘤邻近的语言功能区[5-8]。尽管恶性肿瘤切除术可能导致更严重的神经系统并发症,但有两项研究表明相反的情况也存在,即颅内肿瘤全切,特别是恶性胶质瘤,比次全切除术并发症要少[5,7]。这一发现可能解释为当胶质母细胞瘤未被完全切除时,有较高的术后水肿和出血风险[11]。上述风险因素的识别,使神经外科医生具有评估个别患者的神经系统并发症风险的能力[7]。在临床情况下,一个40岁患有非功能性肿瘤,行常规的神经系统检查的患者,预测其并发症发生率约为5%(图 15.1a)。相反,一个65岁具有明显偏瘫的运动区胶质母细胞瘤的患者,预测其并发症发

生率高达 26%（图 15.1b）。

正常脑组织的结构损伤

神经系统并发症由以下病因引起：①正常脑结构的直接损伤；②脑水肿；③血管损伤；④血肿。由于在相邻语言皮质区的肿瘤定位错误，可能会出现意外伤害到正常的大脑结构的情况。避免这个问题始于对手术操作区域正常结构和功能解剖及肿瘤边界与相邻的关键脑组织结构关系有丰富的知识储备。功能磁共振成像和弥散张量成像技术可以被用来确定肿瘤是否可以切除，它们也是手术计划的有力工具。对于位于后额叶的肿瘤，运动功能区可以通过皮质映射技术识别出来，因此皮层下运动通路可在肿瘤切除过程中保留[12]。同样，患者清醒状态开颅手术使用语言映射，可使神经外科医生最大限度地切除颞叶肿瘤，同时最大限度地减少术后语言障碍的风险[12]。

无框架立体定向技术的引入，通过提供一个简单、直观和准确的颅内导航方法，改变了神经外科的手术方式。无框架立体定向有利于浅表肿瘤的精确定位，使神经外科医生采用最优手术入路接近深部肿瘤，从而减少手术操作引起的脑损伤。正常结构，如运动皮层可以很容易地识别和保护。从功能磁共振成像和弥散张量成像技术获得的信息，可以被应用到无框架立体定向系统和用于术中最大限度地切除肿瘤，而保留神经功能[13]。然而，立体定向导航提供的术中反馈必须与常规技术整合来评估手术切除范围，包括外观检查、测量肿瘤的囊腔与正常相邻结构（例如镰、颅底、沟）的辨别。最近，通过在肿瘤切除过程中提供其周围结构的实时图像更新，术中磁共振成像已被证明是一个有用的辅助手段，以克服脑漂移这个问题，并最大限度地提高肿瘤切除程度[14,15]。

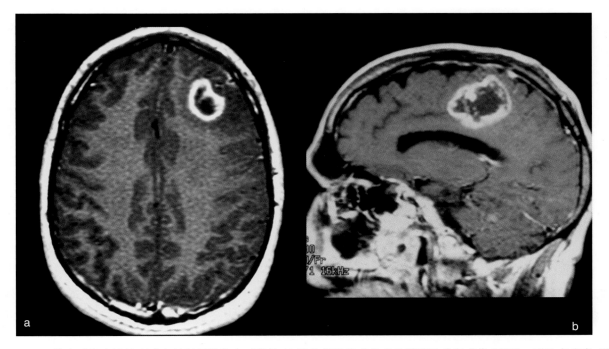

图 15.1　（a）一位表现为广泛性癫痫和神经系统检查正常的 40 岁的男性患者的对比增强磁共振成像（MRI）。对这名患者，开颅左额部肿瘤切除手术是一个选择方式，并发症发生率约为 5%。（b）一名 65 岁，渐进性右侧无力超过 6 周的患者，发现左侧运动皮质内有 MRI 信号增强肿瘤。对于这位患者，开放性切除术与预期并发症发生率约为 25%，因此建议行立体定向活检。

脑水肿

脑水肿是一种常见的神经系统疾病的病因，在其极端的形式下可能会导致脑疝和死亡。引起术后水肿的因素包括过度牵拉脑组织和恶性肿瘤的次全切除，特别是胶质母细胞瘤。牵拉损伤可以通过采取适当的患者体位、过度通气、大剂量糖皮质激素、利尿剂、间歇放置牵引器来达到最小化。立体定向导航可以用来确定最佳的手术入路，并减少延长牵拉的需要。最重要的是，开颅手术和恶性胶质瘤的切除，应在根治性切除术或次全切除术两者选一的目标下进行。内部的肿瘤细胞减积术导致残留的血管瘤，这有可能产生脑水肿和肿瘤内出血的倾向（"受伤的神经胶质瘤综合征"）（图 15.2）。有一些证据表明，行局部切除术的恶性胶质瘤患者，神经系统疾病的发病率比那些行全切除术的人更大[5,7,11]。

血管结构损伤

血管结构的损伤是开颅手术的罕见并发症，但可能有严重的神经系统后果。血管损伤的发生率一般为 1%~2%[5]。主要静脉阻塞产生出血性卒中，其发病通常从患者常规恢复后延后几天（图 15.3）。这种并发症的风险可以通过大静脉结构（如拉贝静脉）的早期识别来减少，选择性切断引流静脉，在皮层静脉回缩期间给予保护，让静脉血流重建的间断性拉钩的应用。用吲哚菁绿行血管造影（ICG）可用于外科手术过程中检查引流静脉的通畅程度。当主要引流静脉的通畅程度有问题，连续滴注甘露醇（20%溶液，10~20mL/h）并且补液，足以改善流变学方面影响，防止完全静脉闭塞。

相比之下，动脉损伤会产生直接的神经系统缺陷，这会影响患者的生活质量（图 15.4）。为了避免这种动脉灾难性的并发症，这种关系在术前磁共振成像上通常是明显的。在肿瘤切除过程中，为避免大动脉血管出

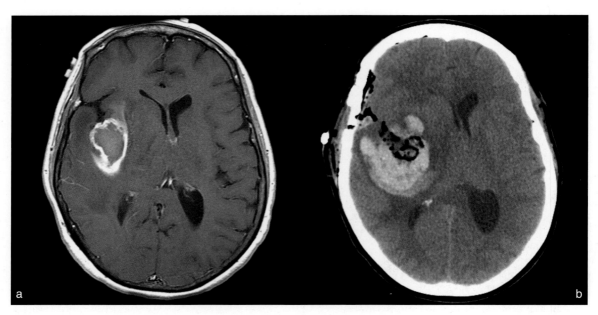

图 15.2　(a) 一位 62 岁女性的右侧岛叶胶质母细胞瘤术前对比增强扫描。在手术中，肿瘤血供丰富，只能实现次全切除。手术后 4 小时，患者表现出突然意识水平下降与左侧偏瘫。(b)增强计算机断层扫描(CT)显示一个大的实质性出血、水肿及占位效应，与"受伤的神经胶质瘤综合征"的表现一致。患者被送回手术室，并接受切除残留的肿瘤和相关的出血，但没有实现功能恢复。

血,保持软膜下解剖平面的完整性是一个重要策略,例如,内侧额叶肿瘤切除术中的胼周动脉。超声吸引器必须小心使用,除非能确定是肿瘤血管或血管通路,否则不应切断任一动脉。肿瘤切除后,暴露的动脉应覆盖罂粟碱浸泡过的明胶海绵以减少血管痉挛的风险。

> **提示**
> ● 在外科手术中开始应用甘露醇滴注,持续 24~48 小时,通过部分闭塞引流静脉可改善血流以及预防静脉梗死。注意:重复剂量甘露醇使用可使复合物穿过血脑屏障进入组织,并可能导致颅内高压的反弹。

血肿

术后血肿引起的神经功能缺损,在最近的外科患者中的发生率为 1%~5%[5-7]。这些患者于术后早期,通常表现意识水平的改变、局灶性神经功能缺损、癫痫发作。早期识别和适当的手术干预是预防永久性神经系统并发症的关键。经历了开颅手术或表现出一个意想不到的神经功能缺损的患者,应行紧急的 CT 扫描

排除术后出血。

大多数血肿可通过精心的术前准备、细致的手术操作技术和严谨的术后护理来避免。对患者进行仔细的询问,应该发现任何出血倾向的病史或可能改变止血效果的药物(如阿司匹林)使用史。患者一般术前筛查凝血酶原时间、部分凝血活酶时间。出血时间和血小板聚集研究可以得知患者近期有无服用阿司匹林或非甾体类药物,来排除明显的血小板功能障碍。脑内血肿发生在瘤床止血不完全或当血管瘤残余(图 15.5)。如前所述,胶质母细胞瘤内切除可能会产生一个"受伤的神经胶质瘤",瘤内出血和瘤周水肿导致脑疝甚至死亡。神经外科医生必须力争完整切除血管肿瘤,避免该并发症的发生。在肿瘤切除后,所有出血点必须精确凝固;大多数神经外科医生使用几种止血剂 (例如,Surgicel; Oxcel; FloSeal, Baxter, 伊利诺伊州, 迪尔菲尔德)封闭瘤腔。激发性试验采用 Valsalva 动作进一步检查止血状态。

硬膜下血肿通常是脑组织移位牵拉导致的桥静脉破裂的结果。导致脑移位的因素包括脑萎缩、利尿剂的使用、大的实质性肿瘤切除术和经脑室入路。如手术过程发现过度脑移位,麻醉师可以逐步恢复部分

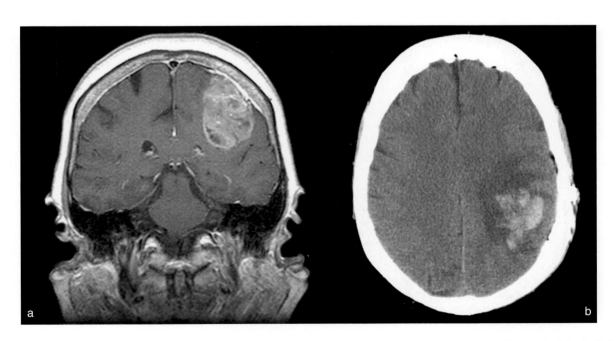

图 15.3 (a)患者,女,75 岁,左顶叶胶质瘤,术前增强冠状位 MRI 扫描显示一个压在肿瘤上面的大引流静脉。在手术时,肿瘤切除过程中的静脉有重要的操作。术后,患者神经功能正常,48 小时后出现进行性右侧偏瘫。(b)增强 CT 扫描显示斑片状出血和水肿,深达切除的残余空腔,与静脉闭塞一致。3 个月后患者完全康复。

CO_2 分压和缓慢给患者补液以促进脑复张。沿骨的边缘和中心使用硬脑膜保留缝线、骨蜡封闭所有骨边缘,可减少硬膜外血肿的发生率。一些医生也提倡在硬脑膜和骨边缘使用一种止血海绵(例如,compressed Gelfoam,Biocol)来预防硬膜外出血;然而,总有潜在风险,即止血剂可能会扩大,形成一个有压迫效应的占位。帽状腱膜下引流在预防硬膜外血肿的作用是不确定的,是个人的爱好问题。最后,对血肿的有效预防持续到术后期间。在术后早期,麻醉师应注意避免高血压和 Valsalva 动作(例如,患者抵抗气管插管),它可破坏甚至是最细致的止血措施。

局部并发症

局部并发症是与手术部位(例如感染、脑脊液漏)或脑(例如癫痫发作、脑积水、颅内积气)相关的并发症,但不导致神经功能障碍[7]。这种类型的并发症发生在接受开颅手术切除颅内肿瘤的患者,其发生率为 3%~5%[5-7,9]。老年患者在神经系统状况较差的情况下局部并发症更常见。有人可能会认为,位于后颅窝的实质肿瘤切除术合并较高的局部并发症风险,如假性

脑脊膜膨出、脑脊液漏、脑积水[7]。以前的手术和放射治疗对局部并发症风险的影响并没有在文献中清楚地阐明。一般二次手术会增加伤口并发症的风险(例如感染、帽状腱膜下血肿、脑脊液漏),尤其是先前有放射治疗的患者[8]。然而,一项前瞻性研究表明,在过去手术、放疗或两者都有的患者,局部并发症的风险会增加[7]。这可能解释为最有经验的外科医生认识到二次神经脑肿瘤必定存在的风险,并调整他们的手术技术,以减少并发症的发生率,其发生率可与第一次手术处于同一水平。

争议

● 先前的手术和放疗增加了伤口并发症的风险,如感染和脑脊液漏。

重要参考

● 对于再次手术的病例,对细节的关注是必不可少的,以预防假性脑脊膜膨出形成、脑脊液漏、伤口裂开、感染。

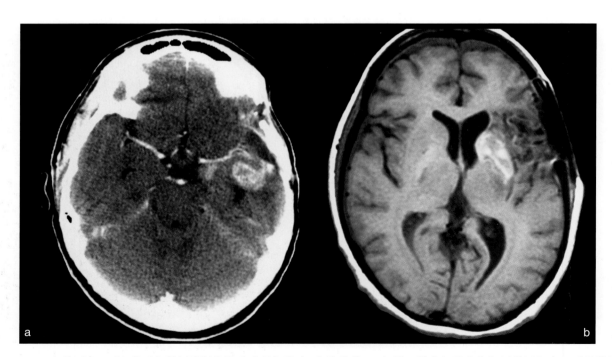

图 15.4 (a)患者,女,32 岁,邻近左颞侧裂复发性胶质母细胞瘤,术前增强 CT 扫描。肿瘤切除术期间因使用超声吸引器横切了侧裂软脑膜,引起大脑中动脉损伤。术后,患者有深度的失语和右侧偏瘫。(b)手术 2 个月后的未增强的 MRI 扫描显示证明了大脑中动脉的供血区梗死。虽然患者表现为中度吞咽困难和右臂无力,但能够行走。

癫痫

　　开颅术后早期癫痫发作是一个令人关注的事件，它可能对神经系统的恢复有破坏性影响。这些事件通常发生在恢复室,可能是局灶性、全身性,如果不及时治疗甚至可能进展为癫痫持续状态。幕上开颅术,突然发生癫痫的概率为 0.5%~10%,甚至在常规抗癫痫药物使用后[6,7,17,18]。有一些术后早期癫痫发作的危险因素。术前癫痫和肿瘤接近运动皮质的病史是手术后早期癫痫发作最可靠的预测[17]。一般来说,有致癫痫潜在可能性的皮质损伤程度与牵拉操作时间的长短(如经皮质入路的深部肿瘤切除术)或术后水肿和出血使手术复杂化(如受伤的神经胶质瘤综合征)有关,这些都使癫痫的可能性增加。系统性因素如低钠血症或酸中毒也可降低术后发作的阈值。

　　预防性使用抗癫痫药在预防术后癫痫的疗效上仍有争议。少数研究表明,开颅手术前或术中使用苯妥英的患者,癫痫发作频率较低[19,20]。 然而,一个涉及12 项研究的荟萃分析未能证实预防性抗癫痫治疗的疗效[21]。一项 2013 年的随机试验研究证明了预防性抗癫痫药物苯妥英的使用并没有表现出在术后早期癫痫发生率降低,相反却有显著增高的药物相关的并发症发生率[18]。

　　以循证方法，不会让患者开始抗癫痫药物治疗,除非他们已经有癫痫发作。然而,许多神经外科医生在颅内肿瘤切除手术前后仍常规使用抗癫痫药。在这些情况下,患者在开颅手术前应该接受数天的抗癫痫药物治疗(例如,Keppra，UCB，Inc.,亚特兰大,佐治亚州)。在手术室中,当患者从麻醉中清醒时,额外给予一次给药剂量,以达到较高的治疗浓度。术前有运动区肿瘤继发局部癫痫表现的患者,尽管抗癫痫药物达到治疗浓度,术后也可能经历突发癫痫发作。在这些患者中,围术期应考虑用开浦兰和劳拉西泮双预防(Pfizer,美国,纽约)。最后,术后癫痫发作必须积极治疗,患者应进行一次 CT 扫描,排除如脑水肿、出血或梗死等结构性原因[22]。

> **争议**
> ● 抗癫痫药物的预防性治疗并不针对于开颅肿瘤切除术患者,除非他们曾经历过癫痫发作。

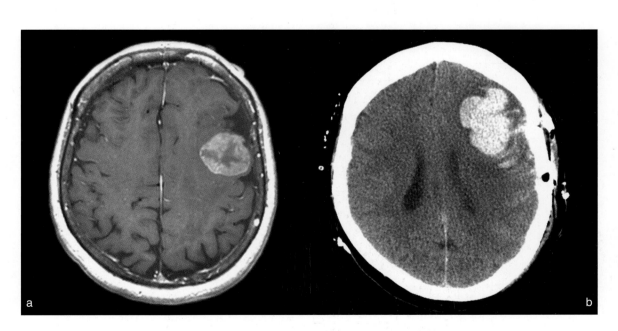

图 15.5　(a)患有乳腺癌病史表现为广泛癫痫的 43 岁女性的对比增强磁共振成像(MRI)。患者接受了左额转移性肿瘤切除并且术后神经经完好无损。第二天早上,患者出现昏睡,伴有语言表达障碍和轻度左侧肢体偏瘫。(b)非增强 CT 扫描显示大量出血填充术腔并扩展到脑实质。返回手术室清除血肿,患者完全恢复神经功能。

感染

在开颅部位的术后感染,范围从浅部蜂窝织炎到深部感染,涉及骨瓣、脑膜或肿瘤切除后的囊腔(图15.6)。研究报道,幕上开颅术后,其风险为 1%~2%[6,7,23]。虽然浅表伤口感染(如缝合脓肿)如果未经处理,可能会导致深部感染,但大多数开颅手术的感染是由于手术部位的皮肤致病菌在手术过程中污染的。开颅手术感染的微生物谱一般反映了头皮的正常菌群,包括金黄色葡萄球菌、表皮葡萄球菌与痤疮丙酸杆菌;然而,以革兰阴性菌引起的院内感染也会发生[23]。幕上开颅手术被认为是清洁的手术,其术后感染的发生率低于1%[23]。一些因素会增加感染的风险,包括邻近部位有鼻窦炎(清洁-污染)、活动的脑脊液漏(污染)、异物、长时间手术、大量使用糖皮质激素[23]。一些研究证明,以前

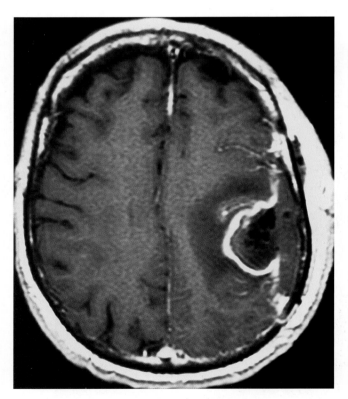

图 15.6　一位 62 岁,1 个月前接受了左顶叶胶质母细胞瘤开颅手术切除的男性患者的对比增强 MRI。之后患者因发热、头痛、右侧肢体无力被送进了急诊室。因为开颅骨瓣饱满有红斑,行骨瓣切除及硬膜下积脓去除的开颅再探查术,脓腔一直延伸到肿瘤切除后的囊腔。静脉使用抗金黄色葡萄球菌的抗生素治疗后感染完全康复。

有过手术和细胞毒性治疗(例如放疗、化疗),会增加开颅手术感染的风险,但其他研究都未能证明这种关联[7,8,23]。

多种策略已被用于降低手术部位感染率。患者应用鼻拭子筛查耐甲氧西林金黄色葡萄球菌。病菌携带者在手术前应该用莫匹罗星软膏和氯己定肥皂去除细菌的定植[24]。一些精心设计的随机试验已经证明预防性抗生素预防开颅术后表面和深部感染的疗效[25]。各种药物和管理计划已经过测试,但没有发现其优越性。一般情况下,抗生素对常见的微生物造成开颅感染(即皮肤病原体)应该是有效的,但不需要跨血-脑屏障来起效。理想情况下,在皮肤切口达到足够的血药浓度之前,应达到 30~60 分钟的血液灌注。最后,额外剂量的抗生素一般是没有必要的,除了在延长时间的手术。除了预防性应用抗生素,严密的伤口缝合和术后密切观察也会减少可能延伸到深部结构并导致再次手术的浅层感染的风险。

> **重要参考**
> ● 开颅手术预防性抗生素应用的选择,应根据各个
>   医院的细菌学分布。

全身并发症

接受开颅切除的颅内肿瘤患者,并发症的发生率为 5%~10%[5-7,9]。类似于其他疾病,全身并发症主要影响老年人(年龄>60 岁)和那些神经受损(KPS 评分<60%)的患者[7]。此外,原本存在的医疗条件也影响术后全身并发症的风险。术后广泛出现的并发症包括深静脉血栓形成(DVT)、肺栓塞、感染(肺炎、尿路感染、败血症)、心肌梗死、胃肠道出血、电解质紊乱。

开颅术后伴或不伴肺栓塞的深静脉血栓形成是最常见的并发症。虽然在手术后 12 个月内累积风险会增加到 20%,但在开颅手术后第一个月,下肢深静脉血栓的风险预计为 1%~10%[5-8,26]。胶质母细胞瘤或系统性肿瘤患者血栓栓塞并发症的风险最高,但其他重要的预测因素包括年龄超过 60 岁、下肢瘫痪、长期卧床及手术时间长[26]。

几种预防措施已被证明可减少术后血栓栓塞事件的风险。术后患者应该尽早下床活动并鼓励在医院和家中恢复期间多走动。弹力袜和弹力靴似乎对降低 DVT 的风险同样有效，在术前和下床活动时使用[27]。这两种方式提高下肢静脉回流，而弹力靴也会增加一般纤溶活性，因此备受青睐。"小剂量肝素（5000U）"1 天 2 次皮下注射抗凝或低分子肝素（LMWH）术后 24 小时后开始使用，已被证明可以减少所有的血栓栓塞且不会影响颅内出血的发生率[28-30]。低分子肝素在理论上比标准肝素有优势，包括更低的抗凝血酶活性和对血小板无明显影响，两者在理论上会减少出血的风险。在一项随机双盲研究显示，从术后第 1 天开始接受依诺肝素（Lovenox，Sanofi，新泽西州，布里奇沃特）治疗的患者，近端 DVT 的频率与安慰剂组相比降低大于 50%，在出血并发症方面无差异[30]。一个预期的研究显示，开颅手术后使用低分子量肝素（Fraxiparine，GlaxoSmithKline，Mississagua，加拿大，安大略）颅内出血的发生率与未接受抗凝治疗的患者相似，而 DVT 的风险降低[31]。这些研究结果赞同围术期药物预防治疗和开颅手术 1 天内 LMWH 治疗，只要术后影像学研究（CT 或 MRI）未显示明显的颅内出血。

开颅手术死亡率

由于这些肿瘤的手术管理方式显著改善，过去 30 年颅内肿瘤开颅手术后的死亡率平稳下降[5]。CT 和 MRI 图像为脑肿瘤的早期检测和三维可视化提供可能。神经麻醉的发展，包括围术期使用糖皮质激素和利尿剂，减少了与肿瘤细胞减灭术相关的术前发病率与死亡率。最后，神经外科技术的发展，如术前功能成像、立体定向导航、手术显微镜和皮质映射，提高了神经外科医生全切大多数颅内肿瘤的能力。外科系列杂志报道在这十年间的死亡率为 1.7%~2.7%[6-8]。正如预期的那样，伴神经功能缺损的老年患者，开颅手术后有最高 30 天的死亡率。大多数区域性并发症可用药物或手术干预，并不会进展到患者死亡。全身并发症占术后死亡的余下部分，并在肺栓塞、心肌梗死、败血症中均衡分布。

■ 结论

原发脑肿瘤的根治性切除术可以在大多数伴有可接受的发病率和死亡率的患者中实施。当使用适当的技术，如立体定向导航、皮质映射、术中磁共振成像，这种归纳包括位于靠近语言区的肿瘤。手术方式需要个体化，因为术后并发症的风险随患者年龄、神经系统状况、肿瘤部位的不同而不同。神经外科医生应该对危险因素有详细了解，并预测开颅手术并发症发生率，以此为肿瘤切除手术选择合适的病例，并适当告知患者预期的手术结果。大多数并发症可以通过围术期的精心规划、精益求精的技术和预防药物的谨慎使用（例如抗癫痫药、抗生素、LMWH）来预防。神经外科医生应该常规地分析术中并发症的类型和发生率，设计专门的应对策略来减少并发症的发生。

外科医师对患者的健康有着深刻的、密切的影响，即使是在不好的情况发生，甚至超出他们的直接控制的情况下，都应该对患者的结果负责。有时讨论他们遇到的并发症会很尴尬，但这是正确来面对这些问题的方式，无论是为了诚实的缘故还是学习如何在未来更好地处理。（Bernstein）

（刘志鹏　张婉婷　译）

参考文献

1. Berger MS, Deliganis AV, Dobbins J, Keles GE. The effect of extent of resection on recurrence in patients with low grade cerebral hemisphere gliomas. Cancer 1994;74:1784–1791

2. Wood JR, Green SB, Shapiro WR. The prognostic importance of tumor size in malignant gliomas: a computed tomographic scan study by the Brain Tumor Cooperative Group. J Clin Oncol 1988;6:338–343

3. Patchell RA, Tibbs PA, Walsh JW, et al. A randomized trial of surgery in the treatment of single metastases to the brain. N Engl J Med 1990;322:494–500

4. Hardesty DA, Sania N. The value of glioma extent of resection in the modern neurosurgical era. Front Neurol 2012;3:E140

5. Fadul C, Wood J, Thaler H, Galicich J, Patterson RH Jr, Posner JB. Morbidity and mortality of craniotomy for excision of supratentorial gliomas. Neurology 1988;38:1374–1379

6. Cabantog AM, Bernstein M. Complications of first craniotomy for intraaxial brain tumour. Can J Neurol Sci 1994;21:213–218

7. Sawaya R, Hammoud M, Schoppa D, et al. Neurosurgical outcomes in a modern series of 400 craniotomies for treatment of parenchymal tumors. Neurosurgery 1998;42:1044–1055, discussion 1055–1056

8. Vorster SJ, Barnett GH. A proposed preoperative grading scheme to assess risk for surgical resection of primary and secondary intraaxial supratentorial brain tumors. Neurosurg Focus 1998;4:e2

9. Wong JM, Panchmatia JR, Ziewacz JE, et al. Patterns in neurosurgical adverse events: intracranial neoplasm surgery. Neurosurg Focus 2012;33:E16

10. Grossman RG. Preoperative and surgical planning for avoiding complications. In: Apuzzo MU, ed. Brain Surgery—Complication Avoidance and Management. New York: Churchill Livingstone, 1993:3–9

11. Ciric I, Ammirati M, Vick N, Mikhael M. Supratentorial gliomas: surgical considerations and immediate postoperative results. Gross total resection versus partial resection. Neurosurgery 1987;21:21–26

12. Berger MS, Ojemann GA, Lettich E. Neurophysiological monitoring during astrocytoma surgery. In: Rosenblum ML, ed. The Role of Surgery in Brain Tumor Management. Philadelphia: WB Saunders, 1990:65–80

13. Nimsky C, Ganslandt O, Hastreiter P, et al. Preoperative and intraoperative diffusion tensor imaging-based fiber tracking in glioma surgery. Neurosurgery 2005;56:130–137, discussion 138

14. Bohinski RJ, Kokkino AK, Warnick RE, et al. Glioma resection in a shared-resource magnetic resonance operating room after optimal image-guided frameless stereotactic resection. Neurosurgery 2001;48:731–742, discussion 742–744

15. Kuhnt D, Becker A, Ganslandt O, Bauer M, Buchfelder M, Nimsky C. Correlation of the extent of tumor volume resection and patient survival in surgery of glioblastoma multiforme with high-field intraoperative MRI guidance. Neuro-oncol 2011;13:1339–1348

16. Kim EH, Cho JM, Chang JH, Kim SH, Lee KS. Application of intraoperative indocyanine green videoangiography to brain tumor surgery. Acta Neurochir (Wien) 2011;153:1487–1495, discussion 1494–1495

17. Kvam DA, Loftus CM, Copeland B, Quest DO. Seizures during the immediate postoperative period. Neurosurgery 1983;12:14–17

18. Wu AS, Trinh VT, Suki D, et al. A prospective randomized trial of perioperative seizure prophylaxis in patients with intraparenchymal brain tumors. J Neurosurg 2013;118:873–883

19. Boarini DJ, Beck DW, VanGilder JC. Postoperative prophylactic anticonvulsant therapy in cerebral gliomas. Neurosurgery 1985;16:290–292

20. Lee ST, Lui TN, Chang CN, et al. Prophylactic anticonvulsants for prevention of immediate and early postcraniotomy seizures. Surg Neurol 1989;31:361–364

21. Glantz MJ, Cole BF, Forsyth PA, et al; Report of the Quality Standards Subcommittee of the American Academy of Neurology. Practice parameter: anticonvulsant prophylaxis in patients with newly diagnosed brain tumors. Neurology 2000;54:1886–1893

22. Fukamachi A, Koizumi H, Nukui H. Immediate postoperative seizures: incidence and computed tomographic findings. Surg Neurol 1985;24:671–676

23. Narotam PK, van Dellen JR, du Trevou MD, Gouws E. Operative sepsis in neurosurgery: a method of classifying surgical cases. Neurosurgery 1994;34:409–415, discussion 415–416

24. Savage JW, Anderson PA. An update on modifiable factors to reduce the risk of surgical site infections. Spine J 2013;13:1017–1029

25. Haines SJ. Antibiotic prophylaxis in neurosurgery: the controlled trials. In: Haines SJ, Hall WA, eds. Infections in Neurological Surgery. Philadelphia: WB Saunders, 1992:355–358

26. Brandes AA, Scelzi E, Salmistraro G, et al. Incidence of risk of thromboembolism during treatment high-grade gliomas: a prospective study. Eur J Cancer 1997;33:1592–1596

27. Bucci MN, Papadopoulos SM, Chen JC, Campbell JA, Hoff JT. Mechanical prophylaxis of venous thrombosis in patients undergoing craniotomy: a randomized trial. Surg Neurol 1989;32:285–288

28. Cerrato D, Ariano C, Fiacchino F. Deep vein thrombosis and low-dose heparin prophylaxis in neurosurgical patients. J Neurosurg 1978;49:378–381

29. Nurmohamed MT, van Riel AM, Henkens CM, et al. Low molecular weight heparin and compression stockings in the prevention of venous thromboembolism in neurosurgery. Thromb Haemost 1996;75:233–238

30. Agnelli G, Piovella F, Buoncristiani P, et al. Enoxaparin plus compression stockings compared with compression stockings alone in the prevention of venous thromboembolism after elective neurosurgery. N Engl J Med 1998;339:80–85

31. Gerlach R, Scheuer T, Beck J, Woszczyk A, Seifert V, Raabe A. Risk of postoperative hemorrhage after intracranial surgery after early nadroparin administration: results of a prospective study. Neurosurgery 2003;53:1028–1034, discussion 1034–1035

32. Stone S, Bernstein M. Prospective error recording in surgery: an analysis of 1108 elective neurosurgical cases. Neurosurgery 2007;60:1075–1080, discussion 1080–1082

第 **4** 篇

放射治疗

第16章

分割放射治疗

Arjun Sahgal, Glenn S. Bauman

放射治疗是恶性脑肿瘤和特定类型的良性脑肿瘤的主要治疗手段之一。大多数放射治疗的患者需要接受 1.8~2.0Gy/d 的分次外照射光子束的治疗，这些光子束由直线加速器(LINAC)产生。现代创新技术(图 16.1)在放射治疗输送技术上的革新，已经彻底改变了脑肿瘤患者的放射治疗现状，包括近刚性患者固定设备 (图 16.2)、计算机断层扫描 (CT) 和磁共振成像(MRI)技术，用于模拟多模态成像及机载图像引导系统，以确保在放射治疗施照之前核查患者位置准确性，而精确的光束塑形采用多叶光栅技术(MLC)，这种技术允许光束强度在放射治疗施照期间进行调节[称为调强放射治疗(IMRT)]。这些创新技术潜在好处包括：通过允许安全剂量递增实现肿瘤控制的提高，通过最小化侧向暴露于毒性辐射剂量的脑体积来降低后期辐射毒性效应的风险。

■ 放射生物学和物理学

辐射在组织中产生高度反应性自由基。这些自由基破坏核 DNA，导致在细胞分裂时发生细胞增殖期死亡或因损伤核 DNA 导致细胞凋亡[2]。放射性损伤通常分为三类：①致死性损伤：不可逆转并导致细胞死亡；②亚致死性损伤：细胞在不继续受到额外的亚致死性损伤，仍能修复的损伤；③潜在致死性损伤：这种损伤受环境条件所影响。组织对放射治疗的表观反应性取决于细胞固有的敏感性、细胞群体的动力学特征、细

胞所处的微环境如氧水平，以及辐射参数，例如辐射的类型、吸收剂量和分割的次数等。吸收剂量是指每单位质量组织中能量的沉积[以 J/kg 为测量单位，通常被称为 1 戈瑞(Gy)]。

虽然光子束(X 射线或 γ 射线)是最常用的放射线治疗形式，但是带电粒子束(如质子射线)或其他重离子射线(如碳或氦离子射线)也被用于特定的中枢神经系统(CNS)肿瘤的治疗中，例如脊索瘤[3]。带电粒子束治疗的剂量通常采用等效钴 60 剂量 [剂量通过粒子对比钴 60 γ 辐照的相对生物效应 (RBE) 标准化]。质子的 RBE 接近光子的 1.1 倍，被认为是生物学等价的。质子束相较于光子束的主要好处在于其形成的 Bragg 峰，它允许在关键结构周围界面形成巨大的剂量梯度，这样放射治疗剂量在处于深部位置对质子束能量敏感的组织中能够急速衰减[4,5]。对于需要施照超高剂量放射治疗的大脑和脊柱的特定肿瘤来说，质子束的这个特征使其被认定为标准的治疗方案[3,6,7]。例如以往斜坡脊索瘤和软骨肉瘤采用质子束为超过 70Gy 的施照剂量，其存在的主要问题是这些接近肿瘤的关键结构像脑干、视神经和视交叉限制了剂量(耐受剂量通常为 50~60Gy，取决于分割的次数)，因此可以用传统的非适形放射治疗技术治疗[8]。

然而，光子束传输与调强放射治疗和图像引导放射治疗(IGRT)的最新进展为提高放射剂量提供了更加安全的保障，并提供更具成本效益和可替代质子束

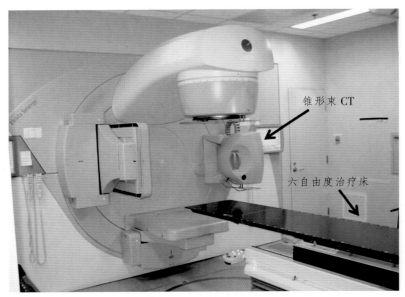

图 16.1　目前多伦多大学使用的医科达协同单元(Elekta, AB, 瑞典, 斯德哥尔摩), 配备有锥形束计算机断层扫描 (CT), 4mm 多叶准直, 并六自由度治疗床, 允许对患者进行六自由度定位。

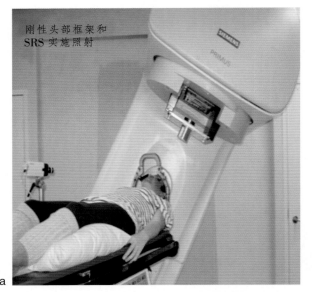

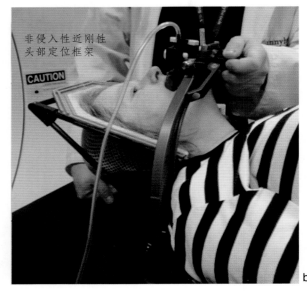

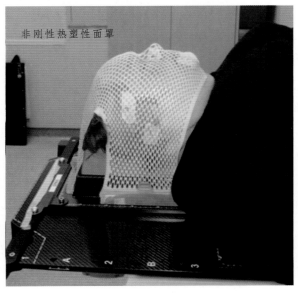

图 16.2　三个头架通常用于辐射输送。(a)患者使用一个侵入性的头架接收 LINACbased 立体定向放射外科(SRS)。(b)被装患者与近刚性重定位头架(旨在替换使用侵袭性头架), 这是基于一个头固定器, 其耦合到连接到真空装置的咬合块, 为吸咬块贴在硬腭(Aktina 系统)。(c)一般适用于非刚性热塑性塑料面具每日分次放射治疗和立体定向大分割放射治疗, 在其耦合到图像引导系统时。

治疗的能力[3]。调强放射治疗与亚厘米叶宽度的 MLC 可以在肿瘤与正常组织之间创立一个陡峭的剂量梯度以达到高剂量的沉积(图 16.3),并且 IGRT 可以提供剂量施照达到亚毫米精度的安全性[9]。和质子束相比,IMRT 的缺点在于低剂量辐射(积分剂量)并且增加了周围正常脑组织的暴露[5]。这个特征表明质子束可能更适合儿童脑肿瘤。因为它能使健康的脑组织更少地暴露于放射剂量,降低了正常脑组织转化成第二恶性肿瘤和潜在的迟发副作用的风险,如神经认知功能的损害。

> **争议**
> * 粒子束加速器比 X 射线为基础的直线加速器更加昂贵和复杂,带电粒子疗法与图像引导调强放射治疗的成本效益分析,仍然是一个主要的争论。

与质子不一样,像碳离子这样的带电粒子与光子或质子有着本质的不同。它的放射生物学效应要显著大于光子,且较大的线性能量传递(LET)和更高的效率可使 DNA 产生致命的损伤[10]。虽然离子束的这种物理特性使得它们对中枢神经系统的照射很有吸引力,但粒子束加速器重离子疗法要比 X 线线性加速器昂贵且复杂得多,而且在临床试验中并没有绝对优势的数据支持。虽然质子日益成为一种有效的手段,但全世界范围内只有少数几家大型医疗中心才有这种碳离子束设备。

■ 分割放射

辐射效应表现为细胞凋亡或增殖细胞的死亡。大脑的独特之处就在于脑实质细胞群(神经元、神经胶质和血管)是静态或缓慢分裂。因此,正常脑组织的辐射副作用的临床表现直到辐射完成后的几个月到几年才能出现(即后期或延迟反应)。正常脑实质对单独计量或部分辐射的类型是非常敏感的。这反映了辐射修复与分割治疗有很大的潜力。在大多数情况下,瘤细胞很难抵抗亚致死和潜在的致命损伤,并且和正常组织相比它有一个更小的分期。分割的另外一个优点是:细胞周期的再分布和低氧细胞的再冲氧使肿瘤细胞对分割放射治疗有更高的敏感性。因为缺氧细胞有更高的抗辐射能力,因此利用正常细胞和肿瘤细胞对放射敏感性的差异,通过分割放射可以提高治疗的效率[2]。现代放射治疗是把放射总剂量进行分割。周一到周五,每天 1 次,历时 5~6 周(20~30 次)总剂量为 50~60Gy。

超分割和加速分割提供多次(通常 2~3 次)分割。超分割通过增加总剂量来达到减少后期的副作用的效果。加速分割是通过缩短治疗时间来抑制肿瘤细胞在治疗中的加速再增殖[2]。加速分割和超分割已经在恶性幕上和脑干胶质瘤及中枢神经系统淋巴瘤的临床实践中得到应用。但现在普遍认为在日常分割常规剂量并没有显著优势[11]。传统的超分割采用了剂量较

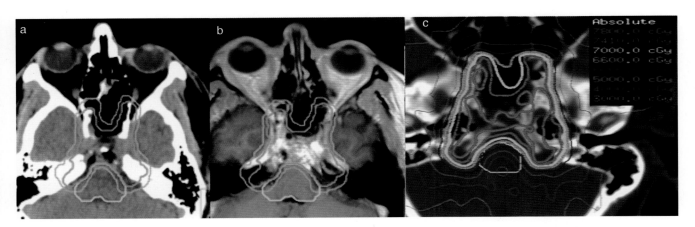

图 16.3 术后脊索瘤患者的一例 78Gy 在 39 分级治疗。(a,b)的临床目标卷在橙绿和规划目标体积。(c)剂量体积直方图和剂量分布与代表等剂量线所示。高度适形剂量分布和陡峭在脑干剂量梯度清楚地看到。

大的分割,如 3~5Gy,以确保通过较短的时间内达到治疗剂量,并且已经被证实和那些经过常规分割处理预后不良的胶质细胞瘤患者相比可以提高其生存率[12]。用于其他类型的原发性脑肿瘤的改良方案目前正在探索中。

有证据证明辐射可以影响肿瘤的微血管,为肿瘤死亡的关键步骤的一个单独机制[13,14]。单一大剂量的放射治疗对肿瘤起效一般发生在 6 小时内,通过激活酸性鞘磷脂(ASM)途径完成杀害肿瘤微血管[13]。然后肿瘤细胞的死亡继发于血管崩溃。在细胞水平上,只有高剂量的电离辐射(>8Gy)才能改变膜的结构,结果在 ASM 酶作用下水解鞘磷脂为神经酰胺,后者可充当细胞凋亡的信使[13]。由于 ASM 在内皮细胞中是上皮细胞和肿瘤细胞的 20 倍,这是内皮细胞凋亡的公用路径。这项研究支持辐射是破坏肿瘤血管内皮细胞的关键并且和肿瘤细胞密切相关这个假说。虽然这个假说还未被明确证实。这项研究也许可以解释为什么放射外科治疗在控制肿瘤方面的治疗已经如此有效。在分割放射治疗的进程中,尽管牺牲的重配和复氧的潜在利益,但是现代放射输送系统的出现已经使超分割立体定向治疗(HSRT)成为可能[15]。并且分割剂量 ≥ 6Gy 的超分割立体定向治疗正在称为对抗脑转移癌常见的治疗方法[16]。

立体定向放射外科(SRS)是指利用三维定位方法,把高能量射线准确地汇聚到颅内特定的靶点上,达到亚毫米级的精度,破坏靶内组织而对周围组织不产生影响从而达到治疗的目的。正常脑组织很难承受高剂量的辐射,随之而来的结果就是辐射诱发的脑水肿和脑组织坏死[17,18]。传统的 SRS 是通过使用侵袭性头部框架和专用的 γ 刀(Elekta, AB,瑞典,斯德哥尔摩)或 LINA 单元,采用任一多汇聚静态束或电弧的方式进行辐射递送[1],最大化的减少病变之外的目标。当病变超过 4cm 大小时,这些专用的能力单元就可能损伤大脑。因此,SRS 通常限制在更小或可以更好手术切除(非侵袭性)的病变。

SRS 在原发性胶质瘤的应用中仅体现在小的复发肿瘤[19]。在恶性胶质瘤的主要治疗手段中,经过随机试验得出的结论是常规使用 SRS 并没有显著的生存差异[20]。立体定向外科治疗往往更多的用于 4cm 以下的脑转移瘤和特定类型的小的良性肿瘤,如听神经瘤和脑膜瘤中。为了避免 SRS 对放射剂量大小的限制,在多种类型标志的肿瘤治疗中,HSRT 正在逐渐替代 SRS。该方法是把患者固定在无创头架上,每日提供 2~5Gy 放射剂量的辐射。它的好处在于不同分级的放射线剂量的大小较单剂量的 SRS 有一个更宽松的限制。以及每天接受的更低剂量的辐射所带来较少的急性和慢性损伤。虽然减少脑组织的曝光是非常有意义的,但如果分级方式有限的话,脑组织可以承受更高的剂量。因此,如果采用 SRS 那么辐射坏死率可能会降低,并且对于更大或者浸润性肿瘤的毒性作用也没有这么强[16]。

在一系列的临床试验报告中,对复发性胶质母细胞瘤(GBM)患者采用 30Gy/5F 联合贝伐单抗的救治方案,结果是令人鼓舞的[19]。除了有 12.5 个月的平均生存期限,一年生存率达到了 54%,并且患者均未出现放射性坏死。很可能是与贝伐单抗联合应用产生了保护作用,减轻了辐射对脑组织放射性坏死的损伤。然而辐射分割的方法也可能有助于减少辐射坏死的风险。

在另一系列具体到脑转移癌的研究中,30 例经手术切除脑转移病灶使用 HRST 术后术腔放射处理,采用 27.5~35Gy(中位数 30Gy)5 次分割剂量照射,中位数计划目标体积(PTVS)很大,范围为 24~35cm 且形态不规则,这样的辐射坏死风险对于单次分割的 SRS 来说是望而却步的。结论是:没有提前性全脑放射治疗组(WBRT:20 例/21 术腔)和提前行全脑放射治疗组(10 例/11 术腔)一年生存率分别为 79% 和 100%。更重要的是,与没有提前性全脑放射治疗组相比[21],手术切除术腔放射治疗患者无一例出现放射性坏死。在回顾 HSRT 和 SRS 对于转移癌的治疗疗效时,显然 HSRT 更容易受到人们的认同[21]。一系列研究表明,HRST 较 SRS 有更卓越的治疗效果[16]。由于更多的临床证据不断地涌现,HRST 具有包括无创头部固定用现代的 LINACS 代替特殊的专用单元的能力[16]。这表明基于 LINAC 的 HRST 较传统的 SRS 有更明显的优势可以被大家所利用。

■ 剂量选择

对原发性浸润性脑肿瘤最典型的常规分割辐射的方法是每天 1.8~2Gy，总剂量为 50~60Gy；这个剂量对于放射治疗或放化疗结合治疗的低级别或高级别胶质瘤患者，都是基本的标准剂量。调查表明，对于那些老年或者身体状况不佳的胶质母细胞瘤患者来说，传统的分割放射治疗效果是不能令人满意的[22]。为了提供类似生物效应的剂量，可以把原来总剂量 54~60Gy/30F[12]缩短为总剂量 34~40Gy/10~15F(2.67~3.4Gy/d)。结果表明，达到相同生物效应所产生的生存和毒副作用要有一个长期优势[12,23]。

当患者体质非常差或预生存期非常短的情况下，放射治疗可以作为姑息性的治疗方案来缓解症状。通过缩短辐射范围 20~30Gy/5~10F 达到既能缓解症状的目的又能减少辐射所带来的不良反应[23]。

对于良性肿瘤，如脑膜瘤、神经鞘瘤、颅咽管瘤，通常采用 50~54Gy、1.8~2.0Gy/d 分级[24]。如果肿瘤较小且适合于 SRS，那么从对疾病的治愈率和患者减少损伤的角度来讲，是一个可行的选择。使用 HSRT 可以提高良性肿瘤的治疗效果，但还不具备 SRS 那样的长期随访记录。

■ 辐射效应的化学增敏剂

缺氧细胞已被证明在体外表现出可降低放射敏感性，产生抵抗放射的细胞群体，临床上表现为具有中央坏死区的肿瘤。缺氧细胞增敏剂，高浓度氧化(高压氧、卡铂金)及血红蛋白改性剂已经被用于解决此问题[2]。在长期的临床试验中采用标准的分割放射治疗所产生的剂量限制的毒副作用，药物不能到达肿瘤组织及复氧使得放射治疗未能达到治疗效果。卤代嘧啶是胸苷类物质，它可以参与细胞 DNA 的循环修复，并增加放射治疗敏感性。但这些药物在恶性胶质瘤的临床试验中并没有改善生存率。

化疗药物和放射线相互作用有增加肿瘤死亡的潜力。作用效果可以是相加(独立毒性)也可以是协调(放射治疗增敏剂)，当顺铂、拓扑替康、紫杉醇及替莫唑胺这些化疗药物和放射线在体外结合后就会对恶性神经肿瘤细胞产生协同作用。在临床试验中，替莫唑胺和辐射具有协同作用。与单独放射治疗相比，已经证实了两者联合可显著提高胶质母细胞瘤患者生存率。这是过去 30 年间在治疗胶质母细胞瘤的方案中最有实际意义的方法了[25]。

正在进行的临床试验中，像乙丙昔罗、特沙弗林和替莫唑胺这样的化疗药物作为脑转移癌的放射治疗增敏剂，已经被证明可以起到有效的局部控制和神经功能的保护作用。然而没有确凿的证据支持任何一种化疗药物与 WBRT 或 SRS 结合是对脑转移癌患者有益处的，相反最新的证据表明可能会有潜在的风险[26]。因此在脑转移癌患者现在除了临床试验以外，没有证据支持可以采用化疗药物结合 WBRT 或 SRS 的治疗方案。

最近，抗血管生成药物在胶质瘤的临床试验中已成为焦点，并且对于胶质瘤细胞的作用更加明确。贝伐单抗已经在第三阶段的研究实验中作为附加治疗方案和放射治疗及替莫唑胺一起成为研究方向的主干[27]。贝伐单抗是一种人源化单克隆抗体，主要针对血管内皮生长因子 (VEGF)，胶质瘤细胞具有高表达 VEGF，抑制这种分子以到达一个合理的目标。然而，初步数据表明没有整体的生存优势。新的血管生成抑制剂正在进一步的临床试验中，时间会告诉我们，这一类药物在胶质瘤的抵抗中是否起作用。

有人推测，贝伐单抗在对抗肿瘤放射性坏死时可以起到干预作用。一个小的随机临床试验验证了以上的观点。现在它已经成为对抗放射性坏死的一线治疗药物。以前的治疗方案比如：高压氧和其他的试剂基本上是令人失望的，并且患者通常还需承受手术的痛苦[28]。另外，放射性坏死也是一个致命的不良副作用。贝伐单抗的出现是一个重大的进步，可能会改变这一颓势。

■ 中枢神经系统放射治疗：一般原则

患者评估

进行放射治疗前需要放射肿瘤学专家对患者进

行完整的评估,包括病史和体检,特别需要注意的是神经系统的症状和体征,整个身体的状态及患者的一般健康状况。有些疾病如胶原血管疾病、顽固性高血压、多发性硬化与辐射的后期风险评估有着高度的联系,并决定了辐射技术和剂量的选择。需要考虑外科手术、病理报告和影像学诊断,并且涉及神经外科、神经病理学、神经肿瘤学、神经放射学和放射肿瘤学多学科的内容。

大多数情况下,在接受放射治疗之前需要有明确的病理诊断,至少通过立体定向活检以最小的创伤得到组织病理的诊断。通过组织病理学证实使误诊的风险最小化。弥漫性脑桥胶质瘤的患者典型临床表现与成像一致,转移癌患者病史与成像一致,胶质母细胞瘤患者活检意义与成像相一致。

提示

- 患者年龄,神经系统功能状态(卡氏性能分级)和肿瘤组织学特性都是很重要的预后因素。在建议放射治疗患者的预期收益时也需要考虑这些因素。

缺陷

- 以单独成像作为基础的经验放射治疗是不应该被提倡的,但是适合特定临床情况。

立体定向和定位

立体定向是指在治疗室中,通过固定的三维(3D)坐标系统,将某一点进行精确定位。对于大多数的接收常规分割放射疗法患者,治疗室内的固定的轴向,冠状和矢状激光器室限定立体定向坐标空间,以及一个用于对准使用的安装在自定义的热塑性固定壳上的基准标记组成 (图 16.2)。在治疗室内通过一个简单的热塑性固定壳及激光和基准标记就可以使治疗精度达到 5mm 甚至更小(由于 IGRT 不确定性,精度可以缩小到 2~3mm)[29]。但这种精度等级对于 SRS 来说是不够的。

越来越多地使用小体积和高度适形放射治疗,特别是用于良性肿瘤,增加了对高精度定位进行治

疗的需要。一种侵入性的脑立体定向仪严格通过螺钉将其固定在颅骨的表面(图 16.2)。这样的装置可以固定并可以使颅内的定位点精确到亚毫米精度,并且通常用于单级分的 SRS。侵入框架系统的缺点是不能将他们用于分级立体定向放射治疗或 HSRT,因为这个框架结构不可能持续很长时间的戴在人的颅骨上。

对于立体定向放射治疗的应用,无创的定位/固定装置包括基准咬块,以增强热塑性塑料面具为基础的系统,可以在一个多级分的治疗过程中重复地提供精确的定位(图 16.2)[29-31]。此外,在线图像引导系统可以通过多平面透视或截面成像提供三维定位能力,以提高无创性框架系统放射治疗的精度[29,30]。无创系统可以使立体定向的准确度等于或接近于侵入框架系统[30],并允许单级分无框 SRS 甚至多个转移转移瘤的应用[32]。

仿真和靶区定义

一旦辐射技术已被选择,定制固定/国产化设备已经创建,目标定位和定义为治疗准备而出现,这个过程叫做仿真。在过去,荧光仿真被用于基于所述颅骨的放射线照相解剖相关的治疗领域。现在治疗计划中可以利用轴向 CT 来获得患者固定的头部图像。通过对立体 CT 研究学习,医师可以获得目标体积的重建轮廓及正常的三维结构 (图 16.3)。为了准确地计算辐射剂量分布,CT 图像是必不可少的。计划 CT 与诊断 CT 区别在于不仅仅能对表面进行成像,还能对光束的入口和出口进行建模(图 16.4)。

依靠肿瘤的类型和肿瘤位置,CT 图像可以与 MRI 融合以便于更好地确定肿瘤和正常组织的关系。专用 CT 模拟是现代放射肿瘤学最常用的整合工具,它能高效地将目标轮廓和图像进行融合。仅用 MRI 模拟方法正在开发。代谢成像(正电子发射断层[PET]、单光子发射计算机断层[SPECT]和磁共振光谱[MRS])的融合,通过更好的基于肿瘤代谢的目标定义,在未来可能成为治疗计划的一个重要组成部分。

图像采集后,放射肿瘤学家通过轴向图像确定大体肿瘤体积(GTV),可以选择扩展体积到肿瘤可能扩

散到的组织,产生临床靶区(CTV)。必要的扩展依赖于疾病种类,范围从 0mm 的 1 级脑膜瘤到 1~2cm 高级别胶质瘤。最终边际的确定还需要依据计划靶体积(PTV),病变边际的剂量投递是技术上的不确定性。确切的量取决于特定立体定向定位/固定化系统 (通常,0mm 误差为侵入性框架系统,1.5~2mm 误差为邻近刚性侵入框架系统,3mm 误差为与 IGRT 结合简单热塑性面具系统)。如图 16.3 所示:一位脊索瘤术后患者,在这种情况下,由于肿瘤已经几乎大体全切,找不到大体肿瘤体积(GTV),所以临床靶体积(CTV)的确定是根据术后临床表现及解剖结构相关的潜在浸润路径,它提供了一条 3mm 的 PTV。规划靶体积的边界依据对患者的评估,通过患者被固定到可塑性面具上,通过每天接受锥束 CT 进行图像指导,通过六足机器人进行定位修正来得到的。

治疗计划

　　一旦放射肿瘤学家已确定要被处理的关键结构和目标体积,辐射剂量师或物理学家按肿瘤医生的指示设计出一个放射治疗计划,对 PTV 提供一个均匀的辐射剂量,同时最大化保护正常组织。三维适形放射治疗(3D-CRT)通过使用多种形状和汇聚的辐射束为了最大化地减少 PTV 以外额高辐射剂量的沉积。三维 CRT 正逐渐被 IMRT 代替,IMRT 的光束不仅形状可以调节,而且辐射的剂量也可以根据光束的形状进行调节,从而提供了更大的灵活性,就像是"剂量在绘画"[35,36](图 16.4)。IMRT 利用逆规划处理方法来得到剂量图案[35],而不是像 3D-CRT 那样需要反复人工优化和剂量计算才能得到(图 16.4)。

　　作为逆向计划过程的一部分,放射肿瘤学家指定符合目标的所需的剂量分布和对器官产生危害的剂量约束图, 使用 CT 扫描仪的算法计算图像重建,然后得到适当光束传递参数满足所述辐射处方的要求和约束。调强放射治疗对那些复杂性特别是凹体肿瘤和正形可回避的关键结构来说是有潜在性意义的[37](图 16.3 和图 16.4)。实际上,逆向治疗计划仍然需要操作员输入肿瘤体积的重要器官的轮廓来指定逆向计划引擎。"优化"计划,甚至逆向治疗计划系统,可能是一个难以实现的且耗时的目标,并与正向计划 3D-CRT 计划相比,IMRT 计划可能会产生较差的结果[38]。

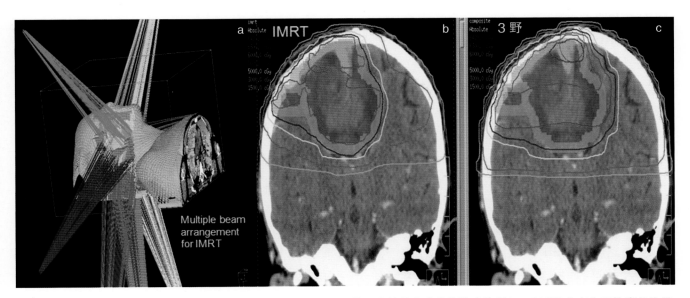

图 16.4 （a）采用全自动电脑轮廓工具生成的 CTV 和 PTV 及通过统一边界扩张成像的肿瘤体积(GTV)可能会产生不恰当的边界。（b）冠状位图像显示计划靶区(橙色)周围的放射治疗剂量分布以及剂量线的形状(红色,蓝色,黄色和粉红色)。可以理解为治疗方案是基于最大化的覆盖目标体积,而尽量避开正常脑组织。（c）同样的患者,但用旧的三野技术勾画靶区。剂量分布显示的是,虽然目标被覆盖,但是由于缺乏光束成形,正常的脑组织更多得暴露于中间剂量的辐射下。（红、蓝和黄的等剂量线的形状进行比较,IMRT 分布）。

治疗传递

中枢神经系统肿瘤的根治或治愈性放射治疗典型投射方式是 1 天 1 次，周一至周五，5~6 周 25~30 分次。通常采用 5~10 个静态野进行治疗(图 16.4)，每个共形塑造的多叶准直(MLC)形成肿瘤的个体图。该 MLC 已在很大程度上取代了简单的光束调节剂如"楔形"或"补偿"，将一直用于有选择地衰减辐射束，以确保剂量均匀地分布在整个目标体积。强调放射治疗的多叶准直可以提供一个高度保形的剂量分布以便更利于接近邻界的结构达到治疗复杂的靶体积的目的(图 16.3 和图 16.4)。

虽然 IMRT 可以提供程度高的剂量共形性，但这种治疗方法在本质上是不均匀的，要求质量保证在其他级别规划和实施，以确保治疗的目标(肿瘤治疗和正常组织的保护)得到满足。对于简单的肿瘤，前瞻性的规划 3D-CRT 往往会达到治疗目标。对许多脑肿瘤患者使用常规的剂量/分级方案(图 16.4)和调强放射治疗可能不会产生任何临床效益。但是，很明显对于复杂的肿瘤，如巨大的颅骨脑膜瘤或脊索瘤，调强放射治疗是绝对必要的，可以最大限度地覆盖目标，提高正常组织的耐受(图 16.3)。

另一项重大的技术创新是引入室内成像指导系统。安装在直线加速器上的成像设备可用于日常使用二维(2D)或三维成像，为患者提供定位和验证服务[9,39,40]。结合先进的无创面具为基础的固定化，3D 机载成像系统使用螺旋形或锥形束室内 CT 成像，可以对于侵入性的病变提供精确定位[29,41]。

随着治疗计划和递送复杂性增加，治疗时间也随之变长。新的递送技术包括容积弧形调强放射治疗(VMAT)和扁平化-无过滤器(FFF)递送，而这些创新被专门设计用于改善输送效率。以弧为基础的传送方式是容积调制弧放射治疗结合 IMRT 的原理，通过移动台架使递送高度保形，可以有一个时间效率的递送方式[36]。例如，图像引导的静电场 IMRT 计划通常需要输送 20~30 分钟的分割时间，通过 VMAT 时间将减少大约一半。最主要的问题就是在中心更长的治疗时间用来减少每日总处理能力。扁平滤过单位是最近创新的可以允许每分钟 1400~2400 个监视器单元的数量级的剂量率，而不是 400~800。这导致了处理时间进一步显著减少，并且和 VMAT 组合后，输送的时间减少到几分钟[42]。最终，经过不断的技术创新，放射肿瘤学机构将能够提高适形治疗的能力，同时保持患者的整体疗效。

放射治疗的副作用

在治疗过程的早期，射线影响血管的通透性造成肿瘤周围组织水肿。最常见的症状是头痛、恶心呕吐等颅高压表现，并且需要通过改变类固醇类药物的剂量才能达到缓解症状的目的。虽然这不是一定会出现的结果，但对于胶质瘤患者应该告知这种潜在的并发症的可能性。另外，患者可能会出现更少见严重的副作用，包括疲劳、脱发(临时或永久)、辐射性皮炎(通常是轻度)、外耳炎或严重中耳炎(如果耳接收高剂量的辐射)、食欲和味觉的改变或降低。

一些技术，如脑脊髓辐射，更容易引发急性副作用(图 16.5)。生殖或髓母细胞瘤的患者给予颅脑照射治疗后经常感到疲倦、恶心、黏膜炎、食管炎、听觉功能障碍、咳嗽、腹泻[43]。这是由于采用大剂量照射后辐射的出口在口咽、纵隔和腹部(图 16.5)。当辐射和高剂量的类固醇或化学药物一起在治疗中使用时，就容易出现疲劳和免疫抑制。

辐射的急性副作用通常在放射治疗结束 4~6 周内消退。在放射治疗结束后 12~16 周，可出现短暂的脱髓鞘继发损害少突胶质细胞，有时会导致反复的疲劳[44]。如果还伴随着恶化的临床症状和影像学检查结果，则提示有早期肿瘤复发的可能性。所以放射治疗结束 4~6 周后给予少量的类固醇药物是有实际意义的，因为亚急性副作用预计出现的时间可能超过这个时间。代谢显像(SPECT，PET，MSR)对于治疗效果的评价是有意义的。它可以区分肿瘤伪进展[45]和进展，但现在没有确凿的试验证据证明这一点。

重要参考

- 患者在进行放射治疗前如果没有接受过类固醇治疗，往往需要类固醇治疗来降低因辐射引起的水肿。如果患者锥形手术很成功，则没有证据表明这时给予预防性类固醇治疗。即使对于 SRS，没有任何证据支持递送之前给予患者地塞米松，尽管通常都是这么做。患者在放射治疗之前应该停用类固醇药物一段时间，为了尽量减少应用地塞米松所带来相关的副作用，但这仅是一个保险起见的方式，放射治疗后恶化脑水肿其实并不常见。

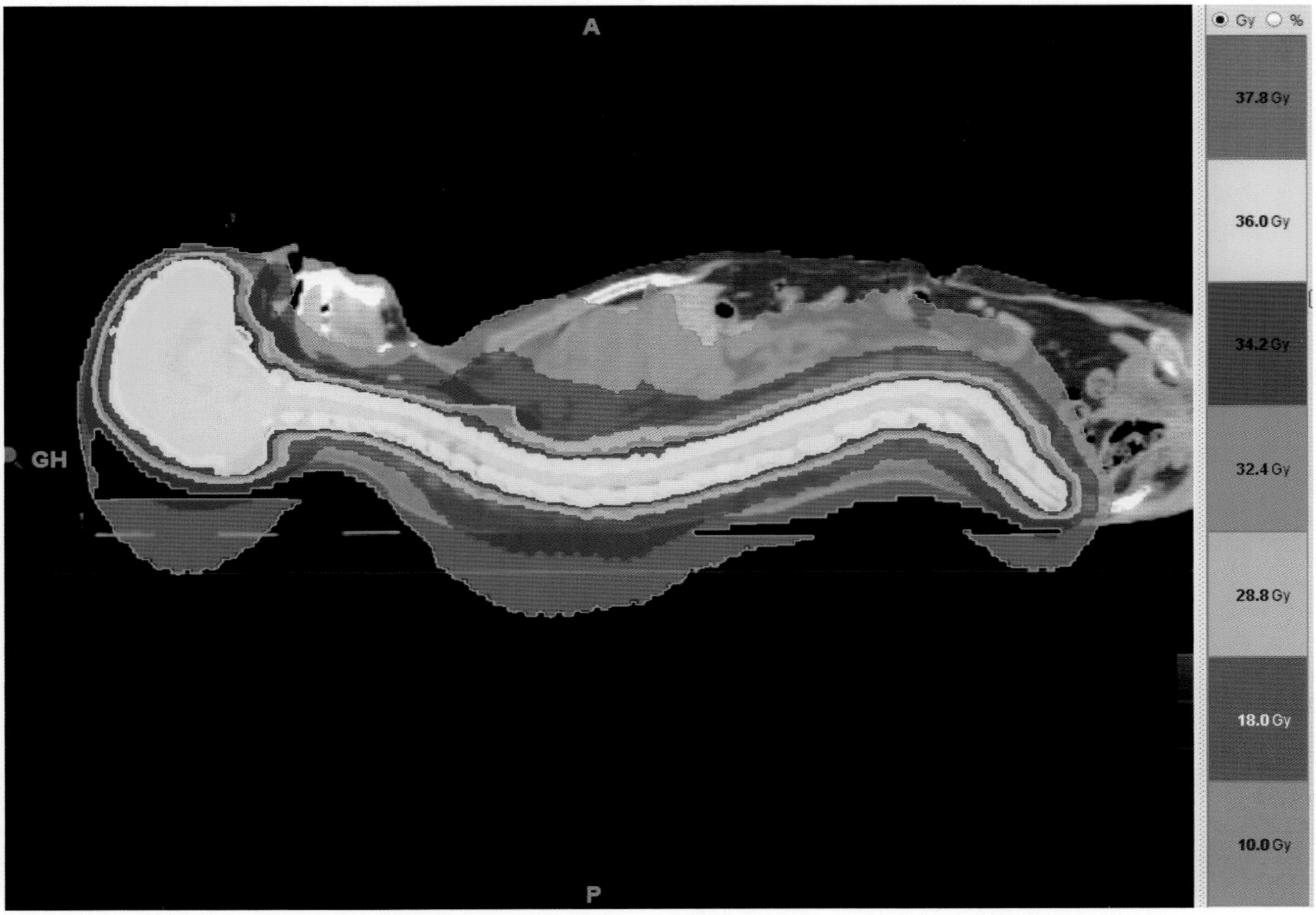

图 16.5 这个例子将整个颅轴线用 36Gy18 级分处理的颅剂量分布。高剂量的共形性是由 36Gy(黄色)和 28Gy(蓝色)剂量色洗涤，而较低剂量示溢出超出颅轴由 18 戈瑞(品红色)，为明显和 10Gy(明显紫)剂量洗色。

脑照射使神经产生延迟改变，局灶性脑损伤常发生在放射治疗结束后的几个月至几年内[44]。当采用高剂量大面积脑照射治疗，特别是每次分割大剂量（>2.0Gy）时，神经认知功能的副作用出现得更加频繁。放射治疗的严重延迟副作用是中枢神经系统实质坏死，它可以从水肿到组织破坏再到局灶性缺损的症状，并且其发生率高达 5%~10%[46]。目前，中枢神经系统坏死的确切发病机制仍不清楚，它涉及复杂的反应，是血管、神经胶质、神经炎性反应之间相互作用的结果。中枢神经系统坏死可能模仿肿瘤进展，与肿瘤复发的鉴别诊断是公认的难题。代谢显像（SPECT，PET，灌注 MRI）可帮助区分坏死与肿瘤复发。然而，金标准还是外科切除病理组织的确认。坏死对症治疗通常采用类固醇、高压氧和外科减压。正如前面所讨论的，贝伐单抗也是一个可行的选择[28]。需要说明的是，使用贝伐珠单抗的是在 6~8 周后的手术禁止期，不应因不良手术事件的风险增加进行使用[47]。

缺陷

- 放射治疗后的 2~3 个月出现的临床或影像学的恶化，可能是辐射和放射性坏死的延迟副作用，而非早期肿瘤进展的结果。这种现象被称为假性。代谢成像（PET/MRS）或系列 MRI/CT 可能会有助于这两种可能性之间的区别。

弥漫性脑白质病可能与化疗，特别是在甲氨蝶呤和放射综合治疗后发生，有发展为永久认知功能障碍的可能性，但在立体定向分割放射治疗中发生率非常低[48]。

低级或良性肿瘤的患者，有严重的辐射后长期后遗症，预期存活期延长时必须认真考虑。其中最可怕风险是继发恶性肿瘤，虽然这种风险在 10~20 年约 1%[49]，但如果发展成胶质细胞瘤或肉瘤则是致命的。其他晚期主要的影响依赖于解剖学上哪些组织功能被破坏，包括垂体功能障碍、卒中、脑神经损伤、由视神经病变所致视力损伤、视网膜病变、脑干坏死、辐射性脊髓病和白内障。最后，对于接受全脑全脊髓放疗（CSI）（图 16.5）的患者，生育问题也是必须注意的问题。

■ 结论

现代常规放射治疗代表了在成像、患者固定、在放射治疗计划的定位和输送上的改善的融合。高适形放射治疗输送，采用立体定向适形放射治疗技术，旨在减少辐射，同时最大限度地控制肿瘤引起的发病率。使用先进的成像和复杂的光束传输技术勾画肿瘤体积，在中枢神经系统的放射治疗上可以使患者的预后有持续改善。

编者注

放射治疗是治疗脑肿瘤的第一步，用以进行正确评估被证明有决定性价值的随机对照试验。这一直以来都是脑肿瘤患者治疗的核心元素，除了用替莫唑胺治疗的分子敏感的少突神经胶质瘤。进一步的技术改善将会提高放射治疗脑和脊髓肿瘤的疗效和降低风险。值得争议的是积极的治疗价值已经最大化但副作用可能并没有减少。例如，在这种情况下，一个当前的趋势：患者和临床医生都避免使用 WBRT 对广泛脑转移的患者，同时增加使用立体定向放射治疗。也有更多的关注脑肿瘤患者的理解和提高生活质量、记忆保留和整体的认知功能。这些都是积极的趋势，只要放射治疗有益的价值不会因相应的少见的并发症而失色。（Bernstein）

（刘洋 张彧 译）

参考文献

1. Sahgal A, Ma L, Chang E, et al. Advances in technology for intracranial stereotactic radiosurgery. Technol Cancer Res Treat 2009;8:271–280
2. Hall EJ. Radiobiology for the Radiologist, 5th ed. Philadelphia: Lippincott Williams & Wilkins, 2000:412–413
3. Combs SE, Laperriere N, Brada M. Clinical controversies: proton radiation therapy for brain and skull base tumors. Semin Radiat Oncol 2013;23:120–126
4. Verhey LJ, Smith V, Serago CF. Comparison of radiosurgery treatment modalities based on physical dose distributions. Int J Radiat Oncol Biol Phys 1998;40:497–505
5. Yoon M, Shin DH, Kim J, et al. Craniospinal irradiation techniques: a dosimetric comparison of proton beams with standard and advanced pho-

ton radiotherapy. Int J Radiat Oncol Biol Phys 2011;81:637–646

6. DeLaney TF, Liebsch NJ, Pedlow FX, et al. Phase II study of high-dose photon/proton radiotherapy in the management of spine sarcomas. Int J Radiat Oncol Biol Phys 2009;74:732–739

7. Rombi B, Ares C, Hug EB, et al. Spot-scanning proton radiation therapy for pediatric chordoma and chondrosarcoma: clinical outcome of 26 patients treated at Paul Scherrer Institute. Int J Radiat Oncol Biol Phys 2013;86:578–584

8. Terahara A, Niemierko A, Goitein M, et al. Analysis of the relationship between tumor dose inhomogeneity and local control in patients with skull base chordoma. Int J Radiat Oncol Biol Phys 1999;45:351–358

9. Hyde D, Lochray F, Korol R, et al. Spine stereotactic body radiotherapy utilizing cone-beam CT image-guidance with a robotic couch: intra-fraction motion analysis accounting for all six degrees of freedom. Int J Radiat Oncol Biol Phys 2012;82:e555–e562

10. Ohno T. Particle radiotherapy with carbon ion beams. EPMA J 2013;4:9

11. Freeman CR, Krischer JP, Sanford RA, et al. Final results of a study of escalating doses of hyperfractionated radiotherapy in brain stem tumors in children: a Pediatric Oncology Group study. Int J Radiat Oncol Biol Phys 1993;27:197–206

12. Roa W, Brasher PM, Bauman G, et al. Abbreviated course of radiation therapy in older patients with glioblastoma multiforme: a prospective randomized clinical trial. J Clin Oncol 2004;22:1583–1588

13. Garcia-Barros M, Paris F, Cordon-Cardo C, et al. Tumor response to radiotherapy regulated by endothelial cell apoptosis. Science 2003;300:1155–1159

14. El Kaffas A, Tran W, Czarnota GJ. Vascular strategies for enhancing tumour response to radiation therapy. Technol Cancer Res Treat 2012;11:421–432

15. Sahgal A. Technological advances in brain and spine radiosurgery. Technol Cancer Res Treat 2012;11:1–2

16. Kim YJ, Cho KH, Kim JY, et al. Single-dose versus fractionated stereotactic radiotherapy for brain metastases. Int J Radiat Oncol Biol Phys 2011;81:483–489

17. Inoue HK, Seto KI, Nozaki A, et al. Three-fraction CyberKnife therapy for brain metastases in critical areas: referring to the risk evaluating radiation necrosis and the surrounding brain volumes circumscribed with a single dose equivalence of 14 Gy (V14). J Radiat Res (Tokyo) 2013;54:727–735

18. Chin LS, Ma L, DiBiase S. Radiation necrosis following gamma knife surgery: a case-controlled comparison of treatment parameters and long-term clinical follow up. J Neurosurg 2001;94:899–904

19. Gutin PH, Iwamoto FM, Beal K, et al. Safety and efficacy of bevacizumab with hypofractionated stereotactic irradiation for recurrent malignant gliomas. Int J Radiat Oncol Biol Phys 2009;75:156–163

20. Souhami L, Seiferheld W, Brachman D, et al. Randomized comparison of stereotactic radiosurgery followed by conventional radiotherapy with carmustine to conventional radiotherapy with carmustine for patients with glioblastoma multiforme: report of Radiation Therapy Oncology Group 93-05 protocol. Int J Radiat Oncol Biol Phys 2004;60:853–860

21. Rodrigues G, Zindler J, Warner A, Bauman G, Senan S, Lagerwaard F. Propensity-score matched pair comparison of whole brain with simultaneous in-field boost radiotherapy and stereotactic radiosurgery. Radiother Oncol 2013;106:206–209

22. Paszat L, Laperriere N, Groome P, Schulze K, Mackillop W, Holowaty E. A population-based study of glioblastoma multiforme. Int J Radiat Oncol Biol Phys 2001;51:100–107

23. Bauman GS, Gaspar LE, Fisher BJ, Halperin EC, Macdonald DR, Cairncross JG. A prospective study of short-course radiotherapy in poor prognosis glioblastoma multiforme. Int J Radiat Oncol Biol Phys 1994;29:835–839

24. Masson-Cote L, Masucci GL, Atenafu EG, et al. Long-term outcomes for adult craniopharyngioma following radiation therapy. Acta Oncol 2013;52:153–158

25. Stupp R, Mason WP, van den Bent MJ, et al; European Organisation for Research and Treatment of Cancer Brain Tumor and Radiotherapy Groups; National Cancer Institute of Canada Clinical Trials Group. Radiotherapy plus concomitant and adjuvant temozolomide for glioblastoma. N Engl J Med 2005;352:987–996

26. Sperduto PW, Wang M, Robins HI, et al. A phase 3 trial of whole brain radiation therapy and stereotactic radiosurgery alone versus WBRT and SRS with temozolomide or erlotinib for non-small cell lung cancer and 1 to 3 brain metastases: Radiation Therapy Oncology Group 0320. Int J Radiat Oncol Biol Phys 2013;85:1312–1318

27. Lee EQ, Nayak L, Wen PY, Reardon DA. Treatment options in newly diagnosed glioblastoma. Curr Treat Options Neurol 2013;15:281–288

28. Levin VA, Bidaut L, Hou P, et al. Randomized double-blind placebo-controlled trial of bevacizumab therapy for radiation necrosis of the central nervous system. Int J Radiat Oncol Biol Phys 2011;79:1487–1495

29. Lightstone AW, Tsao M, Baran PS, et al. Cone beam CT (CBCT) evaluation of inter- and intra-fraction motion for patients undergoing brain radiotherapy immobilized using a commercial thermoplastic mask on a robotic couch. Technol Cancer Res Treat 2012;11:203–209

30. Li G, Ballangrud A, Kuo LC, et al. Motion monitoring for cranial frameless stereotactic radiosurgery using video-based three-dimensional optical surface imaging. Med Phys 2011;38:3981–3994

31. Ruschin M, Nayebi N, Carlsson P, et al. Performance of a novel repositioning head frame for gamma knife perfexion and image-guided linac-based intracranial stereotactic radiotherapy. Int J Radiat Oncol Biol Phys 2010;78:306–313

32. Nath SK, Lawson JD, Simpson DR, et al. Single-isocenter frameless intensity-modulated stereotactic radiosurgery for simultaneous treatment of multiple brain metastases: clinical experience. Int J Radiat Oncol Biol Phys 2010;78:91–97

33. Wang C, Chao M, Lee L, Xing L. MRI-based treatment planning with electron density information mapped from CT images: a preliminary study. Technol Cancer Res Treat 2008;7:341–348

34. International Commission on Radiation Units. Report 50. Prescribing, recording, reporting photon beam therapy. Bethesda, MD: ICRU, 1993

35. Pirzkall A, Carol M, Lohr F, Höss A, Wannenmacher M, Debus J. Comparison of intensity-modulated radiotherapy with conventional conformal radiotherapy for complex-shaped tumors. Int J Radiat Oncol Biol Phys 2000;48:1371–1380

36. Davidson MT, Masucci GL, Follwell M, et al. Single arc volumetric modulated arc therapy for complex brain gliomas: is there an advantage as compared to intensity modulated radiotherapy or by adding a partial arc? Technol Cancer Res Treat 2012;11:211–220

37. Hermanto U, Frija EK, Lii MJ, Chang EL, Mahajan A, Woo SY. Intensity-modulated radiotherapy (IMRT) and conventional three-dimensional conformal radiotherapy for high-grade gliomas: does IMRT increase the integral dose to normal brain? Int J Radiat Oncol Biol Phys 2007;67:1135–1144

38. Bauman GS, Shaw EG, Cha S, Barani IJ, McDermott M. Some like it hot . . . and others not! Int J Radiat Oncol Biol Phys 2009;74:1319–1322

39. Ma L, Sahgal A, Hossain S, et al. Nonrandom intrafraction target motions and general strategy for correction of spine stereotactic body radiotherapy. Int J Radiat Oncol Biol Phys 2009;75:1261–1265

40. Chuang C, Sahgal A, Lee L, et al. Effects of residual target motion for image-tracked spine radiosurgery. Med Phys 2007;34:4484–4490

41. Li W, Sahgal A, Foote M, Millar BA, Jaffray DA, Letourneau D. Impact of immobilization on intrafraction motion for spine stereotactic body radiotherapy using cone beam computed tomography. Int J Radiat Oncol Biol Phys 2012;84:520–526

42. Ong CL, Dahele M, Cuijpers JP, Senan S, Slotman BJ, Verbakel WF. Dosimetric impact of intrafraction motion during RapidArc stereotactic vertebral radiation therapy using flattened and flattening filter-free beams. Int J Radiat Oncol Biol Phys 2013;86:420–425

43. Foote M, Millar BA, Sahgal A, et al. Clinical outcomes of adult patients with primary intracranial germinomas treated with low-dose craniospinal radiotherapy and local boost. J Neurooncol 2010;100:459–463

44. Schultheiss TE, Kun LE, Ang KK, Stephens LC. Radiation response of the central nervous system. Int J Radiat Oncol Biol Phys 1995;31:1093–1112

45. Sanghera P, Perry J, Sahgal A, et al. Pseudoprogression following chemoradiotherapy for glioblastoma multiforme. Can J Neurol Sci 2010; 37:36–42

46. Greene-Schloesser D, Robbins ME. Radiation-induced cognitive impairment—from bench to bedside. Neuro-oncol 2012;14(Suppl 4): iv37–iv44

47. Clark AJ, Lamborn KR, Butowski NA, et al. Neurosurgical management and prognosis of patients with glioblastoma that progresses during bevacizumab treatment. Neurosurgery 2012;70:361–370

48. Brown PD, Buckner JC, O'Fallon JR, et al. Effects of radiotherapy on cognitive function in patients with low-grade glioma measured by the Folstein Mini-Mental State Examination. J Clin Oncol 2003;21):2519–2524

49. Walter AW, Hancock ML, Pui CH, et al. Secondary brain tumors in children treated for acute lymphoblastic leukemia at St. Jude Children's Research Hospital. J Clin Oncol 1998;16):3761–3767

50. Walker MD, Green SB, Byar DP, et al. Randomized comparisons of radiotherapy and nitrosoureas for the treatment of malignant glioma after surgery. N Engl J Med 1980;303:1323–1329

第17章

立体定向放射外科

Douglas Kondziolka

在过去的 25 年中,立体定向放射外科(SRS)已经改变了大多数脑肿瘤的治疗方法。放射外科能精确、适形地递送电离辐射波到影像上的靶病灶,其生物效应可以停止或抑制肿瘤细胞分裂,引起肿瘤血管闭塞,诱导细胞凋亡或坏死,并能修复肿瘤周围的血脑屏障[1-6]。

放射外科能破坏大脑回路的组成部分从而导致功能障碍。放射外科第一代使用的是计算机断层扫描(CT)图像技术,处理器利用和接收都非常缓慢;第二代使用 γ 刀单元(1975 年)合并多球形剂量分布技术,使其更适合于肿瘤或血管占位性病变的治疗。第三代增加了信息源的数量和光纤直径,使其极大地提高了剂量设计系统,同时集成 CT 和磁共振成像(MRI)作为目标识别。下一代装备了钴并增加了机器人。2006年,Perfexion®模型(斯德哥尔摩,Elekta)扩展了其机器人技术,进而扩大了其潜在的治疗范围,并消除了头盔的变化[7,8]。虽然大多数发表的临床和基础研究均使用 γ 刀®放疗技术(斯德哥尔摩,Elekta),但是产生带电粒子修正的线性加速器和回旋加速器已被用于放射外科,包括带有机器人技术和基于图像目标定位的设备(Cyber knife®,ACCURAY,加利福尼亚州,桑尼维尔)[9-12]。

立体定向放射外科通过引入 MRI 检查,使其利于提高脑组织成像的分辨率,更精确描述目标,从而肿瘤患者的治疗管理有了很大改善。自 20 世纪 80 年代,越来越多的良性肿瘤患者接受放射外科治疗,在20 世纪 90 年代,放射外科改变了恶性肿瘤的治疗。立体定向放射外科提供了一种比外科手术或放射治疗更有优势的治疗选择方式,通常放射外科用于治疗较小的肿瘤,旧的教材指出,放射外科治疗的"最大上限"是直径 3cm 的肿瘤,虽然从没有一个特定的界限,研究表明肿瘤体积较大,直径>4cm,为了安全就需要减少放射剂量,而减少后的放射剂量可能会使其对肿瘤无效。虽然普遍认为放射外科对大块肿瘤的作用较小,而且还需要慎重考虑患者的临床情况,包括肿瘤的占位效应、肿瘤的部位、全身疾病负担等;目前已经明确,低剂量照射可能对瘤内肿瘤也是有效的,这与肿瘤在大脑的位置至关重要。例如,沿硬膜/颅骨表面生长的肿瘤,其辐射剂量衰减到周围脑组织的剂量比同样体积完全由脑组织包围的肿瘤要小。

随着计算机速度的提高,放射外科医生有能力高效地为形状不规则的病灶量身制作辐射形状,并选择对不同部位照射的剂量,要做到这一点需要依赖很多技术,如应用 γ 刀递送系统,采用多等角点的窄辐束,或通过多个辐射角度创建一个三维辐射量相匹配的图像定义肿瘤边缘,从而减少辐射急速衰减到周围的正常结构,因为大脑内的辐射耐受性与位置和体积有关。

由于许多肿瘤与重要大脑组织和神经相邻,放射外科为了实现减少致病率和提高肿瘤控制,就必须降低实际照射剂量特别是照射到正常组织的剂量,辐射光传输的可选模式有利于实现这个目标。例如,在质子放射外科,照射剂量通过锐变的光束以最小输出剂量递送,使其分布和沉积在已确定深度的组织,这个放射生物学过程称为布拉格峰,这一过程可能需要控制入射剂量能力以及真正的肿瘤适型能力;此外,分次立体定向放射外科(FSR)也可用于这种情况,其每分次剂量可以比常规放射外科使用更高的剂量,同时,从分次放疗方案观察到的,其可以一定程度上维持正常组织的修复[13,14]。至于其他方法中观察到的潜在的好处,必须得到实际临床结果支持。很显然,当脑肿瘤放射外科治疗的真实临床结果被意识到,会发现放射生物学教学中的许多方面是不正确的。放射外科治疗的肿瘤体积会慢慢减小,单次放射生物学作用效果超越了"等值"分次剂量预期放射生物学效果,这种"等值"分次剂量从未在患者中使用过或从未基于图像精度递送过。

> **提示**
> • 放射外科的放射生物学与分次放射治疗不同。

■ 前庭神经鞘瘤

SRS 的进展已经影响了颅底肿瘤如神经鞘瘤、脑膜瘤、垂体瘤、颅咽管瘤以及其他病变的治疗方法,对于这些肿瘤目前不再单纯的建议手术切除,有时可以随访观察或分次放疗。多学科治疗小组可以选择放射外科治疗作为在某些情况下首选或者辅助治疗的方法。事实上,对于某些肿瘤,这已成为许多临床医生的首选方法。

前庭神经鞘瘤放射外科的治疗目标是,防止肿瘤进一步生长,保护耳蜗和其他脑神经功能,维持或改善患者的神经学状况,并避免开放手术切除的相关风险。长期的研究结果已经证明放射外科治疗是可以替代显微外科治疗的重要微创治疗方法。最初,只有老年或体弱患者会选择放射外科治疗,但后来立体定向放射外科治疗不受患者的年龄限制。现已发现,对于不同年龄层次的人群,其治疗结果是一致的[15,16]。

在过去的十年间,放射外科已经成为一种能有效替代手术切除治疗小至中等大小前庭神经鞘瘤的方法。起初,患者选择放射外科替代显微手术切除肿瘤,大多因为以下几种原因:高龄、手术的医疗条件较差、外科手术后复发或残存的肿瘤、神经纤维瘤病 2 型或患者拒绝手术[15,17,18]。目前,大多数患者选择放射外科,主要因为文献指出,其已经具备长期安全、有效的临床疗效。来自匹兹堡大学包括 1500 例使用 γ 刀立体定向放射外科治疗的听神经瘤的数据显示,患者平均年龄为 57 岁(12~95 岁),8%是神经纤维瘤病[18,19]。放射手术治疗前的症状包括听力下降(92%)、平衡失调或共济失调(51%)、耳鸣(43%)或其他神经功能缺损(19.5%)。我们的患者 34%具有听力功能,Gardner-Robertson Ⅰ 级 (言语识别率≥70%;纯音听阈平均值≤30 分贝)或 Ⅱ 级(言语识别率≥50%;纯音平均值≤50dB)。

自 1992 年以来,90%患者的肿瘤边缘剂量的 50%等剂量线平均值为 12.5Gy。应用剂量的高低可根据脑神经功能、肿瘤体积以及临床病史决定。在过去 10 年左右的时间,为了最大限度地保留听力,临床医生已经越来越重视耳蜗照射的剂量,使耳蜗照射剂量低于 4Gy,似乎能更有效地保护患者听力[20,21]。减少耳蜗照射剂量的技术包括束阻挡,应用最小准直器,或者减少耳道内肿瘤最外侧部分的照射剂量。

> **提示**
> • 使耳蜗照射剂量低于 4Gy,将有利于保留患者听力。

> **重要参考**
> • 在一些患者中,放射外科治疗后而不进行后续治疗,通常有可能发生肿瘤的瞬时膨胀。

长期随访记录显示,放射外科临床肿瘤控制率为 98%,而且 5~10 年内不需要外科手术干预[17],1992~1997 年放射外科治疗的患者有相似的治愈率[15]。

1987~1992 年放射手术技术显著改进，包括以 CT 改变为以 MRI 为基础设计治疗方案，提高了计算机工作站，设定了适形剂量，使用更多的放射等深点，使用更小的放射光束，减少平均边缘剂量到 12~13Gy。由于这些技术从 1991 年开始修改，使得放射手术的致病率显著减少[21,22]。目前，任何级别的迟发性面神经功能障碍风险均在 1% 以下[21-23]。放射手术治疗前听力尚存的患者，报告称近似 60%~85% 能保留听力，这还取决于肿瘤的大小[24]。对于微小管内的肿瘤患者，听力保留率高于 80%[22,25]。目前，放射手术已被证实，成本效益高，风险低，并且能有效替代显微外科治疗前庭神经鞘瘤。

现在，对于较小的肿瘤，很可能越来越多的患者会选择放射手术治疗。虽然目前还没有一个随机试验提供 1 级的证据来比较手术切除与放射手术的效果，主要因为其很难执行，而现在已有 5 个匹配队列研究正在进行。这些研究对肿瘤大小相似患者的临床、影像、生活质量结果进行评价，这些都显示与大多数临床措施相比放射手术治疗效果更好，而对于术前耳鸣和不平衡失调的症状以及控制肿瘤进展程度的治疗效果类似[23,26-28]。一些患者，当放射外科治疗后未进行后续治疗时，通常可以观察到肿瘤可能会瞬时膨胀[29,30]。基于这些数据，对于患有小至中等大小肿瘤的患者，外科切除的指征是脑干压缩导致平衡失调、顽固性三叉神经痛或头痛、脑积水、不明确的诊断或患者的选择。

■ 立体定向放射外科治疗

因其与放射手术不同，特别是从组织修复的观点出发，电离辐射分次递送可能导致放射生物学过程改变。与标准外照射束技术不同，分次立体定向放射外科治疗可能会或可能不会允许更高剂量的适形放射递送到靶。它一定程度可以起到保护正常组织的作用，由于相互分层修复。是否这种技术在临床上有差异，还有待证明。分次方案已经从 20 分次延长到 30 分次，从 25Gy/5F 到 21Gy/3F 再到 18Gy/3F。斯坦福大学的小组报告了他们应用射波刀 FSR 促进肿瘤局部

控制和听觉保护的经验[31]。已证明 FSR 在治疗较大、无症状、非常接近前庭或三叉神经系统的病灶有价值。以直线加速器（LINAC）为基础的 FSR 和 SRS 将 25.0Gy 分 5 部分投予与 12.5Gy 直接投予进行对比，证明在局部肿瘤控制率上相似，但在 5 年的三叉神经保护上分次方案更有利，其治疗结果高度依靠肿瘤的体积[32]。为了进一步了解分次放疗的作用，已经建立在 50.4Gy 或 46.8Gy 的总剂量处应用立体定向放射治疗的成果研究。不幸的是，听力保留率不如其他技术报道得那么好，而且其随访相对较短（在 Ⅰ 或 Ⅱ 级患者的听力，中位随访时间是 65 周）。在 3 年时，听力保留率为 55%~60%，而在 50.0Gy 剂量没有一例 2 级患者听力保留[33]。由于 FSR 剂量的标准化，并总结长期治疗结果，使得不同放疗递送系统间的比较变得可能。对所有形式放疗递送方法成果的分析比较有助于技术的改进。

虽然其他颅内神经鞘瘤较少见，立体定向 γ 刀治疗的价值已在面神经、三叉神经、动眼神经和颈静脉孔区神经鞘瘤的患者中进行评估（图 17.1 和图 17.2）。

缺陷

- 与放射手术治疗相比，常规分次放疗后听力没有改善。

■ 脑膜瘤

放射外科已被证明对良性脑膜瘤患者有效。最初，放射外科只被用于外科手术切除残留或复发的肿瘤[34]。20 年前，放射外科扩大到小到中等大小、切除风险较高的脑膜瘤患者。脑膜瘤特别适合于放射手术，因为肿瘤通常边界清楚，很少侵入脑组织[35]。快速辐射衰减可以直接用于影像定义的肿瘤边缘，同时限制正常脑组织的剂量[36]。有手术后延迟肿瘤复发、手术致病率和死亡率的问题，越来越多的人，特别是老年人考虑应用放射手术治疗原发肿瘤，特别是不可能一级手术切除的[37,38]。

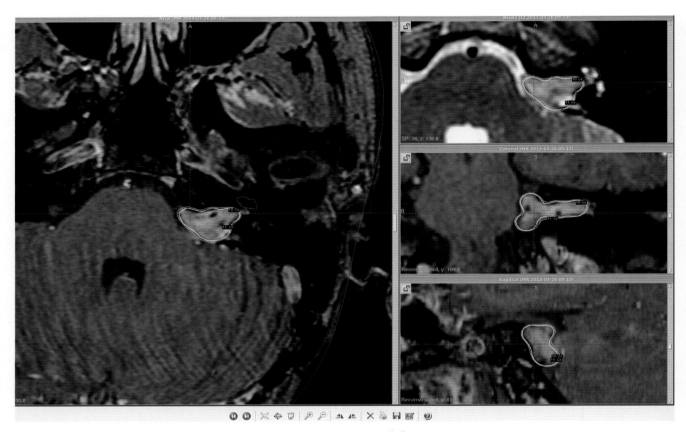

图 17.1 γ 刀放射外科治疗剂量计划（MRI）显示左面部神经鞘瘤。这是一位 26 岁女性患者，做了肿瘤部分切除，然后对这个 0.88mL 的小肿瘤采用多个小等角点，以周边剂量为 11Gy 的剂量行放射外科治疗。耳蜗（画出的）保持在低剂量（右上长弛豫时间的图像）。

- 脑膜瘤是良性肿瘤，通常边界清楚、侵入大脑很少，因此脑膜瘤非常适合于放射手术治疗，在大多数研究中长期控制率超过 90%。

匹兹堡大学 25 年治疗 1500 颅内脑膜瘤的经验中，最后的综合分析对 972 例 1045 个脑膜瘤进行了评估[34]。该系列案例中 70% 为女性，49% 经历过手术切除，5% 进行分次放疗，平均年龄为 57 岁。肿瘤位置包括中颅窝（$n=351$），后颅窝（$n=307$），凸面（$n=126$），颅前窝（$n=88$），矢状窦旁（$n=113$）和其他位置（$n=115$）。平均肿瘤体积为 7.4mL。随访超出 5、7、10 和 12 年的分别为 327、190、90 和 41 例。

经历过手术切除并辅助放射手术治疗的世界卫生组织（WHO）I 级的脑膜瘤患者总体控制率为 93%[34]。首选放射外科治疗的患者（事先没有组织学证实；$n=482$）肿瘤控制率为 97%。辅助放射外科治疗用于 WHO 分级 II，III 级肿瘤的患者效果较差。这些群体的肿瘤控制率分别为 50% 和 17%。最近的研究表明，有可能这些更具侵略性的肿瘤存在剂量依赖，在肿瘤边缘剂量超过 15Gy 时控制率较好。在 10 年或以上，辅助性治疗的 I 级肿瘤控制率为 91%（53 例），原发性肿瘤控制率为 95%（22 例）。没有患者发生辐射诱发的肿瘤。首选放射手术治疗的患者神经系统状态没有改变或者有所提高的占 93%，而那些应用放射手术辅助治疗的患者没有改变或者提高的占 91%。总体发病率为 7.7%，4% 发展为有影像学变化的症状，平均为 8 个月，这样的变化在矢状窦旁或凸面脑膜瘤更常见。1992 年，通过了限制用磁共振成像来识别视神经光学装置

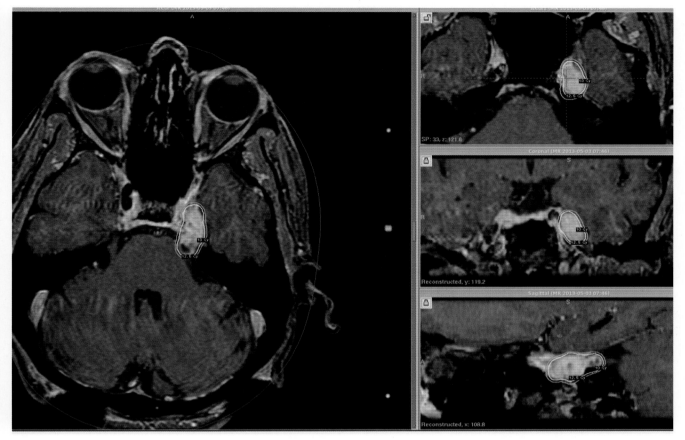

图 17.2　γ 刀放射外科治疗剂量计划(MRI)显示左三叉神经鞘瘤。这是一位 63 岁女性患者,其出现面部感觉减退的症状。对这个 1.55mL 的肿瘤采用多个小等角点,以周边剂量为 12.5Gy 的剂量行放射外科治疗。

的剂量≤8~9Gy 的协议。通过这样做,可以将延迟辐射有关的视神经病变风险降到最小,事实上,这个治疗剂量可能过于保守,因为其他人报告 9Gy 和 10Gy 是视觉安全的(图 17.3)。

> **提示**
> ● 虽然许多临床医生的目标是放射期间递送小于 8Gy 的剂量到视神经或视交叉,而小于 10Gy 可能对绝大多数患者是安全剂量。

立体定向放射外科已经改变了许多神经外科医生和放射肿瘤学家治疗脑膜瘤患者的方法。而对次全切除术和"伴随患者"术后行放射手术,以减少延迟进展的风险也是很好的选择[39]。这种策略对年龄<75 岁的患者特别有价值。几个纵向研究显示,未治疗、单纯进行观察的脑膜瘤患者随着时间推移,肿瘤经常继续增长。放射外科治疗可以说对有严格局限的年轻、小脑膜瘤患者是优先选择。观察法可能不再为此类患者的最佳选择,特别是如果他们有症状,但这些推论依然缺乏强大的证据支持。

非典型或间变性/恶性脑膜瘤 (WHO Ⅱ 级或 Ⅲ 级),最好用完整切除后进行分次放疗 55~60Gy 方法治疗,因为它们有些会超越看到的影像学边界[40]。对于结节性肿瘤,放射手术有效。而单纯手术治疗,术后局部复发的风险非常高,特别是 Ⅲ 级肿瘤,其存活很少超过 10 年[41]。所以通常建议患者辅助行外照射放疗,以改善肿瘤的局部控制。放射治疗设计要基于术前和术后 MRI 上肿瘤体积(GTV)的大小并向外加 1~2cm[42]。尽管通过单纯手术切除能局部控制,而局部和区域性进展仍然显著。这需要考虑多种方式联合

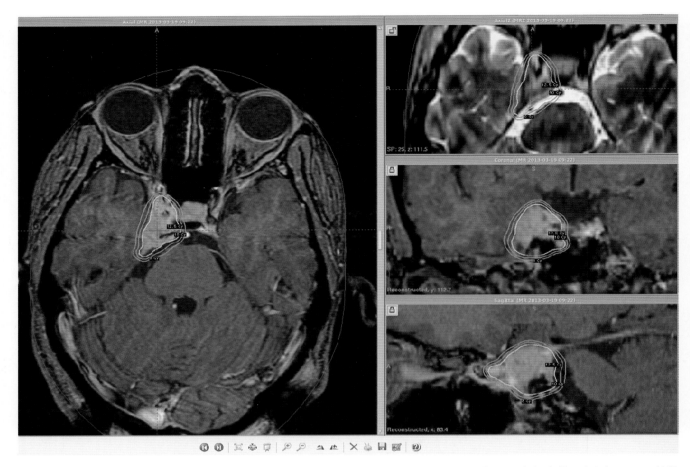

图 17.3　γ 刀放射外科治疗剂量计划(MRI)显示右侧海绵窦脑膜瘤。这是一位 44 岁女性患者,出现复视症状。对这个 2.96mL 的肿瘤采用多个小等角点,以边界剂量为 12.5Gy 的放射外科治疗,最大光剂量为 5.4Gy。

应用:最大手术切除,分次放射治疗,以及针对残留肿瘤放射外科治疗。目前放疗是否应用于瘤床全切的 Ⅱ级(非典型)脑膜瘤尚存在争议,在这种情况下后续近距离成像对最近的数据进行了论证。如果可能的话低于更高级别的脑膜瘤, 放射外科治疗肿瘤边缘剂量应≥16Gy。

> **提示**
> ● WHO Ⅱ级或Ⅲ级脑膜瘤的控制率较低。对于Ⅲ级肿瘤,应该考虑使用分次放射治疗加放射外科治疗。

垂体腺瘤

　　垂体腺瘤放射治疗的目标是永久控制肿瘤的生长、维持垂体功能;功能腺瘤维持激素分泌正常化,保留神经功能,特别是视神经[43]。无功能的垂体腺瘤约占所有垂体肿瘤的 30%。匹兹堡大学 290 例垂体腺瘤患者中,有 41 例放射外科治疗的非分泌型肿瘤患者,他们以前都接受过包括经蝶窦切除、开颅手术切除或常规放疗等的治疗,对他们的内分泌功能、视力影响和影像学反映进行评价,通常情况下,肢端肥大症患者的反应最好,生长激素分泌过多患者,治疗后激素正常化的超过 70%, 库欣病的患者正常化率能达到50%。所有微腺瘤的患者和 97%巨腺瘤的患者放射外科治疗后肿瘤均能得到控制。弗吉尼亚大学最近的研究表明, 接受放射外科治疗而没用酮康唑治疗的患者,其治疗前激素分泌过多,治疗后激素下降迅速。γ刀放射外科治疗基本上对侵入海绵窦及鞍上扩展的腺瘤同样能有效地控制。虽然放射外科治疗后内分泌

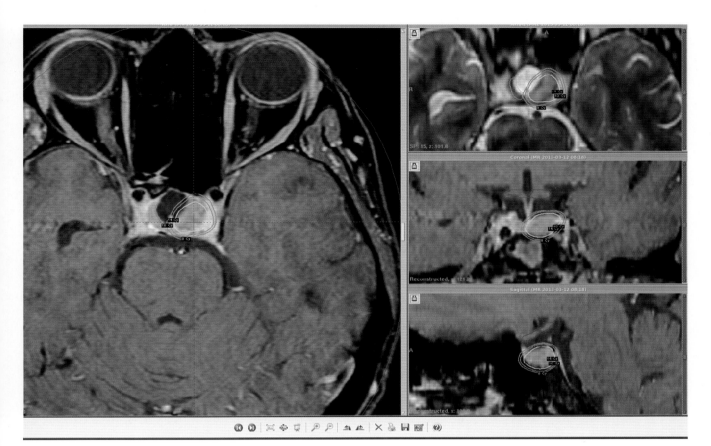

图 17.4 γ 刀放射外科治疗剂量计划(MRI)显示左侧蝶鞍及海绵窦壁的垂体腺瘤(泌乳素瘤)。这是一位 41 岁女性患者,垂体瘤术后 5 年复发。对这个 0.67mL 的肿瘤采用 7 个等角点以边缘剂量为 14Gy 的放射外科治疗。最大光剂量为 3.7Gy。

缺陷不太常见,最近的报告表明,15%~25%的患者可能会随时间推移,发展为激素缺乏而需要激素替代治疗。随着剂量规划和选择的进步促进了肿瘤治疗,即使是邻近视通路或侵入海绵窦的腺瘤(图 17.4)。

> **重要参考**
>
> • 放射外科治疗比分次辐射治疗长期垂体功能低下,虽然最近的报告表明,15%~25%的患者随着时间的推移,可能会出现激素缺乏,从而需要医学替代治疗。

> **提示**
>
> • 几项研究表明,至少在放射外科治疗之前 1 个月,如果可能的话,终止激素过度分泌治疗(例如,酮康唑),能提高激素正常化率。

甚至采用最佳剂量规划,单次分次剂量不超过 8~10.0Gy,能使靠近视神经的病变局限。紧邻视神经鞘的脑膜瘤使用分次疗法是安全和有效的。使用射波刀 FSR 和 25.0Gy 连续 5 次分次放疗,在大约 30 个月内所有 20 例患者,能观察到视觉的保留或改善,同时病灶没有进展。

■ 其他颅底肿瘤

肿瘤复发和临床症状进展常发生在颅底恶性肿瘤患者。这类肿瘤包括脊索瘤、软骨肉瘤、鼻咽癌或其他来自区域结构的腺癌或鳞状细胞癌。北美伽玛刀协会的研究报告了 71 例脊索瘤的 5 年实际存活率为 80%,45 例未进行放疗而行放射外科治疗的患者为 93%。在颅底显微外科或内镜手术加上新的辐射方法和立体定向放射外科新技术,已经提高他们的远期疗效。

放射外科治疗还用于残留或复发头颈部或侵入颅底转移性癌症。放射外科治疗后的平均生存期为10.5个月。放射外科治疗未引发任何疾病,严格的放射外科问题包括在视通路附近最佳的剂量规划,肿瘤成像(有时 CT 和 MRI 都会有所帮助),以及使用多个小直径光束以改善放疗的适形性和选择性。

因为辐射剂量可递送到单个组织,从而周围的关键脑结构可以不被损害,在恶性颅底肿瘤治疗方面,放射外科比分次放射技术或近距离放射治疗具有强大的放射生物学优点,可能通过诱导细胞凋亡增加肿瘤内细胞毒性作用以及对抗肿瘤的血管供应,这些仍然还需要对较大系列患者进行评价研究,来明确不同肿瘤组织的反应。

提示

- 与切除或全脑放射治疗相比,放射外科治疗对脑转移患者是经济效益最高的选择。

■ 脑转移瘤

没有任何已诊断的肿瘤能像脑转移瘤那样,应用放射外科治疗后效果特别显著[46-56],放射外科已经成为一种广泛采用的治疗脑转移瘤的方法,也是唯一的首选治疗,作为促进全脑放射治疗(WBRT)前或后疗效的方法,治疗手术后肿瘤床内残存细胞,也是渐进/复发性疾病的补救治疗措施。对于未进行 WBRT 的患者,进行放射外科治疗的目标是为了控制肿瘤,而消除 WBRT 可能的长期神经毒性或认知的副作用[57,58]。几十年来,大多数有单发或多发性脑转移瘤的患者已经普遍接受 WBRT 治疗[48]。全脑放疗后,经常出现脱发、疲劳和延缓认知障碍(在较长期幸存者中),这将对患者的生存质量产生不利影响[59]。为了达到较好的临床效果,神经外科和放射肿瘤学家合作对只进行放射外科治疗的孤立肿瘤以及放射外科加上全脑照射治疗的多发肿瘤治疗效果进行了评价,放射外科治疗后肿瘤局部控制率一般超过 85%,无论肿瘤在脑内什么位置。放射外科治疗对患者来说是一个有吸引力的概念,因为它是微创的,门诊即可完成,能出色地实现肿瘤局部控制、缓解症状,避免了开颅手术,并能在多种肿瘤的群体进行(图 17.5)。迄今为止,放射外科治疗加全脑放疗患者的治疗结果基本上与手术切除加在"切除"肿瘤上 WBRT 的效果一样好[49]。在 3 篇报道中,放射外科治疗已被证明比其他任何治疗方法更具成本效益,同时,它还能应用在任何位置的脑肿瘤。放射外科治疗有效而传统认为放疗抵抗的肿瘤,包括黑色素瘤和肾细胞恶性上皮癌[54,56,60]。患者的选择仍然很重要,患者因肿瘤较大而产生占位效应和功能障碍症状时,应该考虑手术切除。超过 50% 的脑转移现在被定为无症状患者,它们大部分体积相对较小。

重要参考

- 添加 WBRT 到放射外科治疗并不能改善脑转移患者的生存期,但可以改善肿瘤的局部控制,因为附加的辐射能递送到每个肿瘤组织。

争议

- 虽然临床研究显示,全脑放射治疗时认知功能障碍率较高,实验被批评为长时间不研究预后,纵向成果的研究已经开始。

在匹兹堡大学和纽约大学,已经采用 SRS 治疗的超过 4000 位脑转移患者,只有 10% 的患者经历一次或多次先前手术切除。在这方面实验的早些时候,大多数患者全脑放疗已经失败,最近,少数患者转诊前经过全脑放疗。KPS 评分为 100 分或 90 分的患者占 90% 以上。平均肿瘤体积为 1.7mL(范围 0.1~27mL)。肿瘤边缘剂量范围为 16~20Gy;20Gy 用于大多数放射外科治疗是初始治疗的患者。在大多数患者中肿瘤边缘的等剂量为 50%~80%,这取决于肿瘤体积。

虽然乳腺癌患者中越来越多发现肿瘤体积回缩,似乎肿瘤控制率与整个组织学类似。颅外肿瘤增生的活跃程度,而不是存在中枢神经系统(CNS)转移,是评价预后的最重要指标。其他人发现在肺癌患者中全脑放疗能提高肿瘤局部控制,对于其他类型的肿瘤,它既不影响生存期,也没有肿瘤局部控制作用。

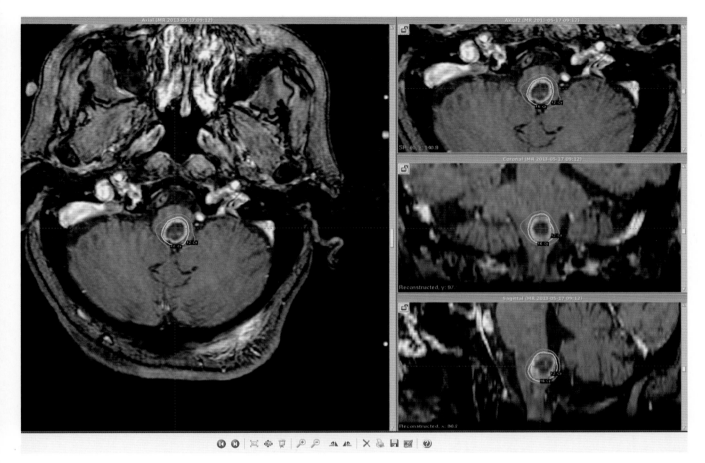

图 17.5　γ 刀放射外科治疗剂量计划(MRI)显示髓质内肺癌转移。这是一位 75 岁女性患者,多发性脑转移瘤症状。对这个 0.97mL 肿瘤采用 8~4mm 等角点,以边缘剂量为 16Gy 的放射外科治疗,最大剂量为 32Gy。

放射外科治疗对多发性脑转移瘤而神经功能较好的患者是一个很好的治疗选择。最初,这种模式被认为有争议,因为传统的教学认为多个转移灶预示广泛亚临床微转移,一旦高分辨率 MRI 能够证明是否有新肿瘤的发展,这个概念被证明不正确。在一个随机对照试验中,让有 2~4 个颅内转移灶的患者接受放射外科治疗加 WBRT 治疗或单独接受 WBRT 治疗进行比较,对于同时接受放射和 WBRT 治疗的患者,肿瘤控制率明显提高[59]。本研究和其他研究都发现,多个转移灶的存在并没有自动诱发越来越多肿瘤的可能。因此,如果存在对颅外肿瘤治疗有效的方法,患者应当继续积极治疗[51]。在一项研究中,存在 5~8 个肿瘤的患者与存在 2~5 个肿瘤的患者相比预期存活期限没有显著不同,只要总肿瘤负荷小于 7.5mL[47],最近应用 SRS 方法治疗存在 10 个或更多肿瘤的患者的

研究表明,在特定的临床情形下,其结果可以类似于有限数量脑肿瘤的患者[12]。另外,WBRT 的毒性被进一步描述[53]。评估认知结果的随机试验表明了全脑放疗的不利影响,这表明它的使用应该谨慎、客观[58]。

重要参考

● 不是脑转移瘤的数量,而是总的肿瘤体积更可能确定疾病的预后。

患者的护理需要个性化。脑转移管理准则的制订吸收了很多新观点,但护理发展迅速已经超过了那些治疗指南[61]。脑转移患者不宜作为一个同质的群体进行管理。肿瘤组织学类型的不同决定治疗反应也不同。乳腺癌、黑色素瘤和肺癌的分子亚特征已经改变疾病的治疗和预后[62]。脑肿瘤的数目,对于几乎所有先

前的临床试验来说都是一个关键的入选标准,目前来看可能是无关紧要的。

■ 胶质肿瘤

恶性脑胶质瘤一直代表着神经肿瘤学的最严重挑战之一。几年前放疗的治疗价值已经被证明[63]。在现代标准治疗中放射治疗仍然是胶质母细胞瘤(GBM)多学科综合治疗的重要组成部分,同时辅助替莫唑胺治疗[64]。几乎所有的患者都需要在诊断后 2 年内进行抢救性治疗以处理复发性疾病[65],放射外科治疗可以在解决这些局部进行性疾病中起重要作用,治疗方案主要集中在最大限度地提高技术和治疗实施上。

对于大多数先前照射病灶内复发问题,能通过增加放射剂量以提高初次局灶控制效果。为了最大限度地提高辐射对颅内固有神经胶质肿瘤的效益,放射外科治疗,例如应用暂时性或永久性放射性同位素的同位素间质内放射治疗、胶体同位素腔内放射和放射性同位素的气球放置已被使用。放射外科治疗是一种最佳的微创治疗方法,能提高恶性胶质瘤患者分次放射治疗的疗效[66,67]。这个问题仍然与目标定义的最佳剂量以及是否与其他疗法结合使用相一致。

最初,放射治疗主要用于精心挑选的残余或深部、直径<3.5cm 的恶性神经胶质肿瘤患者,作为综合治疗方案的一部分。通常情况下,恶性胶质瘤肿瘤体积很小,肿瘤体积平均为 3.5mL。这是选择偏倚的一种形式。放射外科治疗不是对所有已完成分次放疗的患者进行的,与单纯接受放疗的患者相比,GBM 患者的生存期显著延长[68]。然而,没有前瞻性随机试验已完成对 GBM 患者放射治疗后,辅助放射外科治疗利益的研究。一项随机试验表明,与放疗和卡莫司汀单独治疗相比,前期放射外科治疗加放疗、卡莫司汀治疗没有益处[69]。放射外科治疗对完成初始放疗和化疗后残留或复发的小体积恶性胶质瘤有效。如果其他的治疗选择受限时,它可能也显示出在后期复发患者中有控制肿瘤生长的作用。

放射外科治疗通过结合放射治疗以及参与肿瘤血管成分的靶向药物,参与血管成分也是放射外科的目的,未来的研究将集中于操纵抗辐射信号通路以及 GBM 的发病机制。

γ 刀立体定向放射外科之后应用贝伐单抗联合化疗的疗效及安全性评定在 11 例最初积极进行综合治疗但仍有肿瘤进展的复发性 GBM 患者中进行[70]。在放射外科治疗时,有 7 例患者是第 1 次复发,有 4 例是 2 次及以上复发[从最初的诊断到复发的中位时间为 17 个月(范围 5~34.5 个月)]。平均肿瘤体积为 14mL(范围 1.2~45.1mL),中位放射外科治疗周边剂量为 16Gy(范围 13~18Gy)。放射外科治疗后,贝伐单抗结合伊立替康用于 9 例患者,贝伐单抗结合莫唑胺用于 1 例患者。该结果与 44 例接受放射外科治疗而没接受贝伐单抗匹配对照组进行了比较[44]。

在放射外科治疗后的 13.7 个月(4.6~28.3 个月)中位数,肿瘤明显进展的有 7 例。中位无进展生存期(PFS)为 15 个月。与没有接受贝伐单抗的患者相比,接受贝伐单抗的患者能显著延长 PFS(15 个月对 7 个月,$P=0.035$)和总生存期(18 个月对 12 个月,$P=0.005$),并且不易发展为不利辐射效应(9%对 46%,$P=0.037$)。因此,在小组复发胶质瘤患者,补救性放射外科结合贝伐单抗增加了治疗的潜在益处,而额外的风险很小,仍需进一步实验来验证此策略的功效和长期毒性。

虽然在 GBM 患者的治疗中放疗的作用建立得比

较完善，而关于低级别胶质瘤预后的数据很少[71,72,73]。放射外科治疗已经有应用于患有毛细胞星形细胞瘤、纤维星形细胞瘤、混合胶质瘤、少突神经胶质瘤的成人和儿童的报道。神经细胞瘤在放射外科治疗后会缩小[74]。大多数患者在颅内重要位置有小体积肿瘤，或前次切除术后有残余肿瘤，才进行放射外科治疗，而所有这些都有病理证实。

放射外科也已被用来作为唯一治疗颅内重要位置的毛细胞星形细胞瘤的方法[75]。7650 例青少年型毛细胞星形细胞瘤(JPA)小儿患者(男 28 例，女 22 例)在 1987~2006 年间接受 γ 刀 SRS，肿瘤最常见的颅内部位为脑桥，患者平均年龄为 10.5 岁(范围 4.2~17.9 岁)。3 例患者未能进行先期分次放射治疗(RT)，2 例未能进行 RT 治疗和化疗。平均放射外科治疗靶体积为 2.1mL (范围 0.17~14.4mL)，并且平均周边剂量为 14.5Gy(范围 11~22.5 Gy)。平均随访 55.5 个月(6.0~190 个月) 中，1 例死亡，49 例存活。 整个患者病历中，在进行 SRS 后 1、3 和 5 年，PFS(包括肿瘤生长和囊肿扩大)分别为 91.7%、82.8%、70.8%。观察到反应最好的是小体积残留固体肿瘤进行早期放射外科治疗的患者。放射外科治疗还用作残留或复发室管膜瘤患者的分次放射治疗的替代治疗，或作为放射治疗后肿瘤复发的补充治疗[77]。放射外科治疗还被报道用于放疗和化疗方案失败的复发髓母细胞瘤患者[78]。

■ 未来思考

过去的 25 年，随着技术的进步脑肿瘤患者的管理显著进步。影像学诊断工具、分子特征、手术切除的方法和技术、新的药物为基础的治疗以及放射为基础的方法，包括立体定向放射外科治疗等已经改变了患者护理。放射反应的药物调整策略尚未发现，无论是对目标致敏方面或是脑组织保护方面。这些都在动物模型中进行了测试，但尚未达到临床应用标准[1,2]。放射外科治疗结合贝伐单抗可能是第一次涉足这一领域的。尽管在某些类型肿瘤的患者中治疗效果显著改善，还有许多工作要做。

■ 结论

放射外科治疗能实现颅内任何位置的肿瘤精确、有效的治疗，从而改变了神经肿瘤的治疗。临床结果研究仍在继续来识别与其他治疗选择相比最佳的作用。剂量反应性关系非常确定，只要保持目标的准确度、适形性和选择性，这将为临床医生提供进行放射外科治疗的信心。

编者注

立体定向单次放射外科治疗在神经肿瘤学上是真正巨大的创新之一，它能够处理不能进行其他方式治疗的患者。此外，它还能为只有侵入性和潜在致病性治疗选择的患者提供更多的治疗选择。它革新了多发性脑转移瘤或那些在不可能手术的部位，如脑干内肿瘤的治疗方案，并且促进了复发肿瘤的简单再处理[79]。它还革新了良性肿瘤如前庭神经鞘瘤的治疗，疗效优于显微外科治疗[80]。不幸的是，它对神经胶质肿瘤的疗效不理想，很显然涉及胶质瘤患者的治疗方法都是如此。放射外科的技术已经从大脑扩展到了其他治疗区域，包括脊柱，甚至内脏病变，而且很可能 SRS 的神经肿瘤适应证将继续扩大。从业者获得众多关于优秀系统的经验，包括 γ 刀、直线加速器、射波刀等新技术。(Bernstein)

致谢

作者感谢他的同事们 L. Dade Lunsford、John C. Flickinger、Ajay Niranjan 和 Hideyuki Kano，还有在美国匹兹堡大学图像引导神经外科中心的员工、研究员和工作人员，他们参加了本报告中描述的研究报告。还感谢纽约大学朗格尼医学中心，在高级放射外科中心的工作人员，以及北美伽玛刀联盟的成员网站。

(刘洋 王子璋 译)

参考文献

1. Kondziolka D, Lunsford LD, Claassen D, Maitz AH, Flickinger JC. Radio-biology of radiosurgery: Part I. The normal rat brain model. Neurosurgery 1992;31:271–279

2. Kondziolka D, Somaza S, Martinez AJ, et al. Radioprotective effects of the 21-aminosteroid U-74389G for stereotactic radiosurgery. Neurosurgery 1997;41:203–208

3. Kondziolka D, Lunsford LD, Flickinger JC. The radiobiology of radiosurgery. Neurosurg Clin N Am 1999;10:157–166

4. Kondziolka D, Lunsford LD, Witt TC, Flickinger JC. The future of radiosurgery: radiobiology, technology, and applications. Surg Neurol 2000; 54:406–414

5. Niranjan A, Gobbel GT, Kondziolka D, Flickinger JC, Lunsford LD. Experimental radiobiological investigations into radiosurgery: present understanding and future directions. Neurosurgery 2004;55:495–504, discussion 504–505

6. Witham TF, Okada H, Fellows W, et al. The characterization of tumor apoptosis after experimental radiosurgery. Stereotact Funct Neurosurg 2005;83:17–24

7. Niranjan A, Novotny J Jr, Bhatnagar J, Flickinger JC, Kondziolka D, Lunsford LD. Efficiency and dose planning comparisons between the Perfexion and 4C Leksell Gamma Knife units. Stereotact Funct Neurosurg 2009;87:191–198

8. Novotny J, Bhatnagar JP, Niranjan A, et al. Dosimetric comparison of the Leksell Gamma Knife Perfexion and 4C. J Neurosurg 2008;109(Suppl): 8–14

9. Chang SD, Adler JR Jr. Treatment of cranial base meningiomas with linear accelerator radiosurgery. Neurosurgery 1997;41:1019–1025, discussion 1025–1027

10. Chang SD, Gibbs IC, Sakamoto GT, Lee E, Oyelese A, Adler JR Jr. Staged stereotactic irradiation for acoustic neuroma. Neurosurgery 2005;56: 1254–1261, discussion 1261–1263

11. Friedman WA, Murad GJ, Bradshaw P, et al. Linear accelerator surgery for meningiomas. J Neurosurg 2005;103:206–209

12. Grandhi R, Kondziolka D, Panczykowski D, et al. Stereotactic radiosurgery using the Leksell Gamma Knife Perfexion unit in the management of patients with 10 or more brain metastases. J Neurosurg 2012;117: 237–245

13. Chan AW, Black P, Ojemann RG, et al. Stereotactic radiotherapy for vestibular schwannomas: favorable outcome with minimal toxicity. Neurosurgery 2005;57:60–70, discussion 60–70

14. Combs SE, Volk S, Schulz-Ertner D, Huber PE, Thilmann C, Debus J. Management of acoustic neuromas with fractionated stereotactic radiotherapy (FSRT): long-term results in 106 patients treated in a single institution. Int J Radiat Oncol Biol Phys 2005;63:75–81

15. Flickinger JC, Kondziolka D, Niranjan A, Lunsford LD. Results of acoustic neuroma radiosurgery: an analysis of 5 years' experience using current methods. J Neurosurg 2001;94:1–6

16. Flickinger JC, Kondziolka D, Niranjan A, Maitz A, Voynov G, Lunsford LD. Acoustic neuroma radiosurgery with marginal tumor doses of 12 to 13 Gy. Int J Radiat Oncol Biol Phys 2004;60:225–230

17. Kondziolka D, Lunsford LD, McLaughlin MR, Flickinger JC. Long-term outcomes after radiosurgery for acoustic neuromas. N Engl J Med 1998;339:1426–1433

18. Subach BR, Kondziolka D, Lunsford LD, Bissonette DJ, Flickinger JC, Maitz AH. Stereotactic radiosurgery in the management of acoustic neuromas associated with neurofibromatosis Type 2. J Neurosurg 1999;90:815–822

19. Mathieu D, Kondziolka D, Flickinger JC, et al. Stereotactic radiosurgery for vestibular schwannomas in patients with neurofibromatosis type 2: an analysis of tumor control, complications, and hearing preservation rates. Neurosurgery 2007;60:460–468, discussion 468–470

20. Baschnagel AM, Chen PY, Bojrab D, et al. Hearing preservation in patients with vestibular schwannoma treated with Gamma Knife surgery. J Neurosurg 2013;118:571–578

21. Kano H, Kondziolka D, Khan A, Flickinger JC, Lunsford LD. Predictors of hearing preservation after stereotactic radiosurgery for acoustic neuroma. J Neurosurg 2009;111:863–873

22. Niranjan A, Mathieu D, Flickinger JC, Kondziolka D, Lunsford LD. Hearing preservation after intracanalicular vestibular schwannoma radiosurgery. Neurosurgery 2008;63:1054–1062, discussion 1062–1063

23. Pollock BE, Driscoll CL, Foote RL, et al. Patient outcomes after vestibular schwannoma management: a prospective comparison of microsurgical resection and stereotactic radiosurgery. Neurosurgery 2006;59: 77–85, discussion 77–85

24. Lunsford LD, Niranjan A, Flickinger JC, Maitz A, Kondziolka D. Radiosurgery of vestibular schwannomas: summary of experience in 829 cases. J Neurosurg 2005;102(Suppl):195–199

25. Niranjan A, Lunsford LD, Flickinger JC, Maitz A, Kondziolka D. Dose reduction improves hearing preservation rates after intracanalicular acoustic tumor radiosurgery. Neurosurgery 1999;45:753–762, discussion 762–765

26. Myrseth E, Møller P, Pedersen PH, Vassbotn FS, Wentzel-Larsen T, Lund-Johansen M. Vestibular schwannomas: clinical results and quality of life after microsurgery or gamma knife radiosurgery. Neurosurgery 2005;56:927–935, discussion 927–935

27. Pollock BE, Lunsford LD, Kondziolka D, et al. Outcome analysis of acoustic neuroma management: a comparison of microsurgery and stereotactic radiosurgery. Neurosurgery 1995;36:215–224, discussion 224–229

28. Régis J, Pellet W, Delsanti C, et al. Functional outcome after gamma knife surgery or microsurgery for vestibular schwannomas. J Neurosurg 2002;97:1091–1100

29. Hasegawa T, Kida Y, Yoshimoto M, Koike J, Goto K. Evaluation of tumor expansion after stereotactic radiosurgery in patients harboring vestibular schwannomas. Neurosurgery 2006;58:1119–1128, discussion 1119–1128

30. Pollock BE. Management of vestibular schwannomas that enlarge after stereotactic radiosurgery: treatment recommendations based on a 15 year experience. Neurosurgery 2006;58:241–248, discussion 241–248

31. Sakamoto GT, Blevins N, Gibbs IC. Cyberknife radiotherapy for vestibular schwannoma. Otolaryngol Clin North Am 2009;42:665–675

32. Meijer OW, Vandertop WP, Baayen JC, Slotman BJ. Single-fraction vs. fractionated linac-based stereotactic radiosurgery for vestibular schwannoma: a single-institution study. Int J Radiat Oncol Biol Phys 2003; 56:1390–1396

33. Andrews DW, Werner-Wasik M, Den RB, et al. Toward dose optimization for fractionated stereotactic radiotherapy for acoustic neuromas: comparison of two dose cohorts. Int J Radiat Oncol Biol Phys 2009;74: 419–426

34. Kondziolka D, Mathieu D, Lunsford LD, et al. Radiosurgery as definitive management of intracranial meningiomas. Neurosurgery 2008;62: 53–58, discussion 58–60

35. Flickinger JC, Kondziolka D, Maitz AH, Lunsford LD. Gamma knife radiosurgery of imaging-diagnosed intracranial meningioma. Int J Radiat Oncol Biol Phys 2003;56:801–806

36. Kondziolka D, Flickinger JC, Perez B; Gamma Knife Meningioma Study Group. Judicious resection and/or radiosurgery for parasagittal meningiomas: outcomes from a multicenter review. Neurosurgery 1998;43: 405–413, discussion 413–414

37. Kondziolka D, Levy EI, Niranjan A, Flickinger JC, Lunsford LD. Long-term outcomes after meningioma radiosurgery: physician and patient perspectives. J Neurosurg 1999;91:44–50

38. Kondziolka D, Nathoo N, Flickinger JC, Niranjan A, Maitz AH, Lunsford LD. Long-term results after radiosurgery for benign intracranial tumors. Neurosurgery 2003;53:815–821, discussion 821–822

39. Lee JY, Niranjan A, McInerney J, Kondziolka D, Flickinger JC, Lunsford LD. Stereotactic radiosurgery providing long-term tumor control of cavernous sinus meningiomas. J Neurosurg 2002;97:65–72

40. Condra KS, Buatti JM, Mendenhall WM, Friedman WA, Marcus RB Jr, Rhoton AL. Benign meningiomas: primary treatment selection affects

survival. Int J Radiat Oncol Biol Phys 1997;39:427–436

41. Coke CC, Corn BW, Werner-Wasik M, Xie Y, Curran WJ Jr. Atypical and malignant meningiomas: an outcome report of seventeen cases. J Neurooncol 1998;39:65–70

42. Hug EB, Devries A, Thornton AF, et al. Management of atypical and malignant meningiomas: role of high-dose, 3D-conformal radiation therapy. J Neurooncol 2000;48:151–160

43. Sheehan JP, Niranjan A, Sheehan JM, et al. Stereotactic radiosurgery for pituitary adenomas: an intermediate review of its safety, efficacy, and role in the neurosurgical treatment armamentarium. J Neurosurg 2005;102:678–691

44. Killory BD, Kresl JJ, Wait SD, Ponce FA, Porter R, White WL. Hypofractionated CyberKnife radiosurgery for perichiasmatic pituitary adenomas: early results. Neurosurgery 2009;64(2, Suppl)A19–A25

45. Kano H, Iqbal FO, Sheehan J, et al. Stereotactic radiosurgery for chordoma: a report from the North American Gamma Knife Consortium. Neurosurgery 2011;68:379–389

46. Andrews DW, Scott CB, Sperduto PW, et al. Whole brain radiation therapy with or without stereotactic radiosurgery boost for patients with one to three brain metastases: phase III results of the RTOG 9508 randomised trial. Lancet 2004;363:1665–1672

47. Bhatnagar AK, Flickinger JC, Kondziolka D, Lunsford LD. Stereotactic radiosurgery for four or more intracranial metastases. Int J Radiat Oncol Biol Phys 2006;64:898–903

48. Flickinger JC, Kondziolka D. Radiosurgery instead of resection for solitary brain metastasis: the gold standard redefined. Int J Radiat Oncol Biol Phys 1996;35:185–186

49. Hasegawa T, Kondziolka D, Flickinger JC, Germanwala A, Lunsford LD. Brain metastases treated with radiosurgery alone: an alternative to whole brain radiotherapy? Neurosurgery 2003;52:1318–1326, discussion 1326

50. Hasegawa T, Kondziolka D, Flickinger JC, Lunsford LD. Stereotactic radiosurgery for brain metastases from gastrointestinal tract cancer. Surg Neurol 2003;60:506–514, discussion 514–515

51. Kondziolka D, Martin JJ, Flickinger JC, et al. Long-term survivors after gamma knife radiosurgery for brain metastases. Cancer 2005;104:2784–2791

52. Maesawa S, Kondziolka D, Thompson TP, Flickinger JC, Dade L. Brain metastases in patients with no known primary tumor. Cancer 2000;89:1095–1101

53. Monaco EA III, Faraji AH, Berkowitz O, et al. Leukoencephalopathy after whole-brain radiation therapy plus radiosurgery versus radiosurgery alone for metastatic lung cancer. Cancer 2013;119:226–232

54. Mori Y, Kondziolka D, Flickinger JC, Logan T, Lunsford LD. Stereotactic radiosurgery for brain metastasis from renal cell carcinoma. Cancer 1998;83:344–353

55. Peterson AM, Meltzer CC, Evanson EJ, Flickinger JC, Kondziolka D. MR imaging response of brain metastases after gamma knife stereotactic radiosurgery. Radiology 1999;211:807–814

56. Sheehan JP, Sun MH, Kondziolka D, Flickinger J, Lunsford LD. Radiosurgery in patients with renal cell carcinoma metastasis to the brain: long-term outcomes and prognostic factors influencing survival and local tumor control. J Neurosurg 2003;98:342–349

57. Chang EL, Wefel JS, Maor MH, et al. A pilot study of neurocognitive function in patients with one to three new brain metastases initially treated with stereotactic radiosurgery alone. Neurosurgery 2007;60:277–283, discussion 283–284

58. Chang EL, Wefel JS, Hess KR, et al. Neurocognition in patients with brain metastases treated with radiosurgery or radiosurgery plus whole-brain irradiation: a randomised controlled trial. Lancet Oncol 2009;10:1037–1044

59. Kondziolka D, Niranjan A, Flickinger JC, Lunsford LD. Radiosurgery with or without whole-brain radiotherapy for brain metastases: the patients' perspective regarding complications. Am J Clin Oncol 2005;28:173–179

60. Mathieu D, Kondziolka D, Cooper PB, et al. Gamma knife radiosurgery in the management of malignant melanoma brain metastases. Neuro-

surgery 2007;60:471–481, discussion 481–482

61. Linskey ME, Andrews DW, Asher AL, et al. The role of stereotactic radiosurgery in the management of patients with newly diagnosed brain metastases: a systematic review and evidence-based clinical practice guideline. J Neurooncol 2010;96:45–68

62. Kondziolka D, Kano H, Harrison GL, et al. Stereotactic radiosurgery as primary and salvage management for brain metastases from breast cancer. J Neurosurg 2011;114:792–800

63. Walker MD, Alexander E Jr, Hunt WE, et al. Evaluation of BCNU and/or radiotherapy in the treatment of anaplastic gliomas. A cooperative clinical trial. J Neurosurg 1978;49:333–343

64. Stupp R, Mason WP, van den Bent MJ, et al. European Organisation for Research and Treatment of Cancer Brain Tumor and Radiotherapy Groups; National Cancer Institute of Canada Clinical Trials Group. N Engl J Med 2005;352:987–996

65. Stupp R, Hegi ME, Mason WP, et al. RO; European Organisation for Research and Treatment of Cancer Brain Tumour and Radiation Oncology Groups. National Cancer Institute of Canada Clinical Trials Group: Lancet Oncol 2009;10:459–466

66. Larson DA, Gutin PH, McDermott M, et al. Gamma knife for glioma: selection factors and survival. Int J Radiat Oncol Biol Phys 1996;36:1045–1053

67. Ulm AJ III, Friedman WA, Bradshaw P, Foote KD, Bova FJ. Radiosurgery in the treatment of malignant gliomas: the University of Florida experience. Neurosurgery 2005;57:512–517, discussion 512–517

68. Nagai H, Kondziolka D, Niranjan A, Flickinger J, Lunsford L. Results following stereotactic radiosurgery for patients with glioblastoma multiforme. Radiosurgery 2004;5:91–99

69. Souhami L, Seiferheld W, Brachman D, et al. Randomized comparison of stereotactic radiosurgery followed by conventional radiotherapy with carmustine to conventional radiotherapy with carmustine for patients' perspective regarding complications. Am J Clin Oncol 2005;28:173–179

60. Mathieu D, Kondziolka D, Cooper PB, et al. Gamma knife radiosurgery in the management of malignant melanoma brain metastases. Neurosurgery 2007;60:471–481, discussion 481–482

61. Linskey ME, Andrews DW, Asher AL, et al. The role of stereotactic radiosurgery in the management of patients with newly diagnosed brain metastases: a systematic review and evidence-based clinical practice guideline. J Neurooncol 2010;96:45–68

62. Kondziolka D, Kano H, Harrison GL, et al. Stereotactic radiosurgery as primary and salvage management for brain metastases from breast cancer. J Neurosurg 2011;114:792–800

63. Walker MD, Alexander E Jr, Hunt WE, et al. Evaluation of BCNU and/or radiotherapy in the treatment of anaplastic gliomas. A cooperative clinical trial. J Neurosurg 1978;49:333–343

64. Stupp R, Mason WP, van den Bent MJ, et al. European Organisation for Research and Treatment of Cancer Brain Tumor and Radiotherapy Groups; National Cancer Institute of Canada Clinical Trials Group. N Engl J Med 2005;352:987–996

65. Stupp R, Hegi ME, Mason WP, et al. RO; European Organisation for Research and Treatment of Cancer Brain Tumour and Radiation Oncology Groups. National Cancer Institute of Canada Clinical Trials Group: Lancet Oncol 2009;10:459–466

66. Larson DA, Gutin PH, McDermott M, et al. Gamma knife for glioma: selection factors and survival. Int J Radiat Oncol Biol Phys 1996;36:1045–1053

67. Ulm AJ III, Friedman WA, Bradshaw P, Foote KD, Bova FJ. Radiosurgery in the treatment of malignant gliomas: the University of Florida experience. Neurosurgery 2005;57:512–517, discussion 512–517

68. Nagai H, Kondziolka D, Niranjan A, Flickinger J, Lunsford L. Results following stereotactic radiosurgery for patients with glioblastoma multiforme. Radiosurgery 2004;5:91–99

69. Souhami L, Seiferheld W, Brachman D, et al. Randomized comparison of stereotactic radiosurgery followed by conventional radiotherapy with carmustine to conventional radiotherapy with carmustine for patients with glioblastoma multiforme: report of Radiation Therapy

Oncology Group 93-05 protocol. Int J Radiat Oncol Biol Phys 2004;60: 853–860

70. Park KJ, Kano H, Iyer A, et al. Salvage gamma knife stereotactic radiosurgery followed by bevacizumab for recurrent glioblastoma multiforme: a case-control study. J Neurooncol 2012;107:323–333

71. Hadjipanayis CG, Kondziolka D, Flickinger JC, Lunsford LD. The role of stereotactic radiosurgery for low-grade astrocytomas. Neurosurg Focus 2003;14:e15

72. Hadjipanayis CG, Niranjan A, Tyler-Kabara E, Kondziolka D, Flickinger JC, Lunsford LD. Stereotactic radiosurgery for well-circumscribed fibrillary grade II astrocytomas: an initial experience. Stereotact Funct Neurosurg 2002;79:13–24

73. Kano H, Niranjan A, Khan A, et al. Does radiosurgery have a role in the management of oligodendrogliomas? J Neurosurg 2009;110:564–571

74. Tyler-Kabara E, Kondziolka D, Flickinger JC, Lunsford LD. Stereotactic radiosurgery for residual neurocytoma. Report of four cases. J Neurosurg 2001;95:879–882

75. Kano H, Kondziolka D, Niranjan A, Flickinger JC, Lunsford LD. Stereotactic radiosurgery for pilocytic astrocytomas part 1: outcomes in adult patients. J Neurooncol 2009;95:211–218

76. Kano H, Niranjan A, Kondziolka D, et al. Stereotactic radiosurgery for pilocytic astrocytomas part 2: outcomes in pediatric patients. J Neurooncol 2009;95:219–229

77. Kano H, Niranjan A, Kondziolka D, Flickinger JC, Lunsford LD. Outcome predictors for intracranial ependymoma radiosurgery. Neurosurgery 2009;64:279–287, discussion 287–288

78. Germanwala AV, Mai JC, Tomycz ND, et al. Boost Gamma Knife surgery during multimodality management of adult medulloblastoma. J Neurosurg 2008;108:204–209

79. Klironomos G, Bernstein M. Salvage stereotactic radiosurgery for brain metastases. Expert Rev Neurother 2013;13:1285–1295

80. Clifford W, Sharpe H, Khu KJ, Cusimano M, Knifed E, Bernstein M. Gamma Knife patients' experience: lessons learned from a qualitative study. J Neurooncol 2009;92:387–392

第18章

可选择的放射治疗方法

Normand Laperriere, Penny K. Sneed

众所周知,放射治疗具有抗脑肿瘤的功效,同样清楚的是标准的放射治疗有重大缺陷。许多脑肿瘤,包括大多数恶性胶质瘤,放疗后一段时间内会复发或进展, 而且辐射的剂量和体积受到正常脑毒性的限制。本章介绍了已经研究过的可供选择的放射治疗方法(主要是恶性胶质瘤)来尝试改善放疗的效果:非常规分割放疗、粒子治疗、放射增敏剂、光动力疗法(PDT)、硼中子俘获疗法(BNCT)、近距离放射疗法、热疗和脊柱肿瘤的立体定向放射治疗(SBRT)。

■ 可选择的放射治疗的分割分案

超分割

在总的同样的治疗时间里,与常规使用的辐射相比,超分割包含更大数目的较小尺寸的分割来达到一个更高的总剂量。正常的胶质细胞和血管细胞限制了照射可施用的总剂量。这些细胞分裂速度非常慢,并且与肿瘤细胞相比能够更好地修复亚致死损伤。因此,使用多个更小尺寸的分割来达到一个更高的总剂量有可能是一个优点,较小尺寸的分割可促进亚致死损伤的修复的理论可能允许与晚期后遗症的相同程度相关联的一个更高的总剂量。肿瘤细胞是相对快速分裂的细胞,而且每日分割次数的增加将增加在它们的细胞周期的一个更敏感的时相里照射他们的机会。在每分割照射剂量更少的情况下,细胞杀伤更少地依赖于氧气,假定知道这些肿瘤的缺氧区域,这可能是有利的。

有 6 项在恶性胶质瘤患者中进行的关于超分割放疗与常规的分割放疗的比较的随机研究[1]。6 项研究中有 5 项表明试验组没有好处,而一项研究表明超分割组有生存优势[2]。后来的研究每组有少量的患者,而且常规分割放疗组的 27 个星期的平均存活期与所有其他的已发表的常规分割放疗的数据相比有显著的恶化。在 712 例恶性胶质瘤患者中进行的关于超分割的最大的研究清楚地表明超分割放疗没有好处[3]。对在恶性胶质瘤患者中进行的有关超分割的随机研究的所有公布数据进行系统回顾和汇总分析,结果证明这种方法没有好处[1]。

加速分割

加速分割的目的是减少总的治疗时间,以努力减少治疗期间肿瘤再增殖的可能性。这是通过每天提供 2 个或 3 个正常尺寸的分割来实现。加速分离已经在一项由欧洲癌症治疗研究组织(EORTC)主导的在恶

重要参考

- 尽管有良好的放射生物学原理,允许对肿瘤施用更高的总剂量而且对正常脑组织会产生明显同等效果的超分割放疗并没有导致患者生存期的延长。

207

性胶质瘤患者中进行的随机研究中进行了评估[4]。在 22803 号协议中，340 例患者被随机分配到常规放疗组或加速分割组有或没有米索硝唑。加速分割每天照射 3 次，每次 2Gy，间隔 4 小时来提供 1 周 30Gy 的剂量。在 2 周中断后，重复这个疗程来达到 4 周 30 次总共 60Gy 的剂量。三个治疗组间的存活率无明显差异，而且加速放射治疗没有增加毒性。

在一项 Ⅱ 期剂量递增的随机研究中[放射治疗肿瘤组（RTOG）83-02]，305 例患者中一部分接受每天照射 2 次，一次 1.6Gy 的照射来达到 48Gy 或 54.4Gy 的总剂量[5]。结果表明，在所有剂量组中没有显著的存活差异，而加速分割放疗存在一个低的毒性比。在 211 例恶性星形细胞瘤患者中进行的加速放射治疗的单组研究被报道了[6]。由 34 次照射（每天 2 次）总共 55Gy 组成的放射治疗被提供到一个强化的肿瘤和 3cm 范围内。平均生存期为 10 个月，与接受 6 周 30 次照射总共 60Gy 的患者相似。另外两个小的研究还发现，在恶性胶质瘤中采取加速分割治疗方案，生存期无提高或毒性增加[7,8]。一项研究评价了 1 周内 20 次照射总共 40Gy 作为 Ⅱ 期随机研究的一部分[8]，而其他的研究使用 Ⅱ 期单组的设计评价了 16 天内 60Gy 的照射[7]。

缺陷

- 多形性胶质母细胞瘤患者不是用来评估新的分割治疗方案的长期效果的最好群体，因为他们的生存期短。这可能是应用于这个群体的一些超分割或加速治疗方案与显著的长期并发症相关。

一个单组研究报道，其中 10 例原发性脑原恶性淋巴瘤患者接受每天照射 2 次，每次 2Gy，间隔 6 小时提供的 50Gy 的照射[9]。平日和周末都提供治疗，以至于连续的 13 天内提供了总剂量 50Gy 的治疗（图 18.1）。根据报道的 17 个月的平均生存期，生存期没有得到提高。根据一名生存期为 5 个月的患者的脑桥存在放射坏死的尸检证据，加速放射治疗存在毒性增加的一些证据。有一个生存期长，为 69 个月的患者存在放射性视网膜病变和未确诊的退行性神经病变的证据。

粒子治疗

粒子治疗是指使用亚原子粒子作为治疗的一种形式，而不是光子。这些粒子包括中子、质子、氦离子

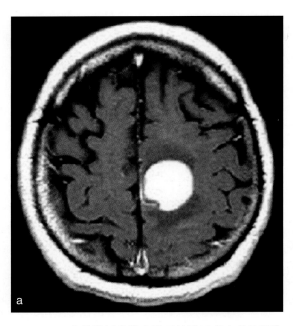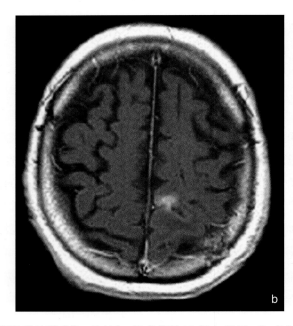

图 18.1　(a)40 岁男性原发性大脑恶性淋巴瘤患者的轴位 T1 加权钆增强磁共振成像。(b)同一患者接受 13 天内 5000 cGy 的加速放射治疗 1 个月后的轴位 T1 加权钆增强磁共振成像，显示肿瘤接近完全消失。

和较重的核(碳离子)、负 π 介子。与使用光子相比,使用这些粒子束存在两种可能的优势:更好的物理剂量定位到肿瘤体积和更大的生物效应。

快中子通常产生于回旋加速器,与核反应堆中产生的中子的能量谱相比,处在更高的能级,这些后面的中子被称为缓慢或热中子。已有研究报道快中子具有类似于钴单元的深度剂量的特性,并因此不提供任何改善剂量定位的效果,但主要研究了相对于光子可能的生物学优势。五个随机试验评估了胶质瘤的粒子治疗效果[10-14]。所有这些试验中没有一个检测到粒子治疗存在显著的生存期受益。前四个研究着眼于中子,第五个研究随机分配 81 例患者接受 30 次总共 60Gy 的光子照射或者 33.0~34.5Gy 的介子治疗,其中两组平均生存期都为 10 个月[14]。在 RTOG 做的剂量探索随机研究中,对所有剂量水平的 35 例患者进行尸体解剖[13]。有些患者既存在正常脑组织的照射损伤也存在肿瘤存活的证据。没有证据表明使用这种特殊的治疗方案存在一个治疗窗。在 RTOG 的早期研究中进行的尸体解剖揭露了在所有光子治疗的患者中有一个持续性活跃生长的肿瘤,而在大多数中子治疗的患者中没有活跃生长的肿瘤的证据[12]。在一项研究中所有的死亡患者存在残留脑肿瘤的证据[11]。没有一个存在辐射相关的发病率的迹象。由同一团队进行的随后的实验提前停止了作为中子发病率的结果[10]。在这项研究中,中子治疗的 9 例患者中的 4 例存在照射诱导的脑损害的尸检证据,而且所有患者都存在残留的恶性胶质瘤。

一个机构的 2 期研究结果显示,其中选定 23 例胶质母细胞瘤患者接受一个相当 90Gy 钴的加速质子/光子方案的治疗[15],不能评论 20 个月的平均生存期是否能代表在这样一个选定的患者队列中生存期的提高,但似乎大多数的复发发生在邻近 90Gy 容积的区域而不在 90Gy 容积的区域,表明 90Gy 区域的剂量足够高来控制总体的肿瘤。

粒子治疗可能有一些优势的领域是颅底肿瘤的治疗,尤其是脊索瘤和低级别的软骨肉瘤。用更高剂量的放疗来治疗这两种肿瘤与更好的局部控制率和提高生存期有关[16]。提供这些更高剂量的挑战在于紧

邻这些肿瘤或被这些肿瘤累及的重要结构,即脑干、视神经通路、脑神经和血管。在 20 世纪 80 年代和 90 年代利用质子的起始报告中,在这些肿瘤中能看到局部控制的改善和生存期的提高,与那个时代可用的光子技术相比,其中可以安全地提供 70Gy 范围内的更高的照射剂量。然而,在过去的 15 年中,光子的传输技术有了显著的进步。就质子所达到的局部控制,生存期以及同样低风险的毒性方面而言,这使得使用现代的光子技术可达到等效的结果[17,18]。

> **缺陷**
> ● 中子治疗没有对胶质瘤患者提供生存期的好处,这可能跟其额外的毒性有关。

虽然光子能够达到与质子相同的高剂量体积,质子的优势是在中到低剂量体积中。因为这种差异,质子和光子预期会达到相同的肿瘤控制率,但质子相对于光子的潜在优势可能在于期望降低与认知激素缺乏症、脑血管事件和致癌性相关的放疗的长期效应。原发性中枢神经系统肿瘤(CNS)儿童患者代表使用质子可能会受益最大的中枢神经系统肿瘤患者群体。

> **重要参考**
> ● 质子治疗不会给中枢神经系统肿瘤患者带来生存期的延长,但可能与显著降低儿童的长期效应有关。

■ 硼–中子俘获治疗

为了限制粒子治疗对肿瘤细胞的破坏效应和保护正常细胞,建立了硼中子俘获治疗(BNCT)。它涉及含硼的化学制剂的用法,理论上会优先被肿瘤细胞摄取而不是正常细胞。硼有一个大的中子捕获截面用于捕获慢或热中子,而且这些中子在核反应中储量丰富。它们具有 0.025eV 的平均能量,远小于从原子和离子化的组织中剥夺电子所需的 10eV。当硼和这些慢热中子相互作用时,核裂变发生了,在下面的方程式中

生成的碎片共享 2.4MeV 的能量：

$$^{10}B + {}^1n \rightarrow ({}^{11}B) \rightarrow {}^7Li + {}^4He + 2.4\ MeV$$

锂和氦片段是重的，从捕获反应位点至多能运动 $10\mu m$，这基本上限制了对在其中发生反应的个体细胞的损伤。组织中所有其他元素有一个非常低的俘获中子的横截面。

1954 年报道了第一次临床经验，当时治疗了 10 例恶性脑肿瘤患者[19]。在美国以这种方式治疗的第一组包括 17 例胶质母细胞瘤患者，1 例髓母细胞瘤患者，他们在 1960 年和 1961 年接受治疗[20]。没有患者生存了 1 年，平均生存期为 5.7 个月。尸检中，脑肿胀、血管周围纤维化和脑坏死是显而易见的。作者发现，这是由于血管中硼的水平比肿瘤中的高 3~4 倍，导致当时所有随后的工作都停止了。

目前存在使用快中子和新的含硼化合物来研究这种技术的一个复兴[21,22]。目前的研究正在胶质母细胞瘤患者中进行，而在这种化合物治疗在实验环境之外可用之前，还需要进一步的工作。

■ 放射增敏剂

放射增敏剂是会增加照射的致命效应的化学药品。已经发现许多化学药品符合这一定义，然而，只有那些已经证明在肿瘤和正常组织之间有潜在不同效应的化学药品才能作为放射增敏剂，这些药物将需要进一步研究才能应用到临床。迄今为止调查的两类主要化合物是乏氧细胞增敏剂和卤代嘧啶。

乏氧细胞增敏剂

使用氟-18-氟甲氧甲基硝基咪唑乙醇正电子发射断层扫描（PET）进行的患者的术中体内测量和检查表明，胶质母细胞瘤中存在乏氧区域[23,24]。在实验室中已经很好地表明乏氧细胞明显比含氧高的细胞对放射的抵抗多 2.5~3 级。乏氧细胞增敏剂因此不需要增加对已经氧合良好的正常组织的照射效果就能致敏乏氧肿瘤细胞。在 1976 年一个小的随机研究中，第一个研究报道了甲硝唑的积极作用[25]。然而，患者数量少，而且单独放疗的 4 个月的平均生存期同大多数其他研究的生存期相比是相当少。从那时起，另外有 11 个随机对照研究（包含 1605 名患者）还没有证明在各种放疗和化疗的组合中添加硝基咪唑类药物会带来好处[1]。

> **缺陷**
> • 乏氧细胞增敏剂对恶性胶质瘤可能没有效果，因为相比使用分割放疗获得的效果，增敏剂可能不会增加任何的额外疗效。

卤代嘧啶

卤代嘧啶 5-溴脱氧尿苷（BUDR）和 5-碘脱氧尿苷（IUdR）类似于正常的 DNA 前体胸苷，有一个卤基替代了一个甲基。这些化合物被掺入 DNA 以一种竞争性的方式代替胸苷，这导致掺入了这些化合物的细胞对照射和紫外线效应的敏感性增加。使用这些化合物治疗脑肿瘤的理由是分裂活跃的肿瘤细胞与正常脑组织中复制缓慢的胶质细胞和血管细胞相比，更可能掺入这些化合物。报道间变性星形细胞瘤患者的平均生存期增加了，从之前研究中的 82 周到用放疗、BUDR 和化疗治疗的患者的 252 周[26]。在使用 BUDR 治疗的胶质母细胞瘤患者中没有看到显著的提高。因为该观察报告，RTOG 进行了针对间变性星形细胞瘤患者的随机研究：总共 60Gy 照射 30 次用或不用 BUDR，之后两组都采取称为 PCV 的化疗方案，包括丙卡巴肼，氯乙环己基亚硝基脲（洛莫司汀的；CCNU）和长春新碱。当对最初的 189 例患者进行分析，这项研究提前终止了。放疗，PCV 和 BUDR 的 1 年生存期为 68%，而放疗加上 PCV 是 82%，这显然是一个阴性结果[27]。

■ 光动力治疗

在哺乳动物细胞中 5-氨基乙酰丙酸（5-ALA）是血红蛋白合成的前体，在转化为血红蛋白之前它自然代谢成原卟啉-IX（PP）[28]。恶性胶质细胞缺乏将 PP 转化为血红蛋白的能力，因此它选择性聚集在胶质瘤中，而不是在正常胶质细胞或神经元组织中。PP 是一种能吸收紫蓝色光并且发出红光的光活性化合物，术中可以利用这种性质来更好地显示胶质瘤的范围，而且这种性质可能有助于实现更好的切除。

光动力治疗是指通常在带患者到手术室前24小时术前给予一种血卟啉衍生物，尽可能安全地实现切除尽可能多的肿瘤，并插入一个红光源到脂质填充的气囊的中心，气囊膨胀用来填充术腔并且在红光下暴露剩下的神经胶质瘤细胞。当血卟啉衍生物暴露在红光下时，就产生了单线态氧，它对细胞具有细胞毒性作用。由于血卟啉选择性地聚集在恶性胶质组织，这应该是一种保留正常组织的选择性的治疗。

由于大多数胶质母细胞瘤患者存在局部复发，已经在该组患者中对PDT进行了最广泛地研究。已经有一些关于在初诊的和复发的胶质母细胞瘤中都应用PDT的未控制的单组Ⅱ期研究，其中报道在无进展和总的平均生存期方面有提高，但这些未控制的报告必须谨慎解释，因为可能选择更好的预后患者纳入研究[29]。目前只进行了一个关于PDT仅仅作为手术和放疗的补充的前瞻性随机对照研究，其中PDT组43例患者，对照组34例患者[30]。平均生存期有一个提高，从8个月[95%置信区间(CI)，3~10个月]到PDT组的11个月(95%CI，6~14个月)，但因为95%的CI重叠了，这不是一个统计学上显著的结果。有一个关于在初诊的假定术前有高级别胶质瘤的患者中应用5-ALA引导切除和PDT的随机试验，试验组6个月的无进展生存期从21%增加到了41%，但没有报告整体生存期有提高[31]。

光动力疗法已被报道在治疗浅表性膀胱癌、基底细胞皮肤癌和食道癌方面高度有效，但在治疗大脑的胶质瘤和其他的实体瘤方面缺乏效果，是与积聚在肿瘤细胞的光增敏剂缺乏足够强的特异性和无法充分达到含有红光的肿瘤的所有区域有关[32]。

■ 近距离放射疗法

近距放射疗法是利用直接放置在肿瘤内的放射源进行的。剂量随着远离放射源点的距离的平方减小，并且它也会被组织衰减，允许递送高剂量至肿瘤

同时保留周围的正常组织。此外，与外照射放疗相比，低剂量率的近距离放疗还有放射生物学优势[33]。

间质和腔内的近距离治疗的技术都已被用于脑肿瘤。临时脑近距离放疗法通常包括将γ发射体如铱-192或高活性碘-125置于肿瘤或肿瘤床内的导管中，在4~6天内给予50~60Gy的剂量到强化的边缘或围绕强化的肿瘤的小边界中(图18.2)。与此相反，永久性脑近距离放疗法通常包括在切除的空腔中衬以多个低活性的碘-125源，在源的整个周期中给予100~300Gy照射剂量，达到5~10mm的深度。碘-125源具有28keV的平均能量和60天的半衰期，而铱-192具有380keV的平均能量和74天的半衰期。腔内近距离放疗可通过向肿瘤囊肿内注入放射性溶液进行，通常使用β型发射器，如磷32(14天的半衰期和0.8mm的组织半价层)或钇-90(2.7天的半衰期和1.1mm的组织半价层)[33]。利用GliaSite(Cytyc Corp.，马萨诸塞州，马尔伯勒)系统，术中将2cm、3cm或4cm直径的气囊插入到切除的空腔内并充入放射性碘-125溶液来提供45~60Gy照射剂量，超过3~5天，离气囊表面0.5~1.0cm[34]。

近距离放射疗法和其他剂量递增技术的靶点通

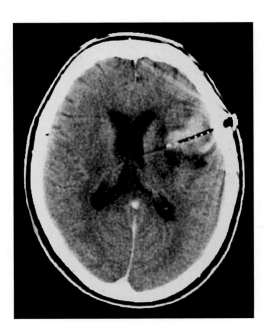

图18.2　在多形性胶质母细胞瘤患者中插入的碘-125导管的轴位计算机断层扫描(CT)图像，它作为先前的外照射治疗后的补充治疗。

常是 CT 或 MRI 上的强化肿瘤。然而,新的功能成像技术显示,高级别胶质瘤最为活跃的区域通常在强化区域之外[35]。近距离放射疗法的结果可通过靶向代谢活性区域得到改善是可能的。

> **争议**
>
> - 照射剂量增加可能对恶性神经胶质瘤没有好处,因为肿瘤细胞深深地浸润到周围脑组织中了。而另一方面,大多数恶性胶质瘤会局部复发,局部控制仍然是一个根本性的挑战。

常见的间质近距离放射疗法的选择标准包括卡氏表现量表(KPS)的分数至少为 70 分,最大肿瘤直径小于 4~6cm,局限性的单个病灶的无软脑膜/室管膜下或胼胝体受累的疾病。根据影像学研究和 KPS,只有12%~30%的初诊胶质母细胞瘤患者适合近距离放射疗法。此外,近距离放射疗法的适应证与常规治疗后较长的生存期有关,与非随机试验有偏倚[36,37]。

主要的近距离治疗试验的结果总结在表 18.1(表18.1 是初诊的肿瘤)[38-45]和表 18.2(表 18.2 是复发的肿瘤)[34,42,46-50]。近距离放射疗法联合外放射治疗胶质母细胞瘤的非随机试验取得了有希望的高达 18~19

个月的中位生存时间,但再次手术率高达 52%~64%(表 18.1)。近距离放射治疗后,再次手术时的病理结果可能会显示肿瘤,坏死,或两者都有。再次手术率部分地根据中心的进展变化,但有症状的放射坏死是临时大脑近距离治疗的众所周知的并发症,永久性近距离放疗后,坏死更不常见。

令人失望的是,两个前瞻性的随机对照试验未能显示出补充近距离放射治疗给恶性胶质瘤带来的好处(表 18.1)。在多伦多大学的试验中,恶性胶质瘤患者仅接受 50Gy 的外照射治疗或之后再接受 60Gy 的临时近距离放射治疗。根据意向治疗分析,对照组平均生存时间为 13.2 个月,近距离放射治疗组为 13.8个月(P=0.24),但近距离放射治疗组的 6 个月和 12 个月的类固醇需求更高。在脑肿瘤协作组试验中,近距离放射疗法是在使用双氯乙基亚硝基脲(卡莫司汀,卡莫司汀)达到 60Gy 剂量的外照射之前进行的,避免放疗期间由于肿瘤进展产生的损伤。对照组的平均生存时间为 13.5 个月,近距离放射治疗组的为 15.7个月(P=0.10),调整影响预后因素的多因素分析未能显示出近距离放射疗法带来的好处[44]。有趣的是,在两组试验中(31%对 33%和 53%对 48%)有或没有近距离放疗,再次手术率是相似的[43,44]。

表 18.1　新发脑肿瘤的近距离治疗试验

参考文献	患者数量和病理	同位素和技术	年龄中位数(岁)	KPS 中位数	近距离剂量中位数(Gy)	体积中位数(mL)	生存周期中位数(月)	再次手术率(%)
Sneed 等	159 GBM	短效 ^{125}I	52	90	55	26	19	51
Wen 等	52 GBM	短效 ^{125}I	50	90	50	22	18	64
Videtic 等	56 GBM	长效 ^{125}I	57	90	104	15.5	16	–
Koot 等	45 GBM	短或长效 ^{125}I	51	≥70	50~80	23	13(17*)	9
	21 GBM	短效 ^{192}Ir	54	≥70	40	48	16	33
Sneed 等	52 AA	短效 ^{125}I	40	90	50	21.5	36.3	67
Laperriere 等	60 GBM/9 AA	控制棒	>50	90	0	–	13.2	33
	65 GBM/6 AA	短效 ^{125}I	>50	90	60	42.3	13.8	31
Selker 等	107 GBM/26 间变性	控制棒	>55	90	0	–	13.5	48
	123 GBM/14 间变性	短效 ^{125}I	>55	90	~60	21	15.7	53
Kreth 等	97 毛细胞型	短或长效 ^{125}I	28	90	60(T)	14(T)	–	–
	358 Ⅱ级	短效 ^{125}I			100(P)	28(P)	–	–
Sneed 等	19 转移	长效 ^{125}I	58	80	400	13.6	12.0	21

* 年龄>30 岁,KPS 评分不低于 70 分,没有中线肿瘤的患者亚群分析

† 没发表的数据

缩写:AA,间变性星形细胞瘤;GBM,多形性胶质母细胞瘤样;KPS,卡诺夫斯基功能评价量表

- 仅根据影像学表现,近距离放射疗法的结果可能会受到不充分的肿瘤靶向的限制。代谢成像技术可用于确定更多适当的目标来达到病灶的高剂量。

近距离放射疗法治疗低级别胶质瘤并不显得比常规放射疗法更好。已报道了 97 例毛细胞型星形细胞瘤患者的 5 年生存率为 85%,10 年生存率为 83%,用累计 100Gy 的永久性近距离放射疗法或以 10cGy/h 速度累计 60Gy 或少于 45Gy 的低剂量率临时近距离放射疗法治疗的 250 例 Ⅱ 级星形细胞瘤患者的 5 年生存率为 61%,10 年生存率为 51%(表 18.1)。

缺陷

- 临时近距离放射治疗后 4~6 个月可能会发生放射性坏死,并且仅通过影像学表现它可能与进展性的肿瘤无法区分。临时近距离放射治疗后,脑坏死或肿瘤进展通常需要再次手术。永久性近距离放疗后,放射性坏死是更不常见。

目前还没有进行近距离放射疗法治疗复发的恶性胶质瘤的随机试验。回顾系列报道了临时近距离放射疗法治疗复发的胶质母细胞瘤后平均生存时间为 9.1~11.7 个月[47],永久近距离放射疗法治疗复发的胶质母细胞瘤后平均生存时间为 10.5~12.0 个月[48-50],近距离放射疗法治疗复发的间变性星形细胞瘤后平均生存时间为 12.3 个月(表 18.2)[42]。由于患者选择因素和疾病进一步进展后附加疗法的使用,难以辨别出近距离放射疗法治疗复发的胶质瘤的效果。

对近距离放射疗法的兴趣大幅下降了,因为无创性治疗—放射治疗和调强放射治疗—被广泛应用了,这是因为有症状的放射性坏死问题变得更加明显了,而且在初诊肿瘤的随机试验没有显示出优势后。然而,近距离放射疗法仍然有可能用于选定的情况如局灶性复发的肿瘤和存在局部复发高风险的切除空洞或边界,特别是对脑转移瘤和恶性或多发性复发的脑膜瘤[51]。此外,腔内近距离放射疗法对于帮助控制颅咽管瘤囊肿可能是有用的[52]。

■ 热疗

热疗根据时间和温度来杀死细胞并且使细胞对放疗和多种化疗敏感。它也对往往对放疗耐受的细胞特别有效,S 期细胞和剥夺营养的低 pH 低氧的细胞[53]。一个等效公式允许时间和温度的不同组合被转换成"在 43℃下相同的时间",并且各自热疗的热剂量被总结为"在 43℃下相同的累计时间"。因为在肿瘤内加热必然是不均匀的,热剂量值被指定为,例如,肿瘤温度分布的第 10 百分位数(T90),无论它们是否是肿瘤温度的最小值,平均数,或最大值[54]。

常见的加热技术包括:用于浅表性肿瘤的来自微

表 18.2 复发脑肿瘤的近距离治疗试验

参考文献	患者数量和病理	同位素和技术	年龄中位数(岁)	KPS 中位数	近距离剂量中位数(Gy)	体积中位数(mL)	生存周期中位数(月)	再次手术率(%)
Sneed 等	66 GBM	短效 ^{125}I	50	90	64	34	11.7	46
Bernstein 等	32 GBM/12AA	短效 ^{125}I	46	80	70.1	50.3	10.6	16
Shrieve 等	32 GBM	短效 ^{125}I	45	80	50	29	11.5	44
Chan 等	24 GBM	GliaSite ^{125}I	48	80	53	15	9.1	8 例坏死
Gaspar 等	37 GBM	长效 ^{125}I	53	90	100	18.4	10.5	44
Larson 等	38 GBM	长效 ^{125}I	47	90	300	21	12.0	10
Patel 等	40 GBM	长效 ^{125}I	50	70	120~160	47.3	10.8	无坏死
Sneed 等	45 AA	短效 ^{125}I	38	90	64	31	12.3	53
Sneed 等	21 转移	长效 ^{125}I	59	80	300	19.2	7.3	14

* 没发表的数据

缩写:AA,间变性星形细胞瘤;GBM,多形性胶质母细胞瘤样;KPS,卡诺夫斯基功能评价量表波或超声波声级的外应用能量,用于深部肿瘤的利用射频系统的区域性加热,全身热疗,或间质中植入微波天线,微型管状超声换能器,射频电极,或用于有创性加热的热源[55]。

在 20 世纪 80 年代,尝试加热浅表性肿瘤到41℃~45℃,持续 1 小时,每周 1 次或2 次,同时联合放疗的大量 1 期和 2 期试验表明仅仅放疗的完全反应率为 35%,而放射治疗加上热疗的完全反应率为 60%[56]。应用不充分的肿瘤加热进行的两个初期 3 期热疗试验为阴性,但后期 3 期热疗试验证明热疗对乳腺癌,黑色素瘤,头颈部癌和子宫颈癌的胸壁复发有显著的好处[57]。两个最近的放射联合热疗的 3 期试验使用了测试热对比,以便只有"可加热的"肿瘤是随机的。在这两个试验中,大约 90% 的肿瘤是"可加热的"。人体浅表肿瘤中,热疗组的完全反应率为 66%,控制组的为 42%(比值比 2.7;$P=0.02$)[58]。在患肉瘤的宠物狗中,多因素分析显示,与高热剂量组相比,低热剂量组有一个明显的更长的局部控制($P= 0.023$)[59]。

脑热疗带来特殊的困难。正常脑组织的耐热性是相当有限的。在狗的大脑中, 当42.8℃的热暴露持续30 分钟或 42.4℃的热暴露持续 60 分钟时, 血－脑屏障会发生破坏, 当 44℃~44.3℃的热暴露持续 30 分钟或 42.8℃的热暴露持续 60 分钟时, 会发生脑坏死[60]。此外,脑热疗在技术上难以实施,如果需要选择性肿瘤加热通常需要在间质内放置热施加器。可替代地,发热范围脑加热可以通过全身热疗来完成,虽然这种方法的临床经验很少。

缺陷
- 热疗技术上是难以实现的, 并且正常脑的热耐受性是相当有限的。在 42.8℃下加热,30 分钟后会导致血－脑屏障的破坏,60 分钟后会导致坏死。

人大脑的热疗试验于 1995 年实施[60]。1 期和 2 期试验表明,大脑热疗可以凭借各种间质技术成功地完成,但并发症是比较常见的,包括偶然的手术并发症,全身性发作,加重占位效应或颅内压增加,相当频繁的局灶性发作和可逆的神经系统的变化(见表 18.3)。一

表 18.3　热疗技术的相关并发症

并发症	单纯近距离放疗(33 例)	近距离放疗合并热疗(35 例)
Ⅳ级(脑膜炎)	1	1
Ⅲ级(感染、神经功能改变、广泛癫痫)	1	6
Ⅰ~Ⅱ级(局灶性癫痫)	3	7
Ⅰ~Ⅱ级(轻度可逆的神经功能改变)	2	17

项关于在总共 26~41Gy 的铱-192 近距离放射治疗的前后进行 60 分钟间质铁源性热疗的研究表明它会带来好处;25 例原发性恶性胶质瘤患者比用辐射和近距离放射治疗而没有热疗的治疗的对照组有显著的更长的生存期 (平均生存期分别为 23.5 个月和 13.3 个月;$P= 0.027$)[61]。在另一项研究中,在总共 60Gy 的碘-125 近距离放射治疗的前后给予 30 分钟的间质性微波热疗。第一次热疗治疗后,25 例复发的胶质母细胞瘤患者的平均生存期为 11.3 个月, 16 例复发的间变性星形细胞瘤患者的平均生存期为 32.2 个月[62]。在 25 例胶质母细胞瘤患者中,至少 41.2℃的 T90 温度与显著更长的生存期有关($P= 0.008$)[62]。

缺陷
- 人类大脑的热疗具有引起局灶性发作和暂时的神经系统变化的一个显著风险。

在 2 期和 3 期随机试验中,对初诊的胶质母细胞瘤患者先进行总共 59.4Gy 的使用戈瑞羟基脲的局部脑放疗,之后是补充 60Gy 的临时近距离放疗,有或没有在近距离放射治疗的前后进行的 30 分钟的间隙微波热疗。63 112 例符合条件的患者入选,79 例患者随机接受外照射治疗,68 例患者进行近距离放疗有或没有热疗。消耗的最常见的原因是肿瘤进展。加热患者的平均 T90 热剂量是 43℃ 下 14.1 相同的累积分钟。在近距离放疗中额外补充热疗与毒性的显著增加(表 18.3)有关。在所有 79 例随机的患者中,研究中的加热组有明显更长的时间免受肿瘤的进展($P=0.04$)和明显更长的生存期($P=0.04$)。在 68 例接受近距离治疗的患

者中,加热组和不加热组平均免受肿瘤进展的时间分别是 49 周和 33 周(P= 0.045),平均生存期分别是 85 周和 76 周,18 个月的存活率分别是 59% 和 38%(P= 0.02),再手术率分别是 69% 和 58%。调整了 KPS 评分和年龄的干扰,生存期的多因素分析表明支持研究中的加热组的风险比是 0.51(P=0.008)。

尽管这个关于胶质母细胞瘤的热疗的随机试验存在阳性结果,但大脑热疗的进一步临床应用相当有限。因为近距离治疗随机试验的阴性结果不佳,大脑近距离放射治疗和热疗存在明显的毒性和对细胞学基础上更具选择性的恶性胶质瘤的治疗策略强调了在远离大块肿瘤的正常脑组织中有肿瘤细胞浸润的问题。

近来,对 39℃~42℃范围内的温和温度下的热疗表现出了更多的兴趣,它增强了抗肿瘤免疫应答,增加了血流量、肿瘤氧合和血管通透性,潜在地提高了化疗,免疫治疗和基因治疗药物的转运[64,65]。放疗中肿瘤的再氧化很重要,因为缺氧细胞比含氧细胞对放疗更耐受,可以是高达 3 倍。结合温和热疗和化疗,分子靶向治疗,免疫治疗或基因治疗,脑热疗需要重新考虑。

> **重要参考**
>
> ● 39℃~42℃下的温和热疗可以提高化疗,免疫疗法,或基因疗法的药物传递或抗肿瘤功效。

■ 脊柱肿瘤的立体定向放射治疗

骨的转移性疾病见于大多数原发癌播散,并且在大约 1/3 的癌症患者中骨是转移性疾病第三常见的部位,在肺和肝脏之后[66]。脊柱放疗是治疗脊椎转移病变的一个常用方法,用来帮助减轻疼痛并可能防止最终发展到脊髓压迫,5%~10% 的癌症患者会发生脊髓压迫。常规放射治疗提供剂量的范围为每分割 8Gy 到 5 分割 20Gy 或 10 分割 30Gy,并且不论选择的剂量,与 3~6 个月的疼痛缓解的平均持续时间有关[66]。对于常规放射疗法,使用单一后面照射或前 - 后反向平行照射的简单技术来照射骨髓,剂量与椎骨转移灶和骨相同(图 18.3)。因为骨转移性疾病的患者生存期更长,这与现在可应用更好的系统治疗相关,复发痛的脊椎转移的可能性增加了。这导致了两个新的问题:需要升级姑息性放疗的初始过程中的剂量,以实现更长时

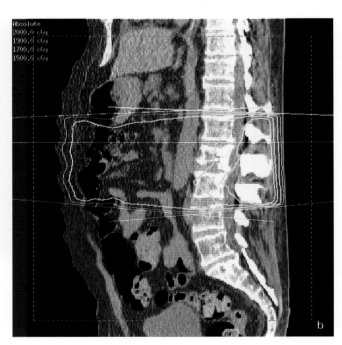

图 18.3 (a)用于前列腺癌 L1~L3 转移患者治疗的直接后面照射的数字重建影像。(b)用于提供每日 5 次分割内 20Gy 的前后辐射场的同一例患者的辐射剂量分布。

间的疼痛缓解,并且再照射先前常规照射的脊柱区域的可能性增加了。

立体定向放射治疗(SBRT)是一种采用先进技术来提供更高分割尺寸的放疗到目标组织(如椎体转移瘤)而脊髓/马尾免受剂量辐射的新兴技术。与在大脑使用放射外科技术一样,这些技术依赖于患者的良好固定;利用 CT、MRI 和偶尔的 CT 造影或常规脊髓造影的治疗计划来勾画椎骨转移瘤和鞘内内容物的位置;能制订先进的治疗计划的计算机能够提供高度适形的剂量到骨转移瘤,同时保留鞘内内容物;几种形式的图像指导或治疗单元的确认和多自由度治疗床的使用,多自由度治疗床具有六个自由度的调整以及在治疗前和治疗过程中评估和纠正患者位置的能力[67]。最常用的技术包括能够提供强度调整放射治疗(IMRT)或容积修改弧治疗(VMAT)的线性加速器和在这些单元上使用锥束 CT 用作图像指导,或不常用的一个称为 CyberKnife®机器人放射外科(ACCURAY 公司,加利福尼亚州,森尼韦尔)的技术,其中线性加速器被安装在能够以六个自由度调整的机器人臂上,并用多个等角点提供剂量到一个容积中。剂量变化范围从单次分割 18~20Gy 到 5 次分割 30Gy,而且 2~4 次分割中这两个总剂量之间传递的剂量包括许多变化(图 18.4)。

重要参考
● 脊柱肿瘤的立体定向放射治疗是高剂量消融放射治疗进化过程中的一种新形式,它在脊柱肿瘤治疗方面的最终作用仍有待阐明。

脊柱转移瘤的治疗需要多学科联合的方法,包括脊柱外科医生来评估是否需要手术和放射肿瘤学家来建议适当的放射治疗方法。由于 SBRT 是一种新兴的方法,它目前在椎体转移瘤治疗上的作用仍然不明确。然而,与常规的放疗相比,接受这种治疗似乎与经治疗的脊柱部位的更长时间的疼痛缓解和更长的肿瘤无进展间期有关,但前期随机比较还没有进行更新[68]。目前,对于期待有更长的生存期、小范围的转移性疾病、有限数

量的脊椎受累的患者和组织学对放射耐受(肉瘤、黑色素瘤、肾细胞癌)的患者以及作为先前常规放疗复发的脊椎转移瘤的抢救治疗来说,SBRT 似乎是一个合理的选择。如此高的消融剂量的 SBRT 治疗后脊柱椎体压缩性骨折的风险在一个系列研究中报道的是 11%,在多变量分析中它与脊柱后凸/侧凸畸形和肿瘤裂解的存在有关[69]。

立体定向放射治疗也正在研究用于脊柱原发性硬膜内、髓内和髓外肿瘤[70]。通常以这种方式治疗的肿瘤包括脑膜瘤、神经鞘瘤和血管瘤,目前只有非常有限数量的随访病例被报道了,所以 SBRT 用于这种适应证的作用还有待进一步阐明。手术和常规分割放疗仍然是这些患者目前的治疗标准。

■ 结论

放射治疗在脑肿瘤精准治疗方面已经取得许多技术性进步,但是尽管尝试通过改变分割,粒子治疗和近距离放射治疗增加总剂量,恶性胶质瘤仍然是无法治愈的。粒子疗法有减少相邻正常组织剂量的优点,并且具有减轻对脑肿瘤儿童的长期影响的潜能。乏氧细胞增敏剂和卤代嘧啶尚未证明有效,尽管它很可能是最近的关于放疗期间使用替莫唑胺的成功可能部分与辐射增敏有关[71]。硼中子俘获疗法是一种高度复杂的治疗形式,很可能会在准备好进行任何随机研究之前以一种试验性的方式继续应用许多年。光动力疗法仍然是一个试验性方法,需要与肿瘤细胞有强亲和力的药剂和对脑的穿透力很强的光源。提高恶性胶质瘤的治疗的最大潜能在于更好地理解在这些恶性肿瘤中运作的异常的分子途径和结合放疗与可能改变放疗应答的新的分子疗法。对于选定情况下的椎体转移瘤患者的姑息性治疗来说,立体定向放射治疗似乎是一种有前景的方法,但它在脊柱转移瘤和原发性良性脊柱肿瘤患者的整体治疗方面的最终作用在未来的几年将会阐明。

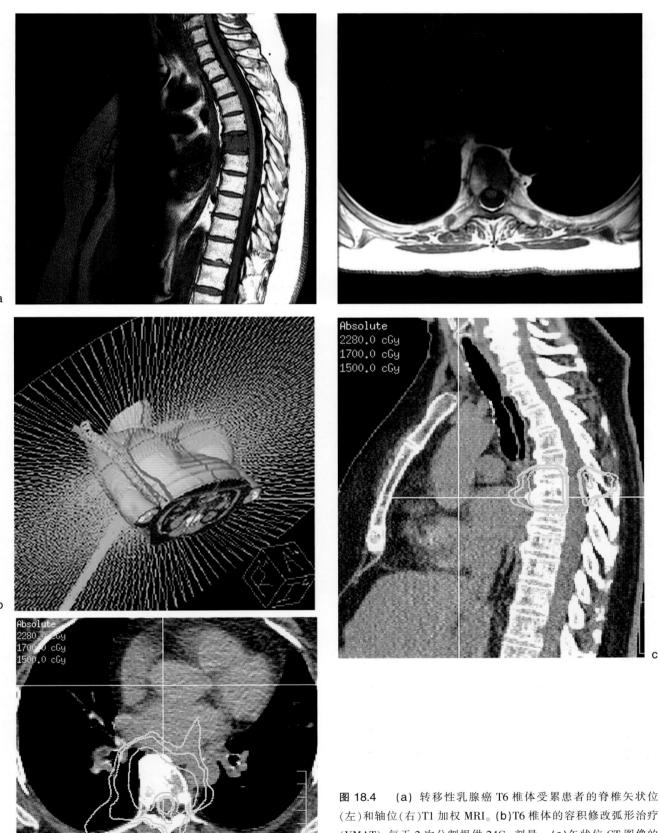

图 18.4 (a) 转移性乳腺癌 T6 椎体受累患者的脊椎矢状位
(左)和轴位(右)T1 加权 MRI。(b)T6 椎体的容积修改弧形治疗
(VMAT),每天 2 次分割提供 24Gy 剂量。(c)矢状位 CT 图像的
辐射剂量分布表明脊髓的相对免受达到 15Gy 剂量。(d) 轴向
CT 图像的辐射剂量分布表明脊髓的相对免受达到 15Gy 剂量。

编者注

比较突出的可选择的放疗方法包括放射分割的尺寸和时间间隔的选择、放射增敏剂、光动力治疗、硼中子俘获、粒子治疗、近距离放射治疗和热疗。所有这些方式有两个最重要的共同特征，第一，它们以强大的理论科学依据为后盾，这使所有方法都有希望去尝试，当它们被介绍时会使其他肿瘤学家对放疗产生了很大的兴趣。第二，他们根本没有实现那些期望并对它们最初为此设计的恶性胶质瘤疾病产生了积极的影响。主要的原因是存在向神经胶质瘤的每一个细胞传输破坏性能量而不会引起周围的或掺杂功能的脑组织不合理的毒性的挑战。胶质瘤的局灶性治疗固然重要，目前关于发现在细胞和分子水平更有靶向性的治疗方法而不是地理学的趋势可能会更有影响力。（Bernstein）

（赵丹　韩帅　译）

参考文献

1. Sneed PK, Gutin PH, Larson DA, et al. Patterns of recurrence of glioblastoma multiforme after external irradiation followed by implant boost. Int J Radiat Oncol Biol Phys 1994;29:719–727
2. Patchell RA, Regine WF, Ashton P, et al. A phase I trial of continuously infused intratumoral bleomycin for the treatment of recurrent glioblastoma multiforme. J Neurooncol 2002;60:37–42
3. Voulgaris S, Partheni M, Karamouzis M, Dimopoulos P, Papadakis N, Kalofonos HP. Intratumoral doxorubicin in patients with malignant brain gliomas. Am J Clin Oncol 2002;25:60–64
4. Walter KA, Tamargo RJ, Olivi A, Burger PC, Brem H. Intratumoral chemotherapy. Neurosurgery 1995;37:1128–1145
5. Bodell WJ, Giannini DD, Singh S, Pietronigro D, Levin VA. Formation of DNA adducts and tumor growth delay following intratumoral administration of DTI-015. J Neurooncol 2003;62:251–258
6. Rainov NG. A phase III clinical evaluation of herpes simplex virus type 1 thymidine kinase and ganciclovir gene therapy as an adjuvant to surgical resection and radiation in adults with previously untreated glioblastoma multiforme. Hum Gene Ther 2000;11:2389–2401
7. Hadaczek P, Mirek H, Berger MS, Bankiewicz K. Limited efficacy of gene transfer in herpes simplex virus-thymidine kinase/ganciclovir gene therapy for brain tumors. J Neurosurg 2005;102:328–335
8. Lang FF, Bruner JM, Fuller GN, et al. Phase I trial of adenovirus-mediated p53 gene therapy for recurrent glioma: biological and clinical results. J Clin Oncol 2003;21:2508–2518
9. Bobo RH, Laske DW, Akbasak A, Morrison PF, Dedrick RL, Oldfield EH. Convection-enhanced delivery of macromolecules in the brain. Proc Natl Acad Sci U S A 1994;91:2076–2080
10. Lieberman DM, Laske DW, Morrison PF, Bankiewicz KS, Oldfield EH. Convection-enhanced distribution of large molecules in gray matter during interstitial drug infusion. J Neurosurg 1995;82:1021–1029
11. Saito R, Krauze MT, Noble CO, et al. Tissue affinity of the infusate affects the distribution volume during convection-enhanced delivery into rodent brains: implications for local drug delivery. J Neurosci Methods 2006;154:225–232
12. Nguyen JB, Sanchez-Pernaute R, Cunningham J, Bankiewicz KS. Convection-enhanced delivery of AAV-2 combined with heparin increases TK gene transfer in the rat brain. Neuroreport 2001;12:1961–1964
13. Cunningham J, Oiwa Y, Nagy D, Podsakoff G, Colosi P, Bankiewicz KS. Distribution of AAV-TK following intracranial convection-enhanced delivery into rats. Cell Transplant 2000;9:585–594
14. Saito R, Bringas JR, McKnight TR, et al. Distribution of liposomes into brain and rat brain tumor models by convection-enhanced delivery monitored with magnetic resonance imaging. Cancer Res 2004;64:2572–2579
15. Bruce JN, Fine RL, Canoll P, et al. Regression of recurrent malignant gliomas with convection-enhanced delivery of topotecan. Neurosurgery 2011;69:1272–1279, discussion 1279–1280
16. Lidar Z, Mardor Y, Jonas T, et al. Convection-enhanced delivery of paclitaxel for the treatment of recurrent malignant glioma: a phase I/II clinical study. J Neurosurg 2004;100:472–479
17. Anderson RC, Kennedy B, Yanes CL, et al. Convection-enhanced delivery of topotecan into diffuse intrinsic brainstem tumors in children. J Neurosurg Pediatr 2013;11:289–295
18. Weaver M, Laske DW. Transferrin receptor ligand-targeted toxin conjugate (Tf-CRM107) for therapy of malignant gliomas. J Neurooncol 2003;65:3–13
19. Puri RK, Hoon DS, Leland P, et al. Preclinical development of a recombinant toxin containing circularly permuted interleukin 4 and truncated Pseudomonas exotoxin for therapy of malignant astrocytoma. Cancer Res 1996;56:5631–5637
20. Weber F, Asher A, Bucholz R, et al. Safety, tolerability, and tumor response of IL4-Pseudomonas exotoxin (NBI-3001) in patients with recurrent malignant glioma. J Neurooncol 2003;64:125–137
21. Sampson JH, Akabani G, Archer GE, et al. Progress report of a Phase I study of the intracerebral microinfusion of a recombinant chimeric protein composed of transforming growth factor (TGF)-alpha and a mutated form of the Pseudomonas exotoxin termed PE-38 (TP-38) for the treatment of malignant brain tumors. J Neurooncol 2003;65:27–35
22. Husain SR, Puri RK. Interleukin-13 receptor-directed cytotoxin for malignant glioma therapy: from bench to bedside. J Neurooncol 2003;65:37–48
23. Kunwar S. Convection enhanced delivery of IL13-PE38QQR for treatment of recurrent malignant glioma: presentation of interim findings from ongoing phase 1 studies. Acta Neurochir Suppl (Wien) 2003;88:105–111
24. Kunwar S, Chang S, Westphal M, et al; PRECISE Study Group. Phase III randomized trial of CED of IL13-PE38QQR vs Gliadel wafers for recurrent glioblastoma. Neuro-oncol 2010;12:871–881
25. Parney IF, Kunwar S, McDermott M, et al. Neuroradiographic changes following convection-enhanced delivery of the recombinant cytotoxin interleukin 13-PE38QQR for recurrent malignant glioma. J Neurosurg 2005;102:267–275
26. Mueller S, Polley MY, Lee B, et al. Effect of imaging and catheter characteristics on clinical outcome for patients in the PRECISE study. J Neurooncol 2011;101:267–277
27. Murad GJ, Walbridge S, Morrison PF, et al. Real-time, image-guided, convection-enhanced delivery of interleukin 13 bound to pseudomonas exotoxin. Clin Cancer Res 2006;12:3145–3151
28. Nance EA, Woodworth GF, Sailor KA, et al. A dense poly(ethylene glycol) coating improves penetration of large polymeric nanoparticles within brain tissue. Sci Transl Med 2012;4:ra119
29. Fung LK, Ewend MG, Sills A, et al. Pharmacokinetics of interstitial delivery of carmustine, 4-hydroperoxycyclophosphamide, and paclitaxel from a biodegradable polymer implant in the monkey brain. Cancer Res 1998;58:672–684
30. Olivi A, Ewend MG, Utsuki T, et al. Interstitial delivery of carboplatin via biodegradable polymers is effective against experimental glioma in the rat. Cancer Chemother Pharmacol 1996;39:90–96
31. Menei P, Capelle L, Guyotat J, et al. Local and sustained delivery of 5-fluorouracil from biodegradable microspheres for the radiosensiti-

zation of malignant glioma: a randomized phase II trial. Neurosurgery 2005;56:242–248, discussion 242–248

32. Gabizon A, Isacson R, Libson E, et al. Clinical studies of liposome-encapsulated doxorubicin. Acta Oncol 1994;33:779–786

33. Gref R, Minamitake Y, Peracchia MT, Trubetskoy V, Torchilin V, Langer R. Biodegradable long-circulating polymeric nanospheres. Science 1994; 263:1600–1603

34. Rhines LD, Sampath P, DiMeco F, et al. Local immunotherapy with interleukin-2 delivered from biodegradable polymer microspheres combined with interstitial chemotherapy: a novel treatment for experimental malignant glioma. Neurosurgery 2003;52:872–879, discussion 879–880

35. Brem H, Mahaley MS Jr, Vick NA, et al. Interstitial chemotherapy with drug polymer implants for the treatment of recurrent gliomas. J Neurosurg 1991;74:441–446

36. Brem H, Piantadosi S, Burger PC, et al; The Polymer-brain Tumor Treatment Group. Placebo-controlled trial of safety and efficacy of intraoperative controlled delivery by biodegradable polymers of chemotherapy for recurrent gliomas. Lancet 1995;345:1008–1012

37. Brem H, Ewend MG, Piantadosi S, Greenhoot J, Burger PC, Sisti M. The safety of interstitial chemotherapy with BCNU-loaded polymer followed by radiation therapy in the treatment of newly diagnosed malignant gliomas: phase I trial. J Neurooncol 1995;26:111–123

38. Valtonen S, Timonen U, Toivanen P, et al. Interstitial chemotherapy with carmustine-loaded polymers for high-grade gliomas: a randomized double-blind study. Neurosurgery 1997;41:44–48, discussion 48–49

39. Westphal M, Hilt DC, Bortey E, et al. A phase 3 trial of local chemotherapy with biodegradable carmustine (BCNU) wafers (Gliadel wafers) in patients with primary malignant glioma. Neuro-oncol 2003;5:79–88

40. Westphal M, Ram Z, Riddle V, Hilt D, Bortey E; Executive Committee of the Gliadel Study Group. Gliadel wafer in initial surgery for malignant glioma: long-term follow-up of a multicenter controlled trial. Acta Neurochir (Wien) 2006;148:269–275, discussion 275

41. Menei P, Metellus P, Parot-Schinkel E, et al; Neuro-oncology Club of the French Society of Neurosurgery. Biodegradable carmustine wafers (Gliadel) alone or in combination with chemoradiotherapy: the French experience. Ann Surg Oncol 2010;17:1740–1746

42. Abel TJ, Ryken T, Lesniak MS, Gabikian P. Gliadel for brain metastasis. Surg Neurol Int 2013;4:289–293

43. Sardi I, Sanzo M, Giordano F, et al. Intracavitary chemotherapy (Gliadel) and oral low-dose etoposide for recurrent anaplastic ependymoma. Oncol Rep 2008;19:1219–1223

44. McGirt MJ, Than KD, Weingart JD, et al. Gliadel (BCNU) wafer plus concomitant temozolomide therapy after primary resection of glioblastoma multiforme. J Neurosurg 2009;110:583–588

45. McGirt MJ, Brem H. Carmustine wafers (Gliadel) plus concomitant temozolomide therapy after resection of malignant astrocytoma: growing evidence for safety and efficacy. Ann Surg Oncol 2010;17:1729–1731

46. Recinos VR, Tyler BM, Bekelis K, et al. Combination of intracranial temozolomide with intracranial carmustine improves survival when compared with either treatment alone in a rodent glioma model. Neurosurgery 2010;66:530–537, discussion 537

47. Chaichana KL, Zaidi H, Pendleton C, et al. The efficacy of carmustine wafers for older patients with glioblastoma multiforme: prolonging survival. Neurol Res 2011;33:759–764

48. Sipos EP, Tyler B, Piantadosi S, Burger PC, Brem H. Optimizing interstitial delivery of BCNU from controlled release polymers for the treatment of brain tumors. Cancer Chemother Pharmacol 1997;39:383–389

49. Olivi A, Grossman SA, Tatter S, et al; New Approaches to Brain Tumor Therapy CNS Consortium. Dose escalation of carmustine in surgically implanted polymers in patients with recurrent malignant glioma: a New Approaches to Brain Tumor Therapy CNS Consortium trial. J Clin Oncol 2003;21:1845–1849

50. Richards Grayson AC, Choi IS, Tyler BM, et al. Multi-pulse drug delivery from a resorbable polymeric microchip device. Nat Mater 2003;2:767–772

51. Santini JT Jr, Cima MJ, Langer R. A controlled-release microchip. Nature 1999;397:335–338

52. Scott AW, Tyler BM, Masi BC, et al. Intracranial microcapsule drug delivery device for the treatment of an experimental gliosarcoma model. Biomaterials 2011;32:2532–2539

53. Farra R, Sheppard NF Jr, McCabe L, et al. First-in-human testing of a wirelessly controlled drug delivery microchip. Sci Transl Med 2012;4: 22ra21

第 5 篇

全身治疗

第19章

全身化疗

Rebecca DeBoer, Michael D. Prados

■ 挑战

中枢神经系统肿瘤的全身化疗对于神经肿瘤学家来说是一个巨大的挑战。这些肿瘤有着独特的生长方式，对于治疗的不同反应是疾病的生物多样性表现。肿瘤原有的或是继发的抗药性机制，是化疗药物研发与化疗药物临床试验最大的阻力。药物在体内传递是最主要的问题，特别是远离原发灶的显微侵犯区域。评估肿瘤对于化疗的效果是困难的，由于影像难以分辨肿瘤以及损伤的脑组织，或是肿瘤太小，难以在正常的脑组织中发现。由于这些原有的生物、药物以及影像表现方面的困难，复发恶性胶质瘤少有成功的治疗方案，致使医师常以消极的态度对待患者，导致只有极少数患者可以进入临床试验。

尽管存在上述问题，众人仍致力于此领域的研究，主要基于科学模型而非以往经验。临床试验是神经肿瘤学的基础。近年来，对于临床试验设计有一些新的思维，加强对于传统的1、2、3期的观察。例如连续重新评估方法，以及"0期"检测，可能优化早期用药剂量与毒性评估。随机2期临床试验以及适应性随机试验有望改善后期对于药物抗肿瘤效用的评估。此章介绍了传统临床试验的设计原则以及以上提到新临床试验的优点。

有效的中枢神经系统肿瘤全身化疗药物发展并无明显的进展。于20世纪60年代晚期，最先将中枢系统肿瘤全身性化疗常规应用于临床。首先应用多种

细胞毒性化疗药物，在当时许多前瞻性临床试验中，经过大量的观察，细胞毒性药物成为主要治疗方法。于20世纪70年代晚期，美国国家食品药物管理局批准亚硝基脲类成为第一个治疗恶性胶质瘤的细胞毒性化疗药物。亚硝基脲类药物成为应用最广的颅内肿瘤化疗药物，直至2005年FDA通过替莫唑胺后，取代亚硝基脲类成为一线化疗药物。最近，分子靶向制剂，例如单克隆抗体与小分子络氨酸激酶抑制剂，在中枢神经系统肿瘤治疗与其他癌症治疗中，已见展望。然而，它们目前尚未成为常规治疗方案。2008年，FDA加速贝伐单抗（一种单克隆抗体）的批准，根据无对照随机2期试验的结果，此药应用于复发的胶质母细胞瘤。虽然最终批准是基于3期临床试验结果，如果3期试验的结果不尽理想，FDA可撤销其对于本药物批准。在本文撰写的同时，尚不清楚贝伐单抗是否已通过FDA的批准。

除了贝伐单抗，另一FDA核准用于恶性胶质瘤的化疗药物为细胞毒性药物（替莫唑胺与亚硝基脲类）。FDA现并未通过化疗药物用于成人低级别胶质瘤，但在临床中，亚硝基脲类与替莫唑胺却常用于低级别的胶质瘤化疗中。现有一项药物（依维莫司或RAD-001），它是应用于一种少见的儿童低级别胶质瘤-室管膜下巨细胞星形胶质瘤（SEGA）。现并无核准的药物应用于原始神经外胚层肿瘤与髓母细胞瘤（PNET），但现有的几项3期临床试验均使用多种化疗药物，其

中包含或不包含替莫唑胺与亚硝基脲类,于新发原始神经外胚层肿瘤与高级别胶质瘤的辅助化疗中。化疗也常应用于室管膜瘤,虽然这并未经证实有一定的作用。本章主要论述应用细胞毒性药物化疗中枢神经系统肿瘤所遇到的问题,以及简要阐述几种常用的化疗药物,包括 FDA 核准的药物(表 19.1),以及几种常用于未经核准范围使用的化疗药物。在 22 章会进一步讨论新的分子靶向药物(单克隆抗体与小分子络氨酸激酶抑制剂),在此不做讨论。

> **提示**
> ● 临床 1 期试验在检测抑制细胞药物或生物治疗时,由于其很低的毒性或是无毒性,可能会需要有药理学或生物学的替代终点。

目标以及临床试验的建立

由于 1 期临床试验的首要目标并非探讨治疗所带来的益处,因此参与治疗的医师可能会面临伦理挑战,或是患者本人或其家属处于左右为难的境地。通常参与这些临床试验皆为迫切寻找任何治疗可能性的患者,因此他们可能无法意识到临床试验的主要用意,或是药物加量的危险性。这些获选进入早期临床试验的患者,由于药物起始剂量非常低,难以从中获得治疗效果。传统的 1 期临床试验选入少量患者,分配其不同的药物剂量,这是为了使尽量少的患者接触过低或过高的药物剂量。因此,1 期临床试验是对于药物的毒性与治疗效果的主要评估方式。

而新的 1 期临床试验方法经过改良,例如"连续重新评估法(CRM)"使用这种方式可以让更少的患者进入试验,接触更低剂量的药物,而使用与临床 2 期试验类似的药物剂量,则纳入更多的受试者。新的化疗药物如细胞抑制剂或生物制剂,不会产生如传统细胞毒性药物的骨髓抑制或是靶器官损伤,这对于这些药物的 1 期试验的设计,以及如何制定 1 期试验终点产生极大的困难。数种新的化疗药物在临床试验 1 期中花费了很多的时间,原因在于其药物毒性难以发现,尽管使用非常高的剂量,或是并未达到预期的生物终点。而在这些临床试验中,2 期试验的药物剂量是基于临床前研究而设计的。现正开发通过药理学或生物学的替代终点来解决上述问题。现创建了一个新的早期检测模型叫"0 期",使用非常低剂量的受试药物,确认药效终点,包括已知分子靶点,如肿瘤细胞表面特有的受体的作用。评价治疗疗效或是药物毒性在传统的观念中并非是 0 期试验的目标。0 期试验只需要很少数的患者,其风险被认为非常低,并且不需要长期接受受试药物,因此未来如需要使用其他药物,只需要经过非常短的间隔就可使用。

2 期试验使用的药物浓度是依据 1 期试验所得到的结果,并且选入较多的受试者进行试验,评价药物疗效。在理想情况下,这些被选入的受试患者的影响预后的情况应该是相似的,例如年龄、状态以及肿瘤组织学的表现。但不幸的是,许多 2 期试验只选入 30~50 名的少量受试者,并且对于药物评价只来自这些受试群体中最好或最坏的结果,在受试终点并没有严格的置信区间。在某些试验中,如果受试药物被观察到其效果达到 20%~30%,那就被认为是具有进入 2 期

表 19.1 美国国家食品药物管理局核准用于中枢神经系统肿瘤化疗药物

药物	药物种类	适用范围
洛莫司汀	亚硝基脲类	● 20 世纪 70 年代:新发多形性胶质母细胞瘤与复发胶质瘤
卡莫思汀植入膜剂	亚硝基脲类	● 1997 年:新发多形性胶质母细胞瘤与复发胶质瘤
替莫唑胺	甲基化制剂	● 1999 年:复发 3 级星形细胞瘤
		● 2005 年:新发多形性胶质母细胞瘤
贝伐单抗	血管内皮生长因子单克隆抗体	● 2008 年:复发多形性胶质母细胞瘤
依维莫司	西罗莫司靶蛋白抑制剂	● 2010 年:室管膜下巨细胞星形胶质瘤

及 3 期试验价值的药物。但实际的药物效果可能更高或更低，这是因为受到了受试人数较少的影响。另外，选择受试者的各种因素，可能对于这种早期观察到的药物效果有明显的影响，较年轻、较健康、状态较好的患者，由于试验者与受试者的偏倚，通常会有较好的表现。

在往后的 2 期或 3 期试验，受试者增加，对于患者的筛选条件较少，于是药物的效果较 2 期试验早期的数据明显降低。对于降低这种偏倚存在的方法是对于 2 期试验进行随机试验，对比使用受试药物组与控制组，控制组则使用现今采用的标准治疗方式。在这个随机 2 期试验中，受试患者较少，少于较可靠的 3 期试验，不足以证明具有更好的药物效果。因此，虽然有趋势认为这种较小的 2 期试验结果应该成为标准治疗的方式，但仍需要有后期的 3 期试验。对于临床 2 期试验还有另一种新方法，为适应性随机试验，即利用患者早期进入试验的数据，为此患者决定此后试验如何进行。通过这种方式反复进行，在同样研究背景下，可以进行多种检测，例如多种药物或药物不同的组合。因为在早期临床试验中使用连续重新评估法，因此适应性随机试验要求临床试验中进行实时数据分析，而不是在试验结束后再进行分析。

> **争议**
> • 1 期临床试验的研究目标并非是治疗的益处，这可能造成参与这项试验的医师在道德方面存在争议。

> **重要参考**
> • 3 期临床试验时，应该进行意向性治疗分析。

如果受试药物在临床 2 期试验中有一定的效果，3 期试验则成为药物研发前决定性的一步。3 期试验的重点是受试药物与标准疗法随机试验的对比，如并无标准疗法时，安慰剂对照，随机双盲试验是较好的开放性研究方式。随机试验必须要在临床 3 期试验中，做到组间患者的影响因素完全一致，缩

小可能导致结果受影响的偏倚。意向性治疗的分析是至关重要的，在随机试验中，有时会出现患者中途退出原有的标准治疗，或只进行观察，而不做治疗，在标准治疗的结果不够理想且发表了具有疗效的 2 期临床试验药物时，这种情况特别容易出现。意向性治疗的分析避免了因为患者退出原有组别或是改变组别后对于数据的影响，分析时应该基于患者原本被分配的组别，并非依据实际接受的治疗进行分析。

■ 评价化疗药物的效果

2 期与 3 期化疗药物临床试验的主要目的是为了评价药物的抗肿瘤效果，3 期临床试验的终点是生存时间，而 2 期试验评价抗肿瘤效果通常使用磁共振。其他对于临床试验终点的评价方式还有：无进展生存期、客观缓解期、肿瘤平均进展时间、患者症状的缓解、生活质量的总体改善，或已知的肿瘤分子靶向调控药物的药效终点。替代终点以及总体生存率的关系需要在随后的 3 期临床试验中得到进一步确认。

客观的评价肿瘤是否缓解是不易的，因为不论是新发肿瘤还是治疗中的患者，肿瘤的实际范围在 MRI 上的成像并非清楚，这在经过高剂量放疗或经过放射手术后的患者尤其明显，同时在某些进行高剂量化疗患者或手术造瘘植入或直接于肿瘤中放入化疗膜制剂的患者，也可见到类似的情况。在 MRI 增强 T1 像或 T2 像上，只能间接得知肿瘤的位置或整个肿瘤的边界，由于影像特异性不足，敏感性不够，于是无法完全确认用药后肿瘤是否有生物学改变，并且是由治疗所导致。幸好，多数的 MRI 影像还是能够足以分辨出肿瘤对于受试药物是极好或是极差的反应。新的磁共振成像或是核影像可能可以克服一些原有磁共振成像的不足，但在被完全认可之前，磁共振成像仍是评价的标准。在本书的第 2 章会进一步讨论新的成像方式，对于肿瘤缓解与进展产生的新共识，这对于临床试验的终点评价有很大的影响。

近来对于治疗后肿瘤是否有缓解，通常是根据肿瘤缩小的体积来判定，体积缩小 50% 或以上被认为是治疗有效。然而，根据肿瘤体积改变来判定受试化

疗药物是否值得进一步研究有其不足,因为有时化疗药物是抑制肿瘤的活性,而替代的评价方式则有影像上的细微差别或是患者的表现,例如临床上疾病稳定期或是总体生存率。患者死亡与否,分为疾病相关或是治疗相关,这是衡量疗效最无争议空间的方式。无进展生存期的数值更有争议性,因为对于肿瘤是否进展需要有优良的临床的诊断以及影像证据,而对于肿瘤是否有进展也存在一定的偏倚,这是由于 MRI 进行的时间间隔以及临床和影像对于是否有进展的定义不同。有些临床试验界定了一定的肿瘤大小改变便是治疗失败,然而只有少数的恶性胶质瘤具有较清楚的边界,就算使用了特定的软件计算肿瘤体积。在具有特异性并且可靠的神经影像工具获得认可前,对于治疗是否缓解都会具有一定的主观性。

在全身化疗的临床试验中最后需要注意到的是,现在许多研究都显示脑肿瘤患者有独特的药物代谢方式,主要是因为同时使用了激素以及抗惊厥药物。这些药物可能会经多种途径改变肝脏的代谢功能,包括细胞色素 P-450,导致在其他癌症中使用的药物剂量在脑肿瘤患者中会出现药物剂量不足的情况。几项恶性胶质瘤临床 2 期试验必须沿用其 1 期的设计,因为恶性胶质瘤患者使用了在其他癌症中所使用的药物剂量,并未出现预期的效果或毒性反应。举例来说,在伊立替康对于恶性胶质瘤患者的 2 期试验中,利用了此药在结肠癌患者 2 期试验的使用剂量,由于使用抗痉挛药物会影响药物的代谢,因此记录了胶质瘤患者使用此药物最小作用剂量以及最小毒性剂量,在后续的 1 期试验中确定了 2 期试验中给予恶性胶质瘤患者的药物剂量是结肠癌患者的 2 倍。

在紫杉醇、厄洛替尼以及其他受试药物中也同样发现了恶性胶质瘤患者对于药物剂量的改变。在药代动力学的研究中指出,由于使用酶诱导的抗痉挛药物,会改变患者的药物代谢,具有更高的药物清除率。换句话说,药物的相互作用也可能导致临床试验中试验药物的血药浓度急剧上升。现在有些药物研究应用了药物基因组学,评估具有特异性基因组改变药物代谢途径的患者,有可能降低少数特异性

患者的用药危险。而检验患者的 UGT1A1 基因型可以决定伊立替康的使用剂量,因此,多种因素可以影响药物的代谢,过去那些被认为没有达到疗效的试验性药物,有可能是因为药量不足或药量过高所导致。现在多数的临床 1 期和 2 期试验已经考虑到了潜在的药物代谢途径不同以及药物基因组学的检测。

缺陷

- 磁共振难以确切反映化疗疗效是因为缺乏一致性与可靠性的方法。

提示

- 抗惊厥药对于癫痫的预防常常改变了化疗药物的代谢以及药物潜在的毒性,影响了对药物疗效的评估。

化疗在综合治疗中的作用

综合治疗包括外科手术、放射治疗以及化疗,这是对于恶性胶质瘤患者最常使用的方案。在多数患者中,单独使用化疗,或化疗合并放疗(对于复发患者),或放疗前的辅助性化疗,或以上方法同时进行。除非在临床试验中有足够的患者,往往很难知道协同化疗或辅助化疗究竟为每个患者增加了多少益处。当影像学显示肿瘤未见进展时,有可能使用辅助化疗并不会有效杀伤肿瘤细胞,甚至有可能使患者受到药物毒性的影响。如前所述,由于 MRI 的非特异性,肿瘤在影像上有巨大的改变之前,通常只能在 MRI 上显示非常细微的变化,这种现象常见于 MRI 上并未见残余的病灶,又必须在手术时最大限度切除的肿瘤。这也代表了当进行化疗的肿瘤是生长速度很慢是肿瘤时,例如低级别胶质瘤,利用 MRI 来评价药物疗效是很困难的。这些患者在首次治疗后,通常有很长的疾病无进展期,肿瘤负荷其实是反映了肿瘤细胞的减少而非增加。而肿瘤细胞增加的速度可能因为非常缓慢,以致于在影像学上观察到需要非常长的时间。

20 世纪 60~70 年代早期的临床 3 期试验显示了恶性星形胶质瘤患者将化疗作为手术的辅助化疗或放疗的辅助化疗时,生存率有明显的改善。然而,患者的多种因素可以预知患者的预后,例如年龄、状态以及手术切除范围 (活检或是全切),在某些患者群体中,进行化疗对于其生存率并无明显的益处。例如,多形性胶质母细胞瘤的老年患者神经功能受损时,进行手术活检后,并无法通过化疗得到生存率的改善。相对而言,较年轻、健康并且低级别的肿瘤患者通过辅助化疗,生存率可以得到较好的改善。这种认知可能是受到了肿瘤细胞在年轻患者中生物行为学偏好影响,而造成的误解。不幸的是,这些较陈旧的临床试验人数不足,无法明确地判断化疗对于这种较小的亚分组是否改善了生存率。

最近的临床 3 期试验使用了足够的样本数,并且利用前瞻性分层,消除这些亚分组之间因为筛选条件不同可能造成对于临床研究数据的有利或不利因素。举例来说,这种方式影响了胶质母细胞瘤的临床 3 期试验,单独使用放疗对比放疗联合替莫唑胺化疗,显示了所有使用替莫唑胺治疗的分组,患者的生存时间获得了改善,然而在这些临床试验中,年龄较大的患者仍被排除于受试人群外,因此,化疗对于年龄较大的群体是否有益处,仍尚未被证实。而对于 2 级或 3 级星形细胞肿瘤,放疗联合化疗现并未被证实能延长生存时间,但不包括具有染色体 1p19q 缺失的间变性少突神经胶质瘤患者,这些患者综合性治疗后生存期有明显的改善。预测性的标志物(对于特定治疗方式有疗效的标志物)在这些疾病中仍很难发现,但预后生物性标志物 (指可以预测生存率的)则较为常见。现今认为预后生物标志物有 IDH1 基因的突变、MGMT 启动子甲基化以及在某些间变性少突神经胶质瘤中的染色体缺失。预后生物标志物应纳入小型的临床 2 期试验以及大型的临床 3 期试验中。

■ 化疗药物的传递

化疗药物进入机体系统一般通过肠内途径或静脉途径,也可以通过动脉途径,或是直接放入肿瘤腔中,以及通过间质传递至肿瘤中,本书 21 章描述了多种药物传递方式。对于药物在全身系统传递的主要限制便是血脑屏障,它阻止了大分子和水溶性物质进入脑组织。

血脑屏障由内皮细胞的紧密连接所组成,分子量大于 40kd,脂溶性低以及与蛋白紧密结合的物质均难以通过血脑屏障。恶性胶质瘤通常会改变血脑屏障的性质,尤其是肿瘤体积增加的部位。虽然这些部位的血脑屏障性质发生了改变,会允许部分药物通过,但是到达肿瘤所在区域的药物浓度可能会不足,导致不能有效地杀灭肿瘤细胞。并且,在这些血-脑、血-肿瘤改变的环境中,因为血脑屏障的保护,肿瘤体积增加,使得肿瘤细胞可以渗入正常脑组织中。经由动脉途径,肿瘤腔内植入或利用间质传输等方式,试图克服全身化疗的不足,并且增加肿瘤中的药物浓度,虽然以上方式得以进展,但仍有完善的空间。

> **重要参考**
> ● 全身化疗药物传递的最主要障碍在于血脑屏障。

■ 化疗的基本观念

多种细胞毒性化疗药物被用于治疗脑肿瘤患者,包括烷基化和甲基化药物、抗代谢药、拓扑异构酶抑制剂以及紫杉烷类。现正在研究小分子药物(见第 22 章),这类药物可以单独使用或联合应用,而其中只有少数几种药物的组合被认为对于中枢神经系统肿瘤有治疗效果。其中特别突出的组合是,将丙卡巴肼、洛莫司汀(CCNU)以及长春新碱(PCV)用于有染色体 1P19q 杂合型缺失的间变性少突神经胶质瘤,通常将多种药物联合使用是基于对于药物的不同作用机制的了解,并且不会产生叠加的毒性,但是在过去,联合多种药物的使用大多是基于经验用药,而非体内以及体外试验所得出的结果。

现在大多数的临床试验用药在临床使用前经过严格的实验室评估,这些新药都是由人肿瘤细胞在体外实验中所筛选出来。而后受试药物在动物体内进行试验，无胸腺裸鼠体内具有受试种类的人类肿瘤，将受试药物注入裸鼠体腔（皮下注射）或脑部（原位注入），当药物被认为对于肿瘤具有疗效时，要进一步做药物毒性与药理学研究，在动物实验中先对药物毒性、药代动力学和细胞作用机制了解后，才能用于人体试验。在进入临床1期试验之前，需要有健康志愿者或肿瘤复发患者参加临床前试验，在密切观察下对于药物效用有进一步的了解后，才能更合理地设计临床1期与2期试验。虽然以往对于药物的检测方式已有改善，但是仍需要建立更有效检测细胞毒性药物、生物制剂或细胞生长抑制剂的筛选模型。

> **提示**
>
> ● 多数进入临床试验的新药，在运用于人体临床1期试验前，均经过体外以及动物体内模型检测药物的疗效、毒性和药代动力学。

■ 化疗药物的抗药性

不幸的是，很多在实验室证实有效的药物在人体中却无疗效，其中的一个原因是全身化疗（除了药物传递与代谢的原因）具有固有或获得性耐药的问题。而遗传学、表观遗传学、药物动力学与肿瘤介导的抵抗都是抗药性形成与药物敏感性降低的因素。现在观察到肿瘤因子介导的抗药性在于缺氧与缺乏营养的肿瘤细胞，它们不容易进入对于化疗药物敏感的细胞周期。随着肿瘤的生长，肿瘤细胞可能会处于类似缺氧的环境，造成生长速度降低，由此可知，化疗药物通常具有较好的细胞毒性。当细胞周期为S期时，而在肿瘤细胞处于G0期时，则没有那么好的杀伤效果。

随着肿瘤细胞的变异，基因稳定性的改变可能导致了肿瘤细胞对于化疗药物的敏感性改变，这些改变通过蛋白质的合成以及修复等多种因素所影响，肿瘤细胞可能是通过多种机制修复化疗药物所造成的DNA损伤。以烷化剂为例，它的抗肿瘤效果来自于鸟嘌呤的第6位氧原子或第7位氮原子出现

DNA链间交联，导致DNA停止复制，肿瘤细胞死亡。修复这种损伤可能是通过第6位氧原子烷基鸟嘌呤DNA烷基转移酶来修复，这种修复蛋白可以在正常的细胞中发现，而人类脑肿瘤细胞中也具有这种修复蛋白。因此肿瘤细胞具有修复烷化剂所造成的DNA损伤的机制，修复蛋白越多，烷化剂对于肿瘤细胞的杀伤作用就越小。同时也有其他的抗药机制，例如P糖蛋白，这是一种依赖能量供给的排出泵，以及其他酶，包括谷胱甘肽、谷胱甘肽疏基转移酶、金属硫蛋白和乙醛脱氢酶，以上这些可能加速了化疗药物的降解，而如何改善这些机制造成的抗药性，需要进一步的研究。

> **提示**
>
> ● 固有的或是获得的耐药性，在药物的研发以及临床试验的设计中是很大的阻力。

■ 化疗药物

亚硝基脲类

亚硝基脲类是一种双功能烷基化剂，是先前最常应用于脑肿瘤患者的化疗药物。近年来，甲基化剂、替莫唑胺取而代之成为在首次治疗（后文详细叙述）中最常用的化疗药物。亚硝基脲类药物可以烷化多个DNA位点，主要为鸟嘌呤，还有腺嘌呤、胞嘧啶以及由异氰酸盐产生的氨甲酰氨基，导致了DNA的链间交联，进一步造成DNA单链或双链断裂，加上谷胱甘肽的耗竭，最终抑制DNA的修复和RNA的合成。最常用的亚硝基脲类为口服的洛莫斯汀（CCNU），还有静脉给药的卡莫斯汀（BCNU），且皆为脂溶性。第三种药物为尼莫司汀（ANCU），这种药物多用于欧洲与日本，此药的特殊之处在于具有水溶性，可用于静脉注射以及脑室内注射。

卡莫斯汀现在使用一种可降解生物膜片叫聚苯丙生20（美国百博医药）作为载体，FDA基于临床3期试验，已核准使用聚苯丙生20用于多形性胶质母细

胞瘤以及复发的恶性胶质瘤。在其中一个临床 3 期试验,新发恶性胶质瘤患者(3 级或 4 级),在首次手术时随机使用具有卡莫斯汀或安慰剂的生物膜片。受试的患者均接受放射治疗,使用卡莫斯汀膜片的患者(13.9 个月)比使用安慰剂膜片的患者(11.6 个月)生存时间稍微延长,并且在统计学上是具有意义的。而在另一个类似的临床 3 期试验,受试患者为复发的恶性胶质瘤,同样也将安慰剂作为控制组,使用卡莫斯汀膜片的患者生存期延长了 8 周。

所有的亚硝基脲类药物均有剂量限制,因其具有骨髓抑制的副作用以及会造成恶心及呕吐,而长时间、高剂量的接触可能造成肺纤维化。这种药物一般单一应用于化疗,或与长春新碱、丙卡巴肼、铂类等共同使用。亚硝基脲类的高剂量化疗方案也被试用于自体骨髓移植或是干细胞移植中,卡莫斯汀与尼莫斯汀均经由动脉给药,但这项前瞻性试验却因为这 2 种药物的传递方式而得到了极差的效果。卡莫斯汀通常作为放疗后的辅助化疗药物,但这可能得益于放疗后,肿瘤对于放疗药物的敏感性增加,如果单独使用此药物 6 周,则很难对肿瘤有这种疗效。亚硝基脲类对于多形性胶质母细胞瘤、间变性胶质瘤(包括少突神经胶质瘤与混合瘤)、髓母细胞瘤、原始神经外胚层肿瘤及多种低级别胶质瘤均有疗效,但对于室管膜瘤的疗效不佳。

替莫唑胺,丙卡巴肼与氮烯唑胺

替莫唑胺、丙卡巴肼与氮烯唑胺是甲基化药物,有时也被认为是烷化剂,其细胞毒性是使肿瘤细胞的 DNA 单链断裂。替莫唑胺(泰道,美国,先灵葆雅)成为高级别胶质瘤最常使用的化疗试剂,同时也被 FDA 核准用于复发的间变性星形细胞瘤与新发的多形性胶质母细胞瘤。它是一种衍生自达卡巴嗪(DTIC)的咪唑四嗪,具有良好的口服生物利用性与很低的骨髓抑制性。在新发以及复发的恶性胶质瘤中被证实具有疗效,在一个 2 期的单组临床试验中,3 级的间变性星形细胞瘤患者,在患者肿瘤进展期间得到了很好的客观反应率(8% 的完全缓解,27% 的部分缓解),以及延长了 6 个月的无进展期(46%)。而在复发的胶质母细胞

瘤的患者中,数据并不那么理想,只有 5% 的完全缓解,6 个月的无进展生存率为 21%。由于上述的数据,数十年来替莫唑胺在多个国家核准用于复发间变性胶质瘤的首选口服化疗药。FDA 也核准了替莫唑胺用于新发胶质母细胞瘤的患者,源于它成功的临床 2 期及 3 期试验。替莫唑胺被联合应用于多种化疗药物,例如卡莫斯汀、伊立替康、沙利度胺、厄洛替尼、伊马替尼、吉非替尼、顺式维 A 酸以及其他药物,同时替莫唑胺对于低级别胶质瘤的作用也正在被探讨,替莫唑胺的副作用有轻微的骨髓抑制、恶心、便秘、疲劳。

丙卡巴肼是一种水溶性的烷化剂,对于细胞周期并没有明显的针对性,它是一种甲基肼的衍生物,可以抑制 DNA、RNA 以及蛋白的合成。它易经口吸收,每日服用持续 2~3 周。主要的毒性作用为骨髓抑制、恶心、虚弱和皮疹。由于丙卡巴肼也是一种单胺氧化酶抑制剂,可以与含有酪胺的药物或食物相互作用,导致高血压或出现神经毒性的现象,如兴奋或幻觉。此药物可作为单一化疗药物,但是多数还是联合应用于卡莫斯汀、洛莫斯汀以及长春新碱(PCV 方案),对于大多数中枢神经肿瘤,包括多形性胶质母细胞瘤、间变性胶质母细胞瘤、髓母细胞瘤、原始神经外胚层肿瘤、原发性中枢神经淋巴瘤以及一些低级别的胶质瘤,都有治疗效果。

氮烯唑胺(DTIC)是一种经由肝脏代谢后为 MTIC[5-(3-甲基三氮烯-1)咪唑-4-酰胺],可以抑制核苷的掺入。药物毒性包含骨髓抑制、恶心、呕吐,极少数会发生肝静脉血栓,此药不是常规单独应用的化疗药,一般用来与亚硝基脲类联合使用于恶性胶质瘤与低级别胶质瘤。

铂化合物

卡铂以及顺铂的 DNA 毒性作用是通过螯合作用使 DNA 链内交联所产生的。铂类是水溶性烷化剂,经静脉或动脉给药,进入脑中的最大阻力便是完整的血脑屏障,在恶性胶质瘤中,血脑屏障会有少许破坏,是此类药物客观的药物反应。顺铂通常与其他化疗药物联合应用,如卡莫斯汀或其他的烷化剂,特别是用于

儿童肿瘤中。主要限制药物剂量的毒性反应为肾衰竭,并且可以造成听力丧失或周围神经病变。由于此药非常少或是未见骨髓抑制,所以偏好与具有骨髓抑制作用的药物搭配使用。卡铂则可以单独使用或是联合应用于化疗,通常用于高剂量的化疗方案,搭配干细胞的支持,它的药物毒性在于骨髓抑制,以及恶心、呕吐。顺铂及卡铂可见过敏反应,通常用于多形性胶质母细胞瘤和间变性胶质瘤,更常用于髓母细胞瘤、原始神经外胚层肿瘤、室管膜瘤以及生殖细胞瘤。

长春碱类与鬼臼毒素类

长春碱类有长春新碱与长春碱,作用于微管的基本组成单位——微管蛋白,通过解聚作用抑制微管的组成,导致了有丝分裂的阻滞,可以影响处于 G1 期的细胞,但对于处于 S 期的细胞更为敏感。导致这些药物出现抗药性的部分原因是多重耐药(MDR)基因介导了 P170 膜糖蛋白外排泵。虽然长春碱很少用于中枢神经肿瘤,但长春新碱却常用于儿童肿瘤,如原始神经外胚层肿瘤、髓母细胞瘤和低级别胶质瘤。长春新碱具有神经毒性,例如与剂量相关的周围神经病变,起始为对称性感觉障碍,而后进展为肌力减退,在自主神经受影响后也可出现便秘,而严重的毒性反应也包括了麻痹性肠梗阻与尿潴留。长春碱类的给药方式为静脉给药,但此药物具有腐蚀性,如果在注射过程中出现外渗,会出现周围组织坏死。长春新碱是极少单一使用的化疗药物,在 PCV 方案中与洛莫斯汀以及丙卡巴肼合用,在低级别的胶质瘤化疗中与卡铂合用,也常见于髓母细胞瘤与原始神经外胚层肿瘤的联合化疗中。

鬼臼毒素类如依托泊苷,使细胞不可逆转地停滞于有丝分裂期,细胞周期停滞于 G2 晚期或是 S 期。这种抑制作用来自于药物与拓扑异构酶Ⅱ的作用,形成裂解酶-DNA 复合物,造成 DNA 单链断裂,而后细胞死亡。最常使用的拓扑异构酶Ⅱ组织及用于中枢神经肿瘤药物便是依托泊苷,可通过静脉或是口服给药。药物毒性主要是与剂量相关的骨髓抑制,恶心与呕吐也可见。此药很少单一使用,通常与顺铂、卡铂、环磷酰胺与长春新碱合用,常用于儿童脑肿瘤,例如恶性

胶质瘤、髓母细胞瘤、原始神经外胚层肿瘤和室管膜瘤和低级别胶质瘤。

紫衫烷类

紫衫烷类通过改变微管的活力稳定性而抑制微管的形成,现在市面上有 2 种流通的紫衫烷类药物:紫杉醇(特素,百时美施贵宝)和多西他赛(泰索帝,赛诺菲),它们与微管的 β 亚基结合,形成聚合物,这种聚合物造成了有丝分裂的抑制,最终可以导致细胞凋亡。紫衫烷类通过静脉注射给药,已知多种毒性反应:骨髓抑制、脱发、神经毒性、心律失常以及过敏反应。过敏反应的发生可能与用于助溶解的载体——乙氧基化蓖麻油有关,可以通过用药前使用地塞米松、苯海拉明以及西咪替丁这种组胺 H_2 受体阻滞剂。紫杉醇与多西他赛已经作为单一化疗药物用于恶性胶质瘤,并且可以增加放疗敏感性。肝细胞色素 P450 氧化酶是紫杉醇代谢的重要途径,需要考虑患者是否使用了如抗痉挛药这类的酶介导药物。

拓扑异构酶Ⅰ阻滞剂

如先前所提到的,拓扑异构酶对于细胞生长产生了重要的调节作用,阻滞这种酶可以导致 DNA 链的断裂。依托泊苷是拓扑异构酶Ⅱ阻滞剂,喜树碱是被首先发现的拓扑异构酶Ⅰ阻滞剂,被认为是剧毒。其他多种拓扑异构酶Ⅰ抑制剂相继被发现,包括 9-硝基喜树碱(9AC)和伊立替康(开普拓,辉瑞)。托泊替康与伊立替康是源于喜树碱的半合成衍生物,与喜树碱相比,具有较小的毒性反应,并且在体内与体外的试验中对于胶质瘤细胞系有疗效。拓扑异构酶Ⅰ的作用主要在于 DNA 复制时,促使单链 DNA 瞬时断裂,在合成新的单链 DNA 或 RNA 时经由扭转形成了双螺旋。托泊替康与伊立替康是作用于拓扑异构酶Ⅰ-DNA 复合物,稳定并且抑制与其配对 DNA 的重组,当复制叉与拓扑异构酶Ⅰ-复合物相结合后,导致双链 DNA 的断裂。以上 2 种药物皆经静脉注射,伊立替康存在与剂量相关的腹泻,而托泊替康可产生骨髓抑制。当伊立替康与酶介导的抗痉挛药物合用时,会产生明显的药物动力学改变,在用药前必须先慎重考虑。这些药

物作为单一化疗药物使用时具有一定的疗效,托泊替康在临床试验中也被作为放疗的增敏药物,这些药物的疗效有待进一步的临床试验,以及不同的方案来证实。

新的化疗药物

新的药物需要进行临床试验来证明其疗效,但是现在研究结果并非乐观。目前对于肿瘤的分子生物学、生长环境的进一步了解,以及检测模型的改善,可以对许多在临床前与早期临床试验中的新药充满展望。

要描述这些研究难度需要例子,其中一个例子是其中一种研究方法走到最后是无效的;原本认为可以改善亚硝基脲类与替莫唑胺的抗药性的新药,在临床试验的结果为无效,然而这是 FDA 唯一认可的细胞毒性药物。先前提到的,有一种 DNA 修复酶——烷基转移酶(O6-AGAT),介导了亚硝基脲类产生的烷基化合物的修复,为了阻止这种修复蛋白,使用了苯基鸟嘌呤这种甲基化试剂,进行了多项临床试验。甲基鸟嘌呤是一种在极高剂量也无毒的药物,与卡莫斯汀和替莫唑胺合用进行临床 1 期与 2 期试验。对于苯基鸟嘌呤的寄望是可以增强卡莫斯汀或提莫唑胺的细胞毒性,并且降低这 2 种药物的治疗剂量。在前期的试验,术前给予恶性胶质瘤的患者苯基鸟嘌呤,在切除的肿瘤组织中发现,苯基鸟嘌呤可以有效地抑制修复酶的活性,术后使用卡莫思汀或替莫唑胺,由于超过 70% 的肿瘤中烷基转移酶的含量很高,因此这种有效抑制这种蛋白的方式可以增强卡莫斯汀与替莫唑胺的疗效。一个早期临床试验的报道认为,苯基鸟嘌呤搭配卡莫斯汀或替莫唑胺应用于亚硝基脲类药物抗药的肿瘤,也具有一定的疗效。可惜的是,苯基鸟嘌呤会增加骨髓毒性,最终只能减少卡莫斯汀或替莫唑胺的剂量,由于剂量不足,导致疗效不佳,因此这种方案已经不再应用或是很少应用。

除了作为一个潜在的药物靶点,DNA 的修复机制也可以是对临床诊断有价值的潜在性生物标志。在替莫唑胺的化疗中,初步证据显示 O^6-甲基鸟嘌呤 DNA

甲基转移酶(MGMT)的表达程度,提示了患者的预后。在肿瘤细胞中 MGMT 的高表达提示了对于替莫唑胺的抗药性,而低表达的 MGMT 对于替莫唑胺的敏感性较好。MGMT 的沉默可能是经由其基因的启动子甲基化来调控,并已可测量,近来许多研究提示,MGMT 启动子甲基化水平可以作为肿瘤细胞对替莫唑胺敏感性的生物标志,也是具有较长生存期的生物标志。现代临床试验利用 MGMT 的表达或甲基化的水平,作为患者是否适合使用替莫唑胺的筛选条件。

其他新的治疗方式包括使用阻滞或改变细胞生长、增殖、凋亡、血管生成或侵袭性的特性(在 22 章有进一步的阐述)。这些药物有特定靶向药物或多靶向药物。在细胞层面这些靶点有细胞膜上调节生长因子、血管生成素、转录因子、促凋亡通路以及免疫系统调控元件。新的化疗方式已经开展了使用单克隆抗体或小分子络氨酸激酶抑制剂。由于抑制剂可以调控这些多胺的生物合成或抑制、阻滞它们细胞表面的受体,目前正在研究野生型或突变型的表皮生长因子、受体、血小板源性生长因子、血管内皮细胞生长因子或这些的受体,对于抑制剂的影响。改变细胞信号通路也是一个重要的研究方向,利用靶向药物影响信号通路、有磷脂酰肌醇 3 激酶通路(PI3K)与 Akt 通路、丝裂原活化蛋白激酶通路、法尼基转移酶通路,由于肿瘤细胞的生物学的复杂性,可能需要多种治疗方式的组合来对抗,以上每一种方式皆是适合临床研究的,希望很快能成为治疗脑肿瘤患者的标准疗法的一部分。

编者注

胶质瘤的化疗一直是具有挑战性的研究区域,大多数的进展在于发现了替莫唑胺,它取代了烷化剂,例如卡莫斯汀和洛莫斯汀。虽然目前有很多药物已经经过了临床 1 期与 2 期的试验,但是这些试验的患者数量并不多,同时受试药物只有在单独使用时才具有轻微的疗效。这在神经肿瘤领域中特别明显,自从替莫唑胺被 FDA 核准用于新发以及复发的肿瘤中,此后被认为有疗效且为靶

向药物的就是贝伐单抗与依维莫司，这 2 种药物
用于复发的胶质母细胞瘤与室管膜下巨细胞性星
形细胞瘤。

近来，当患者的 MGMT 启动子出现甲基化，
当给予泰道时，他们的 2 年生存率达 46%，而超
过 5 年的生存率达 10%~15%，这是自从卡莫斯汀
以来的重要进展。现今将替莫唑胺联合放疗，使得
未来其他受试药物在 3 期临床试验时，也将与之
比较。希望其他具有靶向性的治疗方式会在其临
床 1 期与 2 期试验中证实疗效，并且能将它们与
泰道合用。（Berger）

（孟令璇 译）

参考文献

1. Hunsberger S, Rubinstein LV, Dancey J, Korn EL. Dose escalation trial designs based on a molecularly targeted endpoint. Stat Med 2005; 24:2171–2181
2. Galanis E, Buckner JC, Maurer MJ, et al. Validation of neuroradiologic response assessment in gliomas: measurement by RECIST, two-dimensional, computer-assisted tumor area, and computer-assisted tumor volume methods. Neuro-oncol 2006;8:156–165
3. Prados MD, Yung WKA, Jaeckle KA, et al; North American Brain Tumor Consortium study. Phase 1 trial of irinotecan (CPT-11) in patients with recurrent malignant glioma: a North American Brain Tumor Consortium study. Neuro-oncol 2004;6:44–54
4. Fine HA, Dear KB, Loeffler JS, Black PM, Canellos GP. Meta-analysis of radiation therapy with and without adjuvant chemotherapy for malignant gliomas in adults. Cancer 1993;71:2585–2597
5. Curran WJ Jr, Scott CB, Horton J, et al. Recursive partitioning analysis in three Radiation Therapy Oncology Group malignant glioma trials. J Natl Cancer Inst 1993;85:704–710
6. Stupp R, Mason WP, van den Bent MJ, et al; European Organisation for Research and Treatment of Cancer Brain Tumor and Radiotherapy Groups; National Cancer Institute of Canada Clinical Trials Group. Radiotherapy plus concomitant and adjuvant temozolomide for glioblastoma. N Engl J Med 2005;352:987–996
7. Greig NH. Optimizing drug delivery to brain tumors. Cancer Treat Rev 1987;14:1–28
8. Boyd MR. Status of the NCI preclinical antitumor drug discovery screen. Principles and Practice of Oncology Updates 1989;3:1–12
9. Phillips PC. Antineoplastic drug resistance in brain tumors. Neurol Clin 1991;9:383–404
10. Wiestler O, Kleihues P, Pegg AE. O6-alkylguanine-DNA alkyltransferase activity in human brain and brain tumors. Carcinogenesis 1984;5:121–124
11. Levin VA. Pharmacokinetics and central nervous system chemotherapy. In: Hellmann K, Carter SK, eds. Fundamentals of Cancer Chemotherapy. New York: McGraw-Hill, 1986:28–40
12. Westphal M, Hilt DC, Bortey E, et al. A phase 3 trial of local chemotherapy with biodegradable carmustine (BCNU) wafers (Gliadel wafers) in patients with primary malignant glioma. Neuro-oncol 2003;5:79–88
13. Brem H, Piantadosi S, Burger PC, et al; The Polymer-brain Tumor Treatment Group. Placebo-controlled trial of safety and efficacy of intraoperative controlled delivery by biodegradable polymers of chemotherapy for recurrent gliomas. Lancet 1995;345:1008–1012
14. Yung WK, Prados MD, Yaya-Tur R, et al; Temodal Brain Tumor Group. Multicenter phase II trial of temozolomide in patients with anaplastic astrocytoma or anaplastic oligoastrocytoma at first relapse. J Clin Oncol 1999;17:2762–2771
15. Yung WK, Albright RE, Olson J, et al. A phase II study of temozolomide vs. procarbazine in patients with glioblastoma multiforme at first relapse. Br J Cancer 2000;83:588–593
16. Skibba JL, Ramirez G, Beal DD, Bryan GT. Metabolism of 4(5)-(3,3-dimethyl-1-triazeno)-imidazole-5(4)-carboxamide to 4(5)-aminoimidazole-5(4)-carboxamide in man. Biochem Pharmacol 1970;19:2043–2051
17. Heiger-Bernays WJ, Essigmann JM, Lippard SJ. Effect of the antitumor drug cis-diamminedichloroplatinum(II) and related platinum complexes on eukaryotic DNA replication. Biochemistry 1990;29:8461–8466
18. Jordan MA, Thrower D, Wilson L. Mechanism of inhibition of cell proliferation by Vinca alkaloids. Cancer Res 1991;51:2212–2222
19. Moscow JA, Cowan KH. Multidrug resistance. J Natl Cancer Inst 1988;80:14–20
20. Loike JD. VP16-213 and podophyllotoxin. A study on the relationship between chemical structure and biological activity. Cancer Chemother Pharmacol 1982;7:103–111
21. Rowinsky EK, Cazenave LA, Donehower RC. Taxol: a novel investigational antimicrotubule agent. J Natl Cancer Inst 1990;82:1247–1259
22. Potmesil M. Camptothecins: from bench research to hospital wards. Cancer Res 1994;54:1431–1439
23. Hsiang YH, Lihou MG, Liu LF. Arrest of replication forks by drug-stabilized topoisomerase I-DNA cleavable complexes as a mechanism of cell killing by camptothecin. Cancer Res 1989;49:5077–5082
24. Friedman HS, Keir ST, Houghton PJ. The emerging role of irinotecan (CPT-11) in the treatment of malignant glioma in brain tumors. Cancer 2003;97(9, Suppl):2359–2362
25. Mattern MR, Hofmann GA, McCabe FL, Johnson RK. Synergistic cell killing by ionizing radiation and topoisomerase I inhibitor topotecan (SK&F 104864). Cancer Res 1991;51:5813–5816
26. Friedman HS, Keir S, Pegg AE, et al. O6-benzylguanine-mediated enhancement of chemotherapy. Mol Cancer Ther 2002;1:943–948
27. Friedman HS, Kokkinakis DM, Pluda J, et al. Phase I trial of O6-benzylguanine for patients undergoing surgery for malignant glioma. J Clin Oncol 1998;16:3570–3575
28. Quinn JA, Pluda J, Dolan ME, et al. Phase II trial of carmustine plus O(6)-benzylguanine for patients with nitrosourea-resistant recurrent or progressive malignant glioma. J Clin Oncol 2002;20:2277–2283
29. Hegi ME, Diserens AC, Gorlia T, et al. MGMT gene silencing and benefit from temozolomide in glioblastoma. N Engl J Med 2005;352:997–1003

第 20 章

肿瘤内化疗

Kaisorn L. Chaichana, Jon D. Weingart, Henry Brem

恶性胶质瘤呈浸润性生长的本性是影响治疗的有效性的阻碍之一。恶性胶质瘤在体内有一定的区域性,通常在原有肿瘤切除的 2cm 以内,有 80% 的复发概率[1]。由此得知,增加对于疾病原发位置的控制,对于患者的总体生存率有重要的影响。手术在治疗中的主要限制在于,当要切除肿瘤浸润的组织时,会增加切除具有功能的脑组织,造成明显的神经系统损伤,同样的,当制订最适于肿瘤的放射治疗范围时,却可能对周围的脑组织造成损伤。因此,提高使用化疗方式对肿瘤区域的控制对生存率的改善起到了重要的作用。中枢神经系统生理与病理的屏障影响全身化疗的疗效。造成的结果是,当药物达到毒性剂量时,通过口服或静脉途径进入体内的抗肿瘤药物,在肿瘤内的药物剂量仍低于目标剂量。主要的限制在于血脑屏障,它限制了药物进入脑中。

多种改善药物传递的方式已被研发(图 20.1),本章主要讨论使用原位化疗,以改善全身化疗的不足。原位化疗主旨在于,在肿瘤周围或肿瘤内持续提供具有杀灭肿瘤细胞剂量的化疗药物,同时避免全身毒性。现有 3 种方式已被使用于临床:直接注射、增强对流输注和植入药物膜片于肿瘤之中。

■ 直接注射

直接注射化疗药物至组织或腔中是最早进行的原位化疗方式。导管植入肿瘤腔或是脑室中,与 Om-maya 储囊相连,这种方式已经被使用于化疗药物[2-4]以及生物制剂的间歇注射中[5,6]。现有一些不是很可靠的案例指出,利用 Ommaya 系统或直接注射药物至肿瘤中具有很好的疗效,但是目前并没有大型的临床试验证明这种疗法确实有效。这些疗法的主要障碍在于,药物很难散布于脑实质与肿瘤组织中,因为在这些组织中,药物的浓度梯度分布是以小分子与深度相关,通常只能达到有限的几毫米,并且从注射处至深处会有明显的浓度衰减。因此,只有在注射点周围的小体积肿瘤部位,能达到药物治疗浓度,有时在注射部位的剂量还可能过高或具有毒性。

目前临床上已将卡莫司汀溶于无水乙醇(DTI-015)中应用于直接注射这个方式[5]。初步的研究将病毒制剂用于直接注射中,分别是以腺病毒为载体的 P53 转录因子,与单纯疱疹病毒携带胸苷激酶基因。但药物分布与基因表达改善的这些进展,只限于注射处的几毫米内[7,8]。

> **重要参考**
>
> ● 直接注射治疗的限制性在于,药物的分布只限于注射处的几毫米以内。

■ 增强对流输注

增强对流输注(CED)是利用正性压力梯度,使大

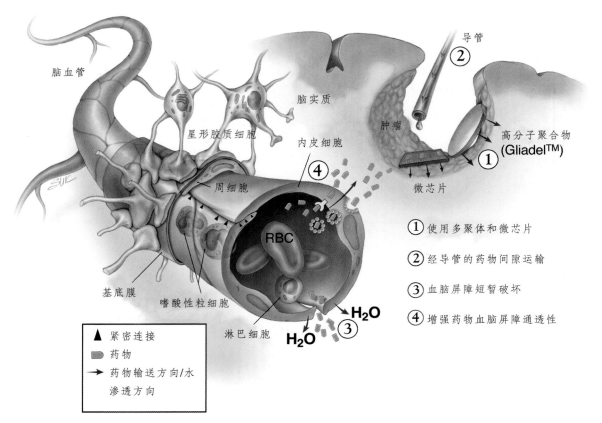

脑血管

星形胶质细胞

脑实质

内皮细胞

④

导管

②

肿瘤

高分子聚合物
(Gliadel™)

①

微芯片

周细胞

RBC

基底膜

嗜酸性粒细胞

淋巴细胞

H₂O

H₂O

③

① 使用多聚体和微芯片

② 经导管的药物间隙运输

③ 血脑屏障短暂破坏

④ 增强药物血脑屏障通透性

▲ 紧密连接

▭ 药物

→ 药物输送方向/水
渗透方向

图 20.1 插图是药物在中枢神经系统主要的传递方式,原位传递通过可控式释放系统,加强药物的渗透性。

分子药物分布于脑实质中的药物传递方式。药物的弥散使用了药物梯度浓度来分布分子,而压力梯度使大分子以及小分子在因输注而导致体积增加的细胞外液中分布均匀。治疗药物经植入脑组织的微导管进入脑实质中,输注的速度为 $0.5\sim10\mu L/min$。药物分布由一个注射小孔扩展为直径 $2\sim3cm$ 的椭圆至圆形,注射体积与分布大小呈线性关系。CED 改善了药物传统的方式,举例来说,注入 $200\mu L$ 的放射性蛋白于脑中,经过 4 个小时后,药物只能分布到邻近 2mm 的脑组织,而使用 CED 的方式,同样体积药物可以分布至 1cm 的范围内[9,10]。

CED 的效能依赖于药物的半衰期、表面特性以及分子大小,还有导管以及注入液的特性。CED 传递药物进入灰质以及白质中,药物具有再分布特性,在大的组织中,药物浓度分布均匀,包括大分子的免疫球蛋白 G(IgG,180kd)[9,10]。一个有效的大规模药物分布模型的关键因素在于,药物在细胞外隙具有稳定半衰期的分子或是纳米粒子,脂溶性分子药物如卡莫斯汀,药物分布受限于经血管传递药物,造成药物的外排量高,其余的分子由于脑实质外的细胞外隙的肽酶会促进其降解。

另一个决定药物分布的因素是,药物大分子的表面特性,药物的分布受限于细胞外基质或表面受体,虽然与细胞表面因子的结合可以通过受体饱和结合来克服,但是胞外基质的类肝素硫酸蛋白聚糖限制了生长因子的分布[11]。输注时与肝素或成纤维生长因子合用可以克服这个限制,并且可以造成药物大量的再分布[12]。

药物分子的大小也影响药物分布的体积,起先,180kd 被认为是通过细胞外间隙的上限,近来则有与腺病毒相关的药物(40nm)还有脂质体类(50~200nm)可以分布在大量的脑组织中[13,14],以上 2 种药物需要对它们的表面特性进行改变(脂质体的聚乙二醇化与肝素共同输注,使腺病毒类药物和类肝素硫酸蛋白聚糖饱和结合）。另外，药物分布的体积也受到液体沿着导管逆行的影响（反流）（图 20.2）。液体沿着导管逆行与导管直径、输注速度还有组织的密度相关。导管的直径越大，反流越多。当逆行的液体沿着导管流至低压区时[坏死，脑脊液（CSF）区]，输注药物将会流失于脑脊液中，这使得药物积聚于坏死区中，或药物流失于硬膜内，加快药物的输注速度虽然可以增加药物的总体分布体积，但是也会增加反流的距离，可能会导致真正输入的药物体积并未达到目标量。影响药物分布的输注因素见表 20.1。虽然对于 CED 传递药物的最佳物理参数尚未被确定，但是这种可以传递高浓度药物，通过脑组织到达目标处的方式，已经在很多神经退行性疾病以及恶性胶质瘤的临床试验中开展。对于恶性胶质瘤的治疗方式，现在研究集中于具有目标性的大分子药物（嵌合毒素），或是目前可用的小分子药物的药物分布。现有临床 1 期试验托泊替康利用 CED 在 16 位患者中建立了此药的最大耐受量为 0.1mg/mL[15]。临床 2 期试验通过瘤内 CED 使用紫杉醇，有初步的阳性结果，但出现了一些与毒性非特异性相关的副作用，包括脑膜炎、感染、暂时性的神经功能恶化[16]。近来，托泊替康通过 CED 用于 2 位脑桥内弥散性胶质瘤的儿童患者，这个临床试验提示了使用 CED 对于脑干肿瘤具有一定的疗效，但是只能耐受低输注率（<0.4mL/h）[17]，现有一些在进行的临床试验，设计了较

低浓度的药物。

TransMID（转铁蛋白-CRM107）

第一个使用 CED 的临床试验是 TransMID-107（Xenova 集团，Berkshire，英国），这是一种转铁蛋白与白喉毒素突变体的硫醚嵌合体[18]。它与肿瘤细胞的转铁蛋白受体结合，当其过度表达时可以快速分解肿瘤细胞，在一个多医学中心参与的开放性无对照的临床 2 期试验，44 位患者利用瘤内 CED 使用了 Trans-MID，剂量为 0.67ng/mL[18]。这个早期试验证实了此药的疗效以及安全性。而多医学中心，随机的临床试验 3 期，受试者为复发以及无法切除的多形性胶质母细胞瘤患者，在这个试验中，对照组则采用现行最佳治疗方式。

NBI-3001（IL4-PE）

IL4-PE（NBI-3001，Neurocrine）是一种白细胞介素 4（IL-4）与铜绿假单胞菌外毒素的复合物[19]。临床 1 期

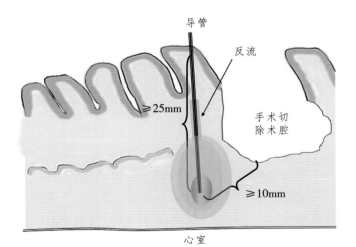

图 20.2　导管位置的指导方针。

表 20.1　影响增强输注对流分布的主要参数

- 导管
  - 导管的结构
  - 导管置放处
  - 导管的大小
  - 导管的路径
  - 导管的深度
- 药物
  - 药物表面活性
  - 药物于组织中的半衰期
  - 药物的大小
- 作用组织
  - 微观解剖
  - 病灶组织密度
  - 脑脊液间隙位置
    - § 脑室
    - § 血管周围间隙
    - § 脑沟
- 药物管理因素
  - 流速
    - § 导管中的气泡

试验通过瘤内 CED 使用此药物,起始浓度为 2ng/mL,并且提高浓度以得知最大耐受浓度[20]。与药物相关的 3~4 级中枢神经毒性达到全部患者的 39%,但未见全身毒性。一个多医学中心参与的随机临床 2 期试验纳入了 30 名成年患者,在肿瘤切除后 2~7 天内完成瘤内输注 IL4-PE,这项试验完成于 2003 年,但是并未发表试验结果,也没有临床 3 期试验的计划。

TP38

TP38(TEVA)是一种由转化生长因子 α、表皮生长因子,还有一段 38kd 的铜绿假单胞素外毒素的片段所组成的药物。TP38 与表皮生长因子受体结合,内化后会酶促性地停止蛋白质的合成,有一项临床 1 期试验,在恶性胶质瘤复发的患者的瘤内以及瘤周注射 TP38,浓度为 0.025~0.1μg/mL[21]。在肿瘤切除时放置 2 个导管,总输注量为 40mL,TP38 具有良好的耐受性,最大耐受量尚未确立,在此试验完成后,4 位受试患者在 55~116 周内未复发,所有患者治疗后的总体生存率为 23 周。

多中心随机临床 2 期试验参与者为复发的多形性胶质母细胞瘤成年患者,患者被随机分成 2 组,通过瘤周 CED 注入 0.05ng/mL 或 0.1ng/mL 的 TP38,总输注量为 40mL,在输注后 1~4 个月行磁共振检查,观察导管置放周围的改变,注射后的改变通常见于治疗后 20 周内,在此试验中并未见 3 级或 4 级的毒性,进一步的临床试验有待临床 2 期试验的数据发表。

贝辛白介素(IL13-PE38)

贝辛白介素是人白介素 13 与铜绿假单胞菌外毒素 38kd 的片段所组成,白介素 13 受体在超过 90%的胶质瘤细胞,体外或是原位中皆被发现,但在脑组织中,它的含量也不是很低[22]。瘤内以及瘤周的 CED 使用 TP38 的临床 1 期试验已经有 4 项,对于 TP38 的最大耐受浓度是 0.5μg/mL[23]。在这个药物的临床 4 期试验中,组织学疗效,最大药物耐受浓度以及最大输注时间皆已被研究。最后要探讨的是在肿瘤切除后,导管置入使用立体定向,促使导管是置入于瘤周的脑组织,搭配指南指导的激素剂量,所有患者皆可以耐受

通过 2~3 个导管注入 40 毫升的药物。使用 CED 注入 TP38 的平均总生存率为 44 周(n=44)[24],在早期的研究中,导管置入的方式略有不同,有些导管尖端被置入了脑室中或是脑脊液间隙中[25]。

> **争议**
> ● 虽然有些试验指出,CED 最大的影响因素是导管的置放位置,但是也有的试验认为导管的置放位置,并不会对于治疗有如此巨大的影响。

在导管置入的回顾性研究中提示,与生存期相关的,当置入 2 个或 2 个以上的导管,可以减低药物进入脑脊液间隙所造成的损失,有 27 位多形性胶质母细胞瘤的患者置入 2 个或 2 个以上的导管,他们的平均生存期为 55.6 周,而其中 18.5%的患者在此治疗后生存超过 2 年(图 20.3)。当药物浓度低于 0.5μg/mL,并未见到 3 或 4 级与药物相关的副作用,也并未出现全身毒性。会有一些患者在治疗后 2~4 个月,出现延迟的影像改变,这可能是因为激素以及非特异性炎症的关系。

在多中心参与,随机的临床 3 期试验(又称 PERCISE 试验),受试患者为第一次复发的多形性胶质母细胞瘤患者,患者随机被分为 2 组,术后使用瘤周注入 IL13-PE38 对比手术并且植入卡莫斯汀膜剂(Gliadel wafer),人数比为 2:1,一共有来自 52 个医学中心的 296 位患者,但在生存率生并没有差异(P=0.31),而使用贝辛白介素肺栓塞可能性较高,并且在同患者群体的不同试验中,导管置入的位置并不会改变患者的生存率[26]。

未来的方向

CED 这种传递化疗药物的方式在亚临床以及临床 1 期与 2 期试验中被认为是具有前瞻性的,但只有在有限的临床 3 期试验中具有意义。需要有更多靶向性药物可使用于瘤内与瘤周,同时 CED 的最佳治疗方案尚未被确立。由于肿瘤造成的大面积水肿,会增加间隙的压力,这可能促进药物分布于更大体积的脑组织中,但由于肿瘤内的纤维化或坏死会造成压力梯度

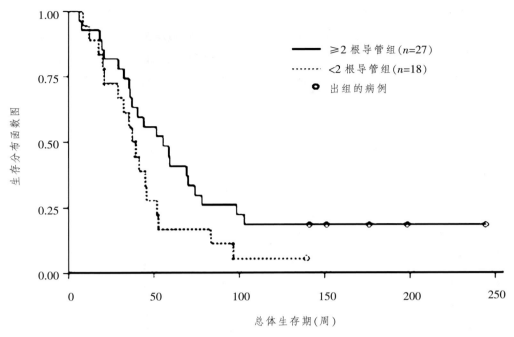

联合治疗组,中位数=44.0 周(95%CI,36.1~55.6)
≥2 根导管组,中位数=55.6 周(95%CI,36.1~74.3)
<2 根导管组,中位数=38.4 周(95%CI,29.0~45.9)

图 20.3　Kaplan-Meier 曲线分析了在复发胶质瘤患者中进行导管位置评价的 3 个 1 期临床试验。

的混乱,因此药物在肿瘤内的分布很难预测。另外,由于 CED 对血脑屏障的破坏,可能会增加药物流出中枢神经系统。

而在肿瘤周边,想要针对肿瘤细胞渗入药物,受到了正常脑组织与肿瘤组织不同特性的影响,造成了药物流向偏离了肿瘤,此外,这些重组毒素对于正常组织可能具有非特异毒性,在 IL4-PE 中,输注的浓度是对抗肿瘤细胞受体起始浓度的 2000 倍。除了上述的限制,更严重的副作用在 CED 的临床试验中皆可见,对于药物的分布有更进一步的了解,是使用 CED 传递药物的研究重点。

近来,弥散张量成像(DTI)被用于预测瘤周脑组织的渗透压,可以预测药物从注入处至脑部特定部位的药物分布,Iflow(BrainLAB,德国,慕尼黑)这个软件已被 FDA 核准用于导管置入的规划,它可以通过患者磁共振的 DTI 预测药物分布,使术者将导管放置于最适合的路径,以及导管出口于覆盖肿瘤最佳位置。此

外,已在非人灵长类与犬中使用磁共振示踪剂,监测 CED 的药物分布实时情况[27]。一旦我们对于药物分布有更进一步的了解,导管的设计与置放、输注的时间和输注的次数等问题,都可以更好地被解决。除了药物的分布,多靶向重组毒素或多种化疗药物的组合对于患者的疗效仍使未知。当使用 CED 传递药物的治疗增加,就需要更多的临床前与临床研究。事实上,近来有涂有乙二醇的 114nm 纳米微粒,在体外脑组织试验中可以均匀地分布[28]。如果使用较大的纳米微粒,可以增加较大的药物的传递,也可以增加 CED 的效能。

■ 植入膜片

手术植入具有化疗药物的膜片提供了瘤内药物传递的新方式。膜片可以持续传递具有活性的药物于肿瘤残存的地方。以卡莫斯汀为例,在血清中半衰期小于 15 分钟,在动物模型中,通过缓释膜片释放具有肿瘤杀伤浓度的卡莫斯汀,可以持续 21 天[29]。理论上,

使用膜载药物方式优于 CED，在于膜片不会淤塞，当膜片植入后，不需要进一步的维护。此外，在术后不规则的残腔中，使用膜片可能效果更好。

膜片技术

为使得植入脑中的膜片可以有效地传递药物，需要具有一定的特性。第一，膜片需要具有生物兼容性与生物降解性，才不需要再移除。第二，它需要在一定的时间中，稳定且不改变地持续释放药物。第三，与膜片结合的药物需要防止在周围的环境中降解，使具有活性的药物持续释放。第四，与膜片结合的药物，需要在一定的情况下，还可以保有生物活性。最后，膜片的物理性质可在术中处理以及操作。

聚酸酐 [对羧基苯氧丙烷-癸二酸共聚物(PCPP-SA)]膜片，是一种生物可降解膜片，被应用于脑肿瘤中，由于复合物的降解速率是稳定的，因此药物浓度可以稳定地维持一段时间持续释放，生物可降解的聚酸酐可以防止化疗药物的水解，因此维持了药物的细胞毒性。通过改变聚合物膜内单体的比例，可以控制药物释放的速率，由此，药物可以持续释放数周、数月甚至数年。由于聚酸酐膜片降解时降解释放药物，因此，不需要再次手术将膜片取出。上述的特性，PCPP-SA 已经被用于卡莫斯汀(Gliadel)的临床试验中（图20.4）。

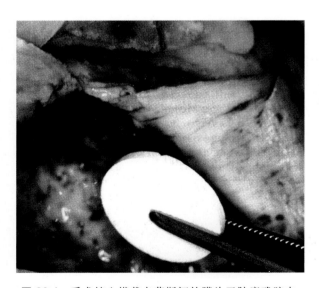

图 20.4　手术植入搭载卡莫斯汀的膜片于肿瘤残腔中。

目前有多重聚合物被设计用于原位化疗，但目前只限于实验室中。另有一种聚酸酐，为脂肪酸二聚癸二酸共聚物，被设计作为亲水性药物的载体，例如铂类[30]。这种聚乙丙交酯聚合物与药物的结合，如化疗药物，其较大的分子与微球结合，并且经立体定位注入脑中，聚乙二醇包附了携带蒽环类药物的脂质体，具有传递药物减少全身副作用与增加疗效的前瞻性，同时，聚乙丙交酯纳米球可与具有聚乙二醇的涂层形成共价键，在药物释放时，减低免疫系统造成的调解与清除，目前已经使用凝胶微球在体内释放细胞因子。

临床试验

基于亚临床试验的成效，临床 1 期试验，评价在复发的胶质瘤患者中使用含有大剂量卡莫斯汀的 PCPP-SA 膜片[35]，而在随机，安慰剂对照，双盲的前瞻性临床 3 期试验中，评价复发的胶质瘤患者在标准治疗失败后[36]，使用聚酸酐聚合物膜片上含有 3.8% 的卡莫斯汀。有来自于美国与加拿大 27 个医学中心的 222 位患者参与试验，受试患者接受卡莫司汀膜片或是安慰剂膜片，植入术后的肿瘤残腔中。所有的受试者平均分配至 2 个组中，根据影响预后的已知因素（如平均年龄、神经功能、先前的治疗、第一次手术至复发的平均时间、手术次数、肿瘤级别）。多数患者（65.5%使用卡莫斯汀膜片组与 65.2%使用安慰剂膜片组）有多形性胶质母细胞瘤。在此次试验前，卡莫斯汀组 52.7% 的患者与安慰剂组 48.2% 的患者曾经接受过全身化疗，并且全部患者都接受过常规的全脑放射治疗。有少数患者曾经接受过试验性的免疫治疗或短距离放射治疗，大约 25% 的患者术后接受了额外的全身化疗（这些患者平均分布于治疗组与对照组中）。

以上所提到的 222 位患者，他们均在先前的治疗失败后接受卡莫斯汀膜片，此组的患者平均生存时间为 31 周，而使用安慰剂的控制组平均生存时间为 23 周。使用 COX 比例风险模型，调整了患者的年龄、继往治疗以及肿瘤级别，风险指数为 0.67（P=0.007）（图20.5）。当将胶质母细胞瘤的患者分开分析时，他们的 6 个月生存率增加了 50%，重要的是，未见到卡莫斯汀膜片造成的全身或是局部的明显不良反应。这项临床

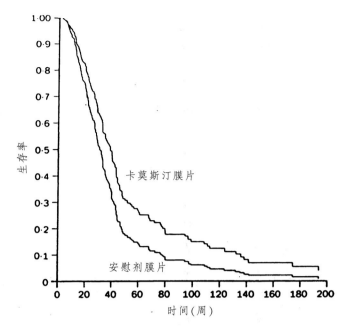

图 20.5　治疗组在预后因素调整后的总体生存率。这个曲线描述了平均年龄 48 岁，白种人，状态评估 >70 岁，切除率 >75% 的肿瘤，已行放疗，未使用过亚硝基脲类药物，病理为胶质母细胞瘤的全部患者。

试验确立了卡莫斯汀载于聚酸酐膜片上是安全的，并且可以有效传递药物，对于复发的恶性胶质瘤患者具有治疗作用。这项临床试验为 FDA 核准卡莫斯汀载于膜片上治疗复发胶质瘤患者做出了贡献[33]。

这项令人欣喜的结果使原本用于复发胶质瘤的控释膜片，进展到使用于新发的胶质瘤患者中。一项有 22 位新发恶性胶质瘤患者（21 位为多形性胶质母细胞瘤）的 1 期临床试验评价卡莫斯汀膜片的安全性，以及卡莫司汀膜片搭配常规全脑放射治疗的安全性[37]。在新发胶质瘤患者中使用卡莫斯汀膜片搭配放疗，未见神经毒性以及全身毒性，被认为是安全并且是可以耐受的。

为了进一步评价卡莫斯汀在新发胶质瘤患者中的疗效，前瞻性、随机、双盲的临床 3 期试验纳入了 32 位初次手术的患者[38]，全部患者都接受了术后放疗，卡莫斯汀治疗组平均生存时间为 58 周，安慰剂组平均生存时间为 40 周（P=0.001）。当患者为胶质母细胞瘤时，这是一个最大的亚组，被分开评估，使用卡莫斯汀的平均生存期为 53 周（11 人），安慰剂组为 40 周（16

人）（P=0.0083）。1 年生存率，卡莫斯汀组 63%，安慰剂组 19%；2 年生存率，卡莫斯汀组 31%，安慰剂组 6%；3 年生存率，卡莫斯汀组 25%（3 位多形性胶质母细胞瘤，1 位间变性星形细胞瘤），安慰剂组 6%（1 位多形性胶质母细胞瘤）。总的来说，使用卡莫斯汀膜片患者（n=16）可以降低 73% 的死亡风险，这项临床研究确立了膜片治疗新发恶性胶质瘤患者的安全性和有效性。

第三项人数更多，随机、安慰剂对照的前瞻性临床 1 期试验，纳入了 240 名诊断新发恶性胶质瘤的患者，随机分为使用卡莫斯汀膜片或是安慰剂膜片[39,40]，所有患者都接受了放射治疗[39]。卡莫斯汀膜片组的患者，总体死亡率降低了 29%（P=0.03，对数秩检验）。1 年生存率，卡莫斯汀组 59%，安慰剂组 49%；平均生存时间，卡莫斯汀组 13.8 个月，安慰剂组 11.6 个月，在这项临床试验中可见使用卡莫斯汀具有延长生存的优势，尤其在 3 年以上具有统计学意义（P=0.01）[40]（图 20.6）。在卡莫斯汀膜片植入后，生存 3~4 年的患者增加了大约 5 倍。

2003 年，FDA 扩大核准了卡莫斯汀膜片用于恶性胶质瘤的首次手术以及复发的患者。2004 年，欧洲核准首次治疗时使用卡莫斯汀膜剂，同一年，美国医疗

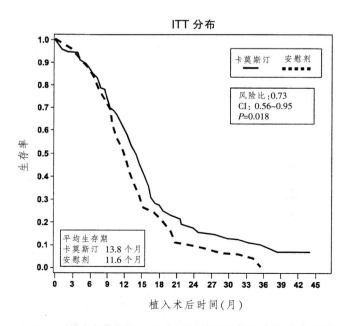

图 20.6　接受卡莫斯汀以及安慰剂共 240 位患者的临床试验的 Kaplan-Meier 生存曲线，其中数据包括了长期的随访。

保险和医疗补助服务中心制订了新的疾病诊断相关分组,纳入使用化疗膜片植入的患者。近来有一项回顾性研究,调查了于法国的26个医学中心,有83位患者(51%)与80位患者(49%)分别是诊断新发或复发的多形性胶质母细胞瘤,均使用了卡莫斯汀膜片[41],新发患者的平均生存期为17个月,这个数值远高于既往的临床3期研究[41]。另外,卡莫斯汀膜片也被用于其他颅内病变,如脑转移癌[42]或间变性室管膜瘤[43]。

> **重要参考**
>
> - 那些在植入卡莫斯汀膜片之前使用卡莫斯汀静脉给药的患者,药物对于他们的疗效可能与先前未行化疗的患者一样。
> - 卡莫斯汀膜片使用于首次治疗具有良好的耐受性,并且可以有效地延长生命,3~4年的生存率增加了5倍,并且没有与化疗相关的严重并发症,同时可以增强放疗的效果。

使用卡莫斯汀膜片的临床指标

在使用卡莫斯汀的临床经验增加的同时,也得到了不少教训。使用充填性化疗的治疗优势在于,治疗位于肿瘤边缘的浸润细胞,此处肿瘤细胞间杂于具有功能脑组织间。然而,杀灭肿瘤细胞的化疗药物也会造成局部的水肿,导致颅内压升高。肿瘤的占位效应及源于肿瘤的脑水肿与化疗后肿瘤坏死出现,会造成颅内压的升高,因此,重要的是,使肿瘤体积尽量减小,给予使用卡莫斯汀后造成脑水肿的空间。

由于卡莫斯汀进入脑组织后,会造成周围的脑组织水肿,因此建议所有使用卡莫斯汀膜片的患者使用高剂量的糖皮质激素。对于一般患者,平均每日使用16~20mg的地塞米松已足够,但如果患者的水肿特别严重,或在术后出现了神经功能缺损,也可应用超量的糖皮质激素(如每日使用地塞米松120mg),而后可将剂量缓慢降至正常使用量。在短时间内使用大量糖皮质激素的影响被认为很小,在使用时应该监测血糖。

通过回顾性分析,卡莫斯汀膜与替莫唑胺共同使用搭配放疗时,与只使用卡莫斯汀搭配放疗相比,前者可以延长新发多形性胶质母细胞瘤患者的生存期(21.3对12.4个月,P=0.05)[44]。联合使用Glideal与替莫唑胺的治疗并不会增加并发症[44,45],这种增加生存时间的联合治疗,也已经在其他哺乳动物模型中证实[46]。因此,虽然没有针对上述联合治疗展开的临床试验,但不会成为使用卡莫斯汀时联合替莫唑胺与放疗的阻碍。更有病例对照研究表明,在65岁以上的患者中使用卡莫斯汀可以延长患者的生存时间(8.7对5.5个月,P=0.05)[47]。

在评价卡莫斯汀膜片副反应的临床试验中,使用卡莫斯汀的患者较容易出现颅内或创口的感染(4/110使用卡莫斯汀膜片患者比1/112使用安慰剂患者)[36],虽然这些数据并没有统计学意义,但是局部使用高剂量的卡莫斯汀可以造成伤口难以愈合,出现严重感染的患者,先前皆有脑脊液漏,因此,对于这些患者创口的照顾需要更用心。

临床试验显示了使用卡莫斯汀膜片的患者,术后总体癫痫率不会增加,但是会增加术后早期出现癫痫的可能性[36]。这强调了术前使用抗惊厥药物的重要性,同时需要特别注意抗惊厥药物的血药浓度,特别是糖皮质激素会影响抗惊厥药物的剂量。

在临床试验前于家兔中进行的试验,并未发现当卡莫斯汀膜片直接接触脑室有任何不良反应,而脑室的小面积开放也不会影响卡莫斯汀膜片的使用。如果是脑室大面积开放,则理论上膜片有可能会进入脑室系统,从而造成脑脊液循环的机械性梗阻,导致脑积水,这种情况下,不能使用卡莫斯汀膜片,而应使用其他疗法。

在手术植入卡莫斯汀膜片后至少3个月,影像结果仍可能不正常,这是由于药物的持续释放。在术后立即行磁共振检查时无法见到肿瘤残腔的环形强化,需要在术后3个月后才有影像显示,这种情况在放疗后的血脑屏障也可见。当患者病情稳定使用固定或减量的激素,如果磁共振出现了新的强化灶,需要进行观察,并且在2个月后再行一次磁共振检查。

这是为了当患者出现脑水肿与颅内压增加而出现症状时，及时增加激素剂量，必要时使用药物或手术减轻因为肿物颅内压增高的症状，同时也可以考虑其他替代治疗方式。

> **提示**
>
> - 糖皮质激素至少要在术后使用 3 周，这是由于有大量的化疗药物从膜片中释放。

> **重要参考**
>
> - 在手术切除肿瘤时，尽量留下足够的空间，并且在植入膜片以后进行实时监测，这在使用卡莫斯汀膜片时需要特别注意。
> - 建议在缝合硬脑膜时避免渗漏，可以使用人工硬脑膜或黏着剂。如果出现脑脊液漏，需要尽快进行处置。通过上述方式，降低了随后临床试验的感染率。并且，我们在术前与术后 24 小时，在所有的开颅植入卡莫斯汀患者中都使用了抗生素。

在动物中试验指出，较高剂量的卡莫斯汀可以延长生命，耐受性良好，为临床试验使用较高剂量打下了基础[29,48]。在美国国立卫生研究院资助的一项公开、多癌症、剂量增加的研究中，为了证明卡莫斯汀的安全性，在复发胶质瘤的患者中使用含有20%的卡莫斯汀膜片。这项试验证实了这些患者可以耐受现今临床使用浓度 5 倍（不包括 5 倍以上）的卡莫斯汀[49]。

> **提示**
>
> - 脑室开放或是双侧广泛病变的患者不适用卡莫司汀膜片。

卡莫斯汀膜片也在对放疗无效的脑转移瘤中评价其安全性以及疗效。在有全身癌转移的患者中，现今的治疗难以控制中枢神经系统的病变，许多患者会死于脑转移癌。而当系统性治疗的疗效进一步改善，颅内转移癌会更为常见，因此，卡莫斯汀膜片可能作

> **重要参考**
>
> - 在使用卡莫斯汀膜片后，术后的磁共振成像可能会出现强化，这与行放疗后的改变类似。

为治疗脑转移癌的新手段。现有 2 个多中心参与的临床试验，评价卡莫斯汀膜片对于脑转移癌的效果。而另有其他临床试验正在评价脑肿瘤患者使用卡莫斯汀膜片，搭配其他全身性化疗药物，如卡铂，替莫唑胺与伊立替康的安全性与疗效。

微芯片

微芯片在原位化疗药物传递中是相对新的方式。芯片经脉冲打开微泵、阀门或通道，传递化疗药物，而这种释放由与时间相关的生物降解[50]或电解降解来调控[51]。这种释放可以单一或是多种试剂[50]。现有载替莫唑胺芯片的临床试验，在啮齿类胶质肉瘤模型中的结果显示，芯片的流速是可以预测的，并且与口服替莫唑胺组相比，使用替莫唑胺芯片组的生存期较长[52]。人类胶质母细胞瘤尚未建立临床试验，但是芯片已经应用于骨质疏松患者，这种芯片被植入 8 名绝经后女性，通过无线装置使芯片释放甲状旁腺素，这些女性患者骨密度增加，并且没有副作用[53]。

■ 结论

当越多具有疗效的药物或是有效的药物传递方式可以使用时，不论是单一使用或是联合应用，都可以改善这些疾病的结果，具有良好的治疗方式，可以增加患者的生存率与生存质量。随着试验治疗的进展，如新的化疗药物、免疫治疗或病毒介导的基因治疗，可降解生物膜或导管应用于药物原位传递，这些在恶性脑肿瘤患者的治疗中将会占有重要的位置。

> **编者注**
>
> 颅内化疗是一个吸引人的话题。尝试把化疗药物直接注入肿瘤中，而非是通过全身给药具有重要意义。因此，对于局部给药有很多技术上的要求，但

到目前为止,现有的技术仍无法真正成功。现在颅内化疗主要依赖于 CED 与膜片这 2 种方式传递药物。增强对流输注(CED)出现一些有趣并且吸引人的结果,但是,这种传递方式尚有许多需要改进的地方,因为经这种方式,药物在肿瘤内的分布受到导管反流的影响。因此,新的导管已经改进了进入肿瘤靶点的角度,使得反流不再发生。我们认为这项技术未来能再被重视,同时搭配使用纳米微粒的传递。

　　另一种方式便是使用膜片搭载不同的化疗药物,例如卡莫斯汀膜片,这已经使用于多项美国与各国的临床试验中,已被认为具有略微的,或是一些生存期的增加。当然,这种方式可以通过使用不同的药物载于膜片上改善疗效。目前有正在进行的临床试验以及临床前的模型,希望能找出对于高级别肿瘤更好的治疗方法。(Berger)

(孟令璇　译)

参考文献

1. Sneed PK, Gutin PH, Larson DA, et al. Patterns of recurrence of glioblastoma multiforme after external irradiation followed by implant boost. Int J Radiat Oncol Biol Phys 1994;29:719-727
2. Patchell RA, Regine WF, Ashton P, et al. A phase I trial of continuously infused intratumoral bleomycin for the treatment of recurrent glioblastoma multiforme. J Neurooncol 2002;60:37-42
3. Voulgaris S, Partheni M, Karamouzis M, Dimopoulos P, Papadakis N, Kalofonos HP. Intratumoral doxorubicin in patients with malignant brain gliomas. Am J Clin Oncol 2002;25:60-64
4. Walter KA, Tamargo RJ, Olivi A, Burger PC, Brem H. Intratumoral chemotherapy. Neurosurgery 1995;37:1128-1145
5. Bodell WJ, Giannini DD, Singh S, Pietronigro D, Levin VA. Formation of DNA adducts and tumor growth delay following intratumoral administration of DTI-015. J Neurooncol 2003;62:251-258
6. Rainov NG. A phase III clinical evaluation of herpes simplex virus type 1 thymidine kinase and ganciclovir gene therapy as an adjuvant to surgical resection and radiation in adults with previously untreated glioblastoma multiforme. Hum Gene Ther 2000;11:2389-2401
7. Hadaczek P, Mirek H, Berger MS, Bankiewicz K. Limited efficacy of gene transfer in herpes simplex virus-thymidine kinase/ganciclovir gene therapy for brain tumors. J Neurosurg 2005;102:328-335
8. Lang FF, Bruner JM, Fuller GN, et al. Phase I trial of adenovirus-mediated p53 gene therapy for recurrent glioma: biological and clinical results. J Clin Oncol 2003;21:2508-2518
9. Bobo RH, Laske DW, Akbasak A, Morrison PF, Dedrick RL, Oldfield EH. Convection-enhanced delivery of macromolecules in the brain. Proc Natl Acad Sci U S A 1994;91:2076-2080
10. Lieberman DM, Laske DW, Morrison PF, Bankiewicz KS, Oldfield EH. Convection-enhanced distribution of large molecules in gray matter during interstitial drug infusion. J Neurosurg 1995;82:1021-1029
11. Saito R, Krauze MT, Noble CO, et al. Tissue affinity of the infusate affects the distribution volume during convection-enhanced delivery into rodent brains: implications for local drug delivery. J Neurosci Methods 2006;154:225-232
12. Nguyen JB, Sanchez-Pernaute R, Cunningham J, Bankiewicz KS. Convection-enhanced delivery of AAV-2 combined with heparin increases TK gene transfer in the rat brain. Neuroreport 2001;12:1961-1964
13. Cunningham J, Oiwa Y, Nagy D, Podsakoff G, Colosi P, Bankiewicz KS. Distribution of AAV-TK following intracranial convection-enhanced delivery into rats. Cell Transplant 2000;9:585-594
14. Saito R, Bringas JR, McKnight TR, et al. Distribution of liposomes into brain and rat brain tumor models by convection-enhanced delivery monitored with magnetic resonance imaging. Cancer Res 2004;64:2572-2579
15. Bruce JN, Fine RL, Canoll P, et al. Regression of recurrent malignant gliomas with convection-enhanced delivery of topotecan. Neurosurgery 2011;69:1272-1279, discussion 1279-1280
16. Lidar Z, Mardor Y, Jonas T, et al. Convection-enhanced delivery of paclitaxel for the treatment of recurrent malignant glioma: a phase I/II clinical study. J Neurosurg 2004;100:472-479
17. Anderson RC, Kennedy B, Yanes CL, et al. Convection-enhanced delivery of topotecan into diffuse intrinsic brainstem tumors in children. J Neurosurg Pediatr 2013;11:289-295
18. Weaver M, Laske DW. Transferrin receptor ligand-targeted toxin conjugate (Tf-CRM107) for therapy of malignant gliomas. J Neurooncol 2003;65:3-13
19. Puri RK, Hoon DS, Leland P, et al. Preclinical development of a recombinant toxin containing circularly permuted interleukin 4 and truncated Pseudomonas exotoxin for therapy of malignant astrocytoma. Cancer Res 1996;56:5631-5637
20. Weber F, Asher A, Bucholz R, et al. Safety, tolerability, and tumor response of IL4-Pseudomonas exotoxin (NBI-3001) in patients with recurrent malignant glioma. J Neurooncol 2003;64:125-137
21. Sampson JH, Akabani G, Archer GE, et al. Progress report of a Phase I study of the intracerebral microinfusion of a recombinant chimeric protein composed of transforming growth factor (TGF)-alpha and a mutated form of the Pseudomonas exotoxin termed PE-38 (TP-38) for the treatment of malignant brain tumors. J Neurooncol 2003;65:27-35
22. Husain SR, Puri RK. Interleukin-13 receptor-directed cytotoxin for malignant glioma therapy: from bench to bedside. J Neurooncol 2003;65:37-48
23. Kunwar S. Convection enhanced delivery of IL13-PE38QQR for treatment of recurrent malignant glioma: presentation of interim findings from ongoing phase 1 studies. Acta Neurochir Suppl (Wien) 2003;88:105-111
24. Kunwar S, Chang S, Westphal M, et al; PRECISE Study Group. Phase III randomized trial of CED of IL13-PE38QQR vs Gliadel wafers for recurrent glioblastoma. Neuro-oncol 2010;12:871-881
25. Parney IF, Kunwar S, McDermott M, et al. Neuroradiographic changes following convection-enhanced delivery of the recombinant cytotoxin interleukin 13-PE38QQR for recurrent malignant glioma. J Neurosurg 2005;102:267-275
26. Mueller S, Polley MY, Lee B, et al. Effect of imaging and catheter characteristics on clinical outcome for patients in the PRECISE study. J Neurooncol 2011;101:267-277
27. Murad GJ, Walbridge S, Morrison PF, et al. Real-time, image-guided, convection-enhanced delivery of interleukin 13 bound to pseudomonas exotoxin. Clin Cancer Res 2006;12:3145-3151
28. Nance EA, Woodworth GF, Sailor KA, et al. A dense poly(ethylene glycol) coating improves penetration of large polymeric nanoparticles within brain tissue. Sci Transl Med 2012;4:ra119
29. Fung LK, Ewend MG, Sills A, et al. Pharmacokinetics of interstitial delivery of carmustine, 4-hydroperoxycyclophosphamide, and paclitaxel from a biodegradable polymer implant in the monkey brain. Cancer Res 1998;58:672-684
30. Olivi A, Ewend MG, Utsuki T, et al. Interstitial delivery of carboplatin via biodegradable polymers is effective against experimental glioma in the rat. Cancer Chemother Pharmacol 1996;39:90-96
31. Menei P, Capelle L, Guyotat J, et al. Local and sustained delivery of 5-fluorouracil from biodegradable microspheres for the radiosensiti-

zation of malignant glioma: a randomized phase II trial. Neurosurgery 2005;56:242–248, discussion 242–248

32. Gabizon A, Isacson R, Libson E, et al. Clinical studies of liposome-encapsulated doxorubicin. Acta Oncol 1994;33:779–786

33. Gref R, Minamitake Y, Peracchia MT, Trubetskoy V, Torchilin V, Langer R. Biodegradable long-circulating polymeric nanospheres. Science 1994;263:1600–1603

34. Rhines LD, Sampath P, DiMeco F, et al. Local immunotherapy with interleukin-2 delivered from biodegradable polymer microspheres combined with interstitial chemotherapy: a novel treatment for experimental malignant glioma. Neurosurgery 2003;52:872–879, discussion 879–880

35. Brem H, Mahaley MS Jr, Vick NA, et al. Interstitial chemotherapy with drug polymer implants for the treatment of recurrent gliomas. J Neurosurg 1991;74:441–446

36. Brem H, Piantadosi S, Burger PC, et al; The Polymer-brain Tumor Treatment Group. Placebo-controlled trial of safety and efficacy of intraoperative controlled delivery by biodegradable polymers of chemotherapy for recurrent gliomas. Lancet 1995;345:1008–1012

37. Brem H, Ewend MG, Piantadosi S, Greenhoot J, Burger PC, Sisti M. The safety of interstitial chemotherapy with BCNU-loaded polymer followed by radiation therapy in the treatment of newly diagnosed malignant gliomas: phase I trial. J Neurooncol 1995;26:111–123

38. Valtonen S, Timonen U, Toivanen P, et al. Interstitial chemotherapy with carmustine-loaded polymers for high-grade gliomas: a randomized double-blind study. Neurosurgery 1997;41:44–48, discussion 48–49

39. Westphal M, Hilt DC, Bortey E, et al. A phase 3 trial of local chemotherapy with biodegradable carmustine (BCNU) wafers (Gliadel wafers) in patients with primary malignant glioma. Neuro-oncol 2003;5:79–88

40. Westphal M, Ram Z, Riddle V, Hilt D, Bortey E; Executive Committee of the Gliadel Study Group. Gliadel wafer in initial surgery for malignant glioma: long-term follow-up of a multicenter controlled trial. Acta Neurochir (Wien) 2006;148:269–275, discussion 275

41. Menei P, Metellus P, Parot-Schinkel E, et al; Neuro-oncology Club of the French Society of Neurosurgery. Biodegradable carmustine wafers (Gliadel) alone or in combination with chemoradiotherapy: the French experience. Ann Surg Oncol 2010;17:1740–1746

42. Abel TJ, Ryken T, Lesniak MS, Gabikian P. Gliadel for brain metastasis. Surg Neurol Int 2013;4:289–293

43. Sardi I, Sanzo M, Giordano F, et al. Intracavitary chemotherapy (Gliadel) and oral low-dose etoposide for recurrent anaplastic ependymoma. Oncol Rep 2008;19:1219–1223

44. McGirt MJ, Than KD, Weingart JD, et al. Gliadel (BCNU) wafer plus concomitant temozolomide therapy after primary resection of glioblastoma multiforme. J Neurosurg 2009;110:583–588

45. McGirt MJ, Brem H. Carmustine wafers (Gliadel) plus concomitant temozolomide therapy after resection of malignant astrocytoma: growing evidence for safety and efficacy. Ann Surg Oncol 2010;17:1729–1731

46. Recinos VR, Tyler BM, Bekelis K, et al. Combination of intracranial temozolomide with intracranial carmustine improves survival when compared with either treatment alone in a rodent glioma model. Neurosurgery 2010;66:530–537, discussion 537

47. Chaichana KL, Zaidi H, Pendleton C, et al. The efficacy of carmustine wafers for older patients with glioblastoma multiforme: prolonging survival. Neurol Res 2011;33:759–764

48. Sipos EP, Tyler B, Piantadosi S, Burger PC, Brem H. Optimizing interstitial delivery of BCNU from controlled release polymers for the treatment of brain tumors. Cancer Chemother Pharmacol 1997;39:383–389

49. Olivi A, Grossman SA, Tatter S, et al; New Approaches to Brain Tumor Therapy CNS Consortium. Dose escalation of carmustine in surgically implanted polymers in patients with recurrent malignant glioma: a New Approaches to Brain Tumor Therapy CNS Consortium trial. J Clin Oncol 2003;21:1845–1849

50. Richards Grayson AC, Choi IS, Tyler BM, et al. Multi-pulse drug delivery from a resorbable polymeric microchip device. Nat Mater 2003;2:767–772

51. Santini JT Jr, Cima MJ, Langer R. A controlled-release microchip. Nature 1999;397:335–338

52. Scott AW, Tyler BM, Masi BC, et al. Intracranial microcapsule drug delivery device for the treatment of an experimental gliosarcoma model. Biomaterials 2011;32:2532–2539

53. Farra R, Sheppard NF Jr, McCabe L, et al. First-in-human testing of a wirelessly controlled drug delivery microchip. Sci Transl Med 2012;4:22ra21

第 21 章

胶质瘤靶向治疗

Barbara J. O'Brien, W. K. Alfred Yung, John F. de Groot

自从本书 2008 年发行的版本之后,我们对于胶质瘤的生物学性质、相关的分子通路,细胞改变的了解进展迅速。在胶质瘤的分子层面有更完整的了解,如胶质瘤的起源、进展,更多的是胶质瘤治疗失败的原因。肿瘤基因组图谱计划(TCGA)的建立,完整地描述了促使胶质瘤发生的基因组变异, 以及确立某些特殊胶质母细胞瘤的分子亚型具有相同的基因突变、甲基化、分子通路的激活。然而,虽然对胶质瘤的分子生物有更进一步的了解,但这些都尚未转化为有效的治疗方式[2]。正在进行的研究以及未来研究的方向, 在于评估使用特定的分子抑制剂,建立癌症个体化治疗,这是基于肿瘤的特定分子改变,使用特定的药物阻滞被激活的通路。这种方式将可以完善其他的治疗方式, 例如对于肿瘤血管生成的靶向治疗、胶质瘤干细胞、免疫反应,还有最终目标是改善恶性胶质瘤患者的预后。

■ 靶向治疗的理论基础

某些特定的分子改变被认为是胶质瘤肿瘤发生、生长、耐药的主要因素,这些成为了靶向治疗发展的基础[3]。对于这些分子改变而制成的抑制剂或调节药物已经在临床试验中进行测试,并且正在进行更进一步的试验。大多数的靶向治疗被认为与酪氨酸激酶受体及其细胞表面的信号通路有关, 亚临床研究指出,它们与肿瘤细胞的生长、分化、血管生成有重要的关系[1]。尽管这种治疗方式已经小有成就,可以延长患

者的生命。但由于胶质瘤的遗传异质性、固有的遗传不稳定性,以及耐药性通路的快速发展,使得单一药物治疗无效[1]。正在设计和评估联合靶向药物治疗与针对多个通路的治疗,尽管涉及与剂量相关的药物毒性[1]。

> **缺陷**
>
> - 由多种靶向药物组成的联合治疗,也同时会抑制正常的细胞,因此显著地增加了药物的毒性。

> **提示**
>
> - 小分子抑制的靶向药物与细胞毒性药物的联合应用,可能是有效的治疗方法。

■ 胶质母细胞瘤的分级与治疗的意义

研究显示,根据基因的表型以及 DNA 的甲基化,可以将胶质瘤分为多个亚型。另有一些研究表明,胶质瘤的亚型与生存期也具有关联[4-6]。TCGA 的分析确认了高级别胶质瘤具有 3 个亚型:前神经元型、间质型、增殖型,增殖型又分为神经元型与经典型 2 种亚型[4-6]。前神经元型与间质型是一致认为具有最明显特性的 2 种亚型。前神经元型常见于年轻的患者,与血小板源性生长因子受体扩增还有异柠檬酸脱氢酶

(IDH)1 突变相关[5]。间质型与 1 型神经纤维瘤病的基因缺失或变异相关,而间质型的标志物有 MET[5]。神经元型则与神经元标志物的表达有关[5],而经典型中有超过 95% 的标本具有以下特点:与同源性磷酸酶-张力蛋白 (PTEN)、TP53 的特异性缺失以及与表皮生长因子受体的大量改变有关[1,5]。多数胶质瘤 Ⅱ～Ⅲ 级的患者多数为前神经元型,而胶质母细胞瘤患者则可能是任何一种亚型[5]。现有一篇文献认为患有前神经元型胶质母细胞瘤的患者生存期较间质型的患者长,但是其他的文献并未证实相同的结果[5]。神经元型与经典型这 2 种亚型与生存期并没有明显的关联[7]。而在经典型与间质型的患者,使用放疗同时或辅助应用替莫唑胺的化疗,这种积极的治疗方式可以有效延长患者的生存时间,而在神经元亚型患者中,并未观察到具有统计意义的关联性[5]。同时,前神经元型患者的生存期也没有明显改变。这种胶质母细胞瘤的亚分型为理解胶质瘤发生及胶质瘤信号通路提供了更好的基础,并且可能对于扩大对基于肿瘤分子特征的接受临床试验的患者筛选很重要[1,5]。

■ 胶质瘤发生的关键通路

胶质母细胞瘤的基因组变异谱在 TCGA 中已被

报道,揭示多数胶质母细胞瘤的 TP53、RB、酪胺酸激酶受体通路具有畸变,导致信号通过 Ras 或磷脂酰肌醇-3 激酶(PI3K)通路下传[3,5]。多数分析的肿瘤样本均有这 3 个通路的突变,提示这几个通路的失调可能是胶质瘤发生的关键,虽然其他的通路可能也起到同样的作用[3](图 21.1)。在 TCGA 样本中,出现了 p53 通路的失活,例如 ARF 的缺失、MDM 的扩增,与 p53 本身的变异[7]。RB 通路的失调多数发生于染色体 9p21 上的 CDK2A/CDKN2B 缺失,其次为 CDK4 的扩增[7]。在 RTK/PI3K 通路, 经常出现 PTEN 的缺失与变异,而 EFFR、ERBB2、PDGFRA 与 MET 的畸变也常见[7]。由于经由分子的异质性与冗余性激活信号通路,因此需要仔细选择驱使肿瘤生长的靶点与治疗的靶向药物。

■ 肿瘤的生物标志

正确的辨认和确认肿瘤的生物标志是靶向治疗发展与评价的重点。对于胶质瘤信号通路的充分了解,有助于发现预测胶质瘤患者治疗反应与结果的生物标志[3]。预后指标包括:O6-甲基鸟嘌呤 DNA 甲基转移酶(MGMT)启动子甲基化(胶质母细胞瘤的表观遗传标志,提示较好的预后),染色体 1p 与 19q 的共同缺失(提示在放化疗后的预后较好),与 IDH1 和 IDH2

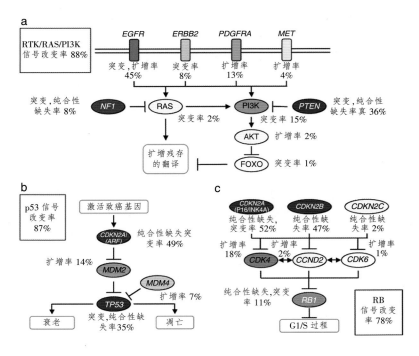

图 21.1　3 个重要信号通路的常见基因改变,以下信号通路 (a)RTK/RAS/PI3K, (b)p53 和 (c)RB 的主要序列变异与拷贝数明显的改变。红色代表基因变异的激活。蓝色表示基因变异失活。变异的性质以及变异后肿瘤所受影响的比例,均已阐述。蓝色框中提示了特定通路中已知的组成基因,在胶质母细胞瘤中最终的变异比例。

的基因变异(提示较好的预后)。MGMT 的甲基化可能可以推测使用烷化剂的疗效，而这与患者的预后密切相关。虽然如此，但是在预测的生物标志上，并未出现具有意义的改变，这可能是因为肿瘤信号通路的激活在肿瘤中具有异质性，表示在肿瘤、亚群以及个别细胞中均不同。目前在胶质瘤 IDH1 与 IDH2 的变异中，发现了一个可以复制的预后生物标志，同时也可以作为治疗靶点。IDH1 的变异与总体生存率具有统计意义的正相关，并且在低级别胶质瘤、间变性胶质瘤和胶质母细胞瘤中，IDH 的变异多寡为最重要的预测因子[1,8]。

前神经元型胶质母细胞瘤的 IDH 变异促使了 CpG 岛超甲基化表型(G-CIMP)[1,9]。而 G-CIMP 这个标志物可能是胶质母细胞瘤预后的最佳标志物。由于检测 G-CIMP 水平的复杂性与高成本，使得目前无法作为常规性检测[1]。G-CIMP 的含量似乎与 IDH1/2 的变异程度完全相关，这可能是 IDH 的变异与超甲基化基因型的表观遗传的积累有关[10]。虽然目前对于具有较好或较差预后表型的患者，并未有替代疗法，但是这些生物标志是临床试验中分层的关键。从对于特殊治疗有疗效的患者中可前瞻性地确定肿瘤的标志物与基因组，并且现在已经引入临床试验之中。

■ 理想的靶点

理想的靶点具有以下的特性：在肿瘤细胞中高表达，具有肿瘤细胞特异性，通常与肿瘤的生长、增殖或侵袭性相关(肿瘤表型)，参与肿瘤的发生(胶质瘤的发生)。胶质瘤具有很多的基因变异，因此必须干扰那些需要被确认的肿瘤靶点与信号通路，可以造成肿瘤细胞的死亡。此外，由于肿瘤使用多种细胞信号通路，针对单一分子或单一通路的治疗方式可能会无效。

> **重要参考**
> ● 理想情况下，肿瘤标志物在肿瘤中必须呈高表达，并且被激活的，同时对于肿瘤的生长、增殖与生存有影响。

■ 胶质瘤的分子靶点

如前所述，胶质瘤中发现特定的基因变异调节了多个细胞信号通路，控制了肿瘤细胞的生长、增殖、侵袭以及抵抗细胞死亡。这些高度复杂的过程涉及多个互相关联的信号通路。调节胶质瘤发生的主要有生长因子与生长因子受体，以及它们的下游效应(例如：分子调节信号传导，并且助于表型的转化)。调节肿瘤的信号通路众多且彼此重叠，或许可以解释这些肿瘤为何耐药性如此强大。因此，如果尝试抑制特定肿瘤信号通路，则可能会激活代偿的信号通路或诱导其他细胞机制，最终使肿瘤细胞存活。虽然如此，一些信号转导通路的基因改变仍然是肿瘤治疗的靶点。此外，评价肿瘤对于特定的分子治疗是否有效，可以通过如 PTEN 或 TP53 这些抑瘤基因评价，虽然它们可能不是治疗的靶点。

> **缺陷**
> ● 单一药物治疗针对单一靶点疗法，对于胶质瘤的治疗可能无效，因为肿瘤具有大量的多代偿生长信号通路的异构细胞。

> **重要参考**
> ● 肿瘤学家需要了解胶质瘤的生物学特性，熟知胶质瘤与正常组织中的分子标靶的分布与表达量，以预测药物的可能毒性。

■ 具体的治疗靶点与相关临床试验

细胞表面生长因子受体

多种生长因子受体在胶质瘤中常过度表达，这些原癌基因被认为是促使胶质瘤形成、进展的原因，因此成为了药物发展的靶点[11,12]。这些受体主要是通过位于细胞膜表面的酪胺酸激酶受体，与效应分子、第二信使、胞内信号通路介质[如 Ras/Raf/丝裂原活化蛋白激酶（MAPK）与 PI3K 通路]互相作用[12]，而后这些二级信号通路激活了额外的下游效应，最终促使肿瘤细胞生存、增殖、迁移、侵袭、逃避细胞凋亡、血管生成以及抗药性[12]。生长因子通路通过 EGFR、PDGFR、血管内皮生长因子（VEGF）、转化生长因子受体 α 与 β（TGFR）[11]（图 21.2），以及成纤维细胞生长因子受体，介导胶质瘤的形成与进展。目前已知，胶质瘤会分泌这些生长因子，同时这些生长因子在胶质瘤细胞表面为过度表达，从而建立了自分泌与旁分泌的生长刺激循环。

表皮生长因子受体

表皮生长因子受体是一种酪氨酸激酶受体，主导了原发性胶质母细胞瘤中的生长与转化，是标靶治疗的主要目标[13]。事实上，到目前为止，在大约 60% 的原发性胶质母细胞瘤中，已确认最常见的原癌基因的改变是 EGFR 的过表达、扩增以及突变[13,14]。EGFR 的过表达与增加肿瘤细胞的增殖、迁徙、侵袭、抗药性相关。异常的 EGFR 通路在低级别胶质瘤与较低级别胶质瘤及复发的胶质母细胞瘤中较少见。经典型的胶质

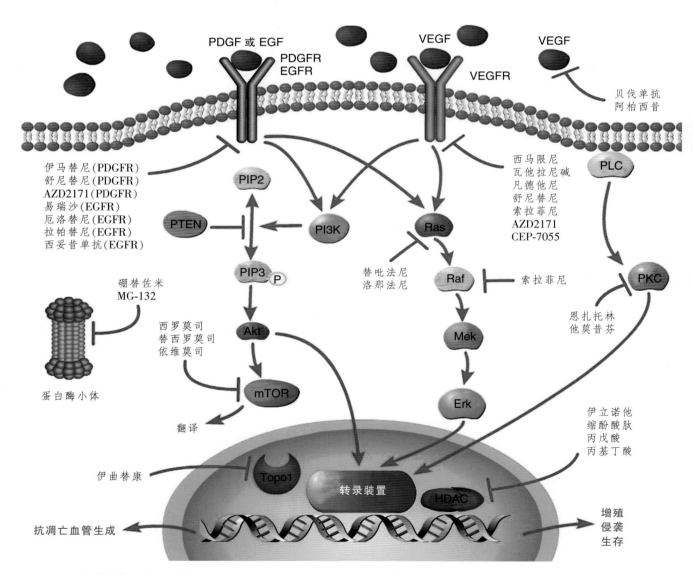

图 21.2　恶性胶质瘤的分子遗传变异与分子靶向治疗。在胶质母细胞瘤中，生长因子受体以及细胞内信号通路是激活状态，并且被认为与胶质瘤的发展有关。下游效应影响了多个信号通路，从而改变了肿瘤的生存、侵袭、增殖、逃避凋亡和逃避免疫系统，形成并维持新的血管。目前已有许多分子靶向治疗利用这些信号通路中的某些分子。

母细胞瘤中，含有扩增的 EGFR 基因，并且与 CD-KN2A 的缺失有关[13]。

EGFR 通路可以经由多种机制激活，或通过主要的信号通路如 MAPK 级联反应与 PI3K/AKT 启动信号转导，促进细胞的增殖与生存[13]。有一些胶质母细胞瘤表达 EGFR 也可以分泌它的配体，EGF 与 TGF-α，因此建立了自分泌与旁分泌的循环，影响了受体以及下游信号通路的激活。胶质母细胞瘤 EGFR 最常见的突变是外显子 2~7 的基因缺失，造成了胞外配体结构域的缺失与受体结构激活。这种突变的受体为 EGFR Ⅷ，在约 40% 肿瘤中有 EGFR 扩增[11,14]。EGFRⅧ是一种独立预后因素，可能预示较差的预后。因为当 EGFR 过度激活时，可能提供了肿瘤细胞的生长优势[11]。

有多种原因解释了为何 EGFR 与它的下游通路是理想靶点，第一，如先前所提到的，EGFR 在胶质瘤内高表达；第二，EGFR 的过表达与患者的不良预后有关（生存时间的减少与疾病的进展时间更短）。第三，EGFR 在健康成人中没有显著生理作用。

第一代单一小分子酪胺酸激酶抑制剂（TKI），用于胶质母细胞瘤临床试验的 EGFR 靶向药物为吉非替尼（ZD1839；易瑞沙）与厄洛替尼（OSI-779；特罗凯），虽然药物有良好的耐受性以及轻度的副作用，但是并未发现具有疗效。需要特别提出的是，这项临床试验是在未经筛选的胶质母细胞瘤的患者中进行，而 EGFR 抑制剂的药代动力学在某些情况下，可能受到患者正在使用的酶诱导抗癫痫药物的影响[13]。而在独立临床试验中，具有 EGFRⅧ过表达与 PTEN 缺失的患者[15]与先前的报道相同[16]，并未见明显的疗效。第一代 EGFR 抑制剂在胶质瘤临床试验中的失败，可能与肿瘤中药物水平不足有关，导致在有效时间内无法关闭受体，同时迅速激活了抗药通路。因此，在未来新药的试验中，会尝试缩小这些干扰因素。

西妥昔单抗（爱必妥，英克隆），是 EGFR 的单克隆抗体；拉帕替尼（GW572016，葛兰素史克），为一种靶向 HER1 与 HER2 的酪胺酸激酶抑制剂，这 2 种药物均有不足[11]。西妥昔单抗在临床上疗效受限，可能由于其穿透血脑屏障的能力有限。在临床前的试验中，

已经确认了拉帕替尼是不可逆的 EGFR 抑制剂，这可能超越其他酪氨酸激酶抑制剂，如厄洛替尼的疗效[16]。目前对于拉帕替尼的临床试验在于，使用间断性高剂量（脉冲式给药）的方式是否可以增加 EGFR 抑制剂的效果。下一代酪氨酸激酶抑制剂，例如，阿法替尼、达克米替尼、尼妥珠单抗，对于 EGFR 的抑制具有可逆性，这些药物正在进一步的开发与试验中[3]。

厄洛替尼与其他治疗联合使用，例如放疗、细胞毒性化疗，与小分子疗法，被证明无疗效。有一项临床 2 期试验是使用 EGFR 抑制剂与哺乳类动物靶向抑制剂西罗莫司（mTOR），结果无效，但是受试患者并没有依照特定分子标志做分组。有一些试验指出，这些药物于肿瘤中的作用为 EGFR 扩增与低水平的 Akt，或 EGFR Ⅷ 的表达改变与 PTEN 的保留，抑制了 Akt 的激活，这种理论有助于对于患者的分组。

靶向治疗的基本概念是肿瘤过表达了靶点，并且对于设计用来抑制此靶点的药物会有反应。然而，虽然这个概念简单，但是在临床上却提示了并非如此容易，对于胶质母细胞瘤正在进行治疗的患者进行分子检测，有助于建立药物于肿瘤组织中浓度的数据，并且可以进一步了解药物影响的信号通路[13]。然而，在这些 EGFR 抑制剂的临床试验中，很少具有疗效或没有疗效，提示这种药物可能是无效用的。目前有正在进行的使用疫苗的方式，对于变异的 EGFR Ⅷ使用肿瘤特异性抗原的临床 3 期随机试验[13]。

> **争议**
> - 靶点的表达量可能无法预测肿瘤对于靶点抑制的反应，因为患者中的人群及肿瘤的遗传异质性与针对靶点的小分子抑制剂的相对无效性是不同的。

血小板源性生长因子受体

与 EGFR 类似，PDGFR 的激活刺激了下游的信号转导通路，有 Ras/Raf/MAPK 与 PI3K/Akt 通路，这参与了促进肿瘤细胞存活、增殖、侵袭与抗凋亡。此外，也与其他的酪氨酸激酶受体类似，PDGF 和 PDGFR 在原发性胶质瘤中皆为过表达，提示这种自分泌与旁分

泌的生长刺激循环,会造成受体的活化[17]。在低级别与高级别的星形细胞瘤中,PDGF 与 PDGFR 均为过表达,支持了 PDGFR 在胶质瘤中的发展是重要的一部分。另外,PDGFR 的扩增是胶质母细胞瘤中的神经元前型的标志物。当有 PDGFR 的抑制剂与其他药物合用参与临床试验时,这种胶质瘤的亚型便可以成为筛选受试患者的条件。

目前有一些标靶药物如,伊马替尼(STI-571;格列卫;诺华制药),是 PDGFR 抑制剂,虽然伊马替尼在临床试验前对于胶质瘤细胞有一定的疗效,但是作为单一药物或与其他药物合用的治疗方式,疗效较差[3,18,19]。第二代酪氨酸激酶抑制剂,如坦度替尼和达沙替尼,能够较好地进入中枢神经系统中,目前正在进行临床试验。这些药物的初步结果并不乐观,提示了在胶质母细胞瘤中,将 PDGFR 作为靶向治疗的靶点可能无效,并且需要更深入了解 PDGFR 在胶质瘤中信号通路的作用[3]。

成纤维细胞生长因子受体

成纤维细胞生长因子的信号通路会由于过表达或基因重组而失调,抑制 FGFR 信号通路可能会抑制血管生成[20]。FGFR 的失调最终导致 Ras/MAPK 通路(Ras 依赖型)与 PI3K/Akt 通路(Ras 非依赖型)的上调[20],因此 FGFR 可以作为治疗的靶点,但是现在还不清楚哪种特定的肿瘤患者适合使用 FGFR 抑制剂。由于 FGFR 参与了许多正常细胞的生物过程,因此潜在的毒性也是研究的重点[20]。近来研究发现了少部分胶质母细胞瘤患者中一种亚型(小于 3%)[21],这种恶性胶质瘤的亚型主要具有 FGFR-TACC 融合蛋白[20]。虽然大多数药物对于 FGFR 的抑制性较低,具有高度 FGFR 特异性的药物目前正在进行临床试验,这些药物的试验会选择,FGFR 高度扩增或 FGFR-TACC 融合蛋白过表达的患者,其余通过 FGFR 的疗法有单克隆抗 FGFR 抗体、FGF 配体捕获的方式[13]。

■ 受体酪氨酸激酶信号通路与下游效应

细胞表面受体酪氨酸激酶(生长因子受体)的激活始于一系列细胞内复杂的信号传导通路。EGFR 或 PDGFR 这类受体酪氨酸激酶受体,与适合的配体(生长因子)结合后激活,或出现变异受体的组成性激活。信号传导的基本概念是将胞外刺激转化为细胞内水平,信号转化是受体通过多种常见信号通路,如 Ras/MAPK 与 PI3K/Akt,最终传递至下游,细胞内的 mTOR 与蛋白激酶 C 调节肿瘤的生长、增殖、血管生成与凋亡[11]。抑制受体酪氨酸激酶或相关的中下游效应会干扰促肿瘤生长的过程。

> **重要参考**
>
> ● 由于受体酪氨酸激酶可以激活不同的信号传导,或同时激活多种促生长的信号通路,这种重叠的信号传导机制,或多种信号传导通路间的干扰,增加了胶质瘤靶向治疗的复杂度。

Ras/丝裂原激活蛋白激酶

Ras 是受体酪氨酸激酶 EGFR 与 PDGFR 重要的信号转导影响因素,25%的癌症中有 Ras 原癌基因突变的过度激活[22]。而在 88%的胶质母细胞瘤中 Ras 活性增加[23],这被认为是多基因事件:受体酪氨酸激酶的活化,NF1 的变异或是纯合子缺失(18%);PTEN 的变异或是纯合子缺失(35%);PIK3CA 的变异(15%);Ras 的变异(2%);AKT 的扩增(2%)与 FOXO 的变异(1%)[11]。

Ras 必须经过法尼基化,经法尼基转移酶催化,激活后聚集至细胞质膜上。Ras 会激活多个下游效应的分子,包括激活多个 MAPK 通路的分子。Ras/MAPK 信号通路影响细胞的增殖与迁移。

Ras 可以作为靶向治疗的良好靶点有多个原因,第一,可以被多种受体酪氨酸激酶激活;第二,在胶质瘤中是被激活的;第三,抑制了 Ras 会明显降低胶质瘤的生长。经药物间接抑制 Ras 的活性,也就是法尼基转移酶被抑制,而非 Ras 本身。替吡法尼(R115777,Zarnestra,强生)是一种法尼基转移酶抑制剂(FTI),抑制 Ras 的法尼基化,影响了肿瘤细胞的增殖活性,虽然在初步的研究中被认为是胶质母细胞瘤可行的治疗方式,但对于胶质母细胞瘤的疗效一般[11]。Lonafarnib（SCH66336；SARASAR；先灵葆雅）是另一种 FTI，在初始的研究中也是具有潜力的药物，但对于胶质瘤的疗效需要进一步的评价[11]。

MAPK 的级联反应有多种蛋白激酶的参与，包括了 Raf 被磷酸化以后激活了 MEK，而后激活 MAPK[11,24]。索拉非尼（Bay43-9006；拜耳）是 Raf 激酶的抑制剂，同时也是血管内皮生长因子受体（VEGFR）抑制剂，在胶质瘤中有已进行和正在进行的运用此药物与其他药物联合治疗的临床试验[11,25,26]，但 Raf 靶向治疗的临床试验结果并不乐观。

PI3-Kinase/Akt

PI3-Kinase/Akt 通路可以促使 Ras/MAPK 通路的过度激活，也可以经复杂的第二信使传导信号激活一些分子，如 Akt 与 mTOR，致使如 EGFR 这种受体酪氨酸激酶被激活。PI3K 信号通路与 Ras/MAPK 信号通路一样，都可以调节肿瘤细胞生长、增殖与凋亡。在胶质瘤中，这些通路的激活提示着预后不良。经 PI3K 激活 Akt 是生长因子受体信号通路的主要途径。

抑制肿瘤的磷酸酶张力蛋白基因（PTEN）具有拮抗 PI3K 的能力，因此对于 EGFR 通路的调节起到重要的作用。在胶质母细胞瘤中，PTEN 的功能至少丧失了 35%，因此激活了 PI3K 通路。PTEN 的缺失会增加胶质瘤细胞中的 Akt 活化水平，而 Akt 会活化额外的下游因子，这些因子与细胞生存和生长信号有关（如 Bad、mTOR 以及叉头转录因子）。

由于 Akt 在许多生物过程中均起到重要的作用，因此很难将 Akt 抑制剂作为临床用途治疗癌症，在临床前试验有 Akt 抑制剂哌立福辛，PI3K 抑制剂 LY294002 被认为具有疗效的药物，但是具有很强的毒性。使用不同的方式抑制 Akt 已被研发，包括抑制 PI3K/Akt 通路的上游与下游的靶点，或 PI3K 与 mTOR 的直接抑制剂。近来，已研发了可以穿透血脑屏障的 PI3K 抑制剂，有 BKM120（诺华制药）、GNE-317（基因泰克）。目前这些药物在复发的胶质母细胞瘤患者中进行 1 期与 2 期的临床试验。其中一些临床试验挑选受试患者，是基于患者肿瘤组织中表达

的生物标志，例如 PIK3CA 变异或 AKT 过表达。

mTOR 经 Akt 与 Ras 信号通路激活，通过 PI3K/Akt 激活下游因子，调节转导增殖信号。生长因子的过表达或缺失的 PTEN 会增加 mTOR 的活化。mTOR 的抑制剂有雷帕霉素（西罗莫斯；惠氏），替西罗莫斯（CCl-779，惠氏），AP23573（阿瑞雅德），依维莫司（Rad-001；诺华制药）。这些药物在胶质瘤细胞中可以抑制胶质母细胞瘤的增殖。作为细胞毒性疗法后具有前景的药物，这些药物被单独用于复发胶质母细胞瘤的患者中，或与 EGFR 的 TKI 药物联合使用，已确认是无效的。然而，于胶质母细胞瘤中小部分的患者，那些肿瘤 mTOR 信号通路下游激活水平较高的群体，使用 mTOR 抑制剂可能具有一定的疗效。mTORC1 的抑制剂，如西罗莫斯，与 Akt 活化的矛盾性增加有关，现在已知是由于抑制剂所造成的负反馈。新的抑制剂可以抑制 mTOR1 与 mTOR2，被认为比 mTOR1 更有疗效，这些在理论上具有更大作用范围的药物，目前正在进行临床试验，如 BKM120，这是一种泛 PI3K 抑制剂。而在最近的研究中，发现了早幼粒细胞白血病（PML）蛋白可能是抵抗 mTOR 抑制剂的调控因子，因此目前有研究将 mTOR 抑制剂搭配三氧化二砷使用，这是一种早幼粒细胞白血病的抑制剂。

蛋白激酶 C

蛋白激酶 C（PKC）是多种受体酪氨酸激酶如 EGFR 和 PDGFR 的下游信号通路元件，属于蛋白酪氨酸激酶家族中的一种。如 Ras 和 PKC 的过度激活并不是因为 PKC 的变异，而是因为其上游的激酶激活。蛋白激酶 C 在胶质瘤中起重要作用，例如血管生成、生长、增殖、肿瘤的恶性进展。激活 PKC 会致使其他的分子磷酸化，如 Raf 与 MAPK，同时也会激活 Ras。

到目前为止，在胶质瘤中对于 PKC 的靶向治疗是受限的。他莫昔芬是一种抑制血管生成药物，同时也是 PKC 抑制剂，但在临床试验中疗效不佳；恩扎妥林（LY317615；礼来），经抑制 PI3K/Akt 通路在胶质瘤细胞中有抗血管生成与抑制肿瘤活性的能力，但是除了初始的数据具有希望，由于在临床上的疗效不佳，临

床 3 期试验提前结束。

TP53

TP53 也是胶质母细胞瘤重要的信号传导途径。p53 功能的丧失是由于变异或纯合子的缺失,造成胶质瘤细胞的克隆扩增,提供肿瘤的生长优势,脑肿瘤出现进展[45]。P53 的失活是由于本身出现变异或 ARF 缺失(55%)或 MDM2(11%)与 MDM 的扩增(4%)[7]。TP53 作为抑制肿瘤基因,编码一种在 G1 或 G2 阻滞细胞周期的蛋白,经由 DNA 的损伤促进细胞凋亡[3,45,46]。

Rb 信号通路

Rb 蛋白在被细胞周期蛋白 D、CDK4 与 CDK6 磷酸化前,控制着细胞周期,在胶质母细胞瘤中为另一个重要的细胞通路[3]。PD 0332991 是 CDK4 与 CDK6 的抑制剂, 目前在已知具有 Rb 通路变异的复发胶质母细胞瘤中进行试验。

■ 血管内皮生长因子受体与血管生成

快速生长的肿瘤如果不形成新的血管,便会出现供血不足。当肿瘤生长时会释放生长激素促进新的血管形成,这个过程便是血管生成。血管内皮生长因子是参与细胞增殖与新的血管生成的生长因子,新的血管来自原有的血管网重塑或是从现有的血管生长。血管生成对于肿瘤的瘤体发展与维持起到了重要的作用,其中也包括了恶性胶质瘤。血管内皮生长因子由胶质瘤细胞分泌,形成微环境,激活血管内皮细胞的 VEGF 酪氨酸激酶受体,PI3K/Akt 与 Ras/MAPK 通路受到刺激后导致胞内信号通路被激活,最终内皮细胞增殖、迁移、存活[3,47]。事实上,目前血管增生是胶质母细胞瘤组织学分类的诊断原则之一,VEGF 与高级别星形细胞瘤的高增生率有关。

抗血管生成疗法很具有吸引力,是由于血管生成在胶质母细胞瘤的生长与增殖中起到了重要的作用,同时在成人组织中,缺乏 VEGF 介导的过程,并且可以到达内皮细胞上的 VEGFR,这已经克服了在肿瘤中如何传递药物的问题。在抗血管生成靶向治疗的发展过程中,到目前为止,致力于使用小分子药物靶向

VEGF 受体酪氨酸激酶与人源化单克隆抗体 (或抗体片段),结合并中和 VEGF。其余介导胶质母细胞瘤血管生成有 PDGF、血管生成素(ang1 与 ang2)及其受体(Tie-2)、bFGH、HIF-1α 与 HGF[3,48],还有 Notch 信号通路[3,49]。

贝伐单抗 (阿瓦斯汀), 是一种人源性单克隆 VEGF 抗体,对于复发胶质母细胞瘤患者,与既往资料对比,可以增加 6 个月的无进展生存期,因此在 2009 年 FDA 加速了对于此药物的核准[3,50]。贝伐单抗是到目前为止,唯一核准治疗胶质母细胞瘤的抑制血管生成剂。多种因素影响了贝伐单抗的治疗:难以准确评估肿瘤对于治疗的反应,药物最佳使用剂量与时间不明确,以及贝伐单抗是否会增加胶质母细胞瘤的侵袭性,这些都是贝伐单抗用于治疗的困难。最近贝伐单抗用于新发胶质母细胞瘤的临床 3 期试验,结果显示无法增加总体生存率[51,52]。

贝伐单抗作为单一的药物,疗效有限,可将其与细胞毒性化疗药物或其余标靶治疗合用,可以增加疗效[53]。最近有临床试验将贝伐单抗与洛莫斯汀联合应用,与单独使用贝伐单抗相比,具有较好的疗效。现另有其他临床试验将贝伐单抗与其他药物进行组合,但是现有数据并不乐观。举例来说,贝伐单抗与厄洛替尼合用的临床试验,结果提示与单独使用贝伐单抗相比,并不能增加生存时间[3,54]。

瓦拉他尼(PTK787)是一种 VEGFR 拮抗剂,在研究生物标志的临床 1 期试验中,在新发胶质母细胞瘤患者中,同时与放疗和替莫唑胺联合应用,此药物具有良好的耐受性[55]。在欧洲癌症治疗研究组织(EORTC)对于瓦拉他尼的研究中, 也证实了其可行性与安全性,但是原本计划的临床 2 期试验却已经终止,由于药厂决定不再进一步开发此药物[56]。采取另一种方式称"VEGF 陷阱 (阿柏西普)"是针对 VEGF 受体设计的受体诱饵,它可以在与原本受体结合前,捕获 VEGF 与胎盘生长因子,就像它名字所暗喻的一样。瓦拉他尼在初始的胶质母细胞瘤临床试验中,数据令人乐观,进一步的研究中,在小部分未选择的复发恶性胶质瘤患者中,出现有与单一药物使用相关的中等毒性[57]。

西地布尼是一种泛 VEGF 酪氨酸激酶抑制剂,同

时具有抗 PDGFR 与 c-Kit 的作用,在历史性对照的临床 2 期试验,复发的胶质瘤患者可以增加 6 个月的无进展生存期。但是在随机对照的临床 3 期试验中,不论是单独使用或是与洛莫司汀合用,无进展生存率并没有明显的改变,仅优于单独使用洛莫司汀[3]。西仑吉肽,另一种抑制血管生成的药物,对于复发的胶质母细胞瘤具有一定的抑制性,6 个月的无进展生存期为 15%,由于此药物临床 3 期试验的阴性结果,导致此药物已经停止开发[3,58]。CENTRIC 使用于 MGMT 甲基化的胶质母细胞瘤患者的临床 3 期试验,并未达到试验终点所要求的增加总体生存率[3]。CORE 这个药物目前正在 MGMT 未甲基化的胶质母细胞瘤患者中,进行临床 1、2 期试验。其他 VEGFR 酪氨酸激酶抑制剂,如舒尼替尼、凡德他尼、卡博替尼(XL184)已经在临床试验中被评估,对于未经筛选的患者疗效有限[3,59-61]。

> **争议**
> ● 贝伐单抗有可能增加胶质瘤患者的 6 个月无进展生存期,但是对于治疗的效果难以通过影像学评估,同时对于药物的最佳剂量与使用时间,目前尚未有定论。

■ 联合疗法

单一药物的分子靶向治疗已被认为是无效的[11]。由于胶质瘤的分子异质性与复杂和众多的信号传导通路,对于药物的耐药已有预期,并且成为发展有效治疗的最大阻碍。因此有效的治疗可以采用多种靶向药物联合应用,或单一靶向多受体酪氨酸激酶抑制剂[11,62],但仍有对于使用多种药物联合治疗会增加毒性的疑虑。举例来说,有临床试验将厄洛替尼与西罗斯联合用于复发的胶质母细胞瘤患者,由于药物毒性的影响,治疗受到限制[11,63]。

多受体酪氨酸激酶由反复的信号输入激活,维持了下游信号通路以及对于单一药物的疗效产生了限制,也会出现处理信号通路与代偿信号途径同时激活的情况,如组成性激活了下游分子或受体酪氨酸激酶

时,出现获得性突变[11]。

单一药物作为多靶向抑制剂是目前胶质母细胞瘤治疗可尝试的方向。索拉非尼是多靶向 TKI,抑制 EGFR、PDGFR、VEGFR 与 Raf。西罗莫斯是 mTOR 抑制剂[11]。目前有将上述 2 种药物联合应用的临床试验,具有较好的耐受性,但是对于胶质母细胞瘤没有明显的抑制作用。有一个临床 2 期试验,评价厄洛替尼与索拉非尼合用的药效,近来发表了结果,2 种药物合用抗肿瘤的效力一般[64]。索拉非尼虽然作为多靶向药物,但它单独使用或联合治疗中使用,在新发或复发的胶质母细胞瘤中均没有疗效[3,26,65]。

> **争议**
> ● 联合应用多种药物成分涵盖了多个靶点,作用于不止一个信号通路,或许可以减少抗药性的产生,但是这种方式可能会增加药物的毒性。

■ 其他分子靶向疗法

组蛋白去乙酰化酶的抑制

表观遗传的变化会改变基因的表达,可能影响肿瘤的生长[11]。组蛋白与 DNA 结合形成核小体,而组蛋白去乙酰化酶(HDAC)在基因的调节中起到重要的作用[11,66]。组蛋白的调节在胶质瘤中可能出现了变异,因此组蛋白去乙酰化酶成为胶质瘤靶向治疗中的研究方向[3,11]。HDAC 抑制剂有 LBH589、丙戊酸、缩酚酸肽、羟肟酸(SAHA;伏立诺他)[11]。LBH589 与伏立诺他和贝伐单抗的联合治疗,在复发的胶质母细胞瘤患者中进行评价[3,60]。伏立诺他出现了多种不同的结果[67,68],现有正在进行的临床 2 期试验,将伏立诺他与替莫唑胺联合应用,在北部中心肿瘤治疗协助组(NCCTG)中已经完成。

■ 异柠檬酸脱氢酶-1

在大约 70% 的弥漫性星形细胞瘤与继发性胶质

母细胞瘤中，胞内异柠檬酸脱氢酶–1(*IDH-1*)出现突变，但是在原发性胶质母细胞瘤中小于 10%[8]。突变的 IDH 会导致 2–羟基戊二酸(2-HG)的水平升高，进而下游出现多种细胞活动的改变[69]。这种突变在胶质瘤患者中是有利于预后的因素，对于预后的影响优于其他标志物[8]。具有 *IDH* 突变的胶质瘤患者的预后较野生型 *IDH* 胶质瘤患者佳，但是 *IDH1* 的突变对于肿瘤生成的影响目前正在研究中[8,70]，对于肿瘤的维持可能是很重要的影响因素，并且在特定的环境中可以促进肿瘤细胞的转化[16]。

目前针对继发性胶质瘤研发突变 *IDH* 小分子特异性抑制剂，例如，特定的突变 *R132H-IDH1* 抑制剂(AGI-5198)，被发现具有抑制突变 *IDH1* 制造 R–2–羟基戊二酸(R-2HG)的能力。突变 *IDH1* 抑制剂会诱导与胶质细胞相关的基因表达增加，封锁了突变 *IDH1* 后会造成突变 *IDH1* 的胶质瘤细胞生长能力受损，这提示了突变 *IDH1* 可能通过后生效应支持胶质瘤的生长[71]。对于变异 *IDH1* 抑制剂的临床试验，应该根据肿瘤 *IDH* 的变异性来选择受试患者。

胶质瘤干细胞信号通路

胶质瘤干细胞(GSC)的 3 种特性为自我更新、多样分化与致瘤性[3]。GSC 使我们对于胶质瘤治疗的耐药机制与参与的信号通路有更进一步的了解[72]。GSC 最主要由 SHH(Sonic hedgehog)与 Notch 调节，SHH 与跨膜受体结合后释放一种叫 Smoothened homolog 的膜蛋白，活化 Gli 蛋白，这个蛋白可以调节多种靶基因，如 *MYC* 与 *CCND1*[72]。Notch 信号通路很可能参与了 GSC 的增殖与自我更新[73]，其余如 Wnt/β 链蛋白与 RTK 调控的信号通路可能也是重要的通路。胶质母细胞瘤间质型过表达的基因与 GSC 的表型相关[74]。GSC 本身具有抵抗放疗与化疗的能力，这造成了部分胶质母细胞瘤患者对于标准前期治疗的反应不佳，对于调节 GSC 表型，如 STAT3 与 TGF-β 信号通路进行靶向治疗，或许可以改善疗效不佳的问题[75,76]。RO4929097 是一种作用于 Notch 信号通路的 γ 分泌酶抑制剂；维莫德吉是 SHH 信号通路的小分子靶向抑制剂，这些药物目前正在进行进一步的研究。

■ 结论

胶质瘤由于位于脑中并且对于常规疗法具有极高的抵抗能力，成为难以治疗的肿瘤。根据我们对这种肿瘤超过 20 年的了解，通过我们对于受体酪氨酸激酶与分子信号通路在激活并促使肿瘤生长作用方面的理解增加，未来胶质瘤的患者可以接受更好的治疗。确立了原癌基因信号促使肿瘤的存活与增殖，使我们可以研发标靶治疗，攻击肿瘤的"阿克琉斯之踵"。对于分子改变的进一步了解，已经促使了抑制剂的研发，这些药物目前正通过临床试验，于胶质瘤患者中进行测试。

近来基因组分组分型使我们对于胶质母细胞瘤的分子遗传有更好的了解，因此目前研究着重于分子靶向治疗，特别是对于肿瘤的变异[11]。这些标靶治疗直接作用于受体酪氨酸激酶及其胞内信号通路，如 EGFR、PDGFR、mTOR 与 VEGF，这些已经被证实在胶质瘤的生长、增殖与血管生成中起到重要的作用。临床试验是收集肿瘤的生物学行为与对于治疗的特色反应的主要手段，但是单一靶向药物已经被证实无效，未来需要致力于联合治疗，新的标靶如血管生成或肿瘤干细胞等。

编者注

我们从肿瘤基因组图谱中得知，绝大多数的高级别胶质瘤在 3 个主要的信号通路 p53、RB 与 Ras 或 PI3K 都有分子改变。事实上，超过 80% 的胶质母细胞瘤这 3 个通路具有缺陷，提示可以研发改变这些信号通路的标靶药物，通过参与通路的分子，抑制肿瘤的生长能力。但是到目前为止，这些分子的改变更多是用于诊断以及推测患者的预后，而非用于治疗，主要原因是在于，单一信号通路并不能成功地抑制肿瘤，而神经肿瘤学家想要对多个靶向同时作用时，有可能造成毒性增加。这表示在胶质瘤的生物学性质及与之相关的潜在新治疗靶点的这个领域还需要进一步了解。

目前在胶质瘤领域中受到重视的有 IDH 突变及其代谢改变，后者可能会改变特定胶质瘤的生物学行为。无论是否抑制 IDH 变异的产物羟戊二酸，能否减缓肿瘤的生长或防止转化，仍有待进一步的观察。在现今神经肿瘤学根据分子基础可以更好地将肿瘤分型，能够更好地预测病变将如何发展，虽然在标靶治疗早期的结果不尽如人意，但这是神经肿瘤学在未来数十年需要特别关注的领域。（Berger）

（赵丹　译）

参考文献

1. Theeler BJ, Yung WK, Fuller GN, De Groot JF. Moving toward molecular classification of diffuse gliomas in adults. Neurology 2012;79:1917–1926

2. Westermark B. Glioblastoma—a moving target. Ups J Med Sci 2012;117:251–256

3. Tanaka S, Louis DN, Curry WT, Batchelor TT, Dietrich J. Diagnostic and therapeutic avenues for glioblastoma: no longer a dead end? Nat Rev Clin Oncol 2013;10:14–26

4. Liang Y, Diehn M, Watson N, et al. Gene expression profiling reveals molecularly and clinically distinct subtypes of glioblastoma multiforme. Proc Natl Acad Sci U S A 2005;102:5814–5819

5. Verhaak RG, Hoadley KA, Purdom E, et al; Cancer Genome Atlas Research Network. Integrated genomic analysis identifies clinically relevant subtypes of glioblastoma characterized by abnormalities in PDGFRA, IDH1, EGFR, and NF1. Cancer Cell 2010;17:98–110

6. Phillips HS, Kharbanda S, Chen R, et al. Molecular subclasses of high-grade glioma predict prognosis, delineate a pattern of disease progression, and resemble stages in neurogenesis. Cancer Cell 2006;9:157–173

7. Cancer Genome Atlas Research Network. Comprehensive genomic characterization defines human glioblastoma genes and core pathways. Nature 2008;455:1061–1068

8. Hartmann C, Hentschel B, Wick W, et al. Patients with IDH1 wild type anaplastic astrocytomas exhibit worse prognosis than IDH1-mutated glioblastomas, and IDH1 mutation status accounts for the unfavorable prognostic effect of higher age: implications for classification of gliomas. Acta Neuropathol 2010;120:707–718

9. Noushmehr H, Weisenberger DJ, Diefes K, et al; Cancer Genome Atlas Research Network. Identification of a CpG island methylator phenotype that defines a distinct subgroup of glioma. Cancer Cell 2010;17:510–522

10. Turcan S, Rohle D, Goenka A, et al. IDH1 mutation is sufficient to establish the glioma hypermethylator phenotype. Nature 2012;483:479–483

11. Thaker NG, Pollack IF. Molecularly targeted therapies for malignant glioma: rationale for combinatorial strategies. Expert Rev Neurother 2009;9:1815–1836

12. Kleihues P, Cavenee WK, and International Agency for Research on Cancer. Pathology and Genetics of Tumours of the Nervous System. World Health Organization Classification of Tumours. Lyon: IARC Press, 2000:314

13. Hegi ME, Rajakannu P, Weller M. Epidermal growth factor receptor: a re-emerging target in glioblastoma. Curr Opin Neurol 2012;25:774–779

14. Wong AJ, Bigner SH, Bigner DD, Kinzler KW, Hamilton SR, Vogelstein B. Increased expression of the epidermal growth factor receptor gene in malignant gliomas is invariably associated with gene amplification. Proc Natl Acad Sci U S A 1987;84:6899–6903

15. van den Bent MJ, Brandes AA, Rampling R, et al. Randomized phase II trial of erlotinib versus temozolomide or carmustine in recurrent glioblastoma: EORTC brain tumor group study 26034. J Clin Oncol 2009;27:1268–1274

16. Mellinghoff IK, Wang MY, Vivanco I, et al. Molecular determinants of the response of glioblastomas to EGFR kinase inhibitors. N Engl J Med 2005;353:2012–2024

17. Hermanson M, Funa K, Hartman M, et al. Platelet-derived growth factor and its receptors in human glioma tissue: expression of messenger RNA and protein suggests the presence of autocrine and paracrine loops. Cancer Res 1992;52:3213–3219

18. Wen PY, Yung WK, Lamborn KR, et al. Phase I/II study of imatinib mesylate for recurrent malignant gliomas: North American Brain Tumor Consortium Study 99-08. Clin Cancer Res 2006;12:4899–4907

19. Reardon DA, Dresemann G, Taillibert S, et al. Multicentre phase II studies evaluating imatinib plus hydroxyurea in patients with progressive glioblastoma. Br J Cancer 2009;101:1995–2004

20. Brooks AN, Kilgour E, Smith PD. Molecular pathways: fibroblast growth factor signaling: a new therapeutic opportunity in cancer. Clin Cancer Res 2012;18:1855–1862

21. Singh D, Chan JM, Zoppoli P, et al. Transforming fusions of FGFR and TACC genes in human glioblastoma. Science 2012;337:1231–1235

22. Burgart LJ, Robinson RA, Haddad SF, Moore SA. Oncogene abnormalities in astrocytomas: EGF-R gene alone appears to be more frequently amplified and rearranged compared with other protooncogenes. Mod Pathol 1991;4:183–186

23. Guha A, Feldkamp MM, Lau N, Boss G, Pawson A. Proliferation of human malignant astrocytomas is dependent on Ras activation. Oncogene 1997;15:2755–2765

24. Freed E, Symons M, Macdonald SG, McCormick F, Ruggieri R. Binding of 14-3-3 proteins to the protein kinase Raf and effects on its activation. Science 1994;265:1713–1716

25. Jane EP, Premkumar DR, Pollack IF. Coadministration of sorafenib with rottlerin potently inhibits cell proliferation and migration in human malignant glioma cells. J Pharmacol Exp Ther 2006;319:1070–1080

26. Wilhelm SM, Carter C, Tang L, et al. BAY 43-9006 exhibits broad spectrum oral antitumor activity and targets the RAF/MEK/ERK pathway and receptor tyrosine kinases involved in tumor progression and angiogenesis. Cancer Res 2004;64:7099–7109

27. Engelman, JA. Targeting PI3K signalling in cancer: opportunities, challenges and limitations. Nat Rev Cancer 2009;9(8):550–562

28. Chakravarti A, Zhai G, Suzuki Y, et al. The prognostic significance of phosphatidylinositol 3-kinase pathway activation in human gliomas. J Clin Oncol 2004;22:1926–1933

29. Newton HB. Molecular neuro-oncology and development of targeted therapeutic strategies for brain tumors. Part 2: PI3K/Akt/PTEN, mTOR, SHH/PTCH and angiogenesis. Expert Rev Anticancer Ther 2004;4:105–128

30. Cardone MH, Roy N, Stennicke HR, et al. Regulation of cell death protease caspase-9 by phosphorylation. Science 1998;282:1318–1321

31. Cross DA, Alessi DR, Cohen P, Andjelkovich M, Hemmings BA. Inhibition of glycogen synthase kinase-3 by insulin mediated by protein kinase B. Nature 1995;378:785–789

32. Vivanco I, Sawyers CL. The phosphatidylinositol 3-Kinase AKT pathway in human cancer. Nat Rev Cancer 2002;2:489–501

33. Galanis E, Buckner JC, Maurer MJ, et al; North Central Cancer Treatment Group. Phase II trial of temsirolimus (CCI-779) in recurrent glioblastoma multiforme: a North Central Cancer Treatment Group Study. J Clin Oncol 2005;23:5294–5304

34. Kreisl TN, Lassman AB, Mischel PS, et al. A pilot study of everolimus and gefitinib in the treatment of recurrent glioblastoma (GBM). J Neurooncol 2009;92:99–105

35. Sun SY, Rosenberg LM, Wang X, et al. Activation of Akt and eIF4E sur-

vival pathways by rapamycin-mediated mammalian target of rapamycin inhibition. Cancer Res 2005;65:7052–7058

36. Dunn GP, Rinne ML, Wykosky J, et al. Emerging insights into the molecular and cellular basis of glioblastoma. Genes Dev 2012;26:756–784

37. Iwanami A, Gini B, Zanca C, et al. PML mediates glioblastoma resistance to mammalian target of rapamycin (mTOR)-targeted therapies. Proc Natl Acad Sci U S A 2013;110:4339–4344

38. Couldwell WT, Uhm JH, Antel JP, Yong VW. Enhanced protein kinase C activity correlates with the growth rate of malignant gliomas in vitro. Neurosurgery 1991;29:880–886, discussion 886–887

39. Yoshiji H, Kuriyama S, Ways DK, et al. Protein kinase C lies on the signaling pathway for vascular endothelial growth factor-mediated tumor development and angiogenesis. Cancer Res 1999;59:4413–4418

40. da Rocha AB, Mans DR, Regner A, Schwartsmann G. Targeting protein kinase C: new therapeutic opportunities against high-grade malignant gliomas? Oncologist 2002;7:17–33

41. Marais R, Light Y, Mason H, Olson MF, Marshall CJ. Requirement of Ras-GTP-Raf complexes for activation of Raf-1 by protein kinase C. Science 1998;280:109–112

42. Brandes AA, Ermani M, Turazzi S, et al. Procarbazine and high-dose tamoxifen as a second-line regimen in recurrent high-grade gliomas: a phase II study. J Clin Oncol 1999;17:645–650

43. Spence AM, Peterson RA, Scharnhorst JD, Silbergeld DL, Rostomily RC. Phase II study of concurrent continuous Temozolomide (TMZ) and Tamoxifen (TMX) for recurrent malignant astrocytic gliomas. J Neuro-oncol 2004;70:91–95

44. Graff JR, McNulty AM, Hanna KR, et al. The protein kinase Cbeta-selective inhibitor, Enzastaurin (LY317615.HCl), suppresses signaling through the AKT pathway, induces apoptosis, and suppresses growth of human colon cancer and glioblastoma xenografts. Cancer Res 2005; 65:7462–7469

45. Sidransky D, Mikkelsen T, Schwechheimer K, Rosenblum ML, Cavanee W, Vogelstein B. Clonal expansion of p53 mutant cells is associated with brain tumour progression. Nature 1992;355:846–847

46. Vousden KH, Lane DP. p53 in health and disease. Nat Rev Mol Cell Biol 2007;8:275–283

47. Gomez-Manzano C, Fueyo J, Jiang H, et al. Mechanisms underlying PTEN regulation of vascular endothelial growth factor and angiogenesis. Ann Neurol 2003;53:109–117

48. Norden AD, Drappatz J, Wen PY. Antiangiogenic therapies for high-grade glioma. Nat Rev Neurol 2009;5:610–620

49. Kerbel RS. Tumor angiogenesis. N Engl J Med 2008;358:2039–2049

50. Friedman HS, Prados MD, Wen PY, et al. Bevacizumab alone and in combination with irinotecan in recurrent glioblastoma. J Clin Oncol 2009;27:4733–4740

51. Gilbert M, et al. RTOG 0825: Phase III double-blind placebo-controlled trial evaluating bevacizumab (Bev) in patients (Pts) with newly diagnosed glioblastoma (GBM). J Clin Oncol 2013;31:3

52. Henriksson R, et al. Progression-free survival (PFS) and health-related quality of life (HRQoL) in AVAglio, a phase III study of bevacizumab (Bv), temozolomide (T), and radiotherapy (RT) in newly diagnosed glioblastoma (GBM). J Clin Oncol 2013;31: (suppl; abstr 2005^)

53. Taal W, Annemiek ME, Walenkamp L, et al. A randomized phase II study of bevacizumab versus bevacizumab plus lomustine versus lomustine single agent in recurrent glioblastoma: the Dutch BELOB study. J Clin Oncol 2013;31(Suppl; abstr)

54. Sathornsumetee S, Desjardins A, Vredenburgh JJ, et al. Phase II trial of bevacizumab and erlotinib in patients with recurrent malignant glioma. Neuro-oncol 2010;12:1300–1310

55. Gerstner ER, Eichler AF, Plotkin SR, et al. Phase I trial with biomarker studies of vatalanib (PTK787) in patients with newly diagnosed glioblastoma treated with enzyme inducing anti-epileptic drugs and standard radiation and temozolomide. J Neurooncol 2011;103:325–332

56. Brandes AA, Stupp R, Hau P, et al. EORTC study 26041-22041: phase I/II study on concomitant and adjuvant temozolomide (TMZ) and radiotherapy (RT) with PTK787/ZK222584 (PTK/ZK) in newly diagnosed glioblastoma. Eur J Cancer 2010;46:348–354

57. de Groot JF, Lamborn KR, Chang SM, et al. Phase II study of aflibercept in recurrent malignant glioma: a North American Brain Tumor Consortium study. J Clin Oncol 2011;29:2689–2695

58. Reardon DA, Fink KL, Mikkelsen T, et al. Randomized phase II study of cilengitide, an integrin-targeting arginine-glycine-aspartic acid peptide, in recurrent glioblastoma multiforme. J Clin Oncol 2008;26:5610–5617

59. De Groot JF, et al. A phase II study of XL184 in patients (pts) with progressive glioblastoma multiforme (GBM) in first or second relapse. J Clin Oncol 2009;27

60. Drappatz J, Norden AD, Wong ET, et al. Phase I study of vandetanib with radiotherapy and temozolomide for newly diagnosed glioblastoma. Int J Radiat Oncol Biol Phys 2010;78:85–90

61. Neyns B, Sadones J, Chaskis C, et al. Phase II study of sunitinib malate in patients with recurrent high-grade glioma. J Neurooncol 2011;103: 491–501

62. Stommel JM, Kimmelman AC, Ying H, et al. Coactivation of receptor tyrosine kinases affects the response of tumor cells to targeted therapies. Science 2007;318:287–290

63. Chang S, et al. Phase I/II study of erlotinib and temsirolimus for patients with recurrent malignant gliomas (MG) (NABTC 04–02). J Clin Oncol 2009;27:15s

64. Peereboom DM, Ahluwalia MS, Ye X, et al; New Approaches to Brain Tumor Therapy Consortium. NABTT 0502: a phase II and pharmacokinetic study of erlotinib and sorafenib for patients with progressive or recurrent glioblastoma multiforme. Neuro-oncol 2013;15:490–496

65. Hainsworth JD, Ervin T, Friedman E, et al. Concurrent radiotherapy and temozolomide followed by temozolomide and sorafenib in the first-line treatment of patients with glioblastoma multiforme. Cancer 2010; 116:3663–3669

66. Gray SG, Ekström TJ. The human histone deacetylase family. Exp Cell Res 2001;262:75–83

67. Friday BB, Anderson SK, Buckner J, et al. Phase II trial of vorinostat in combination with bortezomib in recurrent glioblastoma: a north central cancer treatment group study. Neuro-oncol 2012;14:215–221

68. Phuphanich S, Supko JG, Carson KA, et al. Phase 1 clinical trial of bortezomib in adults with recurrent malignant glioma. J Neurooncol 2010; 100:95–103

69. Prensner JR, Chinnaiyan AM. Metabolism unhinged: IDH mutations in cancer. Nat Med 2011;17:291–293

70. Yan, H, et al. IDH1 and IDH2 mutations in gliomas. N Engl J Med, 2009; 360(8):765–773

71. Rohle D, Popovici-Muller J, Palaskas N, et al. An inhibitor of mutant IDH1 delays growth and promotes differentiation of glioma cells. Science 2013;340:626–630

72. Dietrich J, Diamond EL, Kesari S. Glioma stem cell signaling: therapeutic opportunities and challenges. Expert Rev Anticancer Ther 2010;10: 709–722

73. Hovinga KE, Shimizu F, Wang R, et al. Inhibition of notch signaling in glioblastoma targets cancer stem cells via an endothelial cell intermediate. Stem Cells 2010;28:1019–1029

74. Colman H, Zhang L, Sulman EP, et al. A multigene predictor of outcome in glioblastoma. Neuro-oncol 2010;12:49–57

75. Anido J, Sáez-Borderías A, González-Juncà A, et al. TGF-b Receptor Inhibitors Target the CD44(high)/Id1(high) Glioma-Initiating Cell Population in Human Glioblastoma. Cancer Cell 2010;18:655–668

76. Carro MS, Lim WK, Alvarez MJ, et al. The transcriptional network for mesenchymal transformation of brain tumours. Nature 2010;463: 318–325

第22章

免疫生物学和免疫疗法

Bryan D. Choi, Peter E. Fecci, John H. Sampson

多形性胶质母细胞瘤(GBM)是颅内最常见且最具侵袭性的原发性颅内恶性肿瘤。尽管治疗方法取得了较大的进步,例如图像导航手术切除、高剂量体外放疗、抗血管生成治疗和化疗等,但 GBM 患者被诊断后的生存时间大部分少于 15 个月[1]。此外,这些治疗方法往往是非特异性的,会对周围正常的脑组织和全身组织造成功能损害。一个有前景的替代方法是使用免疫治疗,至少在理论上具有可以清除肿瘤细胞同时保留完整健康细胞的能力。距离提出抗肿瘤免疫疗法的观点已经过去了一个多世纪,研究者们一直在努力将其应用到癌症患者。2010 年发生了重大的转变,美国 FDA 批准了基于免疫机制的抗癌疗法——sipuleu-cel-T 和易普利单抗[2],分别用于治疗激素不敏感性前列腺癌和转移性黑色素瘤[3-7]。此外,在人类脑肿瘤中,几种新的肿瘤特异性抗原被识别,为 GBM 规范免疫治疗提供了理论基础。

> **提示**
>
> ● 数十年来,在癌症治疗中通过活化免疫系统获得受益的长期目标已经在临床试验中被实现,恶性肿瘤患者的生存期明显改善。

■ 中枢神经系统免疫豁免

对于颅内肿瘤治来说,免疫疗法最大的挑战之一是中枢神经系统的免疫豁免作用。限制性免疫监视的概念在 20 世纪初通过一些研究提出,梅达沃爵士在 1948 年可能最明确地证实了这个概念——移植物移植到同种异体实验动物的大脑不会被排斥。随后的几十年也做了大量的相关研究,结果表明这些发现很可能源于几个特性,而这些特性现在普遍认为归因于 CNS,即大脑内存在一个专门的血脑屏障(BBB),缺乏传统的淋巴管或常驻抗原递呈细胞,以及总体上低表达的人类白细胞抗原(HLA)。

虽然中枢神经系统确实具有一定程度免疫豁免,但越来越多的文献表明,中枢神经系统并不像我们认为的那样完全与免疫系统隔绝。现在已知的,例如,沿着脑脊液腔到颈部淋巴结存 CNS 抗原出口,一些常驻的胶质细胞具有能力介导 HLA 限制性抗原递呈作用,可以作为颅内的替代性抗原递呈细胞。此外,尽管有血脑屏障,抗体[8]和免疫细胞已被证实有渗透并且有助于中枢神经系统内常规免疫监视。在胶质母细胞瘤患者病灶内找到淋巴细胞浸润,瘤内 T 细胞和临床转归之间的密切联系,这些也许是颅内存在免疫通路最令人信服的证据[9]。重要的是,胶质瘤位置血脑屏障的破坏已经被很好地证实了,这可能会有助于免疫细胞的自由渗透,特别是在有明显神经炎症的区域。

正如上面提到的,像抗体等大分子也被证实存在于颅内肿瘤[8]。除了肿瘤造成的 BBB 破坏,对于这种现象一种主流的解释是新兴的"抗原-渗透(sink)假说",

即当且仅当同源抗原在中枢神经系统以外的其他组织没有被表达时，抗体和其他大分子可以越过 BBB 在它们的同源抗原附近聚集。因为正常条件下基础水平的非特异性外周循环抗体（血清中 0.1%~1%）可以在中枢神经系统检测到，因此有人认为，在与全身抗原缺乏交叉反应的情况下，少量的高度肿瘤特异性蛋白会通过被动扩散渗透入中枢神经系统，并被保留，随时间推移达到治疗量。这个理论已经在试验中验证，例如，全身输注大分子抗体对抗表皮生长因子肿瘤特异性突变——EGFRⅧ，导致 GBM 患者大脑内吸收的浓度比与参与全身抗原交叉反应的抗体浓度高（图 22.1）[10]。此外，牛痘疫苗诱导的对 EGFRⅧ体液免疫被证实会完全清除复发 GBM 患者 EGFRⅧ的表达产物[11]，进一步证实了外周抗体具有透过 BBB 介导治疗作用的能力。

胶质瘤诱导的免疫抑制

普遍认为胶质瘤会形成一个不利的微环境，对抗免疫应答的抗肿瘤作用。GBM 患者中的免疫抑制现象已经由一些指标证明，包括较低的外周淋巴计数、对记忆抗原皮肤的反应性下降，以及受损的 T 细胞功能造成相反的 T2 细胞因子偏移。已经证实很多种机制会有助于这种致瘤前环境的发生发展。类似其他癌症，胶质瘤也会分泌免疫抑制细胞因子，包括前列腺素 E2（PGE2）、转化生长因子-β（TGF-β）和白细胞介素-10（IL-10），通过下调主要组织相容性复合体（MHC）的表达、抑制正常 T 细胞增殖和树突状细胞（DC）的成

> **提示**
> - 尽管传统观念认为 CNS 具有免疫豁免现象，但越来越多的证据显示，免疫细胞和抗体都可以浸润并治疗颅内肿瘤。

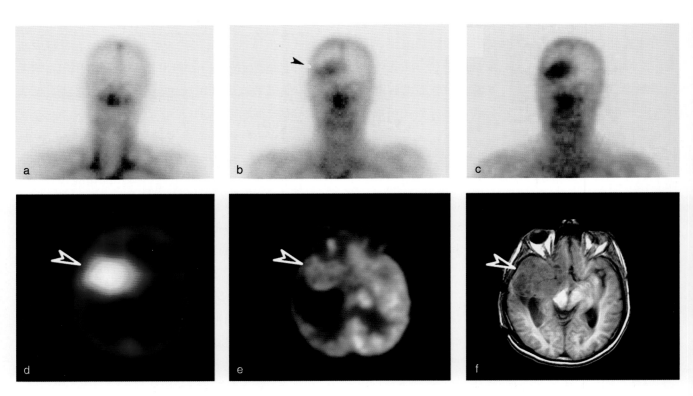

图 22.1 放射性标记针对胶质瘤的嵌合型单克隆抗体作用于 EGFRⅧ肿瘤抗原。(a~c)输注 111In-ch806 后第 0 天(a)，第 3 天(b)，第 7 天(c)获取的头颈部平面图像。初始的血池活性度如第 0 天所见，到了第 3 天(箭头所指)，位于右侧大脑额叶的间变性星形细胞瘤对 111In-ch806 的吸收变得明显，到第 7 天继续增加。(d~f)通过大脑 SPECT 成像显示，111In-ch806 被肿瘤特异性吸收(d)，18F-FDGPET 成像(e)，MRI 成像(f)。(From Scott AM, Lee FT, Tebbutt N, et al. A phase I clinical trial with monoclonal antibody ch806 targeting transitional state and mutant epidermal growth factor receptors. Proc Natl Acad Sci U S A 2007; 104:4071 - 4076. Reprinted with permission from Macmillan Publishers Ltd.)

熟,导致免疫抵抗作用增强。

分解酶吲哚胺 2,3-加双氧酶(IDO)在一定程度上通过耗竭必需的色氨酸,在肿瘤中也具有免疫抑制和耐受作用。除了可溶性因子的调节,免疫调节细胞的特定亚群也被认为是肿瘤相关免疫抑制的主要介质。其中包括肿瘤相关的骨髓来源的抑制细胞(MD-SC)和巨噬细胞,还有,可能是最常涉及的被认为是调控性 T 细胞(T_{regs})的 T 细胞亚群。T_{regs} 在 GBM 患者的外周血和肿瘤中存在的比例增加[13,14],而且它们的存在与这些肿瘤整体的恶性程度有关[15]。普遍认为,T_{regs} 会抑制效应 T 细胞应答,主要是通过限制 IL-2 的生成和诱导 T 细胞失能。重要的是,GBM 患者 T_{reg} 的消耗与增强的免疫力呈正相关[16],并且已经证实荷瘤小鼠体内的减值可以延长生存期。

提示

- 要使免疫疗法成功用于 GBM 治疗,需要仔细考虑这类患者中几种免疫抑制机制间复杂的相互作用,包括肿瘤分泌因子(例如 TGF-β),细胞表面蛋白(例如 B7-H1),免疫调节白细胞(例如 T_{regs},MDSC),还有细胞信号通路(例如 STAT3)。

胶质瘤不仅具有低水平的表面 MHC,还可以表达协同刺激抑制分子,这种分子可能对免疫应答造成直接抑制作用[17]。这些相互作用可能被 GBM 细胞操控,不利的改变信号通过免疫检查点,例如程序性细胞死亡(PD)-1 和细胞毒性 T 淋巴细胞抗原(CTLA)-4。重要的是,对于 GBM 小鼠模型[18]以及黑素瘤脑转移患者[19],CTLA-4 阻滞证实是一种有效的治疗方法。其他领域的研究强调了信号转导与转录激活子-3(STAT3)在调节炎症反应过程中的作用。有趣的是,肿瘤细胞和免疫细胞中的 STAT3 通路强化了免疫抑制,导致对效应器应答广泛的损害。当然,通过调节 STAT3 和协同刺激信号[18]来增强抗肿瘤免疫应答进而治疗 GBM 的方法,目前处于研究中,而且具有较大的临床前景。

胶质瘤相关的肿瘤抗原

通常,随着免疫疗法对机体的作用变大,免疫治疗的副作用风险也会增加。如果胶质瘤相关抗原和正常健康的脑组织是共享的,那么针对这种抗原的免疫治疗平台出现副作用的风险更大,对这些抗原的主动免疫可能会增加不受控制的中枢神经系统自身免疫风险,类似于在自身免疫性脑脊髓炎(EAE)亚临床模型中所观察到的现象。重要的是,有记载显示,在非人灵长类动物和人类脑肿瘤免疫治疗的研究中,接种衍生于人类胶质瘤组织的疫苗后,发生过致死性 EAE 或者类似 EAE 的毒性作用。考虑到胶质瘤可以表达正常的成人和婴幼儿大脑抗原,而且用 CNS 组织免疫后一些亚临床协议会产生 EAE,这些结果在某种程度上属于意料之中。

自身免疫毒性的风险意味着对非肿瘤特异性的肿瘤疫苗会持续的担心。然而,如果一种抗原只在胶质瘤中表达,在正常组织中完全没有,针对这种抗原的免疫应答就可以避免出现上述问题。截至目前,已经有一些抗原具备这样的特征(表 22.1)。其中包括肿瘤特异性突变蛋白、EGFRvIII[10]还有与 IDH1[4]相关的频繁均匀突变。最近,位于 H3.3[5]和 BRAF[3,20]保守的肿瘤特异性突变也被分离分别作为小儿 GBM 和毛细胞型星形细胞瘤的潜在靶向[21]。还值得注意的是,人类巨细胞病毒(CMV)是唯一的病毒抗原,在 GBM 肿瘤中阳性表达所占百分比较高,但在周围正常大脑中不表达。尽管通过许多独立研究已经确认胶质瘤中存在 CMV 蛋白,但也有偶发报道对 CMV 抗原检测失败,很可能是因为运用的方法不同或者肿瘤相关的 CMV 抗原表达水平较低[22]。

此外,一些非频发肿瘤特异性突变也被识别,特别是在小儿 GBM 中;包括 ATRX/DAXX[5,6]、TP53[5]、NF1[7]、PDGFRA[7]中散发的变异。几乎可以肯定,随着高能力基因检测技术的进步,会发现更多可以作为肿瘤特异性靶向的抗原,推动发展更安全有效的胶质瘤免疫疗法。

表 22.1 脑肿瘤中保守的肿瘤特异性突变

蛋白	突变	功能
EGFR[10]	EGFRvⅢ	EGFR 持续激活,促进细胞增殖,抑制凋亡,抵抗放疗和化疗
BRAF[10,49]	f-BRAF	促进细胞增殖,分化和存活
H3.3[5]	K27M, G34R/V	与染色质重塑和端粒结构有关
IDH1[4]	R132H	主要的新陈代谢,异柠檬酸氧化脱羧为 α-酮戊二酸

提示

- 尽管单独的肿瘤特异性突变作为免疫治疗靶向具有前景,但恶性胶质瘤内在的异质性决定了治疗需要更广泛的方法,这些方法需要平衡,以避免对正常组织自身免疫的风险。

胶质母细胞瘤疫苗和免疫治疗方法

肿瘤免疫治疗的总体目标是对已确定的疾病开发或增强免疫应答,甚至是在以下情况下发挥作用,比如自然免疫监视失败或者肿瘤相关的免疫逃避机制导致的监视作用减弱。到目前为止,以此为目的广泛的基于免疫作用的策略已经被研发。包括抗体的被动输注以及肿瘤反应性淋巴细胞的过继转移,基于细胞因子刺激治疗,一系列以疫苗接种形式引起宿主对肿瘤细胞主动免疫的方法。下面的内容将介绍其中几个方法的基本原则,关注一些有代表性的临床试验出现的重大进展。

主动免疫疗法

主动免疫疗法通过疫苗的运用寻求实现启动宿主抗肿瘤免疫和免疫记忆(图 22.2)。多年来,建立抗脑肿瘤主动免疫治疗的方法差别很大,有些方法为Ⅲ期随机研究的开展奠定了基础。

自体肿瘤细胞疫苗

对癌症最古老的主动免疫方法之一包括直接接种肿瘤细胞,肿瘤细胞在某些实例中被改良以增加免疫原性。在这个方法中,自体肿瘤细胞手术中被切除,接着通过辐射使其失活后,合并到疫苗中,引起被切除肿瘤个体的免疫反应性。早期临床研究用基因改良的肿瘤细胞开展,通过基因改良增加免疫,增强细胞因子如 IL-4[23],IL-12[24]和粒细胞-巨噬细胞集落刺激因子(GMCSF)的分泌,进而提高肿瘤细胞的生物学活性。总的来说,使用自体肿瘤细胞疫苗的方法经证实会引起抗肿瘤免疫应答且耐受性良好,没有严重的不良事件发生。

与其他方法相比,用整个肿瘤原料接种疫苗在诱发免疫应答方面具有明显的优势,这种方法可以针对每个单独的肿瘤,因此可以应对患者间广泛的差异性和胶质瘤相关的多样化的抗原表达。然而,通过实验和技术层面很难获得标准化的方法,因为这需要大量的肿瘤组织,也是整个肿瘤疫苗应用的难点。使用整个肿瘤细胞的一些其他劣势包括,正常细胞成分造成肿瘤抗原理论上的稀释,疫苗接种后难以分离和识别抗原特异性的免疫应答。

多肽疫苗

肽疫苗包括肿瘤抗原本身的递送,经常与刺激免疫的佐剂结合。对于主动免疫疗法,肽疫苗是一个特别有吸引力的平台,因为它们相对容易研制,可以针对单独或混合的抗原,可以通过多重体系实现剂型的标准化。一些小组在临床试验中已经证明,在患有恶性胶质瘤的实验对象上接种肽疫苗,可以获得肿瘤特异性免疫应答。一个比较著名的肽疫苗,EGFRvⅢ特异性 PEP-3-KLH(CDX-110)剂型,经证实会引起 EGFRvⅢ特异性免疫应答,随后会消除 EGFRvⅢ表达的肿瘤细胞[11]。

尽管针对 EGFRvⅢ和 WT1[25]的肽疫苗二期临床研究已经取得了令人鼓舞的结果,但需要注意的是,针对单一抗原可能不足以解决恶性胶质瘤多样化和异质化的本质,最终可能会导致抗原阴性的复发和免疫逃逸。因此,开始尝试以几个肽结合形式的个体化疫苗,这些疫苗在临床试验中证实具有产生特异性免疫和有利应答的能力[26]。关于这个主题的一个变化是热休克蛋白-肽复合物构成的疫苗(HSPPC)的使用,这种疫苗被认为能够转移大量的肿瘤特异性抗原肽,而且这种抗原肽以一种容易与抗原递呈细胞相互作用的形式转移。

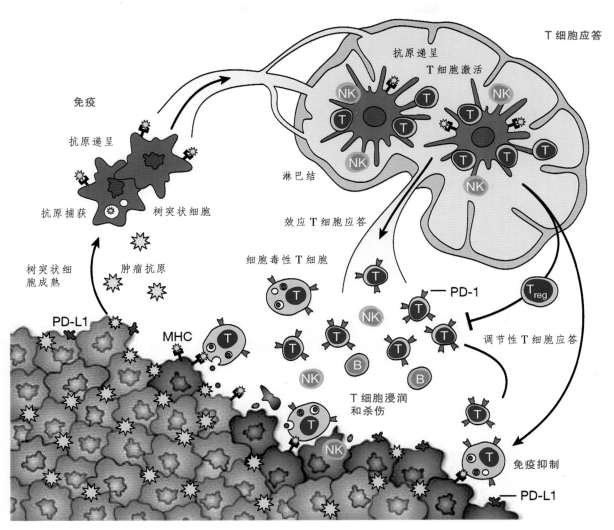

图 22.2　整个生成和调节抗肿瘤免疫过程中至少有三个治疗干预位点:促进树突状细胞抗原递呈作用,促进防护性 T 细胞应答的产生,克服肿瘤床的免疫抑制作用。抗肿瘤免疫应答开始于树突状细胞对肿瘤相关抗原的捕获,递送外源的或者从死亡或要死亡的肿瘤细胞中捕获。树突状细胞处理捕获的抗原分别递呈或者交叉递呈给主要组织相容性复合体(MHC)Ⅱ类或Ⅰ类分子,然后转移到引流淋巴结。如果在免疫原性成熟刺激物存在的情况下发生捕获或者递呈作用,树突状细胞会在淋巴结引起抗癌效应 T 细胞应答;如果没有这样的刺激物,树突状细胞将转而介导耐受,导致 T 细胞缺失、失能或者产生调节性 T 细胞。在淋巴结,根据接收的树突状细胞成熟刺激物的类型,根据 T 细胞协同刺激分子和树突状细胞上它们表面受体的相互作用,抗原递呈到 T 细胞会产生不同的应答。因此,CD28 或 OX40 与 CD80/86 或 OX40L 间的相互作用会促进潜在的防护性 T 细胞应答,而 CTLA4 与 CD80/86 或者 PD-1 与 PD-L1/PD-L2 的相互作用会抑制 T 细胞应答,并可能促进 T_{reg} 的形成。抗原培育 T 细胞[连同 B 细胞和自然杀伤(NK)细胞]将离开淋巴结进入肿瘤床,肿瘤(或浸润骨髓细胞)会在肿瘤床产生宿主的免疫抑制防御机制,对抗效应 T 细胞的功能。这些包括癌症细胞表面 PD-L1/L2 的上调,前列腺素 E2(PGE2)、精氨酸酶、吲哚胺 2,3-加双氧酶(IDO)的释放,这些都会抑制 T 细胞和血管内皮生长因子(VEGF)的释放(一定程度由瘤内缺氧引起),它会抑制 T 细胞从脉管系统渗出,减少对肿瘤床的浸润。

最近,一个基于 HSPPC 的疫苗在早期临床研究中展现了一定的前景,对有治疗反应的患者,带来安全的免疫作用和中位生存期延长,这些治疗反应通过脑组织活检证实与局部免疫细胞浸润一致[27]。

树突状细胞疫苗

树突状细胞(DC)是抗原递呈细胞,主要的功能是通过加工并提呈抗原性物质到效应 T 细胞来调节免疫应答。鉴于最近在体外生成和修饰方面取得的进展,对GBM 患者来说,DC 已成为有巨大潜力的疫苗平台。为了制作 DC 疫苗,从外周血或骨髓中采集自体 DC,暴露在体外肿瘤抗原下,肿瘤抗原的形式包括肿瘤匀浆、多肽甚至是遗传物质编码的目标抗原,之后在注射回患者体内。一些临床试验已经证实,加载肿瘤匀浆或裂解物的DC 耐受性良好[28,29],并且可以辅以一些其他疗法(例如,Toll 样受体激动剂)[30]来产生抗肿瘤的 T 细胞反应性。此外,最近尝试将肿瘤触发的 DC 疫苗和标准的术后治疗相结合,已经取得初步的成功[31]。

除了整个肿瘤裂解物,对于 DC 疫苗平台,多肽也是可供选择的抗原活性物质来源。通过研究已经证实,一种针对 EGFRⅧ基于多肽的 DC 疫苗具有引起 EGFRⅧ特异性免疫应答的能力,而且没有严重的不良反应发生[10]。还有一些其他关于多肽触发的 DC 疫苗研究,包括通过酸洗脱加载多表位抗原剂型 DC,肿瘤相关MHCⅠ型多肽[32,33]或者合成肽制品,后者最近的应用已经针对胶质瘤相关抗原,这些抗原包括 HER2、TRP-2、EphA2、IL-1Rα2、AIM-2、YKL-40 和 gp100[34,35],在一项研究中注射了一种使用多聚肌胞苷酸的剂型,此剂型是用赖氨酸和羧甲基纤维素(poly-ICLC)[35]来稳定的。最后,也尝试用自体的、肿瘤抗原编码 RNA 装载 DC来引起抗肿瘤免疫应答;早期的临床试验已经证实了这个方案的安全性和可行性,特别是用于小儿脑肿瘤患者[36,37]。

> **重要参考**
>
> ● 一些策略目前寻求能诱导更有力的抗肿瘤免疫应答,但对 CNS 恶性肿瘤的效果仍待评估。这些策略包括抗体的被动给予,肿瘤特异性淋巴细胞的过继转移和依托对肿瘤抗原内源性应答的主动免疫治疗平台,其中肿瘤抗原的形式可以是肿瘤裂解物、多肽和基于细胞的疫苗。

过继免疫疗法

一般来说,过继免疫疗法指的是免疫细胞在体外激活和扩增,然后通过瘤内或静脉注射治疗患者。迄今

为止,CNS 肿瘤中,对黑色素瘤脑转移的治疗是这种疗法所取得的最令人满意的结果,把自体肿瘤浸润性淋巴细胞(TIL)或基因改良的 T 细胞过继转移到目标肿瘤抗原,分别可以达到 41% 和 22% 完全反应率[38]。此外,嵌合抗原受体 (CAR),由表面表达的源自抗体的片段串联细胞内 T 细胞信号域构成,也可以介导对颅内神经母细胞瘤的抗肿瘤活性[39]。尽管这样,对于高级别胶质瘤,过继转移疗法还没有取得上述水准的成功。

从历史上看,胶质瘤过继免疫治疗的临床试验尝试过转移多种类型细胞,包括淋巴因子激活杀伤(LAK)细胞以及细胞毒性 T 淋巴细胞(CTL),CTL 是在接种疫苗的患者身上,从扩增的肿瘤浸润性淋巴细胞(TIL)或淋巴结中分离出来的。尽管一些科研小组验证了这些方式的大体可行性,但治疗效果相对一般,尤其是对比相应体外亚临床研究中观察到的高水平的抗肿瘤细胞毒性。因此,当前在努力寻求阐明附加因素,这样可能会改善体内过继转移疗法的效果,其中包括识别特定的效应细胞表型预测抗肿瘤反应,以及通过以宿主状态为前提的淋巴清除方案或同时给予稳态细胞因子(例如 IL-7,IL-15),来提高注入细胞的持久性。

临床试验设计

缺乏方法上的框架一直是转化抗肿瘤免疫疗法面临的挑战之一,特别是对于免疫疗法相关的早期临床研究,更是如此。有趣的是,免疫疗法的临床试验历来主要模仿为化疗制订的范例。但是,考虑到两种治疗形式之间的巨大差异,比如它们各自的作用机制和其他一些药效特性,这么做很可能是不恰当的。例如,与化疗不同,基于免疫作用的抗肿瘤疫苗往往没有可识别的最大耐受剂量(MTD),取而代之的是,基于有限的生物原料所能制造的"药物"的量,经常寻求确定一个最大可行的剂量。在实践层面上,应该注意的是,当使用标准的剂量递增设计时(例如,经典的 3+3 研究),即使潜在的毒性反应发生率大约为 10%[40],剂量升级的概率仍超过 90%。因此,免疫治疗试验中剂量升级的概率非常高,因为即使发生率增加,最大容许毒性很少能被观察到。还需要注意的是,免疫疗法中通常使用的剂量从表面看与临床疗效或者抗肿瘤免

疫应答的强度没有关联。总体来说,以上这些因素支持了新兴的想法,即 I 期研究中传统的剂量递增设计可能不会提供最恰当的方式来获得免疫疗法相关的早期临床试验数据[40]。

免疫治疗效果评估

很显然,免疫治疗效果恰当的评估,为准确说明临床试验数据,又增加了一层难度。其中一部分原因是在此背景下,临床转归可能被推迟甚至在一些病例中,发生在影像表现上肿瘤进展之后。因此,免疫治疗试验中可能会出现看似矛盾的现象,既患者的肿瘤进展虽然没有被遏制,但总体生存期却改善了[41]。对于化疗和其他直接的细胞毒性疗法来说,这种现象是不正常的,WHO 或者实体肿瘤治疗效果评估标准(RECIST)认为这样的临床转归应属于疾病进展 (PD),换句话说,传统意义上,它等同于药物无效。但是,对于免疫疗法,这些都不是最精确的评估办法,不仅因为它们会淡化所观察的治疗效果,而且可能会使试验性治疗完全停止,而这些治疗可能会产生客观的临床收益。一个随机化的安慰剂对照 sipuleucel-T 3 期试验展现了总体生存期和疾病进展之间的矛盾,sipuleucel-T 起初没有达到无进展生存的主要目的,但是却使总体生存期得到改善(25.8 个月对 21.7 个月;P=0.032)[42],随后的研究也最终证实了这个结论。相似的是,易普力单抗治疗转移性黑色素瘤的随机对照 3 期试验中,总体生存期得到改善,但并没有同时延长肿瘤进展的时间[2]。

由于肿瘤切除腔固有的不规则性[43],加上习惯上影像变化的评估标准问题[44,45],对脑肿瘤患者定量影像学改变技术上有一定的挑战性,这会使上述"矛盾"概念进一步的混淆。明显的例子,测量主要依赖肿瘤对比增强部分,但我们无法准确区分与假性进展相关的暂时性改变,而且,也没法评估应用抗血管生成药物之后肿瘤非增强部分的改变。治疗效果评估的标准化一直是研究的热门领域[46],对免疫治疗效果评估办法的持续讨论,让人们意识到,目前的方法也许需要调整才能更好地发现有意义的成果[47]。

为了能共同妥善处理这些潜在的问题,癌症研究所的癌症免疫治疗协会等组织设计并实施了更合适的标准,专门应用在免疫治疗试验中。重要的是,为了使临床预后(即整体生存期)和肿瘤进展的影像学指标之间形成更精确的关联,在肿瘤生长过程中,这些新的标准扩大了需要注意的影像学表现,这些表现可能代表了治疗有效。尽管现在还没有被普遍接受,但这些标准认可和使用的范围一直在扩大。

免疫监视的一些考虑

由于生存期固有的变化性,对胶质瘤免疫疗法的临床研究历来专注于免疫指标的测量作为客观临床反应的替代。一些免疫学分析已经用于这个目的,包括迟发型超敏反应(DTH)、酶联免疫斑点测定法 (ELISpot)、四聚物分析、淋巴增殖测定、细胞内细胞因子染色(ICS)和一系列体外细胞毒性分析(被认为可以预测体内抗肿瘤效果)。虽然他们确实可以提供有价值的参考,但到目前为止,还没有一个指标是绝对适用的,因为都无法一贯地与临床转归保持对应关系。为了确立抗肿瘤免疫疗法的替代标记物做了大量的努力,但是,在这些参数被充分验证之前,要注意避免对这些免疫学替代数据做过度诠释。

考虑到目前的种种不足,免疫监测的目标很可能会从主要集中在 T 细胞应答转移到更广泛、更整体的宿主免疫。例如,越来越多的关注可能放在以前被忽视的免疫细胞类型,包括单核细胞、自然杀伤细胞和其他一些对抗肿瘤免疫有积极作用的效应细胞。此外,为了评估大脑肿瘤微环境的免疫状态(相对于局限在外周血中的细胞分析)所做的努力,也可能会发现截至目前还没有被充分认识的具有前瞻性的数据。

需要注意的是,过去在免疫监测中的失败可能有技术限制的原因,也是不充分科学认知的结果。换句话说,目前可用的免疫分析方法(如 ELISpot,ICS 等)在各个实验室之间操作的具体流程没有统一标准,导致对免疫反应数据的说明存在普遍的可变性和不可靠性[48]。为了解决这个问题,近来开发具有检测统一性的工具,广泛采用标准的操作流程;这些努力已经明显减少了其中一些不一致性[49],因此为了临床的发展,应该认真考虑将它融入到未来的计划之中。

> **提示**
> ● 经过验证并且可作为转归预测因子的免疫指标目前还没有,但是对于将来的临床试验设计和实施,这是迫切需要考虑的问题。

从实验室走向临床

免疫疗法主要应用在 1/2 期临床试验,对于恶性脑肿瘤患者还没有取得广泛的成功。也许对于新疗法开发最大的障碍之一就是目前制药产业的财政思维问题,他们更多青睐那些价格可以卖得很高而且可以在大群体患者中被推荐使用的药物。所以很不幸,这些因素所造就的理念可能就是,专门为 GBM 患者开发药物或者生物制剂是缺乏吸引力的。此外,源自投资者的压力也同样会使制药企业的关注点从早期药物的发现与发展项目中移开,把责任推给研究人员去获得必要的资金用于昂贵的随机的临床研究,来吸引相关受益者能够资助 3 期试验。不幸的是,目前美国国立卫生研究院的资金能力还不足以保证研究人员完成临床新药的试用,不能给早期临床试验提供充分的保障,这两项加起来至少需要 100 万美元,而这些还不包括药物制造本身的费用。因此,寻找其他补助和支持的方法使脑肿瘤疗法能得到有效应用,是一项亟待解决的问题。

> **提示**
> ● 财政压力对于治疗 CNS 恶性肿瘤的免疫疗法来说,一直是其临床评估和应用前进道路上的绊脚石。

■ 结论

最近,其他肿瘤的免疫治疗方法朝着被批准的方向迈进,这为恶性胶质瘤免疫治疗未来的研究提供了一个有前途的方向——需要更安全、更有效。为了推动针对脑肿瘤患者的免疫治疗继续向前发展,广泛解决一系列的局限性,特别是有关 CNS 肿瘤治疗的局限性是非常必要的。其中包括药物的给予方式、胶质瘤介导的免疫抑制、临床试验设计标准的不一致等方面。最后,在常规的治疗中(包括放疗和化疗),对肿瘤疫苗和其他免疫治疗方式的使用需要慎重考虑。对这些恶性度较高的 CNS 肿瘤可能需要综合的多管齐下的方法,未来的研究将进一步寻求阐明免疫治疗如何对现有治疗策略起到补充或者协同作用。

> **重要参考**
> ● 目前的常规治疗主要包括手术切除、放疗、化疗等,免疫疗法与常规治疗的相互影响和协同作用机制目前仍待阐明,进一步的深入了解对免疫治疗的成功应用意义深远。

> **编者注**
> 大脑免疫豁免的概念这几年来受到了挑战,我们现在知道在整个 CNS 中存在着一个合理程度的免疫监视。特别是考虑到在高级别肿瘤中,BBB 经常被破坏,我们有理由认为免疫细胞可以进入到肿瘤内,并且通常会发生炎症反应。对胶质瘤介导的免疫抑制的认知也许是这个领域最重要的进展之一,但对于胶质瘤的免疫调节和免疫治疗来说,这是一个强大的敌人。调节性 T 细胞充当了重要的免疫抑制组件,显然它们具备调节能力,从而改善炎症反应。大量的胶质瘤相关抗原是另一个复杂的可变因素,要想针对一种特异性抗原来制作最终的疫苗或者免疫疗法是非常困难的。已经有大量的不同类型的胶质瘤免疫治疗试验用来研究主动免疫疗

法，例如自体肿瘤细胞疫苗、多肽疫苗和树突状细胞疫苗等。还有一种方式是利用过继性免疫疗法来扩增免疫细胞的数量，然后在通过静脉注射或者直接进入肿瘤的方式接种到患者体内。（Berger）

（李响　译）

参考文献

1. Stupp R, Mason WP, van den Bent MJ, et al; European Organisation for Research and Treatment of Cancer Brain Tumor and Radiotherapy Groups; National Cancer Institute of Canada Clinical Trials Group. Radiotherapy plus concomitant and adjuvant temozolomide for glioblastoma. N Engl J Med 2005;352:987–996

2. Hodi FS, O'Day SJ, McDermott DF, et al. Improved survival with ipilimumab in patients with metastatic melanoma. N Engl J Med 2010;363:711–723

3. Jones DT, Kocialkowski S, Liu L, et al. Tandem duplication producing a novel oncogenic BRAF fusion gene defines the majority of pilocytic astrocytomas. Cancer Res 2008;68:8673–8677

4. Yan H, Parsons DW, Jin G, et al. IDH1 and IDH2 mutations in gliomas. N Engl J Med 2009;360:765–773

5. Schwartzentruber J, Korshunov A, Liu XY, et al. Driver mutations in histone H3.3 and chromatin remodelling genes in paediatric glioblastoma. Nature 2012;482:226–231

6. Heaphy CM, de Wilde RF, Jiao Y, et al. Altered telomeres in tumors with ATRX and DAXX mutations. Science 2011;333:425

7. Verhaak RG, Hoadley KA, Purdom E, et al; Cancer Genome Atlas Research Network. Integrated genomic analysis identifies clinically relevant subtypes of glioblastoma characterized by abnormalities in PDGFRA, IDH1, EGFR, and NF1. Cancer Cell 2010;17:98–110

8. Scott AM, Lee FT, Tebbutt N, et al. A phase I clinical trial with monoclonal antibody ch806 targeting transitional state and mutant epidermal growth factor receptors. Proc Natl Acad Sci U S A 2007;104:4071–4076

9. Lohr J, Ratliff T, Huppertz A, et al. Effector T-cell infiltration positively impacts survival of glioblastoma patients and is impaired by tumor-derived TGF- β. Clin Cancer Res 2011;17:4296–4308

10. Choi BD, Archer GE, Mitchell DA, et al. EGFRvIII-targeted vaccination therapy of malignant glioma. Brain Pathol 2009;19:713–723

11. Sampson JH, Heimberger AB, Archer GE, et al. Immunologic escape after prolonged progression-free survival with epidermal growth factor receptor variant III peptide vaccination in patients with newly diagnosed glioblastoma. J Clin Oncol 2010;28:4722–4729

12. Choi BD, Fecci PE, Sampson JH. Regulatory T cells move in when gliomas say "I Do". Clin Cancer Res 2012;18:6086–6088

13. Fecci PE, Mitchell DA, Whitesides JF, et al. Increased regulatory T-cell fraction amidst a diminished CD4 compartment explains cellular immune defects in patients with malignant glioma. Cancer Res 2006;66:3294–3302

14. El Andaloussi A, Lesniak MS. An increase in CD4+CD25+FOXP3+ regulatory T cells in tumor-infiltrating lymphocytes of human glioblastoma multiforme. Neuro-oncol 2006;8:234–243

15. Heimberger AB, Kong LY, Abou-Ghazal M, et al. The role of tregs in human glioma patients and their inhibition with a novel STAT-3 inhibitor. Clin Neurosurg 2009;56:98–106

16. Sampson JH, Schmittling RJ, Archer GE, et al. A pilot study of IL-2Ra blockade during lymphopenia depletes regulatory T-cells and correlates with enhanced immunity in patients with glioblastoma. PLoS ONE 2012;7:e31046

17. Parsa AT, Waldron JS, Panner A, et al. Loss of tumor suppressor PTEN function increases B7-H1 expression and immunoresistance in glioma. Nat Med 2007;13:84–88

18. Fecci PE, Ochiai H, Mitchell DA, et al. Systemic CTLA-4 blockade ameliorates glioma-induced changes to the CD4+ T cell compartment without affecting regulatory T-cell function. Clin Cancer Res 2007;13:2158–2167

19. Margolin K, Ernstoff MS, Hamid O, et al. Ipilimumab in patients with melanoma and brain metastases: an open-label, phase 2 trial. Lancet Oncol 2012;13:459–465

20. Schindler G, Capper D, Meyer J, et al. Analysis of BRAF V600E mutation in 1,320 nervous system tumors reveals high mutation frequencies in pleomorphic xanthoastrocytoma, ganglioglioma and extra-cerebellar pilocytic astrocytoma. Acta Neuropathol 2011;121:397–405

21. Mitchell DA, Xie W, Schmittling R, et al. Sensitive detection of human cytomegalovirus in tumors and peripheral blood of patients diagnosed with glioblastoma. Neuro-oncol 2008;10:10–18

22. Sampson JH, Mitchell DA. Is cytomegalovirus a therapeutic target in glioblastoma? Clin Cancer Res 2011;17:4619–4621

23. Okada H, Pollack IF, Lotze MT, et al. Gene therapy of malignant gliomas: a phase I study of IL-4-HSV-TK gene-modified autologous tumor to elicit an immune response. Hum Gene Ther 2000;11:637–653

24. Ehtesham M, Kabos P, Kabosova A, Neuman T, Black KL, Yu JS. The use of interleukin 12-secreting neural stem cells for the treatment of intracranial glioma. Cancer Res 2002;62:5657–5663

25. Izumoto S, Tsuboi A, Oka Y, et al. Phase II clinical trial of Wilms tumor 1 peptide vaccination for patients with recurrent glioblastoma multiforme. J Neurosurg 2008;108:963–971

26. Yajima N, Yamanaka R, Mine T, et al. Immunologic evaluation of personalized peptide vaccination for patients with advanced malignant glioma. Clin Cancer Res 2005;11:5900–5911

27. Crane CA, Han SJ, Ahn B, et al. Individual patient-specific immunity against high-grade glioma after vaccination with autologous tumor derived peptides bound to the 96 KD chaperone protein. Clin Cancer Res 2013;19:205–214

28. Wheeler CJ, Black KL, Liu G, et al. Vaccination elicits correlated immune and clinical responses in glioblastoma multiforme patients. Cancer Res 2008;68:5955–5964

29. De Vleeschouwer S, Fieuws S, Rutkowski S, et al. Postoperative adjuvant dendritic cell-based immunotherapy in patients with relapsed glioblastoma multiforme. Clin Cancer Res 2008;14:3098–3104

30. Prins RM, Soto H, Konkankit V, et al. Gene expression profile correlates with T-cell infiltration and relative survival in glioblastoma patients vaccinated with dendritic cell immunotherapy. Clin Cancer Res 2011;17:1603–1615

31. Ardon H, Van Gool S, Lopes IS, et al. Integration of autologous dendritic cell-based immunotherapy in the primary treatment for patients with newly diagnosed glioblastoma multiforme: a pilot study. J Neurooncol 2010;99:261–272

32. Yu JS, Wheeler CJ, Zeltzer PM, et al. Vaccination of malignant glioma patients with peptide-pulsed dendritic cells elicits systemic cytotoxicity and intracranial T-cell infiltration. Cancer Res 2001;61:842–847

33. Liau LM, Prins RM, Kiertscher SM, et al. Dendritic cell vaccination in glioblastoma patients induces systemic and intracranial T-cell responses modulated by the local central nervous system tumor microenvironment. Clin Cancer Res 2005;11:5515–5525

34. Phuphanich S, Wheeler CJ, Rudnick JD, et al. Phase I trial of a multiepitope-pulsed dendritic cell vaccine for patients with newly diagnosed glioblastoma. Cancer Immunol Immunother 2013;62:125–135

35. Okada H, Kalinski P, Ueda R, et al. Induction of CD8+ T-cell responses against novel glioma-associated antigen peptides and clinical activity by vaccinations with alpha-type 1 polarized dendritic cells and polyinosinic-polycytidylic acid stabilized by lysine and carboxymethylcellulose in patients with recurrent malignant glioma. J Clin Oncol 2011;29:330–336

36. Caruso DA, Orme LM, Neale AM, et al. Results of a phase 1 study utilizing monocyte-derived dendritic cells pulsed with tumor RNA in children

and young adults with brain cancer. Neuro-oncol 2004;6:236–246

37. Caruso DA, Orme LM, Amor GM, et al. Results of a Phase I study utilizing monocyte-derived dendritic cells pulsed with tumor RNA in children with Stage 4 neuroblastoma. Cancer 2005;103:1280–1291

38. Hong JJ, Rosenberg SA, Dudley ME, et al. Successful treatment of melanoma brain metastases with adoptive cell therapy. Clin Cancer Res 2010;16:4892–4898

39. Pule MA, Savoldo B, Myers GD, et al. Virus-specific T cells engineered to coexpress tumor-specific receptors: persistence and antitumor activity in individuals with neuroblastoma. Nat Med 2008;14:1264–1270

40. Heimberger AB, Sampson JH. Immunotherapy coming of age: what will it take to make it standard of care for glioblastoma? Neuro-oncol 2011; 13:3–13

41. Tuma RS. Immunotherapies in clinical trials: do they demand different evaluation tools? J Natl Cancer Inst 2011;103:780–781

42. Kantoff PW, Higano CS, Shore ND, et al; IMPACT Study Investigators. Sipuleucel-T immunotherapy for castration-resistant prostate cancer. N Engl J Med 2010;363:411–422

43. Kanaly CW, Ding D, Mehta AI, et al. A novel method for volumetric MRI response assessment of enhancing brain tumors. PLoS ONE 2011;6: e16031

44. Sorensen AG, Batchelor TT, Wen PY, Zhang WT, Jain RK. Response criteria for glioma. Nat Clin Pract Oncol 2008;5:634–644

45. van den Bent MJ, Vogelbaum MA, Wen PY, Macdonald DR, Chang SM. End point assessment in gliomas: novel treatments limit usefulness of classical Macdonald's Criteria. J Clin Oncol 2009;27:2905–2908

46. Wen PY, Macdonald DR, Reardon DA, et al. Updated response assessment criteria for high-grade gliomas: response assessment in neuro-oncology working group. J Clin Oncol 2010;28:1963–1972

47. Wolchok JD, Hoos A, O'Day S, et al. Guidelines for the evaluation of immune therapy activity in solid tumors: immune-related response criteria. Clin Cancer Res 2009;15:7412–7420

48. Hoos A, Britten CM, Huber C, O'Donnell-Tormey J. A methodological framework to enhance the clinical success of cancer immunotherapy. Nat Biotechnol 2011;29:867–870

49. Hoos A, Eggermont AM, Janetzki S, et al. Improved endpoints for cancer immunotherapy trials. J Natl Cancer Inst 2010;102:1388–1397

第23章

神经胶质瘤的基因治疗

Joseph H. Miller, James M. Markert

恶性神经胶质瘤是一类侵袭性的脑肿瘤,不能完全切除,因此即使给予积极的辅助治疗,依然有很高的致死率。近年来,随着治疗模式的发展和演变,高级别胶质瘤患者 5 年生存期的所占比率仍然小于 10%[1-3]。胶质瘤虽然是脑实质内浸润性生长的肿瘤,但很少发生远处转移[4]。因此局部接种对中枢神经系统具有趋性的基因治疗载体对于胶质瘤也许是一种理想的治疗方式,并且它还能避免目前化疗带来的全身毒性反应[5]。随着对于胶质瘤分子和基因特征了解的迅速蓬勃发展,产生了一些新的有针对性的基因疗法。目前综合治疗标准的局限性以及有前景的亚临床研究使我们期待发现临床上更有效的针对胶质瘤的基因疗法。

最初的基因治疗临床实验开始于上世纪 90 年代初,把单纯疱疹病毒胸腺嘧啶激酶(HSV1-TK)基因导入反转录病毒载体,然后转染胶质瘤细胞[4]。HSV1-TK属于自杀基因疗法的一种。HSV1-TK 蛋白能使外周注射的更昔洛韦(GCV)磷酸化,紧接着 GCV 被细胞激酶进一步磷酸化形成高度细胞毒性的三磷酸盐-GCV(GCV-TP)。GCV-TP 的细胞毒性表现在三方面:①抑制 DNA 聚合酶,进而造成 DNA 损伤和细胞死亡。②抗血管生成作用。③强大的免疫激发作用。最初基因疗法尝试使用这种方法,后来其他基因通过病毒或者非病毒载体来导入的实验方式也被大量采用,包括自杀基因,肿瘤抑制基因,凋亡基因,细胞毒性基因等

(表 23.1)。病毒也被用在直接溶瘤和免疫基因疗法中。未来,对多形性胶质母细胞瘤(GBM)的治疗可能需要一个多层面的治疗方法(图 23.1)。

■ 自杀基因疗法

基因疗法治疗胶质瘤开创于自杀基因相关药物前体疗法,例如前述提到的 GCV-TP。这些临床实验最开始采用了一种非复制型反转录病毒来表达 HSK-TK。对这些早期实验的组织学研究表明,低水平的肿瘤细胞转染(小于 5%)对于生存期的改善局限在最小的肿瘤。假设它的抗肿瘤作用是造成这种生存期改善的原因,至少有部分因素,那么这种作用来源于由随着 HSV-TK 治疗渗透入肿瘤的单核细胞内的细胞因子产物所介导的旁观者效应。虽然只有不到 10% 的转染率[7],但旁观者效应已被证明能有效地造成肿瘤细胞死亡。一个多中心 3 期实验以随机化的 248 位新近诊断为 GBM 患者为研究对象,这些患者一组接受外科切除加放疗,另一组接受外科切除,放疗和以反转录病毒为载体投递 HSV-TK,再外周给药 GCV。不幸的是,这项研究发现无论是否加入基因治疗,在生存期、安全性和肿瘤进展时间方面两者没有区别[8]。

起初的基因治疗实验失败证实了同时具有有效的载体和基因治疗靶向的重要性。反转录病毒作为载体和 HSV1-TK 基因在起初的临床实验的失败中很可

表 23.1　基因治疗概述

方式方法	示例基因	机制
自杀基因	HSK-TK，胞嘧啶脱氨酶	基因编码一种酶，这种酶转化前体药物为毒素
恢复凋亡通路	p53，视网膜母细胞瘤 p16，磷酸酶和张力蛋白同系物(PTEN)	纠正肿瘤细胞凋亡通路的突变
免疫疗法	GM-CSF, TNF-α, 白细胞介素，干扰素，B-7,sFlt-3-L, ICAM	增强肿瘤抗原的作用，使细胞因子介导的肿瘤杀伤免疫细胞活化

缩写词：HSV-TK，单纯疱疹病毒胸苷激酶；TNF，肿瘤坏死因子；GM-CSF，粒细胞-巨噬细胞集落刺激因子；ICAM，细胞间黏附分子。

能是源于低的转导率(采用非复制型病毒载体，生产病毒用的细胞在病毒植入后很可能被立即排斥)和 HSV1-TK 蛋白对于 GCV 低催化活性[9]。有一项关于转导率的对比试验，在人胶质瘤的小鼠模型中，发现表达半乳糖苷酶的腺病毒(AD)的转导率(11%)比反转录病毒的转导率(4%)高很多[10]。在一项关于 AD 和逆转病毒在递送 HSV-TK 基因的直接对比试验中发现，采用腺病毒-HSV-TK 治疗的患者生存期(15 个月)比采用反转录病毒-HSV-TK 治疗的患者的生存期(7.4 个月)有了明显的提高[11]。随后的临床实验证实了安全的 HSV-TK 腺病毒载体剂量最高到 2.0×10^{11} 空斑形成单位(pfu，活性病毒颗粒)。超过这个剂量，患者会有严重的不良反应，包括低钠血症、意识状态改变、颅内压升高和癫痫发作。尽管许多这种临床实验产生偶发的长期生存者和增加的长期生存的证据，但是没有 3 期的临床实验明确地证实在生存期和肿瘤进展方面有明显的改善[4,12-15]。大多数的副作用是因为炎症反应和恶性水肿，AD 颗粒产生的炎症反应至少是这些试验中看到的肿瘤反应的部分原因[15]。在之前的人体实验中使用的 HSV1-TK 基因需要外周注射非常大剂量的 GCV。接近于免疫抑制剂量的 GCV 可能抵消一部分由 HSV1-TK 自杀基因引发的免疫刺激作用。突变基因 HSV1-sr39TK 能发挥比 HSV1-TK 高 14 倍的催化作用，从而降低了 GCV 的剂量。在 C6 神经胶质瘤模型上的亚临床研究中证实了前者有更强的治疗效果。随着病毒载体和基因的进一步改进，可能在未来的临床试验中产生更有前景的结果。

缺陷
- 自杀基因疗法似乎需要转导率是有效的，但是这些比率还没有在有机活体上获得。
- 对前体药物的基因催化活性需要进一步优化。
- 某些亚临床模型(例如 C6 胶质瘤)可能造成人为的高抗肿瘤免疫应答。
- 超过 15 例自杀基因疗法实验证实中位生存期没有明确的增加。

胞嘧啶脱氨酶(CD)-5FC 是自杀基因治疗的另一个例子。CD 在哺乳动物细胞中没有发现，但在某些细菌和真菌中被表达。这种酶被证实能使 5-氟胞嘧啶(5-FC)脱氨基成为 5-氟尿嘧啶(5-FU)，后者为一种能中断 RNA 和 DNA 合成的抗代谢物。因为只需要较少的细胞转染，这种方法比起 HSV-TK 方法可能有一些优势。因为 5-FU 是一种小分子，能在细胞之间被动扩散，并且能够增强对周边细胞的细胞毒性作用(旁观者效应)。相比之下，GCV-TP 是一种大分子，依赖于连接蛋白运送到相邻细胞[16]。CD 模式已被证明在亚临床神经胶质瘤模型中有效，并且临床试验已在进行中(临床试验，政府，试验 NCT01156584)[17]。目前在研究中的载体 Toca 511 具有重大的优势，它是一种反转录病毒复制型载体(RRV)，可编码优化的 CD，并且存在其感染的肿瘤细胞中，比起之前的 RRV，前体药物催化作用增加了 3 倍[18]。首批参加临床试验的 3 位患者的数据没有显示任何的不良反应[17]。

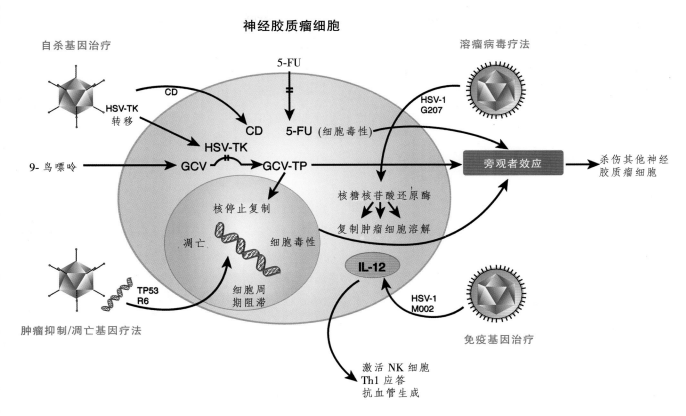

图 23.1 对于神经胶质瘤的病毒基因治疗方法主要有四类。自杀基因治疗(左上)包括 HSV-TK 将外周注射的 GCV 转化为细胞毒性 GCV-TP。肿瘤抑制/凋亡基因疗法(左下)可以插入抑制基因(例如 TP53 等)进入细胞核。这将导致细胞周期阻滞甚至细胞凋亡。溶瘤病毒疗法(右上)使用 HSV-1G207 通过病毒复制,导致肿瘤细胞裂解,这种疗法能被细胞内的核苷酸还原酶的反式调控激活。免疫基因治疗(右下)通过白细胞介素(如 IL-12)产生炎症反应导致细胞死亡,在应用 IL-12 时,还有抗血管生成作用。此外,外周注射药物(前体药物)(顶部中心)可以被基因疗法导入的各种微生物酶代谢,进而局部(而不是全身)产生细胞毒性中间体(FU)。这个示意图说明了神经胶质瘤细胞内多个靶向,可以实施协同攻击进而使局部及其周边肿瘤细胞死亡。

■ 肿瘤抑制和凋亡基因治疗

胶质母细胞瘤相对于其他肿瘤经历了最广泛的基因分析。针对特定的基因突变,不同治疗方法可能带来临床生存期的显著改善[19,20]。TP53,RB1,NF1 和 PTEN 是 GBM 相关的肿瘤抑制基因。多种载体已经用于尝试修复这些致癌突变。修复目的是为了恢复凋亡途径和内在的细胞周期调控。30%~ 40% 的 GBM 患者出现 TP53 基因的突变,TP53 通路涉及 80% 以上的肿瘤。所以,TP53 基因和通路一直是主要的靶向,用于尝试恢复正常细胞周期调节。一个 1 期临床试验测试了腺病毒介导的野生型 p53(Ad-p53)载体作用,它在 15 例患者中并没有显示出明显的肿瘤细胞毒性,但 Ad-

p53 只转导了肿瘤的一小部分。患者的生存期没有显著增加。另一项研究中,比起单纯手术组(n=20),18 例辅助基因治疗组的患者生存期和 6 个月远期生活质量评分都有改善[22]。

腺病毒载体也曾被用来向恶性胶质瘤转移 Rb 肿瘤抑制基因。体外研究表现出了一定的前景,但在活体内研究表明,Rb 基因转染肿瘤细胞是无效的 [23-25]。胶质瘤基因突变的多样性可能限制了修复治疗的作用[26]。

■ 非病毒载体

比起病毒载体,非病毒载体传递遗传物质可能是一个更安全的方法,因为非病毒载体既无病原性又无抗原性[27,28]。在早期的基因治疗试验中,对于患有部分鸟氨酸氨甲酰基转移酶缺乏症的患者,当腺病毒载体播散超出肝脏,机体会产生强烈的免疫反应和多脏器衰竭,患者因此而死亡[29]。考虑到一些病毒载体的潜在致癌性,越来越多采用重组病毒载体使其具有高毒性的方式,或者把病毒基因插入到接合体中[27]。然而,到目前为止,在胶质瘤基因治疗试验中,应用病毒载体很少有不良事件发生,更没有死亡病例[8,15,21,30]。

非病毒载体从简单的裸 DNA 到复杂的化学载体到干细胞,各式各样。把裸 DNA 直接转移到细胞内,这种方式转导效率极低,但某些机械学方法可以增加基因摄取。这些技术包括电穿孔、基因枪递送、超声波和水动力(高压)注入等。这些方法改善了在全身器官的基因转导率,但除了对流增强递送(CED),其他还没有实际用于中枢神经系统。

自从可以定制特异的阳离子脂质和聚合物用来转移基因到特定的组织,这种方法的效率得到了极大的提高。脂质体/DNA 复合物被广泛用于基因传递。非病毒载体在神经胶质瘤动物模型中已经取得了一定的成功。在一项研究中递送了一种针对表皮生长因子受体(EGFR)的反义 RNA 分子[28]。为了通过血脑屏障,应用载体的同时血管内注射缓激肽。为了进一步提高转染效率,可把两个单克隆抗体绑定到载体上:一个作用于人类胰岛素受体,另一个作用于小鼠转铁蛋白受体。这种治疗可以抑制 95% 的 EGFR 功能,使生存期增加 88%[28]。非病毒载体也应用在胶质瘤的免疫治疗中。干扰素(IFN)-β 通过阳离子脂质体介导,通过立体定向技术注射到小鼠模型颅内,使其生存期有了显著增加,组织学上也可以观察到 T 淋巴细胞对肿瘤的浸润增加。在接受 IFN-β 基因治疗的老鼠中,40%~50%完全治愈,再激发试验中,超过 50 天没有肿瘤再发[31]。

非病毒载体相对较低的转染率和质粒易感性的下降促使基于"睡美人"转座子载体的发展,这类载体可将基因插入到肿瘤细胞的核 DNA 中,从而可能使基因产物长期表达,甚至在肿瘤细胞有丝分裂之后也可以。这种可稳定长期存在的蛋白产物是非常适合抗血管生成疗法的。因为血管内皮抑制素和其他抗血管生成试验的失败被认为是由于抗血管生成治疗只能在相对短的时间内起作用。已经生成两种载体来递送可溶性血管内皮生长因子受体(sFlt-1)和血管抑素-内皮抑素(statin-AE)融合蛋白的基因[32]。这些蛋白通过与"睡美人"转座因子结合来生成长期产物,并且对流增强递送(CED)可以扩增转移作用。相比对照组或者单独应用,sFlt-1 和 statin-AE 的联合应用可以使生存期显著增加[32,33]。

非病毒载体需要配体的装配,使复合物更易吸附到靶细胞的表面,进入细胞内部,从核内体逃脱,进入细胞核,启动转录[27]。设计化学载体使其能更有效率地完成上述目标,是未来研究的机遇和挑战[34]。目前,非病毒载体对胶质瘤的转染效率仅仅是腺病毒载体的 1/50 000~1/1000[27]。所以低转染率使得很难有合适的非病毒、非细胞载体在临床应用。

缺陷
- 非病毒载体可以避免抗病毒免疫反应和病毒载体的潜在副作用。

缺陷
- 尽管非病毒载体技术有潜在的优势,但相对于病毒载体,其转染率低下仍然是最大的不足。

非病毒细胞载体:神经和间质干细胞

最近的研究表明,干细胞在许多癌症中对驱动癌细胞持续增殖起主要作用,包括 GBM。这些干细胞(也称为神经胶质瘤祖细胞或胶质瘤初始细胞)占肿瘤细胞不到 5%,却对传统疗法耐受,因此在很大程度上造成了肿瘤复发。

干细胞不仅可能是造成肿瘤发生的原因,也可能为肿瘤治疗提供了一个途径。神经和间质干细胞可以作为基因治疗的载体。当研究者证实干细胞表现出对中枢神经系统损伤位点的趋向性,人们意识到了干细胞在治疗神经胶质瘤方面的前景。后来也证实,神经干细胞对神经胶质瘤具有趋向性[5]。获得神经干细胞是很困难的,但间充质干细胞很容易从骨髓或脂肪组织中采集,因此可以被广泛地研究。一些研究人员证实,间充质干细胞也有向神经胶质瘤的趋化作用[35]。对神经胶质瘤的选择性趋向作用使这些细胞载体可能介导多种治疗方法，包括前述的基因治疗、IFN-β、分泌型肿瘤坏死因子相关的凋亡诱导配体(S-TRAIL)、微小 RNA 和溶瘤病毒等[35]。干细胞可以通过趋向作用潜在作用于浸润性肿瘤的边缘,而这些边缘对传统疗法是不敏感的。

最近发现，从骨髓中提取的人类间质干细胞 (BM-hMSC)对胶质瘤的选择性趋化作用与转化生长因子 β(TGF-β)有关[36]。BM-hMSC 上有 TGF-β 受体,可与神经胶质瘤细胞分泌的 TGF-β 反应。BM-hMSC 也表现出对胶质瘤干细胞的趋向作用,胶质瘤干细胞就是之前提到的,可能是大部分治疗失败和肿瘤复发的原因[36]。最后,对于溶瘤病毒 Delta-24-RGD Ad 血管内注射,BM-hMSC 证实是一种有效的体内载体。

间充质干细胞的出现也促进了其他需要载体的新基因疗法的研究。例如,微小 RNA(miRNA)是一类小的非编码的 RNA,可以通过增加或者抑制基因表达来调节细胞增殖、细胞凋亡、细胞周期调控、侵袭性、胶质瘤干细胞功能和血管生成等[37]。针对某些特定 miRNA 将是未来胶质瘤基因治疗更有吸引力的目标。

溶瘤病毒治疗

非复制型病毒载体效率低下,在迄今为止的临床试验中,没有使生存期产生明显的改善。因此,条件性可复制病毒载体被设计用来在肿瘤细胞中选择性地复制。这些载体可以通过直接的肿瘤细胞溶解作用和治疗基因扩增来杀死肿瘤细胞(表 23.2)。在抗胶质瘤临床试验中,正在被研究的溶瘤细胞病毒包括溶瘤细胞的单纯疱疹病毒(oHSV)、条件性复制 Ad(CRAD)、呼肠孤病毒、脊髓灰质炎病毒、牛痘病毒、麻疹病毒和新城病毒等[38]。

单纯疱疹病毒

转基因的 HSV-1 可以在肿瘤细胞中条件性复制,其是在病毒基因结构中缺失了胸苷激酶(tk)基因而生成的,已证实在动物胶质瘤模型中是有效的。但是这个病毒还从来没有在人体试验中应用,因为 tk 基因的

表 23.2　病毒载体概述

病毒	复制能力	基因传递(例子)
反转录病毒	非复制型和复制型	HSV-TK, IL-2(NR); CD(R)
腺病毒	非复制型/溶瘤细胞	HSV-TK, CD, IL-2, IL-4, IL-12,GM-CSF, IFN-β p53
疱疹病毒	非复制型/溶瘤细胞	IL-2, IL-4, IL-10, IL-12, GM-CSF
呼肠孤病毒	溶瘤细胞	N/A

缩写词:CD,胞嘧啶脱氨酶;GM-CSF,粒细胞-巨噬细胞集落刺激因子;HSV-TK,胸苷激酶;IL,白介素,NR,非复制型;R,复制型。

缺失会致使病毒对阿昔洛韦耐药[39]。HSV-1 G207 包含两个突变,这两个突变最初是在两个单独的病毒结构中创建的，然后在预先设计好的临床试验中合并,以防止潜在的原位重组事件发生而导致其恢复野生型表型。G207 包含存在于 γ1 34.5 区域的缺失部分和一个插入在 UL39 基因座无活性的半乳糖苷酶基因。UL39 编码病毒核苷酸还原酶的大亚单位,有丝分裂后的细胞中,它是核苷酸合成所必需的[40]。核苷酸还原酶是病毒复制所必需的,并以反式结构存在于分裂活跃细胞中。γ1 34.5 缺失的 HSV 相对于野生型病毒,它的复制在一个较低水平,但在病毒接种后,马上进行电离辐射,这些复制的不足可以得到显著改善[41,42]。放射作用可以通过激活 p381 进而提升后期病毒蛋白物,也可以增加病毒复制和转染的播散。复制的增加似乎也没有导致毒性作用的增加。

此外,该病毒已被证明对已经在临床上使用的阿昔洛韦、更昔洛韦等药物高度敏感[43]。G207 在一些亚临床小鼠和灵长类动物模型中被广泛研究和检测,并证实不高于 10^9 pfu 剂量是安全并且有效的[44]。

后来，进行了一项针对复发恶性胶质瘤患者的 G207 I 期试验。这项剂量逐步上升的研究包括 21 名患者,给予最大剂量达到 3×10^9 pfu。没有观察到与 G207 相关的较严重的副作用,并且一些患者治疗后肿瘤体积缩小了[30]。2 名患者生存期超过 5 年,1/3 的患者死于不相关的卒中,因为尸检中没有发现残留肿瘤。试验结果来看,没有达到 G207 最大耐受剂量(MTD)。

为了确定是否有免疫因素参与之前亚临床研究中已被证实的反应,设计了一项后续试验:包括 6 名患者[45,46]。试验设计包括先接种病毒,然后肿瘤切除,最后肿瘤床再接种病毒。运用反转录聚合酶链反应(rt-pcr)获得的证据及晚期病毒蛋白的记录表明病毒复制发生在肿瘤细胞内。生存期最长的患者具有最高可检测数量的 HSVRNA 和最低程度的淋巴细胞浸润,这也许表明,抗病毒免疫反应最小的患者可能获得最长的生存时间。

这些有前景的结果使接下来一项 1 期临床试验进一步进行[9]。9 名复发的恶性胶质瘤患者通过立体定向技术在肿瘤边缘的多个位点接种 G207 病毒。在术后第一天,对患者进行单次剂量 5Gy 放射治疗。尽管这项研究结果还没有发表,但这种方法对将来的综合治疗试验具有示范指导意义。

腺病毒

溶瘤病毒治疗的早期应用是在 1956 年递送野生型腺病毒到宫颈癌患者[47]。从那以后,基因技术的发展促进了条件性可复制型腺病毒的出现,并被用来治疗脑肿瘤。腺病毒针对胶质瘤产生了最广泛多样的溶瘤病毒治疗方式,包括 ONYX-015, 01/PEME,还有之前提到的 Delta-24-RGD 病毒。

野生型腺病毒基因组编码 5 个转录单位,E1A、E1B、E2、E3 和 E4,其产物可以调节病毒 DNA 复制、基因表达和病毒衣壳包装[49]。这些重要的早期转录单位被不同的方式处理来生成靶向的溶瘤细胞疗法。

ONYX-015 是缺失了 E1B 区域的腺病毒,此区域最初被认为在肿瘤细胞内使病毒产生带有 p53 通路缺陷的选择性复制。有结果表明,ONXY-015 的选择性复制与 p53 活性无关,E1B-55 kd 蛋白在病毒 RNA 输出过程的作用是负责在肿瘤细胞中的选择性复制。E1B-55 kd 的缺失导致 p53 的诱导,而不是它的活化。因此,ONXY-015 能够在表达野生型 p53 的肿瘤细胞中复制。在没有 E1B-55 kd 蛋白的情况下,肿瘤细胞能够高效地输出晚期病毒 RNA,而正常细胞缺乏这种能力[50]。一项已完成的 1 期试验已经证明 ONXY-015 的安全性。试验包括 24 名恶性胶质瘤患者,病毒剂量递增以观察安全性。肿瘤切除后,立即给予肿瘤床十个位点注射病毒。虽然有发生过与肿瘤进展和常规治疗相关的不良事件,但没有观察到病毒治疗相关的不良反应。虽然这不是一个疗效评定试验,但没有发现对高级别胶质瘤有明显的抗肿瘤效果。

尽管病毒没有表现得很安全,但 E1B 蛋白的缺失会导致后期病毒蛋白表达减少。这也许可以解释目前 ONYX-015 对癌症的效果有限的原因[51]。目前,还没有已完成的使用 E1B 基因缺失的腺病毒治疗胶质瘤的 2 期或者 3 期试验。

E1A 基因与 pRb 的相互作用也被利用来创建溶瘤腺病毒。大部分胶质瘤包含 pRb/p16 通路的突变,它会阻碍细胞周期运转并且阻碍有丝分裂从 G1 期向 S 期进展[52]。E1A 区域包含两个进化保守的区域(CR);CR1 和 CR2 对于结合 pRb 是必不可少的。通过使这些 CR 失去活性,腺病毒被改造使其可以在肿瘤细胞内选择性复制,并且带有 pRb 通路的突变。有几种病毒,dl922-947 和 Delta 24 RGB(δ24)等都含有 CR2 区域的突变[25,52]。δ24 结构在几个胶质瘤异种移植模型中被证实有效,目前正在进行 1/2 期临床试验研究[25,53,54]。δ24 病毒可以通过诱导自体吞噬杀死胶质瘤干细胞,Atg5 是自噬通路中的关键性蛋白,通过上调其表达可以实现上述作用。像 δ24 这类溶瘤病毒可能对脑瘤干细胞群有更好的治疗效果。

为了使病毒对肿瘤细胞选择性的复制,也可以针对在肿瘤细胞表达的特异性受体来实现。许多肿瘤细胞缺乏柯萨基病毒和腺病毒受体(CAR)。胶质瘤细胞外植体比起胶质瘤细胞系 CAR 在细胞表面表达减少,这可能是影响治疗效果的一个障碍。通过在 δ24 病毒衣壳加入一个精氨酸–甘氨酸–天冬氨酸序列，研究人员就可以创建一个可以选择性与整合素结合的病毒，而整合素在胶质瘤细胞中普遍表达，在正常细胞中几乎不表达。这不但使病毒在恶性细胞中选择性复制，而且增加了病毒转染肿瘤细胞的能力。新型 δ24-RGD 病毒在体外研究和异种移植模型中展现出增强了的溶瘤细胞能力[55]。这种病毒目前已处于临床试验中(F. Lang)。腺病毒通过基因技术衍生出多样的可选择性复制病毒，另一方面也证明，增加对病毒基因表达与肿瘤生物学相关知识了解对构建高效的溶瘤病毒是非常必要的。

特别注意

- 在活体内胶质瘤细胞的原始腺病毒受体 CAR 比起在体外细胞系的明显受抑制。在为胶质瘤治疗设计病毒时需要考虑这种差异。
- 大约 85% 的成年人对继发于自然发生的 AD 感染会发生全身免疫反应。如果重组的载体缺少腺病毒内转录活性区域，这样就能够降低使抗腺病毒免疫系统激活的风险，并且能够进行长期的转基因表达。

呼肠孤病毒

呼肠孤病毒是一类无包膜的双链 RNA 病毒，具有复制周期溶解性，在 Ras 信号通路突变的细胞中，可以诱导细胞凋亡。完整的 Ras-PKR 通路可以阻止病毒蛋白合成和复制。但 Ras 的突变或过量会允许呼肠孤病毒蛋白合成和复制，使这种病毒成为溶瘤细胞疗法的理想媒介[56]。胶质瘤通常具有很多种基因突变，例如 EGFR 和血小板源性生长因子受体基因突变，会导致 Ras 的过度表达。此外，呼肠孤病毒疗法不需基因操作，这可以避免减毒 HSV 及腺病毒出现复制能力减弱的情形。但呼肠孤病毒相对难以被改造来表达外源基因，这是它的一个劣势。

在一项研究中，呼肠孤病毒成功使 24 个中的 20 个胶质瘤细胞系溶解，并且进一步在合并严重免疫缺陷疾病(SCID)非肥胖型糖尿病(NOD)异种移植模型中治愈了皮下和颅内肿瘤。不管怎样，这项研究中，这

些带有严重免疫功能低下的模型均产生了肿瘤毒性效果[57]。但有人认为，这种毒性治疗效果不太可能在人类相对完整的免疫系统中产生。在一项剂量逐渐升级的 1 期临床试验中，登记入组 12 例复发恶性胶质瘤患者，发现呼肠孤病毒(REOLYSIN™ 溶瘤生物技术公司，加拿大，阿尔伯塔省，卡尔加里市)瘤内注射患者耐受性良好[58]。另一项 1 期临床试验中，曾对 15 例复发恶性胶质瘤患者进行 72 小时的呼肠孤病毒输注[59]。病毒的疗效仍需要将来更进一步的临床试验来确定。

缺陷

- 比起野生型病毒，溶瘤病毒复制减少而且宿主的免疫反应限制了减毒病毒在肿瘤中的播散。

其他溶瘤病毒

新城疫病毒(NDV)是另一种天然的弱毒病毒，已经被提出用于一些肿瘤的病毒治疗[60]。它属于禽副黏病毒，可在禽类中引起致命性感染，但对人类只产生较轻微的感染，如一些类似感冒的症状、结膜炎和喉炎等。NDV 能选择性地在肿瘤细胞复制的能力源于其对 Ras 通路的影响，这点很像呼肠孤病毒[61]。NDV 已经被用于多种肿瘤[60]。有一个使用 NDV 的病例很引人注目，患者是一个诊断为 GBM 的 14 岁男孩，先进行了肿瘤切除，复发，然后在 1996 年进行多次的 NDV 静脉注射。在 1996 年和 1998 年间，经多次影像学检查证实肿瘤体积逐渐缩小，并且在 1998 年患者停止治疗方案后，1999 年患者仍旧存活[62]。

脊髓灰质炎病毒是一种著名的神经性小核糖核酸病毒，可以引起麻痹性脊髓灰质炎。脊髓灰质炎病毒的神经性属性定位于内部核糖体进入位点(IRES)。通过用人类鼻病毒 2 型 IRES 替代脊髓灰质炎 IRES 区域，构建 PVI(RIPO)突变，使其毒力减弱但保留着在非神经元细胞中复制的能力[63]。此种方法用于胶质瘤治疗，亚临床试验证据支持了其安全性和有效性。用于恶性神经胶质瘤的临床试验已在进行中。

牛痘病毒是痘病毒家族的一员，已被用来做天花疫苗，而且最近也被用来做肿瘤疫苗[64]。减毒和非减毒

牛痘病毒作为溶瘤病毒和载体都已经被应用于研究，有研究发现，牛痘的溶瘤效果可被 IL-2 和 IL-12 的表达增强[65]。构建的表达野生型 p53 的牛痘病毒可以在一些人类胶质瘤细胞系和 C6 鼠神经胶质瘤模型中诱导凋亡[66]。这一效果还可以被随后给予的放疗增强[67]。牛痘病毒作为肿瘤疫苗展现了广阔的前景，但其溶瘤治疗方面的潜能还没有被充分开发[68]。

免疫基因治疗

中枢神经系统传统上被视为一个"免疫豁免"的位置，但是越来越多的证据表明，它在基因治疗中的免疫反应发挥着关键的作用。原发性中枢神经系统肿瘤显现出一些变化来逃避有效的免疫反应，这些变化的细节可以在第 22 章查阅。

即使治疗不是直接针对免疫系统，在大多数基因治疗方案中，免疫系统发挥着重要而复杂的作用。病毒载体是目前最普遍的传递遗传物质的手段，也是免疫系统和基因治疗之间相互作用的关键因素。

在啮齿动物中对作为载体的 HSV 的免疫应答已经被详细地研究。免疫反应既会协助也会阻碍病毒介导的对肿瘤的破坏。先天免疫系统最开始会阻碍病毒在肿瘤内部的播散[69,70]。病毒感染后，会发生由自然杀伤（NK）细胞、中性粒细胞、巨噬细胞和小胶质细胞等介导的快速免疫应答[69,71]。这些介导免疫的细胞涌入后，紧跟着是各种细胞因子的释放，例如促炎细胞激素肿瘤坏死因子 α（TNF-α），IL-1β，IFN-γ，黏附分子和趋化因子等，这些细胞因子可能减少病毒传播但也会初始化一个适应性免疫反应过程[71]。尽管免疫系统最初可能会减少病毒复制和传播，但适应性系统的记忆性 T 淋巴细胞应答对病毒介导的肿瘤杀伤是必不可少的[72]。在颅内黑色素瘤小鼠模型中，使用 HSV-1716，证明了完整的免疫系统在病毒治疗过程中的重要性。这个实验对象包括基因剔除造成一般性免疫缺陷的小鼠，还有剔除 CD-4+，CD-8+T 细胞和 NK 细胞相关基因的小鼠。免疫缺陷组生存期没有延长，而那些拥有完整免疫系统的实验对象则可以有更长的生存时间[72]。

在一项之前的研究中，高剂量环磷酰胺致使小鼠免疫缺陷并消除了溶瘤病毒治疗所带来的收益。另一组研究人员证实，表达免疫抑制细胞因子的 oHSV 没有使生存期延长，而表达免疫活化细胞因子的 oHSV 做到了[70,73]。由 HSV 治疗诱导的适应性免疫应答可以像对病毒抗原一样，特异化的针对肿瘤抗原。CD-4+T 细胞的增殖诱导 NK 细胞和巨噬细胞对肿瘤细胞的破坏；抗肿瘤的 TH1 记忆性应答也可以进化并在病毒复制结束后产生肿瘤细胞杀伤作用[72]。

为了增强对应用病毒治疗的肿瘤的免疫应答，一些病毒被设计用来递送细胞因子。HSV 载体和 Ad 载体都被创造来表达 IL-4，IL-4 主要由 CD4+T 细胞产生，诱导主要组织相容性复合物（MHC II）二类抗原的表达和 CD8+T 细胞的浸润和增殖[73,74]。IL-12 也被嵌入到 Ad、HSV 和牛痘载体中。它可能比 IL-4 在激发 NK 细胞和细胞毒性 T 细胞活性方面有一些优势[75,76]。M002 是一种可表达 IL-12 的 oHSV，尝试利用病毒的溶瘤细胞特性以及 IL-12 的能力来诱导肿瘤的免疫应答[76]。IL-12 可能也具有抗血管生成作用，增加了病毒的抗肿瘤功效[77]。M032 是 M002 的人性化变体，已经作为试验性新药（IND）被食品药品管理局（FDA）批准用于临床试验（J.M. Markert，私下联系）。TNF-α 和 IL-2 也分别经 Ad 和牛痘载体递送。在多种动物模型中，IL-2，IL-4，IL-12 及 TNF-α 的递送使免疫应答增强，生存期延长[74-76]。

用病毒载体递送作用于胶质瘤的细胞因子，第一次的临床试验结果是令人失望的。一项研究中，构建了一种可表达 IFN-β 的非复制型 Ad。这种 IFN-β 有多个抗肿瘤作用：能够使肿瘤细胞周期阻滞在 s 期；是一种免疫系统激活剂，使 MHCI 的表达增加，提高细胞毒性淋巴细胞的活性，增加 CD4+T 淋巴细胞的产生，增强巨噬细胞和 NK 细胞的活性；具有抗血管生成作用[78]。在亚临床试验中，这个构建可以使肿瘤得到缓解并且使生存时间延长。然而，这种疗法的 1 期临床试验在达到预期效果之前就被停止了，也没有打算再次开启[79]。其他一些关于 IL-2 和 B7-2/粒细胞巨噬细胞集落刺激因子（GM-CSF）免疫基因治疗的报道都是比较孤立的研究，或者缺乏最终的临床试验文章发表。

环磷酰胺（CPA）在达到会使白细胞减少到几乎没有

的剂量时，已被证明会使溶瘤细胞的 HSV 疗法失效[70]。但是，低剂量 CPA 在亚临床 oHSV 研究中证明可以改善生存时间。低剂量的 CPA 会引起单核细胞和相关细胞因子暂时的免疫抑制，这可能会使病毒复制增加。

到目前为止，免疫系统和基因治疗间相互作用的复杂机制尚未完全阐明。显然，对免疫系统及其与肿瘤细胞间相互作用机制的进一步研究，能使我们有更深入的了解，这对胶质瘤基因治疗的疗效最大化将是非常必要的。

基因治疗药物的给予方式

在整个靶肿瘤内分散载体的能力限制了基因治疗的效果。分泌蛋白、溶瘤细胞病毒和免疫疗法等生物化学方法试图打破肿瘤内载体分布受限的障碍。但是，病毒复制受制于免疫系统，分泌蛋白和免疫治疗需要肿瘤细胞在一定体积内才能被感染进而生效[79,80]。临床试验的递送体系仍旧是比较原始的，在很大程度上依靠扩散作用[80]。对流增强递送(CED)改善了分子在中枢神经系统内的分布。它利用注射泵通过导管注入溶解物，形成一个压力梯度，在组织内产生"集流"，实现了高浓度粒子通过大体积组织的想法。为了使载体转染的细胞数量达到最多，这可能是一种理想的方法。

自杀基因疗法可能通过 CED 获得较大的收益，因为这种疗法需要肿瘤的一大部分被感染进而发挥作用。尽管旁观者效应在自杀基因治疗中可以超出转染细胞的范围传递肿瘤破坏，但仍需要超过 50% 以上的肿瘤细胞被转染才能获得显著的效果。一种用来递送 HSV-TK 基因的腺病毒相关病毒载体，在颅内 U87 胶

质瘤动物模型上通过 CED 获得了 39% 的转染率，并且生存时间明显增加[81]。一种用来递送 HSV-TK 基因的脂质体载体已经完成 1/2 期临床试验。这个载体通过输液方式进入 8 名复发胶质瘤患者的体内，使发病率或者致死率没有增加。通过 PET 上的蛋氨酸吸收成像测量，8 名患者中的 2 名肿瘤减少了 50%。

在最初的基因治疗试验中，由于使用的载体的物理特性，CED 没能产生明显的改善。把 Ad 和腺病毒相关病毒（AAV）比作带电的纳米微粒，80~90nm 的 Ad 实现的分布区域远超过 AAV(23nm) 和 20nm 的纳米微粒。这种区别源于与组织的特异性和非特异性结合。基因治疗中，一旦关于载体变化，分子间相互反应，大小等关键变量被更好的理解，CED 会发挥更大的作用[80]。有些与导管尖端直接毗邻的肿瘤细胞和病毒的接触是不必要的，通过联合应用其他药物，如肝素和白蛋白等，干预这些接触，可以进一步增加载体的分布区域[80,81]。

结论

单独应用基因疗法是否会治愈恶性胶质瘤仍不能确定。由于肿瘤的异质性和中枢神经系统(CNS)独特环境，要想由单一疗法来根治胶质瘤是不太可能的。但是，基因治疗为胶质瘤治疗提供了一种途径，这种途径特异性地针对肿瘤细胞，并可以通过一种疗法的多重机制诱导细胞死亡，避免了目前很多胶质瘤治疗中普遍存在的耐药机制。载体的不断改善和新的递送方式的结合展现了美好的前景。为侵袭性肿瘤提供迫切需要的辅助治疗，把有效的基因治疗及时推进到关键的 3 期临床试验是非常必要的。

> **缺陷**
> - 恶性胶质瘤可以发生免疫抑制，并且这种治疗能够削弱免疫基因治疗载体产生的免疫反应。

> **提示**
> - 对流增强递送(CED)可以提高肿瘤内病毒和非病毒载体的分布，因此可以克服低的转染率。

> **编者注**
> 初始的主要涉及自杀基因疗法的临床试验证实，恶性胶质瘤患者的生存期没有明显的变化。但在一领域开发新的途径仍是研究的热点。未来在基因治疗试验中，非病毒载体可能会发挥更大的作用，尽管目前仍有待观察；而且非病毒载体具有非病原性的优势。从过去的试验模式中我们可以看出，神经和

间质干细胞可以作为多种病毒载体的转运媒介,也具有浸润肿瘤细胞的潜能。基于目前的试验模式,间质干细胞似乎有一定的优势,而且可以血管内给药。溶瘤病毒疗法是另一种被设计的治疗机制以使病毒能选择性的在肿瘤细胞内复制, 目前一些病毒已经用于测试。还有一些其他的溶瘤病毒, 例如新城病毒、脊髓灰质炎病毒、牛痘病毒等,可能也是很有效的。这个领域其中的一个关键是在患者身上如何调节免疫应答, 以便使基因能够发挥作用并且不会被免疫系统消灭。因此, 这仍旧是一个激动人心的领域,我们期望未来几年能有跨越性的发展。(Berger)

(李响　译)

参考文献

1. Schulder M, Loeffler JS, Howes AE, Alexander E III, Black PM. Historical vignette: the radium bomb: Harvey Cushing and the interstitial irradiation of gliomas. J Neurosurg 1996;84:530–532 10.3171/jns.1996.84.3.0530

2. Stupp R, Hegi ME, Mason WP, et al; European Organisation for Research and Treatment of Cancer Brain Tumour and Radiation Oncology Groups; National Cancer Institute of Canada Clinical Trials Group. Effects of radiotherapy with concomitant and adjuvant temozolomide versus radiotherapy alone on survival in glioblastoma in a randomised phase III study: 5-year analysis of the EORTC-NCIC trial. Lancet Oncol 2009;10:459–466 10.1016/S1470-2045(09)70025-7

3. Stewart LA. Chemotherapy in adult high-grade glioma: a systematic review and meta-analysis of individual patient data from 12 randomised trials. Lancet 2002;359:1011–1018

4. Immonen A, Vapalahti M, Tyynelä K, et al. AdvHSV-tk gene therapy with intravenous ganciclovir improves survival in human malignant glioma: a randomised, controlled study. Mol Ther 2004;10:967–972 10.1016/j.ymthe.2004.08.002

5. Aboody KS, Brown A, Rainov NG, et al. Neural stem cells display extensive tropism for pathology in adult brain: evidence from intracranial gliomas. Proc Natl Acad Sci U S A 2000;97:12846–12851 10.1073/pnas.97.23.12846

6. Marsh JC, Goldfarb J, Shafman TD, Diaz AZ. Current status of immunotherapy and gene therapy for high-grade gliomas. Cancer Contr 2013;20:43–48

7. Freeman SM, Ramesh R, Shastri M, Munshi A, Jensen AK, Marrogi AJ. The role of cytokines in mediating the bystander effect using HSV-TK xenogeneic cells. Cancer Lett 1995;92:167–174

8. Rainov NG. A phase III clinical evaluation of herpes simplex virus type 1 thymidine kinase and ganciclovir gene therapy as an adjuvant to surgical resection and radiation in adults with previously untreated glioblastoma multiforme. Hum Gene Ther 2000;11:2389–2401 10.1089/104303400750038499

9. Li L-Q, Shen F, Xu X-Y, Zhang H, Yang X-F, Liu W-G. Gene therapy with HSV1-sr39TK/GCV exhibits a stronger therapeutic efficacy than HSV1-TK/GCV in rat C6 glioma cells. Scientific World J 2013;2013:951343

10. Puumalainen AM, Vapalahti M, Agrawal RS, et al. Beta-galactosidase gene transfer to human malignant glioma in vivo using replication-deficient retroviruses and adenoviruses. Hum Gene Ther 1998;9:1769–1774 10.1089/hum.1998.9.12-1769

11. Sandmair AM, Loimas S, Puranen P, et al. Thymidine kinase gene therapy for human malignant glioma, using replication-deficient retroviruses or adenoviruses. Hum Gene Ther 2000;11:2197–2205 10.1089/104303400750035726

12. Chiocca EA. Gene therapy: a primer for neurosurgeons. Neurosurgery 2003;53:364–373, discussion 373

13. Germano IM, Fable J, Gultekin SH, Silvers A. Adenovirus/herpes simplex-thymidine kinase/ganciclovir complex: preliminary results of a phase I trial in patients with recurrent malignant gliomas. J Neuro-oncol 2003;65:279–289

14. Smitt PS, Driesse M, Wolbers J, Kros M, Avezaat C. Treatment of relapsed malignant glioma with an adenoviral vector containing the herpes simplex thymidine kinase gene followed by ganciclovir. Mol Ther 2003;7:851–858

15. Trask TW, Trask RP, Aguilar-Cordova E, et al. Phase I study of adenoviral delivery of the HSV-tk gene and ganciclovir administration in patients with current malignant brain tumors. Mol Ther 2000;1:195–203 10.1006/mthe.2000.0030

16. Huang Q, Liu X-Z, Kang C-S, Wang G-X, Zhong Y, Pu P-Y. The anti-glioma effect of suicide gene therapy using BMSC expressing HSV/TK combined with overexpression of Cx43 in glioma cells. Cancer Gene Ther 2010;17:192–202 10.1038/cgt.2009.64

17. Pertschuk D, Cloughesy T, Gruber HE. Ascending dose trials of the safety and tolerability of Toca 511, a retroviral replicating vector encoding cytosine deaminase, in patients with recurrent high-grade glioma. Chicago, 2012

18. Perez OD, Logg CR, Hiraoka K, et al. Design and selection of Toca 511 for clinical use: modified retroviral replicating vector with improved stability and gene expression. Mol Ther 2012;20:1689–1698 10.1038/mt.2012.83

19. Dunn GP, Rinne ML, Wykosky J, et al. Emerging insights into the molecular and cellular basis of glioblastoma. Genes Dev 2012;26:756–784 10.1101/gad.187922.112

20. Zalatimo O, Zoccoli CM, Patel A, Weston CL, Glantz M. Impact of genetic targets on primary brain tumor therapy: what's ready for prime time? Adv Exp Med Biol 2013;779:267–289 10.1007/978-1-4614-6176-0_12

21. Lang FF, Bruner JM, Fuller GN, et al. Phase I trial of adenovirus-mediated p53 gene therapy for recurrent glioma: biological and clinical results. J Clin Oncol 2003;21:2508–2518

22. Zhu JX, Li ZM, Geng FY, et al. [Treatment of recurrent malignant gliomas by surgery combined with recombinant adenovirus-p53 injection]. Zhonghua Zhong Liu Za Zhi 2010;32:709–712

23. Fueyo J, Gomez-Manzano C, Yung WK, et al. Suppression of human glioma growth by adenovirus-mediated Rb gene transfer. Neurology 1998;50:1307–1315

24. Jiang H, Gomez-Manzano C, Lang FF, Alemany R, Fueyo J. Oncolytic adenovirus: preclinical and clinical studies in patients with human malignant gliomas. Curr Gene Ther 2009;9:422–427

25. Fueyo J, Gomez-Manzano C, Alemany R, et al. A mutant oncolytic adenovirus targeting the Rb pathway produces anti-glioma effect in vivo. Oncogene 2000;19:2–12 10.1038/sj.onc.1203251

26. Li H, Alonso-Vanegas M, Colicos MA, et al. Intracerebral adenovirus-mediated p53 tumor suppressor gene therapy for experimental human glioma. Clin Cancer Res 1999;5:637–642

27. Thomas M, Klibanov AM. Non-viral gene therapy: polycation-mediated DNA delivery. Appl Microbiol Biotechnol 2003;62:27–34 10.1007/s00253-003-1321-8

28. Zhang Y, Zhang Y-F, Bryant J, Charles A, Boado RJ, Pardridge WM. Intravenous RNA interference gene therapy targeting the human epidermal growth factor receptor prolongs survival in intracranial brain cancer. Clin Cancer Res 2004;10:3667–3677 10.1158/1078-0432.CCR-03-0740

29. Marshall E. Gene therapy death prompts review of adenovirus vector. Science 1999;286:2244–2245

30. Markert JM, Medlock MD, Rabkin SD, et al. Conditionally replicating

herpes simplex virus mutant, G207 for the treatment of malignant glioma: results of a phase I trial. Gene Ther 2000;7:867–874 10.1038/sj.gt.3301205

31. Natsume A, Mizuno M, Ryuke Y, Yoshida J. Antitumor effect and cellular immunity activation by murine interferon-beta gene transfer against intracerebral glioma in mouse. Gene Ther 1999;6:1626–1633 10.1038/sj.gt.3300990

32. Ohlfest JR, Lobitz PD, Perkinson SG, Largaespada DA. Integration and long-term expression in xenografted human glioblastoma cells using a plasmid-based transposon system. Mol Ther 2004;10:260–268 10.1016/j.ymthe.2004.05.005

33. Ohlfest JR, Demorest ZL, Motooka Y, et al. Combinatorial antiangiogenic gene therapy by nonviral gene transfer using the sleeping beauty transposon causes tumor regression and improves survival in mice bearing intracranial human glioblastoma. Mol Ther 2005;12:778–788 10.1016/j.ymthe.2005.07.689

34. Tzeng SY, Guerrero-Cázares H, Martinez EE, Sunshine JC, Quiñones-Hinojosa A, Green JJ. Non-viral gene delivery nanoparticles based on poly(β-amino esters) for treatment of glioblastoma. Biomaterials 2011;32:5402–5410 10.1016/j.biomaterials.2011.04.016

35. Doucette T, Rao G, Yang Y, et al. Mesenchymal stem cells display tumor-specific tropism in an RCAS/Ntv-a glioma model. Neoplasia 2011;13:716–725

36. Shinojima N, Hossain A, Takezaki T, et al. TGF-β mediates homing of bone marrow-derived human mesenchymal stem cells to glioma stem cells. Cancer Res 2013;73:2333–2344 10.1158/0008-5472.CAN-12-3086

37. Lee HK, Finniss S, Cazacu S, et al. Mesenchymal stem cells deliver synthetic microRNA mimics to glioma cells and glioma stem cells and inhibit their cell migration and self-renewal. Oncotarget 2013;4:346–361

38. Tobias A, Ahmed A, Moon K-S, Lesniak MS. The art of gene therapy for glioma: a review of the challenging road to the bedside. J Neurol Neurosurg Psychiatry 2013;84:213–222 10.1136/jnnp-2012-302946

39. Martuza RL, Malick A, Markert JM, Ruffner KL, Coen DM. Experimental therapy of human glioma by means of a genetically engineered virus mutant. Science 1991;252:854–856

40. Goldstein DJ, Weller SK. Herpes simplex virus type 1-induced ribonucleotide reductase activity is dispensable for virus growth and DNA synthesis: isolation and characterization of an ICP6 lacZ insertion mutant. J Virol 1988;62:196–205

41. Bradley JD, Kataoka Y, Advani S, et al. Ionizing radiation improves survival in mice bearing intracranial high-grade gliomas injected with genetically modified herpes simplex virus. Clin Cancer Res 1999;5:1517–1522

42. Weichselbaum RR, Kufe DW, Advani SJ, Roizman B. Molecular targeting of gene therapy and radiotherapy. Acta Oncol 2001;40:735–738

43. Mineta T, Rabkin SD, Martuza RL. Treatment of malignant gliomas using ganciclovir-hypersensitive, ribonucleotide reductase-deficient herpes simplex viral mutant. Cancer Res 1994;54:3963–3966

44. Hunter WD, Martuza RL, Feigenbaum F, et al. Attenuated, replication-competent herpes simplex virus type 1 mutant G207: safety evaluation of intracerebral injection in nonhuman primates. J Virol 1999;73:6319–6326

45. Todo T, Rabkin SD, Sundaresan P, et al. Systemic antitumor immunity in experimental brain tumor therapy using a multimutated, replication-competent herpes simplex virus. Hum Gene Ther 1999;10:2741–2755 10.1089/10430349950016483

46. Markert JM, Liechty PG, Wang W, et al. Phase Ib trial of mutant herpes simplex virus G207 inoculated pre-and post-tumor resection for recurrent GBM. Mol Ther 2009;17:199–207 10.1038/mt.2008.228

47. Huebner RJ, Rowe WP, Schatten WE, Smith RR, Thomas LB. Studies on the use of viruses in the treatment of carcinoma of the cervix. Cancer 1956;9:1211–1218

48. Chiocca EA, Abbed KM, Tatter S, et al. A phase I open-label, dose-escalation, multi-institutional trial of injection with an E1B-Attenuated adenovirus, ONYX-015, into the peritumoral region of recurrent malignant gliomas, in the adjuvant setting. Mol Ther 2004;10:958–966 10.1016/j.ymthe.2004.07.021

49. Barcia C, Jimenez-Dalmaroni M, Kroeger KM, et al. One-year expression from high-capacity adenoviral vectors in the brains of animals with pre-existing anti-adenoviral immunity: clinical implications. Mol Ther 2007;15:2154–2163 10.1038/sj.mt.6300305

50. O'Shea CC, Johnson L, Bagus B, et al. Late viral RNA export, rather than p53 inactivation, determines ONYX-015 tumor selectivity. Cancer Cell 2004;6:611–623 10.1016/j.ccr.2004.11.012

51. Ramachandra M, Rahman A, Zou A, et al. Re-engineering adenovirus regulatory pathways to enhance oncolytic specificity and efficacy. Nat Biotechnol 2001;19:1035–1041 10.1038/nbt1101-1035

52. Heise C, Hermiston T, Johnson L, et al. An adenovirus E1A mutant that demonstrates potent and selective systemic anti-tumoral efficacy. Nat Med 2000;6:1134–1139 10.1038/80474

53. Alonso MM, Jiang H, Gomez-Manzano C, Fueyo J. Targeting brain tumor stem cells with oncolytic adenoviruses. Methods Mol Biol 2012;797:111–125 10.1007/978-1-61779-340-0_9

54. Safety Study of Replication-Competent Adenovirus. (Delta-24-rgd) in Patients with Recurrent Glioblastoma. http://clinicaltrials.gov/ct2/show/NCT01582516. Accessed May 6, 2013

55. Suzuki K, Fueyo J, Krasnykh V, Reynolds PN, Curiel DT, Alemany R. A conditionally replicative adenovirus with enhanced infectivity shows improved oncolytic potency. Clin Cancer Res 2001;7:120–126

56. Coffey MC, Strong JE, Forsyth PA, Lee PW. Reovirus therapy of tumors with activated Ras pathway. Science 1998;282:1332–1334

57. Wilcox ME, Yang W, Senger D, et al. Reovirus as an oncolytic agent against experimental human malignant gliomas. J Natl Cancer Inst 2001;93:903–912

58. Forsyth P, Roldán G, George D, et al. A phase I trial of intratumoral administration of reovirus in patients with histologically confirmed recurrent malignant gliomas. Mol Ther 2008;16:627–632 10.1038/sj.mt.6300403

59. Kicielinski KP, Chiocca EA, Yu JS, Gill GM, Markert JM. Phase 1 clinical trial of intratumoral reovirus infusion for the treatment of recurrent malignant gliomas in adults. Mol Ther 2014;22:1056–1062

60. Pecora AL, Rizvi N, Cohen GI, et al. Phase I trial of intravenous administration of PV701, an oncolytic virus, in patients with advanced solid cancers. J Clin Oncol 2002;20:2251–2266

61. Lorence RM, Katubig BB, Reichard KW, et al. Complete regression of human fibrosarcoma xenografts after local Newcastle disease virus therapy. Cancer Res 1994;54:6017–6021

62. Csatary LK, Bakács T. Use of Newcastle disease virus vaccine (MTH-68/H) in a patient with high-grade glioblastoma. JAMA 1999;281:1588–1589

63. Gromeier M, Alexander L, Wimmer E. Internal ribosomal entry site substitution eliminates neurovirulence in intergeneric poliovirus recombinants. Proc Natl Acad Sci U S A 1996;93:2370–2375

64. McCart JA, Ward JM, Lee J, et al. Systemic cancer therapy with a tumor-selective vaccinia virus mutant lacking thymidine kinase and vaccinia growth factor genes. Cancer Res 2001;61:8751–8757

65. Chen B, Timiryasova TM, Andres ML, et al. Evaluation of combined vaccinia virus-mediated antitumor gene therapy with p53, IL-2, and IL-12 in a glioma model. Cancer Gene Ther 2000;7:1437–1447 10.1038/sj.cgt.7700252

66. Timiryasova TM, Chen B, Haghighat P, Fodor I. Vaccinia virus-mediated expression of wild-type p53 suppresses glioma cell growth and induces apoptosis. Int J Oncol 1999;14:845–854

67. Gridley DS, Andres ML, Li J, Timiryasova T, Chen B, Fodor I. Evaluation of radiation effects against C6 glioma in combination with vaccinia virus-p53 gene therapy. Int J Oncol 1998;13:1093–1098

68. Wallack MK, Sivanandham M, Balch CM, et al. Surgical adjuvant active specific immunotherapy for patients with stage III melanoma: the final analysis of data from a phase III, randomized, double-blind, multicenter vaccinia melanoma oncolysate trial. J Am Coll Surg 1998;187:69–77, discussion 77–79

69. McKie EA, Brown SM, MacLean AR, Graham DI. Histopathological re-

sponses in the CNS following inoculation with a non-neurovirulent mutant (1716) of herpes simplex virus type 1 (HSV 1): relevance for gene and cancer therapy. Neuropathol Appl Neurobiol 1998;24:367–372

70. Miller CG, Fraser NW. Role of the immune response during neuro-attenuated herpes simplex virus-mediated tumor destruction in a murine intracranial melanoma model. Cancer Res 2000;60:5714–5722

71. Olschowka JA, Bowers WJ, Hurley SD, Mastrangelo MA, Federoff HJ. Helper-free HSV-1 amplicons elicit a markedly less robust innate immune response in the CNS. Mol Ther 2003;7:218–227

72. Miller CG, Fraser NW. Requirement of an integrated immune response for successful neuroattenuated HSV-1 therapy in an intracranial metastatic melanoma model. Mol Ther 2003;7:741–747

73. Andreansky S, He B, van Cott J, et al. Treatment of intracranial gliomas in immunocompetent mice using herpes simplex viruses that express murine interleukins. Gene Ther 1998;5:121–130 10.1038/sj.gt.3300550

74. Yoshikawa K, Kajiwara K, Ideguchi M, Uchida T, Ito H. Immune gene therapy of experimental mouse brain tumor with adenovirus-mediated gene transfer of murine interleukin-4. Cancer Immunol Immunother 2000;49:23–33

75. Liu Y, Ehtesham M, Samoto K, et al. In situ adenoviral interleukin 12 gene transfer confers potent and long-lasting cytotoxic immunity in glioma. Cancer Gene Ther 2002;9:9–15 10.1038/sj.cgt.7700399

76. Parker JN, Gillespie GY, Love CE, Randall S, Whitley RJ, Markert JM. Engineered herpes simplex virus expressing IL-12 in the treatment of experimental murine brain tumors. Proc Natl Acad Sci U S A 2000;97:2208–2213 10.1073/pnas.040557897

77. Wong RJ, Chan M-K, Yu Z, et al. Angiogenesis inhibition by an oncolytic herpes virus expressing interleukin 12. Clin Cancer Res 2004;10:4509–4516 10.1158/1078-0432.CCR-04-0081

78. Qin X-Q, Tao N, Dergay A, et al. Interferon-beta gene therapy inhibits tumor formation and causes regression of established tumors in immune-deficient mice. Proc Natl Acad Sci U S A 1998;95:14411–14416

79. Eck SL, Alavi JB, Judy K, et al. Treatment of recurrent or progressive malignant glioma with a recombinant adenovirus expressing human interferon-beta (H5.010CMVhIFN-beta): a phase I trial. Hum Gene Ther 2001;12:97–113 10.1089/104303401451013

80. Chen MY, Hoffer A, Morrison PF, et al. Surface properties, more than size, limiting convective distribution of virus-sized particles and viruses in the central nervous system. J Neurosurg 2005;103:311–319 10.3171/jns.2005.103.2.0311

81. Hadaczek P, Mirek H, Berger MS, Bankiewicz K. Limited efficacy of gene transfer in herpes simplex virus-thymidine kinase/ganciclovir gene therapy for brain tumors. J Neurosurg 2005;102:328–335 10.3171/jns.2005.102.2.0328

第 6 篇

特殊肿瘤

第 24 章

低级别胶质瘤

Hugues Duffau

根据目前世界卫生组织(WHO)分级系统关于弥漫性低级别胶质瘤(LGG)的定义,幕上侵袭性 II 级胶质瘤是成年人中复杂、成分混杂的实体瘤,约占所有胶质瘤的15%[1]。低级别胶质瘤患者的治疗一直是研究争论的焦点,有以下几点原因。

首先,长久以来,低级别胶质瘤自然病程的研究并不理想。实际上,在传统的文献中,大部分研究者认为低级别胶质瘤属于"稳定性"或"良性"肿瘤。因此,多年来"随访观察"一直是其治疗常用措施,尤其是因为低级别胶质瘤通常影响较年轻的(30~40 岁)成年人,这部分人正享受着正常生活,而且标准神经系统检查没有或仅有轻度异常,甚至 80%~90% 的患者已应用了抗癫痫药物[2]。

其次,传统观点认为,只要不影响功能就可以不切除这种浸润性肿瘤,尤其是低级别胶质瘤位于或接近所谓表情区时,常出现在此处。

第三,切除范围主要依据神经外科医生的主观评估,争议在于手术切除对低级别胶质瘤的自然病史无任何影响。因此,通常进行活检只是为了获取病理标本进行神经病理检查,然后再根据 WHO 制订的肿瘤形态分类标准(见下文)来确定是随访观察还是放疗。需要注意的是,大多数临床结果是仅采用几项参数进行评估的,例如无进展生存期 (PFS)、总体生存率(OS)、卡氏评分量表(KPS)。

值得注意的是,遗传学、神经认知学、影像学和治疗的技术和理念的最新进展,彻底改变了我们对低级别胶质瘤的认知,初步形成了个性化治疗理念。事实上,现在已清楚地认识到,这种侵袭性肿瘤会连续生长,沿着白质纤维束进行迁徙,最终不可避免地进展为高级别恶性胶质瘤,导致神经功能障碍和最终死亡。此外,更好地了解大脑处理过程有助于我们了解疾病(胶质瘤)与宿主(大脑)间的相互作用,即神经的塑性机制[3]。伴随脑图谱技术的发展,大脑网络的重组使得手术治疗的风险效益比,相比于过去的 10 年里获得了显著的升高。例如,手术切除的肿瘤功能平衡的改进可导致低级别胶质瘤治疗策略的改变,即从传统的"随访观察"转为早期基于神经功能导航的最大化切除肿瘤组织。而且,多级手术治疗整合了个性化多模式治疗策略,得到更为系统全面的评估,以提高患者中位生存期,改善生活质量(QOL),从而解决总体生存率与患者神经功能缺陷的典型矛盾。

本章主要回顾论述目前最新的关于低级别胶质瘤表现和治疗措施的文献报道。

■ 病理学和遗传学:低级别胶质瘤的分子分类?

WHO 分级 II 级包括星形细胞瘤、少突神经胶质瘤和少突星形细胞瘤。形态学特征可以区分星形细胞瘤和少突神经胶质瘤,但是少突星形细胞瘤的诊断较为困难,需求助于神经病理学家的诊断。在 WHO 分级的Ⅱ级星形细胞瘤中,细胞中度增大,核异质性随机出现,但是不存在有丝分裂、表皮增殖和坏死现象(大量样本中有丝分裂活性极其微小)。弥漫性星形细胞瘤包括纤维样(最常见)、饲肥星形细胞和原生质改变。值得注意的是,肥大星形细胞瘤具有更高的恶性肿瘤进展倾向。Ki-67/MIB-1标记指数在弥漫性星形细胞瘤中通常小于4%。最佳的免疫组化指标是胶质纤维酸性蛋白,主要表达于肿瘤细胞和星形细胞突触中。在少突神经胶质瘤中,细胞核呈规则圆形,大多数石蜡包埋标本("荷包蛋")中可见明显的核周晕。细胞大小中等,具有紧密的毛细血管网,通常伴有钙化灶。偶尔会出现有丝分裂,以及Ki-67/MIB-1标记指数可达到5%,这些可见于WHO Ⅱ级少突神经胶质瘤。少突神经胶质瘤无特异性的免疫组化标志物。

然而,WHO分级存在一些限制。首先,不可重复性,已经被病理学家证实(甚至相同观察者在数周后会再去观察相同的组织片),对于反应细胞和肿瘤细胞之间的相互作用,以及星形细胞瘤与少突神经胶质瘤之间的相互作用均具有不同的解释。观察者之间的差异可能达到48%(最近在其他研究中得出[5])。另外,部分分级因素过于主观,例如退行性病变或细胞密度。而且,WHO分级没有将肿瘤细胞从浸润的残留脑组织实质中区分出来,并认为肿瘤是均一性的。然而,经常发现弥漫性低级别胶质瘤背景中存在有较高的异质性,对应的癌灶周围细胞密度增加,可能与胞核的异常程度超过低级别胶质瘤观察的预期有关。这就是为什么提出中间型弥漫性脑胶质瘤这个术语用于描述上述病例,而这些病灶的存在很可能是核异质性快速发展的原因[5]。

遗传学研究的进展有助于我们重新理解低级别胶质瘤的生物学性质。最常见的分子学改变为IDH1/2基因的突变,多发生于早期阶段,见于80%的低级别胶质瘤患者中。因此,IDH1-R132H突变特异性抗体(H09)的研发极大地有助于星形细胞瘤、少突神经胶质瘤及少突星形细胞瘤的诊断,并将上述弥漫性肿瘤与其他低级别胶质瘤相区分。大约60%的弥漫性星形细胞瘤携带有TP53基因突变,是患者预后较短生存

期的标志。超过80%的肥胖型星形细胞瘤携带有TP53基因突变,然而1p/19q联合缺失很少见。少突神经胶质瘤的分子学特征是1p/19q联合缺失,其发生率高达70%~80%,并与患者预后较长的生存期相关,然而TP53基因突变的发生率仅为5%。大多数少突星形细胞瘤携带有任意的1p/19q丢失或TP53基因突变,并有倾向表明这些突变同时存在于患者体内。

缺陷

- 低级别胶质瘤的WHO分类,以病理学家个人主观提出的标准为基础,具有不可复制性。

因此,由于大量的(>90%)WHO Ⅱ级弥漫性胶质瘤至少携带有一种基因改变,提出了分子分类的研发,用于补充甚至最终替代组织学分类标准。有趣的是,低级别胶质瘤基于IDH1/2基因突变、TP53基因突变,以及1p/19q丢失等分子标志物为胶质瘤的分类提供了更为客观的标准,并与患者生存率相关[6]。最近发现了更多的基因标志和分子学特征,可重新定义诊断标准[7]。

■ 临床表现

如上所述,低级别胶质瘤通常发生于拥有正常生活的年轻患者。经过持续数年的无症状期后(当无意中发现低级别胶质瘤时),癫痫发作是其最常见的临床表现,包括癫痫部分性发作和全面性发作。80%~90%的患者会发生癫痫,其中50%为难治性癫痫,尤其是外侧裂、颞中部和岛叶/边缘系统。癫痫发作主要由于皮质侵袭所致,在少突神经胶质瘤中更为常见。癫痫发作的严重程度与肿瘤的表现无明确相关性,而由占位效应、脑出血、颅内压升高等所致的局部神经缺陷并非常见的临床表现。的确,即使肿瘤位于功能区内,神经功能缺陷也是比较罕见的,这可能要归功于脑部的可塑性机制。这种现象可以解释为,低级别胶质瘤属于缓慢进展性肿瘤,通过聚集病灶周围、同侧半球远处区域或对侧半球对应区域,从而赋予脑组织数年的时间进行神经功能的重分布[8]。

然而在确诊时,尽管患者拥有正常的社会和职业生活,但神经精神评估常会发现认知缺陷现象,这不同于传统的关于低级别胶质瘤患者检查正常的观点[9]。的确,许多低级别胶质瘤患者都有过执行功能、注意力、关注度、工作记忆力或情感紊乱的经历。这些情感缺陷可与肿瘤本身、癫痫和抗癫痫治疗药物相关。因此,目前推荐在进行任何肿瘤治疗前需进行高级功能的系统评价和健康相关评分。其目的主要如下:①发现常规神经检查未发现的、可能存在的神经心理缺陷;②根据上述结果选择适合的治疗策略(例如,决定先行手术治疗还是新辅助化疗,以预防非常弥漫性低级别胶质瘤诱导的严重认知功能紊乱);③根据这些评估结果,采取合适的手术措施(例如,在局麻下进行神经功能定位,即使是术前存在语言缺陷的右利手患者的右脑半球,或在术中唤醒时选择合适的任务观察);④术前提供疗效基线,有助于术后的比较评估;⑤手术切除后安排特殊的功能恢复可导致暂时的神经障碍。

■ 影像检查

在 MRI T1 加权像上,低级别胶质瘤特征表现为均一的等强度至低强度,在 T2 加权流体衰减反转恢复(FLAIR)像上为高强度(图 24.1)。当存在结节样对比增强时,尽管斑片状增强在一些肿瘤中可长时间稳定存在,但往往表明病灶区域存在恶变。然而,我们应当了解的是,这种常规 MRI 并不能反映疾病的全貌。事实上,低级别胶质瘤对大脑的侵袭超出了影像学可见的异常范围,肿瘤细胞可存在于 MRI 确定的胶质瘤边界外 10~20mm 处[10]。

最近,MRI 序列的发展和应用为低级别胶质瘤的诊断和随访提供了新的理念,如基于多参数和光谱技术代谢的动态研究(甚至是多核),以及弥散加权成像,也就是肿瘤生物代谢成像。质子磁共振波谱主要检测肿瘤组织中的代谢。低级别胶质瘤的常规(非特异)波谱出现胆碱波升高,表现为膜周转升高和 N-乙酰天冬氨酸减少(表现为神经缺损)。乳酸和脂质的存在与肿瘤更强的侵袭性相关[11]。动态磁敏感对比增强 MRI(DSC-MRI)能够测量相对脑血容量(rCBV),其与血管相关。在星形细胞瘤中,造影剂增强出现之前存在 rCBV 的升高预示着低级别胶质瘤的恶性转化。弥散加权成像通过计算表观扩散系数和正电子发射计算机断层(PET)显像[尤其是作为生长标志的 ^{11}C-蛋氨酸(MET)和 ^{18}F-氟嘧啶],也可用于低级别胶质瘤的检查。最终,代谢影像有助于引导组织活检到达高级别活动区域。

从功能角度看,功能性神经影像的发展,例如,功能 MRI(fMRI)、脑磁图、弥散张量成像(DTI),以及最近的经颅磁刺激,使我们能以非侵袭性的检查了解全脑功能区域。这些技术有助于评估功能区域位置(例如,负责感觉、语言、视觉以及更高级认知功能的区域)与胶质瘤的相关性,提供关于半球语言侧化的信息。然而必须强调的是,尽管一直致力于成像技术的改进,但目前功能性神经成像技术难以在个体中应用,主要因为它们是以生物数学重建为基础的,也就是说它们的结果会根据所使用的模型而变化。相关的术中电生理目前已经证实,fMRI 针对语言区域检查的敏感性达到 59%~100%(特异性是 0%~97%)[12]。

弥散张量成像有助于识别主要纤维束的纤维跟踪成像。这种新技术需要验证,尤其是需要经术中电生理技术的检测才能用于手术方案中。事实上,比较不同的纤维跟踪软件工具发现,彼此存在不同的结果,表明神经外科医生需要小心使用术中的纤维跟踪成像结果,尤其是在处理异常的或变形的纤维束结构时[13]。尽管 DTI 与术中皮层下刺激之间被证实有

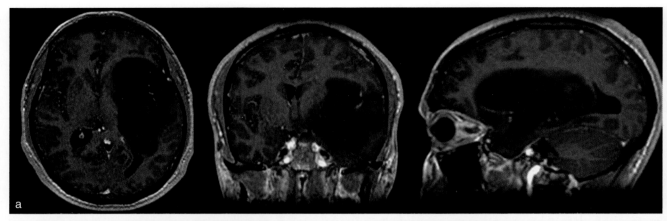

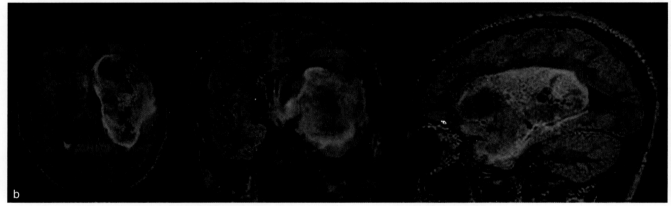

图 24.1   日常生活正常患者的左侧旁边缘系统处低级别胶质瘤的典型磁共振成像(MRI)。(a)T1加权成像及(b)流体衰减反转恢复(FLAIR)增强成像显示未对增强患者日常生活造成影响。

高达82%的相关性,但DTI依然不能有效地描绘出患者的语言传导束。负性纤维跟踪成像不能排除纤维束的存在,尤其是当胶质瘤侵袭时[14]。而且,DTI只能使我们了解个体皮下途径的解剖结构,但不能了解它们的功能。

提示

- 在可以进行功能补偿的区域中,功能MRI不能辨别出重要的区域(因此,往往会被切除)。

■ 关于低级别胶质瘤自然病程的新观点

与传统文献所报道的观点相反,低级别胶质瘤并不是稳定的。客观评价胶质瘤的生长速率(依据任何治疗前至少两次跨度超过3个月的MRI检查)表明,所有的低级别胶质瘤在癌前病变期均呈持续性的生长,平均直径(根据体积计算)呈线性增长,约4mm/年[15]。这种增长不仅可通过患者的症状表现发现,还可通过无意中检查到的低级别胶质瘤发现[16]。因此,在任何治疗前或不完全手术切除后,关于低级别胶质瘤患者PFS的观点是没有意义的,因为本质上,所有低级别胶质瘤都是持续性增长的(然而完整切除后或进行放疗或化疗等辅助治疗后,其增长停止是明确的)。在这种情况下,如MacDonald最初提出的传统影像标准,或更新的神经肿瘤临床疗效评价(RANO)组[17],均不能检测低级别胶质瘤的动力学。而且,低级别胶质瘤的增长速度与患者生存率呈负相关,表明肿瘤直径扩增的平均速度,较目前基于WHO分级标准的神经病理学检查,是更好的预后评价因子[15]。

这些肿瘤沿着白质传导束迁徙（U 形纤维、相关性、投影和连合途径）。因此，低级别胶质瘤不是"肿瘤块"，而是逐渐向中枢神经系统，尤其是皮下连接束慢性侵袭性的疾病。胶质瘤细胞的这种弥散可导致认知紊乱，可能（至少）与"分离综合征"有关[18]。

最后，低级别胶质瘤不可避免地会发展为恶性。这种恶变可导致功能缺陷和更差的生活质量，最终导致死亡。在欧洲癌症治疗研究组织的两个随机的中心试验中，对超过 600 例患者进行了研究，在患者具有较好预后评分的亚组中，总生存时间是 7.7 年，而在患者具有较低预后评分的亚组中，患者总生存时间是 3.2 年[19]。最近，关于早期切除和单纯活检的比较研究证实，该部分活检患者的总生存时间是 5.8 年[20]。因此，这些数据表明低级别胶质瘤不能视为"良性"肿瘤，而是癌性疾病。

■ 自然预后因素

一系列的回顾性分析和部分前瞻性序列研究已经评价了临床、放射学、病理学和分子学变量对低级别胶质瘤患者潜在预后的意义[19]。一些因素已得到证实。临床上，年龄大于 40 岁，存在神经缺陷，初发病时无癫痫发作，以及低性能状态（KPS 评分<70）均与预后差相关。大的肿瘤，越过中线的肿瘤，以及增长快的肿瘤也是造成不良预后的因素。目前不同的报道对增强效应是否与不良预后相关仍存在争议。低 CBV 和低 ^{11}C-MET 摄取率可能与患者较长的生存期相关。组织学上，少突神经胶质瘤的预后较星形细胞瘤好，而少突星形细胞瘤的预后居中。在分子标志物中，1p-19q 同时缺失和 *IDH1* 的突变是预后的最重要因素[21]。

> **提示**
> - 尽管一般都认为低级别胶质瘤是一种不影响患者正常生活的惰性肿瘤，但最近发现其能引发功能障碍（癫痫和神经心理的缺陷），并进展为高级别的恶性肿瘤，导致严重缺陷，甚至最终死亡。因此，应尽早对其进行治疗，以延缓认知水平的下降和恶性转变。

■ 手术切除对低级别胶质瘤的影响

综合评述认为，更为广泛地切除低级别胶质瘤与患者预后更好的总生存期相关[22]。一项从 1990 年开始的 10 例患者研究分析[23]表明，随着手术切除程度（EOR）的增加，即从次全切除到完全切除，患者预后生存期从 61.1 个月升高至 90.5 个月。然而，在以前的文献中解释上述差异的主要问题是，在绝大多数病例中，手术切除程度并未客观地经术后 MRI 进行评估，主要是神经外科医生个人主观的评价或仅凭 CT 扫描未测量到残留组织体积。由于低级别胶质瘤侵袭性的特点，毫无疑问残留肿瘤组织在大量研究中并未进行评估，从而导致手术效果的错误结论。事实上，T2/FLAIR-MRI 是准确计算术后（可能）肿瘤残留体积的唯一方法。

最新文献研究

在最近一系列基于 T2/FLAIR-MRI 对肿瘤切除程度（EOR）的客观术后评价中，更大范围地切除肿瘤组织相比单纯肿瘤减灭术，患者具有更好的预后生存率。这些研究证实，若 MRI 显示无明显异常信号（"完全切除"），则比存在任何肿瘤残留患者具有更好的预后生存率。在一项系列研究中，对 216 例低级别胶质瘤患者经调整排除了年龄、KPS 评分、肿瘤定位和肿瘤类型等因素的影响，手术切除程度是影响患者预后生存率的主要危险因素[风险比例（HR）为 0.972；95%置信区间（CI）为 0.960~0.983；$P<0.001$]，98%的完全切除患者总生存期为 8 年[24]。在另一项 156 例低级别胶质瘤患者的研究中，接受不完全切除的患者死亡风险较完全切除患者高 4.9 倍[25]。第三项关于 222 例低级别胶质瘤患者的系列研究中发现，完全切除与患者预后生存率之间存在显著的相关性[26]。另一项研究证实，在连续观察 93 例低级别胶质瘤患者的多变量分析中，发现手术切除程度和术后 KPS 评分对患者预后生存率具有独立作用[27]。另一项研究观察发现，肿瘤全切除与次全切除与患者预后生存率的升高独立相关（HR 为 0.36；95% CI 为 0.16~0.84；$P=0.017$）[28]。

一项对 130 例低级别胶质瘤患者的研究表明,广泛切除对延长患者预后生存率具有重要意义[29]。另有报道,在一项 314 例低级别胶质瘤患者的试验中,经多变量分析发现影响预后生存率的不良预后因素是肿瘤尺寸等于或大于 5cm、存在感觉运动神经元缺损、纯星形细胞瘤组织、Kernohan 分级 2 级以及未达到次全切除[30]。在 190 例低级别胶质瘤患者中,被证实手术切除程度达 90% 或更高的患者 5 年生存率评估高达 93%,而手术切除程度为 70%~89% 的患者 5 年生存率评估仅为 84%,手术切除程度低于 70% 的患者 5 年生存率更是仅有 41%($P<0.001$)[31]。最近,在两所挪威大学医院进行了一项基于不同手术治疗策略对低级别胶质瘤人群生存率的平行队列研究[20]。研究发现,早期手术切除治疗(中位生存期数据未获得)较组织活检、随访观察治疗患者具有更高的预后生存率(中位生存期 5.9 年;95%CI 为 4.5~7.3)。最后,法国胶质瘤网发表了目前最大手术切除低级别胶质瘤的病例报告,通过对 1097 位患者的相关数据进行分析研究发现,手术切除程度和术后肿瘤残留体积是与生存率长相关的独立影响因素。

即使不完全切除肿瘤,切除比例更高的患者也将具有更好的预后生存率。90% 以上的手术切除程度比不足 90% 切除的患者,生存率更高,然而手术切除程度至少达到 80% 依然是预后生存率的重要预测因子[24]。术后肿瘤体积也是患者预后生存率的预测因子,当患者术后肿瘤残余体积小于 10cm³("次全切除")时具有更长的生存期。在一项 122 例低级别胶质瘤患者术中接受神经功能导航的亚组中,中位生存期为 4 年,残余体积大于 10cm³ 的患者有 20.6% 最终死亡,而残余体积小于 10cm³ 的患者仅仅有 8% 死亡,完全切除患者无一例死亡($P=0.02$)[26]。

这种对生存期的影响主要是由于手术推迟了组织的更新,因为肿瘤残留组织可作为恶性肿瘤转化的预测因子。最近的一项研究表明,经调整排除年龄、KPS 评分、肿瘤部位及类别的影响后,手术切除程度是无进展生存期(PFS)的积极预测指标(HR 为 0.983;95% CI 为 0.972~0.995;$P=0.005$)[24]。一项 191 例低级别胶质瘤患者的连续性研究发现,肿瘤完全切除是恶性肿瘤转化的独立影响因素[相对危险比例(RR)为 0.526;95% CI 为 0.221~1.007;$P=0.05$][33]。

> **提示**
>
> • 早期最大程度上的切除是低级别胶质瘤患者的首选治疗方法,能够带来更高的总体生存率,以及更好的癫痫发作控制和生活质量。

总的来说,根据欧洲神经学会联合指南,早期最大化切除是治疗低级别胶质瘤的首选措施[21]。最后,除切除肿瘤本身的意义外,手术对癫痫的控制和生活质量改善也具有积极影响。与术后无癫痫发作相关的因素是完全切除肿瘤、术前癫痫病史小于 1 年,以及无单纯性部分性癫痫发作[34]。

低级别胶质瘤的广泛切除(图 24.2)

正如之前提到的,在 MRI 检查发现的异常范围内外的活检样本中发现,影像学检查低估了低级别胶质瘤的存在空间,因为在 MRI 信号异常范围外的 20mm 处依然存在肿瘤细胞。因此,最近一项研究报道认为手术应更广泛地切除,也就是切除范围应超过 MRI 信号异常的区域,在 15 例非功能区的低级别胶质瘤患者中实施了这种切除方式,平均随访 35.7 月(随访时间范围 6~135 个月),没有发现恶变[10]。这项研究与 29 例仅进行常规手术切除低级别胶质瘤的患者进行对照,对照组患者存在 7 例恶性肿瘤转化,然而上述广泛切除患者无一例恶性肿瘤转化($P=0.037$)。此外,对照组中有 10 例患者需给予辅助治疗,而在广泛切除组患者中仅 1 例需接受辅助治疗($P=0.043$)。然而,15 例广泛切除患者中有 4 例患者存在复发,主要由于功能的限制,难以有效地将肿瘤组织边界 20mm 处完全切除。因此,广泛切除的目的是延缓恶性肿瘤转化和进行辅助治疗,并没有完全根治低级别胶质瘤。

二次手术的价值

即使全切除或更广泛切除病灶,复发依然可能存在,同时由于残余肿瘤的持续性生长,不完全切除肿瘤不可避免,所以应针对二次手术的影响进行调查。

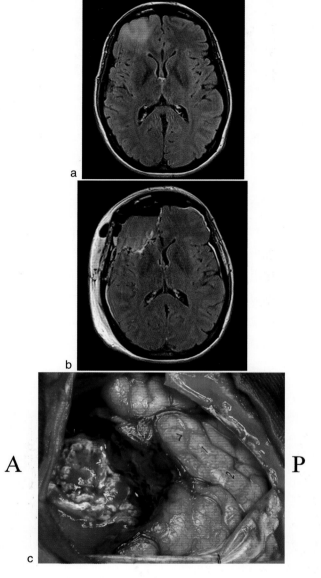

图 24.2　左利手患者右额叶低级别胶质瘤的广泛切除,(a)术前 FLAIR MRI 和(b)术后即时 FLAIR MRI 的对比。(c)根据皮层及皮层下水平功能区明确的边界(数字标号),于患者清醒状态下完成切除。A,前面;P,后面。

在 40 例已报道的低级别胶质瘤复发患者中,所有患者在两次手术之间未接受其他干预治疗,发现完全切除与延长患者再次手术切除时间相关[35]。在另一项包含 130 例低级别胶质瘤患者的研究中,广泛切除非肿瘤区域(完全切除在复发肿瘤中占比达 53.1%)可显著延长总体生存率[29]。在法国胶质瘤网的系列研究中,再次手术切除是患者较高预后生存率的独立预后因素[32]。一项研究报道持续性观察 19 例功能区低级别胶质瘤复发

并接受二次手术的患者[36],尽管涉及功能区域,再次手术期间 73.7%的患者依然接受了完全或次全切除。这种多阶段的治疗措施,是指在功能引导下进行最大程度的初次手术切除,经过数年后再最大限度地完成二次手术切除,而大脑在肿瘤生长及其初次切除后表现出的可塑性,很可能是保证患者术后生活质量的主要原因[37]。两次手术切除之间间隔的中位时间是 4.1 年,初次确诊后的 6.6 年随访时间内无患者死亡。因此,作者认为所有低级别胶质瘤的复发患者均需接受二次手术治疗。然而,由于肿瘤快速恶变的特点,且组织学证实 57.9%的患者在再手术时已经恶变,因此认为早期手术切除较已恶变时的晚期手术治疗效果更佳[36]。

> **重要参考**
>
> ● 低级别胶质瘤的活检是有限制的。它通常用于弥漫性病变或不能进行次全切除时。

组织活检在低级别胶质瘤中的局限性

目前,低级别胶质瘤的组织活检适应证非常局限。确实,通过结合患者临床表现和影像学数据,在大样本的胶质瘤患者中,其诊断较为典型。因此,神经病理学检查的主要目的是明确胶质瘤的具体病理分期。然而,样本错误的风险较高。大约 11%的患者存在胶质瘤 WHO Ⅰ 级分级过高的现象,而 28%的患者存在胶质瘤 WHO Ⅲ 级分级过低的现象[38]。相反,最大限度地切除低级别胶质瘤提供了更广泛的肿瘤组织,从而提高了肿瘤组织诊断和分级的可靠性[22]。

而且,组织活检对治疗无影响。由于 MRI 引导下立体定向活检存在永久性损害的风险依然达到 2%,因此,其检查的适应证主要是低级别胶质瘤手术治疗的禁忌证。除非患者由于医学理由不愿意或不能进行手术切除,组织活检主要应用于弥漫性病变,例如神经胶质过多,或当次全切除不能作为首选治疗时。此外,术前预测可通过使用术后肿瘤残留概率图进行优化,术后残留概率图是根据功能区范围切除肿瘤,从而计算切除后的残留胶质瘤体积,这个图表有助于评估手术最佳切除程度,其成功率高达 82%[39]。

从影像学到功能引导下的手术切除

由于不同个体间的解剖功能存在较大的差异性，虽然解剖学标志在大脑手术中十分重要，但依然不够。因为需要持续性切除大脑受到低级别胶质瘤侵袭的区域直到关键的功能区域，但在皮层和皮下水平这些功能区并无明确边界[40]。正如上文所述，fMRI 和 DTI 提供的数据也不是完全正确的。它们的结果会随着生物数学模型的改变而变化，这解释了它们在个体水平缺乏可靠性的原因，尤其是在像语言方面的认知功能区域。神经影像不能将大脑神经功能重要的区域与功能可代偿的区域相鉴别。因此，存在双重风险：①由于 fMRI 提示肿瘤内或附近存在激活现象，患者放弃手术治疗低级别胶质瘤，但事实上手术切除并不会造成永久性功能缺陷（因此，从肿瘤学来说，失去了一次治疗机会）；②由于假阴性结果进行手术治疗导致永久性神经功能损伤。

术中唤醒电刺激是识别语言功能区更可靠的方法。此处的目的并不是详细说明以前各种文献中广泛描述的直接电刺激（DES）的方法[41]。这是一种简单、安全、价廉、可靠和可重建的技术，可以在皮层水平上识别关键（功能上不可替代）结构、白质传导束和灰质核团，从而能够在能够在整个切除过程中实时监测解剖与功能的相关性。

在过去的 10 年里，脑图在低级别胶质瘤手术后的功能和肿瘤预后方面取得了深刻的发展。首先，经组织学检查和单纯解剖标准不符合手术治疗的患者（例如，Broca 区的胶质瘤），目前可以接受手术治疗，且没有明确的证据表明由于肿瘤的位置不能进行手术治疗。相较于对照组中患者实施的传统全麻下无导航的手术切除，术中 DES 的应用拓展了功能区低级别胶质瘤手术切除的适应证[26]。例如，在 Broca 区、Wernicke 区、岛叶、左侧优势顶下小叶、中央后回、甚至旁中央区，可以进行手术切除且不会造成永久性神经损伤[4]（图 24.3）。

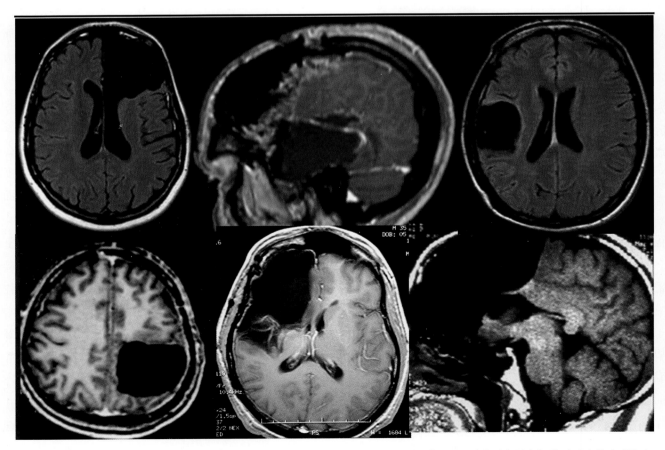

图 24.3   由于脑的可塑性，功能区（如 Broca 区、Wernicke 区、Rolandic 区、岛叶、胼胝体）低级别胶质瘤最大切除后无功能障碍发生。

而且,清醒条件下使用 DES 导航将永久性神经损伤的发生率显著降低至 2% 以下[42,43],且在世界范围内运用该技术的治疗团队均证实了这一点。事实上,最近的荟萃分析研究了 8091 例进行脑胶质瘤手术切除的患者,结果证实尽管功能区手术切除率不断地增加,但术中导航的使用显著降低了神经缺损的发生率[44]。

这个荟萃分析也表明手术切除程度也在增大。这与最近一项关于 9 例低级别胶质瘤患者进行两次连续手术的研究相一致,首次切除采用传统全麻无导航方式,而再次手术采用患者清醒状态下 DES 技术进行最大程度切除。再手术后,术后 MRI 检查表明相较于第一次手术,手术切除程度得到极大改善(P=0.04),且无永久性神经缺损的出现[45]。最后,一项包含 281 例患者的研究证明,低级别胶质瘤使用神经导航技术不仅可最大程度切除功能区肿瘤,同时可有效改善患者预后生存率[46]。

> **提示**
> - DES 能够准确区分出功能区和非功能区,因此应该普遍应用于胶质瘤手术中,成为治疗的标准。

在这个能够明显提高功能预后的时代,建议低级别胶质瘤患者应早期进行根治性手术切除。目前由于肿瘤越来越小,全切和次全切发生率较高。然而,肿瘤微小病灶的癌变也已有发现,甚至出现在无症状患者当中。有趣的是,一些偶发的功能区低级别胶质瘤患者在清醒状态神经导航下进行手术治疗,永久性神经功能缺损的发生率为零。这些初步结果证实了"预防性功能神经肿瘤手术"在低级别胶质瘤中的发展[47,48]。

■ 辅助治疗

尽管低级别胶质瘤患者完全或广泛切除后需要密切随访观察,部分手术切除患者(残留体积>10~15cm³)或经常规术后每隔 6 个月进行的 MRI 检查出快速进展的患者 (低级别胶质瘤每 3 个月病理检查发现局部病灶癌变)都属于高风险患者,对他们来说,辅助治疗非常必要。术后难治性癫痫发作也是辅助治疗的适应证。

化疗

在不能进行手术治疗的患者或由于肿瘤弥散入功能区域需再次手术的患者中,化疗对于防止肿瘤进展具有临床意义。丙卡巴肼、环己亚硝脲(CCNU;洛莫司汀)、长春新碱(PCV)及替莫唑胺(TMZ)经 MRI 检查显示对肿瘤的治疗作用相似,超过 90% 的患者都出现了肿瘤直径的减小[49]。然而,TMZ 在毒副作用方面的优势使患者具有更好的耐受性(骨髓抑制减少)和生活质量。

少突神经胶质瘤患者反应更强,混合性或星形细胞瘤也有反应。初始化疗的敏感性在低级别胶质瘤中是持续存在的,同时,化疗也可有效控制癫痫发作,从而提高和改善患者认知水平和生活质量。当肿瘤进展消失时停止化疗,大量的低级别胶质瘤患者在 1 年内可出现胶质瘤生长的复发[49],然而肿瘤体积的减小可以推迟更长时间[50]。在 1p/19q 缺失的患者中,化疗后的反应率更高,反应持续时间更长。最近的讨论认为,在不可切除的肿瘤中实施化疗结合手术治疗具有更大的作用,即通过新辅助化疗缩小肿瘤体积,从而使手术治疗(完全切除或至少次全切除)成为可能[51]。

> **提示**
> - 辅助性化疗能在术前减小肿瘤体积,而且确保更广泛的手术切除。

放疗

2 项 3 期随机试验证实,放疗毒性随着剂量的增加而增加,高剂量相较于低剂量放疗无明显优势[EORTC 22844 和北部肿瘤治疗中心小组(NCCTG)]。关于放疗的时机,一项研究证实较早的放疗对患者总生存率无明显影响(尽管 PFS 显著改善;EORTC 22845)[52]。此外,尽管放疗参与癫痫发作的控制,但针对无肿瘤进展的患者进行平均 12 年神经心理随访的研究表明,未接受放疗的患者可维持其认知状态,然而接受放疗后的患者,其注意力、执行功能和获取信息的速度均明显变差[53]。最近,肿瘤放疗组(RTOG)试验 9802 比较了单纯放疗与放疗联合 PCV 化疗,显示单纯放疗

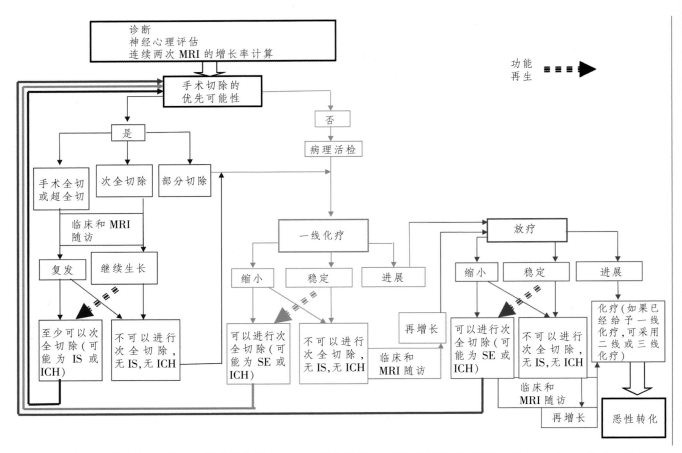

图 24.4   低级别胶质瘤的多阶段和多模式治疗策略。   ICH, 颅内高压; IS, 难治性癫痫; SE, 癫痫。(Adapte d from Duffau H. Diffuse Low-Grade Gliomas in Adults : Natura l History, Interaction with th e Brain, and New Individualize d Therapeuti c Strategies. London: Springer , 2013.)

患者 PFS 得到改善, 但总生存率无改善。然而, 在事后分析中, 2 年生存者(*n*=211), 放疗联合 PCV 化疗的患者具有生存优势, 表明化疗具有延迟效益。的确, 放疗结合 PCV 化疗的 5 年生存率为 74%, 而单纯放疗的 5 年生存率仅为 59%(HR 为 0.52; 95% CI 为 0.30~0.90; 对数秩 *P*=0.02)。

> **提示**
>
> • 由于放疗具有延迟神经毒性的可能性, 以及治疗时机(早或晚)不影响生存的特性, 其被广泛应用于不能手术切除(或不能接受肿瘤的二次切除)和化疗后快速进展的患者, 但放疗并不是治疗的首选。

■ 低级别胶质瘤的个性化多阶段治疗

　　最佳治疗策略需同时考虑低级别胶质瘤复杂的

生物学过程和患者的个体化特点(图 24.4)。确实, 传统文献大量研究了单一特异性治疗的作用(例如, 手术作用、放疗作用或化疗作用), 但没有综合治疗考虑。现在的治疗目标依据患者个人期望和长期多阶段治疗措施, 以及在线获取多年来基于患者水平的临床、放疗、分子病理学反馈信息, 已切换到一个更全面的治疗观点。这种动态治疗策略从不同方面挑战了传统治疗态度, 如建议早期治疗、反复治疗(例如, 几年内 2~4 次手术切除, 或随访期内 6~12 个月的化疗间隔)以及逆转传统治疗顺序(例如, 术后肿瘤显著萎缩时给予新辅助化疗, 且不进行早期放疗), 但其最终目的仍是提高患者总生存期和生活质量。因此, 不应仅考虑单独一项治疗的风险比例, 而需考虑全身性治疗随着时间的累积对生活质量和癌变的影响(不仅仅是患者功能状态下的生存期)。换言之, 新的个体化治疗策略需处理低级别胶质瘤的自然病程、大脑功能反应性再定位，以及一系列治疗所致的肿瘤功能改变等因素之间的慢性相互作用[4]。

结论

目前,针对低级别胶质瘤治疗的观点是提前(在神经功能和认知障碍出现以前)进行个性化、多模态和从恶性阶段确诊即开始的长期监测管理,并以功能反馈和放射监测为基础,随着时间的推移实时进行调整。治疗的最终目的不是治愈肿瘤,而是尽可能地通过推迟癌变进程改善并维持患者生活质量。为了这个目的, 多学科讨论在胶质瘤治疗的各阶段均十分重要, 以便评估新的治疗策略以及在药物治疗和手术治疗的神经病理学家之间进行讨论。这样的态度在过去的 10 年中有效地改善了神经功能和肿瘤预后。现在的目标是通过新的精神态度挑战旧的教条主义, 以便通过国内或国际间协作持续进行新的治疗策略的发现和验证, 最终使低级别胶质瘤患者获得最佳生活质量,包括可以进行妊娠等长期计划。

编者注

尽管越来越多的证据支持成人低级别胶质瘤早期的积极切除,但这并不是 1 类证据。尤其是肿瘤位于功能区或边界不清晰, 以及症状较轻仅表现为癫痫的患者,手术干预前的临床随访和定期 MRI 检查仍是适合的办法。当然,在 MRI 显示肿瘤出现进展时,通常最早出现在 FLAIR 图像上,仍需要在尽可能安全的前提下,对肿瘤进行最大程度的切除。

最近,一项德国的调查表明,该国家大约 50%的治疗中心都对疑似的低级别胶质瘤患者进行了常规随访[58]。另一个相关的定性研究结果显示,患者在随访期间并未表现出过度的焦虑[56]。

这类肿瘤可以有多种生物学特性,许多都表现出极度的惰性,甚至停止生长。直到 1 类证据证明低级别胶质瘤早期的积极切除治疗有明确的优势之前,随访都会是这类患者的首选。(Bernstein)

（蒋炀 译）

参考文献

1. Rigau V, Zouaoui S, Mathieu-Daudé H, et al; Société Française de Neuropathologie (SFNP), Société Française de Neurochirurgie (SFNC); Club de Neuro-Oncologie of the Société Française de Neurochirurgie (CNO-SFNC); Association des Neuro-Oncologues d'Expression Française (ANOCEF). French brain tumor database: 5-year histological results on 25 756 cases. Brain Pathol 2011;21:633–644
2. Smits A, Duffau H. Seizures and the natural history of World Health Organization grade II gliomas: a review. Neurosurgery 2011;68:1326–1333
3. Duffau H. Lessons from brain mapping in surgery for low-grade glioma: insights into associations between tumour and brain plasticity. Lancet Neurol 2005;4:476–486
4. Duffau H. Diffuse Low-Grade Gliomas in Adults: Natural History, Interaction with the Brain, and New Individualized Therapeutic Strategies. London: Springer, 2013
5. Rigau V. Histological classification. In Duffau H, ed. Diffuse Low-Grade Gliomas in Adults: Natural History, Interaction with the Brain, and New Individualized Therapeutic Strategies. London: Springer, 2013
6. Kim YH, Nobusawa S, Mittelbronn M, et al. Molecular classification of low-grade diffuse gliomas. Am J Pathol 2010;177:2708–2714
7. Rème T, Hugnot JP, Bièche I, et al. A molecular predictor reassesses classification of human grade II/III gliomas. PLoS ONE 2013;8:e66574
8. Desmurget M, Bonnetblanc F, Duffau H. Contrasting acute and slow-growing lesions: a new door to brain plasticity. Brain 2007;130(Pt 4):898–914
9. Klein M, Duffau H, De Witt Hamer PC. Cognition and resective surgery for diffuse infiltrative glioma: an overview. J Neurooncol 2012;108:309–318
10. Yordanova YN, Moritz-Gasser S, Duffau H. Awake surgery for WHO grade II gliomas within "noneloquent" areas in the left dominant hemisphere: toward a "supratotal" resection. Clinical article. J Neurosurg 2011;115:232–239
11. Guillevin R, Menuel C, Taillibert S, et al. Predicting the outcome of grade II glioma treated with temozolomide using proton magnetic resonance spectroscopy. Br J Cancer 2011;104:1854–1861
12. Giussani C, Roux FE, Ojemann J, Sganzerla EP, Pirillo D, Papagno C. Is preoperative functional magnetic resonance imaging reliable for language areas mapping in brain tumor surgery? Review of language functional magnetic resonance imaging and direct cortical stimulation correlation studies. Neurosurgery 2010;66:113–120
13. Duffau H. The dangers of magnetic resonance imaging diffusion tensor tractography in brain surgery. World Neurosurg 2013; In press
14. Leclercq D, Duffau H, Delmaire C, et al. Comparison of diffusion tensor imaging tractography of language tracts and intraoperative subcortical stimulations. J Neurosurg 2010;112:503–511
15. Pallud J, Blonski M, Mandonnet E, et al. Velocity of tumor spontaneous expansion predicts long-term outcomes for diffuse low-grade gliomas. Neuro-oncol 2013;15:595–606
16. Pallud J, Fontaine D, Duffau H, et al. Natural history of incidental World Health Organization grade II gliomas. Ann Neurol 2010;68:727–733
17. van den Bent MJ, Wefel JS, Schiff D, et al. Response assessment in neuro-oncology (a report of the RANO group): assessment of outcome in trials of diffuse low-grade gliomas. Lancet Oncol 2011;12:583–593
18. Duffau H. The "frontal syndrome" revisited: lessons from electrostimulation mapping studies. Cortex 2012a;48:120–131
19. Pignatti F, van den Bent M, Curran D, et al; European Organization for Research and Treatment of Cancer Brain Tumor Cooperative Group; European Organization for Research and Treatment of Cancer Radiotherapy Cooperative Group. Prognostic factors for survival in adult patients with cerebral low-grade glioma. J Clin Oncol 2002;20:2076–2084
20. Jakola AS, Myrmel KS, Kloster R, et al. Comparison of a strategy favoring early surgical resection vs a strategy favoring watchful waiting in

low-grade gliomas. JAMA 2012;308:1881–1888

21. Soffietti R, Baumert BG, Bello L, et al; European Federation of Neurological Societies. Guidelines on management of low-grade gliomas: report of an EFNS-EANO Task Force. Eur J Neurol 2010;17:1124–1133

22. Sanai N, Chang S, Berger MS. Low-grade gliomas in adults. J Neurosurg 2011;115:948–965

23. Sanai N, Berger MS. Glioma extent of resection and its impact on patient outcome. Neurosurgery 2008;62:753–764, discussion 264–266

24. Smith JS, Chang EF, Lamborn KR, et al. Role of extent of resection in the long-term outcome of low-grade hemispheric gliomas. J Clin Oncol 2008;26:1338–1345

25. Claus EB, Horlacher A, Hsu L, et al. Survival rates in patients with low-grade glioma after intraoperative magnetic resonance image guidance. Cancer 2005;103:1227–1233

26. Duffau H, Lopes M, Arthuis F, et al. Contribution of intraoperative electrical stimulations in surgery of low grade gliomas: a comparative study between two series without (1985–96) and with (1996–2003) functional mapping in the same institution. J Neurol Neurosurg Psychiatry 2005;76:845–851

27. Yeh SA, Ho JT, Lui CC, Huang YJ, Hsiung CY, Huang EY. Treatment outcomes and prognostic factors in patients with supratentorial low-grade gliomas. Br J Radiol 2005;78:230–235

28. McGirt MJ, Chaichana KL, Attenello FJ, et al. Extent of surgical resection is independently associated with survival in patients with hemispheric infiltrating low-grade gliomas. Neurosurgery 2008;63:700–707, author reply 707–708

29. Ahmadi R, Dictus C, Hartmann C, et al. Long-term outcome and survival of surgically treated supratentorial low-grade glioma in adult patients. Acta Neurochir (Wien) 2009;151:1359–1365

30. Schomas DA, Laack NN, Rao RD, et al. Intracranial low-grade gliomas in adults: 30-year experience with long-term follow-up at Mayo Clinic. Neuro-oncol 2009;11:437–445

31. Ius T, Isola M, Budai R, et al. Low-grade glioma surgery in eloquent areas: volumetric analysis of extent of resection and its impact on overall survival. A single-institution experience in 190 patients: clinical article. J Neurosurg 2012;117:1039–1052

32. Capelle L, Fontaine D, Mandonnet E, et al. Spontaneous and therapeutic prognostic factors in adult hemispheric WHO grade II gliomas: a series of 1097 cases. J Neurosurg 2013;118:1157–1168

33. Chaichana KL, McGirt MJ, Laterra J, Olivi A, Quiñones-Hinojosa A. Recurrence and malignant degeneration after resection of adult hemispheric low-grade gliomas. J Neurosurg 2010;112:10–17

34. Englot DJ, Berger MS, Barbaro NM, Chang EF. Predictors of seizure freedom after resection of supratentorial low-grade gliomas. A review. J Neurosurg 2011;115:240–244

35. Schmidt MH, Berger MS, Lamborn KR, et al. Repeated operations for infiltrative low-grade gliomas without intervening therapy. J Neurosurg 2003;98:1165–1169

36. Martino J, Taillandier L, Moritz-Gasser S, Gatignol P, Duffau H. Re-operation is a safe and effective therapeutic strategy in recurrent WHO grade II gliomas within eloquent areas. Acta Neurochir (Wien) 2009; 151:427–436, discussion 436

37. Gil Robles S, Gatignol P, Lehéricy S, Duffau H. Long-term brain plasticity allowing multiple-stages surgical approach for WHO grade II gliomas in eloquent areas: a combined study using longitudinal functional MRI and intraoperative electrical stimulation. J Neurosurg 2008; 109:615–624

38. Muragaki Y, Chernov M, Maruyama T, et al. Low-grade glioma on stereotactic biopsy: how often is the diagnosis accurate? Minim Invasive Neurosurg 2008;51:275–279

39. Mandonnet E, Jbabdi S, Taillandier L, et al. Preoperative estimation of residual volume for WHO grade II glioma resected with intraoperative functional mapping. Neuro-oncol 2007;9:63–69

40. Gil-Robles S, Duffau H. Surgical management of World Health Organization Grade II gliomas in eloquent areas: the necessity of preserving a margin around functional structures. Neurosurg Focus 2010;28:E8

41. Duffau H. Brain Mapping: From Neural Basis of Cognition to Surgical Applications. New York: Springer, 2011

42. Duffau H, Gatignol P, Mandonnet E, Capelle L, Taillandier L. Contribution of intraoperative subcortical stimulation mapping of language pathways: a consecutive series of 115 patients operated on for a WHO grade II glioma in the left dominant hemisphere. J Neurosurg 2008; 109:461–471

43. Sanai N, Mirzadeh Z, Berger MS. Functional outcome after language mapping for glioma resection. N Engl J Med 2008;358:18–27

44. De Witt Hamer PC, Robles SG, Zwinderman AH, Duffau H, Berger MS. Impact of intraoperative stimulation brain mapping on glioma surgery outcome: a meta-analysis. J Clin Oncol 2012;30:2559–2565

45. De Benedictis A, Moritz-Gasser S, Duffau H. Awake mapping optimizes the extent of resection for low-grade gliomas in eloquent areas. Neurosurgery 2010;66:1074–1084, discussion 1084

46. Chang EF, Clark A, Smith JS, et al. Functional mapping-guided resection of low-grade gliomas in eloquent areas of the brain: improvement of long-term survival. Clinical article. J Neurosurg 2011;114:566–573

47. Duffau H. Surgery of low-grade gliomas: towards a 'functional neurooncology'. Curr Opin Oncol 2009;21:543–549

48. Duffau H. Awake surgery for incidental WHO grade II gliomas involving eloquent areas. Acta Neurochir (Wien) 2012b;154:575–584, discussion 584

49. Ricard D, Kaloshi G, Amiel-Benouaich A, et al. Dynamic history of low-grade gliomas before and after temozolomide treatment. Ann Neurol 2007;61:484–490

50. Peyre M, Cartalat-Carel S, Meyronet D, et al. Prolonged response without prolonged chemotherapy: a lesson from PCV chemotherapy in low-grade gliomas. Neuro-Oncol 2010;12:1078–1082

51. Blonski M, Taillandier L, Herbet G, et al. Combination of neoadjuvant chemotherapy followed by surgical resection as a new strategy for WHO grade II gliomas: a study of cognitive status and quality of life. J Neurooncol 2012;106:353–366

52. van den Bent MJ, Afra D, de Witte O, et al; EORTC Radiotherapy and Brain Tumor Groups and the UK Medical Research Council. Long-term efficacy of early versus delayed radiotherapy for low-grade astrocytoma and oligodendroglioma in adults: the EORTC 22845 randomised trial. Lancet 2005;366:985–990

53. Douw L, Klein M, Fagel SS, et al. Cognitive and radiological effects of radiotherapy in patients with low-grade glioma: long-term follow-up. Lancet Neurol 2009;8:810–818

54. Shaw EG, Wang M, Coons SW, et al. Randomized trial of radiation therapy plus procarbazine, lomustine, and vincristine chemotherapy for supratentorial adult low-grade glioma: initial results of RTOG 9802. J Clin Oncol 2012;30:3065–3070

55. Seiz M, Freyschlag CF, Schenkel S, et al. Management of patients with low-grade gliomas—a survey among German neurosurgical departments. Cent Eur Neurosurg 2011;72:186–191

56. Hayhurst C, Mendelsohn D, Bernstein M. Low grade glioma: a qualitative study of patients' perspectives on the wait and see approach. Can J Neurol Sci 2011;38:256–261

第25章

恶性胶质瘤

Richard G. Everson, Linda M. Liau

美国每年有超过 23 000 例的原发性神经系统肿瘤确诊,导致每年 14 000 例患者死亡[1,2]。尽管原发性恶性脑肿瘤的发生率小于轴外肿瘤和中枢神经系统转移瘤,但其致命性更强[3]。尽管神经影像学诊断、手术切除技术、神经肿瘤的放化疗治疗在过去的 50 年里取得了较大的进步,但大脑最常见的恶性胶质瘤——多形性胶质母细胞瘤(GBM)的生存率依然较低。因此,在该病的治疗中需要持续进行创新研究并转化应用于新的临床治疗试验。

胶质瘤是神经上皮细胞源性肿瘤,起源于胶质细胞或前体细胞[4]。恶性肿瘤的定义是由生长异常、侵袭、存在转移潜能的细胞形成的肿瘤。胶质瘤为一种比较概括的分类,主要包括两大组织学病理亚型:星形细胞瘤和少突神经胶质瘤。目前的治疗措施包括手术切除、术后放疗、化疗等,患者总生存期稍有提高[5]。

■ 肿瘤类型

世界卫生组织分类

根据患者生存期、组织学类型和分子学数据制订了恶性胶质瘤的不同分类系统。目前,恶性胶质瘤主要的分类系统是世界卫生组织(WHO)分类系统[6]。该系统将星形细胞瘤分为四级。Ⅰ级:毛细胞星形细胞瘤;Ⅱ级:弥漫性低级别星形细胞瘤;Ⅲ级:间变性星形细胞瘤;Ⅳ级:胶质母细胞瘤。尽管Ⅲ级和Ⅳ级通常

被认为是恶性类别,但Ⅱ级星形细胞瘤也可视为恶性,因其具有较高的恶变率,而且低级别胶质瘤也会导致最终死亡。WHO 系统定义仅有核异型表现的肿瘤为Ⅱ级,同时具有较高的有丝分裂和核异型表现的肿瘤为Ⅲ级,而存在微血管生长或坏死表现的肿瘤为Ⅳ级(图 25.1)。

少突神经胶质瘤和少突星形细胞瘤根据形态表现进行分类,并使用"间变性"这个术语,用于描述较高的有丝分裂和核异型表现。

分子学分类

多形性胶质母细胞瘤(GBM)是国立卫生研究院(NIH)优先大规模研究的肿瘤之一,癌症基因组图谱(TCGA)计划力求系统和有力地描述肿瘤的分子学改变。GBM 的基因表达谱分析发现原发性胶质母细胞瘤的四个不同分子亚型(经典型、前神经元型、间充质型和神经元型)与基因组异常相关并具有预后意义,其可以用于治疗价值的预测[7]。

经典型 GBM 的特征性表现为表皮生长因子受体(EGFR)的过度表达,以及 *TP53* 基因突变的缺失。临床上,经典组患者在积极治疗中具有最长的生存期。

前神经元型是 GBM 中占比最大的亚型,通常携带有 *TP53* 基因、*PDGFRA* 基因和 *IDH1* 基因的突变。前神经元型患者较其他亚型患者更年轻,且存活期更长,但经积极治疗并无明显意义。

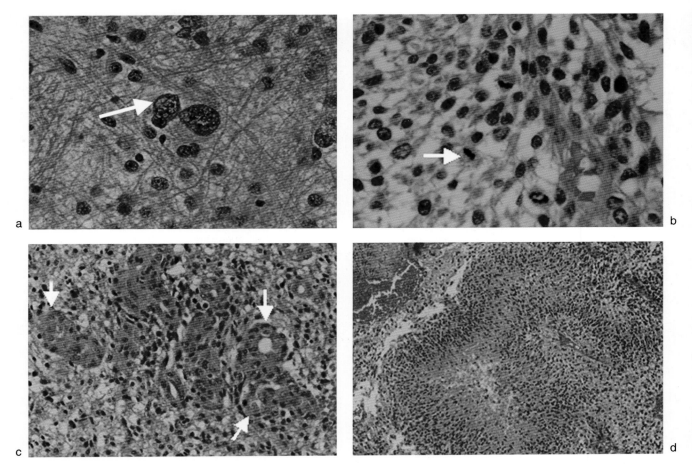

图 25.1　恶性胶质瘤的病例特点和分级（WHO Ⅲ级到 Ⅳ级）。(a)核异型(箭头)；(b)有丝分裂象(箭头)；(c)新生血管增殖(箭头)；(d)伪栅栏样坏死。

间充质型 GBM 主要表现为 *NF1* 基因突变，同时伴有较高的 *PTEN* 和 *TP53* 基因突变。间充质型患者预后最差，尽管他们接受积极的化疗并表现出较好的疗效，但并不及经典型 GBM 治疗后的效果。

神经元型缺乏特有的基因改变。

随着更多的研究证实上述的分类，未来恶性肿瘤的治疗策略会更多地依据其分子遗传学亚型而制订。

■ 流行病学

胶质瘤在脑原发性肿瘤中占比 29%，其中 54% 的胶质瘤为胶质母细胞瘤，是目前最常见的亚型。在所有的胶质瘤中，Ⅲ级间变性星形细胞瘤(AA)的发生率为 10%~30%[1,3]。在儿童中，间变性星形细胞瘤和胶质母细胞瘤在颅内全部肿瘤中所占比例较低(<10%)[8]。

胶质母细胞瘤(WHO Ⅳ级)在小于 30 岁患者中相当少见，主要发生于 45~65 岁患者中，男女发病比例为 1.6:1。间变性星形细胞瘤(WHO Ⅲ级)主要发生于中年人群(35~55 岁)，通常比 GBM 提前 10 年出现[6]。恶性胶质瘤的年发生率为 5/100 000[3]。间变性少突神经胶质瘤(AO)主要发生于 30~40 岁人群。这些肿瘤的发病率在过去的 20 年里略有增加，尤其是在老年人群中，这可能是由于影像学诊断的发展造成的[9]。

大约 60% 的胶质瘤位于单侧大脑半球，额叶最高发(25.6%)，其次为颞叶(19.6%)和顶叶(12.6%)。多形

重要参考

● 恶性胶质瘤能够沿着白质束播散或复发，但很少出现中枢神经系统(CNS)外的播散。

性胶质母细胞瘤在第三脑室不常见（<1%），很少位于后颅窝。尽管大多数 GBM 集中于白质深处，依然有 10% 的肿瘤中心存在于大脑灰质和白质的交界面[3]。

恶性胶质瘤被认为是自发出现的，大多数病例无明确的遗传学和环境诱因。遗传综合征包括神经纤维瘤病 1 型和神经纤维瘤病 2 型、Li-Fraumeni 病和 Turcot 综合征，被推测与大约 5% 的恶性胶质瘤有相关性，且这些患者常具有阳性家族史[10]。电离辐射是目前唯一确认的危险因素，而头部损伤、食物、职业暴露、电磁场和移动电话等因素是否可致胶质瘤尚缺乏研究证据[11,12]。免疫系统对胶质瘤的发生具有保护作用，患有哮喘、湿疹、过敏和高水平免疫球蛋白 E（IgE）的患者，其胶质瘤发生风险较低[13]。

■ 临床表现

恶性胶质瘤患者存在有一系列症状，主要取决于肿瘤大小、部位和相对占位效应。首发症状通常包括头痛、癫痫发作、局部神经功能缺损、精神恍惚、记忆丧失和人格改变。目前临床未发现各肿瘤亚型间的特征性表现（间变性星形细胞瘤、间变性少突神经胶质瘤、胶质母细胞瘤）；然而，侵袭性强、病程进展快的患者其发病更快、症状更为严重，而低级别胶质瘤患者其病程更为隐蔽。这些年，由于神经影像学诊断的应用日益增加，使得从临床症状出现到确诊的时间间隔逐渐缩小。传统上，颅内压升高所致的头痛和占位损伤在清晨醒后更重，并在一天中逐渐缓解。然而，大多数患者难以将恶性肿瘤所致头痛和非恶性肿瘤所致疼痛相区别[14]。当严重时，头痛可伴有恶心和呕吐，表明颅内压升高。后颅窝肿瘤患者具有较高的梗阻性脑

> **重要参考**
> ● 临床表现取决于解剖位置、占位效应和生长速度，不一定与组织学有关。无论大小，功能区肿瘤都能引起占位效应，表现出快速进展的临床症状。而非常大的非功能区（如右侧额叶）肿瘤，可能很长一段时间都没有临床表现。同样的，癫痫发作也与肿瘤级别无关，但可能与 *IDH1* 的突变状态和 2-羟戊二酸的产生相关。

积水发生率，并可额外发现共济失调、头晕、不协调等症状[1]。

■ 影像学检查

最初关于恶性胶质瘤诊断恰当的影像学措施是头部 CT 和脑部 MRI。在 CT 上，AA 可表现为边界不清楚的低密度或混杂密度影，可引起占位效应和水肿，并可以有不同程度的增强效应[15]。GBM 主要表现为更为不均匀的密度影，并可有出血、坏死、囊肿。少突神经胶质瘤也是低密度影，并常伴有钙化灶[16]。

> **重要参考**
> ● 中枢神经系统淋巴瘤、少突神经胶质瘤和胶质母细胞瘤等，可通过跨胼胝体进入双侧大脑半球的增强的"蝴蝶样"病变进行鉴别诊断。这些病变可通过活检避免误诊，1p19q 缺失的中枢神经系统淋巴瘤和少突神经胶质瘤对辅助治疗更加敏感，而且有不同于胶质母细胞瘤的预后。

MRI 是目前恶性胶质瘤诊断的最佳影像学检查方式，可评估胶质瘤的大小和范围，且较 CT 更为准确。AA 和 GBM 的 MRI 检查均发现较高的异质性。这两种肿瘤大多采用钆造影剂进行增强检查，但存在变异性，一些研究发现 30%~50% 的 AA 无增强表现，而 GBM 患者仅 5% 无增强表现[17]。GBM 由于中心坏死多表现为环形强化；也有的沿着胼胝体、前联合、后联合等白质传导束扩散，像这些跨过中线，呈"蝴蝶样"表现在胶质母细胞瘤中更常见。

然而，恶性胶质瘤在增强 MRI 中的表现并不能完全代表肿瘤的范围，肿瘤常是高度浸润的。在显微镜下经组织病理学分析可清晰观察发现肿瘤细胞浸润进正常的脑组织中，且 MRI 显示未涉及其位置或无明显增强。鉴于此现象，手术医师往往尝试着最大程度安全地切除到 T2/流体衰减反转恢复（FLAIR）像提示的无增强肿瘤区域。目前放射肿瘤学家认为，影像学明确的肿瘤边界 2cm 远处均需要注意。这些治疗策略均被尸检证实，弥散浸润的细胞被发现存在于增强灶

缺陷

- 虽然是"恶性"肿瘤,但30%~50%的间变性星形细胞瘤和5%的胶质母细胞瘤,在CT或MRI影像上不表现出增强,从而被误诊为低级别胶质瘤。

提示

- 放射坏死和治疗效应(即假性进展)可以被误诊为疾病复发。代谢成像检查,如MRS和PET,能够帮助鉴别假性进展和真性进展。

外,通常远到对侧半球[18]。

更新的影像学方法正在被大量应用于神经外科手术的制订和肿瘤切除,也被用来监测患者对治疗的反应。当切除位于或靠近功能区的肿瘤时,外科医生利用功能磁共振成像(fMRI)和弥散张量成像(DTI)在功能区描绘出可以安全切除的范围,例如语言和运动皮质及相关的传导束区域,如果被不恰当切除,可致严重的神经缺损[19]。术中MRI(iMRI)引导肿瘤切除中的应用显著提高[20]。

磁共振波谱分析(MRS)通过检测相关代谢产物浓度有助于区分坏死和良性病变。恶性胶质瘤的典型表现为胆碱(Cho)的相对升高和N-乙酰天冬氨酸(NAA)的降低,前者主要与细胞膜的合成相关,后者体现神经元的健康程度。其他代谢产物,如脂质和乳酸可用于区分脓肿、放射性坏死、肿瘤实体的假性进展等[21]。正电子发射断层扫描(PET)通过使用多种示踪剂(FDG、FLT、DOPA)同样可用于肿瘤的诊断,并可揭示肿瘤恶性倾向、引导手术切除、立体定向活检、靶向放射治疗以及监测患者对治疗的反应[22]。

■ 自然病程与生存率

在过去10年以前,相较于髓母细胞瘤、脑膜瘤等脑部其他肿瘤的治疗,恶性胶质瘤治疗进展几乎停滞。最近,来自2012年流行病监督和最终结果(SEER)的人群分析数据,显示了恶性胶质瘤患者令人鼓舞的发展趋势。2000至2008年,患者总生存期相较于上个10年有了显著意义的改善[1]。这表明在诊断、手术治疗、放

疗和化疗领域的新发展有益于患者的治疗。

重要参考

- 随着近10年恶性胶质瘤总体生存率的提高,远期复发率和多病灶胶质瘤发生率出现了提高。最大程度的手术切除、放疗和化疗在恶性胶质瘤的局部控制中,取得了良好的效果。但是远期和多病灶的中枢神经复发仍需要新的系统治疗方法。多病灶胶质瘤发生率在首发病例中为1.5%,在复发病例中为7.5%。

■ 预后因素

一些预后因素,包括年龄、KPS、手术切除程度、术后放疗、切除病理组织坏死程度,以及术前和术后MRI显示增强程度,均被观察到对恶性胶质瘤的预后结局有影响[23-25]。年龄小于40岁的患者存活时间长于年龄大于40岁患者,而与患者对化疗、手术治疗等耐受能力的改善无关[24]。然而,这可能是由于年龄小于40岁的患者更有可能具有较长生存期的神经元前型GBM[26]。KPS也是较强的临床治疗预后的预测因子,其截止值为70可将患者分为具有不同生存期的各组[27]。

缺陷

- 患者年龄一直被认为是恶性胶质瘤的负性预后因子。然而最近研究表明,基因表达能够很好地预测患者的生存情况,而年龄这个预后因子只是基因表达亚组的替代物。因此,如果可控制胶质母细胞瘤的基因表达亚组,那么年龄就会失去预后的意义。

年龄、表现评分和手术切除程度

从20世纪90年代初期开始应用以来,放射治疗肿瘤组(RTOG)的递归分隔分析(RPA)分类系统就被证实是有用的,并在多个临床试验中进行了验证[28-31]。用它作为病例对照研究对3期临床试验之前的1期、2期临床试验表现进行比较。它还将相对同质的患者分成几个可从某种特殊实验方法中最大获益的亚组,

使其他患者不必进行不必要的治疗。胶质母细胞瘤 RPA 分级最新简化的结果如表 25.1 所示[28]。AO 的中位生存期为 3.9 年,5 年和 10 年生存率分别为 41% 和 20%。RPA 分析发现根据 RPA 风险分级由最低到最高,AA 的中位生存期分别为 13 年、9 年、5.5 年和 2.25 年。

组织学

组织学上,AA 和 GBM 均有细胞核的多形性、细胞有丝分裂旺盛和内皮突出等表现(表 25.1)。大体上,胶质母细胞瘤典型表现为坏死和出血。胶质母细胞瘤和 AA 鉴别点主要是胶质母细胞瘤有血管内皮细胞过度增生形成的"血管球"和伪栅栏样坏死。先前描述的多形性细胞瘤,可用来表明肿瘤细胞形态的极端多形现象,范围变化从小而紧密排列到巨大和怪异形状,最近 WHO 系统中已不再使用[6]。

少突神经胶质瘤微观的特征性表现为圆形细胞

核、细胞膜清晰和染色质不明显。甲醛固定可出现核周围透明晕,呈"煎鸡蛋"样,以及一组精细、六角形的毛细血管阵列,通常描述为"铁丝网"样。III 级或间变性少突神经胶质瘤与 II 级少突神经胶质瘤的鉴别主要为存在细胞过多和生长生殖旺盛区域。少突星形细胞瘤表现为同时存在星形细胞和少突胶质细胞成分(图 25.2)。

分子标志

尽管早在 20 世纪 20 年代的 Cushing 和 Bailey 时期,细胞形态已用于大脑肿瘤的分类,并成为目前

表 25.1 扩充的 RTOG GBM 数据库的 RPA 简化模型

胶质母细胞瘤 RPA 分类	定义变量	中位生存期(月)	总生存率(1 年,3 年,5 年)
RPA III 级	<50 岁和 KPS≥90	17.1	70%, 20%, 14%
RPA IV 级	<50 岁和 KPS<90	11.2	46%, 7%, 4%
	≥50 岁,KPS≥70,切除后可工作		
RPA V 级 + VI 级	≥50 岁,KPS≥ 70,切除后不能工作	7.5	28%, 1%, 0%
	≥50 岁,KPS≥ 70,仅活检		
	≥50 岁,KPS< 70		

缩写:GBM,多形性胶质母细胞瘤;KPS,卡氏评分量表;RPA,递归分隔分析;RTOG,放射治疗肿瘤组。

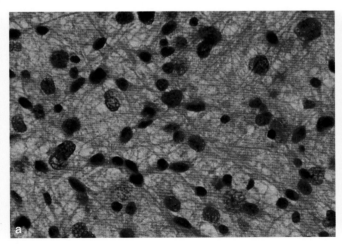 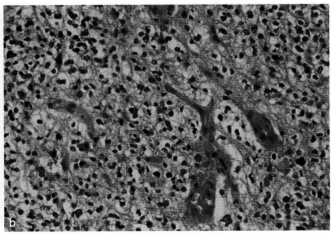

图 25.2 星形胶质细胞瘤和少突神经胶质瘤。(a)典型的星形胶质细胞瘤,纤维背景可见异形星形胶质细胞。(b)毛细血管组成的"铁丝网"样结构上,少突神经胶质瘤的细胞核周围呈现典型"煎鸡蛋"样改变。

提示

- 分子标记物使我们对恶性胶质瘤的生物学和临床经过有了新的认识。存在 MGMT 甲基化、IDH 突变和 1p19q 缺失的患者，比没有这些基因改变的患者预后更好。

WHO 方案的诊断标准，但在个体组织水平存在较大的生物学表现和临床进程差异。这些固有的表现说明更高级和复杂的分子水平相较于传统的组织学水平观察可更好地描述这些肿瘤。在这些肿瘤中发现相关的分子学异常使我们重新了解肿瘤的发生、发展和诊断，以及进行更有效的治疗。目前，在神经肿瘤学中研究最活跃的个体分子标志物是少突神经胶质瘤中 1p/19q 的共缺失，胶质母细胞瘤中 EGFR 和相关信号通路基因的突变，胶质瘤中 *MGMT* 基因启动子高度甲基化，以及低级别及高级别弥漫性胶质瘤中 *IDH1/2* 基因的突变[32]。

1p/19q 染色体共缺失

1p/19q 共缺失主要见于具有少突胶质细胞组分的肿瘤中，主要与患者较好的预后和化疗治疗反应改善相关。这项共缺失主要由于着丝粒不平衡易位 t(1；19)(q10；p10)所致，并可通过荧光原位杂交(FISH)或聚合酶链式反应(PCR)进行缺失检测。在 80%~90% 的少突神经胶质瘤患者中、60% 的间变性少突神经胶质瘤患者中和 30%~50% 的少突星形细胞患者中均可检测出 1p/19q 共缺失[32]。染色体的这项易位被认为与组织学表现为细胞核圆、均匀伴有核周晕和"铁丝网样"血管模式高度相关。早期研究发现，存在该标志患者，对丙卡巴肼、环己亚硝脲(CCNU；洛莫司汀)和长春新碱(PCV)等化疗治疗方案的反应较好，在间变性少突神经胶质瘤患者中具有较长的生存期，且对烷化剂类化疗药物替莫唑胺(TMZ)的化疗和放疗反应好[33]。然而，其他回顾性研究发现，无论治疗是否有效，该指标可用于预后评价而不是预测[34]。最近的研究指出，这些染色体中存在的 *CIC* 基因和 *FUBP1* 基因在少突神经胶质瘤的病理中具有重要作用[35]。

甲基鸟嘌呤甲基转移酶(MGMT)O⁶ 的甲基化

高达 50% 的胶质母细胞瘤表现出 MGMT 蛋白的减少，从而使之对 TMZ 化疗的敏感性增强。TMZ 目前已成为治疗恶性胶质瘤的标准药物，主要作用于鸟嘌呤核苷酸中 O^6 部位的甲基化，最终可致细胞的死亡。DNA 修复酶 MGMT 不可逆地将甲基化基团从已修饰的鸟嘌呤 O^6 部位转移至 MGMT 蛋白的半胱氨酸残基，从而破坏了化疗的细胞毒作用[36]。然而，该酶的活性在化学计量上较为局限，且反应后因其自身的烷基化使得其活性难以再生。主要机制是通过 *MGMT* 基因启动子的甲基化下调胶质母细胞瘤中 MGMT 的表达[37]。一些研究提出胶质母细胞瘤中存在的这种相关性可见于小儿、高龄患者及低级别胶质瘤患者中[37-39]。在一项 106 例 TMZ 治疗患者的重要研究中，MGMT 甲基化肿瘤中 46% 的患者存活时间大于 2 年，而非甲基化患者仅 22%[40]。然而其他研究发现，MGMT 甲基化的预后效益不能够特异性地预测烷化剂治疗药物反应，MGMT 甲基化患者经单独放疗后生存期有所改善[41]。

表皮生长因子受体扩增

胶质瘤携带有大量生长因子信号通路的基因突变。*EGFR* 是原发性胶质母细胞瘤(40%~60%)中扩增最频繁和过表达的基因之一。这条通路活动增高提示肿瘤具有较高的侵袭性和恶性程度，尤其见于年轻患者中。*EGFR*、*EGFR* VIII 持续性活化的突变可见于 20%~30% 的原发性胶质母细胞瘤，且其中 50%~60% 患者存在 *EGFR* 扩增，并可能与患者放化疗治疗反应较差相关[42]。

鉴于胶质母细胞瘤中普遍存在 *EGFR* 过表达和突变，大量 EGFR 靶向治疗药物已被用于治疗胶质母细胞瘤的试验中。然而，EGFR 抑制剂的临床疗效并不理想，可能是因为下游信号因子，如 Akt、磷酸酶、张力蛋白同源物(PTEN)和磷脂酰肌醇 3-激酶(PI3K)的变化所致[43]。

异柠檬酸脱氢酶(IDH)突变

恶性胶质瘤中 *IDH1* 和 *IDH2* 的突变形式与患者

预后生存率的明显改善相关。基因组测序筛选发现在 WHO Ⅱ 级和 Ⅲ 级弥漫性胶质瘤及继发性胶质母细胞瘤(WHO Ⅳ 级)中,*IDH1* 基因突变高达 60%~90%[44]。*IDH2* 基因突变被发现存在于 5% 的低级别胶质瘤中。尽管胶质母细胞瘤存在 *IDH1/2* 基因突变的类型仅占全部 GBM 的 12%,但它们相较于非突变类型,显著改善了患者生存期。存在 *IDH* 突变的 GBM 中位总体生存期高达 31 个月,而非突变 GBM 仅为 15 个月,在 AA 中,*IDH* 突变的中位生存期可长达 65 个月,而非突变仅为 20 个月。

导致上述生存期差异的生物学原因还有待阐明。机制研究指出,这些突变可导致表观遗传学基因的改变,与侵袭、血管形成和肿瘤生存期相关。*IDH* 基因突变也可促进酶获得反应功能,催化烟酰胺腺嘌呤二核苷酸磷酸(NADPH)依赖性 α-酮戊二酸对 2-羟戊二酸的还原(2-HG),这种反应可改变氧化应激反应[45]。

有趣的是,*IDH1* 基因突变主要出现于继发性胶质母细胞瘤,原发性 GBM 中较少,而毛细胞星形细胞瘤(WHO Ⅰ 级)中完全缺失[46]。*IDH* 突变常见于少突神经胶质瘤中,并与 1p/19q 缺失共同出现,提示它们可能具有相同的细胞源性。*IDH1* 和 *IDH2* 突变并不存在于组织学上与胶质瘤相似的非肿瘤环境(如,胶质细胞增生、放射变化、病毒感染、梗死和脱髓鞘病变等)下,有助于提高未达最佳标准的脑活检诊断准确率[45]。此外,*IDH1* 突变胶质瘤经 MRS 检测可发现 2-羟戊二酸,通过检测上述肿瘤的遗传标志物,可能有助于进行基于影像学的非侵入性活检[47]。

■ 恶性胶质瘤的治疗

手术

新诊断的恶性胶质瘤的手术治疗

尽管手术是治疗的主要措施,但手术治疗并不能根治恶性胶质瘤。早在 20 世纪 20 年代,Walter Dandy 就尝试着完全切除 GBM 患者的下脑半球,但所有患者最终均因疾病死亡。尽管广泛切除不能治愈恶性胶质瘤,但确实改善了许多患者的生活质量,提高了特定患者的生存时间。广泛切除后,患者生存期、神经状态得到了快速和持续的改善。若不进行治疗,95% 的 GBM 患者会在 3 个月内死亡。胶质母细胞瘤手术治疗的目的是最大程度安全地切除肿瘤,并保留或恢复神经功能。手术切除恶性肿瘤的依据如下。

恶性胶质瘤手术切除需要考虑的实际问题

- 手术依据
  - 获取组织诊断
  - 改善症状
  - 推迟新症状的发生
  - 提高生存期
  - 为辅助治疗提供时间
  - 减少类固醇剂量

最近的 SEER 数据发现,接受手术切除患者的存活率较未切除患者提高,但并未评估手术切除程度(EOR)[1]。一项最近的研究对 500 例患者手术切除程度进行了评估,发现手术切除程度达到 78% 具有改善患者生存期的统计学意义。手术切除程度达到 100%、90%、80% 和 78% 的患者,其总体生存期分别为 16 个月、13.8 个月、12.8 个月和 12.5 个月[48]。这些发现佐证了一项早期关于 1000 多例患者的回顾性队列分析,认为加大手术切除程度可改善患者生存期[49]。

最大程度手术切除的标准取决于一系列复杂的条件,包括患者个体具体情况、年龄、KPS 评分、肿瘤与脑部功能区的邻近程度、切除可行性(包括卫星病灶数量及部位)以及患者健康情况。

胶质母细胞瘤部分切除具有较高的术后出血且发展为被称为"脑胶质瘤综合征"的严重脑水肿及脑疝的风险。在这个意义上,由于肿瘤体积的减少,广泛切除具有较好的预后表现,从而为术后脑肿胀提供空间。次全切除的意义目前并不清楚。当完全切除可行时应考虑手术治疗。老年(通常>80 岁)、KPS 评分<70、肿瘤呈多病灶并侵及大脑左右半球(如,蝴蝶样胶质瘤)或主要优势半球等并不适合手术切除的患者,建议进行影像学引导下的有框架或无框架穿刺活检[50]。

使用精湛的外科手术技巧，采用最新的术中神经导航影像和脑成像技术，并尝试应用皮质类固醇降低术前和术后脑水肿严重程度，可以使恶性胶质瘤手术治疗中神经症状的发生率小于 10%，死亡率小于 5%[51]。最新的研究进展，如术中皮质或皮质下刺激定位、术中 MRI 引导下肿瘤切除等，为恶性胶质瘤的手术切除提供了先进的新型医疗设备。

神经外科技术的改进可确保手术的安全性，获得更好的治疗结果。现代治疗中最重要的一项基础技术便是术中皮层电刺激（ECS）测绘，通过术中唤醒麻醉技术，ECS 可用于明确重要的运动和语言功能区域[19]。鉴于皮质语言区域存在的个体位置差异，患者清醒条件下语言功能定位可将肿瘤切除所致语言功能的缺失程度降到最低。经验治疗认为，皮质、皮质下语言区测绘是优化手术切除安全有效的辅助技术，可以保留重要的语言区域，即使是在阴性测绘结果的情况下。

可在胶质瘤手术治疗中应用的其他技术包括神经导航和术中 MRI（iMRI）。一项基于 12 项术中 MRI 研究的系统性回顾性分析认为术中 MRI 引导下手术切除较传统神经导航手术治疗具有更好的效果，其对胶质母细胞瘤的手术切除程度更高[20]。然而，术中 MRI 对于改善恶性胶质瘤患者生活质量和总生存期的真正临床价值并未得到证实。

争议

- 尚没有前瞻性随机临床试验明确证实，恶性胶质瘤全切比次全切除或活检更具优势。然而，日益增多的回顾性数据支持在安全的前提下，最大限度地对肿瘤进行切除。

缺陷

- 由于有抽样误差，25% 的恶性胶质瘤立体定向活检手术会出现级别的误诊。

提示

- 因为神经外科医生对手术切除程度的印象一般并不准确，所以术后 24~48 小时内需要进行增强 MRI 检查，以明确肿瘤切除范围。

争议

- 尚没有明确的结论表明，术中 MRI 的使用能够提高恶性胶质瘤患者手术后的总体生存率。对术中 MRI 真正的临床价值和成本/收益仍存在争议。

复发性恶性胶质瘤的手术治疗

针对复发性恶性胶质瘤，重复手术切除有许多原因。第一，较大肿瘤切除可缓解占位效应，改善患者症状和生活质量，并可减少类固醇类激素的使用剂量[52]。第二，再次手术可将恶性胶质瘤患者的总生存期延长 2~5 个月[53]。最后，减轻疾病的负担，从理论上说有助于改善其他辅助治疗的效果。

一项最近设计的量表可以识别哪些患者可从再次手术治疗中受益[54]。量表评定值包括：KPS 评分是否达到 80 分或更低，肿瘤体积是否达到 50cm³ 或更高，或是否涉及脑部具体的功能区。术后存活患者可根据总体评分进行分层，分数范围为 0~3 分。优（0 分）、一般（1~2 分）、差（3 分）三组患者术后生存时间分别为 10.8 个月、4.5 个月和 1.0 个月。

重要参考

- 单独进行二次手术，对胶质母细胞瘤患者来说益处有限。它只是复发恶性胶质瘤综合治疗计划的一个组成部分，仍需进一步进行术后辅助治疗或参加临床试验。

放疗

新诊断的恶性胶质瘤

恶性胶质瘤的标准放疗（RT）采用三维适形外放射治疗，总放射剂量 60Gy，分为 30 次进行，每次放疗 200cGy，每周 5 次[55]。替代性分割技术目前正在试用中，例如过高或过低分割放疗，给予更高的累积剂量或更短的治疗时间，为患者制订可耐受的个性化放疗措施。放疗区域为肿瘤所在处及其边缘外，通常为 T2/FLAIR 像显示的高密度区域，其被认为是无增强现象的肿瘤浸润区域。这个边界在脑部功能区可能较为局限。

无论患者是否接受手术切除以及切除程度大小如何，放疗均可增加恶性胶质瘤患者的生存期[1]。年龄、KPS 评分校正后的单因素分析或多因素分析均表明 RT 的即刻反应与患者生存期密切相关。其他放疗方式的研究包括立体定向放射外科治疗、分次定向放疗、近距离放疗和调强适形放疗 (IMRT) 等，无一项过度使用常规外放疗作为恶性胶质瘤治疗的标准[56,57]。放疗被推荐应用于除了婴儿、小儿和功能状态极差的老年人以外的几乎所有胶质瘤患者的治疗中。

放疗并发症可立即出现，也可过段时间后出现。急性副作用可在治疗期间出现，包括脑水肿增加所致局部神经功能缺损，并需要类固醇激素治疗；其他急性副作用包括恶心、呕吐、吞咽困难和暂时性脱髓鞘所致的脑或小脑功能障碍。从长期上看，放射性坏死是其最主要的并发症。10%~15% 脑肿瘤患者在接受放疗后可出现放射性坏死，放射性坏死与肿瘤复发症状相似，如表现出占位效应、脑水肿、MRI 表现出肿瘤的对比增强效应，被称为"假性进展"[58]。新的影像学技术，例如 MRS、MRI 弥散灌注成像已逐渐应用于二者的鉴别[59]。放射性坏死疑似患者的处理措施包括组织活检诊断、切除坏死组织、使用高剂量类固醇激素或上述治疗联合使用[58]。尽管高压氧治疗还存在争议，但其常常被当做辅助治疗措施。最近，贝伐单抗的出现成为严重放射性坏死最有希望的治疗措施[60]。

立体定向放射外科治疗 (SRS) 将多源的多束电离辐射汇聚并精确聚焦于颅内靶点，给予高剂量放射，而相邻的健康组织所受放射水平明显低于传统放疗治疗。采用直线加速器或伽马刀进行的放射手术可用于新诊断胶质母细胞瘤的治疗。然而，其临床应用效果证据还不足[61]。由于胶质瘤弥散侵袭性的特点，上述非常精准的治疗技术疗效较为局限。放射手术主要局限于治疗直径小于 3cm 的病变，并具有放射性坏死风险，其发生率为 15%[57]。一项由 RTOG 开展的前瞻性随机试验未能比较放射手术治疗和传统放疗措施在患者生存期和生活质量改善程度方面的差异[61]。后续关于原发性脑肿瘤放射手术治疗的调查研究正在进行，但目前关于恶性胶质瘤首选治疗的指南并不推荐

SRS[62]。

近距离放射治疗可通过立体定向植入碘-125 粒子或使用球囊导管系统进行腔内传递 (例如，GliaSite®，IsoRay Medical, Inc., Richland, WA)，从而使局部高剂量放射可行并应用于恶性胶质瘤的治疗中[63]。然而，两项关于碘-125 粒子植入近距离放射治疗的前瞻性试验中，发现患者经治疗后生存期无明显改善，并具有更多的并发症[64]。

> **争议**
> - 立体定向放射治疗和近距离放射治疗对于恶性胶质瘤患者的治疗并没有表现出益处。目前，并不推荐其成为新诊断恶性胶质瘤的标准治疗方式。

复发恶性胶质瘤

对于复发恶性胶质瘤，结合立体定向放射治疗 (SRT) 进行深入放疗的作用较为局限，因为恶性胶质瘤患者在他们初次治疗时已接受了全过程的外照射治疗。来自超过 300 例患者的联合数据证实，仅接受姑息性再放疗，而不联合化疗时，6 个月无进展生存期 (PFS) 为 28%~39%，1 年存活率为 18%~48%，同时临床症状改善、类固醇依赖性降低、中毒发生率低[65]。这与靶向系统性地治疗复发性多形性胶质母细胞瘤的评价结果相近。如上所述，放射手术局限于小型肿瘤 (直径<3cm)，且不适合新发恶性胶质瘤的治疗。然而，SRS 在复发性且难以进行手术治疗的患者中具有治疗潜力。

化疗

在 TMZ 治疗出现之前的时代，恶性胶质瘤的化疗是否有效存在较大的争论。过去主要选择的治疗药物包括亚硝基脲、卡莫司汀 [亚硝脲氮芥 (BCNU)] 或洛莫司汀 (CCNU) 等，因为它们可有效穿透血脑屏障 (BBB)。这些药物配合 DNA 烷化剂、丙卡巴肼、微管解聚剂、长春新碱，构成治疗恶性胶质瘤的 PCV 化疗方案。尚没有单一研究证实这些药物在胶质母细胞瘤的治疗中具有效果，但一项针对 12 项随机对照试验、超过 3000 例

患者的荟萃分析记录了化疗患者 1 年生存率从 40%略微升高至 46%[66]。然而，这些药物的回顾性研究发现，低级别病变，如 AA 和少突神经胶质瘤患者，经 PCV 治疗后，长期观察结果证实其生存期得到显著改善，尤其是存在 1p/19q 共缺失的患者，提示这种染色体共缺失可能使患者对化疗的敏感性增强[67,68]。

替莫唑胺

替莫唑胺是一种非典型的烷化剂类化疗药物，在 2005 年经美国食品与药物管理局（FDA）批准应用于新诊断胶质母细胞瘤的治疗中[69]。一项标志性 3 期临床试验结果在 2005 年发表，使得 TMZ 的应用得到批准并成为目前治疗的标准[55]。在这项研究中，患者被随机分为切除术后仅放疗或切除术后放疗联合 TMZ 化疗两组。证实放疗联合 TMZ 化疗组平均生存期和 2 年生存率的改善均有统计学意义，分别从 12.1 个月升至 14.6 个月，以及从 10.4%升至 26.5%。在这项研究接下来的 5 年随访分析中，接受 TMZ 治疗的各组均证实了 TMZ 的临床预后效益[70]。放疗联合 TMZ 治疗组 5 年总生存率为 9.8%，而仅接受放疗组为 1.9%。TMZ 联合治疗的标准剂量是 75mg/（m²·d），放疗期间每日给药，随后每 28 天服用 5 天，剂量为 150~200mg/（m²·d），连续治疗 6 个疗程[55]。化疗最常见的毒性反应——骨髓抑制在替莫唑胺中的耐受性较好，Ⅲ级或Ⅳ级接受 TMZ 治疗的患者出现率约为 15%。如上所述，MGMT 甲基化可能对 TMZ 治疗的效果产生进一步影响。

> **提示**
> • TMZ 常见不良反应为恶心和呕吐，建议患者在 TMZ 给药前大约 30 分钟，服用昂丹司琼。

卡莫司汀植入膜剂

植入可生物降解的卡莫司汀（BCNU）片（Gliadel®，Arbor Pharmaceuticals，Atlanta，GA）是 FDA 批准可用于新发或复发恶性胶质瘤的治疗措施。这些药片在手术切除期间植入切除物腔内，药物在接下来的数周内可弥散入周围肿瘤浸润区和脑组织，并达到全身用药

浓度的 100 倍。其在恶性胶质瘤中的使用经复发 GBM 多中心、安慰剂对照试验证实可改善患者生存期[71]。在一项包括 240 例患者的 3 期临床试验中，恶性胶质瘤患者手术期间接受卡莫司汀片植入治疗后，其总生存期从 11.6 个月升至 13.9 个月，显著改善[72]。然而，亚组分析并未证实胶质母细胞瘤患者具有治疗意义。

尽管卡莫司汀片植入治疗被大量临床试验和 FDA 证实安全有效，但其作为临床一线治疗药物的应用并不普遍[73]。正如 3 期临床试验所见，治疗存在一系列的副作用，以至于部分临床医师认为超过了其治疗意义，如伤口破裂增加，脑水肿需要类固醇接受时间延长，以及癫痫发作频率增加。

贝伐单抗

贝伐单抗是抑制血管内皮细胞生长因子 A（VEGF-A）的单克隆抗体，VEGF-A 是血管发生过程中重要的生长因子。2009 年，基于 2 期临床试验证实其可延缓肿瘤生长和显著改善影像学表现，贝伐单抗（Avastin®，Genentech，South San Francisco，CA）被 FDA 批准应用于治疗复发性胶质母细胞瘤[74]。针对 15 项研究中 548 例患者的荟萃分析回顾了复发性胶质母细胞瘤患者应用贝伐单抗治疗的效果，中位生存期为 9.3 个月，6 个月无进展生存率为 45%，6 个月存活率为 76%[75]。尽管需要进一步的临床试验进行证实，但分析发现贝伐单抗使用剂量分别为 5mg/kg、10mg/kg 和 15mg/kg 时无明显差异。贝伐单抗经动脉内给药的 1 期临床试验无明显优势。贝伐单抗存在一系列潜在的副作用，包括颅内出血，以及深静脉血栓、肺栓塞、缺血性脑卒中等血栓事件[76]。

最近，在 2013 年美国临床肿瘤学会（ASCO）会议上，两项多中心试验报道并未证实在标准放化疗中给予贝伐单抗治疗对患者总生存期的改善。其中一项基于 TMZ 放化疗治疗 637 位患者的随机对照研究中（RTOG 0825），患者随机给予或不给予贝伐单抗治疗。贝伐单抗组患者于放疗第 4 周给药，持续 6~12 个疗程。结果表明使用贝伐单抗治疗组患者平均生存期为 15.7 个月，而未使用组为 16.1 个月，无进展生存期则稍有改善（10.7 个月对 7.3 个月），但上述差异

并无统计学意义。而另一项更大规模的 AVAglio™ 试验 (Roche, Indianapolis, IN)，涉及 921 例患者，其结果同样表明标准放疗联合 TMZ 化疗并辅以贝伐单抗治疗，患者生存期并无明显改变。尽管上述观察结果表明，贝伐单抗对新发病例的治疗并无积极意义，但其在复发性肿瘤治疗中的作用仍不清楚。

> **缺陷**
>
> - 贝伐单抗治疗后进行二次手术的患者，感染率和伤口裂开的发生率更高。在手术前 4 周和后 4 周，应当停用贝伐单抗。此外，贝伐单抗在延长恶性胶质瘤患者生存期上的作用仍存在争议。

■ 结论

数十年的研究带来了恶性胶质瘤诊断技术、最佳手术治疗技术的巨大进步和放化疗治疗方案的细化。手术可缓解占位效应，减少疾病负担，同时手术设备和技术的进步确保了新发和复发患者手术治疗的安全性。实行外放射放疗在恶性胶质瘤的初次治疗中具有重要作用，新的放疗措施，如 SRS，在复发性肿瘤治疗中表现出了潜力。早在 2005 年之前，随着 TMZ 的问世，化疗在恶性胶质瘤治疗中的积极作用就逐步得到了共识。

尽管取得了上述诸多的进步，但恶性胶质瘤的确诊对大多数患者依然意味着宣判死刑。这其中部分是由于恶性胶质瘤浸润性生长的特点，随着时间的推移逐渐扩散入周围的脑实质，给予手术切除和局部治疗仅仅是切除了较大的肿块。由于化疗药物相对难以穿透血脑屏障，中枢神经系统限制了大分子的扩散，且缺乏肿瘤的特异性，其化疗疗效作用较为局限。因此，只有通过基础实验才能发现新的治疗方向，并转化于临床的治疗中。

胶质瘤生物学的新发现已经改变了我们在分子水平对疾病发病机制的认识，并使我们具有预后评估能力。这些发现为许多新治疗方法的发展铺平了道路，并为基础研究转化用于临床治疗提供了希望。随着发现更多靶点和抑制剂在肿瘤的发生、发展中具有重要作用，生长因子信号通路途径继续成为积极探索研究的方向。通过免疫系统特异性的识别及消灭癌细胞的免疫治疗，其逐渐成为具有希望的胶质瘤辅助治疗新措施。溶瘤病毒和基因治疗通过准确的"感染"肿瘤，不伤害正常脑组织，获得了较好的效果。病毒可被程控为直接杀死肿瘤细胞或产生致死性的负荷。一些这类药物目前正处于临床试验中。此外，其他形式的基因治疗、胶质瘤"肿瘤干细胞"靶向药物、血管发生调节剂、肿瘤微环境、表观遗传修饰剂以及联合应用这些或其他药物，仍需继续探索。告知患者新的治疗措施的发展，以及相关临床治疗试验的进展，并鼓励患者积极参与，对于拓展恶性胶质瘤治疗的科学知识、为胶质瘤的治疗研究提供希望具有重要意义。

> **编者注**
>
> 恶性胶质瘤可以说是神经肿瘤学，甚至肿瘤学上的一个挑战。虽然肿瘤放射学和神经肿瘤内科学存在随机实验数据，但手术相关的数据仍不足。尽管失败较多且较难成功，学者们仍在不断地研究和探索。幸运的是，恶性胶质瘤具有适合进行肿瘤临床研究的两个特点：①比其他恶性肿瘤病程更短，因此几年内就可以得到结果，而不需要等上十几年，甚至几十年。②通常不会播散到大脑以外，没有转移性疾病的干扰，表现出了局部控制的能力。不幸的是，手术治疗的作用几乎不可能通过适当的随机对照试验得到证实，但大量的工作仍在实验室和临床进行着。神经肿瘤学团队的所有成员都应该振作起来，认识到虚无主义并不能取代希望。（Bernstein）

（蒋炀　译）

参考文献

1. Thumma SR, Fairbanks RK, Lamoreaux WT, et al. Effect of pretreatment clinical factors on overall survival in glioblastoma multiforme: a Surveillance Epidemiology and End Results (SEER) population analysis. World J Surg Oncol 2012;10:75
2. Siegel R, Naishadham D, Jemal A. Cancer statistics, 2013. CA Cancer J Clin 2013;63:11-30
3. Dolecek TA, Propp JM, Stroup NE, Kruchko C. CBTRUS statistical report: pri-

mary brain and central nervous system tumors diagnosed in the United States in 2005-2009. Neuro-oncol 2012;14(Suppl 5):v1–v49

4. Vogel H. Nervous system. New York: Cambridge University Press, 2009

5. Brem SS, Bierman PJ, Black P, et al; National Comprehensive Cancer Network. Central nervous system cancers: Clinical Practice Guidelines in Oncology. J Natl Compr Canc Netw 2005;3:644–690

6. Louis DN, Ohgaki H, Wiestler OD, et al. The 2007 WHO classification of tumours of the central nervous system. Acta Neuropathol 2007;114:97–109

7. Cancer Genome Atlas Research Network. Comprehensive genomic characterization defines human glioblastoma genes and core pathways. Nature 2008;455:1061–1068

8. Gajjar A, Packer RJ, Foreman NK, Cohen K, Haas-Kogan D, Merchant TE; COG Brain Tumor Committee. Children's Oncology Group's 2013 blueprint for research: central nervous system tumors. Pediatr Blood Cancer 2013;60:1022–1026

9. Fisher JL, Schwartzbaum JA, Wrensch M, Wiemels JL. Epidemiology of brain tumors. Neurol Clin 2007;25:867–890, vii vii.

10. Hottinger AF, Khakoo Y. Neurooncology of familial cancer syndromes. J Child Neurol 2009;24:1526–1535

11. Braganza MZ, Kitahara CM, Berrington de González A, Inskip PD, Johnson KJ, Rajaraman P. Ionizing radiation and the risk of brain and central nervous system tumors: a systematic review. Neuro-oncol 2012;14:1316–1324

12. Corle C, Makale M, Kesari S. Cell phones and glioma risk: a review of the evidence. J Neurooncol 2012;106:1–13

13. Linos E, Raine T, Alonso A, Michaud D. Atopy and risk of brain tumors: a meta-analysis. J Natl Cancer Inst 2007;99:1544–1550

14. Iacob G, Dinca EB. Current data and strategy in glioblastoma multiforme. J Med Life 2009;2:386–393

15. Osborn AG. Osborn's Brain: Imaging, Pathology, and Anatomy. Salt Lake City: Amirsys, 2013

16. Zulfiqar M, Dumrongpisutikul N, Intrapiromkul J, Yousem DM. Detection of intratumoral calcification in oligodendrogliomas by susceptibility-weighted MR imaging. AJNR Am J Neuroradiol 2012;33:858–864

17. Scott JN, Brasher PM, Sevick RJ, Rewcastle NB, Forsyth PA. How often are nonenhancing supratentorial gliomas malignant? A population study. Neurology 2002;59:947–949

18. Yamahara T, Numa Y, Oishi T, et al. Morphological and flow cytometric analysis of cell infiltration in glioblastoma: a comparison of autopsy brain and neuroimaging. Brain Tumor Pathol 2010;27:81–87

19. Garrett MC, Pouratian N, Liau LM. Use of language mapping to aid in resection of gliomas in eloquent brain regions. Neurosurg Clin N Am 2012;23:497–506

20. Kubben PL, ter Meulen KJ, Schijns OE, ter Laak-Poort MP, van Overbeeke JJ, van Santbrink H. Intraoperative MRI-guided resection of glioblastoma multiforme: a systematic review. Lancet Oncol 2011;12:1062–1070

21. Martínez-Bisbal MC, Celda B. Proton magnetic resonance spectroscopy imaging in the study of human brain cancer. Q J Nucl Med Mol Imaging 2009;53:618–630

22. Petrirena GJ, Goldman S, Delattre JY. Advances in PET imaging of brain tumors: a referring physician's perspective. Curr Opin Oncol 2011;23:617–623

23. Barnholtz-Sloan JS, Maldonado JL, Williams VL, et al. Racial/ethnic differences in survival among elderly patients with a primary glioblastoma. J Neurooncol 2007;85:171–180

24. Siker ML, Wang M, Porter K, et al. Age as an independent prognostic factor in patients with glioblastoma: a Radiation Therapy Oncology Group and American College of Surgeons National Cancer Data Base comparison. J Neurooncol 2011;104:351–356

25. Kuhnt D, Becker A, Ganslandt O, Bauer M, Buchfelder M, Nimsky C. Correlation of the extent of tumor volume resection and patient survival in surgery of glioblastoma multiforme with high-field intraoperative MRI guidance. Neuro-oncol 2011;13:1339–1348

26. Freije WA, Castro-Vargas FE, Fang Z, et al. Gene expression profiling

27. of gliomas strongly predicts survival. Cancer Res 2004;64:6503–6510

27. Adamson C, Kanu OO, Mehta AI, et al. Glioblastoma multiforme: a review of where we have been and where we are going. Expert Opin Investig Drugs 2009;18:1061–1083

28. Li J, Wang M, Won M, et al. Validation and simplification of the Radiation Therapy Oncology Group recursive partitioning analysis classification for glioblastoma. Int J Radiat Oncol Biol Phys 2011;81:623–630

29. Paravati AJ, Heron DE, Landsittel D, et al. Radiotherapy and temozolomide for newly diagnosed glioblastoma and anaplastic astrocytoma: validation of Radiation Therapy Oncology Group-Recursive Partitioning Analysis in the IMRT and temozolomide era. J Neurooncol 2011;104:339–349

30. Scott JG, Bauchet L, Fraum TJ, et al. Recursive partitioning analysis of prognostic factors for glioblastoma patients aged 70 years or older. Cancer 2012;118:5595–5600

31. Park CK, Lee SH, Han JH, et al. Recursive partitioning analysis of prognostic factors in WHO grade III glioma patients treated with radiotherapy or radiotherapy plus chemotherapy. BMC Cancer 2009;9:450

32. Jansen M, Yip S, Louis DN. Molecular pathology in adult gliomas: diagnostic, prognostic, and predictive markers. Lancet Neurol 2010;9:717–726

33. Erdem-Eraslan L, Gravendeel LA, de Rooi J, et al. Intrinsic molecular subtypes of glioma are prognostic and predict benefit from adjuvant procarbazine, lomustine, and vincristine chemotherapy in combination with other prognostic factors in anaplastic oligodendroglial brain tumors: a report from EORTC study 26951. J Clin Oncol 2013;31:328–336

34. Brandes AA, Tosoni A, Cavallo G, et al; GICNO. Correlations between O6-methylguanine DNA methyltransferase promoter methylation status, 1p and 19q deletions, and response to temozolomide in anaplastic and recurrent oligodendroglioma: a prospective GICNO study. J Clin Oncol 2006;24:4746–4753

35. Bettegowda C, Agrawal N, Jiao Y, et al. Mutations in CIC and FUBP1 contribute to human oligodendroglioma. Science 2011;333:1453–1455

36. Esteller M, Garcia-Foncillas J, Andion E, et al. Inactivation of the DNA-repair gene MGMT and the clinical response of gliomas to alkylating agents. N Engl J Med 2000;343:1350–1354

37. Gerstner ER, Yip S, Wang DL, Louis DN, Iafrate AJ, Batchelor TT. Mgmt methylation is a prognostic biomarker in elderly patients with newly diagnosed glioblastoma. Neurology 2009;73:1509–1510

38. Everhard S, Kaloshi G, Crinière E, et al. MGMT methylation: a marker of response to temozolomide in low-grade gliomas. Ann Neurol 2006;60:740–743

39. Pollack IF, Hamilton RL, Sobol RW, et al. O6-methylguanine-DNA methyltransferase expression strongly correlates with outcome in childhood malignant gliomas: results from the CCG-945 Cohort. J Clin Oncol 2006;24:3431–3437

40. Hegi ME, Diserens AC, Gorlia T, et al. MGMT gene silencing and benefit from temozolomide in glioblastoma. N Engl J Med 2005;352:997–1003

41. Rivera AL, Pelloski CE, Gilbert MR, et al. MGMT promoter methylation is predictive of response to radiotherapy and prognostic in the absence of adjuvant alkylating chemotherapy for glioblastoma. Neuro-oncol 2010;12:116–121

42. Del Vecchio CA, Li G, Wong AJ. Targeting EGF receptor variant III: tumor-specific peptide vaccination for malignant gliomas. Expert Rev Vaccines 2012;11:133–144

43. Taylor TE, Furnari FB, Cavenee WK. Targeting EGFR for treatment of glioblastoma: molecular basis to overcome resistance. Curr Cancer Drug Targets 2012;12:197–209

44. Parsons DW, Jones S, Zhang X, et al. An integrated genomic analysis of human glioblastoma multiforme. Science 2008;321:1807–1812

45. Schaap FG, French PJ, Bovée JV. Mutations in the isocitrate dehydrogenase genes IDH1 and IDH2 in tumors. Adv Anat Pathol 2013;20:32–38

46. Korshunov A, Meyer J, Capper D, et al. Combined molecular analysis of BRAF and IDH1 distinguishes pilocytic astrocytoma from diffuse astrocytoma. Acta Neuropathol 2009;118:401–405

47. Pope WB, Prins RM, Albert Thomas M, et al. Non-invasive detection of

2-hydroxyglutarate and other metabolites in IDH1 mutant glioma patients using magnetic resonance spectroscopy. J Neurooncol 2012;107: 197–205

48. Sanai N, Polley MY, McDermott MW, Parsa AT, Berger MS. An extent of resection threshold for newly diagnosed glioblastomas. J Neurosurg 2011;115:3–8

49. McGirt MJ, Chaichana KL, Gathinji M, et al. Independent association of extent of resection with survival in patients with malignant brain astrocytoma. J Neurosurg 2009;110:156–162

50. Kongkham PN, Knifed E, Tamber MS, Bernstein M. Complications in 622 cases of frame-based stereotactic biopsy, a decreasing procedure. Can J Neurol Sci 2008;35:79–84

51. Wong JM, Panchmatia JR, Ziewacz JE, et al. Patterns in neurosurgical adverse events: intracranial neoplasm surgery. Neurosurg Focus 2012; 33:E16

52. Barbagallo GM, Jenkinson MD, Brodbelt AR. 'Recurrent' glioblastoma multiforme, when should we reoperate? Br J Neurosurg 2008;22:452–455

53. Bloch O, Han SJ, Cha S, et al. Impact of extent of resection for recurrent glioblastoma on overall survival: clinical article. J Neurosurg 2012;117: 1032–1038

54. Park JK, Hodges T, Arko L, et al. Scale to predict survival after surgery for recurrent glioblastoma multiforme. J Clin Oncol 2010;28:3838–3843

55. Stupp R, Mason WP, van den Bent MJ, et al; European Organisation for Research and Treatment of Cancer Brain Tumor and Radiotherapy Groups; National Cancer Institute of Canada Clinical Trials Group. Radiotherapy plus concomitant and adjuvant temozolomide for glioblastoma. N Engl J Med 2005;352:987–996

56. Amelio D, Lorentini S, Schwarz M, Amichetti M. Intensity-modulated radiation therapy in newly diagnosed glioblastoma: a systematic review on clinical and technical issues. Radiother Oncol 2010;97:361–369

57. Koga T, Saito N. Efficacy and limitations of stereotactic radiosurgery in the treatment of glioblastoma. Neurol Med Chir (Tokyo) 2012;52: 548–552

58. Siu A, Wind JJ, Iorgulescu JB, Chan TA, Yamada Y, Sherman JH. Radiation necrosis following treatment of high grade glioma—a review of the literature and current understanding. Acta Neurochir (Wien) 2012; 154:191–201, discussion 201

59. Alexiou GA, Tsiouris S, Voulgaris S, Kyritsis AP, Fotopoulos AD. Glioblastoma multiforme imaging: the role of nuclear medicine. Curr Radiopharm 2012;5:308–313

60. Sadraei NH, Dahiya S, Chao ST, et al. Treatment of Cerebral Radiation Necrosis With Bevacizumab: The Cleveland Clinic Experience. Am J Clin Oncol 2013;Jun:24

61. Souhami L, Seiferheld W, Brachman D, et al. Randomized comparison of stereotactic radiosurgery followed by conventional radiotherapy with carmustine to conventional radiotherapy with carmustine for patients with glioblastoma multiforme: report of Radiation Therapy Oncology Group 93-05 protocol. Int J Radiat Oncol Biol Phys 2004;60:

853–860

62. Buatti J, Ryken TC, Smith MC, et al. Radiation therapy of pathologically confirmed newly diagnosed glioblastoma in adults. J Neurooncol 2008; 89:313–337

63. Liu BL, Cheng JX, Zhang X, Zhang W. Controversies concerning the application of brachytherapy in central nervous system tumors. J Cancer Res Clin Oncol 2010;136:173–185

64. Laperriere NJ, Leung PMK, McKenzie S, et al. Randomized study of brachytherapy in the initial management of patients with malignant astrocytoma. Int J Radiat Oncol Biol Phys 1998;41:1005–1011

65. Nieder C, Astner ST, Mehta MP, Grosu AL, Molls M. Improvement, clinical course, and quality of life after palliative radiotherapy for recurrent glioblastoma. Am J Clin Oncol 2008;31:300–305

66. Stewart LA. Chemotherapy in adult high-grade glioma: a systematic review and meta-analysis of individual patient data from 12 randomised trials. Lancet 2002;359:1011–1018

67. Cairncross G, Wang M, Shaw E, et al. Phase III trial of chemoradiotherapy for anaplastic oligodendroglioma: long-term results of RTOG 9402. J Clin Oncol 2013;31:337–343

68. van den Bent MJ, Brandes AA, Taphoorn MJ, et al. Adjuvant procarbazine, lomustine, and vincristine chemotherapy in newly diagnosed anaplastic oligodendroglioma: long-term follow-up of EORTC brain tumor group study 26951. J Clin Oncol 2013;31:344–350

69. Cohen MH, Johnson JR, Pazdur R. Food and Drug Administration Drug approval summary: temozolomide plus radiation therapy for the treatment of newly diagnosed glioblastoma multiforme. Clin Cancer Res 2005;11(19 Pt 1):6767–6771

70. Stupp R, Hegi ME, Mason WP, et al; European Organisation for Research and Treatment of Cancer Brain Tumour and Radiation Oncology Groups; National Cancer Institute of Canada Clinical Trials Group. Effects of radiotherapy with concomitant and adjuvant temozolomide versus radiotherapy alone on survival in glioblastoma in a randomised phase III study: 5-year analysis of the EORTC-NCIC trial. Lancet Oncol 2009;10:459–466

71. Brem H, Piantadosi S, Burger PC, et al; The Polymer-brain Tumor Treatment Group. Placebo-controlled trial of safety and efficacy of intraoperative controlled delivery by biodegradable polymers of chemotherapy for recurrent gliomas. Lancet 1995;345:1008–1012

72. Westphal M, Hilt DC, Bortey E, et al. A phase 3 trial of local chemotherapy with biodegradable carmustine (BCNU) wafers (Gliadel wafers) in patients with primary malignant glioma. Neuro-oncol 2003;5:79–88

73. Nagpal S. The role of BCNU polymer wafers (Gliadel) in the treatment of malignant glioma. Neurosurg Clin N Am 2012;23:289–295, ix ix.

74. Vredenburgh JJ, Desjardins A, Herndon JE II, et al. Bevacizumab plus irinotecan in recurrent glioblastoma multiforme. J Clin Oncol 2007; 25:4722–4729

75. Wong ET, Gautam S, Malchow C, Lun M, Pan E, Brem S. Bevacizumab for recurrent glioblastoma multiforme: a meta-analysis. J Natl Compr Canc Netw 2011;9:403–407

76. Higa GM, Abraham J. Biological mechanisms of bevacizumab-associated adverse events. Expert Rev Anticancer Ther 2009;9:999–1007

第 26 章

毛细胞星形细胞瘤及其他惰性肿瘤

Robert P. Naftel, Ian F. Pollack

根据定义,惰性肿瘤生长或进展缓慢并且于数月至数年内无明显症状。通常,这种肿瘤属于世界卫生组织(WHO)Ⅰ级肿瘤,具有低增殖潜力并且可通过单独的手术切除而达到治愈[1]。最常见的惰性肿瘤是毛细胞星形细胞瘤(PA),然而,这一章还讨论了其他WHO Ⅰ级脑内肿瘤,归类为星形细胞肿瘤、神经元性和混合性神经元肿瘤——胶质瘤和室管膜瘤(见下文框内说明),首先着眼于对治疗性手段的综合考虑,然后再具体考虑相关的单一肿瘤亚群。

本章涵盖的惰性 WHO1 级髓内脑肿瘤

- 星形细胞肿瘤
  - 毛细胞星形细胞瘤(PA)
  - 室管膜下巨细胞星形细胞瘤(SEGA)
- 神经元性或混合性神经元-胶质肿瘤
  - 神经节神经胶质瘤和神经节瘤
  - 促纤维增生性小儿神经节神经胶质瘤(DIG)和星形细胞瘤(DIA)
  - 胚胎发育不良性神经上皮瘤(DNT)
  - 乳头状胶质神经元肿瘤
  - 莱尔米特-杜克洛疾病(小脑发育不良型神经节瘤)
- 室管膜瘤
  - 室管膜下瘤

研究人员已经辨别出了易患患者群,他们处于患这些肿瘤的风险中[2-4],并且正在增强对这些肿瘤相关基因突变的鉴定。

提示

- 某些患者群体,如神经纤维瘤病 1 型(NF1)、结节性硬化综合征(TSC)和考登病患者,有发生惰性肿瘤的特殊风险。

重要参考

- 研究人员越来越多地发现与每种肿瘤发生相关的分子改变,这为分子靶向治疗逻辑战略奠定了基础。

■ 综合处理注意事项

由于每种肿瘤都有其特点,而且表现形式也大不相同,因此评估和治疗这些患者常需个体化。有些病灶表现为细微的神经症状或癫痫发作,还有的为偶然发现。带或不带钆对比增强的磁共振成像(MRI)是确定肿瘤位置和生长特性的成像模式,并可指导后续治疗。

对于一个给定病例,首先要确定是否要行手术治疗,如果必要,则应决定手术干预的时间。具有较大病灶和显著占位效应的儿童患者,如果临床表现轻微,应尽快安排手术,而且一经诊断通常就应开始使用糖皮质激素。相反,伴有癫痫发作、仅有轻微或没有占位效应的较小病灶则进行选择性治疗,或者在一些病例中通过一系列影像检查进行严密监控,尤其是肿瘤生长进程不确定或病灶有高风险手术并发症时。这种期待疗法也同样适用于那些偶然发现的小的无痛性病灶。对于那些被认为适合手术切除的小病灶,如果有把握可在手术前使用皮质类固醇,对于这种病例,如果肿瘤明显变小,应在 3~7 天内逐渐减量皮质类固醇。

> **提示**
>
> ● 如果手术切除是必要的,对肿瘤方面有利结果的主要预测因素是实现惰性肿瘤的大体全切除。

> **重要参考**
>
> ● 惰性肿瘤通常伴有癫痫,因此,治疗结果的评估需同时依据肿瘤学和癫痫的结果,而且要将优化癫痫控制的方法,如皮质功能图和脑电图,纳入手术计划中。

在惰性肿瘤的治疗过程中,良好肿瘤学效果的主要预测因子是达到肿瘤的大体全切除(GTR)[5,6]。如果初期手术以实现大体全切肿瘤为目的且术后影像检查显示有肿瘤残留,那么在考虑辅助治疗方法之前,再一次GTR 尝试是一种合理的选择。此外,由于许多惰性肿瘤都伴有癫痫,因此也可通过控制癫痫发作的改善情况来衡量效果,多种的术前和手术辅助手段可能会有所帮助[7]。

多种手术辅助手段有助于术前及术中规划。立体定向导航系统使外科医生能设计出最大限度减少对功能区大脑的操作,并最大程度安全切除肿瘤的手术方式,然而,也必须认识到该技术的局限性。

可以应用的一些手术之外的操作,如皮层刺激技术[8],利用事先或者在术中切除肿瘤的同时插入的网

状或带状电极,来识别语言和运动区。此外,功能磁共振成像和弥散张力成像可以定位关键的皮层和皮层下区以及传导通路以协助制订手术方案[9,10]。这些功能性研究可联合行立体定向导航成像,以便精确描绘出肿瘤周围的相关位点。对于皮质病变伴发顽固性癫痫的患者,脑电图可以判别癫痫发作是源于单独的皮质病灶还是有其他的致癫痫皮质区域[8]。

> **缺陷**
>
> ● 在手术过程中,立体定向导航系统会受脑移位的影响,所以超声和术中磁共振成像已越来越多地用于提供关于病灶位置和切除范围的实时反馈。

■ 星形细胞瘤

毛细胞星形细胞瘤

毛细胞星形细胞瘤属于 WHO Ⅰ级肿瘤,占所有胶质瘤的 5%~6%,主要影响儿童和年轻人,没有性别差异[1]。它们是儿童中最常见的胶质瘤类型,不过它们也可位于中枢神经系统(CNS)的任何部位,但大多数位于小脑(67%)[11]。症状通常是由于肿瘤占位效应引起局灶性神经系统体征或癫痫发作。有些患者的非局灶性症状则是由颅内压增高或脑积水引起的[12]。在影像上,毛细胞星形细胞瘤偶尔可见钙化,通常表现为伴有壁结节增强的明确边界或均匀的环形强化(图26.1)[13]。在一些罕见病例中,如伴有神经纤维瘤病 1 型的视神经胶质瘤患者,这样的肿瘤比较常见,MRI的表现足以确诊而无需手术活检。伴有神经纤维瘤病1 型的毛细胞星形细胞瘤比散发的毛细胞星形细胞瘤更具有惰性[2]。

> **重要参考**
>
> ● 毛细胞星形细胞瘤的典型表现是 *BRAF* 基因改变,最常见 *BRAF* 和 *KIAA* 之间的染色体易位或激活突变,如 *BRAF*[600E],通过丝裂原活化蛋白激酶(MAPK)通路导致信号失调。

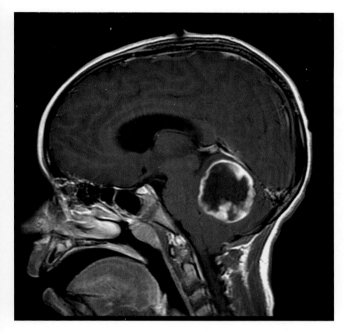

图 26.1　一名 7 岁男孩有严重的头痛、恶心和呕吐,因脑积水发现有后颅窝肿瘤。矢状位 T1 加权对比增强磁共振成像(MRI)扫描显示一个伴有壁结节和囊肿壁强化的小脑毛细胞星形细胞瘤。对比进行了枕骨下开颅手术,以切除结节和强化的囊肿壁。

重要参考

- 毛细胞星形细胞瘤切除无强化的囊壁是不必要的。相反,当囊肿壁厚且有增强效应时,切除囊肿壁是必要的。

争议

- 在次全切除(STR)之后,对决定是否行辅助治疗一直有争议。

组织学上,对致密的双极星形胶质细胞区域穿插以松散填充的含微囊的多极细胞。也可观察到嗜酸性颗粒体和 Rosenthal 纤维。偶见核分裂象、软脑膜浸润、血管增生及坏死,但这些被认为对预后无不利影响[1]。最近,观察到毛细胞星形细胞瘤患者的 *BRAF* 基因具有特征性改变[14-16]。

对于毛细胞星形细胞瘤患者,观测到其信号通路在 *BRAF* 或其他元件反复出现异常为分子靶向治疗提供了深入的理解。目前正在进行临床试验的有 MEK 抑制剂、RAF/多种酪氨酸激酶抑制剂,如索拉非尼及

哺乳动物雷帕霉素靶蛋白(mTOR),用来针对那些不适合手术全切除或者在切除或者初期辅以化疗及放疗后复发的肿瘤[17]。

由于毛细胞星形细胞瘤一般是局限的,所以适合行大体全切术。手术切除范围与预后密切相关[5,6]。通常,除非囊壁已增强,否则不需要切除囊壁[18]。大体全切术后通常不采用辅助治疗,因为毛细胞星形细胞瘤复发罕见。

尽管至少有一半患者在次全切除术后 5 年内病情会有所进展,但整体存活率超过 90%[5,6]。我们观察到毛细胞星形细胞瘤在次全切除术后可保持静止状态,提示随着时间的推移,肿瘤可以表现出减速增长的动力学,这符合伴有 *BRAF* 基因改变的肿瘤细胞在最初一段时间的增长后可能会经历衰老的观察结果[19]。由于这种生物学差异性,许多神经肿瘤学家更倾向于预期性随访有少量肿瘤残余的患者,仅在肿瘤进展的情况下实施额外治疗。对这样的病例,有时可行再次手术以达到大体全切[6,20,21];如果不可行,则可以进行辅助治疗,包括化疗或放疗(RT)。通常,由于辐射对大脑发育有不利影响,放疗一般留给大一点的儿童或化疗失败的患者[22,23]。包括卡铂/长春新碱、6-硫鸟嘌呤/丙卡巴肼/洛莫司汀/长春新碱、长春碱等多种药物和化疗方案已经被认为可以延缓肿瘤再生并可推迟或避免放疗。

由于很难募集到足够的患者,探究放疗在儿童肿瘤不全切除群体(9891)/小儿科肿瘤不全切除群体(8930)中作用的尝试失败了。非随机单中心研究表明,放疗显著增加了无进展生存率但对总体生存率没有重大影响,这可能与治疗区域发生恶性肿瘤的可能性增加有关[6,24]。后续的研究重点是利用三维影像的治疗计划,针对肿瘤的狭窄边缘带进行适形放射治疗[25]。

毛细胞星形细胞瘤很少发生脑脊髓内播散,尤其是源于下丘脑视交叉区域的肿瘤[26]。有报道称,毛细胞星形细胞瘤会发生恶性转化,但不清楚这是否为放疗诱发的副反应[24]。

毛细胞黏液样星形细胞瘤(PMA)曾经被划分为毛细胞星形细胞瘤里,但它们是更具侵袭性的 WHO Ⅱ级肿瘤[1]。它们尤其好发于 10 个月大的幼儿,通常

位于下丘脑视交叉区域[27]。在组织学上,单晶形双极细胞在黏液样基质中围绕血管呈辐射状分布。通常没有 Rosenthal 纤维和嗜酸性颗粒[1]。这类肿瘤比毛细胞星形细胞瘤更具侵袭性,更容易发生局部复发和脑脊髓播散[28]。

重要参考

- 为了推迟和避免放疗,化疗更多地应用于儿童,因为他们更有可能发生放疗的副反应。

缺陷

- 毛细胞黏液样星形细胞瘤此前被归类为毛细胞星形细胞瘤,实际上它更具侵袭性,现在归类为 WHO II 级肿瘤。

室管膜下巨细胞星形细胞瘤(SEGA)

室管膜下巨细胞星形细胞瘤是 WHO I 级肿瘤,起源于靠近室间孔的中线上,5%~15% 的结节性硬化症患者会患此病[29,30]。通常,室管膜下巨细胞星形细胞瘤多见于 20 岁以下患者,平均发病年龄为 11 岁[31]。

由于位置深且接近室间孔,患者出现的症状多由脑积水或深部核团直接受压所引起[32]。随着用 MRI 筛查结节性硬化症患儿的日益增加,这种肿瘤一般在出现症状之前就能做出诊断。在影像检查中,室管膜下巨细胞星形细胞瘤很难与室管膜下结节相鉴别,但如果病变>12mm,增强,且靠近室间孔,那么很有可能是室管膜下巨细胞星形细胞瘤(图 26.2)[33]。

在组织学上,这种肿瘤由类似于星形细胞的大细胞组成,而且通常已钙化。通常可见多形核以及多核细胞,并可伴随有丝分裂活性而增加。能够观察到神经胶质和神经元的免疫反应[1]。在分子学分析中,可发现 mTOR 信号传导通路的失调,从而构成结节性硬化症(TSC)患者发生室管膜下巨细胞星形细胞瘤的理论基础[34,35]。

手术大体切除是室管膜下巨细胞星形细胞瘤的一线治疗方案[33]。特别是经胼胝体或经皮质入路,通常采用手术切除,此外,单纯经内镜手术的方法也有记载[36]。当肿瘤无法全部切除,且残余肿瘤表现出缓慢生长的趋势时,就需要额外治疗[37]。立体定向单一剂量放

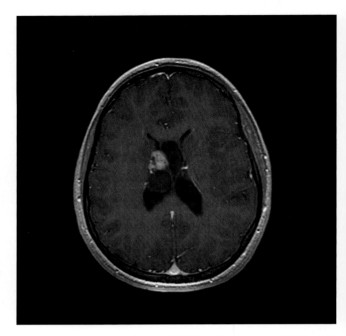

图 26.2　一名 13 岁女孩出现频繁的头痛伴晕厥,诊断为室管膜下巨细胞星形细胞瘤,进而引起的阻塞性脑积水。在轴位 T1 加权对比增强 MRI 上,可见增强、囊性脑室内病变。对患儿进行了经胼胝体肿瘤切除术。

疗已用于初始治疗或辅助治疗中,但效果并非完全确定[38,39]。室管膜下巨细胞星形细胞瘤药理学的近期治疗进展是使用 mTOR 抑制剂,雷帕霉素(西罗莫司)及其前体药物 CCI779(坦西莫司)或类似物 RAD001(依维莫司),来暂停不受控制的 mTOR 通路[31]。这一治疗策略仍处于亚临床阶段,但发表的文献指出,绝大多数患者表现出肿瘤体积的缩小。然而经过短暂的停药,肿瘤体积缩小的治疗效果便无法保证,其引发了是否需要无限期治疗以阻止肿瘤再生的疑问[34,35,40]。

提示

- 手术是室管膜下巨细胞星形细胞瘤的首选治疗,全切有望治愈。

争议

- mTOR 抑制剂目前在室管膜下巨细胞星形细胞瘤长期治疗中的作用还未明确。有一些临床情况可使用 mTOR 抑制剂作为新辅助疗法或用于残余及手术未全切的病变。

神经元肿瘤和混合性神经元–胶质肿瘤

神经节神经胶质瘤和神经节瘤

这些 WHO I 级肿瘤占全部脑肿瘤的 1.3%，神经节神经胶质瘤远比神经节瘤流行。最常见的患病年龄为 10~40 岁[1]。肿瘤可发生于中枢神经系统的任何部位，更倾向于颞叶[41]。

患者主诉为频繁且长期的部分复杂性癫痫发作[42]。颅内压增高和局部神经缺陷少见。在影像检查时，这些增强的肿瘤可以是实体或囊性，偶尔有钙化，并且可类似于毛细胞星形细胞瘤或其他低级别胶质瘤（图 26.3）[43]。

在组织学上，神经节瘤只包含瘤性成熟的神经节细胞，而神经节神经胶质细胞则含有瘤性成熟的神经节细胞和瘤性神经胶质细胞。在星形细胞瘤的大背景下，神经节神经胶质细胞包含双核或不典型的瘤性神经元[1]。与神经节神经胶质细胞有关的基因

突变目前尚未阐明，但很多患者有 *BRAF^{V600E}* 突变，其不同于毛细胞星形细胞瘤中常见的 *BRAF-KIAA* 易位突变[44]。

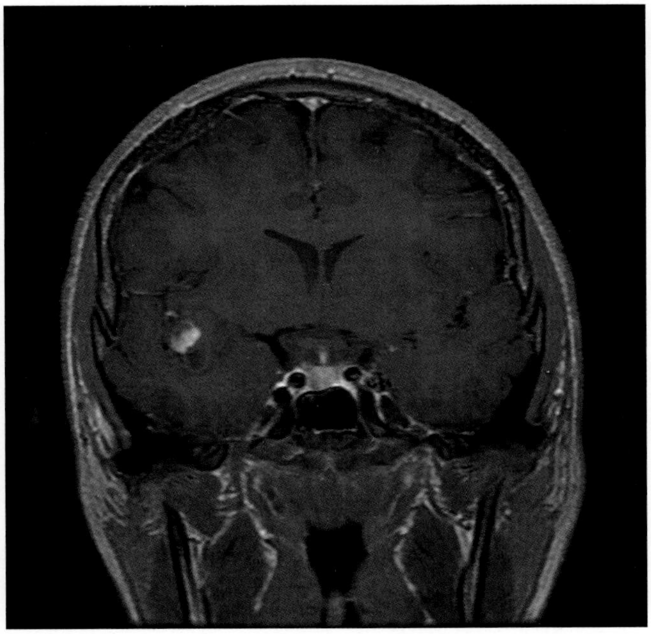

> **提示**
> ● 神经节神经胶质瘤患者通常表现为抗癫痫药难控性部分复杂性癫痫发作。确诊肿瘤之前，癫痫通常已存在多年。

与毛细胞星形细胞瘤相似，神经节神经胶质瘤适合全切，术后无进展生存期取决于切除范围[45]。其 5 年生存率超过 90%[5,42]。次全切除后放疗的作用目前仍不清楚。由于肿瘤的惰性，只有当有证据提示肿瘤有进展时才使用辅助治疗[46]。

癫痫是常见的症状，通常会在术前及术中对患者进行多种方式定位并切除致癫痫皮质，以提高癫痫预后[47]。癫痫缓解的程度取决于手术切除范围、术前癫痫的持续时间以及是否出现过全身发作。在颞叶手术中，切除内层结构是有益的[7]。

> **重要参考**
> ● 由于很多神经节神经胶质瘤具有难治性癫痫，术前及术中运用各种手段定位和切除肿瘤周围的致癫痫部位对于最终的癫痫控制很重要。

间变型神经节神经胶质瘤是一种更具侵袭性、预后更差的 WHO III 级肿瘤。放疗后它们可能会转变为神经节神经胶质瘤[1,48]。

促纤维增生性小儿神经节神经胶质瘤和星形细胞瘤

促纤维增生性小儿神经节神经胶质瘤（DIG）和星形细胞瘤（DIA）是 WHO I 级肿瘤，具有相似的临床表现、影像学表现及预后。最初报道的病例是一例 18 个月的婴儿，之后，更大一点的儿童也有报道[49]。然而，其通常发生在出生后一年之内，特点是患儿年龄小、病灶大以及显著的促纤维增生性组织学成分[1]。通常肿瘤位于幕上额叶或顶叶[1,50]。

图 26.3　一名 15 岁男孩出现药物难治性癫痫，病灶位于右侧颞叶。冠状位 T1 加权对比增强 MRI 显示右侧岛叶下部有一个混合密度囊实性肿瘤。患者进行了基于坐标网的病变和致癫痫皮层切除。术后病理证实为神经节神经胶质瘤。

由于肿瘤体积大且好发于婴儿期,患儿通常表现为颅内压增高[50]。患儿也可以以癫痫起病,尤其是 2 岁以上儿童[49]。在影像学上,这些肿瘤的特点是体积大,位置表浅,经常累及软脑膜。这种肿瘤呈部分囊性并具有致密强化的实体成分(图 26.4)[51]。在 CT 和 X 线平片上,常可见骨缝分离。

在组织学上,促纤维增生性小儿神经节神经胶质瘤和星形细胞瘤有三种成分:促纤维增生性软脑膜成分、低分化的神经上皮成分以及大脑皮质成分。促纤维增生性小儿神经节神经胶质瘤和星形细胞瘤的不同之处在于前者具有神经元细胞的钙化不常见。有丝分裂活性、微血管增生和坏死少见[1]。分子学和基因分析具有局限性。

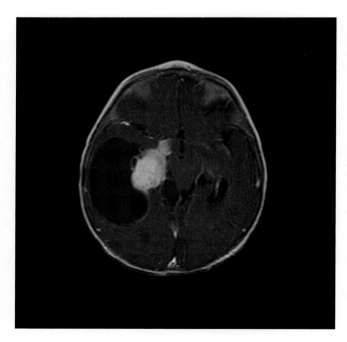

图 26.4　一名 9 个月的男孩表现为巨头畸形,在轴位 T1 加权对比增强 MRI 上发现一处右侧近中颞叶肿瘤,有一强化的大结节和相关的囊。对其进行了促纤维增生性小儿神经节神经胶质瘤次全切除。

当可行时,治疗的目标是全切,包括受累及的软脑膜,如此可以得到良好的预后和长期无进展生存期[52,53]。手术时有一些需特别注意的地方,例如手术前备好足够的血流动力学监测和静脉通路,并确保充足的血液和凝血因子的补充[54]。至于体积较大或有丰富血管分布的病灶,次全或阶段性切除在某些情况下是必要的。由于残余肿瘤的复发,一些神经肿瘤次全切除术后需要辅助化疗[54]。然而,这一观点仍有争议,其他一些组织提倡预期治疗,当观察到残余肿瘤自发进展时,再对其进行探查[55,56]。脑脊液播散(CSF)也曾有报道,但不常见[57]。

胚胎发育不良性神经上皮肿瘤

胚胎发育不良性神经上皮肿瘤(DNT)是 WHO I 级肿瘤,典型的表现是 20 岁之前癫痫发作[1]。DNT 几乎唯独发生于幕上室,倾爱颞叶[58,59]。由于诊断标准不明确,并且手术一般是切除癫痫病灶,所以胚胎发育不良性神经上皮肿瘤很难评估。现有发现 NF1 和 XYY 基因型患者患病率增加[1]。

胚胎发育不良性神经上皮肿瘤主要表现为难治性部分复杂性癫痫。在很多病例中,诊断之前癫痫已发作了很多年[58]。颅内压增高的体征及神经系统损害少见。在影像上,肿瘤界限清楚,位置表浅,CT 上为低密度,在 T1 加权 MRI 上表现为低信号,而在 T2 加权 MRI 上为高信号。病灶没有占位效应或周边水肿(图 26.5)。肿瘤增强轻微,囊肿形成不常见[60]。通常不累及软脑膜[1,61]。

在组织学上,存在有独特的神经节成分,呈柱状,垂直于皮质表面,没有完整的样本,所以病理学家很难识别[1]。胚胎发育不良性神经上皮肿瘤值得注意的是其皮质定位以及多结节结构,其中包含囊性少突神经胶质细胞、神经元和星形细胞瘤成分。神经元散落在布满少突神经胶质细胞的大背景下,并且结节之间存在神经胶质

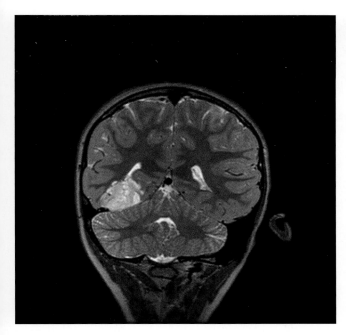

图 26.5　一名 7 岁男孩表现为药物难治性癫痫，病灶位于右侧颞叶后部。冠状位 T2 加权 MRI 显示无周边水肿，而且加上增强剂后无增强。对其进行了基于网格坐标的 DNT 病变和致癫痫皮层切除。

成分。在很多病例中，胚胎发育不良性神经上皮肿瘤与皮质发育不良有关[1,62]。在组织学上，既有简单的又有复杂的形式，后者与其他 WHO I 级肿瘤(如 PA)有关[1]。

　　与其他惰性肿瘤一样，胚胎发育不良性神经上皮肿瘤(DNT)有一个长期的良好预后。这种肿瘤通常是局限的，适合全切。然而，次全切除后也常见长期的无进展生存期，而且辅助治疗通常被延期[63]。若想获得一个良好的癫痫预后，建议将伴发的不良的皮质一并切除[60]。癫痫再发或持续的危险因素是不完全切除、相关皮质发育不良和癫痫持续时间长[1,64]。恶性变也曾有报道过，但不常见，而且采用细胞毒性药物会促进其变性[1]。

缺陷

- 如果不能提供完整样本，以便识别其特征性柱状结构，病理学家往往难以做出组织学诊断。

提示

- 80%以上的胚胎发育不良性神经上皮肿瘤与皮质发育不良有关。

重要参考

- 为了控制癫痫，不仅要切除胚胎发育不良性神经上皮肿瘤病灶，还要切除周围发育不良的皮质。

乳头状胶质神经元肿瘤

　　该肿瘤最初被认为是神经节神经胶质瘤的变异，这种 WHO I 级肿瘤少见，仅报道过几例。该肿瘤的年龄分布广，但大多数患者在 30 岁以前发病[1,65]。典型表现是头痛和癫痫[1]，该肿瘤通常发生于颞叶[66]。在 CT 和 MRI 上表现为边界清楚的病灶，呈囊性有增强的壁结节(图 26.6)。可能有钙化但周边水肿少见[66]。

　　组织学上表现为类似乳头状的结构。可能有单层或假复层小的神经胶质细胞围绕在透明样变的血管壁，而且可见乳头间布满神经细胞以及偶尔的神经节细胞[1]。目前尚未确定、常见的分子基因突变[66]。

　　尽管这是一种少见的肿瘤，但认为全切而不行辅助治疗仍可提供良好的无进展生存期[1,66]。然而由于这是新定义的病种，对患者的长期随访信息比较少。

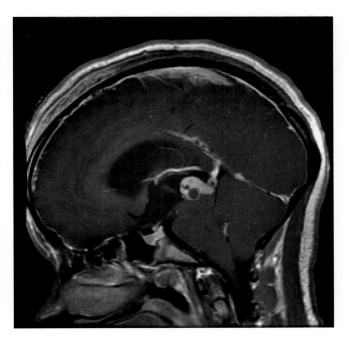

图 26.6　一名 16 岁女孩由于第三脑室后部的肿瘤造成脑水肿，并进一步引起头痛和视盘水肿。矢状位 T1 加权 MRI 显示为囊实性肿瘤。治疗脑积水后，对此施行经胼胝体穹隆间入路切除第三脑室后部肿瘤的手术。术后病理确诊为乳头状神经节肿瘤。

莱尔米特-杜克洛疾病（小脑发育不良型神经节瘤）

由于不确定莱尔米特-杜克洛疾病（小脑发育不良型神经节瘤）(LDD)是瘤性病变还是错构瘤性病变，所以 WHO 分级没有给出一个官方的界定，不过长时间的缓慢生长表明它是瘤性疾病，纵然是一种惰性肿瘤。莱尔米特-杜克洛疾病是一种由神经节细胞形成的小脑良性病变，任何年龄均可发病，但大多发生于 20~50 岁[1]。莱尔米特-杜克洛疾病与 Cowden 病有关，成年人莱尔米特-杜克洛疾病的诊断标准与 Cowden 病相符[4]。这是一种与错构瘤和多种类型肿瘤形成相关、有年龄依赖性的常染色体显性遗传病[67]。

患者通常表现有小脑体征，如辨距不良和共济失调[1]。可出现脑水肿或局部脑干体征[4]。一般来说，莱尔米特-杜克洛疾病只影响一侧小脑半球，但也可以影响双侧。MRI 可直观地看到异常改变，在 T2 加权像上表现为高信号脑回条纹和小脑叶扩大。注射对比剂后无增强[4]。

提示
- 据报道，成人莱尔米特-杜克洛疾病症可确诊为 Cowden 病。

重要参考
- 莱尔米特-杜克洛疾病应该针对与 Cowden 病有关的肿瘤体征进行广泛筛选。

在组织学上，小脑的分子层和内部颗粒层有弥漫性增厚。小脑中受累及组织层面过度肥大。在所有成人患者中均存在 PTEN 基因突变，而这种突变也出现在 80% 的 Cowden 病患者中。儿童患者中可能没有 PTEN 基因突变，但 mTOR 下游的基因突变已被确认[4]。PTEN 突变肿瘤的抑制基因定位在常染色体 10q23[68]。

未经治疗的莱尔米特-杜克洛疾病进展缓慢，但组织学上预后均很差[69]。手术切除是首选治疗，但由于肿瘤与正常组织界限不清，因而全切具有挑战性。

放疗没有益处[69]。脑积水患者可以进行脑脊液分流[69,70]。因为 Cowden 病可以导致不同形式的肿瘤，诊断为莱尔米特-杜克洛疾病的患者应筛查与 Cowden 病相关的肿瘤[1,4]。

■ 室管膜瘤

室管膜下瘤

室管膜下瘤是 WHO I 级肿瘤，中年以上发病，好发于男性[1]。发生率占颅内肿瘤的 0.2%~0.7%，但由于患者可能没有症状而且病变直到偶然间尸体解剖才会发现，故很难对其进行评估[71]。室管膜下瘤可以发生在任何脑室系统；大多数发生在第四脑室(50%~60%)，其次是侧脑室(30%~40%)。这种病偶尔也可发生在第三脑室或脊髓[1]。临床上，因为脑室被堵塞，这种肿瘤可以出现脑水肿的症状和体征。这种病偶尔也可因其他原因行影像学检查时被发现[71]。在 MRI 上这种肿瘤容易识别，在 T1 加权 MRI 上呈低信号或等信号，在 T2 加权 MRI 上呈高信号，伴有低到中度增强[71]。

在组织学上，其病灶特征是在包含神经胶质细胞的浓密纤维基质中有成簇的同形核细胞，有丝分裂极少[1]。虽然有极少的家族性病例，但基因连锁尚未明确[72]。

由于这种肿瘤的惰性病程，无症状患者可以通过序列影像学检查表观测。对于有症状或怀疑有更具侵袭性肿瘤的患者，则需进行手术。大体全切而不做辅助治疗通常可治愈，次全切除术术后曾报道有复发[1,71]。放疗的明确作用尚未确定[71]。

■ 结论

毛细胞星形细胞瘤和其他惰性肿瘤通常采用手术切除，总体预后良好，但对于病变小、无症状和位于深部或明显区域的部分肿瘤，可通过序列影像学检查进行仔细观测。如果患者的肿瘤易接近，全切可以治愈，如果癫痫是其症状之一，手术的目的还包括控制癫痫。目前进行的一些针对肿瘤分子遗传学的研究将重点放在潜在的靶向治疗上，用于那些不能全部切除的肿瘤。

编者注

脑肿瘤的诊断结果在人的一生中是一件毁灭性事件，在患者的心里常预示着开始走向终点。幸运的是，有许多惰性肿瘤，尤其是儿童，由于多种原因他们对脑肿瘤手术和其他疗法的反应比成年人更佳。通常，当在儿童中发现这一病变时，已进行手术治疗。如果是成年人患病，我们可以假设肿瘤已存在很长时间，我们可以通过定期影像学检查安全地观测患者，尤其是位于明显区域的肿瘤，而且认为影像学检查足以可靠地排除恶性疾病的诊断。

幸运的是，惰性、体积较大的神经外胚层肿瘤，如毛细胞星形细胞瘤，即使由于解剖或其他原因导致手术切除不完全，预后也不错。在过去的几十年中又发现了一些新的变异型，其中有比此前的类型更坏，如毛细胞星形细胞瘤的黏液变异型，往往需要放疗治疗。另一个新的变异型是后颅窝菊形团的胶质神经元肿瘤，由于其分布散乱或累及脑干，通常无法完全切除[73]。（Bernstein）

（韩圣　译）

参考文献

1. Louis DN, International Agency for Research on Cancer. WHO Classification of Tumours of the Central Nervous System, 4th ed. Lyon: International Agency for Research on Cancer, 2007
2. Pollack IF, Mulvihill JJ. Special issues in the management of gliomas in children with neurofibromatosis 1. J Neurooncol 1996;28:257–268
3. Curatolo P, Bombardieri R, Jozwiak S. Tuberous sclerosis. Lancet 2008;372:657–668
4. Robinson S, Cohen AR. Cowden disease and Lhermitte-Duclos disease: an update. Case report and review of the literature. Neurosurg Focus 2006;20:E6
5. Wisoff JH, Sanford RA, Heier LA, et al. Primary neurosurgery for pediatric low-grade gliomas: a prospective multi-institutional study from the Children's Oncology Group. Neurosurgery 2011;68:1548–1554, discussion 1554–1555
6. Pollack IF, Claassen D, al-Shboul Q, Janosky JE, Deutsch M. Low-grade gliomas of the cerebral hemispheres in children: an analysis of 71 cases. J Neurosurg 1995;82:536–547
7. Englot DJ, Berger MS, Barbaro NM, Chang EF. Factors associated with seizure freedom in the surgical resection of glioneuronal tumors. Epilepsia 2012;53:51–57
8. Berger MS, Kincaid J, Ojemann GA, Lettich E. Brain mapping techniques to maximize resection, safety, and seizure control in children with brain tumors. Neurosurgery 1989;25:786–792
9. Schneider W, Noll DC, Cohen JD. Functional topographic mapping of the cortical ribbon in human vision with conventional MRI scanners. Nature 1993;365:150–153
10. Moshel YA, Elliott RE, Monoky DJ, Wisoff JH. Role of diffusion tensor imaging in resection of thalamic juvenile pilocytic astrocytoma. J Neurosurg Pediatr 2009;4:495–505
11. Ohgaki H, Kleihues P. Population-based studies on incidence, survival rates, and genetic alterations in astrocytic and oligodendroglial gliomas. J Neuropathol Exp Neurol 2005;64:479–489
12. Clark GB, Henry JM, McKeever PE. Cerebral pilocytic astrocytoma. Cancer 1985;56:1128–1133
13. Fulham MJ, Melisi JW, Nishimiya J, Dwyer AJ, Di Chiro G. Neuroimaging of juvenile pilocytic astrocytomas: an enigma. Radiology 1993;189:221–225
14. Bar EE, Lin A, Tihan T, Burger PC, Eberhart CG. Frequent gains at chromosome 7q34 involving BRAF in pilocytic astrocytoma. J Neuropathol Exp Neurol 2008;67:878–887
15. Jones DT, Kocialkowski S, Liu L, et al. Tandem duplication producing a novel oncogenic BRAF fusion gene defines the majority of pilocytic astrocytomas. Cancer Res 2008;68:8673–8677
16. Korshunov A, Meyer J, Capper D, et al. Combined molecular analysis of BRAF and IDH1 distinguishes pilocytic astrocytoma from diffuse astrocytoma. Acta Neuropathol 2009;118:401–405
17. Jones DT, Gronych J, Lichter P, Witt O, Pfister SM. MAPK pathway activation in pilocytic astrocytoma. Cell Mol Life Sci 2012;69:1799–1811
18. Beni-Adani L, Gomori M, Spektor S, Constantini S. Cyst wall enhancement in pilocytic astrocytoma: neoplastic or reactive phenomena. Pediatr Neurosurg 2000;32:234–239
19. Raabe EH, Lim KS, Kim JM, et al. BRAF activation induces transformation and then senescence in human neural stem cells: a pilocytic astrocytoma model. Clin Cancer Res 2011;17:3590–3599
20. Hirsch JF, Sainte Rose C, Pierre-Kahn A, Pfister A, Hoppe-Hirsch E. Benign astrocytic and oligodendrocytic tumors of the cerebral hemispheres in children. J Neurosurg 1989;70:568–572
21. Bowers DC, Krause TP, Aronson LJ, et al. Second surgery for recurrent pilocytic astrocytoma in children. Pediatr Neurosurg 2001;34:229–234
22. Merchant TE, Conklin HM, Wu S, Lustig RH, Xiong X. Late effects of conformal radiation therapy for pediatric patients with low-grade glioma: prospective evaluation of cognitive, endocrine, and hearing deficits. J Clin Oncol 2009;27:3691–3697
23. Ater JL, Zhou T, Holmes E, et al. Randomized study of two chemotherapy regimens for treatment of low-grade glioma in young children: a report from the Children's Oncology Group. J Clin Oncol 2012;30:2641–2647
24. Dirks PB, Jay V, Becker LE, et al. Development of anaplastic changes in low-grade astrocytomas of childhood. Neurosurgery 1994;34:68–78
25. Merchant TE, Kun LE, Wu S, Xiong X, Sanford RA, Boop FA. Phase II trial of conformal radiation therapy for pediatric low-grade glioma. J Clin Oncol 2009;27:3598–3604
26. Pollack IF, Hurtt M, Pang D, Albright AL. Dissemination of low grade intracranial astrocytomas in children. Cancer 1994;73:2869–2878
27. Fernandez C, Figarella-Branger D, Girard N, et al. Pilocytic astrocytomas in children: prognostic factors—a retrospective study of 80 cases. Neurosurgery 2003;53:544–553, discussion 554–555
28. Tihan T, Fisher PG, Kepner JL, et al. Pediatric astrocytomas with monomorphous pilomyxoid features and a less favorable outcome. J Neuropathol Exp Neurol 1999;58:1061–1068
29. Franz DN, Bissler JJ, McCormack FX. Tuberous sclerosis complex: neurological, renal and pulmonary manifestations. Neuropediatrics 2010;41:199–208
30. Adriaensen ME, Schaefer-Prokop CM, Stijnen T, Duyndam DA, Zonnenberg BA, Prokop M. Prevalence of subependymal giant cell tumors in patients with tuberous sclerosis and a review of the literature. Eur J Neurol 2009;16:691–696
31. Beaumont TL, Limbrick DD, Smyth MD. Advances in the management of subependymal giant cell astrocytoma. Childs Nerv Syst 2012;28:963–968
32. Fuller GN, Scheithauer BW. The 2007 Revised World Health Organization (WHO) Classification of Tumours of the Central Nervous System: newly codified entities. Brain Pathol 2007;17:304–307

33. Cuccia V, Zuccaro G, Sosa F, Monges J, Lubienieky F, Taratuto AL. Subependymal giant cell astrocytoma in children with tuberous sclerosis. Childs Nerv Syst 2003;19:232–243

34. Krueger DA, Care MM, Holland K, et al. Everolimus for subependymal giant-cell astrocytomas in tuberous sclerosis. N Engl J Med 2010;363:1801–1811

35. Lam C, Bouffet E, Tabori U, Mabbott D, Taylor M, Bartels U. Rapamycin (sirolimus) in tuberous sclerosis associated pediatric central nervous system tumors. Pediatr Blood Cancer 2010;54:476–479

36. Souweidane MM, Luther N. Endoscopic resection of solid intraventricular brain tumors. J Neurosurg 2006;105:271–278

37. de Ribaupierre S, Dorfmüller G, Bulteau C, et al. Subependymal giant-cell astrocytomas in pediatric tuberous sclerosis disease: when should we operate? Neurosurgery 2007;60:83–89, discussion 89–90

38. Wang LW, Shiau CY, Chung WY, et al. Gamma Knife surgery for low-grade astrocytomas: evaluation of long-term outcome based on a 10-year experience. J Neurosurg 2006;105(Suppl):127–132

39. Park KJ, Kano H, Kondziolka D, Niranjan A, Flickinger JC, Lunsford LD. Gamma knife surgery for subependymal giant cell astrocytomas. Clinical article. J Neurosurg 2011;114:808–813

40. Franz DN, Leonard J, Tudor C, et al. Rapamycin causes regression of astrocytomas in tuberous sclerosis complex. Ann Neurol 2006;59:490–498

41. Blümcke I, Wiestler OD. Gangliogliomas: an intriguing tumor entity associated with focal epilepsies. J Neuropathol Exp Neurol 2002;61:575–584

42. Haddad SF, Moore SA, Menezes AH, VanGilder JC. Ganglioglioma: 13 years of experience. Neurosurgery 1992;31:171–178

43. Osborn AG. Diagnostic Neuroradiology. St. Louis: Mosby, 1994

44. Dougherty MJ, Santi M, Brose MS, et al. Activating mutations in BRAF characterize a spectrum of pediatric low-grade gliomas. Neuro-oncol 2010;12:621–630

45. Compton JJ, Laack NN, Eckel LJ, Schomas DA, Giannini C, Meyer FB. Long-term outcomes for low-grade intracranial ganglioglioma: 30-year experience from the Mayo Clinic. J Neurosurg 2012;117:825–830

46. Matsumoto K, Tamiya T, Ono Y, Furuta T, Asari S, Ohmoto T. Cerebral gangliogliomas: clinical characteristics, CT and MRI. Acta Neurochir (Wien) 1999;141:135–141

47. Pilcher WH, Silbergeld DL, Berger MS, Ojemann GA. Intraoperative electrocorticography during tumor resection: impact on seizure outcome in patients with gangliogliomas. J Neurosurg 1993;78:891–902

48. Prayson RA, Khajavi K, Comair YG. Cortical architectural abnormalities and MIB1 immunoreactivity in gangliogliomas: a study of 60 patients with intracranial tumors. J Neuropathol Exp Neurol 1995;54:513–520

49. Hummel TR, Miles L, Mangano FT, Jones BV, Geller JI. Clinical heterogeneity of desmoplastic infantile ganglioglioma: a case series and literature review. J Pediatr Hematol Oncol 2012;34:e232–e236

50. Gelabert-Gonzalez M, Serramito-García R, Arcos-Algaba A. Desmoplastic infantile and non-infantile ganglioglioma. Review of the literature. Neurosurg Rev 2010;34:151–158

51. Trehan G, Bruge H, Vinchon M, et al. MR imaging in the diagnosis of desmoplastic infantile tumor: retrospective study of six cases. AJNR Am J Neuroradiol 2004;25:1028–1033

52. Sugiyama K, Arita K, Shima T, et al. Good clinical course in infants with desmoplastic cerebral neuroepithelial tumor treated by surgery alone. J Neurooncol 2002;59:63–69

53. Mallucci C, Lellouch-Tubiana A, Salazar C, et al. The management of desmoplastic neuroepithelial tumours in childhood. Childs Nerv Syst 2000;16:8–14

54. Duffner PK, Burger PC, Cohen ME, et al. Desmoplastic infantile gangliogliomas: an approach to therapy. Neurosurgery 1994;34:583–589, discussion 589

55. Bächli H, Avoledo P, Gratzl O, Tolnay M. Therapeutic strategies and management of desmoplastic infantile ganglioglioma: two case reports and literature overview. Childs Nerv Syst 2003;19:359–366

56. Tamburrini G, Colosimo C Jr, Giangaspero F, Riccardi R, Di Rocco C. Desmoplastic infantile ganglioglioma. Childs Nerv Syst 2003;19:292–297

57. De Munnynck K, Van Gool S, Van Calenbergh F, et al. Desmoplastic infantile ganglioglioma: a potentially malignant tumor? Am J Surg Pathol 2002;26:1515–1522

58. Chan CH, Bittar RG, Davis GA, Kalnins RM, Fabinyi GC. Long-term seizure outcome following surgery for dysembryoplastic neuroepithelial tumor. J Neurosurg 2006;104:62–69

59. Thom M, Toma A, An S, et al. One hundred and one dysembryoplastic neuroepithelial tumors: an adult epilepsy series with immunohistochemical, molecular genetic, and clinical correlations and a review of the literature. J Neuropathol Exp Neurol 2011;70:859–878

60. O'Brien DF, Farrell M, Delanty N, et al; Children's Cancer and Leukaemia Group. The Children's Cancer and Leukaemia Group guidelines for the diagnosis and management of dysembryoplastic neuroepithelial tumours. Br J Neurosurg 2007;21:539–549

61. Daumas-Duport C, Varlet P, Bacha S, Beuvon F, Cervera-Pierot P, Chodkiewicz JP. Dysembryoplastic neuroepithelial tumors: nonspecific histological forms—a study of 40 cases. J Neurooncol 1999;41:267–280

62. Sakuta R, Otsubo H, Nolan MA, et al. Recurrent intractable seizures in children with cortical dysplasia adjacent to dysembryoplastic neuroepithelial tumor. J Child Neurol 2005;20:377–384

63. Taratuto AL, Pomata H, Sevlever G, Gallo G, Monges J. Dysembryoplastic neuroepithelial tumor: morphological, immunocytochemical, and deoxyribonucleic acid analyses in a pediatric series. Neurosurgery 1995;36:474–481

64. Nolan MA, Sakuta R, Chuang N, et al. Dysembryoplastic neuroepithelial tumors in childhood: long-term outcome and prognostic features. Neurology 2004;62:2270–2276

65. Suh YL, Koo H, Kim TS, et al; Neuropathology Study Group of the Korean Society of Pathologists. Tumors of the central nervous system in Korea: a multicenter study of 3221 cases. J Neurooncol 2002;56:251–259

66. Myung JK, Byeon SJ, Kim B, et al. Papillary glioneuronal tumors: a review of clinicopathologic and molecular genetic studies. Am J Surg Pathol 2011;35:1794–1805

67. Eng C, Murday V, Seal S, et al. Cowden syndrome and Lhermitte-Duclos disease in a family: a single genetic syndrome with pleiotropy? J Med Genet 1994;31:458–461

68. Zhou XP, Marsh DJ, Morrison CD, et al. Germline inactivation of PTEN and dysregulation of the phosphoinositol-3-kinase/Akt pathway cause human Lhermitte-Duclos disease in adults. Am J Hum Genet 2003;73:1191–1198

69. Nowak DA, Trost HA. Lhermitte-Duclos disease (dysplastic cerebellar gangliocytoma): a malformation, hamartoma or neoplasm? Acta Neurol Scand 2002;105:137–145

70. Kumar R, Vaid VK, Kalra SK. Lhermitte-Duclos disease. Childs Nerv Syst 2007;23:729–732

71. Ragel BT, Osborn AG, Whang K, Townsend JJ, Jensen RL, Couldwell WT. Subependymomas: an analysis of clinical and imaging features. Neurosurgery 2006;58:881–890, discussion 881–890

72. Ryken TC, Robinson RA, VanGilder JC. Familial occurrence of subependymoma. Report of two cases. J Neurosurg 1994;80:1108–1111

73. Zhang J, Babu R, McLendon RE, Friedman AH, Adamson C. A comprehensive analysis of 41 patients with rosette-forming glioneuronal tumors of the fourth ventricle. J Clin Neurosci 2013;20:335–341

第27章

脑干肿瘤

Sarah T. Garber, John Kestle

■ 流行病学和分类

脑干肿瘤(BST)主要发生于儿童患者,平均发病年龄为 7~9 岁[1-3]。总体来说,脑干肿瘤占儿童脑肿瘤的 10%~15%[4-6]。美国的发生率是每年 5~10 例/1000 万人[1,7-15],脑干肿瘤与性别、种族和居住地无关。

历史上,脑干肿瘤是一类被认为无法手术的肿瘤。直到近几十年神经影像的出现,才开始对这类肿瘤的异质性进行分类描述[9,10,16]。尽管在各种各样的分类系统中存在的差异较小,但医生们都希望能够根据肿瘤的生物学行为、位置进行分类,并以此为基础挑选出适合手术的患者。例如, 脑干肿瘤依据弥散或是局限分类,局限性肿瘤又分为中脑、脑桥、背部外生和延髓[17]。还曾提出根据生长弥散、局限还是外生性生长的简单分类方法[18]。这种分类系统对于挑选手术患者和与患者交代预后十分有价值(见文本框)。

不同属类的脑干肿瘤的分类和预后已有报道。58%~75% 的脑干肿瘤是弥散的[9,10,16],而 25% 的脑干肿瘤是局限的。弥散性肿瘤起源于脑桥,被称为弥散性脑桥内神经胶质瘤(DIPG)。这类肿瘤此前一直被认为无法手术,故患者预后不良。局限性肿瘤可以出现在脑干的任何部位,可以被脑干组织包绕或达到脑干表面。局部肿瘤长出脑干表面成为外生性。外生性肿瘤可以是背侧的、旁侧的或腹侧的。一般而言,局部或外生性肿瘤属于更低级别,相比弥散性肿瘤而言,生长

时间更长,有时可以手术切除,而且预后更佳。

背侧外生性肿瘤是局部性肿瘤的一个特殊亚型,25 年前被首次报道[12]。在某些方面,它们是独特的,几乎完全生长在延髓外,填充第四脑室,酷似其他第四脑室肿瘤。外生性成分通常是增强的。它们通常是纤维细胞状的[15],由于这些有利的特点,它们被很多人认为是可以手术治愈的类型,并且长期预后良好。

第二种类型的局灶性胶质瘤是顶盖胶质瘤。这种病变通常表现出源于导水管阻塞所引起的脑积水。通常,这些肿瘤不增强,有一个惰性的生物学过程,因此对脑积水的治疗才是重点。

外生和局限性脑干肿瘤一经描述,相应的手术治疗方法也随之产生。由于脑干肿瘤手术治疗经验的增加,出现了各种各样的病理诊断类型,包括纤维状细胞性和纤

脑干肿瘤的分类

- 弥散
- 局限
  - 中脑
    - § 顶盖
  - 脑桥
  - 延髓
    - § 颈髓
- 外生
  - 侧面/腹侧
  - 背侧的外生性

维性星形细胞瘤、神经节神经胶质瘤(低级别和间变性)、神经节瘤、原始的神经外胚层肿瘤(神经外胚瘤)和室管膜细胞瘤[19]。然而,胶质瘤,尤其是低级别胶质瘤,是局部和外生性肿瘤中最常见的组织学类型,应考虑手术治疗。

> **提示**
> ● 弥散性肿瘤起源于脑桥,常被称为弥散性脑桥胶质瘤。这一类病变预后不良,不适合手术治疗。

> **提示**
> ● 通常,局灶和外生性肿瘤级别更低,病史较长,有时可手术切除,比弥散性肿瘤预后更佳。

■ 临床表现

　　脑干肿瘤的临床表现为诊断和治疗提供了重要信息。临床表现及 MRI 的一致性强烈提示了脑干肿瘤的类型,并为决定治疗方案奠定基础。弥散性脑干肿瘤的患儿表现出三联征,即小脑功能不全(87%)、颅内神经症状(77%)和长束征(53%)。小脑功能不全多表现为步态不稳,而轻瘫则是长束损害的常见表现。颅神经 V、VI、VII 最容易受到影响。脑水肿是一种相对不常见的临床表现(<20%)。复发患者中有 4%~39% 的患者出现软脑膜播散[20]。尽管并不是所有患儿都出现三联征,但出现这些症状预示预后不良。有报道称,三联征至少出现两种预示着会在 18 月内死亡,在 33 位患儿中的阳性预测值为 97%[21]。

　　进展快速是弥漫性脑干肿瘤的另一个特征标志。在弥漫性脑干肿瘤的患儿中,从出现症状到做出诊断的时间间隔 55% 的患儿小于 1 个月,80% 的患儿小于 3 个月,94% 的患儿小于 6 个月[13]。与症状的多样性相似,明确诊断之前的症状持续时间同样也与生存率密切相关。据报道,间隔 1~4 周确诊的中位生存期为 12.9 个月,而间隔时间更长的中位生存期为 19.5 个月[22]。其他研究也相继报道了类似发现,症状持续时间少于 1 个月的患者对比时间为 6 个月或更长的患者,中位生存期缩短[7,8,17,21]。

> **重要参考**
> ● 弥漫性脑干肿瘤患儿的典型表现是小脑功能不全(87%)、颅神经症状(77%)和长束体征(53%)。
> ● 进展快速是弥漫性脑干肿瘤的特征标志,与此不同的是,局灶性脑干肿瘤的表现更加惰性,生长速度是以月到年评价的。

　　和弥散性脑干肿瘤相比,局灶性脑干肿瘤表现得更加惰性,因此通常在数月至数年间随诊观察。在 28 例脑干局部纤维状细胞瘤患儿中,最常见的表现(86%)是运动或感觉系统局灶性神经功能缺损症状,伴或不伴运动和感觉的长束体征。这些患儿中 25% 也表现为脑积水,1 例出现癫痫发作。两名患儿仅表现出脑积水,另有两名患儿仅表现为头痛。正如预期所见,颅内神经系统缺损及脑积水的表现与肿瘤的解剖位置相符。中脑肿瘤,最常见的是顶盖胶质瘤,通常表现为进展性脑积水。Parinaud 综合征、动眼神经瘫和长束体征相对少见,除非肿瘤侵犯顶盖。脑桥内局部肿瘤表现出复视、面部无力和麻木、听力下降和瘫痪,而起源于延髓的背侧外生性肿瘤更多表现出的是第四脑室梗阻导致的脑积水。此外,中脑肿瘤表现出吞咽困难、声嘶、恶心伴呕吐、共济失调和瘫痪,常伴有误吸导致的再发性上呼吸道感染和炎症。病史长,通常行胃肠道和呼吸道检查,是延髓肿瘤特征标志。

■ 分子遗传学

　　研究表明,弥漫性脑干肿瘤具有与儿科高级别胶质瘤相似的遗传学改变,但具有区别于成人胶质瘤的分子特征。表皮生长因子和下游信号通路在高级别胶质瘤中的作用已明确[23]。在弥漫性脑干肿瘤中,现已确认既有 p53 突变(与继发性胶质母细胞瘤相关的抑癌基因的突变)又有表皮生长因子受体的扩增(与原发性胶质母细胞瘤相关)[24]。这样就可以解释为什么它们具有与胶质母细胞瘤相似的侵袭性生物学行为。研究表明,分子学的改变导致了弥漫性儿科脑桥胶质瘤中血小板源性生长因子(PDGFR)的过度表达[25,26]。这可以作为难治性肿瘤的有效治疗靶点。进一步讲,与继发性胶质母细胞瘤的联系提高了这些弥漫性脑干肿瘤恶化的可能性,而长期以来,这些肿瘤活检结果的预后预测价值很差。

神经纤维瘤病 1 型(NF1)和脑干肿瘤

NF1 患者如果同时有脑干肿瘤,预后较单纯有脑干肿瘤的患者要好。在一项报告中,中位随访期为 3.75 年,9 名 NF1 且患有弥漫性脑干肿瘤的患者均无进展,无需干预[27]。在另一项研究中(17 例患者中 14 例有原发性局部延髓病变),中位随访期为 52 个月,其 5 年无进展生存率(PFS)为 82%[28]。与此不同,在我们的患有局部延髓肿瘤而不伴有 NF1 的病例中,5 年无进展生存率为 52%[14]。

在 NF1 患者中,尤其重要的是脑干肿瘤不要与伴有脑干异常 T2 信号的 BST 的诊断相混淆,后者的临床症状较少且生长缓慢[29-31]。NF1 的另一个诊断线索是苍白球内的 T2 信号异常。由于 NF1 伴脑干肿瘤患者的肿瘤更加惰性,目前的建议是保守观察,只有出现临床表现或影像改变的病灶才进行干预。

影像学检查

尽管 CT 在少数选定病例中有助于诊断(钙的存在可提示原始少突神经胶质瘤或隐藏性血管畸形)[32],但更小的局部肿瘤在常规 CT 检查中常会漏诊。目前,MRI 是评估脑干肿瘤的首选影像形式。弥漫性脑干瘤的神经影像学特点可能会造成错误判断,而且常与临床表现不符[33]。例如,MRI 在鉴别低级别与高级别胶质瘤方面并无特异性,除非有局部增强或弥散受限(暗示为高级别病灶)表现。最明显的特点是一个扩大的(肥大的)脑桥(图 27.1a)。在 T1 加权影像上,肿瘤呈低信号强度,边界不清且与周围脑实质界限模糊。在 T2 加权影像上,肿瘤呈高信号强度,侵袭程度可以更好地被评估,由于信号的强度在颅内扩展到中脑,或向尾侧延伸到延髓,通常会超过 T1 异常的边界(图 27.1b)。钆增强影像上,约 1/3 的弥漫性脑干肿瘤出现增强,而且通常是不均一的(图 27.1c)。活检对这些肿瘤的作用仍有争议。当临床或影像表现不典型时应考虑活检(图 27.2)。弥漫性脑干肿瘤的分子遗传学的最新进展导致检查模式向有利于活检方向转变,以便更

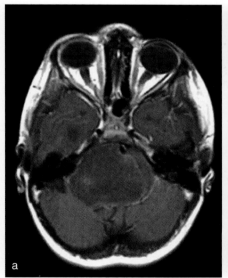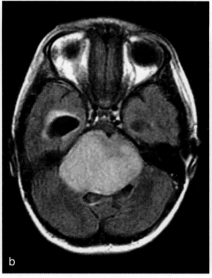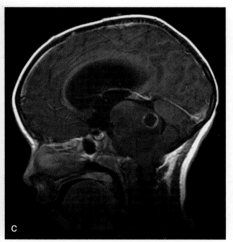

图 27.1 弥漫性脑桥肿瘤表现出弥漫性扩大的脑桥。(a)在 T1 加权 MRI 上呈低信号,(b)在 T2 加权 MRI 上呈亮信号,(c)在环形囊状成分四周可见增强。

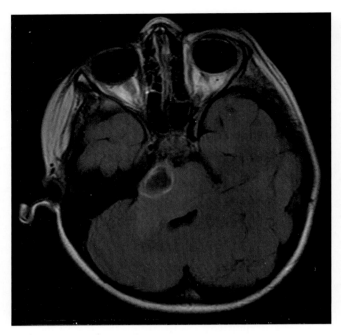

图 27.2　加权流体衰减反转恢复非典型性活检。证实的脑桥胶质母细胞瘤的轴位 T2 加权流体衰减反转恢复(FLAIR)影像。

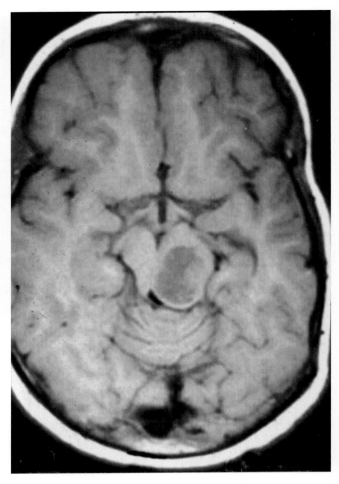

图 27.3　非对比增强 T1 加权 MRI 显示中脑盖局灶肿瘤使左侧小脑脚扩大。

好地了解肿瘤生物学,并确定新的治疗靶点[33]。

　　相反,局部 BST 在 MRI 上通常较小,而边界更为清晰(图 27.3)。肿瘤强化均匀,尤其是起源于纤维状细胞的肿瘤,而且可能有囊性成分。不同于弥漫性肿瘤,局灶脑干肿瘤没有侵袭性,在 T1 加权和 T2 加权像上是重叠的(图 27.4)。局灶性脑干肿瘤可位于脑干表面,呈外生性生长。

　　背侧外生性肿瘤表现为第四脑室占位实体,不同程度地累及脑干。其在 T1 加权像上呈低信号,在 T2 加权和钆增强像上呈高信号,与局灶性脑干肿瘤相似。不同于弥漫性和其他局灶性脑干内肿瘤,背侧外生性肿瘤的鉴别诊断范围更广,应包括第四脑室其他肿瘤,如室管膜细胞瘤和髓母细胞瘤(图 27.5)。

　　肿瘤的分类(局灶/外生性和弥漫性)和肿瘤的位置(中脑、脑桥和延髓)与生存率关系密切。中脑肿瘤患者的 5 年生存率为 75%,延髓肿瘤患者的 5 年生存率为 65%,但脑桥肿瘤患者的 5 年生存率只有 18%(图 27.2)[10]。同一项研究报道的局灶性肿瘤患者的 5 年生存率为 70%,而弥漫性病灶患者的 5 年生存率为 22%。

　　在未来,其他诊断方法作为常规 MRI 的辅助方法可能在诊断脑干肿瘤中起重要作用。目前,铊单光子发射 CT(SPECT)和磁共振波谱学(MRS)较有前景。与铊的研究相比,纵向的 MRS 通过检测神经胶质及神经元的不同代谢产物,为监测放疗及其他治疗的早期反应提供了另外的可能。通常,胆碱与 N-乙酰基天冬氨酸的比值提高提示为一种更具侵袭性的肿瘤病理。单独使用 MRS 或联合应用表现扩散系数图表有助于鉴别进展性肿瘤和恶性脑干胶质瘤的放射后效应[33]。

> **提示**
>
> - 弥漫性脑干肿瘤可以仅根据 MRI 做出诊断,不必进行活检,最显著的表现是肥大的脑桥。
> - 局灶性 BST 的 T1 和 T2 加权 MRI 几乎可以完全重叠。

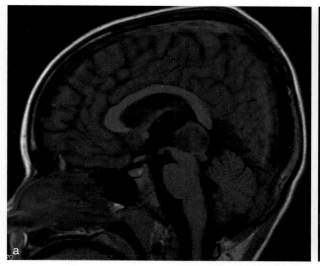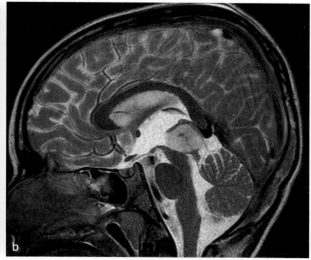

图 27.4　活检证实的顶盖毛细胞星形细胞瘤的 T1 加权(**a**)和 T2 加权(**b**)矢状位影像。

■ 治疗

手术

适应证

　　脑干肿瘤患者的手术决策依据上文所述的局灶性、外生性及弥漫性分类系统。基于这个原因,应特别注意病史收集和体检。与局灶性影像表现一致的缓慢进展的局灶性异常提示为低级别病灶,应考虑手术切除。症状快速进展且 MRI 上表现为弥漫性脑桥胶质瘤特征的患者,应立即进行放疗,因为这是唯一能够长期提高弥漫性脑干肿瘤患儿临床及影像学表现的治疗方案,但其作用是短暂的[33]。如果临床过程或影像学表现没有弥漫性脑桥肿瘤的特征,可以考虑应用立体定向活检[34]。

　　对于出现脑积水的无增强顶盖胶质瘤患者 (图 27.6),内镜下第三脑室造瘘术通常可以缓解脑积水。下层的肿瘤通常很惰性,应通过对比序列影像学检查进行检测。这些病灶出现强化会令人不安,但对于那些影像学检查见明显、进展的肿瘤,则应进行活检。有时,占位效应明显、边界清晰并有大的外生性生长成分的大的中脑肿瘤可以考虑手术切除。

　　局灶性脑桥内肿瘤罕见,通常最好进行观察随

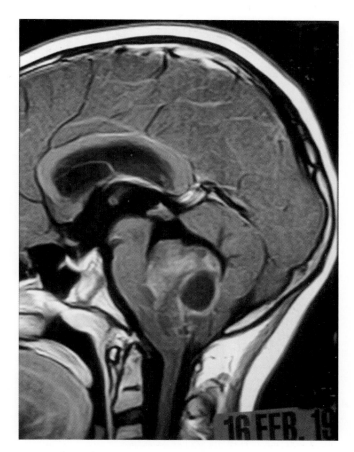

图 27.5　背侧外生性脑干肿瘤的非对比增强 T1 加权 MRI。

访,除非进展到软脑膜或室管膜表面才可以考虑手术治疗。可以通过冠状位经胼胝体入路进行立体定向活检,如果病灶表浅可以考虑手术切除。相反,有大块延

髓外成分的背侧外生性肿瘤通常适合手术切除。

对于局灶性延髓肿瘤,某些生长到表面容易触及到的肿瘤,可以手术切除(图 27.7)。在髓质中,有一个完全分开的部分是颈髓。这些病灶的典型表现是长期的上颈髓和低位延髓功能不全、复发的吸入性肺炎、声音改变以及长束体征。诊断时可见,它们体积较大(图 27.8)。这种肿瘤通常是纤维状细胞起源,所以应考虑手术切除。关于手术切除的潜在并发症应与患儿的父母做公开交谈,对于永久性气管切开及胃造口术的患者,次全切除似乎更合适。总之,手术切除只适用于局灶性、增强的、可达到的脑干肿瘤,因为这些肿瘤更倾向于低级别或纤维状细胞起源,有望通过手术切除明显提高无进展生存期。随着技术的进步,我们偏向重复切除低级别、局灶、可达到的病灶[14]。

手术技术

脑干肿瘤的手术方法要针对具体位置和肿瘤解剖而个体化选择。下面是一些有用的原则:①首选通过组织最短的路径。②如果有可接近的囊肿,用它作为接近肿瘤的通道。③脑干应通过变形的解剖区域通过,因为这里的肿瘤向表面凸出,使局部区域褪色(图27.9)。④通过中脑接近延髓内肿瘤时,正中切口的上限需在闩脑下,以降低下颅神经损伤风险。⑤进入外生性肿瘤时先进行外生性部位切除。⑥对于背侧外生性肿瘤,向下切除到第四脑室底,要格外小心不要进入脑干。⑦进行肿瘤的切除时先进入肿瘤中心,逐渐切到边界。由于这种肿瘤四周没有胶质瘢痕带,所以不要试图在肿瘤外面,肿瘤与脑干界面分离组织。当组织颜色和结构看起来正常时,切除终止。双极电凝和激光可改变组织特性,使肿瘤和正常组织的临界带更难以辨认,所以应尽可能少应用。⑧神经生理检测包括脑干听觉诱发电位、躯体感觉诱发电位、运动核定位、肌电图和运动诱发电位,在特定的病例中非常有用。

并发症

特殊的手术并发症与肿瘤的解剖位置有关。延髓手术的风险是术后可能出现吞咽困难和呼吸困难,偶尔需要行喂食胃造瘘术和气管切开术。在脑桥水平可能因为损伤到 Ⅵ、Ⅶ 神经核和内侧纵束,出现复视和面瘫。此外,小脑缄默症可以发生在背侧外生性肿瘤,尤其是需要分离小脑蚓来治疗的大肿瘤。同样,中脑水平的手术也可因为动眼神经瘫而导致复视。

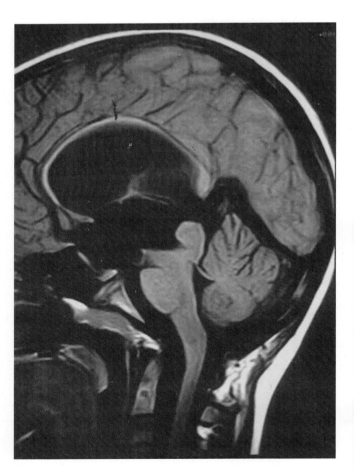

图 27.6 顶盖肿瘤伴堵塞性脑积水的 T1 加权非对比增强 MRI。

> **提示**
> - 脑干肿瘤患者是否手术应依据局灶性、外生性、弥漫性分类系统。进展缓慢的局灶性病变且局灶影像表现提示为低级别病灶,应考虑手术切除。症状进展快且 MRI 提示为脑桥弥漫胶质瘤的患者,放疗前不必进行活检,因为治疗方案和(或)临床过程都不会因组织学而改变。

> **重要参考**
> - 出现脑水肿的无增强顶盖胶质瘤患者,内镜下第三脑室造瘘术能缓解脑水肿。

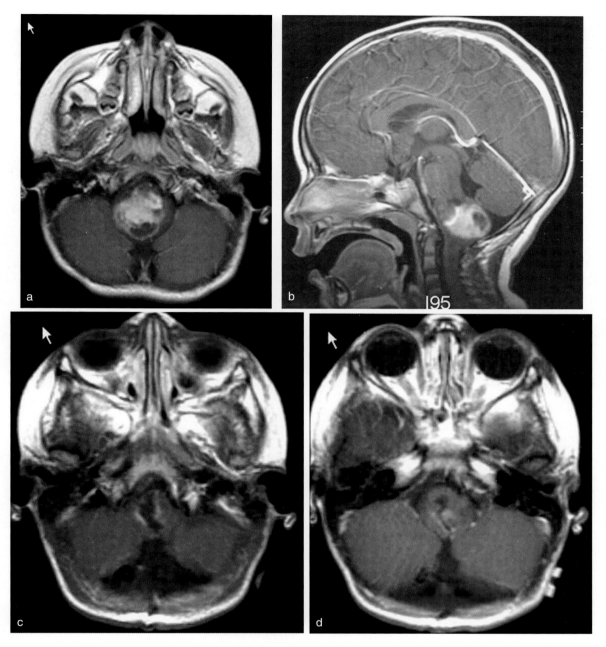

图 27.7　局灶性延髓肿瘤的术前轴位(a)和矢状位(b)T1 加权对比增强 MRI,以及术后影像(c,d)。

- 首选通过组织最短的路径。
- 如果有可触及的囊肿,用它作为接近肿瘤的通道。
- 脑干应该通过变形的解剖区域进入。
- 接近中脑的延髓内肿瘤时,切入路径应通过闩脑下中线。

- 进入外生性肿瘤以便首先切除肿瘤的外生性部分。
- 对于背侧外生性肿瘤,向下切除应达到第四脑室底,操作要小心不要进入脑干。
- 肿瘤切除时要先进入肿瘤中心,然后逐渐切到边缘。双极电凝和激光可改变组织特性,使肿瘤和正常组织的临界带更难以辨认。

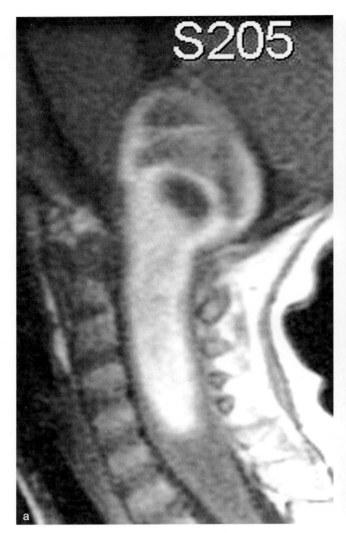
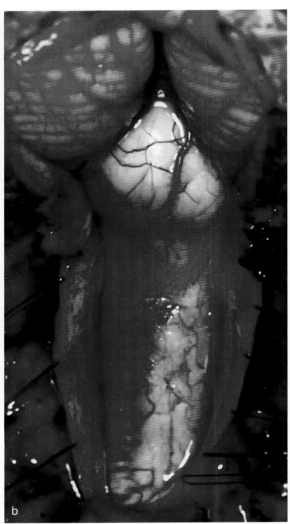

图 27.8 颈髓肿瘤的正中矢状位 T1 加权钆增强影像(a)和术中影像(b)。

在我们对局灶脑干毛细胞星形细胞瘤进行手术切除的 28 例患儿中,有 20 例患儿(71%)立即出现了手术相关并发症[14]。这些并发症都解决了,但在最后随访阶段有 6 名患儿仍存在持续的功能缺损。12 名全切或次全切患儿中有 2 名,有残余肿瘤的 13 名患者中有 3 名,以及 3 名活检手术中有 1 名发现有功能缺损(表 27.1)。

结果

脑干肿瘤的预后在表 27.1 所列出的分类中变化很大。弥漫性脑桥胶质瘤过去被认为可以代表所有脑干肿瘤,其预后不良。不管进行不进行辅助治疗,生存期多在数月到 1、2 年。非增强的顶盖肿瘤通常有一个

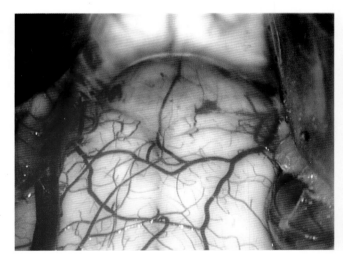

图 27.9 四脑和第四脑室底的术中影像可见延髓肿瘤上方和第四脑室底部变色和变形。

表 27.1　青少年脑干毛细胞星形细胞瘤术后神经系统状态概要

术后缺损	病例数		
	全切或残余线状增强	实性残余病灶	活检取样
中位随访期	8/12	10/13	2/3
最后随访期	2/12*	3/13†	1/3‡

* 功能不全包括：①第七对颅神经麻痹有待复活（延髓肿瘤）和②可走动的轻截瘫患者使用巴氯芬泵治疗。

† 功能不全包括：①第七对颅神经麻痹（脑桥肿瘤）；②轻瘫（中脑脚肿瘤，患者可以写字和行走）和③不能走动的四肢瘫痪（延髓肿瘤），患者表现出痉挛的三肢瘫。

‡ 功能不全包括第三对颅神经麻痹（中脑肿瘤）。

> **缺陷**
>
> - 特殊的手术并发症与肿瘤的解剖位置有关。延髓手术的风险是术后可能出现吞咽困难和呼吸困难，偶尔需要行喂食胃造瘘术和气管切开术。脑桥水平的手术可能导致复视和面瘫。中脑水平的手术也可以因为动眼神经瘫导致复视。

持续数年的惰性过程，唯一的问题就是处理脑水肿。背侧外生性肿瘤通常起源于纤维状细胞，切除后预后良好。在我们的脑干毛细胞星形细胞瘤序列中，28 名患者中有 25 名接受了手术切除的初始治疗[14]。12 名患者在瘤床处也出现 GTR 或其残余的线性增强（RLE）。12 名患者中有 7 名没有接受进一步治疗，1 名患者在 1.1 年后出现了肿瘤复发。其余的 6 人在随访期间没有出现复发。12 名中有 4 名接受了放疗，其中一名患者在 0.63 年后出现了进展。12 名中有 1 名患者只接受了辅助化疗，在 0.42 年后出现了进展。

25 名患者中有 13 名出现肿瘤实质残余，13 人中的 10 人没有接受辅助治疗，其中 5 人肿瘤进展。10 人中的 4 人肿瘤稳定，而有 1 人实际上出现了肿瘤的退化，这种现象在一些幕上毛细胞星形细胞瘤中曾有记载[35]（图 27.10）。13 名中有 2 人进行了放疗且都发生了肿瘤进展。1 人此前进行了活检、放疗及化疗，但手术切除后肿瘤稳定没有接受进一步辅助治疗。

所有患者在最后的随访期都存活（平均 5.8 年）。在整个研究人群中，5 年无进展生存期是 51%，10 年是 44%。全切或瘤床线状增强患者（5 年为 74% 和 10 年为 62%）的这个比率高于残余实质肿瘤的患者（5 年和 10 年均为 19%）。

28 名患者中有 11 人出现复发或进展（39%）。在此项研究报道时，10 人接受了重复手术切除，1 人进行了放疗。10 名患者中有 7 人达到全切或线状肿瘤残余增强，其中 6 名患者肿瘤稳定，1 名患者出现进展（后续进行了化疗）。其余 3 名残余实质肿瘤患者进行了辅助放疗。

基于我们的队列研究，在初期手术治疗或复发治疗时进行的手术切除（全切或残余线状增强）为无进展生存期提供了最佳机会。不管手术切除范围如何，辅助治疗与无进展生存期增加均无关。

放疗

对诊断为弥漫性脑干肿瘤的患儿进行了分次放疗。皮质醇的使用有利于症状的缓解。接受化疗的患儿，临床反应率约为 70%，弥漫性脑干肿瘤的平均进展时间约为 6 个月，中位生存期略小于 1 年[11]。在一个 119 个病例的研究序列中，1 年、2 年、3 年的生存率分别为 37%、20% 和 13%[13]。常规放疗的总剂量为 54Gy，6 周共进行了 30 次。放疗相关的发病率遵循典型剂量反应模式，而且总剂量为 78Gy 时会出现类固醇依赖、听力丧失、缺血性发作、激素短缺和迟发性癫痫发作。一些应用高剂量放射线（75.6~78Gy）的研究显示，其对提高生存率无益[36,37]。

超分割放疗通过更频繁地使用更低剂量的放疗来达到一个更高的放疗总剂量，理论上更有利于对肿瘤细胞的高选择性。然而，几个临床试验结果都令人失望，超分割放疗似乎不能提高预后并延长生存期。目前，立体放射手术在局灶脑干肿瘤中的作用仍有待研究。在一项 5 名毛细胞性脑干肿瘤的患者的研究

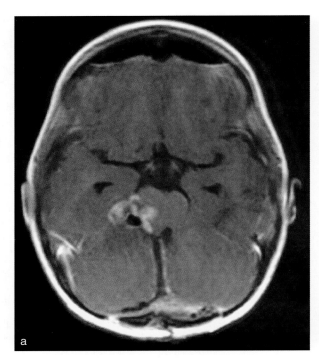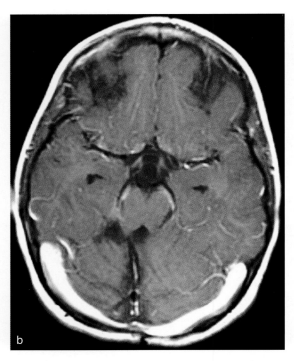

图 27.10 毛细胞性星形胶质细胞瘤的术后轴位钆增强的 T1 加权影像。(a) 术后即时影像和 (b) 无干预治疗 2.5 年后的影像。

中，平均随访 19 个月时发现 4 名患者的肿瘤体积明显缩小。剩下的 1 名患者病情稳定，而且没有患者出现放射手术相关的神经系统功能异常[38]。

化疗

对单独应用或联合应用化疗在弥漫性脑干肿瘤的辅助或新辅助治疗作用进行了调研。一项随机试验评估了 74 名患者在放疗后接受长春新碱、洛莫司汀、泼尼松辅助化疗的辅助化疗效果，并与放疗后未做化疗的对照组进行了对比。接受辅助化疗组的 5 年生存率为 23%，而对照组是 17%，但两组之间没有统计学差异[39]。在一项为期 17 个月的研究中，放疗前使用 1, 3-双(2-氯乙基)-1-亚硝基脲顺铂和高剂量甲氨蝶呤进行化疗，提高了总体生存率[40]。然而，这种治疗方案伴有明显的骨髓毒性。到目前为止，尚没有一种单独或联合应用作为辅助或新辅助的化疗方案被证明可以提高弥漫性脑干肿瘤患儿的总体生存率。此外，这些肿瘤的确切位置以及化疗药物穿过血脑屏障的有限能力削弱了治疗效果。弥漫性脑干肿瘤缺乏成功的治疗选择可能归咎于在治疗之前没有获得组织学诊断。这再一次引起了思考模式的转变，通过活检更好

地理解肿瘤的分子生物学，从而更好地治疗肿瘤。

结论

脑干肿瘤是一类大多发生在儿童的多变肿瘤。弥漫性脑干肿瘤是儿童脑干肿瘤治疗失败的主要类型。然而，神经影像检查、手术技术和术中监测的出现使很多低级别局灶性及背侧外生性脑干肿瘤可以通过手术治疗，而且并发症发生率和死亡率均令人满意。在这一类脑干肿瘤的亚组中，无论是在初期治疗或是在复发时进行切除都可以明显延长无进展生存期。由于这些致命性肿瘤的分子学和行为学特性仍有待充分阐明，对于弥漫性脑干肿瘤而言，在开始辅助治疗之前通过活检进行组织诊断已经成为新的治疗标准。

编者注

脑干肿瘤对于神经肿瘤学而言是一个令人畏惧的挑战。通常是神经外科治疗小组首先去查看这些患者，并且手术可能作用不大，尽管已经提出了尤其是针对儿童的、独特的手术适应证（外生性部分切除，获取病理，脑脊髓脑脊液分流），但手术起

到的作用仍很微小。需要放射科肿瘤学医生和神经肿瘤学医生共同处理这样的患者。虽然弥漫性脑桥肿瘤被宣判了死刑，然而这一组的其他肿瘤的预后却更好。在成年患者，治疗包括适形放射治疗而不要求病理诊断，因为权衡利弊后并不建议患者承受取病理的风险，但如果有组织病理诊断更好。在神经肿瘤学的其他领域，分子诊断学的发展已经提供了提高预后的信息，新的治疗干预选择包括针对肿瘤或针对患者的个体化治疗。（Bernstein）

（杨雪 译）

参考文献

1. Berger MS, Edwards MS, LaMasters D, Davis RL, Wilson CB. Pediatric brain stem tumors: radiographic, pathological, and clinical correlations. Neurosurgery 1983;12:298–302
2. Littman P, Jarrett P, Bilaniuk LT, et al. Pediatric brain stem gliomas. Cancer 1980;45:2787–2792
3. Pierre-Kahn A, Hirsch JF, Vinchon M, et al. Surgical management of brain-stem tumors in children: results and statistical analysis of 75 cases. J Neurosurg 1993;79:845–852
4. Lee BC, Kneeland JB, Walker RW, Posner JB, Cahill PT, Deck MD. MR imaging of brainstem tumors. AJNR Am J Neuroradiol 1985;6:159–163
5. Schoenberg BS, Schoenberg DG, Christine BW, Gomez MR. The epidemiology of primary intracranial neoplasms of childhood. A population study. Mayo Clin Proc 1976;51:51–56
6. Yates AJ, Becker LE, Sachs LA. Brain tumors in childhood. Childs Brain 1979;5:31–39
7. Cohen ME, Duffner PK, Heffner RR, Lacey DJ, Brecher M. Prognostic factors in brainstem gliomas. Neurology 1986;36:602–605
8. Epstein F, McCleary EL. Intrinsic brain-stem tumors of childhood: surgical indications. J Neurosurg 1986;64:11–15
9. Epstein F, Wisoff JH. Intrinsic brainstem tumors in childhood: surgical indications. J Neurooncol 1988;6:309–317
10. Fischbein NJ, Prados MD, Wara W, Russo C, Edwards MS, Barkovich AJ. Radiologic classification of brain stem tumors: correlation of magnetic resonance imaging appearance with clinical outcome. Pediatr Neurosurg 1996;24:9–23
11. Freeman CR, Suissa S. Brain stem tumors in children: results of a survey of 62 patients treated with radiotherapy. Int J Radiat Oncol Biol Phys 1986;12:1823–1828
12. Hoffman HJ, Becker L, Craven MA. A clinically and pathologically distinct group of benign brain stem gliomas. Neurosurgery 1980;7:243–248
13. Kaplan AM, Albright AL, Zimmerman RA, et al. Brainstem gliomas in children. A Children's Cancer Group review of 119 cases. Pediatr Neurosurg 1996;24:185–192
14. Kestle J, Townsend JJ, Brockmeyer DL, Walker ML. Juvenile pilocytic astrocytoma of the brainstem in children. J Neurosurg 2004;101(1, Suppl):1–6
15. Khatib ZA, Heideman RL, Kovnar EH, et al. Predominance of pilocytic histology in dorsally exophytic brain stem tumors. Pediatr Neurosurg 1994;20:2–10
16. Nishio S, Fukui M, Tateishi J. Brain stem gliomas: a clinicopathological analysis of 23 histologically proven cases. J Neurooncol 1988;6:245–250
17. Albright AL, Guthkelch AN, Packer RJ, Price RA, Rourke LB. Prognostic factors in pediatric brain-stem gliomas. J Neurosurg 1986;65:751–755
18. Abbott R. Brain stem gliomas. In: McLone DG, ed. Pediatric Neurosurgery: Surgery of the Developing Nervous System, 4th ed. Philadelphia: WB Saunders, 2001:859–867
19. Molloy PT, Yachnis AT, Rorke LB, et al. Central nervous system medulloepithelioma: a series of eight cases including two arising in the pons. J Neurosurg 1996;84:430–436
20. Sethi R, Allen J, Donahue B, et al. Prospective neuraxis MRI surveillance reveals a high risk of leptomeningeal dissemination in diffuse intrinsic pontine glioma. J Neurooncol 2011;102:121–127
21. Sanford RA, Freeman CR, Burger P, Cohen ME. Prognostic criteria for experimental protocols in pediatric brainstem gliomas. Surg Neurol 1988;30:276–280
22. Shuper A, Kornreich L, Loven D, Michowitz S, Schwartz M, Cohen IJ. Diffuse brain stem gliomas. Are we improving outcome? Childs Nerv Syst 1998;14:578–581
23. Bredel M, Pollack IF, Hamilton RL, James CD. Epidermal growth factor receptor expression and gene amplification in high-grade non-brainstem gliomas of childhood. Clin Cancer Res 1999;5:1786–1792
24. Raffel C. Molecular biology of pediatric gliomas. J Neurooncol 1996;28:121–128
25. Thorarinsdottir HK, Santi M, McCarter R, et al. Protein expression of platelet-derived growth factor receptor correlates with malignant histology and PTEN with survival in childhood gliomas. Clin Cancer Res 2008;14:3386–3394
26. Wakabayashi T, Natsume A, Hatano H, et al. p16 promoter methylation in the serum as a basis for the molecular diagnosis of gliomas. Neurosurgery 2009;64:455–461, discussion 461–462
27. Pollack IF, Shultz B, Mulvihill JJ. The management of brainstem gliomas in patients with neurofibromatosis 1. Neurology 1996;46:1652–1660
28. Molloy PT, Bilaniuk LT, Vaughan SN, et al. Brainstem tumors in patients with neurofibromatosis type 1: a distinct clinical entity. Neurology 1995;45:1897–1902
29. Milstein JM, Geyer JR, Berger MS, Bleyer WA. Favorable prognosis for brainstem gliomas in neurofibromatosis. J Neurooncol 1989;7:367–371
30. Packer RJ, Nicholson HS, Johnson DL, Vezina LG. Dilemmas in the management of childhood brain tumors: brainstem gliomas. Pediatr Neurosurg 1991–1992;17:37–43
31. Raffel C, McComb JG, Bodner S, Gilles FE. Benign brain stem lesions in pediatric patients with neurofibromatosis: case reports. Neurosurgery 1989;25:959–964
32. Zimmerman RA. Neuroimaging of primary brainstem gliomas: diagnosis and course. Pediatr Neurosurg 1996;25:45–53
33. Khatua S, Moore KR, Vats TS, Kestle JR. Diffuse intrinsic pontine glioma-current status and future strategies. Childs Nerv Syst 2011;27:1391–1397
34. Pincus DW, Richter EO, Yachnis AT, Bennett J, Bhatti MT, Smith A. Brainstem stereotactic biopsy sampling in children. J Neurosurg 2006;104(2, Suppl):108–114
35. Balkhoyor KB, Bernstein M. Involution of diencephalic pilocytic astrocytoma after partial resection. Report of two cases in adults. J Neurosurg 2000;93:484–486
36. Freeman CR, Krischer JP, Sanford RA, et al. Final results of a study of escalating doses of hyperfractionated radiotherapy in brain stem tumors in children: a Pediatric Oncology Group study. Int J Radiat Oncol Biol Phys 1993;27:197–206
37. Prados MD, Wara WM, Edwards MS, Larson DA, Lamborn K, Levin VA. The treatment of brain stem and thalamic gliomas with 78 Gy of hyperfractionated radiation therapy. Int J Radiat Oncol Biol Phys 1995;32:85–91
38. Somaza SC, Kondziolka D, Lunsford LD, Flickinger JC, Bissonette DJ, Albright AL. Early outcomes after stereotactic radiosurgery for growing pilocytic astrocytomas in children. Pediatr Neurosurg 1996;25:109–115

39. Jenkin RD, Boesel C, Ertel I, et al. Brain-stem tumors in childhood: a prospective randomized trial of irradiation with and without adjuvant CCNU, VCR, and prednisone. A report of the Children's Cancer Study Group. J Neurosurg 1987;66:227–233

40. Frappaz D, Schell M, Thiesse P, et al. Preradiation chemotherapy may improve survival in pediatric diffuse intrinsic brainstem gliomas: final results of BSG 98 prospective trial. Neuro-oncol 2008;10:599–607

第 28 章

儿童后颅窝肿瘤

Marc Remke , Vijay Ramaswamy, Michael D. Taylor

一半以上的儿童脑肿瘤位于后颅窝。这个位置的肿瘤包含一些最良性的同样也包含一些最恶性的儿童原发性脑肿瘤。小脑星形细胞瘤的手术完整切除几乎可保证治愈。相反,髓母细胞瘤的患儿在手术全切,并接受全脑脊髓的放疗和化疗后仍然会死亡。儿童后颅窝最常见的四种肿瘤是髓母细胞瘤、室管膜瘤、小脑星形细胞瘤和相对少见的脑干胶质瘤。本章讨论前三种,第四种已在第 27 章讨论。

■ 髓母细胞瘤

髓母细胞瘤是儿童期最常见的恶性脑肿瘤,占儿科脑肿瘤的 18%[1]。尽管它过去通常被认为是单一的异质性实体,但当前共识是分为四种病理亚群:WNT、SHH、组 3、组 4,具有不同的基因、临床及预后特点(表 28.1)[2-4]。在各亚组中,髓母细胞瘤的患儿平均年龄是 5~7 岁,一半以上的患儿在 10 岁以前发病,但 1 岁以下并不常见。在大多数报道中,男性发病占优势(男/女比为 1.8:1)。大多数病例的发病没有明显诱因,但少数病例是在家族性综合征的基础上发病,如 Turcot 综合征(结肠息肉和原发性脑肿瘤)、Gorlin 综合征(多发皮肤基底细胞癌、先天异常和髓母细胞瘤)和 Li-Fraumeni 综合征[5]。在组 3 及组 4 中可见等臂染色体 17q,在组 3 髓母细胞瘤可见 MYC 扩增[2,6]。所以根据这些体细胞拷贝数量的改变,有助于分清患者属于哪个肿瘤亚组且预后差[7-10]。相反,WNT 肿瘤预后较好,通常表现为单体 6 和 *CTNNB1* 突变/核阳性[2,11]。

临床表现

大多数患者病史较短,多伦多儿童救护医院(HSC)的经验是,51% 的患儿症状出现少于 1.5 个月,76% 少于 3 个月[12]。后颅窝髓母细胞瘤的早期症状包括行为改变:嗜睡、易激惹和食欲减退。这些非特异性的症状无法在最初就诊时诊断为后颅窝肿瘤,在最终做出诊断前,患儿通常要接受广泛查体。大多数患者的症状源于颅内高压或周围神经结构受压。最常见的表现是"中线三联征",即头痛、嗜睡、呕吐[13]。头痛一般发生在晨起时,由于睡眠中肺换气不足,继发 CO_2 水平升高,导致颅内压升高。由于伴有过度换气和颅内压降低,呕吐通常可以缓解头痛。

可能会出现小脑的体征,如躯干共济失调(62%)、四肢共济失调/辨距不佳(44%)和眼球震颤。很多患儿在诊断时有视盘水肿。可以观察到展神经麻痹,通常由脑水肿及颅内高压引起,而非直接的脑干侵袭。出现面瘫或延髓麻痹时可能提示脑干侵袭。小脑肿瘤患者常见圆小脑扁桃体嵌塞于入枕骨大孔挤压 C1 和 C2

> **提示**
>
> ● 由于瘤细胞脱落转移到马尾非常少见,故仅有不足 5% 的患者表现出症状的转移。但自童年起的多发硬膜内肿物压迫脊髓和马尾神经需要扫描后颅窝影像以排除小脑肿瘤。

神经根引起的头部倾斜。颅缝开放的婴儿可能有非典型性表现,并出现无症状性头围扩大。

髓母细胞瘤患儿,没有特定的症状或体征区别于其他类型的小脑肿瘤。然而,颈部僵硬、强烈的颈部疼痛以及呕吐但缺乏头痛症状是室管膜瘤的典型表现;而小脑星形细胞瘤患者常出现外侧小脑体征。临床上明显的自发性肿瘤出血可见于原发和复发肿瘤中(HSC 病例系列中占患者的 5.6%)[12]。

髓母细胞瘤可以随脑脊液播散,极少转移到全身系统(骨、肺)。如果髓母细胞瘤患儿出现骨痛,则必须排除转移病灶。

影像检查

髓母细胞瘤地 CT 扫描影像上的典型表现为:在非对比增强影像上呈现密度增高,位置居中,边界清晰,在注射造影剂后出现高密度及均匀强化(图 28.1)[14]。在髓母细胞瘤及一些室管膜瘤中,CT 扫描的高密度是由于肿瘤细胞中缺乏细胞质和结缔组织生成区所引起[5]。这种肿瘤通常位于小脑蚓部(85%),但在小脑半球也可发现其存在(SHH 亚群较常见),或者极少地还出现在桥小脑角。钙化可见于 7%~10% 的病例,巨囊少见。几乎所有患儿的髓母细胞瘤均增强,而成人的髓母细胞瘤偶尔会不摄取造影剂。肿瘤内异质性的增强是因为有坏死区。

> **重要参考**
> • 后颅窝的髓母细胞瘤和室管膜瘤需要进行术前脊髓轴扫描以排除软脑膜播散。除了预见性,转移灶的存在与否决定了外科医生的态度是更消极还是更积极。没有进行术前影像检查的患者术后至少需要等 2 周才能进行影像学检查,以便进行最佳比较。

阻塞性脑积水伴侧脑室、第三脑室及第四脑室的扩大在术前影像上非常常见。在 T1 加权磁共振成像上肿瘤的信号与毗邻的白质相比,呈低信号或中等信号。在 T2 加权磁共振成像上有所改变,与周围白质相比可以是低的、中等或高信号(图 28.2)。与室管膜瘤相比,髓母细胞瘤有较高的细胞构成,使其在注射低表观扩散系数值的钆剂后呈异质性增强。MRI 可显示肿瘤的范围;相比室管膜瘤,髓母细胞瘤很少通过第四脑室出口延伸到上段颈髓的蛛网膜下隙或进入桥小脑角。如果年幼患者出现瘤内出血,则提示神经外科医生其可能是非典型畸胎瘤和(或)横纹肌样肿瘤(AT/RT)。在确诊时 25%~35% 的患者可见软脑膜播散。在发现皮质和基底的小的病灶转移上,钆增强 MRI 比 CT 更敏感(图 28.3)。

手术切除范围的外科评估往往较差。术后影像检查应该在 48 小时内进行,因为此时的术后改变最小[15]。

术后复发最常见的部位是后颅窝的原发部位。其他常见的部位包括漏斗柄、脑室系统、脊髓表面和额叶下蛛网膜下隙。

> **争议**
> • 通常进行间歇性影像监测,但已证明无效。

病理

肉眼可见粉红色灰质团块填充于第 4 脑室,四周常有微小血管[1]。该肿瘤通常起源于延髓帆。在术中,脑脊液播散发生于 20%~50% 的病例,有时在暴露的小脑表面可见发白的层面和"糖衣"。组织病理学检测可见极致细胞肿瘤,细胞为圆形、嗜碱细胞核、高核质比且常见有丝分裂。

5 种组织学变异于 2007 年由 WHO 加以分类[16]:①典型的髓母细胞瘤(占病例的 70%~80%)含有充填密实、原始未分化的细胞,伴有浓染的细胞核,环绕有稀少的细胞质和众多的 Homer-Wright 菊形团(肿瘤细胞圆形排列围绕纠缠的细胞质的过程)(图 28.4)。②促纤维肿瘤(占病例的 15%)偶尔成熟为更加分化的神经节瘤,双相模式伴有被称为"苍白岛"的独特透明区域和富含结间网硬蛋白的区域。促纤维增生的变质体比典型的室管膜瘤更可能生长在小脑半球的侧面且预后可能更好。髓母细胞瘤的免疫组化表现为向神经胶质、神经元或室管膜的分化。③伴有广泛结节的髓母细胞瘤(MBEN)几乎都是由大片神经纤维网及很少或无促纤维结节间组织构成。这种变异很少见,伴有广泛的神经元分化,预后非常好,发生于非常小的

表 28.1 髓母细胞瘤各亚型的临床病理和分子学特征

	WNT	SHH	组 3	组 4
性别分布	M=F	M=F	M>F	M>F
峰值年龄	小儿	婴儿/成人	小儿	小儿
组织学	标准的,极少 LCA	促结缔组织增生/MBEN,标准的,LCA	标准的,LCA	标准的,LCA
转移倾向	低	极低	高	中等
预后	非常好	婴儿好,其他中等	差	中等
特征性 SCNA	单体 6	3q 增加,9p 缺失	MYC 增殖	SNCAIP 复制

缩写:WNT,无残缺信号通路;SHH,通畅的声音信号通路;M,男性;N,女性;LCA,大细胞,间变组织学;MBEN,伴有广泛瘤结节的髓母细胞瘤;SCNA,体细胞拷贝数量变化。

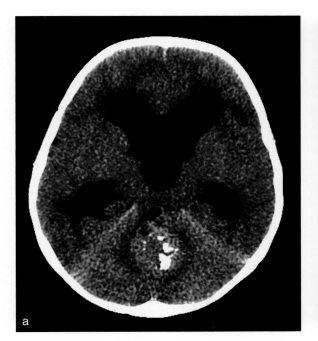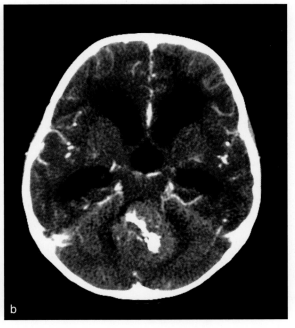

图 28.1 (a)髓母细胞瘤非对比增强 CT 可见一处占据并堵塞第四脑室的高密度团块。可见与非交通性脑积水相符的侧脑室极度扩大。(b)对比增强 CT 显示病灶弥漫性增强。

患儿[17,18]。④间变肿瘤具有多形性扩大的核和高质核比以及活跃的有丝分裂。细胞核表现为成角和塑型。⑤大细胞髓母细胞瘤由大细胞组成,核为圆形且核仁凸显。其特征包括高的有丝分裂率、广泛的细胞凋亡以及肿瘤细胞相互缠绕。

非典型性畸胎瘤/横纹肌样肿瘤也可以发生在后颅窝,在显微镜下,一些区域可能只包含有一层层小的蓝色细胞,很难与髓母细胞瘤进行鉴别。AT/RT 的诊断依据横纹肌细胞的存在,其为中等大小的细胞,具有偏心核和粉色细胞质的主体[19]。绝大部分 AT/RT

有 22 号染色体上 hSNF5/INI1 基因突变,编码蛋白通过改变染色体的结构而促进转录[20]。实际上,组织学鉴

> **争议**
>
> - 一些学者将髓母细胞瘤比作松果体母细胞瘤和幕上原始神经外胚层肿瘤(PNET),它们有相似的组织病理学表现。这些学者将这些肿瘤均列入 PNET 标题下。近来的病理显示这些肿瘤是独特的一类,具有不同的临床表现和病理模式,它们不应归为一类。

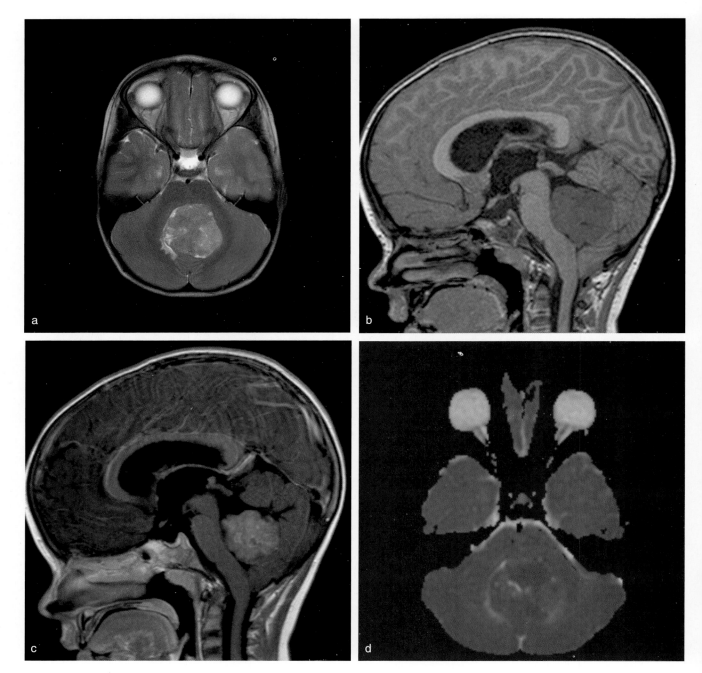

图 28.2 (a)轴位 T2 加权 MRI 显示一处中线上高信号强度实体团块,占据第四脑室。(b)矢状位无对比剂 T1 加权 MRI 显示一处低信号强度团块占据第四脑室并挤压脑干。(c)钆增强影像显示均一强化。(d)表观的弥散系数分布图。(待续)

定 AT/RT 有困难,因此目前儿童肿瘤协会(COG)提议,婴儿 AT/RT 的诊断需要检测分析 *hSNF5/INI1* 基因,同时寻找 22 号染色体的缺失。此外,*INI1* 表达的缺失在 AT/RT 中非常敏感,而且有特异的分子特征[16]。尽管近来强化的多模式治疗取得了不错的进展,但 AT/RT 患者的预后远远差于髓母细胞瘤[21]。

脑脊液分流

很多髓母细胞瘤患儿出现脑积水。在过去,外科医生会在术前为这些患者放置分流或脑室外引流。这曾被认为可以立即降低颅内压,使患儿手术前在情绪、身体和营养上全有所恢复,使患儿父母有时间去适应这

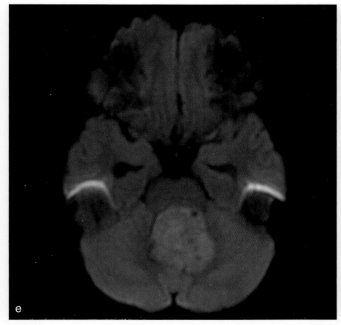
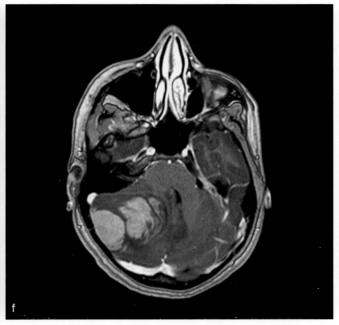

图 28.2(续)　(e)弥散加权 B1000 MRI 显示髓母细胞瘤弥散受限。(f)外侧促结缔组织增生型髓母细胞瘤的轴位 T2 加权 MRI。

一诊断，并使手术能由最好的神经外科团队来完成。近来，一些团队对后颅窝肿瘤患儿进行术前的内镜下第三脑室造瘘术[22]。目前，不建议术前行脑脊液分流手术，大多数患者可以用皮质醇治疗，然后再手术切除。一旦切除肿瘤，并不是所有的患儿都需要脑脊液分流，而且术前分流和第三脑室造瘘可能会使患儿暴露在不必要的风险中。

约 25% 的髓母细胞瘤患儿术后会形成脑积水，需要进行最终治疗。脑积水术后临床表现为颅内压增高，或在手术部位出现假性脑膜突出。腰椎穿刺术可以使部分假性脑膜突出消失，但其他一些需要引流管分流或脑室腹腔分流。对于年龄更小的患儿和存在转移、无菌性脑膜炎和不完全切除的患儿来说，继发性脑水肿的发生风险更高，更需要进行分流。

> **争议**
> - 对于大多数髓母细胞瘤患者，术前脑室腹腔(VP)分流、第三脑室造瘘或脑室外引流是不必要且不希望的，因为在后颅窝手术实施之前，患者的症状可以通过单独应用皮质醇来处理。

> **缺陷**
> - 高颅内压和巨大后颅窝占位的患者进行快速脑室腹腔分流或脑室外引流会使患者处于瘤内出血的临床恶化风险中。

治疗

手术

手术的治疗目的是解除后颅窝占位、明确诊断、重建脑脊液通路，安全地移除尽可能多的肿瘤。肿瘤的手术入路是中线枕骨下切口，硬膜被打开后，可见一大块肿物附着于两侧扁桃体中间。外科医生需要检查暴露的小脑和脊髓表面，以明确软脑膜是否有播散。肿瘤全切是外科医生的目标，而 1/3 的病例已侵袭脑干。肿瘤切除不应该到脑干中，因为这会导致严重的神经系统患病率。

后颅窝肿瘤手术的死亡率较低，但有严重并发症，继发于对周围结构的损伤，如小脑、脑干和颅神经。缄默症可见于 20% 多的患者[23]，而且在病理生理上与小脑中脚的展开有关[24]。患者经过一段时期的构音

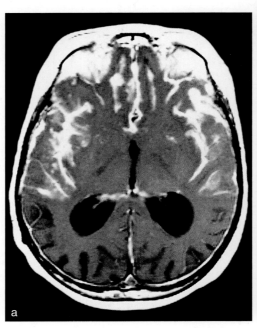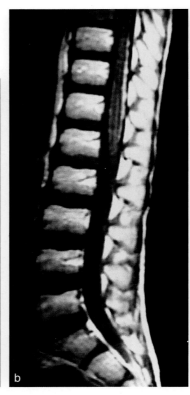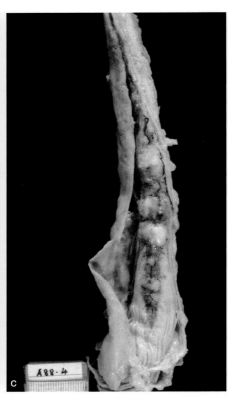

图 28.3　(a)轴位对比增强 T1 加权 MRI 显示大脑半球蛛网膜下隙及双侧外侧裂的增强。这表明髓母细胞瘤患者脑脊液弥散性播散。(b)脊髓正中矢状位 T1 加权 MRI 显示,髓母细胞瘤的转移灶沿着脊髓及脊髓圆锥的后部增强。(c)尸检标本可见,鞘膜、脊髓及马尾有髓母细胞瘤广泛转移灶。

困难后, 语言功能通常会在几周到几个月内得到恢复,但有些病例是不能完全恢复的[25]。

放疗

颅脊柱放疗问世以来,恶性肿瘤的生存率从 0 提高到了 50%[26]。全脑脊髓放疗是对髓母细胞瘤患者的标准治疗,3 岁以下患者除外[27-29]。对于>3 岁的患儿,标准治疗是颅脊柱的照射,后颅窝上限达 59Gy,随后进行辅助化疗。颅脊柱照射的剂量是风险依赖的,平均风险的患者接受 23.4Gy,而高风险患者接受 36Gy[30,31]。减少剂量的颅脊柱照射后行顺铂辅助化疗能够使平均风险的髓母细胞瘤患者 5 年生存率达到 85%[30]。额外

> **争议**
>
> ● 一些学者认为,在影像上所见的任何肿瘤残余都是风险因素,但其他人认为小的肿瘤残余(<1.5cm³)不会影响预后。解决髓母细胞瘤残余的二次手术是有争议的,尤其是存在转移灶时。

的剂量增加是给转移灶的,使它们和初发肿瘤接受相同的剂量。小于 3 岁的患儿神经系统不成熟,对放疗尤其敏感,放疗并发症发生率极高,包括严重的认知损伤、内分泌病、烟雾病和放疗诱发的肿瘤。没有播散的患儿可以进行较低剂量的照射。未来,对于 WNT 减少放疗剂量以减少放疗诱发的副作用的研究将使这一年龄人群得到更好的预后。

在长期生存的患者中,至少 56%会出现放疗副作用。前瞻性研究表明,接受放疗的髓母细胞瘤患者会出现认知缺失,这在未接受放疗的星形细胞瘤患儿中没有观察到[15]。髓母细胞瘤放疗的唯一致命性并发症是引发继发性肿瘤,发生率为 10%。放疗的其他副作用包括生长迟缓、垂体功能减退、严重的感音性耳聋以及脑白质病。

化疗

髓母细胞瘤的患者被划分为高风险和低风险,用于评估预后及是否需要化疗。标准风险的患者是年

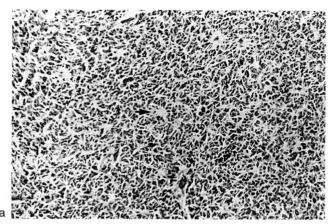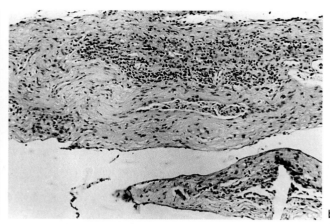

图 28.4　(a)髓母细胞瘤的组织切片显示肿瘤细胞有浓染的核,高的核质比以及出现 Homer-Wright 菊形团(箭头所指)[苏木精和伊红(H&E)染色]。(b)组织切片显示髓母细胞瘤侵犯软脑膜(H&E 染色)。

龄≥3 岁、术后影像中没有残余肿瘤以及未发现远处转移的患者。高风险患者是年龄<3 岁、术后影像中有残余肿瘤以及发现了远处转移的患者。从组织学上,所有的髓母细胞瘤患儿均需标准剂量的颅脊柱照射,但 5 年生存率只提高到 60%。然而,过去 15 年的研究表明,平均风险的髓母细胞瘤患儿可以接受减少剂量的照射,然后行辅助顺铂化疗,5 年生存率将提高到 85%[30,31]。高风险的患儿接受标准剂量的颅脊柱照射后行辅助化疗,5 年生存率为 40%~70%[31-33]。

在婴儿,化疗可以延迟或避免放疗,以减少神经毒性[34]。一些研究表明,小婴儿可以通过单独的化疗而治愈,方法包括:用自体干细胞支持的高剂量化疗诱导系统(Headstart,COG,SFOP),系统化疗联合适形放疗(UK,COG),脑室内应用甲氨蝶呤(HIT2000)。所有这些方法表明,90%的促结缔组织增生性疾病的婴儿可以获得 5 年生存率,所有患者 5 年生存率为 50%~70%。然而,脑室内应用甲氨蝶呤可伴发不同严重程度的剂量依赖性脑白质病,而且如果继续放疗,可能会出现放疗性坏死。软脑膜播散复发需要高剂量的化疗,并

联合使用自体骨髓移植。据报道,这种方法能够延长复发患者的无症状生存期,但仍有待进一步研究[35]。

预后因素

目前对治疗强度的满意度主要依据临床参数,高风险患儿的定义是年龄<3 岁、有转移以及不完全的手术切除[31]。诊断时肿瘤的大小和是否侵袭脑干不能用于患者的分类。越来越多的证据表明,分子标记物可以用来完善患者的分类标准。下一阶段的临床试验将包括 *MYC/MYCN* 的扩增和等臂染色体 17q,用来确认高风险患者。而 WNT 亚组标志物 (核内 CTNNB1 的累积,*CTNNB1* 的突变,单体 6)可以用于低风险患者的分类。

鉴于髓母细胞瘤的亚组分类,研发亚组特异性治疗方案很重要。第一个亚组特异性治疗方案是在有 SHH 活性的复发髓母细胞瘤中使用 SHH 抑制剂[36]。最近发现分子标记物可以预测髓母细胞瘤患者的预后。β-连环蛋白和 TrkC 的高表达与好的预后水平相关,而高水平 ERB-B2 的表达则与预后水平差相关[37]。在髓母细胞瘤的所有亚组中,FSTL5 的高表达可以定义为高风险肿瘤,提示亚组的额外异质性[38]。全部患者中

重要参考

• 几项多中心前瞻性研究已经评估了术后化疗作为幼儿后颅窝肿瘤延时放疗的替代性治疗手段。在实际患者中,疾病 1 年或 2 年的病情控制允许放疗延时进行,从而减轻神经毒性。

提示

• 长期存活者往往有明显的学习障碍,患者应在停止治疗后数年内进行神经精神评估,以最大限度地发挥其功能。

20%~30%可出现播散，但这个数字在患儿中是50%。在诊断时就已发现播散的患儿父母更无法对初始治疗做出反应，并且很可能在治疗初始阶段出现复发。扩大切除无疑是一个预后影响因子，但90%和100%切除之间是否存在差异在文献中仍有争议。

组3和组4患者中，软脑膜播散是最常见的复发模式，通常导致治疗下的快速临床恶化进展。后颅窝孤立的肿瘤复发可以允许患者在二次手术后继续存活一段时间并接受进一步的辅助治疗。标准风险的髓母细胞瘤5年生存率为80%，而高风险患者为60%。积极治疗可能改善这些患者的情况，但即使是治愈的患儿，其针对局部及全身神经症状缺损的治疗费用也会很高。

■ 室管膜瘤

室管膜瘤占所有中枢神经系统肿瘤的2%~8%，在儿童，排在常见CNS肿瘤的第三位，占颅内肿瘤的6%~12%[39]。室管膜瘤在幼儿中十分普遍，占3岁以下脑肿瘤患者的30%。室管膜瘤可以发生在CNS中任何部位，但幕下病例达到了2/3[40]。HSC序列的平均年龄是3.7岁，没有性别倾向。没有明确的病原学被证实与室管膜瘤相关。

临床表现

室管膜瘤患者在确诊前有平均3个月的病史。最常见的表现是继发于脑水肿的颅内压增高。对诊断有利的症状是头痛、恶心和呕吐。呕吐可能是脑水肿导致的颅内压增高，或肿瘤侵袭第四脑室底的最后区所致。肿瘤延伸到颈部蛛网膜下隙这一点，室管膜瘤比其他后颅窝肿瘤更常见（30%~50%的病例），因此这样的患者更有可能表现出颈部僵硬、颈痛、斜颈和斜头。小于两岁的患儿因为颅缝的开放，通常表现出易激

> **提示**
> ● 室管膜下瘤增强不均一，因此会有不增强的部分，如果这些在术前的MRI中没有被看到，术中可能被遗漏。

惹、嗜睡、颅内神经症状和呕吐。患儿最常见的症状是视盘水肿、共济失调、眼球震颤和注视麻痹。不到5%的室管膜瘤患儿在诊断时已出现播散，所以极少出现蛛网膜下隙转移的症状。

影像学检查

在非增强CT上，室管膜瘤可以表现为等密度、高密度或混合密度。一半的病例中有钙化，异质性大于髓母细胞瘤。大多数的肿瘤增强。在MRI上，这些肿瘤起源于第四脑室，沿侧隐窝进入桥小脑角和小脑延髓池。MRI上肿瘤的异质性源于微囊和陈旧出血区域。肿瘤通过Magendie孔延伸进入到上颈段蛛网膜下隙，压迫上段颈髓是室管膜瘤的特征，然而髓母细胞瘤更可能延伸到幕切迹。

术后48小时内应拍摄影像，以明确手术切除的程度（图28.5）。也需要脊柱影像来寻找是否有软脑膜的播散。

病理

室管膜瘤是神经胶质肿瘤，组织学上类似于脑室的衬里细胞。肉眼观，肿瘤为实体、局限、灰色、质软，偶尔出现钙化斑。肿瘤起源于第四脑室的顶部和底部或侧面的桥小脑角。三种典型的组织学表现为：单一形态的圆形到椭圆形、布满染色质的核，室管膜形成的真性菊形团和血管周的假性菊形团（神经胶质细胞快速在血管周围聚集）（图28.6）。真性菊形团只存在于一小部分病例中（28%）[41]。

尽管很多机构使用了双重的室管膜瘤WHO分类标准（室管膜瘤和间变室管膜瘤），但在临床背景下，组织学对间变评估的可靠性，以及间变程度与不良预后之间的关系仍不是很清楚。室管膜瘤和间变室管膜瘤在组织学上的差异包括是否存在不典型核，标记的有丝分裂活动和细胞多孔性[16]。尽管幕上、后颅窝及脊柱的室管膜瘤有相似的组织学表现，但它们在生物学

> **争议**
> ● 文献中对幕下室管膜瘤的级别是否对预后有显著影响仍存在争议。

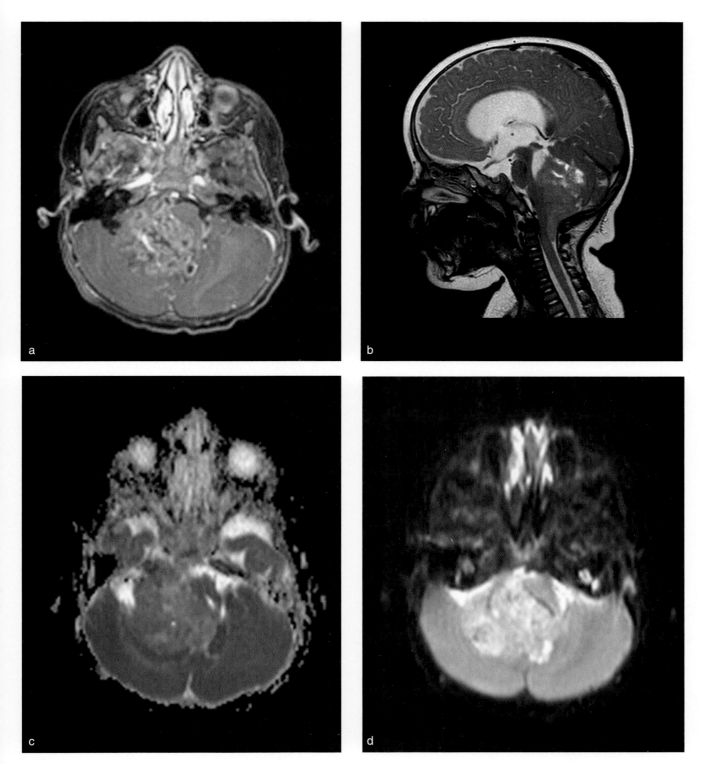

图 28.5　(a)第四脑室室管膜瘤轴位钆增强 T1 加权 MRI 显示,整个病灶呈斑片状增强。(b)通过中线的矢状位 T2 加权 MRI 显示,第四脑室室管膜瘤尾部通过 Magendie 孔渗透。(c)轴位表观弥散系数(ADC)图和(d)同一水平轴位 B1000 显示,第四脑室肿物缺乏弥散限制。

上是不同的疾病，有各自特定的转录和基因异常组（epi）[42-44]。

治疗

手术

中线枕下入路是切除第四脑室室管膜瘤的手术入路。脑积水的处理与之前所述的髓母细胞瘤的治疗一致。和这个位置其他病变一样，手术的目的是病理诊断、肿瘤全切和重建脑脊液通路。

对于室管膜瘤患者，肿瘤切除的程度是唯一影响预后的因素。因此，全切有明显优势。如果手术能做到全切，单独的手术治疗可以治愈一少部分幕上室管膜瘤。外科医生对手术切除程度的印象很差，因此术后影像检查很重要[39]。当术后影像显示有残余并且可以手术切除时，是选择早期二次手术还是放、化疗后延迟二次手术仍需要进一步权衡[40]。肿瘤起源于第四脑室顶是最容易全切的，因为与颅神经和血管粘连，侧面的，并包含桥小脑角成分的肿瘤是最难手术切除的[45]。在高度专业化的治疗中心，手术死亡率低于 1%，然而脑干和颅神经损伤而引起的术后并发症仍很高（10%~30%）。

放疗

大多数室管膜瘤患儿术后接受瘤床的适形放疗。尽管在尸检时大约 30% 的患者可见播散，而实际能观察到的远远少于这些。室管膜瘤通常在后颅窝原发部位复发，大多数脊柱转移出现在后颅窝复发失败后，

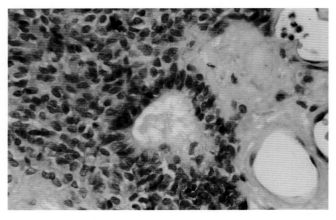

图 28.6　室管膜瘤的组织学切片显示一处真性菊形团（H&E 染色）。

单独的脊柱复发极少见。缺乏软脑膜播散证据时，颅脊柱的放疗是不必要的。近来，单独的瘤床而不是整个后颅窝的适形放疗被认为是一种安全又有效的方法[46]。实际上对于婴儿，局部适形放疗可能是安全的。

目前，几乎没有的证据均支持辅助化疗在儿童幕下室管膜瘤常规治疗中的益处，对于已接受放疗的患者而言未增加无进展生存期。在复发的室管膜瘤，重复照射有一定的治疗效果[47]。

预后因素

不良预后因素包括年龄<24 个月、不完整切除、幕下及症状持续时间<1 个月及可能为间变性的组织学改变[39]。好的预后因素包括成年、幕上、良性、全切。最重要的变量是根据术后的影像所确认的手术全切与否。恶性病理可能是脑脊液播散的危险因素。大多数复发的室管膜瘤术后病理是低级别，复发通常发生在肿瘤原发位置或其毗邻处[46]。全切后病情进展的平均时间是 22~24 个月，然而也有治疗后 5 年才出现复发的病例报道。实际上，所有次全切除的患者都在 12~14 个月出现复发。有报道称，全切、无播散且适当放疗的患者，5 年生存率高达 85%。近来证据表明，2 个被称作 A、B 的后颅窝亚群具有不同的生物学、临床和预后特征。患者更年幼、表现出侧面肿瘤及均衡基因组的 A 组患者，比 B 组出现复发、转移及肿瘤相关死亡的比例更高[43]。

■ 小脑星形细胞瘤

小脑星形细胞瘤(CA)构成了儿科脑肿瘤的 20%，是儿科最常见的脑肿瘤。一半以上的儿科星形细胞瘤出现在后颅窝，70%以上的小脑星形细胞瘤出现在儿童[48]。CA 发病的高峰年龄是 10 岁左右（HSC 系统中的平均

年龄是 7.3 年），这些肿瘤很少在小于 1 岁的儿童和大于 40 岁的成人身上发生[49]。CA 没有性别倾向。事实上，所有 CA 患者表现出 *BRAF* 介导的促分裂原活化蛋白激酶（MAPK）通路的活性，它为分子治疗提供了靶点[50-52]。

临床表现

由于现代影像的出现，诊断之前症状持续的时间在减少，目前，症状持续时间是 5~9 个月[49]。因为它的缓慢生长模式，CA 患者诊断前症状持续时间长于后颅窝髓母细胞瘤和室管膜瘤。CA 的临床表现随年龄差异很大，取决于发展的阶段和颅缝的状态。大多数患儿表现出的症状是由颅内压增高和小脑功能不全引起的，诊断常见症状包括：头痛（84%）、恶心和呕吐（74%）、步态改变（70%）、头围增加（14%）和极少出现的失明或昏迷[48]。诊断体征包括视盘水肿（84%）、躯体共济失调（75%）和四肢共济失调（39%）。脑水肿出现在 85% 的患者，小脑蚓部病变较半球病变更为常见[53]。位于脑干则可能引起颅神经瘫痪，包括眼肌的瘫痪、面瘫及吞咽困难。

影像学检查

非增强 CT 上，与周围脑白质相比，CA 是低密度或等密度影（对比于高密度的髓母细胞瘤）。10%~20% 的病例是因为出现钙化病灶而在肿瘤内呈高密度[53]。这些肿瘤增强明显且广泛。肿瘤是实体、囊状或囊实性的（图 28.7）。对于一个真正的囊状星形细胞瘤，壁不强化而会有增强的壁结节。而增强图像上，囊壁强化并且包绕肿瘤。CA 可以分为 3 类：实体（32%）、囊状（囊壁不强化，不包含肿瘤，26%）、囊实性（42%）。在 CT 上，囊液密度稍高于脑脊液。在明确解剖及确定肿瘤范围上，MRI 优于 CT。T1 加权 MRI 显示肿瘤信号稍低或与周围脑白质信号相等，而 T2 加权像显示信号稍高。钆增强时容易看到增强的壁结节。在手术后 48 小时内，所有患者需要拍摄常规和增强影像。术后应尽早扫描以避免难以区别术后改变和残余肿瘤。相对于术者的印象，术后影像可以更准确地指出肿瘤的切除范围[54]。

病理

这些肿瘤大多起源于小脑的任何部位，但起源于小脑蚓各部位都有记载。有沿蛛网膜下隙和小脑表面生长的趋势，但这并不意味着预后不良。大多数 CA 是低级别肿瘤，尤其在儿童。在 HSC 系统中，88% 的 CA 患者是毛细胞星形细胞瘤，没有恶变为高级别星形细胞瘤的进展。组织学特点包括 Rosenthal 纤维、微囊、矿化区域和上皮增殖。在毛细胞星形细胞瘤患者中，上皮增殖并不像它在成人纤维型星形细胞瘤患者那样表现出不良预后。在儿童小脑也可见一些低级别纤维型星形细胞瘤。恶性或间变性 CA 在儿童发病极少，如果有，通常是这一区域之前有过放疗史[55]。

> **争议**
> - 小脑星形细胞瘤的亚型之间的区别（如毛细胞性比纤维性）在预测预后上没有用。

治疗

手术

全切通常是可治愈的。手术的目标是明确病理、重建脑脊液通路和完整切除肿瘤。术前脑脊液分流是不必要的，因为大多患者的病情可以用皮质醇缓解，和髓母细胞瘤列出的方案相似。后颅窝开颅术可以移除肿瘤。全切很重要，因为复发起源于残留的肿瘤。不

> **提示**
> - CA 患者术后影像常可见小的、对比增强病征。这些病灶代表残余或肿瘤复发，但生长特性很慢，所以医生可以放心随访。

> **缺陷**
> - CA 极少侵袭脑干（约 10% 的病例）而导致不完整切除。由于这类肿瘤的惰性，医生无需切到脑干，否则会引起死亡。

> **重要参考**
> - 对于 CA，放、化疗没有明确益处，可以考虑用于脑干侵袭和随访影像中看到进展的病例。在神经纤维瘤病 1 型相关的星形细胞瘤，可省略放疗。

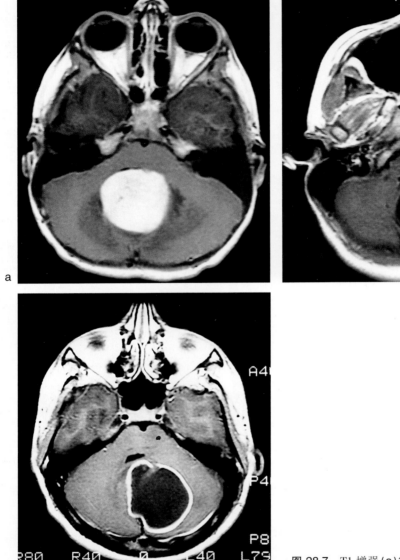

图 28.7   T1 增强(a)完全实体小脑星形细胞瘤,(b)完全囊性有增强壁结节和(c)混合囊实性伴增强囊肿壁。

全切除只能依据随访影像观察。

针对 CA,不全切除且不适合再次手术,随访中发现体积增大的患者应考虑低级别胶质瘤的治疗方案或相关放疗。基于长春新碱或基于替莫唑胺的方法组成了另一个治疗选择[56-58]。

不可能或不建议全切的病例仍然需要外科医生在认为安全的前提下尽可能切除。在囊性肿瘤治疗的过程中,应避免囊液进入脑脊液,因为这样会导致化学性脑膜炎并增加远期脑积水的发生风险。约 10%的 CA 患儿最终会接受脑室腹腔分流,3 岁以下的患儿这

个概率会更高。在某些病例中,如果术后影像看到可以手术切除的病变,应考虑早期二次手术治疗。术后影像证实,一旦全切,辅助放、化疗没有作用。

预后因素

CA 的长期预后取决于切除的程度、脑干侵袭的程度和恶性肿瘤的组织学特点。儿童 CA 全切后长期无进展生存率可达 90%。然而,在我们的机构,当次全切除时,复发很常见,而且在次全切除所有 5 名患者中术后 1~8 年都观察到了。很多学者记载了肿瘤患者

术后疾病的进展,但大多数复发适合二次手术。婴儿和老年人往往预后最差。据报道,很多 CA 的后期复发并不遵守 Collins 法则(指示肿瘤复发应发生在患者诊断年龄加上 9 个月的一段时间内),CA 何时能够被治愈仍未知。

■ 结论

巨大的成功和更大的挑战成为小儿后颅窝肿瘤的特征。通过选择性使用手术、放疗及化疗,许多患者取得了良好的预后。尽管目前的技术极大地改善了后颅窝肿瘤患者的预后,但挑战依然存在。尽管采用了现代积极的治疗,但一些患者病情仍在进展,长期幸存者也遭受了许多医源性并发症。迫切需要以分子为基础的肿瘤分类系统,以分子生物学为基础的治疗方案的不断进步可以改善患者的预后。

编者注

对于神经外科医生、放疗肿瘤学医生、神经肿瘤学医生、患者和他们的家庭来说,儿童后颅窝肿瘤是一个巨大的挑战。这个群体的一些肿瘤,尤其是髓母细胞瘤,手术切除范围是影响预后的重要因素,然而,不同于成人幕上胶质瘤,没有随机 Ⅰ 级证据来证明这一点,而且这一研究肯定不会实施[59]。和其他影响神经系统的肿瘤群一样,未来真正的希望在于更多研究肿瘤的分子模式,对于所有关心和研究脑肿瘤患者的人来说,近来基于分子分析,髓母细胞瘤四个亚型的发现是一个非常令人兴奋的进步。(Bernstein)

(杨雪 译)

参考文献

1. Rutka JT. Medulloblastoma. Clin Neurosurg 1997;44:571–585
2. Taylor MD, Northcott PA, Korshunov A, et al. Molecular subgroups of medulloblastoma: the current consensus. Acta Neuropathol 2012; 123:465–472
3. Northcott PA, Korshunov A, Pfister SM, Taylor MD. The clinical implications of medulloblastoma subgroups. Nat Rev Neurol 2012;8:340–351
4. Northcott PA, Korshunov A, Witt H, et al. Medulloblastoma comprises four distinct molecular variants. J Clin Oncol 2011;29:1408–1414
5. Taylor MD, Mainprize TG, Rutka JT. Molecular insight into medulloblastoma and central nervous system primitive neuroectodermal tumor biology from hereditary syndromes: a review. Neurosurgery 2000;47: 888–901
6. Northcott PA, Shih DJ, Peacock J, et al. Subgroup-specific structural variation across 1,000 medulloblastoma genomes. Nature 2012;488: 49–56
7. Korshunov A, Remke M, Werft W, et al. Adult and pediatric medulloblastomas are genetically distinct and require different algorithms for molecular risk stratification. J Clin Oncol 2010;28:3054–3060
8. Pfister S, Remke M, Benner A, et al. Outcome prediction in pediatric medulloblastoma based on DNA copy-number aberrations of chromosomes 6q and 17q and the MYC and MYCN loci. J Clin Oncol 2009; 27:1627–1636
9. Traenka C, Remke M, Korshunov A, et al. Role of LIM and SH3 protein 1 (LASP1) in the metastatic dissemination of medulloblastoma. Cancer Res 2010;70:8003–8014
10. Ramaswamy V, Northcott PA, Taylor MD. FISH and chips: the recipe for improved prognostication and outcomes for children with medulloblastoma. Cancer Genet 2011;204:577–588
11. Kool M, Korshunov A, Remke M, et al. Molecular subgroups of medulloblastoma: an international meta-analysis of transcriptome, genetic aberrations, and clinical data of WNT, SHH, Group 3, and Group 4 medulloblastomas. Acta Neuropathol 2012;123:473–484
12. Park TS, Hoffman HJ, Hendrick EB, Humphreys RP, Becker LE. Medulloblastoma: clinical presentation and management. Experience at the Hospital for Sick Children, Toronto, 1950–1980. J Neurosurg 1983;58: 543–552
13. Sutton LN, Phillips PC, Molloy PT. Surgical management of medulloblastoma. J Neurooncol 1996;29:9–21
14. Blaser SI, Harwood-Nash DC. Neuroradiology of pediatric posterior fossa medulloblastoma. J Neurooncol 1996;29:23–34
15. Albright AL, Wisoff JH, Zeltzer PM, Boyett JM, Rorke LB, Stanley P. Effects of medulloblastoma resections on outcome in children: a report from the Children's Cancer Group. Neurosurgery 1996;38:265–271
16. Louis DN, Ohgaki H, Wiestler OD, et al. The 2007 WHO classification of tumours of the central nervous system. Acta Neuropathol 2007;114: 97–109
17. Giangaspero F, Perilongo G, Fondelli MP, et al. Medulloblastoma with extensive nodularity: a variant with favorable prognosis. J Neurosurg 1999;91:971–977
18. Rutkowski S, von Hoff K, Emser A, et al. Survival and prognostic factors of early childhood medulloblastoma: an international meta-analysis. J Clin Oncol 2010;28:4961–4968
19. Rorke LB, Packer RJ, Biegel JA. Central nervous system atypical teratoid/rhabdoid tumors of infancy and childhood: definition of an entity. J Neurosurg 1996;85:56–65
20. Versteege I, Sévenet N, Lange J, et al. Truncating mutations of hSNF5/INI1 in aggressive paediatric cancer. Nature 1998;394:203–206
21. Chi SN, Zimmerman MA, Yao X, et al. Intensive multimodality treatment for children with newly diagnosed CNS atypical teratoid rhabdoid tumor. J Clin Oncol 2009;27:385–389
22. Sainte-Rose C, Cinalli G, Roux FE, et al. Management of hydrocephalus in pediatric patients with posterior fossa tumors: the role of endoscopic third ventriculostomy. J Neurosurg 2001;95:791–797
23. Robertson PL, Muraszko KM, Holmes EJ, et al; Children's Oncology Group. Incidence and severity of postoperative cerebellar mutism syndrome in children with medulloblastoma: a prospective study by the Children's Oncology Group. J Neurosurg 2006;105(6, Suppl):444–451
24. Morris EB, Phillips NS, Laningham FH, et al. Proximal dentatothalamocortical tract involvement in posterior fossa syndrome. Brain 2009; 132(Pt 11):3087–3095
25. Steinbok P, Cochrane DD, Perrin R, Price A. Mutism after posterior fossa tumour resection in children: incomplete recovery on long-term follow-up. Pediatr Neurosurg 2003;39:179–183
26. Jenkin D. The radiation treatment of medulloblastoma. J Neurooncol 1996;29:45–54

27. Geyer JR, Sposto R, Jennings M, et al; Children's Cancer Group. Multiagent chemotherapy and deferred radiotherapy in infants with malignant brain tumors: a report from the Children's Cancer Group. J Clin Oncol 2005;23:7621–7631

28. Grill J, Sainte-Rose C, Jouvet A, et al; French Society of Paediatric Oncology. Treatment of medulloblastoma with postoperative chemotherapy alone: an SFOP prospective trial in young children. Lancet Oncol 2005;6:573–580

29. Rutkowski S, Bode U, Deinlein F, et al. Treatment of early childhood medulloblastoma by postoperative chemotherapy alone. N Engl J Med 2005;352:978–986

30. Packer RJ, Gajjar A, Vezina G, et al. Phase III study of craniospinal radiation therapy followed by adjuvant chemotherapy for newly diagnosed average-risk medulloblastoma. J Clin Oncol 2006;24:4202–4208

31. Gajjar A, Chintagumpala M, Ashley D, et al. Risk-adapted craniospinal radiotherapy followed by high-dose chemotherapy and stem-cell rescue in children with newly diagnosed medulloblastoma (St. Jude Medulloblastoma-96): long-term results from a prospective, multicentre trial. Lancet Oncol 2006;7:813–820

32. Gandola L, Massimino M, Cefalo G, et al. Hyperfractionated accelerated radiotherapy in the Milan strategy for metastatic medulloblastoma. J Clin Oncol 2009;27:566–571

33. Jakacki RI, Burger PC, Zhou T, et al. Outcome of children with metastatic medulloblastoma treated with carboplatin during craniospinal radiotherapy: a Children's Oncology Group Phase I/II study. J Clin Oncol 2012;30:2648–2653

34. Duffner PK, Horowitz ME, Krischer JP, et al. Postoperative chemotherapy and delayed radiation in children less than three years of age with malignant brain tumors. N Engl J Med 1993;328:1725–1731

35. Cohen BH, Packer RJ. Chemotherapy for medulloblastomas and primitive neuroectodermal tumors. J Neurooncol 1996;29:55–68

36. Rudin CM, Hann CL, Laterra J, et al. Treatment of medulloblastoma with hedgehog pathway inhibitor GDC-0449. N Engl J Med 2009;361:1173–1178

37. Gajjar A, Hernan R, Kocak M, et al. Clinical, histopathologic, and molecular markers of prognosis: toward a new disease risk stratification system for medulloblastoma. J Clin Oncol 2004;22:984–993

38. Remke M, Hielscher T, Korshunov A, et al. FSTL5 is a marker of poor prognosis in non-WNT/non-SHH medulloblastoma. J Clin Oncol 2011;29:3852–3861

39. Sanford RA, Gajjar A. Ependymomas. Clin Neurosurg 1997;44:559–570

40. Pollack IF, Gerszten PC, Martinez AJ, et al. Intracranial ependymomas of childhood: long-term outcome and prognostic factors. Neurosurgery 1995;37:655–666, discussion 666–667

41. Healey EA, Barnes PD, Kupsky WJ, et al. The prognostic significance of postoperative residual tumor in ependymoma. Neurosurgery 1991;28:666–671, discussion 671–672

42. Taylor MD, Poppleton H, Fuller C, et al. Radial glia cells are candidate stem cells of ependymoma. Cancer Cell 2005;8:323–335

43. Witt H, Mack SC, Ryzhova M, et al. Delineation of two clinically and molecularly distinct subgroups of posterior fossa ependymoma. Cancer Cell 2011;20:143–157

44. Mack SC, Witt H, Wang X, et al. Emerging insights into the ependymoma epigenome. Brain Pathol 2013;23:206–209

45. Sanford RA, Kun LE, Heideman RL, Gajjar A. Cerebellar pontine angle ependymoma in infants. Pediatr Neurosurg 1997;27:84–91

46. Merchant TE, Mulhern RK, Krasin MJ, et al. Preliminary results from a phase II trial of conformal radiation therapy and evaluation of radiation-related CNS effects for pediatric patients with localized ependymoma. J Clin Oncol 2004;22:3156–3162

47. Bouffet E, Hawkins CE, Ballourah W, et al. Survival benefit for pediatric patients with recurrent ependymoma treated with reirradiation. Int J Radiat Oncol Biol Phys 2012;83:1541–1548

48. Ilgren EB, Stiller CA. Cerebellar astrocytomas. Clinical characteristics and prognostic indices. J Neurooncol 1987;4:293–308

49. Abdollahzadeh M, Hoffman HJ, Blazer SI, et al. Benign cerebellar astrocytoma in childhood: experience at the Hospital for Sick Children 1980–1992. Childs Nerv Syst 1994;10:380–383

50. Pfister S, Janzarik WG, Remke M, et al. BRAF gene duplication constitutes a mechanism of MAPK pathway activation in low-grade astrocytomas. J Clin Invest 2008;118:1739–1749

51. Jones DT, Gronych J, Lichter P, Witt O, Pfister SM. MAPK pathway activation in pilocytic astrocytoma. Cell Mol Life Sci 2012;69:1799–1811

52. Jones DT, Kocialkowski S, Liu L, et al. Tandem duplication producing a novel oncogenic BRAF fusion gene defines the majority of pilocytic astrocytomas. Cancer Res 2008;68:8673–8677

53. Campbell JW, Pollack IF. Cerebellar astrocytomas in children. J Neurooncol 1996;28:223–231

54. Morreale VM, Ebersold MJ, Quast LM, Parisi JE. Cerebellar astrocytoma: experience with 54 cases surgically treated at the Mayo Clinic, Rochester, Minnesota, from 1978 to 1990. J Neurosurg 1997;87:257–261

55. Kulkarni AV, Becker LE, Jay V, Armstrong DC, Drake JM. Primary cerebellar glioblastomas multiforme in children. Report of four cases. J Neurosurg 1999;90:546–550

56. Ater JL, Zhou T, Holmes E, et al. Randomized study of two chemotherapy regimens for treatment of low-grade glioma in young children: a report from the Children's Oncology Group. J Clin Oncol 2012;30:2641–2647

57. Bouffet E, Jakacki R, Goldman S, et al. Phase II study of weekly vinblastine in recurrent or refractory pediatric low-grade glioma. J Clin Oncol 2012;30:1358–1363

58. Gururangan S, Fisher MJ, Allen JC, et al. Temozolomide in children with progressive low-grade glioma. Neuro-oncol 2007;9:161–168

59. De Braganca KC, Packer RJ. Treatment options for medulloblastoma and CNS primitive neuroectodermal tumor (PNET). Curr Treat Options Neurol 2013;15:593–606

第29章

儿童幕上肿瘤

Michael DeCuypere，Frederick A. Boop

中枢神经系统肿瘤约占儿童恶性肿瘤的 25%，是儿童最常见的实体肿瘤。幕上和幕下肿瘤的发生率在儿童群体中几乎相等。然而，肿瘤发生位置的相对频率与患者的年龄有关，在 3 岁以下及 10 岁以上儿童中，多发生幕上肿瘤[1]。60%的幕上肿瘤源于胶质细胞的肿瘤，其中 80%为组织学低级别型[2]。本章主要论述几种儿童的幕上胶质瘤，其他重要的儿童幕上肿瘤，如颅咽管瘤和松果体区肿瘤将在其他章节讨论。

■ 儿童幕上肿瘤的临床特征

儿童中枢神经系统肿瘤的早期诊断是治疗和预后的主要因素。最初的症状表现一般与肿瘤的位置和生长速度有关。例如，额叶肿瘤可能会导致人格改变、癫痫或头痛。肿瘤位于颞叶可能导致癫痫发作或语言功能变化。蝶鞍部肿瘤通常伴有内分泌变化或视觉变化。丘脑内的肿瘤通常导致运动和感觉功能缺失。由于肿瘤可侵犯或起源于外侧和第三脑室，故终板和松果体区域的肿瘤可能会导致阻塞性脑积水。然而，一些症状可能没有定位意义，如呕吐作为儿童中枢神经系统肿瘤最常见的特征之一，常被误诊为消化道疾病或不典型偏头痛。

疑似脑部肿瘤的最终确认依赖于某种类型的神经影像资料。在急诊室，是否在疾病急性期行颅脑 CT 或 MRI 检查对于医师通常是相对简单的决定。相比之

> **提示**
>
> - 高加索人比非洲人更易发生原发性中枢神经系统肿瘤（5.02 对 3.69/100 000），且男性多于女性（4.9 对 4.8/100 000）。
> - 两个因素增加了儿童原发性中枢神经系统肿瘤的发生风险：中枢神经系统大剂量放射史和某些遗传综合征（多发性神经纤维瘤、Li-Fraumeni 综合征、结节性硬化症、von Hippe-Lindau 综合征、Gorlin 综合征、Turcot 综合征和 Cowden 综合征等）。

下，初级儿科保健医生往往凭借长期临床基础，根据一些细微的体征变化，就会仔细考虑行神经影像检查是否有必要。

■ 高级别肿瘤

高级别星形细胞瘤

间变性星形细胞瘤被归类为 WHO Ⅲ 级病变，其特点是快速和侵袭性地增长。在儿童中，间变性星形细胞瘤与低级别弥漫性星形细胞瘤的发生率大致相同[3]。在幕上时，这些肿瘤主要发生在大脑半球，但也可能发生在深中线结构。在显微镜下，间变性星形细胞瘤表现为广泛浸润、细胞构成增加、核多形性和有丝分裂活动较高。染色体 5q 的增加和 6q、9q、12q 和

22q 的缺失是儿童间变性星形细胞瘤的突变特征。此外还发现，肿瘤染色体 1q 臂增加的患者生存时间显著缩短[4]。

多形性胶质母细胞瘤（WHO Ⅳ 级）的发生率是间变性星形细胞瘤的 1.5 倍，但在儿童的发生率不及成人的 1/100。额颞叶是典型的受累部位，但顶叶和枕叶也可能受到影响。恶性胶质瘤是以广泛存在的微血管增生或坏死为代表的浸润性肿瘤。这些高度恶性肿瘤通常以低分化的细胞结构、核异型性和快速的有丝分裂活动为特征。

成人原发性胶质母细胞瘤最常见的遗传变化——表皮生长因子受体基因的基因组扩增，在儿童肿瘤中较少见到[5,6]。在成人原发性恶性胶质瘤很少发现的 TP53 突变却经常发生在新生儿肿瘤中。同样，儿童恶性胶质瘤很少发生突变的 PTEN 10q23 肿瘤抑制基因，却发现在成人胶质瘤中很常见[7,8]。然而，如果观察到 PTEN 的突变，它们通常与儿童的预后不良相关[9,10]。

手术仍然是大多数儿童幕上高级别星形细胞瘤的主要治疗方式[11]。然而，肿瘤的级别越高，局部侵袭性就越高。几乎不可能在完整手术切除的同时不对周围的正常组织造成损伤。然而，根治性手术切除方法已表现出改善预后的结果，同时术后大剂量放射治疗在延长生存时间上也起着至关重要的作用[7,8]。全脑脊髓放射治疗通常是不必要的，因为这些肿瘤通常不通过脑脊液（CSF）转移扩散。虽然在历史上化疗没有发挥主要的治疗作用，但最近的研究利用中枢神经系统渗透性相对良好的烷化剂——替莫唑胺进行治疗，显示出一定的效果[12]。

高级别星形细胞瘤一般预后很差。尽管采用了积极的手术和放射治疗，但只有不到 50% 的患者在诊断后 2 年还能存活，并且长期存活率很低[13]。一般来说，间变性星形细胞瘤患者往往比胶质母细胞瘤患者存活时间更长。初次治疗后，患儿应被密切观察并进行 MRI 随访检查。

室管膜瘤

作为常见的幕下肿瘤，室管膜瘤的界限清楚，6 岁是儿童的发病高峰年龄。然而，有大约 30% 的室管膜瘤出现在幕上，通常位于侧脑室或第三脑室（60%）或大脑半球（40%）。室管膜瘤占儿童肿瘤的 10%，且大约 30% 的肿瘤发生在 3 岁以下儿童。间变型室管膜瘤（WHO Ⅲ 级）表现为细胞构成增多和快速的有丝分裂活动。血管周的假菊形团经常发生微血管增生和坏死。组织病理学上往往很难区分 Ⅱ 和 Ⅲ 级室管膜瘤，并且经常造成神经病理学家之间的分歧[14]。肿瘤组织学对临床结果的影响仍然有争议。

在此研究人群中，室管膜瘤基因突变非常常见，占到 61%~79%[15]。致癌基因的扩增在室管膜瘤中罕见，只有在 CDKN2A/B 基因的纯合缺失的情况才会出现[16]。重要的是，染色体 1q 的增加在一些研究中是一种常见现象，并且与不良预后相关[15,17]。相比之下，间变型室管膜瘤患者的 6q25.3 缺失则提示较好的预后[18]。一项研究表明，EGFR 基因位点频繁增加甚至扩增被证实是 Ⅱ 级肿瘤患者不良预后的独立危险因子[17]。有趣的是，基因类型的改变和解剖位置之间存在关联，表明室管膜瘤独特的基因通路。基因表达分析已经确定特定的表达特征，表明了 Notch 和 Hedgehog 信号通路在颅内室管膜瘤的作用，并提示放射状胶质细胞是脑肿瘤形成的起源[19]。

肿瘤全部切除对于儿童室管膜瘤的益处已经非常明确，如果可能，全部切除是首选治疗方案。当术后影像资料提示有肿瘤残余时，再次手术切除是合理的[20]。术后放射治疗能够延长室管膜瘤患儿的生存时间[21]。一般来说，室管膜瘤不是化疗敏感性肿瘤。目前临床试验正在观察术后放、化疗在预防复发方面的作用。

室管膜瘤患儿接受了全切除和术后局部放射治疗有良好的预后，5 年生存率可达 80%。如果全切除没有实现，则 5 年存活率显著下降，多数研究报告显

提示

● 虽然组织学上无法区分，但儿童胶质母细胞瘤的分子特征完全不同于成人患者。

争议

● 目前的争议主要是现有的室管膜瘤分级系统能否准确区分各个级别或预测肿瘤的活动性。

示下降幅度为 20%~30%。由于存在后期疾病复发的可能性，室管膜瘤患儿需要后续多年随访。

脉络丛肿瘤

脉络丛肿瘤罕见，占儿童脑瘤的 1%~2%。尽管病理组织学分类并不明确，但有两种类型的脉络丛肿瘤具有代表性，脉络丛恶性肿瘤（WHO Ⅲ级，图 29.1）和脉络丛乳头状瘤（WHO Ⅰ级）。显微镜下，乳头瘤可能类似于正常的脉络丛，但也可能表现为更高程度的柱状上皮、核多形性、核染色过深、稀疏有丝分裂象。相比之下，脉络丛恶性肿瘤的特点是细胞学和细胞结构上的异型性。它们具有侵袭性，有丝分裂指数高和坏死区大。常出现肿瘤抑制基因 TP53 的种系突变，因此应该考虑 Li-Fraumeni 症候群的基因检测[22]。

脉络丛肿瘤的体征包括囟门膨出伴加速膨胀的头围、易怒、癫痫、呕吐和嗜睡。由于婴儿囟门未闭，在有些报道中肿瘤可能特别大。对于低级别的脉络丛乳头状瘤，唯一要做的治疗就是手术切除。对于更具侵袭性的癌，大体全切联合辅助化疗或放疗将是最好的治疗方案。然而，由于有长期的副反应，在中位年龄为 2 岁的人群中进行脑脊髓放射治疗的效果并不理想。术后化疗可提高存活率，而且高强度的化疗通常是为了推迟或避免放疗[23]。

尽管这两类肿瘤都表现出转移的性质，但乳头状瘤患者的存活率明显更高。然而有报道称，脉络丛乳头状瘤能够进展为脉络丛癌[24]。不过，由于脉络丛肿瘤罕见，所以很难获得精确的复发率和治愈率。对于该类肿瘤患者的随访建议和其他儿童肿瘤类似，第一年每 3 或 4 个月进行一次常规 MRI 检查。对于这群年轻患者的认知发展，神经心理学评估必不可少。

幕上原始神经外胚层肿瘤

幕上原始神经外胚层肿瘤（PNET）（图 29.2）是最常见的儿童恶性脑瘤。它们是不同分化程度的神经源性、星形细胞源性、肌肉或黑色素细胞源性细胞所构

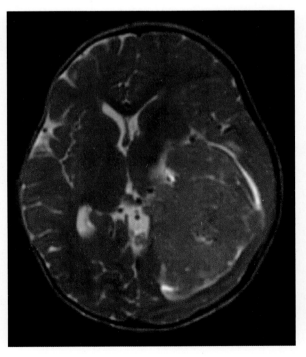

图 29.1　轴位 T2 加权影像可见左顶叶一巨大肿物侵袭侧脑室，考虑为脉络丛癌。侵袭性病变显示出通过室管膜侵入大脑半球白质。

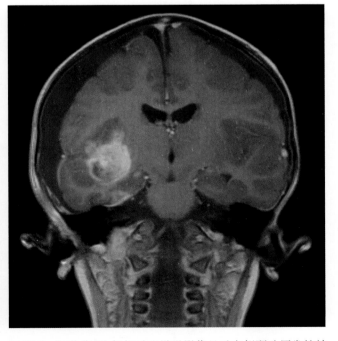

图 29.2　冠状位 T1 加权对比增强影像显示右侧颞叶原发性神经外胚层肿瘤（PNET）。幕上的 PNET 往往在白质内呈团块。肿瘤的实体部分在 T2 加权像上呈等密度灰质。对比增强图像显示异质性强化。

成的胚胎性肿瘤。例如,大脑神经母细胞瘤(神经元分化)和神经节神经母细胞瘤(神经节和神经元分化)在组织学上是独特的。此外,如髓质上皮细胞瘤、室管膜母细胞瘤、富含神经纤维网的胚胎源性肿瘤等这些罕见的肿瘤类型在现有 WHO 分类中也已经标明。这些肿瘤仅发生于大脑,偶尔发生于鞍上区域。

在儿童,幕上原始神经外胚层肿瘤在一定程度上类似于髓母细胞瘤,具有侵袭性临床表现和高度软脑膜播散风险。因此,目前幕上的 PNET 的治疗策略本质上是基于那些髓母细胞瘤。然而,长期预后远差于髓母细胞瘤。因此,手术治疗在胚胎性肿瘤中起着至关重要的作用,全切除成为目标。化疗的作用尚不确定,并且还没有在随机试验中进行测试。为了获得更好的

> **争议**
>
> ● 原始神经外胚层肿瘤由小的圆形蓝细胞组成,20世纪 80 年代至 20 世纪 90 年代间,主要的争议就是"小的圆形蓝细胞肿瘤"是否为位置特异性的肿瘤,或者这些肿瘤在不同的临床表现下,是否具有相同的分子途径(如髓母细胞瘤)。全基因组分析显示,相比髓母细胞瘤,幕上原始神经外胚层肿瘤可见特异的 DNA 拷贝数变化和信使RNA 表达特征。例如,髓母细胞瘤的细胞遗传学标志为染色体 17p 的缺失,而这种改变很少出现在幕上原始神经外胚层肿瘤。

治疗效果,有必要对原发肿瘤位点在放射治疗后进行全脑脊髓放射治疗。

非典型畸胎样/横纹肌样瘤

横纹肌样瘤发生在中枢神经系统内相对罕见,非典型畸胎样/横纹肌样瘤(AT/RT)只占儿童脑瘤的 1 %~2%。这些肿瘤通常发生在 3 岁以下儿童,幕上和幕下分布基本相同。幕上肿瘤通常位于大脑半球和蝶鞍区域(图 29.3)。非典型畸胎样/横纹肌样瘤通过脑脊液播散较常见,目前发现 25% 的患者存在该类型转移[25]。显微镜下,非典型畸胎样/横纹肌样瘤是由异位的横纹肌样细胞和丰富的胞浆嗜酸性包涵体构成。肿瘤组织由具有原始神经外胚层细胞、上皮细胞和间充质细胞特性的不同组织构成。

对于非典型畸胎样/横纹肌样瘤,整合酶 1(INI1)的免疫组化可以显示出非常敏感和特异的类型。非典型畸胎样/横纹肌样瘤通常表现为核表达缺失,常伴有编码基因 *SMARCB1* 的基因位点突变或缺失。INI1 蛋白的缺失几乎在所有 AT/RT 中都能发现,而且大多数肿瘤(75%)都可以检测到 *INI* 位点的突变和缺失。不同组织起源的肿瘤,其 *INI1* 突变的位置变化也很大,中枢神经系统的 AT/RT 比较常见的位点位于外显子 5 和 9[26]。因此,使用免疫组织化学染色检测 *INI1* 的表达并辅之以突变分析可以快速识别这些肿瘤[27,28]。

AT/RT 患者的生存时间明显短于接受相似治疗

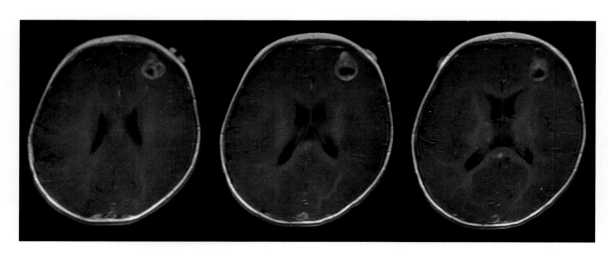

图 29.3 轴位 T1 加权对比增强系列影像显示左侧额叶非典型畸胎样/横纹肌样瘤 (AT/RT),AT/RT 影像学表现与 PTEN 相似,实体部分与灰质信号类似,而且由于坏死和出血导致信号显著不均匀。

方案的 PNET 患者（平均生存时间不足 12 个月），并且常表现出迅速发展。各种类型 INI1 改变的患者，包括特定 INI1 外显子突变的患者，在预后方面并无差异。然而目前看来，年龄超过 3 岁的患者似乎有更长的生存期。目前正在评估是使用高强度化疗还是早期使用放射治疗作为 AT/RT 的治疗方案。这一结论的得出是基于前期研究的结果，即生存时间长的患者经常接受过多种药剂化疗、早期放射治疗或两者结合[29,30]。

低级别肿瘤

低级别星形细胞瘤

毛细胞星形细胞瘤是儿童中最常见的原发性脑肿瘤，约占 14 岁以下儿童所有肿瘤的 20%，占 15~18 岁青少年所有肿瘤的 15%[31]。毛细胞星形细胞瘤形态学上为良性表现（WHO Ⅰ 级），没有侵袭性。肿瘤囊肿形成常见，并且常作为一种神经影像的诊断特征。这些肿瘤常见多形核，罕见有丝分裂象，表现为中低度的细胞特性。经常观察到罗森塔尔纤维和嗜酸性颗粒。这些幕上肿瘤通常出现在下丘脑/视觉通路、丘脑区域和大脑半球。视神经通路神经胶质瘤和间脑毛细胞星形细胞瘤可能浸润周围的大脑组织（图 29.4）。毛状黏液样星形细胞瘤表现为突显的黏液基质，细胞中心性排列在血管周围。毛细胞星形细胞瘤容易快速复发，因此被认定为 WHO Ⅱ 级。

弥漫性星形细胞瘤（WHO Ⅱ 级）在儿童中的发病率不及毛细胞星形细胞瘤的 1/6。通常被认为，这些肿瘤在生物学行为上有别于毛细胞星形细胞瘤，大约有 10% 的病例可能发展为更高级别的病变[32]。弥漫性星形细胞瘤可能位于中枢神经系统的任何部位，最常见位于额叶和颞叶。弥漫性星形细胞瘤的构成中等，包括分化的纤维细胞或肥大星形细胞，大多缺少有丝分裂。

传统比较基因组杂交的研究发现，大多数毛细胞星形细胞瘤有一个平衡的核型。然而，最常见的染色体畸变是染色体 5 和 7 的增加，并且在超过 50% 的低级星形细胞瘤患儿中发现有 7 q34 串联重复[33-35]。其他一些研究表明，在 55% 的毛细胞星形细胞瘤中，BRAF

原癌基因被复制[33-35]。有趣的是，随后研究表明，串联重复 7q34 导致框架内融合基因与 BRAF 致癌基因的激酶结构域整合，融合 KIAA 1549（一个来自于 BRAF 的约 2Mb 长的之前被认为无特征的基因）[35]。这种频繁的肿瘤特异性突变，作为新治疗靶点有很大的潜力。

神经纤维瘤病 1 型（NF1）与一些部位（视神经、下丘脑和小脑）的毛细胞星形细胞瘤形成有关。这种综合征是由 NF1 17 号染色体上的基因突变引起的。这种基因编码神经纤维素，它是一种鸟苷三磷酸酶（GTPase）活化蛋白，通过沉默增殖蛋白激酶（MAPK）发信号来控制星形神经细胞的分化和增殖。NF1 基因的失活性突变会导致 Ras 活性和星形胶质细胞增殖的增加。因此，Ras 信号的异常激活可能导致 15%~20% 的 NF1 患者形成低级别星形细胞瘤。有报道称，在一小部分散发的毛细胞星形细胞瘤中，KRAS 的激活突变也可导致 MAPK 信号的活化[36]。有趣的是，全基因组 RNA 分析表明，MAPK 通路目标基因的诱导激活不仅存在于散发病例，同时也存在于与 NF1 有关的细胞性星形细胞瘤。最后，尽管通过不同的机制，部分不显示 NF1 基因缺损的散发毛细胞星形细胞瘤也都表现出哺乳动物类雷帕霉素（mTOR）通路靶蛋白的激活。

低级星形细胞瘤通常发生在一个位置，不倾向于通过脑脊液途径传播。低级星形细胞瘤通常界限清楚，有效的治疗是手术全切除（5 年总体生存率为 90%）[31,37]。相比之下，除非严重影响视力，否则视神经通路神经胶质瘤一般不手术治疗。对于大多数患儿来说，应尽可能推迟放射治疗时间。

对于老年患者来说，放射治疗一般耐受性良好，可以有效治疗无法手术治疗部位的病变。然而，为了避免在年轻患者中进行放射治疗，一些试验已经证明化疗在稳定或缩小肿瘤病变方面有一定作用[38,39]。

重要参考
- 由于严重的长期不良反应，以放疗作为基础治疗的患者很难获得一个良好的长期生存率。

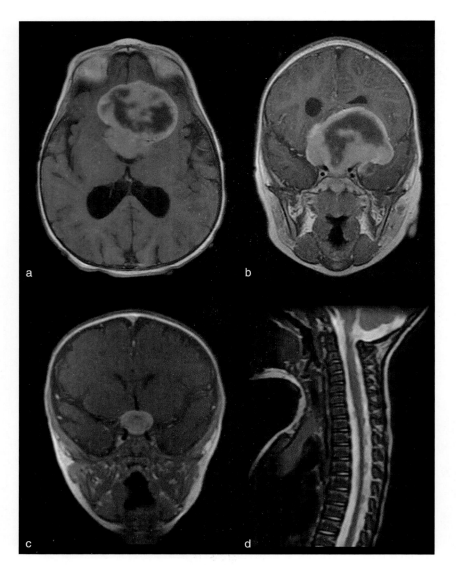

图 29.4 (a)轴位和(b)冠状位 T1 加权钆增强影像显示起源于鞍区的病灶呈不同程度的强化,诊断为视神经通路神经胶质瘤。(c)冠状位 T1 加权对比增强影像显示视神经通路神经胶质瘤有少量出血增强,(d) 同时患儿胸椎有转移性结节。大多数肿瘤中的实体部分呈不均一增强。而且,视神经梭形扩张也是常见的表现。

少突神经胶质瘤

少突神经胶质瘤是罕见的肿瘤，约占原发性脑瘤的 2%，神经胶质瘤的 6%，儿童脑瘤的 1%[40]。对于儿童，大多数少突神经胶质瘤位于幕上（图 29.5），通常存在于额、颞、顶叶，下丘脑和脑室部位。癫痫发作是 Ⅱ 级病变的典型表现，而占位效应的典型表现是快速增长和间变性改变（WHO Ⅲ 级）。

组织学检查，低级少突神经胶质瘤（Ⅱ级）的特点是圆核和淡染色质的均匀圆形或椭圆形细胞。由于细胞核周围的光环，这些细胞形态通常被称为"煎鸡蛋"的外观。分支血管的"网状"模式也具有参考价值。随着时间的推移，低级的少突神经胶质瘤会逐渐变得间变

化，表现为高细胞密度、有丝分裂、核异型性、微血管增生和坏死（Ⅲ级）。然而，间变型肿瘤有时也出现在没有低级别前兆病变的儿童。

最常报道的少突神经胶质瘤染色体畸变是在 1p 和 19q 位点的等位基因丢失[41]。少突神经胶质瘤中 1p 或 19q 染色体缺失的发生率大约为 75%，而 60%~70% 的少突神经胶质瘤是 1p 和 19q 的联合缺失[42]。未分化肿瘤通常有额外的染色体缺失，尤其是 9p 的杂合性缺失和 CDKN2A 基因的缺失。这发生在 33%~42% 的间变型少突神经胶质瘤，而其中 19%~25% 的病例发生 10 号染色体的缺失[43]。结合形态学和遗传分析表明，经典的少突神经胶质瘤表现为 1p/19q 的联合缺失，而一些肿瘤中也发现了其他非典型的染色体异常（如 TP53

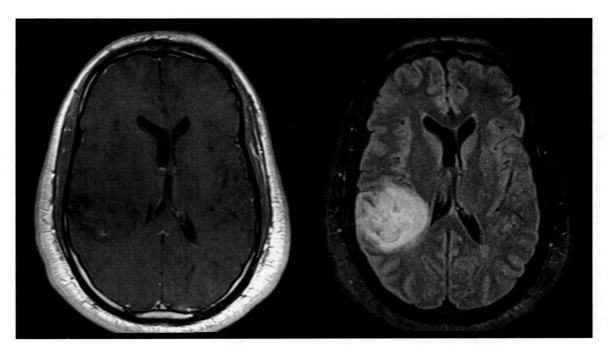

图 29.5 T1 加权对比增强影像和轴位流体衰减反转恢复 FLAIR 像显示右侧顶叶少突神经胶质瘤,表面有脑回覆盖。实体部分呈长同质性 T2 表现。显著的皮质增厚突出了其与其他星形胶质瘤的不同。

突变)[44]。此外,多达 80% 的Ⅱ级和Ⅲ级胶质瘤中发现了异柠檬酸脱氢酶(IDH)突变[45]。有趣的是,几乎所有 1p/19q 联合突变均发生有 IDH 突变,提示两者改变之间存在潜在联系[46]。最近通过使用高通量测序证实,在少突神经胶质瘤,尤其是 1p/19q 联合缺失型胶质瘤中存在 CIC (Drosophila capicua) 和 FUBP1 (远端上游元素结合蛋白 1)的反复点突变[47,48]。

　　少突神经胶质瘤的治疗方式主要是手术、放疗和化疗。在儿童,低级肿瘤表现出更良性生物行为,因此术后不需要额外的治疗。不足之处是,对于儿童少突神经胶质瘤,没有基于组织学分类亚组的有效放射治疗分析。随机对照研究进行之前,治疗年轻患者少突神经胶质瘤谨慎的方法是完全或几乎完全切除,然后观察患者直到有进展之后才使用放射治疗。相比之下,大到不可切除或不能完全切除的肿瘤,或组织学考虑间变型的应及时接受放射治疗。

　　1994 年,Cairncross 和 Macdonald[49]首次采用 PCV 化疗(包括丙卡巴肼、洛莫司汀和长春新碱)治疗复发的间变型少突神经胶质瘤,并获得了积极效果。进一步的研究表明,PCV 方案对大约 2/3 患者的复发病灶

> **提示**
> ● 少突神经胶质瘤最常被报道的染色体异常为 1p 和 19q 位点的等位基因的缺失。

> **缺陷**
> ● 即使具有相同的组织学分级,少突神经胶质瘤患者也会表现出完全不同的临床症状。Ⅱ级和Ⅲ级少突神经胶质瘤患者的中位生存期分别为 3.5~15 年和 2~5 年。

完全或部分有效。无论肿瘤的级别高低,PCV 方案都是复发少突神经胶质瘤在放疗后的标准治疗方案。最近发表的论文关注一线化疗药物替莫唑胺对于放疗后复发的间变型少突神经胶质瘤的作用。有效率为 46%~55%,12 个月无进展生存率为 40%~50%,平均无进展生存期为 10~12 个月[50,51]。

胶质神经元肿瘤

　　胶质神经元肿瘤的分类已经随着时间的推移而改变,最近更新的 WHO 中枢神经系统肿瘤分类扩展

了混合胶质神经元肿瘤的类型分类[52]。这主要得益于新的组织学技术,使得与神经胶质肿瘤有相似神经元分化的肿瘤形态能够得到更好的区分和确认。

胶质神经元肿瘤占儿童原发性脑瘤的 4%~8%。这种肿瘤的标志是存在典型的神经节细胞成分合并神经胶质瘤成分。星形细胞成分通常类似于低级别的纤丝型星形细胞瘤、毛细胞星形细胞瘤或偶有少突神经胶质瘤相似成分出现。胶质神经元肿瘤被认为是 WHO I 级病变,预后良好。以有丝分裂活动增加和存在坏死区域为特征的,具有更强侵袭行为的肿瘤较少见,其被认为是间变型神经节神经胶质瘤(III 级)[53]。约90%的神经节神经胶质瘤发生在幕上(图 29.6),颞叶是最常见的位置,其次是额叶、枕叶、顶叶和间脑[54,55]。大多数患者通常具有较长时间的难治性癫痫,并且经常伴有大脑皮质发育不良[56]。胶质神经元肿瘤通常表现为良性,是 WHO I 级肿瘤。

发育不良的神经上皮肿瘤(DNET)是一种在胚胎发育过程中就可能产生的混合神经元肿瘤。这种WHO I 级肿瘤通常出现在 10~20 岁的儿童和青少年,或癫痫发作时或意外发现的。在影像中,它通常表现为在颞叶或额叶皮质的一个多结节、局部囊性病变(图 29.7)。其通过手术切除预后良好,只有罕见的复发。组织学检查,细胞类似于和正常神经元混杂在一起的成熟少突胶质细胞。虽然 DNET 起源于次生胚胎基质,但 DNET 的特定遗传基础还尚未发现。

胶质神经元肿瘤和发育不良的神经上皮肿瘤的主要治疗方法是手术全切除,其主要目标是控制癫痫和预防复发。许多学者利用脑皮层电图,确保切除瘤旁异常皮质,提高癫痫的治愈率[57,58]。一些人支持前颞叶切除术和海马-杏仁切除手术,以确保更好的控制长期癫痫发作[57]。对于颞叶外的病变,病灶切除术本身就能提供良好的癫痫控制率。

中央神经元细胞瘤往往起源于穹隆、室间孔附近的侧脑室的室管细胞层或透明隔,并延伸到侧脑室或第三脑室。它只占颅内肿瘤的 0.1%~0.5%[59]。中央神经元细胞瘤往往发生于年轻的成人,以边界清楚、有良

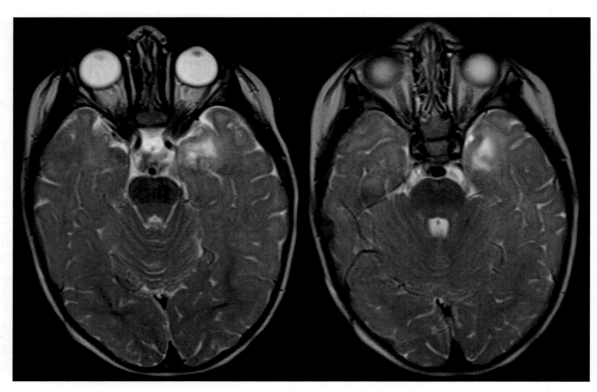

图 29.6 轴位 T2 加权影像显示左颞叶神经节胶质瘤。这种肿瘤表现为实性或部分囊性。肿瘤实性部分呈长 T1 及 T2 表现。增强表现多样。

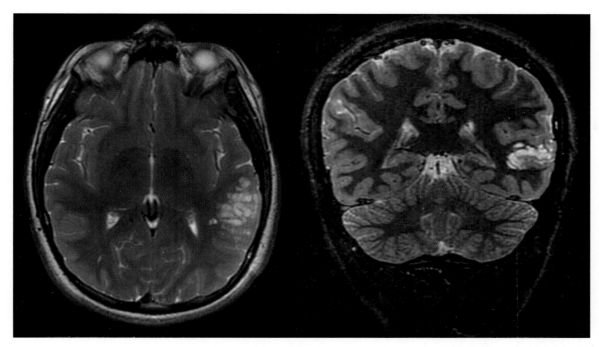

图 29.7　轴位 T2 加权和冠状位 FLAIR 影像显示左侧颞叶肿瘤呈肥皂泡样,诊断为 DNET。囊性部分常见,如果有增强常为结节样强化。

提示

- 多数胶质神经元肿瘤为良性的 Ⅰ 级病变且预后良好。

好的钙化为特征。患者通常表现出因室间孔处脑脊液流出梗阻而引起的症状和体征(进行性的头痛、恶心、呕吐、复视等)。中央神经元细胞瘤是一种良性肿瘤,多数确诊病例通过手术治疗来缓解脑脊液流出道梗阻症状。多数患者经过肿瘤全切后能够获得良好的肿瘤长期控制。

良性肿瘤

儿童脑膜瘤

　　幕上的儿童脑膜瘤较少见,约占儿童脑瘤的 4% 和脑膜瘤的 1.5%。在成人的脑膜瘤中,这些肿瘤源自硬脑膜的蛛网膜帽细胞,并且有更具侵袭性的组织学表现[60]。儿童脑膜瘤通常比成人脑膜瘤更大(图 29.8),平均直径为 5~6cm[61]。在儿童人群中,脑膜瘤常见的位

置是颅底和小脑幕,甚至可以出现在脑室和不靠近硬脑膜的脑实质内[62]。脑室内脑膜瘤可能表现为阻塞性脑积水或癫痫发作,而颅底脑膜瘤可能会出现视力丧失或眼球突出[63]。成人脑膜瘤中的特殊螺环和沙瘤样组织在儿童脑膜瘤中较少见。儿童脑膜瘤常有类似于正常蛛网膜帽细胞的椭圆形、均一细胞出现[52]。

　　神经纤维瘤病 2 型(NF2)和 Gorlin 综合征都与儿科患者脑膜瘤的发病率增加有关[64]。NF2 由位于 22 号染色体上负责生产梅林蛋白质的基因突变所引起,是常染色体显性遗传疾病,50%~75% 的 NF2 患者可能出现多个部位的脑膜瘤[64]。Gorlin 综合征(多发基底细胞痣综合征)是一种常染色体显性遗传疾病,由染色体 9q 上的 *PTCH* 基因的突变(修补)所引起,伴发肿瘤集丛,特别是成神经管细胞瘤和脑膜瘤。此外,在生命早期接受放射治疗的患儿(成神经管细胞瘤患者、白血病等)最快可能在治疗后 2 年因辐射诱导产生脑膜瘤。因此,建议所有接受颅脑放射治疗的儿童定期通过磁共振成像进行监测,直到成年为止。

　　如同大多数良性肿瘤,脑膜瘤的最终治疗方案是完整的手术切除治疗。作为成年人,脑膜瘤动脉供血

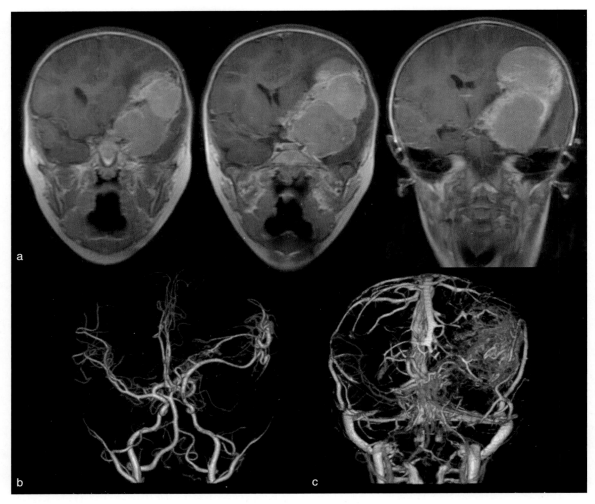

图 29.8　(a)冠状位 T1 加权对比增强影像显示一左侧前颅底巨大脑膜瘤,并向额叶和颞叶扩展。(b)动脉和(c)静脉 CT 血管造影成像显示出明显的多血管状态。儿童中,肿瘤表现出与灰质相似的密度。增强图像呈均匀强化。

> **提示**
>
> • 儿童患者中,NF2 和 Gorlin 综合征均与脑膜瘤的发病率增加相关。

的血管栓塞可以帮助肿瘤切除,大幅减少术中失血,这对较小的儿童尤其重要。虽然完整手术切除仍是首选的治疗方式,但放射治疗也是有效的辅助治疗,特别是对于不可切除的、复发的或高级别的肿瘤[65]。干扰素 α_{2B} 和羟基脲化疗已经在难治性脑膜瘤取得一定成功[66,67]。

一般来说,儿童脑膜瘤的总体预后比成年人差。这很大程度上归因于更具有侵袭性的病理表现和发现时较大的肿瘤体积。在一个大型儿童肿瘤的研究

中,Ⅰ、Ⅱ、Ⅲ级肿瘤的 5 年生存率分别是 84%、44%和 35%[65]。儿童脑膜瘤合并 NF2 和 Gorlin 综合征的预后会更差。因此,对于脑膜瘤患儿而言,终身随访和连续影像资料是必要的。

■ 结论

儿童颅内幕上区域可以有以胶质细胞起源和非胶质细胞起源的、多种多样不同的肿瘤。根据肿瘤的位置和生长速度,表现出来的症状也非常广泛。肿瘤类型的诊断对生存时间的影响至关重要,并且单独通过影像资料来诊断很困难。目前,对大多数患有这些肿瘤的患者来说,手术切除的程度是决定生存时间的最重要因素。由经验丰富的儿童神经外科医师、神经放射治疗医

师、神经病理医师和神经肿瘤医师构成的儿童神经外科中心可以提供最佳的患者护理和治疗。当儿童被诊断为脑肿瘤后,需要迅速寻找这样的多学科中心。

编者注

　　过去的几十年间,儿童神经肿瘤学的分类和治疗并未出现大的变化。虽然儿童也可见高级别肿瘤,但仍是以发生在脑实质或脑室内的低级别肿瘤为主。随着对这些疾病分子遗传学认识的显著提高,我们能够更好地预测这些疾病的临床过程。事实上,这些病变都需要积极的手术切除,无论是低级别还是高级别肿瘤,在其他治疗开始前进行根治性切除都能够使患儿表现出更好的状态。我们的目标是在手术的同时,降低并发症发生率。幸运的是,显微外科技术的提高、术中导航、术中 MRI 扫描的应用在提高手术切除程度的同时,并发症的发生率也并未增加。对于罕见病变,最好由精通为年幼儿童进行手术的儿科神经外科医生来完成。摆在其面前的首要目标是在进行进一步治疗前,以最小的肿瘤残留来保证神经系统的完整。对于某些疾病,如低级别胶质瘤,许多患儿在接受根治性切除后就不再需要进行其他治疗,因此避免了产生与放疗和化疗相关的问题。(Berger)

（黄焱明　译）

参考文献

1. Panigrahy A, Blüml S. Neuroimaging of pediatric brain tumors: from basic to advanced magnetic resonance imaging (MRI). J Child Neurol 2009;24:1343–1365
2. Pollack IF. Brain tumors in children. N Engl J Med 1994;331:1500–1507
3. Kaatsch P, Rickert CH, Kühl J, Schüz J, Michaelis J. Population-based epidemiologic data on brain tumors in German children. Cancer 2001;92:3155–3164
4. Rickert CH, Sträter R, Kaatsch P, et al. Pediatric high-grade astrocytomas show chromosomal imbalances distinct from adult cases. Am J Pathol 2001;158:1525–1532
5. Bredel M, Pollack IF, Hamilton RL, James CD. Epidermal growth factor receptor expression and gene amplification in high-grade non-brain-stem gliomas of childhood. Clin Cancer Res 1999;5:1786–1792
6. Sung T, Miller DC, Hayes RL, Alonso M, Yee H, Newcomb EW. Preferential inactivation of the p53 tumor suppressor pathway and lack of EGFR amplification distinguish de novo high grade pediatric astrocytomas from de novo adult astrocytomas. Brain Pathol 2000;10:249–259
7. Wisoff JH, Boyett JM, Berger MS, et al. Current neurosurgical management and the impact of the extent of resection in the treatment of malignant gliomas of childhood: a report of the Children's Cancer Group trial no. CCG-945. J Neurosurg 1998;89:52–59
8. Cohen KJ, Broniscer A, Glod J. Pediatric glial tumors. Curr Treat Options Oncol 2001;2:529–536
9. Raffel C, Frederick L, O'Fallon JR, et al. Analysis of oncogene and tumor suppressor gene alterations in pediatric malignant astrocytomas reveals reduced survival for patients with PTEN mutations. Clin Cancer Res 1999;5:4085–4090
10. Cheng Y, Ng HK, Zhang SF, et al. Genetic alterations in pediatric high-grade astrocytomas. Hum Pathol 1999;30:1284–1290
11. Pollack IF. The role of surgery in pediatric gliomas. J Neurooncol 1999;42:271–288
12. Cohen KJ, Pollack IF, Zhou T, et al. Temozolomide in the treatment of high-grade gliomas in children: a report from the Children's Oncology Group. Neuro-oncol 2011;13:317–323
13. Qaddoumi I, Sultan I, Gajjar A. Outcome and prognostic features in pediatric gliomas: a review of 6212 cases from the Surveillance, Epidemiology, and End Results database. Cancer 2009;115:5761–5770
14. Godfraind C. Classification and controversies in pathology of ependymomas. Childs Nerv Syst 2009;25:1185–1193
15. Dyer S, Prebble E, Davison V, et al. Genomic imbalances in pediatric intracranial ependymomas define clinically relevant groups. Am J Pathol 2002;161:2133–2141
16. Milde T, Pfister S, Korshunov A, et al. Stepwise accumulation of distinct genomic aberrations in a patient with progressively metastasizing ependymoma. Genes Chromosomes Cancer 2009;48:229–238
17. Mendrzyk F, Korshunov A, Benner A, et al. Identification of gains on 1q and epidermal growth factor receptor overexpression as independent prognostic markers in intracranial ependymoma. Clin Cancer Res 2006;12(7 Pt 1):2070–2079
18. Monoranu CM, Huang B, Zangen IL, et al. Correlation between 6q25.3 deletion status and survival in pediatric intracranial ependymomas. Cancer Genet Cytogenet 2008;182:18–26
19. Taylor MD, Poppleton H, Fuller C, et al. Radial glia cells are candidate stem cells of ependymoma. Cancer Cell 2005;8:323–335
20. Ridley L, Rahman R, Brundler MA, et al; Children's Cancer and Leukaemia Group Biological Studies Committee. Multifactorial analysis of predictors of outcome in pediatric intracranial ependymoma. Neuro-oncol 2008;10:675–689
21. Merchant TE, Li C, Xiong X, Kun LE, Boop FA, Sanford RA. Conformal radiotherapy after surgery for paediatric ependymoma: a prospective study. Lancet Oncol 2009;10:258–266
22. Krutilkova V, Trkova M, Fleitz J, et al. Identification of five new families strengthens the link between childhood choroid plexus carcinoma and germline TP53 mutations. Eur J Cancer 2005;41:1597–1603
23. Wrede B, Liu P, Wolff JE. Chemotherapy improves the survival of patients with choroid plexus carcinoma: a meta-analysis of individual cases with choroid plexus tumors. J Neurooncol 2007;85:345–351
24. Wolff JE, Sajedi M, Brant R, Coppes MJ, Egeler RM. Choroid plexus tumours. Br J Cancer 2002;87:1086–1091
25. Hilden JM, Meerbaum S, Burger P, et al. Central nervous system atypical teratoid/rhabdoid tumor: results of therapy in children enrolled in a registry. J Clin Oncol 2004;22:2877–2884
26. Zhang F, Tan L, Wainwright LM, Bartolomei MS, Biegel JA. No evidence for hypermethylation of the hSNF5/INI1 promoter in pediatric rhabdoid tumors. Genes Chromosomes Cancer 2002;34:398–405
27. Eaton KW, Tooke LS, Wainright LM, Judkins AR, Biegel JA. Spectrum of SMARCB1/INI1 mutations in familial and sporadic rhabdoid tumors. Pediatr Blood Cancer 2011;56:7–15
28. Judkins AR, Burger PC, Hamilton RL, et al. INI1 protein expression distinguishes atypical teratoid/rhabdoid tumor from choroid plexus carcinoma. J Neuropathol Exp Neurol 2005;64:391–397
29. Finkelstein-Shechter T, Gassas A, Mabbott D, et al. Atypical teratoid or rhabdoid tumors: improved outcome with high-dose chemotherapy. J Pediatr Hematol Oncol 2010;32:e182–e186

30. Tekautz TM, Fuller CE, Blaney S, et al. Atypical teratoid/rhabdoid tumors (ATRT): improved survival in children 3 years of age and older with radiation therapy and high-dose alkylator-based chemotherapy. J Clin Oncol 2005;23:1491–1499

31. Burkhard C, Di Patre PL, Schüler D, et al. A population-based study of the incidence and survival rates in patients with pilocytic astrocytoma. J Neurosurg 2003;98:1170–1174

32. Broniscer A, Baker SJ, West AN, et al. Clinical and molecular characteristics of malignant transformation of low-grade glioma in children. J Clin Oncol 2007;25:682–689

33. Pfister S, Janzarik WG, Remke M, et al. BRAF gene duplication constitutes a mechanism of MAPK pathway activation in low-grade astrocytomas. J Clin Invest 2008;118:1739–1749

34. Bar EE, Lin A, Tihan T, Burger PC, Eberhart CG. Frequent gains at chromosome 7q34 involving BRAF in pilocytic astrocytoma. J Neuropathol Exp Neurol 2008;67:878–887

35. Jones DT, Kocialkowski S, Liu L, et al. Tandem duplication producing a novel oncogenic BRAF fusion gene defines the majority of pilocytic astrocytomas. Cancer Res 2008;68:8673–8677

36. Sharma MK, Zehnbauer BA, Watson MA, Gutmann DH. RAS pathway activation and an oncogenic RAS mutation in sporadic pilocytic astrocytoma. Neurology 2005;65:1335–1336

37. Sievert AJ, Fisher MJ. Pediatric low-grade gliomas. J Child Neurol 2009; 24:1397–1408

38. Packer RJ, Ater J, Allen J, et al. Carboplatin and vincristine chemotherapy for children with newly diagnosed progressive low-grade gliomas. J Neurosurg 1997;86:747–754

39. Gururangan S, Fisher MJ, Allen JC, et al. Temozolomide in children with progressive low-grade glioma. Neuro-oncol 2007;9:161–168

40. Creach KM, Rubin JB, Leonard JR, et al. Oligodendrogliomas in children. J Neurooncol 2012;106:377–382

41. Reifenberger J, Reifenberger G, Liu L, James CD, Wechsler W, Collins VP. Molecular genetic analysis of oligodendroglial tumors shows preferential allelic deletions on 19q and 1p. Am J Pathol 1994;145:1175–1190

42. Smith JS, Alderete B, Minn Y, et al. Localization of common deletion regions on 1p and 19q in human gliomas and their association with histological subtype. Oncogene 1999;18:4144–4152

43. Bigner SH, Matthews MR, Rasheed BK, et al. Molecular genetic aspects of oligodendrogliomas including analysis by comparative genomic hybridization. Am J Pathol 1999;155:375–386

44. van den Bent MJ, Looijenga LH, Langenberg K, et al. Chromosomal anomalies in oligodendroglial tumors are correlated with clinical features. Cancer 2003;97:1276–1284

45. Yan H, Parsons DW, Jin G, et al. IDH1 and IDH2 mutations in gliomas. N Engl J Med 2009;360:765–773

46. Labussière M, Idbaih A, Wang XW, et al. All the 1p19q codeleted gliomas are mutated on IDH1 or IDH2. Neurology 2010;74:1886–1890

47. Bettegowda C, Agrawal N, Jiao Y, et al. Mutations in CIC and FUBP1 contribute to human oligodendroglioma. Science 2011;333:1453–1455

48. Yip S, Butterfield YS, Morozova O, et al. Concurrent CIC mutations, IDH mutations, and 1p/19q loss distinguish oligodendrogliomas from other cancers. J Pathol 2012;226:7–16

49. Cairncross G, Macdonald D, Ludwin S, Lee D, Cascino T, Buckner J, et al. Chemotherapy for anaplastic oligodendroglioma. J Clin Oncol 1994; 12(10):2013–2021

50. Brandes AA, Tosoni A, Cavallo G, et al; GICNO. Correlations between O6-methylguanine DNA methyltransferase promoter methylation status, 1p and 19q deletions, and response to temozolomide in anaplastic and recurrent oligodendroglioma: a prospective GICNO study. J Clin Oncol 2006;24:4746–4753

51. van den Bent MJ, Taphoorn MJ, Brandes AA, et al; European Organization for Research and Treatment of Cancer Brain Tumor Group. Phase II study of first-line chemotherapy with temozolomide in recurrent oligodendroglial tumors: the European Organization for Research and Treatment of Cancer Brain Tumor Group Study 26971. J Clin Oncol 2003;21:2525–2528

52. Louis DN, Ohgaki H, Wiestler OD, et al. The 2007 WHO classification of tumours of the central nervous system. Acta Neuropathol 2007;114: 97–109

53. Luyken C, Blümcke I, Fimmers R, Urbach H, Wiestler OD, Schramm J. Supratentorial gangliogliomas: histopathologic grading and tumor recurrence in 184 patients with a median follow-up of 8 years. Cancer 2004;101:146–155

54. Blümcke I, Wiestler OD. Gangliogliomas: an intriguing tumor entity associated with focal epilepsies. J Neuropathol Exp Neurol 2002;61: 575–584

55. Zentner J, Wolf HK, Ostertun B, et al. Gangliogliomas: clinical, radiological, and histopathological findings in 51 patients. J Neurol Neurosurg Psychiatry 1994;57:1497–1502

56. VandenBerg SR, May EE, Rubinstein LJ, et al. Desmoplastic supratentorial neuroepithelial tumors of infancy with divergent differentiation potential ("desmoplastic infantile gangliogliomas"). Report on 11 cases of a distinctive embryonal tumor with favorable prognosis. J Neurosurg 1987;66:58–71

57. Morioka T, Hashiguchi K, Nagata S, et al. Additional hippocampectomy in the surgical management of intractable temporal lobe epilepsy associated with glioneuronal tumor. Neurol Res 2007;29:807–815

58. Pilcher WH, Silbergeld DL, Berger MS, Ojemann GA. Intraoperative electrocorticography during tumor resection: impact on seizure outcome in patients with gangliogliomas. J Neurosurg 1993;78:891–902

59. Schmidt MH, Gottfried ON, von Koch CS, Chang SM, McDermott MW. Central neurocytoma: a review. J Neurooncol 2004;66:377–384

60. Gao X, Zhang R, Mao Y, Wang Y. Childhood and juvenile meningiomas. Childs Nerv Syst 2009;25:1571–1580

61. Lakhdar F, Arkha Y, El Ouahabi A, et al. Intracranial meningioma in children: different from adult forms? A series of 21 cases. Neurochirurgie 2010;56:309–314

62. Liu Y, Li F, Zhu S, Liu M, Wu C. Clinical features and treatment of meningiomas in children: report of 12 cases and literature review. Pediatr Neurosurg 2008;44:112–117

63. Rohringer M, Sutherland GR, Louw DF, Sima AA. Incidence and clinicopathological features of meningioma. J Neurosurg 1989;71(5 Pt 1): 665–672

64. Goutagny S, Kalamarides M. Meningiomas and neurofibromatosis. J Neurooncol 2010;99:341–347

65. Glaholm J, Bloom HJ, Crow JH. The role of radiotherapy in the management of intracranial meningiomas: the Royal Marsden Hospital experience with 186 patients. Int J Radiat Oncol Biol Phys 1990;18:755–761

66. Kaba SE, DeMonte F, Bruner JM, et al. The treatment of recurrent unresectable and malignant meningiomas with interferon alpha-2B. Neurosurgery 1997;40:271–275

67. Schrell UM, Rittig MG, Anders M, et al. Hydroxyurea for treatment of unresectable and recurrent meningiomas. II. Decrease in the size of meningiomas in patients treated with hydroxyurea. J Neurosurg 1997; 86:840–844

第30章

松果体区肿瘤

Adam M. Sonabend, Alfred T. Ogden, Jeffrey N. Bruce

松果体区肿瘤都有相似的影像学特征及解剖学位置,但其组织病理学特征、病史以及对治疗的反应不尽相同。此外,由于其相对少见(只占中枢神经系统肿瘤的 1.2%)[1],其行为学特征与预后的临床研究十分有限。过去认为这些肿瘤是无法手术切除的,通常在缺少组织学诊断的情况下先采取常规放射治疗。一些无法手术治疗的松果体区肿瘤可通过放疗得到治愈,所以在当时这种方法被认为是合理的。

根据现行标准,常规放疗仅适用于被组织学证实的特定恶性肿瘤。约 30%的松果体瘤是良性的,可以通过常规手术切除。显微神经外科手术可以减少术后并发症的发生率。立体定向放射治疗也是一个很好的替代选择,尤其是对那些有手术禁忌证的患者。

有关恶性病变的有效治疗方案正在研发过程中。这些治疗方式都通过临床试验进行了验证,包括手术、放疗、化疗和介入治疗。基于这些努力,某些类型的恶性肿瘤的预后已经得到较大改善。依据肿瘤细胞类型及分级,可以对一些罕见的特异性肿瘤进行进一步的诊断和治疗。虽然部分松果体瘤可根据血液中的肿瘤特异性标志物进行诊断,但绝大多数松果体肿瘤只能通过组织学样本进行诊断。

■ 历史背景

在 20 世纪上半叶,由早期的神经外科先驱(包括Cushing,Dandy 和 van Wagnenen)所做的一系列手术

适应证说明,在当时的外科手术条件下,安全的松果体区手术是很难完成的。Dandy 这样形容这段经历:"灾难——所有的努力几乎是徒劳的。"[2]当在 20 世纪中叶引入放射治疗后,松果体区手术有了些许进步,但手术路径依旧被认为很危险,甚至仅仅为了获取病理组织都受到限制。当代的选择最初来源于 Poppen,一名通过手术路径到达松果体区的先驱。他在 1968提出:"选择 X 线治疗,只有在非常危急的情况下才需要行手术干预。"[3]

不依赖于组织学诊断的放射治疗以及脑积水分流手术已成为标准治疗方案。这种治疗方案使得松果体区肿瘤已的 5 年生存率达到了 58%~70%,反映了生殖细胞瘤对放射的敏感性以及多数松果体区肿瘤生长缓慢的特征[4-6]。

到 20 世纪 70 年代初,显微镜的常规使用、显微手术技术的发展、神经麻醉的进步以及神经重症监护的完善都为现代化的神经外科手术提供了帮助,使一些原先认为很危险的操作在现在看来变得可以触及。

Stein[7]对 Krause 幕下小脑上路径的改进以及Jamieson[8]对 Poppen 枕部小脑幕路径的改进,都使松果体区手术变得更加安全和有效。自 1971 年这些论文发表之后,通过一系列的手术证实了在松果体进行手术是安全、有效的(表 30.1)。同样,立体定位手术的完善也提高了松果体区活检的安全性和有效性。因此,松果体区肿瘤外科治疗已经从对血浆肿瘤标志为阴性的患者进

表 30.1 松果体区肿瘤大型显微手术结果

作者	年份	病例数	入路	患者人群	病理	肿瘤全切 (%)	病死率 (%)	主要发病率 (%)	永久性轻微发病率 (%)
Hoffman 等[68]	1994	61	TCIH ITSC	小儿	全部	NA	20	NA	NA
Neuwelt 等[69]	1985	13	OTT	成人/小儿	全部	60	0	0	20
Lapras 等[70]	1987	86	TCIH OTT	成人/小儿	全部	65	5.8	5.8	28
Edwards 等[57]	1988	36	TT OTT ITSC	小儿	全部	?	0	3.3	3.3
Pluchino 等[71]	1989	40	ITSC	成人/小儿	全部	25	5	NA	NA
Luo 等[72]	1989	64	OTT	成人/小儿	全部	21	10	NA	NA
Vaquero 等[73]	1992	29	TCIH ITSC OTT	成人/小儿	全部	NA	11	NA	NA
Herrann 等[74]	1992	49	TCIH ITSC	成人/小儿	全部	NA	8	NA	NA
Bruce 和 Stein[21]	1995	160	ITSC TCIH OTT	成人/小儿	全部	45	4	3	19
Chandy 和 Damaraju[29]	1998	48	ITSC OTT	成人/小儿	良性病变	55	0	NA	NA
Kang 等[75]	1998	16	OTT ITSC TCIH	成人/小儿	全部	37.5	0	0	19
Shin 等[76]	1998	21	OTT	小儿/成人	全部	54.5	0	0	5
Konovalov 等[23]	2003	201	OTT ITSC	成人/小儿	全部	58	10	NA	>20
Bruce[13]	2011	128	ITSC TCIH OTT	成人/小儿	全部	49	2	1	NA
Hernesniemi 等[12]	2008	119	ITSC OTT	成人/小儿	全部	88	0	1	4.9

缩写:TCIH,经纵裂胼胝体入路;ITSC,经幕下小脑上入路;OTT,枕部经小脑幕入路;TT,经皮层脑室入路;NA,不可获得。

争议

● 可以通过诊断性活检或开放性手术对松果体区肿瘤进行组织诊断。这需要医生和患者对每种方法的风险与收益进行评估和讨论后做出决定。

行组织学诊断发展到直接治疗,并且对组织学良性的肿瘤行开放性手术切除也成为一种可行的方法。

■ 临床表现和术前评估

绝大多数松果体区肿瘤患者表现出梗阻性脑积水的症状:头痛、恶心/呕吐、嗜睡以及中脑受压造成的

Parinaud 现象:上视不能、近光解离和汇聚性眼颤。

对松果体区域肿瘤的初步评估需要详细的病史、仔细的神经系统查体、血清肿瘤干细胞标志物以及对比增强磁共振成像。判定脑积水程度对目前和随后的处理方案至关重要。血清 β-人绒毛膜促性腺激素(β-hCG)升高被认为与绒毛膜癌相关。即使轻微升高,也可以在生殖细胞的合体滋养层中被发现。血清甲胎蛋白 α(AFP)升高被认为与卵黄囊和胚胎性癌相关。脑脊液(CSF)对肿瘤标志物只是轻微比血清敏感,因此也只具有有限的诊断价值。无论阳性胚胎标志物是在血清中还是在脑脊液中被检测出,都可被用于恶性生殖细胞肿瘤的诊断且无需进一步的组织学诊断。

- 松果体区肿物的标准检查包括生殖细胞标志物的检测。如果为阳性,则无需进行组织学诊断即可进行放疗。
- 松果体区囊肿是一种单纯囊肿,MRI 上表现为与脑脊液等密度,可能出现边缘强化。其不应与松果体区肿瘤相混淆,其表现出比脑脊液高的信号以及更密集的强化。松果体区囊肿可以通过一系列的影像学检查进行随访,一般无需治疗。

■ 脑脊液的取样和转移

脑积水通常是由中脑导水管梗阻引起的,可以行脑室腹腔分流术或内镜第三脑室造瘘术。对于罕见的轻度脑积水病例,如果计划行开放性肿瘤切除手术,由于梗阻可能因手术被解除,所以可暂不行脑脊液转移术。一般来说,首选第三脑室造瘘术,因为在实现脑脊液转移的同时可以减少相关并发症的发生,如分流不畅、分流感染以及恶性肿瘤的腹腔种植。任一过程都为脑脊液进行肿瘤标志物和细胞学检测提供了机会。在罕见情况下,当不存在脑积水时,术前需行经腰椎穿刺脑脊液检查,特别是在术前影像可明显观察到脑脊液播散时。行脑脊液分流术后,如果细胞学和肿瘤标志物为阴性,可以通过立体定向内镜或开放手术的方法获得病变组织。

- 对于松果体区肿物引起的阻塞性脑积水的治疗,经内镜第三脑室底造瘘术比脑室腹腔分流更具有优势。
- 轻度无症状脑积水可能在松果体区肿物切除后自行消失,无需进行脑脊液转移。

- 若肿瘤标记物为阴性,松果体区的肿瘤治疗则需要进行组织学诊断。早期放疗可能无效并引起不必要的放射暴露。

■ 诊断性活检

立体定位活检

松果体区肿瘤的立体定位活检与其他区域活检相比有更高的出血风险,不过在临床上这种风险较小。由于靠近许多血管结构和脑脊液间隙,在组织取样过程中增加了出血的可能性,导致轻微的出血也可能产生术后血肿。此外,活检通路通常通过相邻的侧脑室,到达立体定向靶点有穿透软脑膜的风险。通过术后全身增强 CT 扫描发现,在一系列活检手术中,只有极少部分出现活检相关的出血发生率增高,其中大多数并未发生该情况,如果有的话,也与临床处理相关[9,10]。

在一些病例中发现,松果体区活检较常规活检相关的发病率更高。一项 370 例患者参与的多中心回顾性研究表明,患者死亡率为 1.3%[11]。总体来说,松果体区立体定向活检术后并发症主要是现有症状的一过性加重。

虽然经验有助于安全,但松果体区立体定向活检更需要远见卓识以及对松果体区周围复杂解剖结构的熟练掌握。通常选择冠状缝前、偏向同侧瞳孔中央线的前外上方入路。此入路通常在发际线后颞上线上,方便且不影响美观。这个通路穿过额叶及内囊,止于侧脑室外侧(图 30.1)。此外对于累及侧方的肿瘤,还可以选择顶枕缝外上方的穿刺点。通常情况下,可以利用该路径取多点活组织来增加组织取样的多样性。

内镜活检

活检组织也可以通过内镜第三脑室造瘘术得到。虽然"微创"手术是解决脑脊液分流和组织诊断的一种好方法,但与单独的分流和活检程序相比,仅通过一个单一的钻孔才能真正地减小创伤。对绝大多数松果体区肿瘤来说,进行这样的操作需要使用一个可弯曲的内镜。内镜活检也有潜在的出血风险,这是因为通过脑室的表面,即使是轻微或迟发性出血都难以控制。

诊断性活检的缺点

松果体区诊断性活检的主要缺点是组织取样有限。松果体区肿瘤多种多样,有时是不同组织类型混

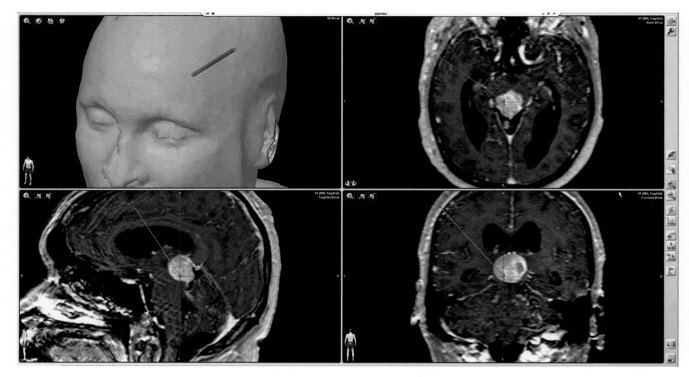

图 30.1　此病例显示松果体病变的立体定位穿刺活检的路径。路径入口点设计在冠状缝前偏向一侧,以免损伤脑室系统,减少穿越软膜的边界和脑深部的皮层区域。

合在一起,这就要求根据不同的组织学差异选择不同的治疗模式,而这些差异即使是有经验的医务工作者也难以辨认。因此,通过局部活检进行诊断是否可以真正代表整个肿瘤值得商榷(图 30.2)。

■ 分期

在明确了组织学诊断后,治疗策略应由放射学和肿瘤学专家共同制订。对于室管膜瘤、恶性生殖细胞瘤或恶性松果体细胞瘤的患者,应对脊髓进行对比增强磁共振成像(MRI),以明确是否有脊髓转移。

> **重要参考**
> - 室管膜瘤、松果体母细胞瘤和生殖细胞瘤等已知可通过脑脊液种植转移的肿瘤,需行全脊髓对比增强成像检查排除转移(图 30.3)。
> - 松果体实质肿瘤评定等级非常困难。病理诊断应尽可能选用有代表性的组织,且需要专业的神经病理学专家来评定。

■ 开放手术

概述

虽然诊断性活检是某些病例的第一选择,但大多

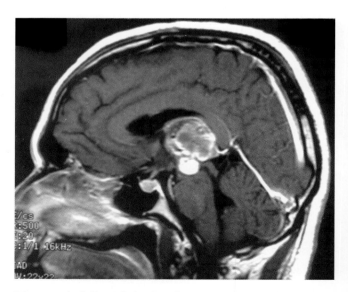

图 30.2　矢状位 T1 加权对比增强 MRI 显示松果体区肿瘤呈不均一强化。穿颅术后获得的组织证实为混合性生殖细胞瘤。

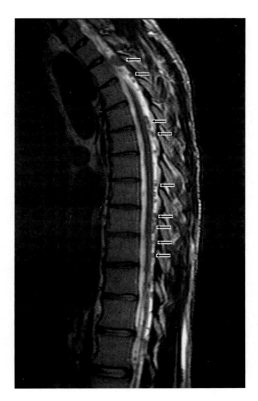

图 30.3　松果体母细胞瘤患者矢状位 T2 加权磁共振成像显示,整个脊髓尤其是胸段可见结节性转移性病灶(箭头所示)。

数病例,开放手术可能更好。开放手术可以提供大块组织样本,能够通过缓解阻塞性脑积水以避免行分流术,并且在必要时还能进行根治性切除。一旦通过开放手术的方法获得病理组织,是否进行根治性切除就取决于一个准确的组织病理学诊断,对某些特殊类型的肿瘤行根治性切除可以获得较好的治疗效果。

开放手术的并发症包括现有症状的一过性加重到潜在的神经功能损伤。最严重的情况通常源于术后血肿、静脉梗死、丘脑损伤,以及坐位开颅手术所产生的空气栓塞和枕叶牵拉所引起的视觉障碍。松果体区手术风险较高,但相关研究发表的结果表明,在过去的 25 年内,主要并发症的发生率和死亡率有明显改善,已下降至 2% 以下(表 30.1)[12,13]。

提示
● 在一些病例中,松果体区肿物全切后无需再进行脑脊液转移术。

手术入路

目前已有多种可以到达松果体区域的手术入路。最有效和最常用的是幕下小脑上入路、经纵裂-胼胝体入路和枕下幕上入路[7,13,14]。对于特定患者,手术入路的选择在一定程度上依赖于对肿瘤周围解剖特点的了解,但也受外科医生经验水平的影响。

应用最广泛的是幕下小脑上入路,该入路利用小脑上和小脑幕之间的自然间隙提供的一个直接的中线部位通路(图 30.4)。这种方法有利于该肿瘤从其黏附的中髓帆和深静脉系统中进行剥离,然而这通常也是外科手术切除中最困难的地方。

相比幕下入路,幕上入路,包括枕下幕上入路和经纵裂-胼胝体入路能够提供更大的暴露视野。但缺点是在手术切除时术者必须在深静脉系统间进行操作。枕下幕上入路要求抬高枕叶,这可能会导致术后视野缺损。但一旦切开小脑幕,四叠体区至第三脑室即可得到充分暴露。经纵裂-胼胝体入路要求牵拉顶叶,并经常牺牲皮质层的脑桥静脉来获得半球间的通道。

提示
● 在松果体区开放手术中,骨瓣成形术与骨瓣去除术相比术后恢复更快。

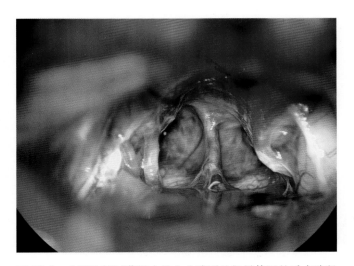

图 30.4　此图为通过幕下小脑上入路到达松果体区的手术路径的解剖结构。可见分离下方小脑上表面与上方小脑幕的手术刀。术野中央可见小脑中央前静脉。为了直接到达松果体区和病变区(静脉的正后方)可切断这根静脉。

体位

目前已有多种患者手术体位应用于临床，其中一些可以兼顾多种手术入路的需求[13,15]。坐位是进行幕下小脑上入路的首选手术体位，因为重力作用有助于肿瘤的分离，同时有利于将静脉血液引流到术野外[15,16]。虽然坐位会增加空气栓塞的风险，但细致的止血可以避免空气栓塞的发生。麻醉团队必须配备可以检测早期血栓形成的设备，会使用心脏多普勒并监测呼气末二氧化碳等。与坐位相关的其他并发症，如皮质塌陷和硬膜下血肿相对较少发生。

3/4 俯/侧卧位是最适合枕下幕上入路的体位。重力作用有助于大脑半球与大脑镰的分离。尽管无法避开静脉池，但这个体位对外科医生来说比较舒服。俯卧位是最适合顶部经纵裂入路的，然而在使用幕下入路时，往往无法得到满意的暴露效果。Concorde 体位结合了俯卧位和坐位的特点[16]。然而这种体位很麻烦，尤其对成年人，肩膀无论在哪个位置都不舒服。这一体位的优势主要体现在对小儿患者的手术中，由于小儿肩膀较小，可使外科医生更容易进行手术操作。

■ 放疗和化疗

对恶性胶质瘤、松果体瘤和生殖细胞肿瘤患者通常进行分次放射治疗，而且常用于良性肿瘤全切后复发的患者。推荐剂量为 5500cGy，分次给予，每日 180cGy。要使 4000cGy 进入室系统，剩余的 1500cGy 到达瘤床[17,18]。

对所有松果体母细胞瘤及有脑脊液种植转移的患者都给予 3500cGy 剂量的脊髓放疗（图 30.3）。

化疗主要应用于非生殖源性的恶性生殖细胞肿瘤和年纪小不能接受放疗的儿童。对于混合性松果体实质瘤，目前尚无可推荐的辅助治疗方法。

> **争议**
> • 由于脊髓播散转移的发生率较低，且没有令人信服的证据支持术后无肿瘤出现时需要进行脊髓放疗以防止脊髓转移。因此对松果体区肿瘤预防性放疗存在争议，并且很多人已经放弃了这种治疗。

■ 立体定向放射外科

对立体定向放射外科的研究显示，一少部分具有多重组织学特点的肿瘤患者表现了出不同的预后。总体而言，该结果反映了进行肿瘤治疗后的组织学自然发展史，良性病变预后较好[18-20]，而恶性病变预后较差[17-19,21,22]。对松果体细胞瘤全部切除为低级别肿瘤提供了一个新的高效治疗方案[12,22,23]。放射外科对松果体细胞瘤的治疗结果总体良好[17-19]，不过有少量有关成人患者的报道随访期较短[18]，其中还包括 1 例因中枢神经系统转移而死亡的病例[17]。一份关于小儿松果体细胞瘤放射外科疗法的试验显示，在 7 个实验对象中，有 4 名患者治疗失败，在 3 个月到 4 年的随访中死亡[24]。但最近报道了更有利的试验结果[25]。关于松果体母细胞瘤立体定向放射治疗有不良结果的报道较少，其中有一份报道显示，确诊开始后 2 年的局部肿瘤控制率为 30%[17-19,24,26]，表明这些肿瘤是通过脑脊液转移的。

立体定向放射外科对非生殖源性的生殖细胞肿瘤的作用尚未证实。一份 4 例患者接受放射外科治疗与分级放疗和化疗的报道显示，随访 2 年后有 3 例患者肿瘤消退[20]。

尽管少数已发表的文献认为放疗并不是这些病变的"灵丹妙药"，也不能控制这些肿瘤的转移潜能，但并不能由此判定放疗是无效的。目前难以判断在没有组织学诊断时的放射外科学的治疗效果，而且有时会导致大部分患者的无效治疗以及对有效治疗的延误。放射外科学治疗与开放手术治疗的优劣有待进一步研究。

■ 根据组织分型的治疗结果

良性松果体区域肿瘤

良性肿瘤约占松果体区肿物的 1/3，包括有高分化室管膜瘤、脑膜瘤、畸胎瘤、松果体细胞瘤和罕见的毛细胞星形细胞瘤。在不同情况下，只要在一个安全、合理的程度内，全部切除都是治疗的标准。虽然手术治疗后表现出优于病理表现的良好预后，但仍需要根据特定的组织诊断结果对手术结果进行分析，以及包括辅助治疗在内的较长时间随访。到目前为止，针对单一组织学类型的良性松果体病变仅有少数手术资料、病例报告或系统回顾[27-32]。

胶质瘤

胶质细胞分化型的松果体区肿瘤可被分成四种类型："真性"松果体星形细胞瘤、脑干星形细胞瘤、少突胶质细胞瘤和室管膜瘤[27,28,30,33,34]。"真性"松果体星形细胞瘤起源于松果体本身的星形胶质细胞。这些肿瘤多为囊性，有包膜，在组织学上类似于毛细胞星形细胞瘤[28,35]。该肿瘤可以被完全切除，且具有较长的生存期。脑干星形细胞瘤起源于顶盖区，可以延伸至松果体区。这些病变可以导致梗阻性脑积水。顶盖区的病变切除后经常会出现听觉障碍。这些肿瘤为实性，虽然可能是"低级别"的，但一般都具有侵袭性。因此，一些研究人员建议放疗后活检[14,36-40]。室管膜瘤可沿第三脑室转移至任何地方[41]，室管膜瘤的手术效果具有两面性，取决于间变程度。松果体区室管膜瘤表现为低细胞结构和少量的有丝分裂，远期预后良好，但与侧脑室内的室管膜瘤相比更容易复发[41]。

松果体区域的乳头状瘤

松果体区域乳头状瘤（PTPR）最早于 2003 年被报道[42]，并在 2007 年 WHO 对中枢神经系统肿瘤的分类中被认定为实质性病理肿瘤[43]。目前认为，这些病变细胞来源于特定室管膜连合下器[42,44,45]。由于被认为是一个较少见的单独实体，故对其临床行为了解不多。Fèvre-Montange 等人[46]对 31 例患者进行回顾性研究发现，该肿瘤的发病年龄为 5~66 岁（中位年龄为 29岁），女性发病率稍高。31 例患者中有 21 人行肿瘤全部切除，15 例做了辅助放疗。尽管进行了积极治疗，多数患者仍有复发。5 年总生存率为 73%，无进展生存率是 27%[46]。对这些肿瘤的组织学和免疫组化表现，以及从脉络丛乳头状瘤和转移癌中鉴别出乳头状肿瘤的可靠方法都有文献报道[44,46]。

松果体实质肿瘤

松果体实质肿瘤来源于松果体中产生褪黑素的细胞，包括从组织病理学为良性的松果体细胞瘤到恶性侵袭性高的成松果体母细胞瘤的多种肿瘤。肿瘤分级处于中间的被称为混合松果体实质肿瘤或中间分化的松果体实质肿瘤（PPTID）。目前提出了许多与预后相关的分类方案[22,47]。即使有大量的组织样本，做出准确的病理诊断也是很困难的。而且根据实质性松果体瘤谱进行分级也是极其具有挑战性的。广延样本做病理评估的价值，也同时受到一系列独立于肿瘤分级的预后指标所支持。例如，在 33 例松果体实质肿瘤中（包括 6 例松果体细胞瘤和 16 个松果体母细胞瘤），所有的松果体细胞瘤和 3 例松果体母细胞瘤均表达神经微丝蛋白 （NF）——独立于肿瘤级别的提示预后良好因子。神经微丝蛋白阴性的成松果体母细胞瘤的中位无进展生存期为 5 个月，而神经微丝蛋白阳性的成松果体母细胞瘤的中位无进展生存期为 32 个月[48]。Ki-67 标记指数作为一个与增殖相关的标记物，在不同级别的肿瘤中也是不同的。在松果体细胞瘤中平均为 1.58%，在中间分化的松果体实质肿瘤中平均为16.1%，在成松果体母细胞瘤中平均为 23.52%[48]。

所有真性松果体细胞瘤的治疗目标都是治愈，这至少在成人中是可以实现的。经临床验证，低复发率的松果体细胞瘤的治疗标准为全部切除，而根治切除术在 40 个月的随访期内可以达到 100% 的存活率[12,22,23]。一般情况下，这些肿瘤没有必要进行辅助治疗。事实上，在次全切除的病例中，并未观察到放疗带来的明显益处，不过这些结论依赖于回顾性数据[32]。在儿童中对松果体细胞瘤行全部切除是不现实的，因为这些肿瘤往往侵袭性更强[49]。

松果体母细胞瘤在 MRI 中经常被判定为松果体细胞瘤。它们与髓母细胞瘤没有组织学上的区别，并表现出类似的临床症状。和髓母细胞瘤一样，松果体母细胞瘤在儿童患者中的侵袭性强于成人患者[50]。此外，在儿童中，年龄越小，侵袭性越大[4,5,51]。虽然没有确凿的数据，但能够从成人[52]和儿童[53]开放手术后生存期的提高中获得启示。鉴于松果体母细胞瘤和髓母细胞瘤在组织学上和生长发育过程中有高度的相似之处,可以合理解释为什么可以对松果体母细胞瘤应用髓母细胞瘤的标准,对于<1.5cm 的肿块,切除后可以明显提高生存期[3,54]。和髓母细胞瘤一样,全神经轴成像对于发现松果体母细胞瘤的转移至关重要。与髓母细胞瘤相似,影响松果体母细胞瘤预后的主要因素包括年龄和转移性播散。

中间分化的松果体实质肿瘤的行为模式不可预测,而且对它们最佳的临床管理模式尚未达成共识[47,52,55]。这是由于这些中间级别的肿瘤,某些区域有松果体细胞瘤的特性,而其他区域可能有类似成松果体母细胞瘤的成分[48]。虽然对中间级别的松果体实质肿瘤患者行次全切除术后常规进行放疗,但目前还不清楚是否也需要对有包膜的肿瘤行全部切除。对 101 例接受放疗的恶性松果体实质肿瘤的成人患者进行了回顾性分析[52]。结果显示,中位随访期为 38 个月,中位总生存期为 100 个月。一份多因素分析研究表明,转移、分级(PPTID 与成松果体母细胞瘤的比较)和手术残余>50%,都是放疗后会影响总生存率的负性预后因素。局部或脊髓损伤患者的中位生存期是 15 个月,从确诊起 5 年后,20%的患者治疗失败,这就强调需要对这些肿瘤进行长时间的随访。

生殖细胞肿瘤

生殖细胞肿瘤被分成两个独立的群组——生殖细胞瘤和非生殖性生殖细胞肿瘤 (NGGCT)——内胚窦瘤、胚胎源性瘤、绒毛膜癌、成熟畸胎瘤和未成熟畸胎瘤。目前应用开放手术、放疗和化疗来治疗这一类肿瘤。

生殖细胞瘤是最常见的松果体区肿瘤,在青春期的男孩和年轻男性中较为常见。由于这一类肿瘤不能分泌特定的肿瘤标志物,也不能与其他类型的肿瘤在影像学上进行区分从而采用不同的治疗方法,所以不论年龄大小只能依据组织学诊断确诊。肿瘤细胞减灭术与单独的放疗并不能改善预后[56],因此大多数生殖细胞瘤是依靠开放手术或立体定向活检进行诊断,并辅助放疗进行治疗。据报道,90%的患者达到了肿瘤长期控制的目的。用 5000cGy 的辐射剂量对患者进行治疗,5 年生存率超过 75%, 而 10 年生存率也达到了69%,但较低辐射剂量会出现高的局部复发率[57-60]。小部分患者对放疗不敏感并出现脑脊液转移,最终导致死亡。当合体滋养层巨细胞混合在常见的组织学特征中时治疗失败的可能性更大,这一组织学亚型的治疗失败率高达 40%[61-63]。许多患者,特别是儿童的颅内生殖细胞瘤被治愈后,全脑放疗的后遗症成为了另一个需要关注的问题。对太小不能接受全脑全剂量放射治疗的患儿所进行的化疗试验已经取得了一定进展[64,65]。立体定向放射治疗颅内生殖细胞瘤 3 年和 5 年的局部肿瘤控制率分别是 82%和 72%,合体滋养层巨细胞性的生殖细胞瘤 5 年控制率也达到了 62%[26]。

非生殖性生殖细胞肿瘤与生殖细胞瘤相比,预后较差。由于个体类型很罕见,所以它们经常在组织学上被弄混,在回顾性分析及临床试验中也是一直合在一起的。这是松果体区域唯一不需要组织学诊断来进行治疗的肿瘤,因为血浆中标记物含量的上升或脑脊液中特异性的组织病理学特征就足以支持诊断。虽然对开放手术在肿瘤细胞减灭术中作用的研究有不同的结果,但当影像学上的病变持续存在时,最好的方法是放疗或化疗后再进行“二期”手术[64-67]。使用这种方法, 残留的畸胎源性成分或瘢痕组织可以被切除,且 5 年生存率能提升到 90%以上。

提示

- 松果体细胞瘤应进行全切。通过观察,放疗对残余肿瘤并未表现出明显疗效。

争议

- 松果体母细胞瘤需要术后放疗,而松果体细胞瘤并不需要,但在完全切除的混合型松果体实质肿瘤中,放疗的作用并未得到明确认可。

重要参考

- 生殖细胞肿瘤组织学往往表现为混合型,并可能含有对放疗和化疗不敏感的畸胎源性成分。如果放疗后残余肿瘤仍然存在,则应考虑进行手术切除。

■ 结论

对松果体区肿瘤的治疗目前面临着严峻的临床挑战。因为松果体区域中会出现各种类型的肿瘤,而治疗方法的选择要依据组织学诊断。此规则的唯一例外是肿瘤标志物呈阳性的恶性生殖细胞肿瘤。组织样本最好是通过开放手术途径获取,以便在术中病理会诊后进行全部切除。通常依据组织学诊断制订治疗方案,大多数松果体区肿瘤的预后良好。

编者注

松果体区肿瘤治疗的发展演变过程形成了一个循环。20世纪60年代至20世纪70年代,流行开放式手术切除。然而,随着CT和MRI立体框架技术的发展,在20世纪70年代至20世纪80年代,进行了大量的活检手术。其后,随着显微镜和导航技术的发展,使得开放性手术再次受到重视,特别是显微外科手术技术。之后,内镜进入了我们的视线,通过内镜进行活检手术能够得到更多的组织样本,并因此减少了开放性手术。

目前,松果体区肿瘤多数都通过开放性显微外科技术达到切除的目的。然而,生殖细胞肿瘤是一个例外,它需要通过内镜对第三脑室进行切开活检。这两种形式将继续被用来治疗这些肿瘤,从而带来更好的预后和更少的并发症。在多数情况下,都需要通过获得血清标志物来确定是否需要通过活检来提高诊断准确性。也就是说,对于除单纯生殖细胞肿瘤外的大多数松果体区肿瘤,都应选择开放性根治性切除治疗,以达到肿瘤全部切除的目的。(Berger)

（黄焱明　译）

参考文献

1. Dolecek TA, Propp JM, Stroup NE, Kruchko C. CBTRUS statistical report: primary brain and central nervous system tumors diagnosed in the United States in 2005-2009. Neuro-oncol 2012;14(Suppl 5):v1–v49
2. Dandy W. An operation for the removal of pineal tumors. Surg Gynecol Obstet 1921;33:113–119
3. Poppen JL, Marino R Jr. Pinealomas and tumors of the posterior portion of the third ventricle. J Neurosurg 1968;28:357–364
4. Abay EO II, Laws ER Jr, Grado GL, et al. Pineal tumors in children and adolescents. Treatment by CSF shunting and radiotherapy. J Neurosurg 1981;55:889–895
5. Jenkin RD, Simpson WJ, Keen CW. Pineal and suprasellar germinomas. Results of radiation treatment. J Neurosurg 1978;48:99–107
6. Marsh WR, Laws ER Jr. Shunting and irradiation of pineal tumors. Clin Neurosurg 1985;32:384–396
7. Stein BM. The infratentorial supracerebellar approach to pineal lesions. J Neurosurg 1971;35:197–202
8. Jamieson KG. Excision of pineal tumors. J Neurosurg 1971;35:550–553
9. Field M, Witham TF, Flickinger JC, Kondziolka D, Lunsford LD. Comprehensive assessment of hemorrhage risks and outcomes after stereotactic brain biopsy. J Neurosurg 2001;94:545–551
10. Sawin PD, Hitchon PW, Follett KA, Torner JC. Computed imaging-assisted stereotactic brain biopsy: a risk analysis of 225 consecutive cases. Surg Neurol 1998;49:640–649
11. Regis J, Bouillot P, Rouby-Volot F, Figarella-Branger D, Dufour H, Peragut JC. Pineal region tumors and the role of stereotactic biopsy: review of the mortality, morbidity, and diagnostic rates in 370 cases. Neurosurgery 1996;39:907–912, discussion 912–914
12. Hernesniemi J, Romani R, Albayrak BS, et al. Microsurgical management of pineal region lesions: personal experience with 119 patients. Surg Neurol 2008;70:576–583
13. Bruce J. Youman's Neurological Surgery: Pineal Tumors. Philadelphia: WB Saunders, 2011:1011–1029
14. Stein BM, Bruce JN. Surgical management of pineal region tumor (honored guest lecture). Clin Neurosurg 1992;39:509–532
15. Bruce JN. Sitting position for the removal of pineal region lesions. World Neurosurg 2012;77:657–658
16. Kobayashi S, Sugita K, Tanaka Y, Kyoshima K. Infratentorial approach to the pineal region in the prone position: Concorde position. Technical note. J Neurosurg 1983;58:141–143
17. Hasegawa T, Kondziolka D, Hadjipanayis CG, Flickinger JC, Lunsford LD. The role of radiosurgery for the treatment of pineal parenchymal tumors. Neurosurgery 2002;51:880–889
18. Manera L, Régis J, Chinot O, et al. Pineal region tumors: the role of stereotactic radiosurgery. Stereotact Funct Neurosurg 1996;66(Suppl 1):164–173
19. Kobayashi T, Kida Y, Mori Y. Stereotactic gamma radiosurgery for pineal and related tumors. J Neurooncol 2001;54:301–309
20. Hasegawa T, Kondziolka D, Hadjipanayis CG, Flickinger JC, Lunsford LD. Stereotactic radiosurgery for CNS nongerminomatous germ cell tumors. Report of four cases. Pediatr Neurosurg 2003;38:329–333
21. Bruce JN, Stein BM. Surgical management of pineal region tumors. Acta Neurochir (Wien) 1995;134:130–135
22. Vaquero J, Ramiro J, Martínez R, Coca S, Bravo G. Clinicopathological experience with pineocytomas: report of five surgically treated cases. Neurosurgery 1990;27:612–618, discussion 618–619
23. Konovalov AN, Pitskhelauri DI. Principles of treatment of the pineal region tumors. Surg Neurol 2003;59:250–268
24. Raco A, Raimondi AJ, D'Alonzo A, Esposito V, Valentino V. Radiosurgery in the management of pediatric brain tumors. Childs Nerv Syst 2000;16:287–295
25. Yianni J, Rowe J, Khandanpour N, et al. Stereotactic radiosurgery for pineal tumours. Br J Neurosurg 2012;26:361–366
26. Mori Y, Kobayashi T, Hasegawa T, Yoshida K, Kida Y. Stereotactic radiosurgery for pineal and related tumors. Prog Neurol Surg 2009;23:106–118
27. Barnett DW, Olson JJ, Thomas WG, Hunter SB. Low-grade astrocytomas arising from the pineal gland. Surg Neurol 1995;43:70–75, discussion 75–76
28. DeGirolami U, Armbrustmacher VW. Juvenile pilocytic astrocytoma of the pineal region: report of a case. Cancer 1982;50:1185–1188
29. Chandy MJ, Damaraju SC. Benign tumours of the pineal region: a prospective study from 1983 to 1997. Br J Neurosurg 1998;12:228–233
30. Levidou G, Korkolopoulou P, Agrogiannis G, Paidakakos N, Bouramas D,

Patsouris E. Low-grade oligodendroglioma of the pineal gland: a case report and review of the literature. Diagn Pathol 2010;5:59

31. Clark AJ, Ivan ME, Sughrue ME, et al. Tumor control after surgery and radiotherapy for pineocytoma. J Neurosurg 2010;113:319–324

32. Clark AJ, Sughrue ME, Ivan ME, et al. Factors influencing overall survival rates for patients with pineocytoma. J Neurooncol 2010;100:255–260

33. Baehring J, Vives K, Duncan C, Piepmeier J, Bannykyh S. Tumors of the posterior third ventricle and pineal region: ependymoma and germinoma. J Neurooncol 2004;70:273–274

34. Dashti SR, Robinson S, Rodgers M, Cohen AR. Pineal region giant cell astrocytoma associated with tuberous sclerosis: case report. J Neurosurg 2005;102(3, Suppl):322–325

35. Epstein FJ, Farmer JP, Freed D. Adult intramedullary astrocytomas of the spinal cord. J Neurosurg 1992;77:355–359

36. Bognar L, Fischer C, Turjman F, et al. Tectal plate gliomas. Part III: Apparent lack of auditory consequences of unilateral inferior collicular lesion due to localized glioma surgery. Acta Neurochir (Wien) 1994;127:161–165

37. Matsuno A, Nagashima H, Ishii H, Iwamuro H, Nagashima T. Aggressive and invasive growth of tectal glioma after surgical intervention and chemoradiotherapy. Br J Neurosurg 2006;20:246–249

38. Meyer B, Kral T, Zentner J. Pure word deafness after resection of a tectal plate glioma with preservation of wave V of brain stem auditory evoked potentials. J Neurol Neurosurg Psychiatry 1996;61:423–424

39. Rees J. Tectal plate glioma presenting as generalised myasthenia in an adult. J Neurol 2001;248:630–631

40. Stark AM, Fritsch MJ, Claviez A, Dörner L, Mehdorn HM. Management of tectal glioma in childhood. Pediatr Neurol 2005;33:33–38

41. Schwartz TH, Kim S, Glick RS, et al. Supratentorial ependymomas in adult patients. Neurosurgery 1999;44:721–731

42. Jouvet A, Fauchon F, Liberski P, et al. Papillary tumor of the pineal region. Am J Surg Pathol 2003;27:505–512

43. Brat DJ, Scheithauer BW, Fuller GN, Tihan T. Newly codified glial neoplasms of the 2007 WHO Classification of Tumours of the Central Nervous System: angiocentric glioma, pilomyxoid astrocytoma and pituicytoma. Brain Pathol 2007;17:319–324

44. Hasselblatt M, Blümcke I, Jeibmann A, et al. Immunohistochemical profile and chromosomal imbalances in papillary tumours of the pineal region. Neuropathol Appl Neurobiol 2006;32:278–283

45. Shibahara J, Todo T, Morita A, Mori H, Aoki S, Fukayama M. Papillary neuroepithelial tumor of the pineal region. A case report. Acta Neuropathol 2004;108:337–340

46. Fèvre-Montange M, Hasselblatt M, Figarella-Branger D, et al. Prognosis and histopathologic features in papillary tumors of the pineal region: a retrospective multicenter study of 31 cases. J Neuropathol Exp Neurol 2006;65:1004–1011

47. Fauchon F, Jouvet A, Paquis P, et al. Parenchymal pineal tumors: a clinicopathological study of 76 cases. Int J Radiat Oncol Biol Phys 2000;46:959–968

48. Arivazhagan A, Anandh B, Santosh V, Chandramouli BA. Pineal parenchymal tumors—utility of immunohistochemical markers in prognostication. Clin Neuropathol 2008;27:325–333

49. D'Andrea AD, Packer RJ, Rorke LB, et al. Pineocytomas of childhood. A reappraisal of natural history and response to therapy. Cancer 1987;59:1353–1357

50. Chang SM, Lillis-Hearne PK, Larson DA, Wara WM, Bollen AW, Prados MD. Pineoblastoma in adults. Neurosurgery 1995;37:383–390, discussion 390–391

51. Jakacki RI, Zeltzer PM, Boyett JM, et al. Survival and prognostic factors following radiation and/or chemotherapy for primitive neuroectodermal tumors of the pineal region in infants and children: a report of the Childrens Cancer Group. J Clin Oncol 1995;13:1377–1383

52. Lutterbach J, Fauchon F, Schild SE, et al. Malignant pineal parenchymal tumors in adult patients: patterns of care and prognostic factors. Neurosurgery 2002;51:44–55, discussion 55–56

53. Reddy AT, Janss AJ, Phillips PC, Weiss HL, Packer RJ. Outcome for children with supratentorial primitive neuroectodermal tumors treated with surgery, radiation, and chemotherapy. Cancer 2000;88:2189–2193

54. Zeltzer PM, Boyett JM, Finlay JL, et al. Metastasis stage, adjuvant treatment, and residual tumor are prognostic factors for medulloblastoma in children: conclusions from the Children's Cancer Group 921 randomized phase III study. J Clin Oncol 1999;17:832–845

55. Jouvet A, Saint-Pierre G, Fauchon F, et al. Pineal parenchymal tumors: a correlation of histological features with prognosis in 66 cases. Brain Pathol 2000;10:49–60

56. Wara WM, Fellows CF, Sheline GE, Wilson CB, Townsend JJ. Radiation therapy for pineal tumors and suprasellar germinomas. Radiology 1977;124:221–223

57. Edwards MS, Hudgins RJ, Wilson CB, Levin VA, Wara WM. Pineal region tumors in children. J Neurosurg 1988;68:689–697

58. Sano K, Matsutani M. Pinealoma (Germinoma) treated by direct surgery and postoperative irradiation. A long-term follow-up. Childs Brain 1981;8:81–97

59. Sung DI, Harisiadis L, Chang CH. Midline pineal tumors and suprasellar germinomas: highly curable by irradiation. Radiology 1978;128:745–751

60. Kersh CR, Constable WC, Eisert DR, et al. Primary central nervous system germ cell tumors. Effect of histologic confirmation on radiotherapy. Cancer 1988;61:2148–2152

61. Uematsu Y, Tsuura Y, Miyamoto K, Itakura T, Hayashi S, Komai N. The recurrence of primary intracranial germinomas. Special reference to germinoma with STGC (syncytiotrophoblastic giant cell). J Neurooncol 1992;13:247–256

62. Utsuki S, Kawano N, Oka H, Tanaka T, Suwa T, Fujii K. Cerebral germinoma with syncytiotrophoblastic giant cells: feasibility of predicting prognosis using the serum hCG level. Acta Neurochir (Wien) 1999;141:975–977, discussion 977–978

63. Utsuki S, Oka H, Tanaka S, Tanizaki Y, Fujii K. Long-term outcome of intracranial germinoma with hCG elevation in cerebrospinal fluid but not in serum. Acta Neurochir (Wien) 2002;144:1151–1154, discussion 1154–1155

64. Balmaceda C, Heller G, Rosenblum M, et al. Chemotherapy without irradiation—a novel approach for newly diagnosed CNS germ cell tumors: results of an international cooperative trial. The First International Central Nervous System Germ Cell Tumor Study. J Clin Oncol 1996;14:2908–2915

65. Kochi M, Itoyama Y, Shiraishi S, Kitamura I, Marubayashi T, Ushio Y. Successful treatment of intracranial nongerminomatous malignant germ cell tumors by administering neoadjuvant chemotherapy and radiotherapy before excision of residual tumors. J Neurosurg 2003;99:106–114

66. Weiner HL, Lichtenbaum RA, Wisoff JH, et al. Delayed surgical resection of central nervous system germ cell tumors. Neurosurgery 2002;50:727–733, discussion 733–734

67. Friedman JA, Lynch JJ, Buckner JC, Scheithauer BW, Raffel C. Management of malignant pineal germ cell tumors with residual mature teratoma. Neurosurgery 2001;48:518–522, discussion 522–523

68. Hoffman HJ, Yoshida M, Becker LE, Hendrick EB, Humphreys RP. Pineal region tumors in childhood. Experience at the Hospital for Sick Children. 1983. Pediatr Neurosurg 1994;21:91–103, discussion 104

69. Neuwelt EA. An update on the surgical treatment of malignant pineal region tumors. Clin Neurosurg 1985;32:397–428

70. Lapras C, Patet JD, Mottolese C, Lapras C Jr. Direct surgery for pineal tumors: occipital-transtentorial approach. Prog Exp Tumor Res 1987;30:268–280

71. Pluchino F, Broggi G, Fornari M, Franzini A, Solero CL, Allegranza A. Surgical approach to pineal tumours. Acta Neurochir (Wien) 1989;96:26–31

72. Luo SQ, Li DZ, Zhang MZ, Wang ZC. Occipital transtentorial approach for removal of pineal region tumors: report of 64 consecutive cases. Surg Neurol 1989;32:36–39

73. Vaquero J, Ramiro J, Martínez R, Bravo G. Neurosurgical experience with tumours of the pineal region at Clinica Puerta de Hierro. Acta

Neurochir (Wien) 1992;116:23–32

74. Herrmann HD, Winkler D, Westphal M. Treatment of tumours of the pineal region and posterior part of the third ventricle. Acta Neurochir (Wien) 1992;116:137–146

75. Kang JK, Jeun SS, Hong YK, et al. Experience with pineal region tumors.

Childs Nerv Syst 1998;14:63–68

76. Shin HJ, Cho BK, Jung HW, Wang KC. Pediatric pineal tumors: need for a direct surgical approach and complications of the occipital transtentorial approach. Childs Nerv Syst 1998;14:174–178

第31章

脑室内肿瘤

Jason L. Schroeder, Gene H. Barnett

脑室内肿瘤在颅内肿瘤中相对少见[1]（图 31.1）。其组织病理学方面有从低级别（或良性病变）到原发高度恶性（或转移性病变）等不同的亚组。这些病变发生于脑脊液充盈的脑室系统，不仅病理学类型多样，而且病变多位于大脑深部且非常靠近各种重要的神经血管组织，从而增加了治疗的潜在风险。因此这是一类很难治疗的肿瘤。若病变在脑室系统内局限生长可定义为Ⅳ期Ⅰ型，若实质性肿瘤紧靠脑室系统且呈外生性生长，则可被定义为Ⅳ期Ⅱ型。本章对Ⅳ期肿瘤的类型和分布进行概述，并对这些肿瘤的常用手术入路和一些代表性病例进行介绍。

■ 流行病学

Ⅳ期肿瘤根据病变区域、患者的临床特点（年龄等）和多种成像技术的影像学特征（磁共振成像、CT影像和血管造影成像）可有不同的诊断结果[2,3]（图 31.2 和表 31.1）。根据病理学分类可将脑室肿瘤分类罗列，

重要参考

- 脑室肿瘤的发病率和潜在死亡率高是因为其解剖位置较深且靠近重要的神经血管结构，如内侧膝状体、大脑内静脉和丘脑的血管穿支等。而其术后并发症发生率高是因为在到达病变区域的手术操作过程中有可能损伤颅内结构，如皮层桥静脉、皮质功能区和深部的白质纤维束结构等。

如脉络丛乳头状瘤（CPP）、脉络丛癌、室管膜瘤、间变性室管膜瘤、室管膜下瘤、脑膜瘤、室管膜下巨细胞星形细胞瘤（SEGA）、中枢神经细胞瘤、少突神经胶质瘤、恶性胶质瘤和转移瘤[2-5]。除了这些原发实性肿瘤外，脑室肿瘤还有其他可能的诊断类型，如囊肿（胶质囊肿或室管膜性囊肿等），或其他一些少见的肿瘤类型，如神经束膜瘤、血管外皮细胞瘤和孤立性纤维肿瘤，甚至包括一些炎症和感染，如脑囊虫病[2,4]。

根据年龄和肿瘤部位可以帮助诊断。例如，儿童的脉络丛乳头状瘤多见于侧脑室，而成人多见于第四脑室[4]。有些肿瘤可高发于具有特定肿瘤综合征的患者，如室管膜下巨细胞型星形细胞瘤可见于结节性脑硬化的患者，脑室内脑膜瘤可见于神经纤维瘤病的患者[3-5]。对于Ⅳ期转移肿瘤来说，肾脏、肺脏、乳腺、结肠、胃肠、膀胱、淋巴瘤、甲状腺和黑色素瘤等很多不同的原发病灶均有报道。然而，尽管乳腺癌和肺癌是目前最易发生颅内转移的系统性癌症，但脑室内转移发生率最高的仍是肾细胞癌[6]。

脑室肿瘤也可按其组织学特点和影像学特征进行分类。有些肿瘤表现出分化良好的组织学特征，如脉络丛乳头状瘤在维管索中可见乳头状结构，分化良好的室管膜瘤在血管周可见假菊形团。钙化可见于包括脑膜瘤、脉络丛乳头状瘤、室管膜瘤、室管膜下瘤、中枢神经细胞瘤和室管膜下巨细胞星形细胞瘤等多种类型的Ⅳ期肿瘤，但其不能单独作为缩小诊断范围的指标。

图 31.1 两个饼状图显示(a)所有颅内肿瘤中原发性肿瘤与转移性肿瘤的相对分布,(b)原发性颅内肿瘤的位置分布。注意位于脑室系统内的小部分肿瘤(1.2%)。(Reproduced with permission of the Cleveland Clinic Center for Medical Art and Photography. Copyright 2013. All rights reserved.)

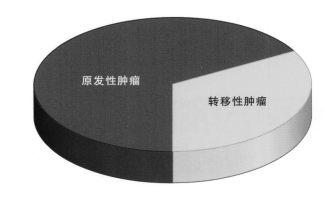

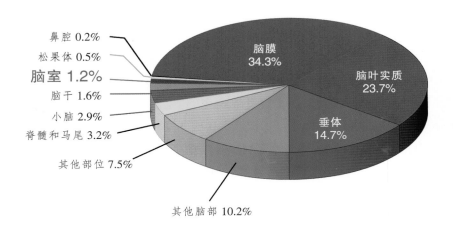

在影像学上,如脑膜瘤、脉络丛乳头状瘤等这些肿瘤会表现出相对均匀的强化。相反,中枢神经细胞肿瘤则无强化。而诸如室管膜瘤、室管膜下瘤和不典型畸胎样/横纹肌样肿瘤等则表现为不均匀强化灶。此外,高分化的室管膜瘤和胶质母细胞瘤的坏死出血区在磁共振成像中显示异质性 T1 和 T2 信号[2,3,5]。此外,一些Ⅳ期肿瘤与周围组织界限清楚,如室管膜下瘤(经常通过蒂样结构附着于脑室壁)、脑膜瘤和转移瘤。其中转移瘤与诸如胶质母细胞瘤、脑干胶质瘤等肿瘤的截然不同之处在于:前者经常附着于脉络丛,而后者倾向呈实质内肿瘤的外生型部分突向脑室内生长。

表 31.1　脑室系统内代表性肿瘤的发病区域

脑室前角	第三脑室前部	第四脑室
星形细胞瘤	胶样囊肿	室管膜瘤
少突神经胶质瘤	室管膜下瘤	室管膜下瘤
中枢神经细胞瘤	胶质瘤	髓母细胞瘤
室管膜下瘤	颅咽管瘤	脉络丛乳头状瘤
瘤转移	中枢神经细胞瘤	

脑室前房	第三脑室后部	颞角
脑膜瘤	星形细胞瘤	瘤转移
瘤转移	松果体瘤	脑膜瘤
脉络丛乳头状瘤	瘤转移	

提示

• 联合脑室系统中肿瘤的位置、肿瘤的影像学特征、特定的疾患者群和病史,能够帮助缩小Ⅳ期肿瘤的鉴别诊断。

重要参考

• 很多Ⅳ期病变都具有低级别或良性的组织学特点,必须制订恰当的手术策略,精确评估手术潜在风险和术后并发症,以达到精准治疗和最大化提高患者预后的目的。

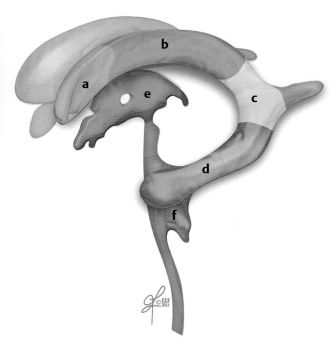

图 31.2　图中显示了脑室系统中肿瘤可能发生的位置；a,侧脑室前角(绿色)；b,侧脑室体部(蓝色)；c,房部和枕角的三角区域(黄色)；d,颞角(品红色)；e,第三脑室(紫色)；f,第四脑室(红色)。(Reproduced with permission of the Cleveland Clinic Center for Medical Art and Photography. Copyright 2013. All rights reserved.)

临床表现

Ⅳ 期肿瘤患者首先会表现出颅内压增高的症状和体征，而不是明确的局灶性神经损伤的症状和体征。据文献报道[7,8]，在Ⅳ期肿瘤病例中，更常见的是头痛、恶心和呕吐、视觉障碍、步态不稳以及记忆障碍等非定位性神经系统症状[7-10]。此外，由第三、第四脑室肿瘤或囊肿引起的急性梗阻性脑积水会导致痉挛性截瘫或意识状态的改变甚至昏迷。这和脑实质肿瘤患者经常出现的局部运动或感觉功能损伤、失语症或失认症，以及颅底肿瘤经常出现的颅神经缺损症状截然不同。尽管癫痫发作在患者中很少出现，但它仍然是Ⅳ期转移瘤所表现的症状中很重要的一部分，且在临床病例中报道的发生率为 5.6%[11]。

手术治疗

Ⅳ 期肿瘤的手术治疗方法可根据手术入路进行分类。现代神经外科学文献详述了Ⅳ期肿瘤传统的开放式手术入路[7,8,10,12-14]以及一些同区域病变的新的经内镜手术入路[15,16]。本书第 13 章介绍了内镜手术的治疗方法，这里不再详述。

手术入路的选择在很大程度上取决于病变的位置(颞角与室间孔边缘)、周围的神经血管结构、鉴别诊断以及手术目的。其中，手术目的和其他颅内肿瘤的手术目的相似，包括病理学诊断、病变的减灭或切除(常称作最大范围地安全切除)以消除占位效应。此外，很多Ⅳ期肿瘤患者常出现脑积水和颅内压增高相关的症状和体征，这使得重建脑脊液循环，消除因肿瘤"上游"的脑脊液过量堆积而形成的"占位效应"成为Ⅳ期肿瘤和脑室周围肿瘤的另一个重要手术目标。

外科治疗原则

对于每位患者，完整的病史和全面、详细的体格检查不仅可以描述和记录相关的神经系统功能障碍，而且还能评估和弥补诸如糖尿病、心脏病、慢性类固醇依赖等系统紊乱对围术期护理的影响。一旦确定采用手术干预，则要做好详细的术前计划，例如选择合适的抗生素预防感染，选择合适的抗凝药预防血栓栓塞，进行影像学检查明确病变以便行神经导航。此外，脑室外引流术、输血等都可能在手术过程中遇到，术前必须做好评估和准备，以备不时之需。最后，合适的手术体位、最大化的术野暴露等不仅能保护好长时间处于静止状态的患者，也能降低术者的体力消耗，防止其过度疲劳。

重要的术后注意事项：①术后持续性的抗癫痫治疗，如果需要还应预防性应用抗生素治疗；②防治术后常见并发症，如通过细致的切口和脑室造瘘口护理来预防感染、通过术后的早期活动来预防血栓栓塞；

> **缺陷**
> - Ⅳ期肿瘤外科手术治疗的神经系统并发症包括血肿、脑积水、视觉障碍、语言障碍、认知缺损、动脉/静脉梗死、感染、下丘脑损伤、内分泌紊乱以及癫痫发作。

③术后早期影像学检查和实验室检查评估是否有肿瘤残余、继发性脑积水等。

脑室肿瘤手术入路

下面的几小节,介绍几种根据病变位置而选择的手术入路。这些通过代表性病例的影像进行阐述。

侧脑室前部和第三脑室前部

经典开放式手术入路包括经额叶皮质入路和经纵裂胼胝体入路。从很多文献中都能找到对这些入路的详细描述[8,12,14]。这里我们概述经纵裂胼胝体入路和经额叶皮质入路,并比较二者有何不同。

经纵裂胼胝体入路

患者取仰卧位,头架固定头位,颈部适当抬高 10°~15°。切皮去骨瓣,骨瓣内侧缘位于中线,2/3 在冠状缝前,1/3 在冠状缝后(图 31.3a)。以上矢状窦侧为基底切开硬脑膜翻向中线并固定,固定硬脑膜时注意不要阻塞骨窗边缘的窦道。术前细致的影像学检查和术中神经导航的应用有助于开颅手术定位,以减少对中线桥静脉的损伤。当经中线分离到大脑镰时,将同侧额叶和大脑镰间的间隙进行显微分离并用自动牵开器固定以维持暴露状态。随后在较深手术区域,锐性分离两侧扣带回之间的蛛网膜,暴露胼周动脉并分离,即可见胼胝体。

在两侧胼周动脉之间纵向切开胼胝体,可获得一个 2~3cm 的暴露侧脑室前角的通道(图 31.3b)。如果肿瘤位于侧脑室前角或体部,至此即可暴露肿瘤并可行肿瘤血供阻断和减缩肿瘤体积的操作。如果肿瘤位于第三脑室,则还需要进一步暴露后才可被切除(图 31.3c,d)。相关文献对经室间孔入路、经脉络膜裂入路和经穹隆间入路(图 31.4a)这三条从侧脑室进入第三脑室的通道有详细描述[8,14,17]。由于到达第三脑室的通道深而狭小,一旦在第三脑室找到肿瘤,我们要优先考虑行肿瘤内减压而不是将肿瘤完整切除。在移除牵开器时务必进行细致的止血和反复冲洗,以清除脑室中的残血和组织碎片,以防这些异物造成术后脑积

水。此外,行脑室外引流也很有必要,因为它不仅有助于脑脊液分流,还可以在发生神经功能性损害时辅助实施有创性脑脊液监测。

经额叶皮层入路

患者取仰卧位,头部向病变区域对侧旋转约 30°,头架固定头位。切口要足够暴露额中回。皮质切除的多少取决于肿瘤累及范围和瘤周血管附属结构的大小。神经导航可辅助确定在皮层下分离额叶白质、进入侧脑室前角的路径。一旦肿瘤暴露,需立即识别并用电凝处理肿瘤的血管等以减少术中出血。

对于侵袭性 IV 期肿瘤,需打开透明隔才能切除中线对侧的部分,脑皮质切除范围也要相应扩大以显露三角区(图 31.4b,c)。同时像上文所提及的一样,如果肿瘤生长侵入第三脑室,需要采取一些辅助措施(经脉络膜入路或经室间孔入路)来切除第三脑室的肿瘤。大多数肿瘤需要先切断血供然后再从深部的第四脑室分块切除。肿瘤切除后止血要细致,术后需行脑室外引流。

与经额叶皮层入路相比,经纵裂胼胝体入路的优势是能到达一些较小的脑室,能暴露中线,能达到室间孔,且到达第三脑室的路径较短[8]。不足之处在于该入路可能损伤桥静脉,造成组织牵拉损伤,并有发生双侧大脑半球失联综合征的风险。此外,关于上述两种入路引起的癫痫的发病率孰高孰低,现有数据还无法确定[8,9]。无法确定的还有经额叶皮层入路破坏很多白质纤维束后产生的神经心理效应(图 31.5)[8]。

由于经额叶皮层入路的角度太靠近外侧,在选用该路径进入侧脑室后,进入第三脑室则只能采用经室间孔入路和经脉络膜入路,而不能选用经穹隆间入路在两穹隆间暴露中线(图 31.4a)。进行病理活检,可采用如经典的经室间孔入路等扩大室间孔的方法,即可暴露病变区域并行内部减压及切除肿物术。我们通常需要通过透明隔开窗术将第三脑室前部和侧脑室进行连通,使得脑脊液可以经同侧室间孔来进行循环,避免术后肿瘤切除区域出现的瘢痕组织影响脑脊液循环。术后意识水平的改变、癫痫发作、偏瘫和记忆丧失等并发症与侧脑室前部和第三脑室肿瘤的切除有关[8]。

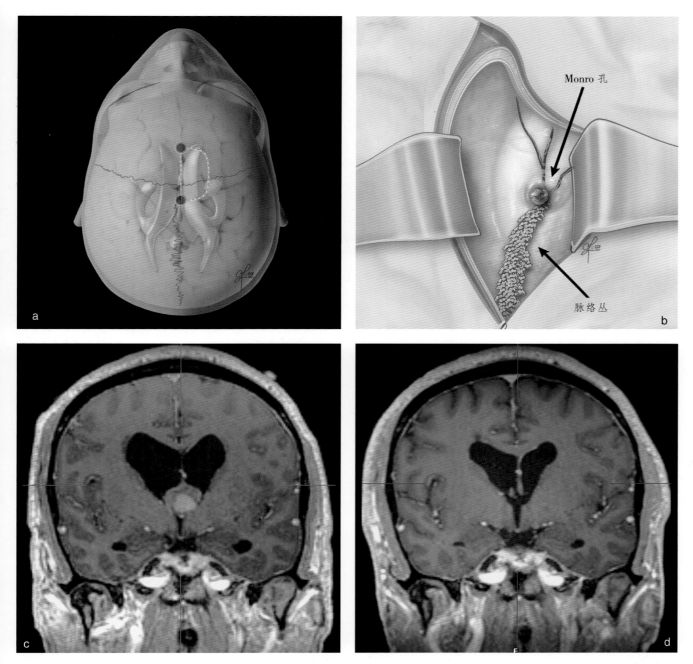

图 31.3　(a)开颅示意图,(b)经胼胝体深部暴露的第三脑室胶样囊肿示意图,(c)术前和(d)术后患者的磁共振成像。(Reproduced with permission of the Cleveland Clinic Center for Medical Art and Photography. Copyright 2013. All rights reserved.)

缺陷	争议
• 应特别注意起源于脉络丛前后部的微小穿通血管,大多数Ⅳ期肿瘤由它们供血。	• 文献中,对于经额叶皮层入路与经纵裂胼胝体入路术后癫痫的发生率孰高孰低存在争议。

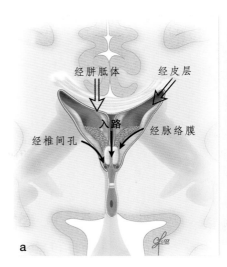
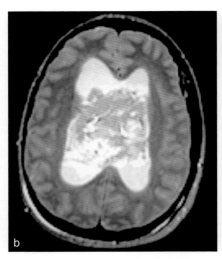
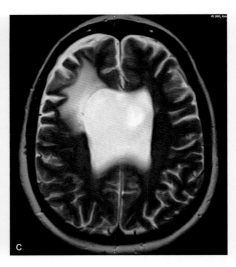

图 31.4 （a）第三脑室前部到侧脑室前角的通道示意图。（b）术前和（c）术后中枢神经细胞瘤轴位 MRI 影像，可见经额皮质入路操作后的双侧侧脑室前角、第三脑室和右侧的脑室三角区。（Reproduced with permission of the Cleveland Clinic Center for Medical Art and Photography. Copyright 2013. All rights reserved.）

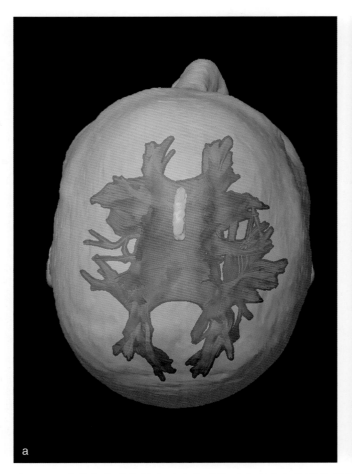
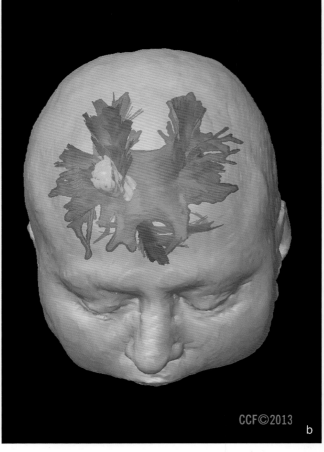

图 31.5 弥散张量成像描述了脑室系统两种手术入路可能损伤到的白质纤维束。（a）经胼胝体入路；（b）经额皮质入路。（Reproduced with permission of the Cleveland Clinic Center for Medical Art and Photography. Copyright 2013. All rights reserved.）

侧脑室三角区

对于脑室三角区的 IV 期肿瘤,常见的入路有经顶叶皮层入路、经顶枕入路、经颞中回入路和经枕入路。经枕叶入路只应用于术前存在同侧偏盲的患者。

经顶叶皮层入路:患者取病变同侧肩膀抬高的仰卧位或取使患侧暴露在上的侧卧位。头架固定头位并使顶叶区域暴露在术野最高位置,床头升高约 15°。依据影像学资料,根据个体暴露需要选择适宜的头皮切口和骨瓣(图 31.6a)。术前功能 MRI 检查和磁共振弥散张量成像可以辅助确定手术路径,从而避免顶叶区域重要白质束的损伤。去除骨瓣后,通过对应的脑回或相邻的脑沟行大脑皮层及深层切开,并在牵开器维持肿物暴露的条件下行肿物切除术(图 31.6b)。切开大脑皮层时要保证有足够的操作空间,并注意减小经过皮层及白质的张力。暴露肿瘤后,要优先阻断肿瘤血供,然后进行肿瘤切除,以减少脑室内出血。这是因为脑室内出血不但难以控制,还会掩盖术野,造成术后脑积水(图 31.6c,d)。

除颅内手术的一般并发症,如血肿、感染、肿瘤残余外,侧脑室三角区手术的并发症还包括运动或感觉功能损伤(手术入路过于靠前)、视觉障碍(操作损伤视觉皮层或视放射)、语言障碍(大脑优势半球操作过于靠后)、大脑半球失联综合征,还有诸如失用症、失算症等顶叶综合征和由于损伤皮质而引起的非失写性失读症[7,8]。

侧脑室颞角

侧脑室颞角的肿瘤通常选择经颞中回或颞下回的皮层入路(图 31.7)。头架固定头位并向病变对侧旋转 30°~60° 以利于暴露手术部位。头部切口和骨瓣位置要低至颞底水平。在颞中回水平去骨瓣时,要时刻留意避免损伤行走在侧脑室颞角上外侧的视辐射,优势半球侧的骨瓣去除范围要尽可能小,以免损伤相应功能区而导致语言障碍。术中要避开颞上回,因为其靠近大脑外侧裂的血管,在优势半球损伤它会引起语言障碍。打开硬脑膜时要小心,以免损伤后部的 Labbé 静脉。应用神经导航有助于确定适宜的手术路径,应

用牵开器维持术野深部的暴露有助于显露肿瘤的血供并进行凝断。此外,术中还要注意保护海马等其他内部功能结构,以免术后出现意识障碍。

第四脑室中线

第四脑室中线部位的肿瘤通常采用经枕下后正中入路分离小脑蚓部后切除肿物(图 31.8)。患者取俯卧位或四分之三俯卧位。头架固定头位,保持中位无旋转,颈部略微屈曲以便充分暴露枕下区域。摆体位时要谨慎小心,应特别注意患者躯干固定的位置,以降低压力性溃疡和血栓栓塞发生的风险。如果存在因肿物引起的阻塞性脑积水,术前应行脑室外引流术以降低颅内压力,避免术中在暴露过程中出现脑疝。切口为从枕外隆突稍上方到 C2 棘突水平的直线型切口。

从中线附近无血管区域开始切开皮肤,直到枕下区域和颈椎的后上方。继续向侧方操作时,注意识别和保护位于 C1 上缘硬脑膜外段的椎动脉。表皮切开完成后用牵开器维持其张开状态,然后将附着于颅骨上的肌肉自上项线水平切开,并保留部分肌肉以便关颅时肌肉缝合(图 31.8c)。最后枕骨下区根据术者偏好以铣刀形成骨瓣或行露骨去除。

根据术野需要,可从双侧横窦水平至枕骨大孔后缘去除骨瓣。如果存在由肿物占位效应或脑积水引起的小脑扁桃体疝,那么 C1 后弓甚至 C2 也可能需要被移除。然后在颈髓上部的中线区域打开硬脑膜,并沿双侧小脑区域成角延伸为 Y 形切口。切开的硬脑膜需与邻近肌肉缝合,以形成最大化暴露。显微操作从小脑扁桃体中间和下方开始,操作过程中要注意保护脊髓的蛛网膜和低位脑干。蛛网膜被锐性切开后可利用丝状拉钩抬高并侧向牵拉小脑扁桃体(图 31.8d)。随着手术的进行,锐性与钝性分离的结合运用可使肿物轮廓逐渐变得清晰,肿物周围正常脑组织被逐渐送入的填充物分离开。不同肿瘤类型有不同附着位点,不过大多数都附着于上髓帆或第四脑室底。为了避免脑干、长纤维束以及脑神经核的损伤,有些肿瘤组织可能需要被保留。在肿瘤完全切除且止血效果良好的情况下,硬脑膜缝合或不缝合均可。如缝合硬脑膜,可以利用一些修补材料来保证关闭后的硬脑膜的完整。骨

窗可以用摘下的骨瓣修补也可以用钛合金材料修补，然后将肌肉和皮肤分层缝合。

■ 潜在并发症

颅内脑室系统肿瘤病变区域较深，并靠近重要的神经和血管。所有切除肿瘤的手术路径都需要侵入正常脑组织，所以手术切除肿瘤会出现许多类型的神经系统并发症[8]。脑室肿瘤的经皮质入路切除会导致癫痫、精神状态改变、语言障碍和运动感觉功能障碍。然而，至少有一篇文献记载经侧脑室颞角肿瘤经胼胝体入路发生癫痫的风险高于经额皮质入路（该报道系列

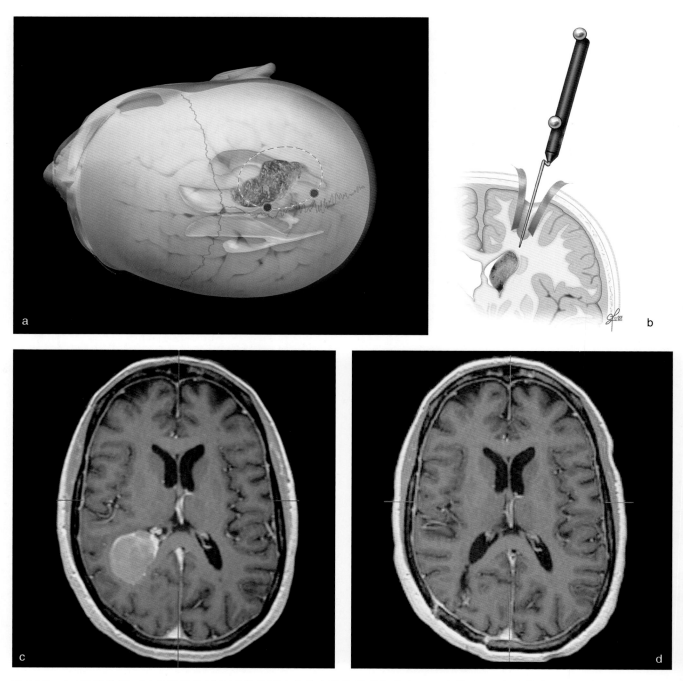

图 31.6　(a)肿瘤位置，(b)神经导航辅助下的经顶叶皮质入路脑膜瘤切除术，(c)术前和(d)术后轴位 MRI。(Reproduced with permission of the Cleveland Clinic Center for Medical Art and Photography. Copyright 2013. All rights reserved.)

中前者为 25%,后者为 8%)[9]。优势半球肿瘤切除后引起的缺血、牵拉导致的水肿、皮层损伤、深部白质连接束损伤会导致语言功能障碍。

30%以上的脑室肿瘤患者术后可发生类似偏瘫等的运动功能障碍[7]。这可能是由于运动的大脑控制区域或中继结构被肿瘤直接侵入,然后在手术过程中又被扰动所引起;也有可能是因为在切除肿物的过程中对静脉/动脉的操作影响了局部正常脑组织的血供而造成;还有可能是由于手术入路或瘤床靠近运动皮层或运动功能结构,而在手术过程中因疏忽而造成的相关区域的损伤所引起。术后感觉功能障碍可能是由于经顶叶皮层入路时感觉皮层被损伤,也可能是因在经枕下皮层入路中初级视觉感觉皮层被损伤,还可能是由深部感觉通路的中断(优势半球弓状纤维束损伤出现的语言感觉功能障碍,顶叶或颞叶后方视辐射损伤出现的视觉障碍,胼胝体后部损伤出现的分离综合征)所引起。此外,经纵裂胼胝体入路肿瘤切除术后还可出现记忆功能损伤、失用症和缄默症等并发症。文献中记载的最常见的认知功能障碍是近期记忆缺失,可见于 30%的患者[8]。

有些功能障碍可能是由切除了部分胼胝体所引起,其他一些功能障碍还可能因牵拉损伤或周围结构的机械性创伤引起,这些结构包括皮层桥静脉、穿通动脉、Papez 回路的附属结构、扣带回、经穹隆入第三脑室时的穹隆内结构、深部的丘脑前核等。对于第三脑室前部位置较深的肿瘤来说,乳头体的创伤会引起术后记忆功能障碍,下丘脑下部和漏斗部的牵拉会引起内分泌失调[19]。

其他虽不是Ⅳ期肿瘤术后所特有的并发症,但仍需在此强调术后通常出现的并发症包括新发的或持续性脑积水、代谢紊乱、感染性或无菌性脑膜炎以及包括位于硬膜外、硬膜下、脑实质内或脑室内的颅内出血。脑室系统中切口形成的通道可能造成假性脑脊膜膨出。因此,一些学者建议利用"生物胶"或其他方

提示

● 决定Ⅳ期肿瘤外科治疗成功的基本原则：瘤体的充分暴露,最小的牵拉,尽早控制血供,分块切除肿瘤,对瘤体周围解剖结构的功能的充分认知等。

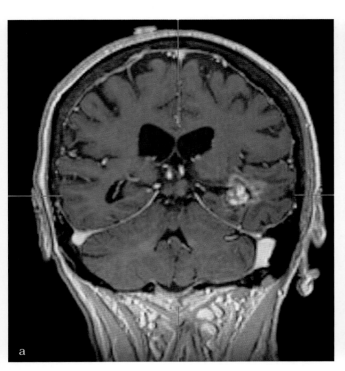
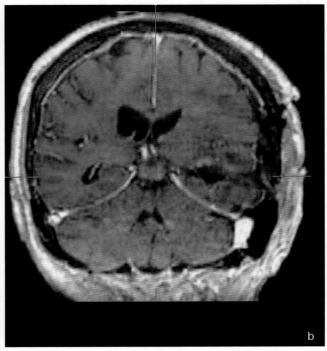

图 31.7　颞中回甲状腺癌转移灶切除术的患者(a)术前和(b)术后冠状位 MRI。(Reproduced with permission of the Cleveland Clinic Center for Medical Art and Photography. Copyright 2013. All rights reserved.)

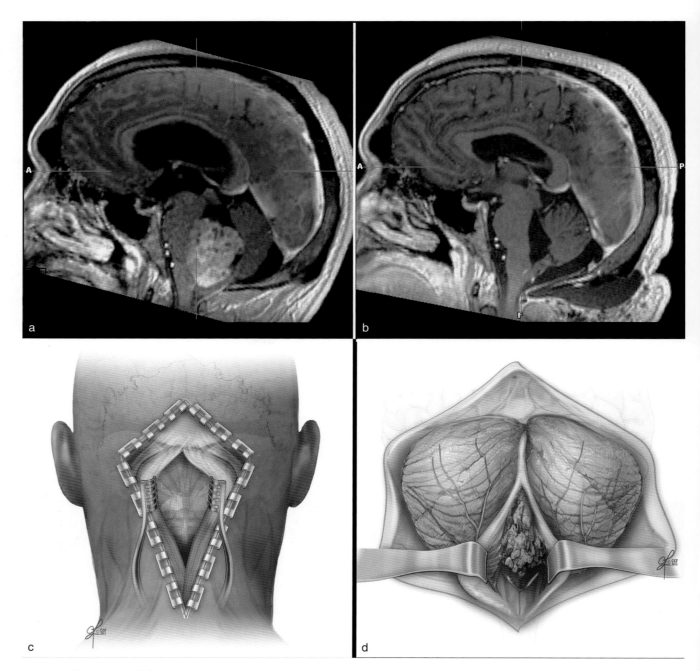

图 31.8 第四脑室室管膜瘤患者(a)术前和(b)术后矢状位 MRI；(c)经枕骨下中线入路和(d)经小脑蚓部分离入路。（Reproduced with permission of the Cleveland Clinic Center for Medical Art and Photography. Copyright 2013. All rights reserved.）

法来封闭手术通道。任何经神经外科手术行颅内病理学检查的患者术后常规医嘱均应包括临床护理、实验室检查和影像学评估检查，用以预防由上述类型的并发症所造成的远期后遗症。最后，患者良好的预后取决于医生在围术期对医疗资源和医疗干预手段的合理应用。

■ 结论

脑室肿瘤的治疗对神经外科医师来说是一个很大的挑战，但通过仔细的研究、合理的治疗以及细心的护理是可以获得较好预后的。由于Ⅳ期肿瘤大多是低级别或良性病变，如果瘤体能完全切除，患者的长期生存甚至治愈目标是可以实现的。然而,因手术操作而造成的对肿瘤周围重要的神经或血管结构的医源性损伤也会导致患者术后长期的残障生存状态。在一些病例报告中显示,与单一的肿瘤全切术相比,次全切除并辅以立体定向放射治疗能在较低医源性损伤的风险下控制肿瘤。通过扎实的颅脑解剖知识、缜密的手术计划、先进的外科技术和严谨的围术期护理等,能够使患者获得最佳治疗效果。

编者注

　　尽管放疗科医生可以参与预防和治疗复发的胶质瘤和偶发的神经细胞瘤等肿瘤,但脑室肿瘤对神经外科医生仍是很大的挑战。尽管脑室肿瘤手术治疗的结果是患者和医生都能够接受的,但这类肿瘤是否适合手术治疗仍值得我们深思。因为诸如生长在侧脑室里的脑(脊)膜瘤、室管膜下瘤和小的胶样囊肿等肿瘤经常是无临床症状的,而且经常是因与肿瘤无关的偶然的头痛或其他症状使患者入院检查而偶然发现的。在上述病例中,这些肿瘤可以通过 MRI 进行观察,如果没有进一步生长就不需要治疗;如果继续生长并需要医疗干预,外科治疗的风险也已经被推迟了。几种手术入路的选择都取决于肿瘤的位置和脑室的大小,外科医生需要根据实际情况制订相应的手术方案。(Bernstein)

(于杰夫 译)

参考文献

1. Central Brain Tumor Registry of the United States (CBTRUS). CBTRUS Statistical Report: Primary Brain and Central Nervous System Tumors Diagnosed in the United States in 2004–2008 (March 23, 2012 revision). Hinsdale, IL: CBTRUS, 2012. www.cbtrus.org
2. Osborn AG. Diagnostic Neuroradiology. Philadelphia: Mosby, 1994
3. Smith AB, Smirniotopoulos JG, Horkanyne-Szakaly I. From the radiologic pathology archives: intraventricular neoplasms: radiologic-pathologic correlation. Radiographics 2013;33:21–43
4. Waldron JS, Tihan T. Epidemiology and pathology of intraventricular tumors. Neurosurg Clin N Am 2003;14:469–482
5. Fenchel M, Beschorner R, Naegele T, Korn A, Ernemann U, Horger M. Primarily solid intraventricular brain tumors. Eur J Radiol 2012;81: e688–e696
6. Hassaneen W, Suki D, Salaskar AL, et al. Surgical management of lateral-ventricle metastases: report of 29 cases in a single-institution experience. J Neurosurg 2010;112:1046–1055
7. Piepmeier JM, Spencer DD, Sass KJ, George TM. Lateral ventricular masses. In: Brain Surgery: Complication Avoidance and Management. New York: Churchill Livingstone, 1993:581–599
8. Amar AP, Ghosh S, Apuzzo MLJ. Ventricular tumors. In: Winn HR, ed. Youmans' Neurological Surgery, 5th ed. Philadelphia: Saunders, 2003: 1237–1263
9. Milligan BD, Meyer FB. Morbidity of transcallosal and transcortical approaches to lesions in and around the lateral and third ventricles: a single-institution experience. Neurosurgery 2010;67:1483–1496, discussion 1496
10. Anderson RCE, Ghatan S, Feldstein NA. Surgical approaches to tumors of the lateral ventricle. Neurosurg Clin N Am 2003;14:509–525
11. Vecil GG, Lang FF. Surgical resection of metastatic intraventricular tumors. Neurosurg Clin N Am 2003;14:593–606
12. Ocal E, Baehring JM, Piepmeier J. Surgical approaches to intraventricular tumors (lateral ventricles). In: Badie B, ed. Neurosurgical Operative Atlas: Neuro-Oncology, 2nd ed. New York: Thieme, 2007:54–57
13. Nayar VV, DeMonte F, Yoshor D, Blacklock JB, Sawaya R. Surgical approaches to meningiomas of the lateral ventricles. Clin Neurol Neurosurg 2010;112:400–405
14. Yao KC, Lang FF. Surgical approaches to tumors of the third ventricle. In: Badie B, ed. Neurosurgical Operative Atlas: Neuro-Oncology, 2nd ed. New York: Thieme, 2007:42–53
15. Souweidane MM. Endoscopic approaches for intraventricular brain tumors. In: Badie B, ed. Neurosurgical Operative Atlas: Neuro-Oncology, 2nd ed. New York: Thieme, 2007:33–41
16. Schroeder HWS. Intraventricular tumors. World Neurosurg 2013;79(2, Suppl):e15–e19
17. Tew JM, van Loveren HR, Keller JT. Atlas of Operative Microneurosurgery, Volume 2: Brain Tumors. Philadelphia: Saunders, 2001
18. Park ES, Cho YH, Kim JH, Kim SJ, Khang SK, Kim CJ. Frontal transcortical approach in 12 central neurocytomas. Acta Neurochir (Wien) 2012; 154:1961–1971, discussion 1972
19. Chamoun R, Couldwell WT. Transcortical-transforaminal microscopic approach for purely intraventricular craniopharyngioma. Neurosurg Focus 2013;34(1, Suppl):4

第32章

脑膜瘤

Corinna C. Zygourakis, Roxanna M. Garcia, Michael W. McDermott

毫不夸张地说，在外科手术中没有什么比切除大体积脑膜瘤更艰难的操作了。与其他手术相比，手术切除这种肿瘤的预后结果更加依赖医生面临相关问题的经验。以操作者命名的手术操作均如此[1]。

Harvey Cushing 和 Louise Eisenhardt 在 1938 年撰写的关于脑膜瘤治疗的绝大部分内容在今天仍然适用。然而近些年来，关于该肿瘤在生物学和分子遗传学方面的研究也有很多新的进展。尤其是在影像学、血管介入治疗、手术治疗和放疗等技术方面的新发展极大地改善了脑膜瘤患者的治疗效果。尽管技术越来越复杂，但脑膜瘤的手术入路所造成的创伤越来越小。按照 Simpson 手术分级标准，近年的研究发现，扩大切除和局部切除对脑膜瘤患者的无复发生存期无显著影响[2]。这尤其与海绵窦[3]或其他主要静脉窦[4]等高风险区域发生肿瘤的患者的情况相吻合。因此我们现在更倾向于采用手术治疗和放疗相结合的方法来治疗脑膜瘤，以达到更佳的肿瘤控制效果并更好地保留神经功能。

■ 流行病学

近期，美国脑肿瘤注册中心档案室经过分析来源于 49 个以人群为基础的关于原发脑肿瘤的统计数据发现，在所有原发性脑肿瘤中，最常见的是脑膜瘤，约占 35.5%，其次是胶质母细胞瘤（15.8%）[5]。而在原发的良性脑肿瘤中，脑膜瘤也是最常见的组织学类型，相

比之下，垂体瘤只占所有原发性脑肿瘤的 14.1%，而良性神经鞘瘤只占 8.3%。良性的颅内脑膜瘤在女性中多见，但不典型和间变性脑膜瘤却在男性中多见。在女性人群中，脑膜瘤占所有颅内肿瘤的 38%，在男性人群中其占 20%。大体来说，随着年龄的增长，脑膜瘤发病率随之增加，从儿童的 0.3/100 000 升高到老年人的 8.4/100 000[6]。在儿童脑肿瘤患者中，脑膜瘤只占 1%~4% 且没有性别差异。根据文献记载，脑膜瘤多生长于大脑凸面、大脑镰/矢状窦旁、蝶骨嵴以及颅底平面（表 32.1）。

■ 分类

1922 年，Harvey Cushing 提出了脑膜瘤这一概念

表 32.1 脑膜瘤发病部位：UCSF 外科统计数据（1992–2005）

位置	例数	比例
凸面脑膜瘤	246	30
矢状脑镰	227	27
蝶翼	126	15
幕骨	53	6
桥小脑角	50	6
嗅沟	44	5
多发性	30	4
鞍上区	22	3
脑室	15	2
枕骨大孔	13	2
松果体	3	<1
总计	829	100

来描述这种起源于软脑膜的良性球形肿瘤。此后,根据不同的形态学特征、细胞增殖模式和病理学分级又将其分为不同的类别。世界卫生组织(WHO)根据脑膜瘤复发的可能性将其分为三个等级(表 32.2)[7,8]:低复发率、非侵袭性生长的脑膜瘤被定义为 Ⅰ 级,高复发率和侵袭性生长特性被定义为 Ⅱ 级或 Ⅲ 级。一般来说,脑膜瘤 Ⅰ 级为良性,Ⅱ 级为非典型性,Ⅲ 级为恶性。

除了组织学分类,1957 年 Simpson 制订的手术分级确定了脑膜瘤的手术切除程度(表 32.3)[9]。该手术分级定义了脑膜瘤的切除程度和硬脑膜、骨皮质和静脉窦的切除范围。传统研究认为,当肿瘤侵袭硬脑膜和骨皮质时,高 Simpson 分级的手术切除会增加肿瘤的复发风险[10,11]。然而近年的研究表明,不同 Simpson 分级的手术切除与患者的无复发生存期之间没有统计学差异[2]。尽管如此,Simpson 分级对外科治疗仍具有指导意义,因为它反映了硬脑膜、蛛网膜、动静脉血管和神经等这些结构和肿瘤之间的关系,这些只能由术者在手术操作中看到,而在术后的常规 MRI 检查通常不容易看到。

反映增殖潜能的免疫组化指标,如 Ki-67、MIB-1 以及增殖细胞核抗原(PCNA)指数都和肿瘤复发的风险相关[12-17]。理论上,脑膜瘤手术治疗的统计分析/报告应包括病理学和组织学分级、Simpson 手术分级以及增殖指数等数据(表 32.4)。

提示

- 在病理学分级资料中,增加 Simpson 手术分级和标志性增殖指标有助于比较脑膜瘤不同治疗方法的优劣。

表 32.2　世界卫生组织关于脑膜瘤的分级

低复发率/低侵袭性脑膜瘤	
脑膜上皮型脑膜瘤	WHO Ⅰ 级
纤维素性(成纤维细胞型)脑膜瘤	WHO Ⅰ 级
移行型(混合型)脑膜瘤	WHO Ⅰ 级
砂粒体型脑膜瘤	WHO Ⅰ 级
血管瘤型脑膜瘤	WHO Ⅰ 级
微囊性脑膜瘤	WHO Ⅰ 级
分泌型脑膜瘤	WHO Ⅰ 级
富淋巴浆细胞型脑膜瘤	WHO Ⅰ 级
化生型脑膜瘤	WHO Ⅰ 级
高生长型/高侵袭型脑膜瘤	
不典型脑膜瘤	WHO Ⅱ 级
透明细胞脑膜瘤	WHO Ⅱ 级
脊索样脑膜瘤	WHO Ⅱ 级
大脑侵袭性脑膜瘤	WHO Ⅱ 级
杆状脑膜瘤	WHO Ⅲ 级
乳头状脑膜瘤	WHO Ⅲ 级
间变型(恶型)脑膜瘤	WHO Ⅲ 级

■ 分子生物学

染色体与基因异常

很早就已经发现脑膜瘤起源于蛛网膜帽状细胞。早期的脑膜瘤细胞核型分析发现其存在 22 号染色体长臂异常的特征性改变。这些年来,关于脑膜瘤的染色体和基因变异的研究又有许多新的发现。良性到不

表 32.3　Simpson 手术切除分级

分级	肿瘤切除			脑膜切除		骨皮质/静脉窦切除
	完全	部分	活检	切除	电凝	
Ⅰ	X			X		X
Ⅱ	X				X	
Ⅲ	X					
Ⅳ		X				
Ⅴ			X			

Source: From Simpson D. The recurrence of intracranial meningiomas after surgical treatment. J Neurol Neurosurg Psychiatry 1957;20:22 - 39. Reproduced with permission from BMJ Publishing Group Ltd.

表 32.4 外科治疗指南指定的参考报告

指标	参考
病理学分级	WHO（2007）
外科切除范围	Simpson 分级
增殖性指标	MIB-1，PCNA，K$_i$-67

典型性脑膜瘤的形成与染色体 1p、6q、10、14q 和 18q 的缺失以及 1p、9q、12q、15q 和 20 的增加有关[18-20]。不典型性到异常性脑膜瘤的形成与染色体 9p 和 17q 的缺失有关[18]。与 I 级脑膜瘤相比，近期的基因表达阵列研究显示，有九种基因的过表达（*TPX2*、*RRM2*、*TOP2A*、*PI3*、*BIRC5*、*CDC2*、*NUSAP1*、*DLG7*、*SOX11*）和两种基因的低表达（*TIMP3*、*KCNMA1*）可见于 III 级脑膜瘤[21]。

22 号染色体长臂的缺失可见于 40%~70% 的脑膜瘤患者，与神经纤维瘤病 2 型（NF2）的抑癌基因（定位于 22q12）缺损有关[22-25]。此基因的产物 merlin 蛋白被认为是脑膜瘤发生的关键结构。Merlin 蛋白是连接细胞骨架与细胞质膜的结构蛋白，有些学者认为 merlin 蛋白通过其在细胞骨架间的相互作用来抑制肿瘤发生[26]。近些年，在对非 *NF2* 缺损型脑膜瘤的研究中发现了 *TRAF7*（一种促凋亡的 E3 泛素连接酶）、*KL4*（一种参与诱导多能性的转录因子）、*AKT1*（磷脂酸肌醇-3 激酶[PL3K]的激活因子）和 *SMO*（一种 Hedgehog 信号激活因子）的突变[27]。这些有独特基因组学特征的非 *NF2* 缺损型脑膜瘤在临床上也是很有特点的，它们都具有良性、染色体稳定的特征，并且多起源于颅底。相反，*NF2* 缺损型脑膜瘤多有不典型性、基因不稳定性的特征，并且多起源于大脑或小脑半球[27]。

细胞表面受体

脑膜瘤表达多种核内或细胞表面受体[6]。虽然作为治疗靶点的可行性还在研究中，但生长抑素、多巴胺、表皮生长因子（EGF）、血小板源性生长因子（PDGF）、血管内皮生长因子（VEGF）、胰岛素样生长因子（IGF）、转化生长因子（TGF）、碱性成纤维细胞生长因子（bFGF）和内皮素-1 等在脑膜瘤中都已被发现。最近的两项研究发现，贝伐单抗（一种抗 VEGF 的抗体）在脑膜瘤中只呈现温和活性[28,29]。一些其他的 PDGF 受体抑制剂（坦度替尼、达沙替尼、尼洛替尼、舒尼替尼、帕唑帕尼和 CHIR 265）作为脑膜瘤的潜在治疗靶点目前还在研究中[30]。

虽然黄体酮、雄激素和雌激素等类固醇性激素受体在肿瘤发生与生长的过程中所起的作用依然未知，但很久以来它们一直都被认为与脑膜瘤有关[6,31]。尽管大多数脑膜瘤表现为雌激素受体阴性，但大多数临床研究显示颅内脑膜瘤的患者多为女性（男女比例约 1:2）。甚至在很多研究报告中表明，在女性月经期、绝经期和妊娠期脑膜瘤的体积会发生相应改变[31,32]。在脑膜瘤的药物治疗中也偶尔采用雌激素替代疗法。然而至今也没有明确的证据表明，雌激素替代疗法与脑膜瘤的进展和生长有因果联系[33]。在正常脑膜中确实可见类固醇受体呈高表达，但其在脑膜瘤也呈高表达，由此提示这可能与肿瘤发生有关。然而，其活性在高分级的脑膜瘤中明显减小甚至消失，而且之前应用抗类固醇药物控制良性和恶性脑膜瘤复发的治疗也未能成功。

■ 影像学检查

脑膜瘤经常以头痛起病，在检查中偶然发现。大多数脑膜瘤和周围的脑组织呈等密度，但在 CT 上可见比 MRI 更清晰的微钙化灶（图 32.1）。砂粒型脑膜瘤可见明显钙化。CT 检查也可以更好地显现出与骨相关的病变，如骨质增生（组织学水平上可在哈弗骨管中见到脑膜上皮细胞）。通过术前和术后 CT 检查观察脑膜瘤周围侵蚀到的骨质范围对决定手术切除范围和评估复发风险很重要。CT 也可以用于术中辅助影像定位系统，特别是用于颅底巨大脑膜瘤切除术中定位。静脉注射造影剂可使肿瘤在 CT 上呈强化灶，边缘光

争议

● 雌激素和孕激素在脑膜瘤发展和生长中的作用尚待阐明。在此之前，应在逐个案例的基础上考虑在已知脑膜瘤患者中尝试使用口服避孕药和激素替代疗法。

滑并呈均匀强化。肿瘤周围的血管源性水肿在 MRI 中显示更清楚,明显优于 CT 扫描。

MRI 是目前颅内脑膜瘤影像学诊断的金标准,它们通常在 T1 加权像上呈等信号,在 T2 加权像上信号多变。应用钆造影剂时则会出现高信号强化并且在影像学检查之后还可保持数小时。很多球状的脑膜瘤可呈现特征性的脑膜尾征,代表肿瘤有丰富的来源于颅底硬脑膜的血供[34]。一些影像特征,如没有血栓栓塞的异构性强化、边界不规整、肿瘤增长迅速、局部多灶性和血管源性水肿较多,可能是侵袭性脑膜瘤的病理组织学类型和临床表现的影像体征(图 32.2)。水肿的存在也常常提示医生,患者的蛛网膜结构可能由于软脑膜的血供丰富而难以分辨,相关的解剖结构也更难以识别。

由于磁共振波谱成像检查还未被广泛应用于脑膜瘤的诊断,所以人体内的代谢信息和影像学表现之间的相关性仍在研究之中。然而,磁共振灌注成像的研究可以帮助我们进行脑膜瘤、脑膜依赖性血管外皮细胞瘤和神经鞘瘤的鉴别诊断[35,36]。近期的 MR 灌注成像检查研究通过介入放射学的方法确定颅内血管,然

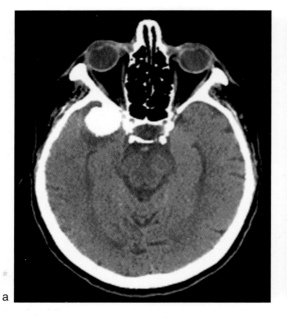

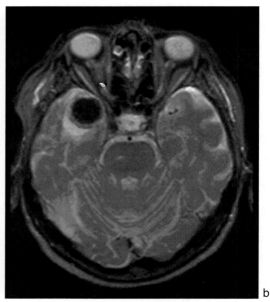

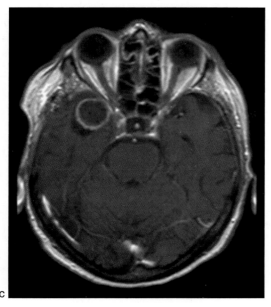

图 32.1   (a)轴向 CT 显示出钙化的蝶骨翼区域脑膜瘤。(b)同一患者的 T2 加权第二回渡 MRI 显示,由于肿瘤后部出现钙化和囊肿导致中心信号丢失,但周围没有水肿。(c)T1 加权对比增强像显示肿瘤的未钙化部分出现外周强化。再次对患者进行了评估并建议其每年进行一次随访影像检查。

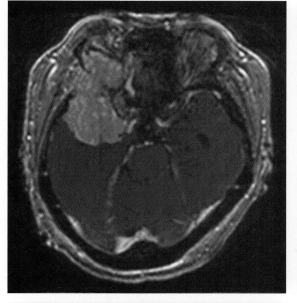

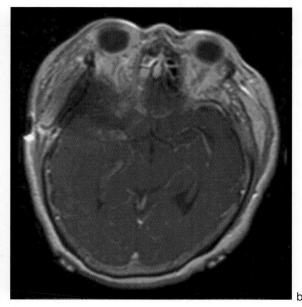

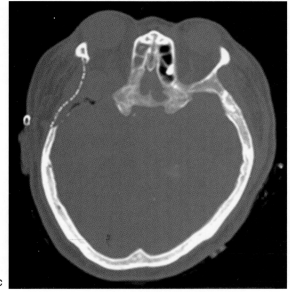

图 32.2　(a)T1 加权对比增强影像显示不典型脑膜瘤侵犯眼眶的外侧壁和翼点骨，引起头痛、癫痫发作和突眼。(b)术后 T1 加权对比增强 MRI 显示近乎完全切除。由于在颈环、海绵窦外侧壁和视神经管有残留病灶，术中镜下行 Simpson Ⅲ 级切除术。(c)CT 扫描显示骨切除和钛网重建的程度，达到了可接受的美容效果。

后从动脉内注射稀释性造影剂，通过 MRI 进行灌注加权动态磁化率的测定。这种方法可以在溶栓治疗前后对组织的血供情况进行很好的评估。此项技术通常用于术前的辅助治疗，以减少术中失血[37]。

　　颅内血管造影检查可用于对巨大脑膜瘤血供情况的评估。颅底脑膜瘤会出现侵蚀主要血管、压迫周围血管管腔的情况，矢状窦旁、窦汇区或小脑幕区脑膜瘤可能会影响大脑凸面静脉窦的通畅性。对于大脑凸面巨大的脑膜瘤，术前血管栓塞术可以减少术中失血、缩短住院时间并减少手术时间[38]。研究表明，血管造影的术后并发症发生率较低，大约为 2.5%[39]。然而

一些学者对一些特定区域的肿瘤在术前实施血管栓塞术是否有利产生质疑。因此，术前是否实施血管栓塞术应基于个体化情况考虑。

■ 治疗

治疗方案选择

　　不是所有颅内脑膜瘤的患者都需要治疗。所有关于治疗的决定都需要从患者状况和肿瘤特征两方面考虑，并且计算风险/收益比。医生必须判定脑膜瘤影像学上的表现与患者的症状和体征是否有联系。如果

影像学检查可见脑膜瘤但患者无任何症状和体征,则建议进行一段长时间的随访观察。患者在未接受治疗干预的情况下,一年内每间隔 6 个月进行一次 MRI 检查是比较合理的。如果一年内在任何维度上有超过 2mm 的生长,那么就必须考虑治疗。如果一年内没有生长,则可以每年做一次影像学检查来进行脑膜瘤的动态观察。

神经外科医生在制订治疗方案时要考虑患者的年龄因素、基于寿命表的预期生存率、行动状况以及神经系统功能状况。手术风险受患者并发症的影响,如高血压、糖尿病、冠心病以及优势半球脑血管病。在考虑可行切除范围时要考虑到肿瘤的大小、生长位置、血管分布以及与静脉窦的受累情况。在过去的 20 年,颅底重建技术在静脉窦内肿瘤切除术的手术入路中得以发展,但随着时间推移,经验证明一部分肿瘤可通过侵袭性更小的手术方法和辅助治疗手段实现高生存率。对于有症状的脑膜瘤或脑膜瘤持续增大的患者来说,手术治疗仍是首选方案,而立体定向放射治疗也是体积较小肿瘤患者的优选方案。

患者术前都需要评估全身疾病状况,通常需要术前类固醇治疗来优化全身状态。一些医生也对这些患者进行抗癫痫治疗。但至今为止,没有一类数据表明术前预防性抗癫痫治疗降低了癫痫的长期发生率。然而脑膜瘤手术与围术期癫痫发生联系紧密,特别是在一些特定区域,所以围术期抗癫痫治疗有助于缓解这些情况。额叶、颞叶和顶叶比枕叶有更高的癫痫发生率,矢状窦/大脑镰旁脑膜瘤比大脑颅底和凸面脑膜瘤发生癫痫的风险要高。

目前,外科治疗可借助于术中影像学导航,常用的方法包括磁共振血管造影术(MRA)和磁共振静脉造影术(MRV)在 T1 加权像上的叠加。神经导航的应用有助于在切皮和开颅手术之前定位脑膜瘤的病变

位置,特别是矢状窦旁和大脑凸面的脑膜瘤[40]。巨大颅底脑膜瘤在手术切除过程中通常不发生移位,所以这些定位方法能起到非常大的帮助。

不同病变区域的手术治疗方案

当患者情况适宜接受手术后,要如实向患者交代手术风险。与麻醉相关的并发症包括肺炎、尿路感染、深部静脉血栓形成和压迫性神经病变。开颅手术的典型并发症包括伤口感染、继发性血肿、围术期癫痫、术后脑脊液漏、动静脉梗死、脑卒中和死亡。

脑膜瘤的常见病变区域有大脑凸面、矢状窦旁、大脑镰旁和蝶骨翼。成人患者中,90%的脑膜瘤位于幕上隙,8%位于后颅窝,1.3%位于脑室内[6,41]。大多数脑室内肿瘤发生在侧脑室,通常在前面,15%发生在第三脑室,5%在第四脑室。脑室内脑膜瘤左侧比右侧常见。临床表现和其他占位性病变相似,包括头痛、癫痫、进展性神经功能障碍以及意识和行为的改变。如果肿瘤生长在邻近颅神经的硬脑膜,则会出现与肿瘤位置相关的特殊症候群。

嗅沟区脑膜瘤

嗅沟区脑膜瘤通常表现为慢发性情绪改变、头痛或视觉障碍[1,6,42]。由于位置特殊以及生长速度缓慢,这些脑膜瘤往往在出现临床症状之前就已经生长得很巨大了。小于 3cm 的肿瘤通常可通过单侧额叶下、翼点和颅眶入路切除。大的脑膜瘤可进行双侧额叶或扩展的额叶开颅术(图 32.3)。

脑膜瘤的手术治疗原则是沿蛛网膜层面进行外周结构的分离,然后进行囊内切除术和分块切除。目的是切除所有的肿块并切除受累的硬脑膜和骨质。巨

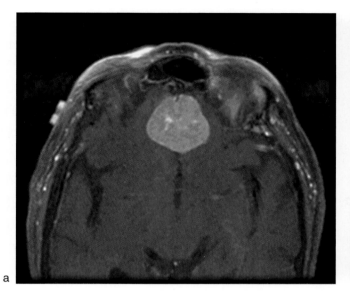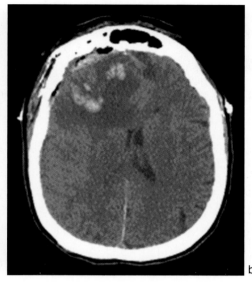

图 32.3 (a)T1 加权对比增强 MRI 显示中等大小的嗅区脑膜瘤。此例为高龄女患者,出现头痛症状,术前观察到脑膜瘤生长变大。患者经右侧额颅眶入路做 Simpson Ⅱ 级手术切除。(b)术后 3 天突发衰退后的 CT 提示有急性脑损伤,影像学表现出静脉梗死的特征。MRI 提示存在经板障的额叶静脉流出道。患者未做梗死组织切除,治疗肿胀后嗅觉功能良好。

大嗅沟脑膜瘤偶尔长入筛窦,需要通过颅底入路来完全切除肿瘤。然而对于高龄患者,需要考虑次全切,保留鼻内的部分以供术后随访观察。有文献显示,结合肿瘤体积大小以及是否接近视觉器官和脑干等因素行术后辅助治疗,如三维适形放射治疗(3DCRT)、调强放疗(SRT)和立体定向放射外科治疗(SRS)可以控制此区域残余肿瘤的生长[43]。肿瘤侵入鼻窦或瘤体包绕大脑前动脉都会增加手术风险[44]。

鞍结节脑膜瘤

鞍结节脑膜瘤占脑膜瘤总数的比例不到 10%。患者通常症状隐匿,或出现进行性视力下降,且通常双侧症状不对称[45,46]。该肿瘤常被误诊为垂体腺瘤,但脑膜瘤常生长在鞍区的视交叉池,沿蝶鞍平面的前下方生长。影像学上常表现为靠近一侧或双侧视神经管的近端内侧部生长。小的或中等大小的肿瘤可以通过单侧入路(如翼点入路、颅眶入路和单侧经额入路)切

除。较大的肿瘤可以行双侧入路,如双侧扩大开颅术。双侧入路能提供灵活的角度,使术者能从上中下左右各个角度处理病变。此外,可以磨去鞍区的骨质来处理蝶鞍中的肿瘤,也可以打开双侧视神经管的上壁来暴露瘤体。双额扩大入路中,双侧嗅神经需要在视神经之上解剖分离出来以保护其功能,分离后需用棉片覆盖,以免在操作过程中脱水。近段时间也开展了内镜下经蝶骨入路的方法来切除此区域的肿瘤[47,48]。

视神经鞘脑膜瘤

视神经鞘脑膜瘤是一种少见的脑膜瘤,一般不需要手术治疗,除非肿瘤压迫视神经导致患者视力下降而影响生活质量。此肿瘤大多通过影像学诊断,采用

> **缺陷**
> ● 当处理邻近视觉通路的脑膜瘤时,一定不要损伤垂体上部对视神经和视交叉血供的血管。术后应注意液体支持,维持血压稍高于正常范围 48 小时。

> **缺陷**
> ● 术中颅内静脉系统的保护是预后良好的关键因素。如果骨质中或板障的静脉被阻断,会造成额叶血液淤积,容易出现静脉梗死的不良后果。

> **缺陷**
> ● 在大脑膜瘤前颅底暴露期间,外科医生必须小心识别并密封额窦、筛窦和蝶窦中的空隙,以避免术后脑脊液漏。

分次体外放疗[49,50]。手术方法包括经额颞眶颧入路开颅的神经外科和眼科的综合手术治疗。

蝶骨翼脑膜瘤

蝶骨翼脑膜瘤占脑膜瘤手术患者的 12%~23%[51,52]。床突区脑膜瘤常表现为单侧视力下降或球后头痛,中 1/3 区域脑膜瘤可表现为头痛、癫痫或意识状态改变,这种脑膜瘤常在体积非常大时才出现临床症状。

床突区脑膜瘤常采用颅眶入路或眶颧入路,该入路能在硬膜外解剖出床突,并暴露视神经管,有助于识别视神经。中 1/3 蝶骨嵴小的脑膜瘤可采用常规的翼点入路,大的脑膜瘤可用眶颧入路。外 1/3 蝶骨嵴脑膜瘤通常用标准翼点入路。不典型蝶骨嵴脑膜瘤侵蚀蝶骨嵴骨质并表现出无痛性眼球内陷,最好采用眶颧开颅术,因为该入路可以在后外侧分离蝶骨嵴的骨质结构。术者在操作中需要注意重建后外侧壁,以防止眼球内陷。搏动性眼球内陷是长期随访中少见的并发症。近期一项关于蝶骨嵴区脑膜瘤的研究显示,肿瘤手术切除后神经出现新发损伤或功能恶化的概率为19%[53]。

海绵窦脑膜瘤

海绵窦脑膜瘤表现为双侧视力下降、面部麻木、头痛和视觉灵敏度下降。过去常用侵袭性很大的颅底手术入路治疗。然而尸检发现肿瘤多沿海绵窦的侧壁侵袭颅神经外膜。目前,外科治疗只处理肿瘤在颅中窝区域呈外生性生长的部分,海绵窦内的部分采用放疗[54,55]。近期研究表明,无论初次手术切除范围是大还是小,辅助治疗都可以提高肿瘤的控制率[3]。

矢状窦旁脑膜瘤

矢状窦旁脑膜瘤根据它与上矢状窦的关系分为前、中、后三部分,表现出的症状也根据位置的不同有所区别[56]。前矢状窦脑膜瘤表现为头痛、癫痫和意识水平的改变,中 1/3 的脑膜瘤通常和癫痫以及进行性局限性肌无力有关,后上部矢状窦脑膜瘤表现为头痛和

> **提示**
> • T2 加权 MRI 对海绵窦脑膜瘤和增厚的窦侧壁之间的界面显像最佳。

视觉障碍,后期可有癫痫症状。

前部的矢状窦旁脑膜瘤可采用额区开颅术清晰地暴露中线,这样可更好地显露出上矢状窦侧壁以便术者分离引流静脉,减小牵拉大脑半球时静脉的张力。中 1/3 部的矢状窦旁脑膜瘤可采用顶骨区开颅术,后 1/3 部的矢状窦旁脑膜瘤可采用枕骨区开颅术清晰暴露中线。若矢状窦在 MRV 或血管造影时仍显影,一般来说不建议切除前矢状窦的侧壁。可以尝试在硬脑膜的内外层分离窦侧壁来帮助实现 Simpson Ⅱ 级切除,避免重建相关结构(图 32.4)。对于血管造影检查中发现肿瘤堵塞矢状窦的患者,必须在术中借助辅助手段(如超声、多普勒、影像学引导),评估肿瘤对矢状窦前部和后部的侵袭程度。肿瘤侵袭的凸起的硬脑膜应尽可能贴近矢状窦侧面边缘切除。一项近期的报告显示,无论全切还是次全切,术后并发症发生率均为19%,并能达到很好的肿瘤控制效果[4]。

在肿瘤堵塞前矢状窦且必须进行矢状窦和窦周肿瘤切除的病例中,必须注意重建硬脑膜的凸起形态,消除硬膜外腔,以免与其他影像学图像混淆(图 32.5 和图 32.6)。

大脑镰脑膜瘤

大脑镰脑膜瘤的临床表现和矢状窦旁脑膜瘤相似。不同的是,大脑镰脑膜瘤以帽状结构覆盖大脑皮层表面,矢状窦旁脑膜瘤则在大脑镰、上矢状窦侧壁

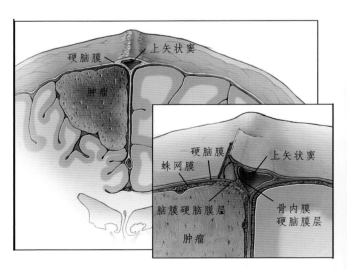

图 32.4 上矢状窦侧壁区域骨内层结构和硬脑膜结构示意图,这种方法有助于减小切除范围。

和硬脑膜凸面之间呈一定角度生长。来源于筛窦和眼动脉的大脑镰前动脉并不能被巨大的肿瘤压闭,所以可以考虑在肿瘤的前方识别出大脑镰,然后在矢状窦下方打开大脑镰并沿窦内缘电凝并切除大脑镰。通常第一步先进行肿瘤小范围的切除并切断瘤体来源于大脑镰的血供。当内部减灭完成后,再进行外周结构的切除。

小脑幕脑膜瘤

　　小脑幕脑膜瘤在颅内脑膜瘤中的占比不到5%,但占颅后窝脑膜瘤数量的近30%。外科医生过去将它们分为中央区、两侧和天幕区病变,其中中央和两侧的病变又被划分成前、中、后区域。这些患者常表现为头痛、共济失调、恶心和呕吐。小脑幕区脑膜瘤手术方法很复

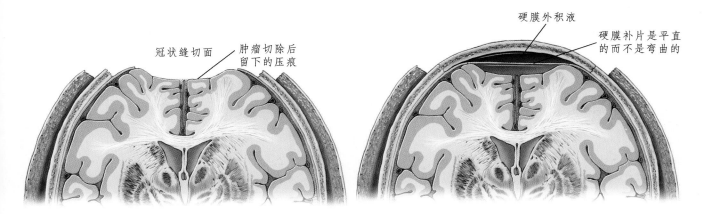

图 32.5　(a)冠状面示意图:中线区域,堵塞上矢状窦的矢状窦旁脑膜瘤切除后的硬脑膜缺损的大脑受压表现。(b)未能重建脑膜凸面封闭结构的后果:出现硬膜外腔。硬脑膜替代物太短只形成平面未能形成凸面结构。

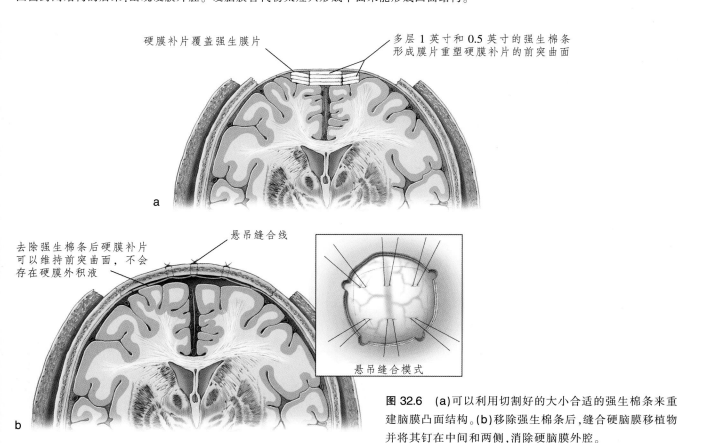

图 32.6　(a)可以利用切割好的大小合适的强生棉条来重建脑膜凸面结构。(b)移除强生棉条后,缝合硬脑膜移植物并将其钉在中间和两侧,消除硬脑膜外腔。

杂,其中包括结扎上矢状窦横向或纵向受侵袭和被阻塞的区域。对于侧部和天幕部的肿瘤,要通过血管造影评估主要静脉窦的情况[57]。对大多数类型来说,可以采用 U 形皮瓣,从中间直接进入肿瘤区域进行手术。

岩斜区脑膜瘤

岩斜部脑膜瘤一般被认为是从岩枕结合部增生而来,易侵袭超过 2/3 的内侧斜坡从而累及第五对颅神经。一般的临床症状有头痛、步态障碍、眩晕和复视。目前,有症状和无症状持续生长的小脑膜瘤可以采取放疗,巨大脑膜瘤则依然需要进行一期或二期外科手术治疗。一期手术采用颞侧开颅术和后颅窝经迷路后入路相结合的方式较好[58]。也可采用乙状窦后入路和扩大颅中窝入路结合的方法。外科治疗的并发症一般很典型,幸运的是,一般 IV、V、VI 和 VII 颅神经并不发生神经功能障碍。术前听力正常的患者要做听觉诱发脑干电位的检测。

桥小脑角脑膜瘤

桥小脑角脑膜瘤邻近乙状窦内侧的硬脑膜,上面是岩上窦,下面是颈静脉球。它的附属物可以从双侧前部(前岩角)和后部(岩后角)长入视神经管内部。临床症状可表现为隐匿性或 V、VII、VIII 颅神经损伤的神经功能障碍。后部的巨大病变则以小脑症状为主。大多数病变可采用标准的乙状窦后入路,或采用改良的远外侧入路以增加暴露,也便于在打开枕骨大孔上方的颈部区域时引流脑脊液,或在打开该区域之后行 C1 半椎板切除术。常规放置腰大池引流可治疗蛛网膜下腔出血,亦有利于硬脑膜的操作和伤口的愈合,减少术后脑脊液漏的风险。

小脑凸面脑膜瘤

小脑凸面脑膜瘤较少见,多有颅内压升高的症状。这部分肿瘤的手术治疗往往以肿瘤为中心做线形切口,采用枕骨下开颅术进行操作。可应用影像和导航系统识别横窦位置和肿瘤边界。相比于去骨瓣减压,枕骨骨瓣成形术能减少肌肉组织向硬脑膜内的生长。

枕骨大孔脑膜瘤

枕骨大孔脑膜瘤症状繁多。大多数患者有颈下或枕骨下头痛和进展性的运动或感觉方面症状,最开始通常是一侧手臂,后来可能扩展到对侧腿部。由于手术切除此区域肿瘤后仍有可能发生颅神经受损的并发症,所以偶然发现的此区域病变优先采取随访观察。常用的手术方法是患者呈 3/4 俯卧位,做经枕骨下远外侧手术入路[59]。磨除后 1/3 的枕髁,显露腹侧硬脑膜,脑膜打开后可识别椎动脉。脑膜瘤通常不直接侵袭椎动脉。蛛网膜层面的分离是保护 IX、X、XI 和 XII 颅神经根的关键。需要向患者仔细交代的是,巨大肿瘤的切除可能引起暂时性或永久性吞咽困难和构音障碍。

脑室内脑膜瘤

脑室内脑膜瘤占颅内脑膜瘤的比例不到 5%[60]。最常发生的区域是侧脑室中庭。患者通常表现为类似梗阻性脑积水的症状,如头痛、恶心和呕吐。癫痫可见于病变发生在大脑半球内的患者,语言障碍通常见于优势半球病变的患者。对于三角区非优势区域的肿瘤,可做颞顶部开颅术,采用颞中回入路暴露脉络膜前部的血供。对于巨大的非优势区病变,做顶枕开颅术经顶上小叶入路处理病变也是一种可选择的方法。对于优势半球病变,标准的方法是顶上小叶入路。

术后护理

对于所有术后脑膜瘤患者来说,静脉输液量要保持在正常或略高于正常代谢范围。正常输液不会导致低钠血症,反而有利于防治在术后第二天到第五天高发的静脉梗死。术后第二天开始应用低分子量肝素,每天 40mg 皮下注射,持续 7 天[61]。早期功能锻炼是预防深静脉血栓的关键。

放疗

大约 1/3 的脑膜瘤是无法完全切除的,其中大部分都位于颅底[49]。尽管肿物的全部切除具有内减压缓解症状的效果,且其 5 年、10 年、15 年的无进展生存

> **重要参考**
> - 弥散张量成像(DTI)可在影像学引导系统中将视觉和体感纤维显像,有助于脑室内脑膜瘤的安全切除。

率分别为 50%、40%、30%，但将其视作唯一的解决方法是不够明智的[62]。有很多病例证明，辅助放疗可以控制肿瘤的生长，获得良好的神经功能预后，降低复发率。

包括 3DCRT 下的分割放疗、高分割 SRT、单区域或多区域放疗等在内的很多放疗技术都应用了光子能。无论用何种放疗方式，现代影像治疗系统都会产生良好的预后。

分割放疗技术（3DCRT、IMRT、SRT）适用于所有区域的局限性或复杂性肿瘤[43]。尽管放射区域完全覆盖肿瘤，能达到控制肿瘤生长的良好效果，但处理视觉器官附近的肿瘤时要注意控制放射剂量，以保护相关组织器官的结构和功能。最佳的治疗方案需 MRI、CT（如果涉及骨质，结合 MRI 分析）等影像技术的帮助。现代放疗相关的随访研究表明，放疗将 5 年和 10 年的无进展生存率从 91% 提升至 100%，并将并发症控制在可以接受的低发生率（表 32.5）[63-65]。

良性脑膜瘤 Simpson Ⅰ 级或 Ⅱ 级切除的患者可以通过定期复查来检验是否有复发。Simpson Ⅲ 级切除或不完全切除的患者可以进行辅助放疗。近期有证据显示，在已知有残余肿瘤的患者中，接受辅助放疗的患者复发时间晚于未接受辅助放疗的患者。尽管个别病例可以采用短时间间隔的复查观察，但由于不典型性脑膜瘤有很高的复发概率，所以无论切除范围大小，都建议行辅助放疗。所有恶性脑膜瘤的放疗最大耐受剂量均为 60Gy。

无论手术与否，通过分割放疗治疗颅底脑膜瘤都可获得更长的生存时间和更低的复发率[66]。在对 14 名接受中等剂量（54Gy）放疗的视神经鞘脑膜瘤患者 4 年的随访中发现，视力改善、未见明显变化、恶化的患者分别占 36%、50%、14%[67]。但没有影像学证据证明

> **提示**
> - 在应用现代给药方法进行放疗的脑膜瘤患者中，放疗并发症发生率很低，肿瘤控制的效果也非常好。

他们的肿瘤是否有进展或复发。

放射外科

对于直径 <30mm 或体积 <8mm³ 的中小体积肿瘤来说，如果它们与视神经、视交叉或脑干等重要功能结构无接连，那么无论它们是残余病变还是复发肿瘤，放疗都可作为首选的治疗方法（图 32.7）。现代放疗治疗方法很多，有无立体定向的辅助对放射治疗影响不大。目前，放射治疗可保持 86%~98% 的五年无进展生存率，且该效果与治疗方法无关（表 32.6）[68-76]。

一般来说，14Gy 或稍高剂量能达到最优的肿瘤控制率。关于硬脑膜尾部是否应该纳入靶区目前还存在争议，但一般认为将脑膜尾部周边几厘米的硬脑膜纳入靶区就足够了。对仅采用放射治疗的患者和仅进行 Simpson Ⅰ 级或 Ⅱ 级切除的患者随访 7 年，对比发现单纯放疗患者的无进展生存率和 Simpson Ⅰ 级切除的患者相等[77]。一项对 85 例随访不低于 10 年的脑膜瘤患者研究证实，放疗后患者无进展生存率超过 90%，其中 53% 的患者肿瘤体积缩小，且放疗的并发症发生率

> **提示**
> - 无需过度积极的手术来切除最后一点残余的脑膜瘤，这样做可能使患者面临不可接受的风险。影像学随访并辅助常规或立体定向放疗可以很好地检测病情，降低相对复发率。

表 32.5　在所选系列中应用放疗方法治疗的结果

作者	年代	放射剂量（Gy）（中值）	5/10 年 PFS(%)	并发症发生率(%)
Metellus 等[63]	1990—2002	52.9ᵃ	98/96	<1
Litré 等[64]	1995—2006	45	94/NA	0
Milker-Zabel 等[65]	1985—2001	57.6	91/89	2.5
Mendenhall 等[66]	1984—2001	54	95/92	6
Narayan 等[67]ᵇ	1986—2001	54	100/NA	0~3

ᵃ 平均放射 Gy。
ᵇ 14 名患者有视神经鞘脑膜瘤。
缩写：Gy，格瑞；NA，无法提供；PFS，无进展生存期。

表 32.6   立体定向放射外科治疗脑膜瘤,始于 2001 的队列研究

作者	年份	患者数量	中位剂量(Gy)	5 年 PFS(%)
Santacroce 等[69]	2012	4565	14	95
Pollock 等[70]	2012	416	16	96
dos Santos 等[71]	2011	88	14	93
Kondziolka 等[76]	2008	482	14[a]	97
Lwai 等[68]	2008	108	12	93
Malik 等[75]	2005	309	20	87
Kreil 等[74]	2005	200	12	98
DiBiase 等[73]	2004	162	14	86
Lee 等[72]	2002	159	13	93

[a] 平均放射 Gy。

缩写:Gy,格瑞;PFS,无进展生存期。

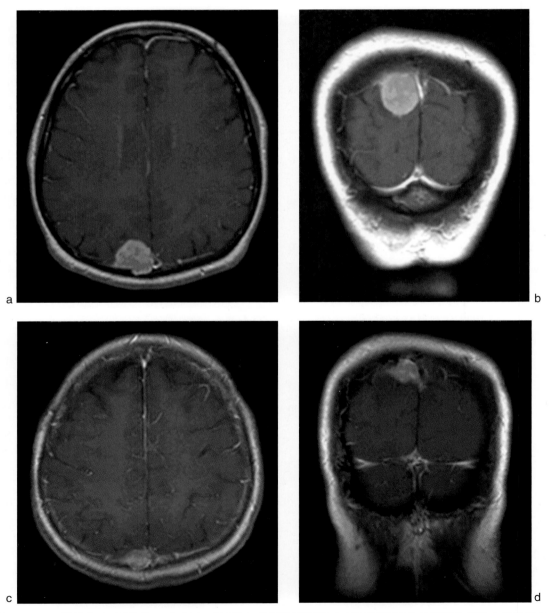

图 32.7   (a)轴位和(b)冠状位 T1 加权 MRI 可见矢状窦旁脑膜瘤,(c)放疗前和(d)首疗程放疗后 7 年的影像。

也很低,随访患者中没有出现放射相关性肿瘤[78]。采用放疗治疗良性肿瘤的一个问题是其有诱发肿瘤恶变和再次增殖的危险。然而有数据显示,该风险发生率很低,治疗后 10~20 年可能有 1%~2% 的概率发生[79]。

化疗

尽管早期有一些文献记载了成功治疗的个案,但没有哪种单一的药物能对各类型病变(复发、良性、不典型性、恶性脑膜瘤)产生持续的治疗效果。化疗药物如伊立替康、替莫唑胺、羟基脲、他莫昔芬、RU46、环磷酰胺、阿霉素、长春新碱和羟孕酮等都是如此[80]。新的药物,如酪氨酸激酶受体拮抗剂仍在研究之中。α 干扰素被应用于恶性脑膜瘤患者的治疗,研究表明其有潜在的分子抑制剂的作用。未来需要研制出新的药物来帮助我们治疗各种类型的脑膜瘤。

■ 结论

脑膜瘤的成功治疗方案需要应用到关于此肿瘤很多方面的知识,其中包括 Cushing 和 Eisenhardt 在 20 世纪 30 年代提出的部分[1]。手术治疗策略需个体化,同时要知道脑膜瘤大多是良性的,而且各种治疗方法都存在副作用。演算方案见图 32.8。由于治疗方法的多样性,大多数患者可以获得良好预后。尽管过去的 20 年来辅助治疗手段发展得很快,但对于需要手术治疗的患者来说,外科医生渊博的解剖知识和精细的手术技巧依然是无可替代的。对于不能采用手术治疗的患者,现代放疗技术可以在更小副作用的情况下取得长期控制肿瘤生长的效果。未来的研究需要找寻出对于复发性、不典型性以及恶性脑膜瘤更有效的治疗策略。

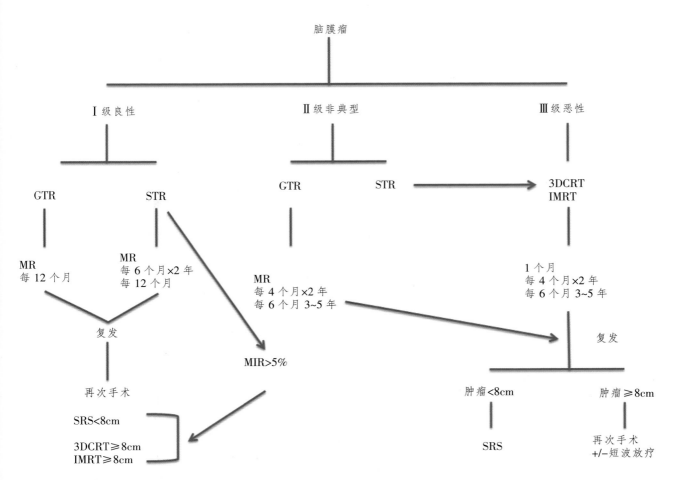

图 32.8 脑膜瘤的治疗管理方法。GTR,肿瘤全切;MR,磁共振;STR,部分切除;3DCRT,3D 适形放疗;IMRT,调强放疗;SRS,立体定向放射外科。

编者注

尽管非颅底脑膜瘤在神经外科疾病中如同"面包和黄油"一样常见,但对于整个神经外科团队来说,它仍是一个艰巨的挑战。影像学、医疗器械和放射肿瘤学等的进步(如立体定向放射外科)改进了我们治疗患者的方法,但治疗仍存在困境。由于脑膜瘤良性多见,关于脑膜瘤治疗的科研力度不如胶质瘤。但我们更需要深入研究来寻找新的分子层面和化学层面的治疗方法,用来治疗未完全切除的残余肿瘤、复发肿瘤和WTO Ⅱ级和Ⅲ级肿瘤。

与恶性肿瘤患者相比,脑膜瘤患者有不同围术期过程。尽管脑膜瘤患者有更高的存活率,但增加对定性研究方法研究患者的生存质量的关注也是非常重要的[81,82]。脑膜瘤另一个有趣的方面是无症状脑膜瘤和微症状脑膜瘤以及它们的保守治疗方法[82]。(Bernstein)

(于杰夫　译)

参考文献

1. Cushing H, Eisenhardt L. Meningiomas. Their Classification, Regional Behaviour, Life History, and Surgical End Results. Springfield, IL: Charles C. Thomas, 1938
2. Sughrue ME, Kane AJ, Shangari G, et al. The relevance of Simpson Grade I and II resection in modern neurosurgical treatment of World Health Organization Grade I meningiomas. J Neurosurg 2010;113: 1029–1035
3. Sughrue ME, Rutkowski MJ, Aranda D, Barani IJ, McDermott MW, Parsa AT. Factors affecting outcome following treatment of patients with cavernous sinus meningiomas. J Neurosurg 2010;113:1087–1092
4. Sughrue ME, Rutkowski MJ, Shangari G, Parsa AT, Berger MS, McDermott MW. Results with judicious modern neurosurgical management of parasagittal and falcine meningiomas. Clinical article. J Neurosurg 2011;114:731–737
5. Dolecek TA, Propp JM, Stroup NE, Kruchko C. CBTRUS statistical report: primary brain and central nervous system tumors diagnosed in the United States in 2005–2009. Neuro-oncol 2012;14(Suppl 5): v1–v49
6. McDermott M, Wilson C. Meningiomas. In: Youmans J, ed. Neurological Surgery, 4th ed. Philadelphia: WB Saunders, 1996:2782–2825
7. Perry A, Louis DN, Scheithauer BW. Meningiomas. In: Louis DN, Ohgaki H, Wiestler OD, Cavenee WK, eds. WHO Classification of Tumours of the Central Nervous System, Lyon, France: IARC Press, 2007
8. Mawrin C, Perry A. Pathological classification and molecular genetics of meningiomas. J Neurooncol 2010;99:379–391
9. Simpson D. The recurrence of intracranial meningiomas after surgical treatment. J Neurol Neurosurg Psychiatry 1957;20:22–39
10. Jääskeläinen J, Haltia M, Servo A. Atypical and anaplastic meningiomas: radiology, surgery, radiotherapy, and outcome. Surg Neurol 1986; 25:233–242
11. Stafford SL, Perry A, Suman VJ, et al. Primarily resected meningiomas: outcome and prognostic factors in 581 Mayo Clinic patients, 1978 through 1988. Mayo Clin Proc 1998;73:936–942
12. Abramovich CM, Prayson RA. MIB-1 labeling indices in benign, aggressive, and malignant meningiomas: a study of 90 tumors. Hum Pathol 1998;29:1420–1427
13. Ho DM-T, Hsu C-Y, Ting L-T, Chiang H. Histopathology and MIB-1 labeling index predicted recurrence of meningiomas: a proposal of diagnostic criteria for patients with atypical meningioma. Cancer 2002;94: 1538–1547
14. Kayaselçuk F, Zorludemir S, Gümürdühü D, Zeren H, Erman T. PCNA and Ki-67 in central nervous system tumors: correlation with the histological type and grade. J Neurooncol 2002;57:115–121
15. Kunishio K, Ohmoto T, Matsuhisa T, Maeshiro T, Furuta T, Matsumoto K. The significance of nucleolar organizer region (AgNOR) score in predicting meningioma recurrence. Cancer 1994;73:2200–2205
16. Nakasu S, Li DH, Okabe H, Nakajima M, Matsuda M. Significance of MIB-1 staining indices in meningiomas: comparison of two counting methods. Am J Surg Pathol 2001;25:472–478
17. Striepecke E, Handt S, Weis J, et al. Correlation of histology, cytogenetics and proliferation fraction (Ki-67 and PCNA) quantitated by image analysis in meningiomas. Pathol Res Pract 1996;192:816–824
18. Louis DN, Scheithauer BW, Budka H, von Deimling A, Kepes JJ. Meningiomas. In: Kleihues P, Cavenee WK, eds. Pathology and Genetics of Tumours of the Nervous System. Lyon, France: IARC, 2000
19. Weber RG, Boström J, Wolter M, et al. Analysis of genomic alterations in benign, atypical, and anaplastic meningiomas: toward a genetic model of meningioma progression. Proc Natl Acad Sci U S A 1997;94: 14719–14724
20. Cuevas IC, Slocum AL, Jun P, et al. Meningioma transcript profiles reveal deregulated Notch signaling pathway. Cancer Res 2005;65:5070–5075
21. Stuart JE, Lusis EA, Scheck AC, et al. Identification of gene markers associated with aggressive meningioma by filtering across multiple sets of gene expression arrays. J Neuropathol Exp Neurol 2011;70:1–12
22. Al-Mefty O, Kadri PAS, Pravdenkova S, Sawyer JR, Stangeby C, Husain M. Malignant progression in meningioma: documentation of a series and analysis of cytogenetic findings. J Neurosurg 2004;101:210–218
23. Ruttledge MH, Sarrazin J, Rangaratnam S, et al. Evidence for the complete inactivation of the NF2 gene in the majority of sporadic meningiomas. Nat Genet 1994;6:180–184
24. Ruttledge MH, Xie YG, Han FY, et al. Physical mapping of the NF2/meningioma region on human chromosome 22q12. Genomics 1994;19: 52–59
25. Dumanski JP, Rouleau GA, Nordenskjöld M, Collins VP. Molecular genetic analysis of chromosome 22 in 81 cases of meningioma. Cancer Res 1990;50:5863–5867
26. Rouleau GA, Merel P, Lutchman M, et al. Alteration in a new gene encoding a putative membrane-organizing protein causes neuro-fibromatosis type 2. Nature 1993;363:515–521
27. Clark VE, Erson-Omay EZ, Serin A, et al. Genomic analysis of non-NF2 meningiomas reveals mutations in TRAF7, KLF4, AKT1, and SMO. Science 2013;339:1077–1080
28. Goutagny S, Raymond E, Sterkers O, Colombani JM, Kalamarides M. Radiographic regression of cranial meningioma in a NF2 patient treated by bevacizumab. Ann Oncol 2011;22:990–991
29. Puchner MJA, Hans VH, Harati A, Lohmann F, Glas M, Herrlinger U. Bevacizumab-induced regression of anaplastic meningioma. Ann Oncol 2010;21:2445–2446
30. Yew A, Trang A, Nagasawa DT, et al. Chromosomal alterations, prognostic factors, and targeted molecular therapies for malignant meningiomas. J Clin Neurosci 2013;20:17–22
31. Smith JS, Quiñones-Hinojosa A, Harmon-Smith M, Bollen AW, McDermott MW. Sex steroid and growth factor profile of a meningioma associated with pregnancy. Can J Neurol Sci 2005;32:122–127
32. McDermott MW. Current treatment of meningiomas. Curr Opin Neurol 1996;9:409–413
33. Claus EB, Black PM, Bondy ML, et al. Exogenous hormone use and meningioma risk: what do we tell our patients? Cancer 2007;110:471–476

34. Kawahara Y, Niiro M, Yokoyama S, Kuratsu J. Dural congestion accompanying meningioma invasion into vessels: the dural tail sign. Neuroradiology 2001;43:462–465

35. Cha S, Yang L, Johnson G, et al. Comparison of microvascular permeability measurements, K(trans), determined with conventional steady-state T1-weighted and first-pass T2*-weighted MR imaging methods in gliomas and meningiomas. AJNR Am J Neuroradiol 2006;27:409–417

36. Jun P, Garcia J, Tihan T, McDermott MW, Cha S. Perfusion MR imaging of an intracranial collision tumor confirmed by image-guided biopsy. AJNR Am J Neuroradiol 2006;27:94–97

37. Martin AJ, Cha S, Higashida RT, et al. Assessment of vasculature of meningiomas and the effects of embolization with intra-arterial MR perfusion imaging: a feasibility study. AJNR Am J Neuroradiol 2007;28:1771–1777

38. Chun JY, McDermott MW, Lamborn KR, Wilson CB, Higashida R, Berger MS. Delayed surgical resection reduces intraoperative blood loss for embolized meningiomas. Neurosurgery 2002;50:1231–1235, discussion 1235–1237

39. Waldron JS, Sughrue ME, Hetts SW, et al. Embolization of skull base meningiomas and feeding vessels arising from the internal carotid circulation. Neurosurgery 2011;68:162–169, discussion 169

40. Wadley J, Dorward N, Kitchen N, Thomas D. Pre-operative planning and intra-operative guidance in modern neurosurgery: a review of 300 cases. Ann R Coll Surg Engl 1999;81:217–225

41. McDermott MW. Intraventricular meningiomas. Neurosurg Clin N Am 2003;14:559–569

42. Turazzi S, Cristofori L, Gambin R, Bricolo A. The pterional approach for the microsurgical removal of olfactory groove meningiomas. Neurosurgery 1999;45:821–825, discussion 825–826

43. Bauman G, Wong E, McDermott M. Fractionated radiotherapy techniques. Neurosurg Clin N Am 2006;17:99–110, v v

44. Zygourakis C, Sughrue ME, Parsa AT, Berger MS, McDermott MW. Modern Treatment of Planum/Olfactory Meningiomas. Unpublished. 2013

45. Chi JH, McDermott MW. Tuberculum sellae meningiomas. Neurosurg Focus 2003;14:e6

46. Fahlbusch R, Schott W. Pterional surgery of meningiomas of the tuberculum sellae and planum sphenoidale: surgical results with special consideration of ophthalmological and endocrinological outcomes. J Neurosurg 2002;96:235–243

47. Laufer I, Anand VK, Schwartz TH. Endoscopic, endonasal extended transsphenoidal, transplanum transtuberculum approach for resection of suprasellar lesions. J Neurosurg 2007;106:400–406

48. Ogawa Y, Tominaga T. Extended transsphenoidal approach for tuberculum sellae meningioma—what are the optimum and critical indications? Acta Neurochir (Wien) 2012;154:621–626

49. Goldsmith B, McDermott MW. Meningioma. Neurosurg Clin N Am 2006;17:111–120, vi vi

50. Goldsmith BJ, Wara WM, Wilson CB, Larson DA. Postoperative irradiation for subtotally resected meningiomas. A retrospective analysis of 140 patients treated from 1967 to 1990. J Neurosurg 1994;80:195–201

51. McDermott MW, Durity FA, Rootman J, Woodhurst WB. Combined frontotemporal-orbitozygomatic approach for tumors of the sphenoid wing and orbit. Neurosurgery 1990;26:107–116

52. DeMonte F. Surgical treatment of anterior basal meningiomas. J Neurooncol 1996;29:239–248

53. Sughrue ME, Rutkowski MJ, Chen CJ, et al. Modern surgical outcomes following surgery for sphenoid wing meningiomas. J Neurosurg 2013;119:86–93

54. Metellus P, Regis J, Muracciole X, et al. Evaluation of fractionated radiotherapy and gamma knife radiosurgery in cavernous sinus meningiomas: treatment strategy. Neurosurgery 2005;57:873–886, discussion 873–886

55. Al-Mefty O, Smith RR. Surgery of tumors invading the cavernous sinus. Surg Neurol 1988;30:370–381

56. Ransohoff J. Removal of convexity, parasagittal, and falcine meningiomas. Neurosurg Clin N Am 1994;5:293–297

57. Quinones-Hinojosa A, Chang EF, McDermott MW. Falcotentorial meningiomas: clinical, neuroimaging, and surgical features in six patients. Neurosurg Focus 2003;14:e11

58. Couldwell WT, Fukushima T, Giannotta SL, Weiss MH. Petroclival meningiomas: surgical experience in 109 cases. J Neurosurg 1996;84:20–28

59. Sekhar LN, Wright DC, Richardson R, Monacci W. Petroclival and foramen magnum meningiomas: surgical approaches and pitfalls. J Neurooncol 1996;29:249–259

60. Criscuolo GR, Symon L. Intraventricular meningioma. A review of 10 cases of the National Hospital, Queen Square (1974–1985) with reference to the literature. Acta Neurochir (Wien) 1986;83:83–91

61. Agnelli G, Piovella F, Buoncristiani P, et al. Enoxaparin plus compression stockings compared with compression stockings alone in the prevention of venous thromboembolism after elective neurosurgery. N Engl J Med 1998;339:80–85

62. Condra KS, Buatti JM, Mendenhall WM, Friedman WA, Marcus RB Jr, Rhoton AL. Benign meningiomas: primary treatment selection affects survival. Int J Radiat Oncol Biol Phys 1997;39:427–436

63. Metellus P, Batra S, Karkar S, et al. Fractionated conformal radiotherapy in the management of cavernous sinus meningiomas: long-term functional outcome and tumor control at a single institution. Int J Radiat Oncol Biol Phys 2010;78:836–843

64. Litré CF, Colin P, Noudel R, et al. Fractionated stereotactic radiotherapy treatment of cavernous sinus meningiomas: a study of 100 cases. Int J Radiat Oncol Biol Phys 2009;74:1012–1017

65. Milker-Zabel S, Zabel A, Schulz-Ertner D, Schlegel W, Wannenmacher M, Debus J. Fractionated stereotactic radiotherapy in patients with benign or atypical intracranial meningioma: long-term experience and prognostic factors. Int J Radiat Oncol Biol Phys 2005;61:809–816

66. Mendenhall WM, Morris CG, Amdur RJ, Foote KD, Friedman WA. Radiotherapy alone or after subtotal resection for benign skull base meningiomas. Cancer 2003;98:1473–1482

67. Narayan S, Cornblath WT, Sandler HM, Elner V, Hayman JA. Preliminary visual outcomes after three-dimensional conformal radiation therapy for optic nerve sheath meningioma. Int J Radiat Oncol Biol Phys 2003;56:537–543

68. Iwai Y, Yamanaka K, Ikeda H. Gamma Knife radiosurgery for skull base meningioma: long-term results of low-dose treatment. J Neurosurg 2008;109:804–810

69. Santacroce A, Walier M, Régis J, et al. Long-term tumor control of benign intracranial meningiomas after radiosurgery in a series of 4565 patients. Neurosurgery 2012;70:32–39, discussion 39

70. Pollock BE, Stafford SL, Link MJ, Brown PD, Garces YI, Foote RL. Single-fraction radiosurgery of benign intracranial meningiomas. Neurosurgery 2012;71:604–612, discussion 613

71. dos Santos MA, de Salcedo JBP, Gutiérrez Diaz JA, et al. Long-term outcomes of stereotactic radiosurgery for treatment of cavernous sinus meningiomas. Int J Radiat Oncol Biol Phys 2011;81:1436–1441

72. Lee JYK, Niranjan A, McInerney J, Kondziolka D, Flickinger JC, Lunsford LD. Stereotactic radiosurgery providing long-term tumor control of cavernous sinus meningiomas. J Neurosurg 2002;97:65–72

73. DiBiase SJ, Kwok Y, Yovino S, et al. Factors predicting local tumor control after gamma knife stereotactic radiosurgery for benign intracranial meningiomas. Int J Radiat Oncol Biol Phys 2004;60:1515–1519

74. Kreil W, Luggin J, Fuchs I, Weigl V, Eustacchio S, Papaefthymiou G. Long term experience of gamma knife radiosurgery for benign skull base meningiomas. J Neurol Neurosurg Psychiatry 2005;76:1425–1430

75. Malik I, Rowe JG, Walton L, Radatz MWR, Kemeny AA. The use of stereotactic radiosurgery in the management of meningiomas. Br J Neurosurg 2005;19:13–20

76. Kondziolka D, Mathieu D, Lunsford LD, et al. Radiosurgery as definitive management of intracranial meningiomas. Neurosurgery 2008;62:53–58, discussion 58–60

77. Pollock BE, Stafford SL, Utter A, Giannini C, Schreiner SA. Stereotactic

radiosurgery provides equivalent tumor control to Simpson Grade 1 resection for patients with small- to medium-size meningiomas. Int J Radiat Oncol Biol Phys 2003;55:1000–1005

78. Kondziolka D, Nathoo N, Flickinger JC, Niranjan A, Maitz AH, Lunsford LD. Long-term results after radiosurgery for benign intracranial tumors. Neurosurgery 2003;53:815–821, discussion 821–822

79. Rowe J. Late neoplastic complications after radiation treatments for benign intracranial tumors. Neurosurg Clin N Am 2006;17:181–185, vii vii

80. Schrell UM, Rittig MG, Koch U, Marschalek R, Anders M. Hydroxyurea for treatment of unresectable meningiomas. Lancet 1996;348:888–889

81. Wong J, Mendelsohn D, Nyhof-Young J, Bernstein M. A qualitative assessment of the supportive care and resource needs of patients undergoing craniotomy for benign brain tumours. Support Care Cancer 2011; 19:1841–1848

82. Jagadeesh H, Bernstein M. Patients' anxiety around incidental brain tumors: a qualitative study. Acta Neurochir (Wien) 2014;156:375–381

第33章

颅底脑膜瘤和其他肿瘤

Kaith K. Almefty, Kadir Erkmen, Ossama Al-Mefty

颅底可出现很多不同病理分类的肿瘤,它们通常是良性和生长缓慢的,中线外侧的肿瘤通常由于侵袭颅神经或在脑干和小脑部产生占位效应而引起相关症状。它们常处于关键位置并压迫脑干,而且侵袭重要的神经血管结构,这些部位是传统外科方法难以处理的区域。先进的显微外科技术可以帮助我们解决这些难题,并且保持更低的死亡率和并发症发病率。

20世纪80年代,颅底外科技术开始普及。显微外科技术和颅底外科技术的结合使我们可以尝试处理过去被认为是颅内"禁区"的结构。由于神经系统监测、神经导航、光学成像系统的进步以及外科医生手术经验的增加,我们现在已可以对此区域进行手术操作。过去被认为不能手术的颅底肿瘤,现在也可以治疗,并且发病率和死亡率都很低。立体定向放射外科也为颅底肿瘤的治疗提供了新的方案,在一些全身状况不佳、肿瘤不能完全切除的患者的治疗中也可以起到控制肿瘤生长的效果。

■ 颅底脑膜瘤

脑膜瘤很常见,在所有颅内肿瘤中占20%甚至更多。在社区队列和临床队列研究中,每年每10万人中分别有1人和6人发病,平均每年每10万人中发病2.6例[1]。然而在尸检研究中,2.3%的人可见脑膜瘤[2],由此推测很多人患有未检查出的无症状性脑膜瘤。

MRI检查的广泛应用使得很多脑膜瘤被意外发现。无症状脑膜瘤的治疗很有挑战性。在自然史研究中,脑膜瘤经保守治疗后,22%~90%的肿瘤出现进展[3-8],肿瘤体积研究的结果比线性生长统计研究的结果表现出更高的发生率。与肿瘤进展有关的因素有年龄<60、肿瘤体积大(>25mm)、无钙化、伴有水肿以及T2加权MRI呈高信号[4,6,9]。颅底肿瘤需要密切随访观察。在一项关于岩斜区脑膜瘤自然史的研究中,76%的肿瘤发现有生长,其中63%的患者出现功能减退[10]。外科医生需要仔细了解患者的病史并进行鉴别,避免患者术中出现潜在并发症或预后不良。

40%的脑膜瘤发生在颅底,最常累及的结构是蝶骨嵴(图33.1a)[11]。此外还可能发生在嗅沟、蝶骨平台、鞍结节、前床突、静脉窦、桥小脑角、斜坡和岩斜部以及枕骨大孔区。

影像学检查

CT检查中,中线外脑膜瘤表现为不同于邻近脑组织的高密度,超过25%的病例可见肿瘤钙化。特别的是,由于肿瘤的侵袭,颅底脑膜瘤发病区可出现骨质硬化或骨质增生。在MRI检查中,肿瘤区域可见标志性信号增强,称脑膜尾征。肿瘤显示的快速增大可能意味着病理分级高且复发可能性大[12,13]。多发病灶需要在影像学资料中仔细排查,特别是颅底肿瘤。这种肿瘤大多数在T1加权像上呈与灰质相同的等密度影,在T2加权像上其密度与灰质相似或略高。T2加权像也有助于识别肿瘤和正常大脑组织之间的高密度带。高密度带的缺失是一种保持关注的体征,通常意味着肿瘤不能安全切除(图 33.1b)。T2 加权像上出现脑干水肿是一种讨厌的体征,提示预后较差(图 33.1b)。MRI 和 MRV 检查可评估硬脑膜窦受累程度与窦的开放程度。血管造影可提示肿瘤的供血血管术前有无血栓形成。血管造影也有助于术前评估 Labbé 静脉丛,特别是当采用岩骨入路或需要切开天幕时。静脉的解剖结构可以用 MRV 和 CTV 来评估,但一些特殊病例仍可应用血管造影。

手术治疗

无论什么位置,脑膜瘤的首选治疗都是手术切除。肿瘤切除包括如下几步:电凝肿瘤基底部,进行肿瘤内切除和肿瘤血供断流术,将肿瘤同周围重要的神经血管分离而保留蛛网膜层(图 33.2)。影响肿瘤切除的临床因素有肿瘤位置、大小、病理一致性以及是否

侵袭神经/血管结构。不仅要切除肿瘤,还要切除附着的脑膜、软组织以及骨质,以免复发。肿瘤的切除范围与复发风险直接相关,可根据 Simpson 分级来区别。Ⅰ级或Ⅱ级为根治性肿瘤切除术,包括切除肿瘤起源的硬脑膜和骨质(Ⅰ级)、电凝肿瘤的起源结构(Ⅱ级)[14]。适宜的颅底手术入路有助于肿瘤切除、累及骨质或脑膜的切除,并可减小大脑回缩性损伤,为神经血管的切除提供安全的操作空间。这些手术方法的选择及其适用的病变将在下文进行描述。

鞍结节区、嗅沟区脑膜瘤和眶上入路

鞍结节区脑膜瘤占颅内脑膜瘤的 5%~10%(图 33.3a)。典型表现为进行性不对称性视觉缺失、不一致的视野缺损,偶可见垂体功能减退。视野缺损可见于 84% 的患者。10% 的患者可见癫痫,9% 的患者有垂体功能失调。这些脑膜瘤起源于鞍结节、视交叉沟、蝶骨缘和蝶鞍隔,并有少部分硬脑膜附着。前蝶鞍的骨质由于受侵袭可出现外生骨疣。视神经通常升高并横向位移。67% 的鞍结节脑膜瘤出现视神经管的侵袭。通常

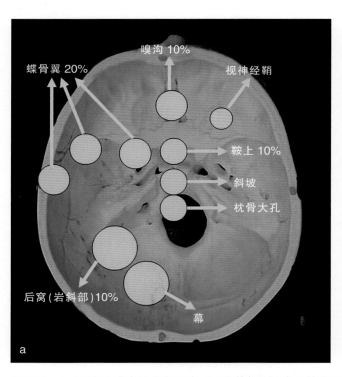

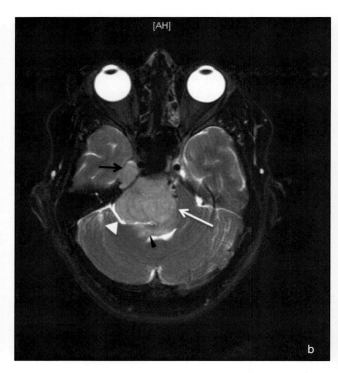

图 33.1 (a)颅底脑膜瘤的分布区域。(b)岩斜部脑膜瘤的轴位 T2 加权 MRI 显示 T2 高密度带(白色三角箭头),提示可解剖的蛛网膜层面;没有 T2 高密度带(黑色三角箭头)提示此层面缺失;脑干高密度(白色箭头)提示预后差;静脉窦受侵袭(黑色箭头)。

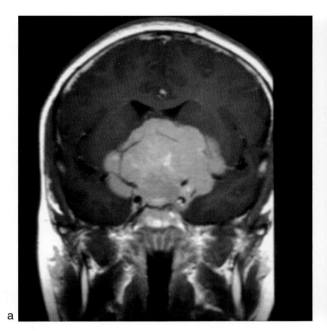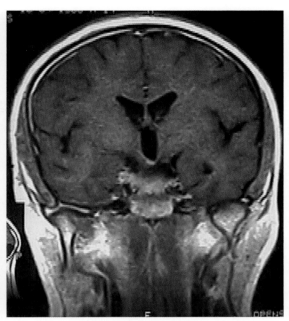

图 33.2　(a)术前冠状位 T1 加权对比增强 MRI 显示一巨大的鞍上脑膜瘤,包围了 Willis 环。(b)术后冠状位 T1 加权对比增强 MRI 显示肿瘤完全切除。肿瘤与周边神经血管结构之间的蛛网膜层有助于切除。

需要打开视神经管为视神经减压,从而达到安全切除肿瘤的目的。颈动脉会发生横向位移。垂体柄和基底动脉通常向后移位并与 Liliequist 膜分离,此层面便于解剖。一般来说,Simpson I 级切除就会有很好的预后(作者研究中 86%预后良好)。视觉功能的预后也很好,据报道 70%~80%的患者视觉功能预后良好且疗效明显[15]。一小部分颅中窝的脑膜瘤起源于蝶鞍隔。它们通常沿视交叉后区生长并压迫下丘脑,治疗很困难[16]。

嗅沟脑膜瘤的患者通常表现为额叶功能损伤的症状,如意识状态改变和情绪波动,也可出现嗅觉缺失。嗅觉缺失和 Foster Kennedy 综合征(同侧视神经萎缩,对侧视盘水肿)不常见,但可因嗅沟脑膜瘤而发生。这些肿瘤往往到晚期才被检查出来,而且确诊之前肿瘤体积已经很大。该肿瘤起源于筛骨和蝶骨平台处,或蝶骨筛板上方的颅中窝中线。其血供来自于筛前动脉,瘤体可长入鼻腔和筛窦[17]。

作者认为,前额皮瓣进入眶额部的眶上入路(图 33.3b)适用于鞍结节区和嗅沟区脑膜瘤。它是一个基础性的手术入路,可避免脑组织回缩,并可打开双侧视神经管减压。经鼻内镜入路扩展成的经鼻蝶窦内镜入路可用于鞍结节区的小脑膜瘤(<3.5cm)[18-28]。采用

此手术入路切除没有包绕神经血管和未长入视神经管的肿瘤效果良好[18,23]。数项关于经鼻蝶窦入路的研究发现,该入路的复发率相对较高,约为 33%,肿瘤残余的发生率也较高(15%~57%)[20,21,25,27]。经此入路治疗的鞍结节区脑膜瘤患者术后视力恢复范围为 0~60%[23,28],视觉功能恶化约占超过 33%[21]。研究发现,中线区域不包绕神经血管结构的小脑膜瘤经鼻入路手术切除后效果较好[21,26]。

患者取仰卧位,躯干抬高 20°,头部处于过伸位并用 Mayfield 头架固定,保持额叶处于低位。头部保持垂直以方便定位。头皮切口始于耳屏前方 1cm,沿发际线后方向对侧颞前线延伸。这样颞浅动脉走行在切口后方,面神经的分支位于切口前方。抬高皮瓣,将厚层网状组织与颅骨膜分离。尽可能在靠后方和远离眶上部额部血管的位置切割大块的骨膜,翻转皮瓣。沿面神经的上分支走行切开颞肌的双层筋膜,直至可见肌纤维。深部筋膜、脂肪垫和浅部筋膜会向前方回缩。颞肌的上部自其插入处向前方分离,向后回缩。暴露交界处的颧骨、蝶和前额骨。

根据肿瘤位置和大小确定所切的骨瓣。骨瓣去除后,在显微镜下打开硬脑膜并将其固定。尽可能减小

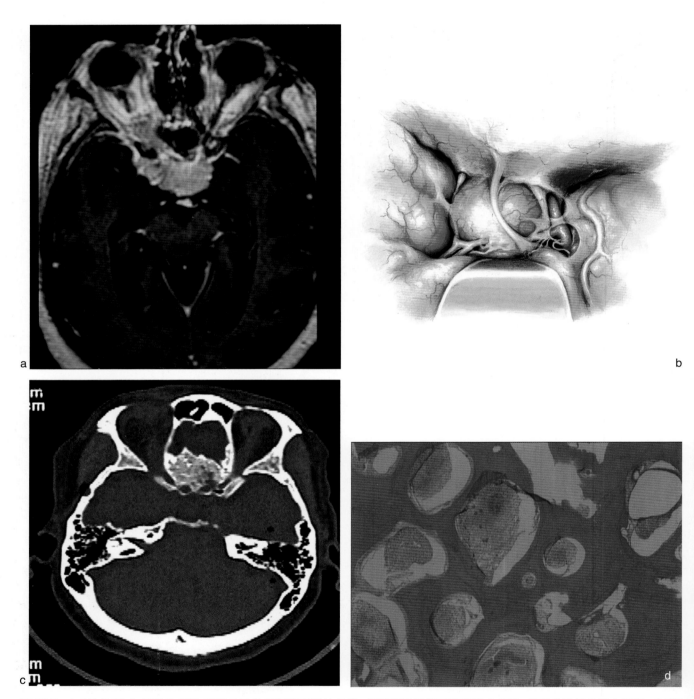

图 33.3 (a)轴位 T1 加权对比增强 MRI 显示肿瘤侵袭到视神经管。打开视神经管可实现完全切除,并获得良好的视力恢复。(b)眶上入路手术图示。(c)CT 显示肿瘤侵袭造成的骨质增生。(d)组织切片显示肿瘤浸润到骨质中的哈佛管。(From Al-Mefty O. Operative Atlas of Meningiomas. Philadelphia: Lippincott Williams & Wilkins, 1998:40. Reproduced with permission from Lippincott Williams & Wilkins.)

额叶的抬高。远离额叶处识别并保护嗅神经。遇到肿瘤的供养血管时,在基底面切断并电凝。尽量局限在中线区域实施断流术,以免损伤两侧视神经。通过观察大脑镰的位置识别中线。利用超声吸引器吸引、双极电凝和显微剪刀减灭肿瘤。

对于神经血管结构,需要用双极电凝和显微切割的方法操作。肿瘤减灭后,可识别出侧方移位的视神经。可将肿瘤缓慢地从扁平的神经中剥离出来。尽管可能有很严重的粘连,但在高倍放大下可以识别出解剖层面。为保护残留视力,视神经和其血供的手术操作要细致。可以从视交叉进行操作,这样有助于外科医生识别出对侧被遮盖住的视神经。

在蛛网膜层面进行深部显微切除时要注意保护动脉结构。利用显微操作器械(双极钳、显微分离器、显微剪等)在瘤周游离颈动脉。继续游离眼动脉、后交通动脉、丘脑穿支和脉络膜动脉,经过颈内动脉分支进入大脑外侧裂。游离大脑前动脉和大脑中动脉。在大多数病例中,肿瘤使周边血管和穿支血管结构移位,侵袭和包绕少见。A1 段易出现严重拉伸或撕裂。尽管肿瘤的血供可来源于大脑前动脉的动脉环,但外科医生需要确认它是否为肿瘤的血供,而不是下丘脑的穿支血管或视神经束的血供。因此,动脉的每一个分支都需要解剖出来并明确它们的走行。特别要注意 Heubner 动脉和纹状体的血管主干。随后,在瘤周游离 A1 段动脉和前交通动脉。

Liliequist 膜应保持完整,以便将肿瘤从移位的基底动脉处剥离。垂体柄可通过其特殊的颜色和血管网结构来识别。下丘脑旁肿瘤常使垂体柄向一侧后下方移位。很多肿瘤包绕垂体柄,我们需要进行细致的解剖。要保护为垂体的血供。如果维持一个可识别的解剖层面,下丘脑旁的肿瘤可缓慢剥离。然而应避免肿瘤移除过快,应缓慢操作。Liliequist 蛛网膜层面可以为肿瘤切除术提供很大的操作空间。此结构随肿瘤移除后,视野中可完整显露延髓脑桥、中脑、动眼神经、基底动脉及其分支。

处理长入视神经管的肿瘤需要用高速磨钻磨除前床突、视神经管上壁和眶上裂上壁的骨质。沿视神经走行打开硬脑膜。视神经周的肿瘤组织利用双极电凝和显微剪刀切除,要特别注意保护下丘脑和中央视网膜动脉。切除骨质后可暴露静脉窦前面的部分。前壁可显露被环状硬脑膜结构牢牢固定住的颈内动脉。

解剖到这一层面时,在暴露的脑膜上做切口并延伸至后床突。将颈内动脉向海绵窦方向移位。

肿瘤切除后,应切除或电凝硬脑膜附件。用高速磨钻磨除受累的骨质(图 33.3c,d)。鼻窦通道需要用硬脑膜修补。如果手术操作破坏了蝶窦,切除了其黏膜,需要在患者大腿上取脂肪修补。可取下大块的阔筋膜在硬膜内与蝶骨小翼缝合,然后延伸到额颅窝,和前额硬脑膜缝合。保留的骨膜瓣翻转过来覆盖额窦,填补额颅部的缺损。可以利用微型钛板与颅骨瓣固定。在眶外侧缘缝合颞肌筋膜,并将皮肤做双层缝合。

前床突、海绵窦和 Meckel 腔区脑膜瘤以及颅眶颧入路

前床突脑膜瘤起源于前床突,84% 的患者表现为视力丧失[29]。根据它们起源的结构以及肿瘤与蛛网膜、颈动脉、视神经的关系可分为三种类型。I 型肿瘤起源于前床突下部的颈池附近。颈动脉在进入颈池前在硬膜下间隙走行 1~2mm。这个位置缺少蛛网膜覆盖,因此 I 型肿瘤紧贴颈动脉外膜,不可能从颈动脉处解剖出肿瘤[30]。II 型肿瘤起源于前床突上方或侧面,此处蛛网膜和颈动脉有所连接,颈动脉和侧裂池的蛛网膜使此处的肿瘤可以解剖出来。此外,对于 I 型和 II 型肿瘤,视交叉和视神经被交叉池区域的蛛网膜包裹,可以在视觉器官旁安全地切除肿瘤[30]。

III 型肿瘤起源于视神经孔并生长入视神经管。其通常体积较小,在前期就引起视觉相关症状。肿瘤发生在视交叉池旁,因此在视神经和肿瘤之间不存在蛛网膜层。颈动脉处通常有蛛网膜结构[30]。

海绵窦脑膜瘤一般可分为两种类型:起源于海绵窦的肿瘤和侵袭海绵窦但来源于周边结构的肿瘤。起源于海绵窦但局限于此处的脑膜瘤表现为眼外运动障碍和面部感觉异常。其治疗方法仍存在争议,可选的方法有手术治疗、放疗或仅随访观察。有明显附属结构或压迫周围神经的海绵窦区脑膜瘤需要进行显微手术切除。同时,压迫视觉器官的肿瘤也需要进行手术切除,以防止出现放射性视神经病变[31]。肿瘤切缘应距视觉器官 4mm,以防止发生此并发症[32]。瘤体>3cm 的患

者不适合做放疗[33]。放疗长期随访的 5 年和 10 年生存率分别为 87%~95% 和 69%~73%。此外,10% 的患者出现新发颅神经病变[34,35]。

作者的研究发现,44% 的患者做了肿瘤全切(163 例中的 71 例)[36],复发率为 7%。其他报道的肿瘤全切病例系列,3 年无进展生存率为 87%,5 年无进展生存率为 62%[37]。颅神经并发症是海绵窦脑膜瘤中需要特别注意的部分。经治疗,14% 的颅神经功能出现好转,18% 出现新发颅神经病变,但症状往往是暂时性的[38]。

Meckel 腔脑膜瘤起源于腔内,但很少局限于此处生长。患者常表现为岩尖综合征,包括面部麻木或疼痛、Ⅵ 颅神经麻痹引起的继发性复视。少数病例中,肿瘤不向腔外生长而向颅中窝方向生长。通常这些肿瘤向前延伸到颅中窝和海绵窦,长入上斜坡和岩斜区,可经颅眶颧入路切除[17]。

颅眶颧入路是这些鞍旁脑膜瘤的适宜解决方案。在耳屏前 1cm 做头皮切口,沿发际线上方颞上线向对侧延伸。为保护颅骨和网状组织应提拉皮瓣。为了保护面神经分支进行颞肌筋膜下剥离时,要用摆动锯切除颧骨,并将骨瓣连同眶缘一起提起。然后将眶顶和侧壁一起切除,用于后期重建。切除蝶骨翼的剩余部分,内镜下利用高速磨钻磨除前床突,并应注水降温以防止视神经热损伤。

打开硬脑膜,扩宽侧壁组织,然后识别出大脑中动脉的分支,以及邻近颈动脉的分叉部,在前床突脑膜瘤病例中,此结构常因肿瘤的存在而旁移位或被肿瘤包绕。利用超声吸引器、显微剪刀和抽吸装置缩小肿瘤。

识别并保护视觉器官,打开视神经鞘,让肿瘤进入视神经管。在近侧和远侧打开颈环使颈动脉有一定的游离度。对于侵袭到海绵窦的肿瘤,可以从中间或侧面三角进入此区域。分步骤切除肿瘤,首先沿视神经管走行纵向切开视神经鞘,随后打开硬脑膜环,做

延伸到眼球运动三角的切口,以便游离远侧硬膜环,形成进入前、上海绵窦的通道。

游离近端和远端的硬脑膜环后可以移动颈动脉,获得操作海绵窦内侧的空间。在 Ⅲ 颅神经的体表投影下方做切口,从侧面进入海绵窦,使抬高的硬脑膜外层可以与海绵窦侧壁分离。颈内动脉定位于 Ⅲ、Ⅳ 颅神经和三叉神经第一支形成的帕金森三角。Ⅵ 颅神经走行于颈动脉内侧的反方向,平行于 V1 分支但位置比其深。利用双极电凝和纤维剪刀切除海绵窦内肿瘤。通常可以清理出颈动脉的操作平面。窦内有肿瘤填充时,可不必担心静脉出血。肿瘤移除过程中静脉丛可因此减压。此后,可以通过向静脉窦区域放置纤维丝或其他类似的止血剂来止血,利用带血管的骨膜瓣重建相关解剖结构。

岩斜区脑膜瘤和岩部入路

岩斜部和岩斜蝶骨部脑膜瘤是最难处理的脑膜瘤(图 33.4)。患者通常表现为脑干受压的症状和体征以及面部麻木、复视、听力损失和面部肌肉无力。岩斜部脑膜瘤起源于斜坡上岩斜区和 V 颅神经内侧的交界处。脑干和基底动脉可出现明显移位。尽管很有挑战性,但在作者的研究中,71% 的病例实现了岩斜部脑膜瘤的全切,并且有很高的无进展生存率[39]。肿瘤侵袭海绵窦后方,并向颅中窝和颅后窝生长,通常累及骨斜坡和岩骨尖部且侵袭蝶窦。治疗通常需行扩大岩部入路或岩颅眶颧联合入路。术前对静脉系统的评估,尤其是 Labbé 静脉和乙状窦的连接支,对肿瘤的安全切除非常重要。

根据肿瘤的生长情况、静脉解剖以及术前听力状况来选择手术方法。内耳道(IAM)上部的小肿瘤可通过岩前入路切除。长入内听道下方的大肿瘤可利用岩下入路切除。如果肿瘤生长超出斜坡中线或累及海绵窦,则需要增加岩锥前部切除(联合经岩骨入路)。没有听力的患者和生长入内听道下方的大肿瘤适宜采用全岩骨切除的方法[40]。若 Labbé 静脉中的血液汇入岩上静脉而非乙状窦,应改变入路。

进行岩斜部脑膜瘤手术时,患者取仰卧位,肩部

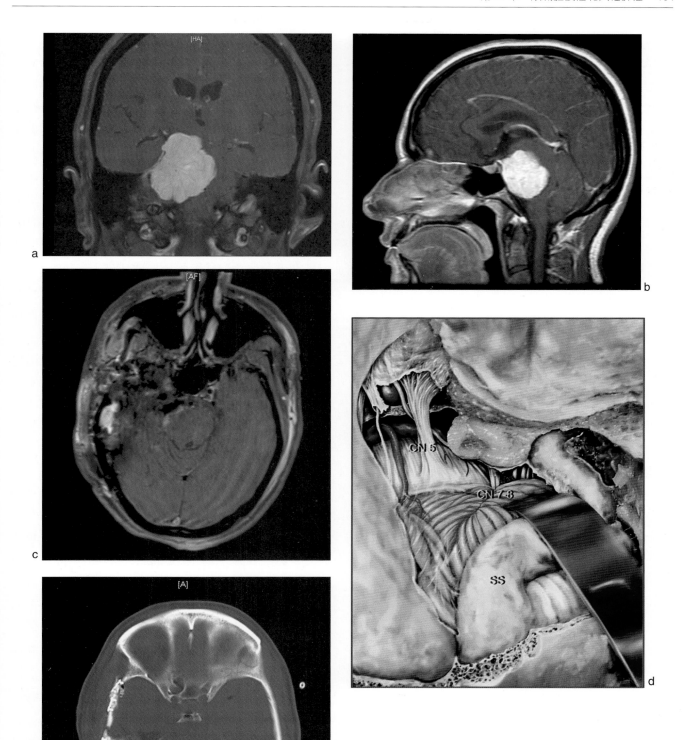

图 33.4　图 33.1b 示岩斜区脑膜瘤的 (a) 冠状位和 (b) 矢状位 T1 加权对比增强 MRI。(c) 术后轴位 T1 加权对比增强 MRI 显示肿瘤实现全切, (d) 采用的联合经岩骨入路。CN, 颅神经;SS, 乙状窦。(e) 术后 CT 显示骨质切除和保留的迷路和耳蜗。(From Cho CW, Al-Mefty O. Combined petrosal approach to petroclival meningiomas. Neurosurgery 2002;51 (3):708–718. Reproduced with permission from Lippincott Williams & Wilkins.)

抬高,头部向肿瘤对侧旋转45°。保持头低位并向对侧倾斜,使岩骨位于操作区域的最高点。抬高骨板,暴露横窦和乙状窦。做乳突切开术,显露乙状窦和前部的硬脑膜、颈动脉球、侧部后部半规管面神经管中的面神经。将窦膜角上方骨质移除,显露岩上窦。如果患者无听力,可从此点进行迷路切除术,以增加肿瘤前外侧的暴露。

沿乙状窦前壁和颞下窝的下壁打开硬脑膜,辨识并保护 Labbé 静脉。电凝和切开岩上窦,沿中线分离小脑幕,注意不要损伤滑车神经和岩上静脉。此操作使乙状窦和小脑半球分离,减少回缩损伤。此法还可显露椎基底区解剖结构和Ⅳ~Ⅻ颅神经。基底动脉可能向后方或对侧移位,或被肿瘤包绕。小脑后下动脉、小脑上动脉、小脑前下动脉(AICA)和小脑后下动脉(PICA)通常位于肿瘤的后方或中央,而常被肿瘤包绕。

手术切除肿瘤时,先电凝和切断肿瘤血供,从小脑幕到岩尖和斜坡区逐层做断流术。打开肿瘤区域的蛛网膜,进行囊内减灭。神经血管结构可能埋在瘤体中,在减灭肿瘤时应注意辨识和保护。将瘤体从周围结构中剥离。注意保护脑干的穿通动脉的颅神经,这一点怎样强调都不为过。电凝和切除硬脑膜附着点,磨除肥厚骨质。水密封闭硬脑膜,磨除的岩骨用自体脂肪覆盖,然后多层缝合软组织。

如果患者术前已丧失所有听力,可进行全岩骨切除(图 33.4e),这有利于斜坡和岩斜区脑膜瘤的充分暴露。这种方法需要在岩部入路的基础上进行经迷路和经耳蜗的切除。对于肿瘤长入颅中窝或前海绵窦,或颞叶的静脉走行不允许颞后叶抬高的患者,必须在岩部入路的基础上增加岩前部切除术。

■ 枕骨大孔区脑膜瘤和经髁入路

枕骨大孔脑膜瘤起源于岩骨下 1/3 和脊髓中轴上缘的颅颈交界区(图 33.5),约占所有脑膜瘤的 3%。患者的临床表现多继发于低位颅神经麻痹。腹侧的枕骨大孔区脑膜瘤治疗很困难,因为它靠近重要的神经血管结构,尤其是此区域底部的颅神经。肿瘤全切并维持较低的并发症发病率是可以达到的,作者的研究表明,75%的腹侧枕骨大孔区脑膜瘤可以实现全切[41]。

经髁手术入路(图 33.5e)适用于枕骨大孔腹侧的病变。患者取仰卧位,同侧肩部和背部抬高 30°~45°。在耳郭上方做 C 形切口,沿胸锁乳突肌的边缘延伸。将头皮瓣提拉到外耳道的水平,将胸锁乳突肌与乳突分离并向下翻折,注意不要损伤副神经。分离 C1 和 C2 椎板的肌肉。注意椎动脉的 C2 根部,可通过 C1 的横突孔进行操作。进行枕下侧方开颅术和 C1 和 C2 的椎板切除术,乙状窦可缩入颈静脉球。磨除枕髁和 C1 的侧方骨质。

在乙状窦后方硬脑膜侧面做切口,向尾部延伸,到颈动脉处停止,使其可进一步游离。在齿状韧带和脊神经根之间辨识副神经。舌下神经可位于肿瘤的前方或后方。分离齿状韧带,必要时分离 C2 神经根。打开瘤囊进行内剪灭,电凝和切除岩部硬脑膜的附属物,行肿瘤断流术。在颈椎脊髓、颅神经、椎动脉和脊髓的蛛网膜层面切除肿瘤。切除硬脑膜附件,磨除肥厚骨质,关闭硬脑膜。如果肿瘤移除过程中磨除了全部枕骨髁,则行枕颈融合术。

■ 副神经节瘤

血管球瘤和副神经节瘤起源于肾上腺外嗜铬细胞系统的副神经节组织,与颈部和颅底的动静脉结构有很密切的联系。这些肿瘤根据它们的起源命名:颈动脉体(颈动脉分叉部)、颈静脉球(上迷走神经节)、鼓室球 (迷走神经耳支)、迷走神经球 (迷走神经下节)。我们重点讨论颈静脉球部瘤,其涉及颅底结构和很多底部的颅神经。

颈静脉球部肿瘤起源于颈静脉球部周围的球腺,内部充满血管,通常为良性且生长缓慢(图 33.6)。它们通常侵袭附近的颞骨,也侵袭颅底结构并向颅内硬脑膜内生长。颅内部分可累及枕骨大孔、岩骨和斜坡。

流行病学与临床表现

副神经节瘤的发病率为每年每 130 万人中发病 1 例,是颞骨第二常见的肿瘤,仅次于前庭神经鞘瘤。该肿瘤通常发生在 30~40 岁,女性多见。10%为多发性副

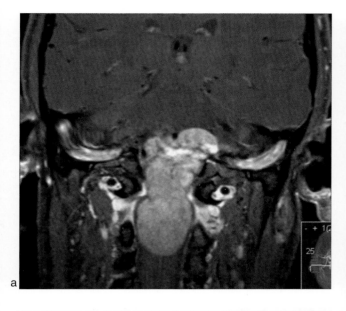

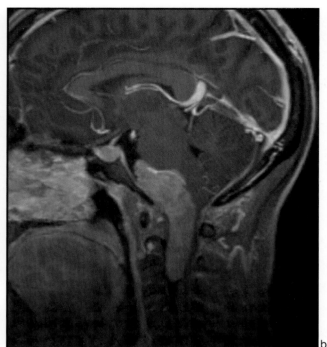

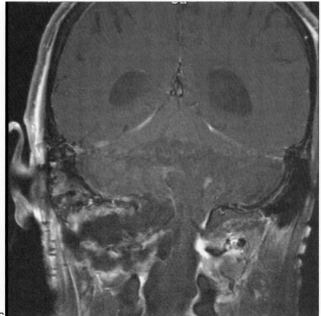

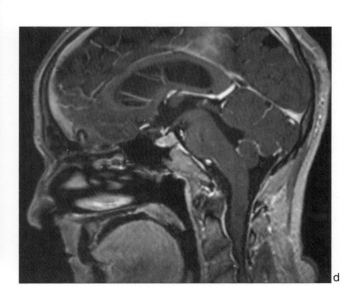

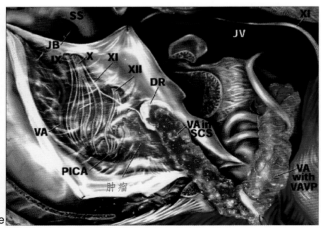

图 33.5 (a)冠状位和(b)矢状位 T1 加权对比增强 MRI 显示腹侧枕骨大孔区脑膜瘤。(c)术后冠状位和(d)矢状位 T1 加权对比增强 MRI 提示肿瘤实现全切。(e)经髁入路。DR,硬膜环;JB,颈静脉球;JV,颈静脉;PICA,小脑后下动脉;SS,乙状窦;VA,椎动脉;VA with VAVP,椎动脉与椎动脉的静脉丛。(From Arnautovic KI, Al-Mefty O, Husain M. Ventral foramen magnum meningiomas. J Neurosurg 2000;92:71–80. Reproduced with permission from the *Journal of Neurosurgery.*)

神经节瘤,常伴随同侧颈动脉体部肿瘤。双侧血管球瘤占 2%[11]。

从出现症状到确诊的平均时间为 3~6 年。表现的症状取决于肿瘤的生长速度和周围受压的神经结构。大多数患者表现为耳鸣、听力下降、头晕和颅神经功能障碍。超过 35% 的患者出现颅神经麻痹。Ⅹ颅神经受累最常见(61%),其次是Ⅶ(54%)、Ⅺ(52%)、Ⅸ(48%),最后是Ⅻ。巨大肿瘤可表现为面神经感觉减弱,可在中耳腔的骨膜后方看见红色搏动性肿块[11]。

血管球瘤可分泌少量儿茶酚胺,然而由于儿茶酚胺大量分泌才会引起相关症状,如高血压、多汗、心动过速和头痛,所以多数患者无表现,只有 1%~3% 的患者出现相关临床症状。这些肿瘤的手术操作过程中可能引起神经肽的释放和血压波动。任何怀疑是副神经节瘤的患者应做血尿中儿茶酚胺含量的测定。血管球瘤患者术前和术中需应用 α 和 β 肾上腺素受体阻滞药[11]。

血清素分泌型肿瘤产生类癌综合征的症状,如支气管痉挛、腹痛、腹泻、剧烈头痛、皮肤潮红和电解质异常等。出现临床症候群则提示类癌综合征的存在。在没有症状存在时不需要进行特异性实验室检查。术前可以应用奥曲肽来缓解相关症状[11]。

诊断检查

首先要进行神经功能、眼科神经功能、耳部神经功能和内分泌功能的评估。常规测量血液内儿茶酚胺、尿中香草扁桃酸和体内 24 小时肾上腺素变化。每位血管球肿瘤患者都要检查是否有多发病灶,有多发病灶的患者要进行基因检测。颞骨区进行高分辨率 CT 扫描可检查颈静脉孔的骨质破坏情况。下腹部 CT 检查肾上腺有无病变(癌、肉瘤等)。MRI 检查肿瘤和相邻重要神经结构的关系。颈静脉孔区肿瘤 MRI 上有典型的"黑白相间现象"(图 33.6)。MRA 和 MRV 用来评估动静脉窦的情况,对手术操作有很重要的提示作用。常规血管造影用来描述血管的具体解剖,确定诊

断,也能发现其他副神经节瘤,同时可以选择性栓塞肿瘤的供应血管,有助于手术切除。肿瘤的血供多来自咽升动脉和枕动脉。然而肿瘤位于颅内的部分其血供可来源于颈内动脉或椎动脉。

组织学

从组织学上看,这些肿瘤表现为上皮样(主)细胞的集群(球)样生长,有丰富的血管基质,充满毛细血管。病理学表现均为副神经节瘤。关于良性和恶性的鉴别诊断鲜有标准,根据肿瘤的临床特征来确定是恶性还是良性。恶性肿瘤通常很快复发和转移,并很快死亡。在高度未分化的副神经节瘤中有少量的神经肽分泌[42]。这些肿瘤也可分泌多种肽类激素,如促肾上腺皮质激素(ACTH)、5-羟色胺、儿茶酚胺和多巴胺[43]。

治疗

需要针对每名患者的肿瘤生长位置、生长范围和侵袭程度来制订个体化的治疗方案。颅神经麻痹的发病率较高,使得对这些患者的处理显得棘手。不断进步的经血管内栓塞术已成为肿瘤治疗很重要的辅助方法。过去认为放射治疗对球部肿瘤无效,但最新的随访调查研究发现,放疗能达到控制肿瘤生长的良好效果[44,45]。对于多灶肿瘤患者,特别是双侧肿瘤患者,制订适宜的治疗方案非常重要。双侧肿瘤与颅神经功能障碍的高发病率有关,所以必须进行妥善处理。

手术切除可以治疗这类疾病。需要根据肿瘤位置、肿瘤对骨质的侵袭程度、患者的全身情况以及术前出现的神经功能障碍来确定个体化的治疗方案(图 33.6e)。要同时显露肿瘤在颅内和颅外的部分,使肿瘤可以一次性全部切除。球内操作有助于保护颅神经,但对于肿瘤已侵蚀外侧静脉壁的病例并不适用。应在显微镜下进行细致解剖,注意保护颈内动脉。通常在肿瘤和血管外膜的层面上进行分离。

在作者曾处理过的典型的复杂球部肿瘤中,86%

缺陷
• 激素检查阳性的患者要在进行治疗措施前应用 α 和 β 肾上腺素受体阻滞剂。

重要参考
• 对于多发性肿瘤的患者,双侧颅神经功能障碍的发病率明显升高,处理这些患者时需要特别注意。

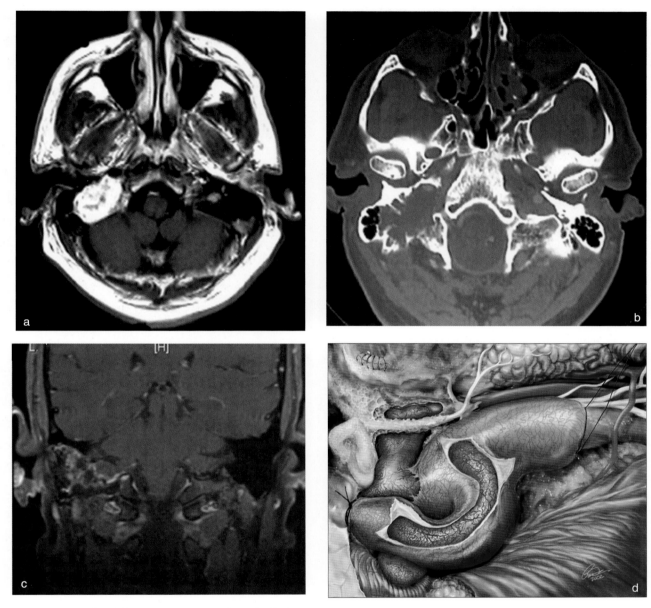

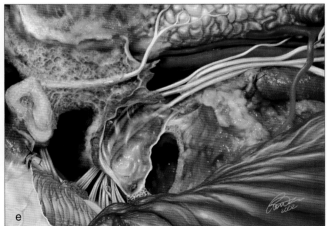

图 33.6　(a)术前轴位 T1 加权对比增强 MRI 和(b)颈静脉球体瘤轴位 CT 扫描。(c)术后冠状位 MRI 显示肿瘤已全切。(d)切除前肿瘤的示意图。肿瘤已显露,可辨识出颈动脉、下颅神经、面神经。随后结扎乙状窦和颈静脉并打开颈静脉球部。封闭外耳道,移除中耳听小骨。(e)图示保存颈静脉球部前壁和内侧壁的囊内切除,以减少对颅神经的影响。(From Al-Mefty O, Teixeira A. Complex tumors of the glomus jugulare: criteria, treatment, and outcome. J Neurosurg 2002;97:1356–1366. Reproduced with permission from the *Journal of Neurosurgery*.)

可以实现肿瘤全切。对于小肿瘤,85%~90%的病例可以保住颅神经功能。对于巨大的或复杂的肿瘤,如果肿瘤未侵袭静脉外侧壁和颅神经,颅神经的保护就会困难些[46]。

目前用放射外科治疗颈静脉球部肿瘤也很常见。近期的研究结果表明,单纯用放射外科治疗颈静脉球部的肿瘤,瘤体积有缩小,提示这是一个有前景的治疗方法[44]。通过放疗来治疗这些肿瘤是安全的,颅神经暂时性病变发病率为8.5%,永久性病变发病率为2.1%。98%的患者肿瘤生长得到控制,36%的患者肿瘤体积缩小。由于这些结果,一些医生建议将放射外科作为颈静脉球部肿瘤的首选治疗方案。由于这些研究的随访时间较短,而且此类肿瘤生长缓慢,故放射外科的效果仍需长期随访观察。手术治疗的优点在于可以达到肿瘤全切,并且可以减轻占位效应。

对于超过放疗体积限制的肿瘤也可以行手术治疗。因此,对于体积巨大、有脑干压迫、有明显颅内生长、伴有大量血管生长的肿瘤,手术治疗依然适宜,可以实现全切且恢复较快。对于残余肿瘤、高龄患者和双侧肿瘤的病例,仍可以施行放射外科治疗。

■ 脊索瘤

脊索瘤是一种罕见的肿瘤,已确定其起源于残留的脊索。约32%的病例发生在颅底,33%在脊柱,29%在骶骨。肿瘤呈局部侵袭性、渗透性且很难治愈。此外,其在放射影像学上和病理学上很难与软骨肉瘤相鉴别。颅底脊索瘤易发生于小儿和20~40岁的成年人。岩部脊索瘤最常见的症状是头痛和复视,其他常见症状有声音嘶哑、吞咽困难、面部麻木疼痛、上睑下垂、眩晕、耳聋、视力减退、面部麻痹。由于脊索瘤生长缓慢,临床症状常不明显,从出现症状到确诊的平均时间为3.44年。

影像学表现

颅底脊索瘤的典型影像学表现是中线斜坡病变,T1加权MRI上呈高或等密度,T2加权MRI上呈高密度,对比增强后可有不同程度增强(图33.7a,b)。肿瘤可生长入鞍区和鼻咽部,海绵窦受累不常见,很多重要结构经常受累,如脑干和Willis环。矢状位的影像学检查对诊断肿瘤向后方的侵袭程度和脑膜内的附属结构有价值。冠状位图像有助于观察肿瘤与视交叉和静脉窦的关系。

CT是很重要的检查工具,可以用来评估脊索瘤对斜坡骨质的溶骨性破坏情况(图33.7c,d)。此外,评估齿突的情况有助于评估术后脊柱的稳定性。在影像学上,脊索瘤和软骨肉瘤的特点相似,无法明确鉴别诊断。然而脊索瘤多位于中线,呈对称性生长,而软骨肉瘤通常生长在侧面并侵蚀岩骨,这可以为我们的诊断提供一些线索。

病理

脊索瘤可分为三类:常规型、软骨样脊索瘤和去分化型。

常规脊索瘤形成由骨膜和硬脑膜形成的假包膜覆盖的界限清楚的肿块,通过侵袭骨质结构向远处生长并覆盖其他结构。颅底脊索瘤通常比骶管脊索瘤体积小,大体呈分叶状,有小结节,呈灰褐色的软组织肿块。显微镜下显示肿瘤的假包膜纤维束可形成厚的透明隔和薄层小叶间隔结构。小叶中可见有黏液素池的空泡细胞。细胞胞浆内存在大量黏液素,有些几乎不可见,有些数量很大几乎冲破细胞(图33.7f)。有丝分裂象作用有限。免疫组化是诊断脊索瘤的重要工具。脊索瘤细胞角蛋白和上皮细胞膜抗原(EMA)呈阳性。经brachyury的敏感性和特异性>90%[47,48]。

软骨型脊索瘤在普通脊索瘤的某些区域出现变异,可见透明软骨区域,该区域又和低分级的透明软骨型软骨肉瘤相似。此类肿瘤有的是小区域、散在软骨样分化的脊索瘤,有的是伴有小部分脊索瘤的软骨瘤。这些肿瘤通常难以分类,并且易与软骨肉瘤相混淆。免疫组化有助于鉴别诊断,软骨样脊索瘤染色细胞角蛋白和EMA呈阳性,而软骨肉瘤此两项为阴性[49]。

去分化型脊索瘤是一种少见的变异,临床特征更具侵袭性,治疗效果不佳。此类肿瘤在骶管中更常见,它由传统脊索瘤变异而来,部分区域出现类似高级恶性纤维组织细胞瘤、纤维肉瘤和骨肉瘤的特点。

治疗

脊索瘤合适的治疗方案需要多学科团队共同制订。高剂量放疗之后行肿瘤根治切除术适用于颅底脊索瘤。由于肿瘤经常累及重要结构，故先行肿瘤减灭术有助于进一步行放射治疗。然而对于术后 MRI 显示没有肿瘤残余的患者，无病生存率会更高[50]。所以建议最大程度移除软组织肿块，并磨去邻近的骨质。尽管肿瘤根治术需要结合多种方法，但在可接受的发病率和病死率范围内是可以达到根治效果的。

预后

尽管采用最好的治疗方法，脊索瘤仍然容易局部复发且侵袭性很强。早期发现并进行肿瘤全切的患者预后较好[50]。采用高剂量放射，如质子束疗法可以延长

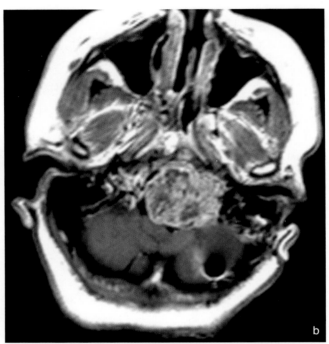

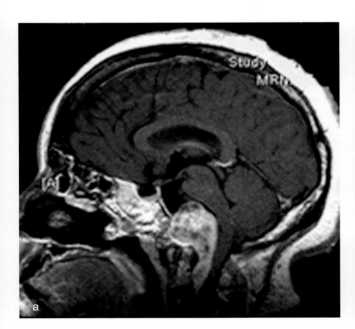

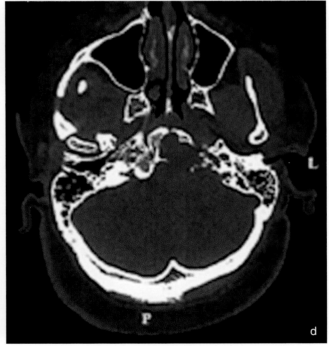

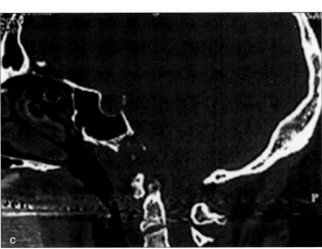

图 33.7　(a)矢状位和(b)轴位对比增强 MRI 显示岩部有呈不均匀增强的脊索瘤并压迫脑干。(c)矢状位和(d)轴位 CT 骨窗扫描显示肿瘤侵犯斜坡中线。(待续)

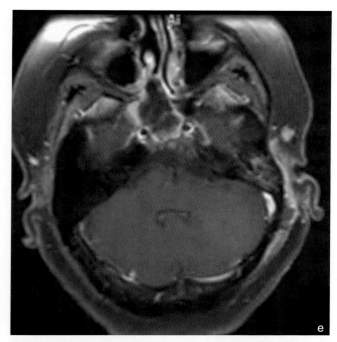

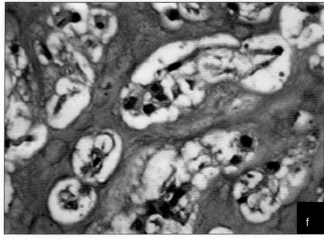

图 33.7（续）　（e）术后对比增强轴位 MRI 显示肿瘤已全部切除。（f）对切除的标本进行显微镜检查显示，空泡细胞胞质内含黏蛋白，并可见大量嗜酸性多核细胞。

生存率[51]。肿瘤的进展通常是局限的和高侵袭性的，二次手术切除后复发时间更短，细胞的异质性也会累积[52]。组织学变异后产生的软骨样脊索瘤的临床病程与其类似，尽管有报告称其预后有所改善[50]。

和软骨肉瘤的区别

通常来说，由于发病位置、临床表现和影像学特征相似，脊索瘤经常被误诊为软骨肉瘤，此外，软骨样脊索瘤和软骨肉瘤在组织学上也有相似的特点，通过

> **缺陷**
>
> ● 脊索瘤和软骨肉瘤的鉴别诊断很重要，两者的处理方法和治疗方案完全不同。

免疫组化可以将其区分。脊索瘤细胞角蛋白和上皮膜抗原阳性，但软骨肉瘤两者均为阴性。临床病程明显不同是一个重要的区别。软骨肉瘤 5 年的无复发生存率为 95%~100%，且术后无需放疗，而脊索瘤则需要[50]。

■ 表皮样和皮样瘤

表皮样瘤为良性病变，生长缓慢，约占所有颅内肿瘤的 1.2%。它可能起源于处于休眠期胚芽细胞中处于早期的错位细胞。原因在于胚芽期第 3 周到第 5 周神经沟闭合时夹杂了外胚层成分。表皮样瘤应与皮样瘤区分开。皮样瘤可出现其他的真皮结构，如毛囊、皮脂腺和汗腺。皮样病变通常发生于中线，并伴有皮肤的窦道。皮样瘤出现于人生早期，因为其分泌大量油脂并出现毛发生长。

临床表现

临床表现取决于病变部位和体积。表皮样肿瘤通常如上皮肿瘤细胞脱落样生长，形成角蛋白和胆固醇结晶。尽管最常发生的部位是桥小脑角，其次是鞍区和鞍上区，但其可在颅腔内任何位置发病，包括颅中窝、脑室腔以及脑实质内[53-55]。典型临床表现为颅神经障碍、头痛和共济失调。

影像学检查

表皮样肿瘤在 CT 上通常显示为与脑实质相当的低密度影。其在 T1 加权 MRI 上呈低强度，在 T2 加权 MRI 上呈高强度，很少或没有强化灶（图 33.8a~d）。肿瘤周围的轻微增强可能是由于肿瘤囊肿内容物的化学性炎症和刺激或肿瘤压迫周围血管。术后很难进行影像学随访评估，因为肿瘤在 MRI 上的影像学特征与脑脊液类似。在术后影像随访时，弥散磁共振成像序列最适合评估术后肿瘤的复发情况。表皮样肿瘤在弥

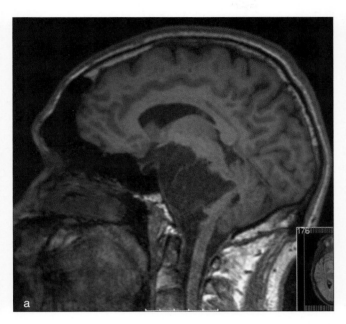
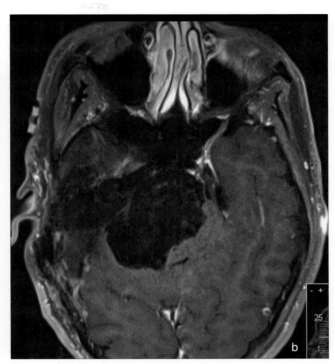

图 33.8　(a) 矢状位和(b)轴位 MRI 显示有非强化的低密度病灶压迫脑干。(待续)

散影像上呈高强度,而脑脊液呈低强度。皮样肿瘤由于其脂肪含量高,故在 T1 加权 MRI 上呈高密度。

组织学

组织学上,表皮样肿瘤含有复层鳞状上皮以及包含细胞碎片的白色纤维囊,包括角蛋白和细胞膜破裂时游出的脂质(胆固醇)。皮样肿瘤有一个厚壁,由复层鳞状上皮组成。皮样肿瘤含有毛囊、腺体以及黄白色浓厚、油腻的气味和难闻的物质,如果肿瘤破裂会引起严重的脑膜炎。

手术治疗

显微手术切除是唯一可靠的治疗方法。表皮样肿瘤呈白色、光滑外观(图 33.8f)。首次手术就应该尝试瘤囊全切。在大多数病例中,可以利用吸引器将瘤囊吸除,操作并不困难。如果瘤囊和邻近神经血管结构贴附不紧密可以考虑移除。如果瘤体和邻近结构粘连很严重,手术切除会有困难。一些医生建议不切除瘤囊[56]。然而一项研究结果表明,肿瘤全切可以减少复发

率[57]。瘤囊切除是必要的,否则还需要数次手术处理残余的肿瘤。因此必须尝试全切,否则其会继续生长(图 33.8g)。皮样肿瘤的手术切除策略与其类似,但要注意肿瘤内容物不能溢出,否则会引起严重感染。

> **提示**
>
> ● 弥散磁共振成像序列是最适合检测表皮样肿瘤术后复发情况和长期随访研究的影像学检查。表皮样肿瘤的弥散成像中呈高强度,而脑脊液是低强度。由于脂肪密度高,皮样肿瘤在 T1 加权 MRI 上呈高强度。

■ 结论

由于此区域有很重要的神经血管结构,颅底肿瘤的治疗是很有挑战性的。颅底外科的发展使得处理这些病变时的并发症发生率和死亡率都很低。多数颅底肿瘤的预后良好,但也有少部分病理恶性,预后不佳。

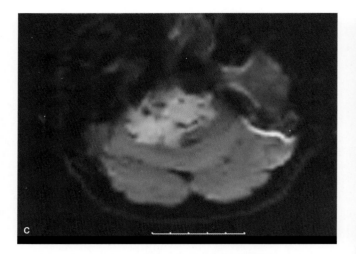

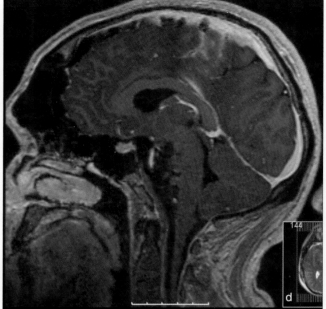

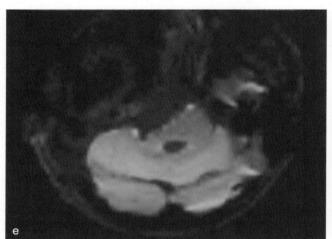

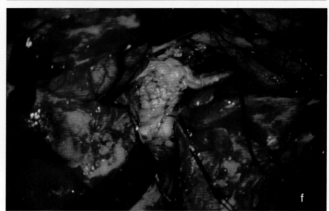

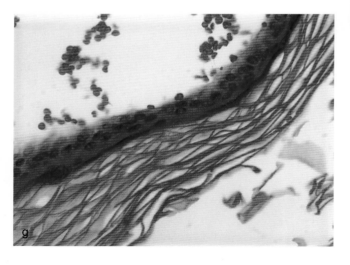

图 33.8(续)　(c)弥散系列 MRI 确认了表皮样肿瘤的诊断。(d)矢状位 T1 加权 MRI 的 T1 信号和(e)术后弥散成像显示肿瘤已全切。(f)术中图片显示经岩骨入路暴露的手术区域。(g)表皮样肿瘤的组织学切除可见囊内移位的表皮细胞。瘤囊全切能防止复发。

编者注

　　过去,我们都认为颅底肿瘤的位置深入,结构复杂,手术切除很困难。随着显微外科的进步以及显微镜和术前影像学检查的应用,神经外科医生能够发现很多适合颅底肿瘤的手术入路,可以操作从前难以处理的区域。虽然颅底外科仍然是神经外科最难的亚学科之一,但随着技术的进步、观念的更新以及神经内镜的应用,颅底肿瘤的手术切除将不再困难。

　　通过基因组分析,我们也发现了这些复杂肿瘤的生物学特点,一些分子标记物可能将成为潜在治疗靶点,会对肿瘤的根治术有辅助作用,特别是对于恶性肿瘤的治疗有帮助。目前,当然也包括不远的未来,特别是医生和医院对治疗颅底肿瘤有丰富经验以后,手术将成为治疗此类疾病的支柱手段。

（Berger）

（韩圣　译）

参考文献

1. Porter KR, McCarthy BJ, Freels S, Kim Y, Davis FG. Prevalence estimates for primary brain tumors in the United States by age, gender, behavior, and histology. Neuro-oncol 2010;12:520–527 10.1093/neuonc/nop066
2. Nakasu S, Hirano A, Shimura T, Llena JF. Incidental meningiomas in autopsy study. Surg Neurol 1987;27:319–322
3. Hashiba T, Hashimoto N, Izumoto S, et al. Serial volumetric assessment of the natural history and growth pattern of incidentally discovered meningiomas. J Neurosurg 2009;110:675–684 10.3171/2008.8.JNS08481
4. Nakamura M, Roser F, Michel J, Jacobs C, Samii M. The natural history of incidental meningiomas. Neurosurgery 2003;53:62–70, discussion 70–71
5. Yoneoka Y, Fujii Y, Tanaka R. Growth of incidental meningiomas. Acta Neurochir (Wien) 2000;142:507–511
6. Niiro M, Yatsushiro K, Nakamura K, Kawahara Y, Kuratsu J. Natural history of elderly patients with asymptomatic meningiomas. J Neurol Neurosurg Psychiatry 2000;68:25–28
7. Olivero WC, Lister JR, Elwood PW. The natural history and growth rate of asymptomatic meningiomas: a review of 60 patients. J Neurosurg 1995;83:222–224 10.3171/jns.1995.83.2.0222
8. Yano S, Kuratsu J-I; Kumamoto Brain Tumor Research Group. Indications for surgery in patients with asymptomatic meningiomas based on an extensive experience. J Neurosurg 2006;105:538–543 10.3171/jns.2006.105.4.538
9. Oya S, Kim S-H, Sade B, Lee JH. The natural history of intracranial meningiomas. J Neurosurg 2011;114:1250–1256 10.3171/2010.12.JNS101623
10. Van Havenbergh T, Carvalho G, Tatagiba M, Plets C, Samii M. Natural history of petroclival meningiomas. Neurosurgery 2003;52:55–62, discussion 62–64
11. Erkmen K, Al-Mefty O, Adada B. Tumors of the skull base. In: Oncology of CNS Tumors. Berlin, Heidelberg: Springer Berlin Heidelberg, 2010: 279–307. doi:10.1007/978-3-642-02874-8_17
12. New PF, Hesselink JR, O'Carroll CP, Kleinman GM. Malignant meningiomas: CT and histologic criteria, including a new CT sign. AJNR Am J Neuroradiol 1982;3:267–276
13. Nakasu S, Nakasu Y, Nakajima M, Matsuda M, Handa J. Preoperative identification of meningiomas that are highly likely to recur. J Neurosurg 1999;90:455–462 10.3171/jns.1999.90.3.0455
14. Simpson D. The recurrence of intracranial meningiomas after surgical treatment. J Neurol Neurosurg Psychiatry 1957;20:22–39
15. Mahmoud M, Nader R, Al-Mefty O. Optic canal involvement in tuberculum sellae meningiomas: influence on approach, recurrence, and visual recovery. Neurosurgery 2010;67(3, Suppl Operative):ons108–ons118, discussion ons118–ons119
16. Kinjo T, al-Mefty O, Ciric I. Diaphragma sellae meningiomas. Neurosurgery 1995;36:1082–1092
17. Al-Mefty O. Operative Atlas of Meningiomas. Philadelphia: Lippincott Williams & Wilkins, 1998
18. Cook SW, Smith Z, Kelly DF. Endonasal transsphenoidal removal of tuberculum sellae meningiomas: technical note. Neurosurgery 2004;55:239–244, discussion 244–246
19. Fatemi N, Dusick JR, de Paiva Neto MA, Malkasian D, Kelly DF. Endonasal versus supraorbital keyhole removal of craniopharyngiomas and tuberculum sellae meningiomas. Neurosurgery 2009;64(5, Suppl 2):269–284, discussion 284–286
20. Wang Q, Lu X-J, Li B, Ji W-Y, Chen K-L. Extended endoscopic endonasal transsphenoidal removal of tuberculum sellae meningiomas: a preliminary report. J Clin Neurosci 2009;16:889–893 10.1016/j.jocn.2008.10.003
21. de Divitiis E, Cavallo LM, Esposito F, Stella L, Messina A. Extended endoscopic transsphenoidal approach for tuberculum sellae meningiomas. Neurosurgery 2007;61(5, Suppl 2):229–237, discussion 237–238
22. de Divitiis E, Esposito F, Cappabianca P, Cavallo LM, de Divitiis O. Tuberculum sellae meningiomas: high route or low route? A series of 51 consecutive cases. Neurosurgery 2008;62:556–563, discussion 556–563
23. Kaptain GJ, Vincent DA, Sheehan JP, Laws ER Jr. Transsphenoidal approaches for the extracapsular resection of midline suprasellar and anterior cranial base lesions. Neurosurgery 2001;49:94–100, discussion 100–101
24. Couldwell WT, Weiss MH, Rabb C, Liu JK, Apfelbaum RI, Fukushima T. Variations on the standard transsphenoidal approach to the sellar region, with emphasis on the extended approaches and parasellar approaches: surgical experience in 105 cases. Neurosurgery 2004;55:539–547, discussion 547–550
25. Ceylan S, Koc K, Anik I. Endoscopic endonasal transsphenoidal approach for pituitary adenomas invading the cavernous sinus. J Neurosurg 2010;112:99–107 10.3171/2009.4.JNS09182
26. Gardner PA, Kassam AB, Thomas A, et al. Endoscopic endonasal resection of anterior cranial base meningiomas. Neurosurgery 2008;63:36–52, discussion 52–54
27. Dusick JR, Esposito F, Kelly DF, et al. The extended direct endonasal transsphenoidal approach for nonadenomatous suprasellar tumors. J Neurosurg 2005;102:832–841 10.3171/jns.2005.102.5.0832
28. Kitano M, Taneda M, Nakao Y. Postoperative improvement in visual function in patients with tuberculum sellae meningiomas: results of the extended transsphenoidal and transcranial approaches. J Neurosurg 2007;107:337–346 10.3171/JNS-07/08/0337
29. Taha ANMA, Erkmen KK, Dunn IFI, Pravdenkova SS, Al-Mefty OO. Meningiomas involving the optic canal: pattern of involvement and implications for surgical technique. Neurosurg Focus 2011;30:E12–E12 10.3171/2011.2.FOCUS1118
30. Ossama Al-Mefty. Clinoidal meningiomas. 1990. http://dxdoiorg/103171/jns19907360840
31. Pendl G, Schröttner O, Eustacchio S, Ganz JC, Feichtinger K. Cavernous sinus meningiomas—what is the strategy: upfront or adjuvant gamma knife surgery? Stereotact Funct Neurosurg 1998;70(Suppl 1):33–40
32. Nicolato A, Foroni R, Alessandrini F, Maluta S, Bricolo A, Gerosa M. The role of gamma knife radiosurgery in the management of cavernous

sinus meningiomas. Int J Radiat Oncol Biol Phys 2002;53:992–1000

33. Lee JYK, Niranjan A, McInerney J, Kondziolka D, Flickinger JC, Lunsford LD. Stereotactic radiosurgery providing long-term tumor control of cavernous sinus meningiomas. J Neurosurg 2002;97:65–72 10.3171/jns.2002.97.1.0065

34. Hasegawa T, Kida Y, Yoshimoto M, Koike J, Iizuka H, Ishii D. Long-term outcomes of gamma knife surgery for cavernous sinus meningioma. J Neurosurg 2007;107:745–751 10.3171/JNS-07/10/0745

35. Williams BJ, Yen CP, Starke RM, et al. Gamma knife surgery for parasellar meningiomas: long-term results including complications, predictive factors, and progression-free survival. J Neurosurg 2011;114:1571–1577 10.3171/2011.1.JNS091939

36. Heth JA, Al-Mefty O. Cavernous sinus meningiomas. Neurosurg Focus 2003;14:e3

37. De Jesús O, Sekhar LN, Parikh HK, Wright DC, Wagner DP. Long-term follow-up of patients with meningiomas involving the cavernous sinus: recurrence, progression, and quality of life. Neurosurgery 1996;39:915–919, discussion 919–920

38. DeMonte F, Smith HK, al-Mefty O. Outcome of aggressive removal of cavernous sinus meningiomas. J Neurosurg 1994;81:245–251 10.3171/jns.1994.81.2.0245

39. Almefty R, Dunn IF, Pravdenkova S, Abolfotoh M, Al-Mefty O. True petroclival meningiomas: results of surgical management. J Neurosurg 2013

40. Erkmen K, Pravdenkova S, Al-Mefty O. Surgical management of petroclival meningiomas: factors determining the choice of approach. Neurosurg Focus 2005;19:E7

41. Kenan I, Arnautović KI, Al-Mefty O, Husain M. Ventral foramen magnum meningiomas. 2000. http://dxdoiorg/103171/spi20009210071

42. Linnoila RI, Lack EE, Steinberg SM, Keiser HR. Decreased expression of neuropeptides in malignant paragangliomas: an immunohistochemical study. Hum Pathol 1988;19:41–50 10.1016/S0046-8177(88)80314-9

43. Brown JS. Glomus jugulare tumors revisited: a ten-year statistical follow-up of 231 cases. Laryngoscope 1985;95:284–288

44. Gottfried ON, Liu JK, Couldwell WT. Comparison of radiosurgery and conventional surgery for the treatment of glomus jugulare tumors. Neurosurg Focus 2004;17:E4

45. Jordan JA, Roland PS, McManus C, Weiner RL, Giller CA. Stereotactic radiosurgery for glomus jugulare tumors. Laryngoscope 2009;110:35–38

46. Al-Mefty O, Teixeira A. Complex tumors of the glomus jugulare: criteria, treatment, and outcome. J Neurosurg 2002;97:1356–1366 10.3171/jns.2002.97.6.1356

47. Oakley GJ, Fuhrer K, Seethala RR. Brachyury, SOX-9, and podoplanin, new markers in the skull base chordoma vs chondrosarcoma differential: a tissue microarray-based comparative analysis. Mod Pathol 2008;21:1461–1469 10.1038/modpathol.2008.144

48. Jambhekar NA, Rekhi B, Thorat K, Dikshit R, Agrawal M, Puri A. Revisiting chordoma with brachyury, a "new age" marker: analysis of a validation study on 51 cases. Arch Pathol Lab Med 2010;134:1181–1187 10.1043/2009-0476-OA.1

49. Heffelfinger MJ, Dahlin DC, MacCarty CS, Beabout JW. Chordomas and cartilaginous tumors at the skull base. Cancer 1973;32:410–420

50. Almefty K, Pravdenkova S, Colli BO, Al-Mefty O, Gokden M. Chordoma and chondrosarcoma: similar, but quite different, skull base tumors. Cancer 2007;110:2457–2467 10.1002/cncr.23073

51. Hug EB. Review of skull base chordomas: prognostic factors and long-term results of proton-beam radiotherapy. Neurosurg Focus 2001;10:E11

52. Almefty KK, Pravdenkova S, Sawyer J, Al-Mefty O. Impact of cytogenetic abnormalities on the management of skull base chordomas. J Neurosurg 2009;110:715–724 10.3171/2008.9.JNS08285

53. Dufour H, Fuentes S, Metellus P, Grisoli F. [Intracavernous epidermoid cyst. Case report and review of the literature]. Neurochirurgie 2001;47:55–59

54. Bougeard R, Mahla K, Roche PH, Hallacq P, Vallée B, Fischer G. [Epidermoid cyst of the lateral ventricles]. Neurochirurgie 1999;45:316–320

55. Iaconetta G, Carvalho GA, Vorkapic P, Samii M. Intracerebral epidermoid tumor: a case report and review of the literature. Surg Neurol 2001;55:218–222

56. Berger MS, Wilson CB. Epidermoid cysts of the posterior fossa. J Neurosurg 1985;62:214–219 10.3171/jns.1985.62.2.0214

57. Yaşargil MG, Abernathey CD, Sarioglu AC. Microneurosurgical treatment of intracranial dermoid and epidermoid tumors. Neurosurgery 1989;24:561–567

第34章

垂体肿瘤

Osaama H. Khan, Gelareh Zadeh

垂体腺瘤是鞍区最常见的病变，占颅内肿瘤的25%[1]，患者数约占总人口的16.9%[2]。虽然男性和女性发病率相当，但某些肿瘤亚型显示出一定的性别相关性。垂体肿瘤可按其形态和功能特点进行分类，根据其产生的大量激素引起的临床表现进行分类，患病率由高到低依次为催乳素瘤(泌乳素腺瘤)、生长激素腺瘤(肢端肥大症、巨人症)、促肾上腺皮质激素腺瘤(库欣病)和发病率很低的分泌糖蛋白激素的肿瘤，如促甲状腺激素(TSH)肿瘤、促黄体生成激素(LH)肿瘤和卵泡刺激素(FSH)肿瘤。垂体腺瘤可分泌两种或两种以上激素，如生长激素(GH)和泌乳素(PRL)。不分泌循环中能检测到相关激素的垂体肿瘤称为无分泌或无功能(NF)型肿瘤[3]，根据垂体瘤的形态可分为微腺瘤(肿瘤直径<10mm)，一般较局限，较少具有侵袭性；大腺瘤，常扩展至鞍区以外，具侵袭性[4]。

■ 临床表现

临床表现大致可以分为：①肿瘤偶然被发现；②压迫或牵拉在鞍区硬脑膜或隔膜分布的三叉神经所引起的头痛；③对邻近结构，如视神经和视交叉的影响，或偶尔影响位于海绵窦的颅神经；④内分泌功能障碍。急性表现罕见，如垂体卒中通常伴有突发性头痛、脑膜刺激征、眼球运动异常伴视觉的改变，以及因肿瘤出血或坏死而引起的下丘脑-垂体-肾上腺轴的内分泌紊乱。然而，垂体出血发生率仅占垂体腺瘤

的27%，且许多垂体卒中无明显临床表现[5]。

最佳的垂体肿瘤治疗需要整体团队合作。垂体在内分泌调控中心的复杂作用成为了理想治疗的障碍。因此，一系列检测和检查建议于术前进行，包括神经系统、神经内分泌、神经眼科和影像学评估等。

■ 内分泌评价

内分泌检查的目的是为了发现相关激素降低或增高。术前和术后的内分泌检查包括对游离皮质醇、促肾上腺皮质激素(ACTH)、游离甲状腺素、促甲状腺激素、泌乳素、生长激素、胰岛素样生长因子-1(IGF-1)、睾酮、雌二醇、LH和FSH的评估，检测内分泌紊乱。泌乳素瘤的诊断依据血清PRL水平>150ng/mL并结合患者典型的临床症状[6]，内分泌缓解定义为术后PRL水平女性<20ng/mL，男性<15ng/mL。库欣病的诊断是基于24h尿游离皮质醇结果异常或对小剂量地塞米松抑制试验异常，定义为地塞米松1mg注射至次日晨起血浆皮质醇下降水平<1.8ng/mL[7,8]。肢端肥大症的诊断是基于空腹血清GH和IGF-1水平的异常[9]。

> **提示**
>
> • 为获得最佳的治疗效果，应以团队合作为基础的治疗形式，包括神经外科、眼科、内分泌等多学科共同配合，共同致力于患者的治疗管理。

■ 眼科检查

对于所有患者，正规的神经眼科检查必不可少。眼科检查包括视野检查及分析对抗与 Goldmann 视野检查法或半自动视野检查法。经典的双颞侧偏盲为视交叉受压表现。早期受压可能导致上视野上象限受损，因为神交叉下部神经受压。用校正或未校正的 Snellen 视力表评价视力是必要的。还应进行眼底镜检查，以便评估是否存在视神经萎缩。眼外肌运动功能应该有所记录，特别是当肿瘤延伸到周围海绵窦时。

■ 神经影像

目前，磁共振成像（MRI）是脑垂体病变诊断和鉴别的首选方式。MRI 对垂体及鞍旁区的诊断标准包括矢状 T1 和 T2 加权图像有无增强对比[10]。对比增强图像可以区分肿瘤与移位的垂体，可以显示肿瘤与海绵窦或颈内动脉海绵窦段狭窄（ICA）的位置关系，并有助于鉴别诊断鞍区病变。冠状 T2 加权图像可以更好地显示视交叉受压情况。CT 可供是有 MRI 禁忌证、存在骨质侵袭性病例患者的选择，CT 骨窗对于显示鞍底、蝶窦气化情况有帮助。

对肿瘤的侵袭性进行术前诊断是制订手术和辅助治疗策略的关键。磁共振成像可以对海绵窦的浸润情况进行评估。Knosp-Steiner 分级可以对术前肿瘤生长进入海绵窦（CS）的情况进行评价。通过蝶鞍 MRI，在冠状面以颈内动脉海绵窦段或前床突段作为参考点，一系列线条于内侧或外侧连接颈内动脉海绵窦段与前床突段，将肿瘤分为五个等级（0~4）。0 级代表正常情况下没有入侵（肿瘤尚未突破颈内动脉海绵窦段与前床突段内侧连线），4 级代表肿瘤包绕颈内动脉。通过 25 例垂体瘤（包括功能型和非功能性型），应用

Knosp-Steiner 术前分级确定手术方案，证实所有的 3 级和 4 级肿瘤具有海绵窦侵袭，大部分 2 级通过外科手术证实有侵袭，而 0 级和 1 级没有侵袭[11]。作者认为，如果肿瘤跨过颈内动脉海绵窦段与前床突段血管管径中心的连线（2 级），那么海绵窦侵袭可能性非常大。

许多学者已证实 Knosp 分级对自己的研究用处较大。一项研究表明，无鞍旁扩展（0 级）的腺瘤可能存在海绵窦侵袭，所有 4 级垂体腺瘤通过手术证实都存在海绵窦侵袭[12]。手术确定海绵窦侵袭与海绵窦侵袭的 Knosp 分级存在相关性，且 MRI 预测海绵窦侵袭的敏感性为 60%，特异性为 85%[13]。

■ 外科治疗

适当的医疗检查和处理后，外科手术通常可以确定最终的诊断并提供适当的治疗。手术目的包括：①肿瘤全切，②解除视交叉或神经受压，③肿瘤细胞减灭，④保留或恢复内分泌功能，⑤组织学诊断。在过去的几十年里，诊断方法与手术器械和技术都已取得进步。这在提供给神经外科医生一大批医疗设备帮助实现手术目标的同时还可减少手术并发症，它们包括术中成像（术中 CT 或 MRI[14]）、神经导航、用于确认颈内动脉的手持多普勒超声、使用吲哚菁绿鉴别肿瘤边缘[15]和鼻内镜仪器（二维或三维内窥镜）等。伴随着对大量手术的报道，对于理想手术方式的争议（开颅、经鼻显微镜与鼻内窥镜）已经减少。随着技术的进步，神经外科医生在培训和实践中越来越得心应手（图 34.1）。

经鼻蝶手术的优点包括其本身是一种微创的方法，拥有更直接的解剖路径，没有开颅或面部切口，对大脑和神经血管的损伤小，对肿瘤的血液供应断流早，提供相关解剖结构的可视化，有更好的美容效果并可缩短恢复时间。与显微镜相比，内窥镜还提供了一个更广阔的视野范围。鞍底重建的进步，如使用带

提示

- 一个彻底、全面的病史回顾和体格检查应包括遗传综合征之类的问题，如多发性内分泌腺瘤病（MEN），因为这些病例也有患甲状旁腺瘤或胰腺肿瘤的可能。

缺陷

- 海绵窦侵袭曾被认为是侵袭性肿瘤的特点，因为涉及解剖位置，海绵窦侵袭的肿瘤很难达到完全切除。

术前　　　　　　　　　　　　　术后

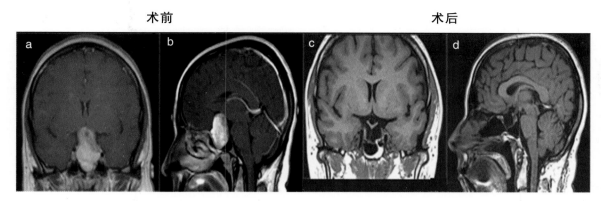

图 34.1　冠状位(a)和(b)矢状 T1 加权磁共振成像(MRI)是一名 36 岁女性闭经伴新发头痛和视力改变。MRI 显示垂体大腺瘤鞍上不均匀占位最大直径 4cm,为血液或蛋白质地。患者行鼻内镜手术。(c,d)术后影像学检查显示肿瘤完全切除,视交叉和垂体柄(c)现在清晰可见。病理学确定这是一种激素抑制促性腺激素腺瘤。

蒂鼻中隔皮瓣[16]使手术分离鞍区肿瘤而造成的严重脑脊液漏问题得以解决。

独特的垂体腺瘤类型

泌乳素腺瘤

高催乳素血症是最常见的垂体疾病,泌乳素腺瘤占垂体瘤的 30%~60%[17]。生理上,高催乳素血症对身体和情绪、受孕、对乳头刺激的反应、性高潮都有所影响。泌乳素的医源性升高发生在拮抗多巴胺作用的药物中,如止吐药、抗抑郁药、抗精神病药和镇静催眠药。临床研究发现,无论患者性别,伴随泌乳素升高的是焦虑、抑郁、疲劳和情绪不稳定等[18,19]。生育年龄妇女的症状包括闭经、溢乳、不孕、脂溢性皮炎和多毛症。低雌激素可导致性欲减退,长期作用包括骨质疏松等。在男性中,最常见的表现为性欲减退、阳痿,不常见的有少精症、性腺功能减退症。溢乳或乳房发育在 15%~30% 的男性患者出现[20]。

治疗结果取决于激素的敏感性和病因,以达到最终催乳素水平的正常化。非医源性的高催乳素血症患者常使用多巴胺受体激动剂药物治疗,以恢复血清激素水平的正常化,并控制肿瘤的大小和生长。泌乳素腺瘤使用卡麦角林和溴隐亭治疗的系统评价发现,卡麦角林能更有效地改善高催乳素血症并显著减少不良事件[21]。手术适应证包括药物治疗失败或使用各种

多巴胺受体激动剂而引起的严重副作用。对于卡麦角林的使用仍存在一些争议,因为长期的副作用及外科系列报告显示其缓解率为 85%~89%[22-24] 但复发率为 18.7%[25]。

肢端肥大症

肢端肥大症是由于生长激素慢性、长期升高所致的疾病。生长激素分泌过多的后果很多,包括面部的变化(口唇肥厚,舌、皮肤改变)、喉肥厚(低声)、骨性肥大(下颌前突、头骨增厚、指端粗大、颈椎狭窄)、高血压、心肌病、桶状胸、肾上腺皮质激素增高和慢性肾增大。肢端肥大症的诊断需依据其临床表现, 血清 IGF-I 水平升高,口服葡萄糖 (75g 或 100g) 后血清 GH 水平未能降至 1ng/mL 以下。最终的肢端肥大症测试是 GH 对口服葡萄糖的反应[糖耐量试验(OGTT)]。试验必须准确地进行,以得到准确的结果。首先应检测基础血清葡萄糖和生长激素水平,然后让患者口服葡萄糖溶液(75g 或 100g),之后每 30 分钟测血清葡萄糖和生长激素水平至 2 小时。正常的反应标准为血清 GH 水平降至 1ng/mL 以下。在肢端肥大症患者中,心脏病是引起发病率和死亡率升

> **缺陷**
>
> ● 在巨大的泌乳素腺瘤中, 镰刀效应被描述为,由于现实中的样本被稀释(10 倍),所以表现为较低水平的血清泌乳素,但在实际上是高水平的。

高的重要原因[26,17],其次是呼吸道疾病,如上呼吸道阻塞(阻塞性睡眠呼吸暂停),70%以上的患者会受到影响[28]。

手术为首选治疗[9]。无论是显微镜还是内窥镜,手术技巧与其他腺瘤一样。缓解率为 46%~85%,微腺瘤的缓解率为 75%~100%,大腺瘤的缓解率为 50%~80%[29-32]。术中生化检测激素水平来指导手术切除已被多所医院采用[33]。

库欣病

库欣病是由于垂体肿瘤异常分泌 ACTH 造成皮质醇增高所致。1912 年,Harvey Cushing 首次对皮质醇异常增高做了描述[34]。高血压是库欣病最常见的临床表现之一。80%的库欣病患者有高血压,50%未经治疗的患者有严重的高血压且舒张压>100mmHg。体重增加、向心性肥胖和满月脸也是库欣病的常见表现。糖耐量异常发生在 60%以上的库欣病患者,而糖尿病发病率高达 1/3[35]。许多库欣病患者有抑郁、记忆力减退、全身无力、下肢近端肌和肩胛带肌的病症。

持续的皮质醇升高可以被以下试验筛选:24 小时尿游离皮质醇(最好是通过串联质谱法),昼夜唾液皮质醇水平升高和前一晚 11 点注射地塞米松后次日晨 8 点皮质醇下降至 $1.8\mu g/dL$ 以下[7]。由于 50%的由垂体腺瘤引起的库欣病患者在磁共振成像中没有明显表现,所以 MRI 不适于指导手术。岩下窦采血(IPSS)是确定垂体源性 ACTH 升高同时排除异位 ACTH 综合征最精确的方法。本试验需要比较中央静脉(岩下窦、左侧和右侧)和外周静脉(下腔静脉)在促肾上腺皮质激素释放激素(CRH)刺激前后的促肾上腺皮质激素的水平。中央静脉 ACTH 水平大于外周静脉 2 倍以上或大于 CRH 刺激后 3 倍以上可以表明为垂体源性 ACTH 升高。

手术治疗仍为首选治疗[36]。结合显微镜手术和内窥镜手术可使缓解率达 56%~86%[22-24,37-40]。

争议

- GH 和 IGF-I 在术后降低的相关重要性至今仍不清楚,但健康的维持需要二者保持最佳的血清水平。

重要参考

- 垂体瘤中促肾上腺皮质激素细胞腺瘤在针对 ACTH 的免疫组化染色呈阳性,但术前无临床表现和高皮质醇的实验室结果。它们具有潜在的侵袭性和近期复发的特点。

无功能腺瘤

约 25%的垂体腺瘤是临床无功能型。尽管临床表现通常明显,但主要表现为全垂体功能减退症或中风。切除程度缺乏生化标准,需要影像技术评估切除的程度,但具有一定主观性。全切率达 66%~93%[22,24,38,41]。

■ 放疗

对于不适于手术或药物治疗无效的垂体腺瘤可以行分次放疗或立体定向放疗(SRS)。分次放疗可以减少对临近放疗较敏感结构,如视交叉的损害,放疗可以达到一致的效果和更快的生化缓解[42]。垂体瘤的分次放疗意义已经明确,因此目前更多的研究聚焦在立体定向放疗的效果上[43]。尽管放疗可以有效地防止复发[44,45],但放疗伴随着新的内分泌问题、认知功能损害和 10 年内新生肿物的出现等风险[46-50]。

放射治疗的目的是永久性抑制肿瘤生长,维持垂体功能,使功能型腺瘤激素水平恢复,保持神经功能,特别是视力[51]。在被报道的 418 例垂体腺瘤使用立体定向放疗中[52],经伽玛刀治疗肿瘤控制率达 90.3%。生化缓解在库欣病患者中达 54%,在肢端肥大患者中达 53%,整体平均缓解时间达 48.9 个月。肿瘤控制情况与边缘剂量有关,但边缘剂量又关系到邻近结构放疗

争议

- 巨大无功能垂体腺瘤(>4cm)的传统手术切除方式是开颅手术,但近一段时间的长期系列研究和我们自身的经验表明,内镜经鼻蝶手术方式同样安全有效。

损害的风险。24.4%的患者出现了新的垂体激素缺乏症。13 例患者出现新的颅神经病变,包括 8 例视力障碍或视野缺损。本研究有助于更好地评价 SRS 对垂体肿瘤的效果以及其风险。据报道,通过中位数 80.5 个月的随访,肿瘤控制率为 83%。

通常,70%以上的肢端肥大症患者 GH 升高得以恢复,大约一半的库欣病患者得以恢复[53]。研究发现,所有的微腺瘤患者和 97%的大腺瘤患者在放疗后肿瘤得以控制。伽马刀治疗海绵窦侵袭和鞍旁扩展的腺瘤同样有效。治疗后内分泌激素缺乏不常见,尽管最近有报道精确的测试显示随着时间推移存在部分激素缺乏。

■ 肿瘤的生物学进展

垂体腺瘤的分子和基因异常以及解释垂体腺瘤发病机制的突变事件仍然令人困惑。通过对家族性和散发性腺瘤个体的调查,各种内在和外在的通路已被发现[54]。这些可能是遗传或表观遗传导致细胞周期失调,信号缺陷,或肿瘤抑制因子的缺失[55]。对干细胞的进一步研究发现,微小 RNA(miRNA)与细胞周期调控因子的研究可以帮助我们理解这些独特的肿瘤同时指导其诊断和治疗。

对于腺瘤侵袭的机制我们同样知之甚少。致使腺瘤侵袭邻近结构(尤其是海绵窦)的分子调节因子,特别是与另一个组织学相同的腺瘤的分子调节因子仍不清楚。是否浸润到海绵窦非常重要,由于切除肿瘤而不损伤颈动脉和颅神经是困难的,因此,有必要对预测垂体瘤行为的组织学或分子标志物进行探讨。虽然预测垂体腺瘤预后的最佳指标是准确、详细的腺瘤分型,但有必要确定新的靶蛋白以提供药物的辅助治疗。

成纤维细胞生长因子(FGF)及其受体(FGFR)经常在垂体肿瘤中表达,可以作为肿瘤海绵窦侵袭的生物标志物。在生长激素型垂体腺瘤中,通过反转录聚合酶链式反应(RT-PCR)检测 ptd-FGFR4 mRNA 水平确定 ptd-FGFR4 阳性腺瘤侵犯海绵窦多于 ptd-FGFR4 阴性腺瘤[56]。无论在功能型还是在非功能型腺瘤中,与无

侵袭性肿瘤相比,侵袭性肿瘤中 FGFR4 蛋白高水平表达[57]。

基质金属蛋白酶(MMP)可能是导致肿物侵袭的另一个生物标志物。它们被列为 Ⅳ 型胶原酶,这些蛋白质能降解 Ⅳ 型胶原,Ⅳ 型胶原构成细胞外基质的基底膜。大量研究证明,无论在功能型或非功能型腺瘤中, 蛋白质的增加以及 MMP-9 及 -2 mRNA 表达的腺瘤存在海绵窦侵袭[58]。此外,通过测量微血管密度(MVD)得知,MMP-9 蛋白表达增加可能与血管生成增加有关[13]。

血管生成是从先前存在的血管网络形成新血管的过程,往往是通过微血管密度和血管内皮生长因子(VEGF)的表达情况来进行评价。MVD,通过 F8-Ⅷ 因子相关抗原的表达进行评估,已被证实在侵袭性肿瘤中增高。血管内皮生长因子的表达也被证明与海绵窦侵袭有关。而且,VEGF 与检测细胞增殖的 Ki-67 具有指数的相关性[13]。

Ki-67 是通常用于评估肿瘤细胞增殖活性的一种核蛋白,可被 MIB-1 单克隆抗体识别,它在细胞周期的 G_1、S、G_2 和 M 期表达,但在 G_0 期不表达。针对这种蛋白质(Ki-67/MIB-1)的免疫组化细胞染色的百分比可以作为反映细胞增殖活性的可靠指标。Ki-67 增殖指数可用于决定海绵窦侵袭的一个有用的预后指标。一项对 159 例手术切除的垂体腺瘤的研究确定了 MIB-1 的生物学意义并发现 MIB-1 与海绵窦侵袭相关。此外,双侧海绵窦侵袭比单侧侵袭的 MIB-1 水平显著增高[54]。另一项研究表明,在垂体瘤中,Ki-67 表达与肿瘤海绵窦侵袭有某种联系。

■ 腺瘤复发

垂体腺瘤在初次全切除后仍可能复发,且复发并不罕见。残余组织复发的手术因发病率和死亡率的风险增高而难度加大,且与首次手术相比常无法完全切除[59]。正在试图寻找提示肿瘤复发可能性的预后生物标志物。一项研究发现在无功能型腺瘤,残余肿瘤有复发进展者较无复发者有显著较高的 MIB-1[60]。在生长激素腺瘤中发现在术后被治愈的肿瘤比未被治愈

的肿瘤 Ki-67 显著降低[61]。在一些研究中已经证实，Ki-67 和复发肿瘤的生长速度存在某种联系。这些研究中利用肿瘤体积倍增时间(TVDT)评估残余肿物的生长速度。Ki-67 蛋白已被证明与 TVDT 呈负相关，短 TVDT 与较高的 MIB-1 相关[62]。

对于确定预测肿瘤复发的其他可能的生物标志物仍然缺乏数据。磷脂酰肌醇 3-激酶(PI3K)/Akt/雷帕霉素靶蛋白(mTOR)通路参与蛋白质翻译调控、细胞的生长和运动、细胞凋亡、代谢，已被证明在人类的各肿瘤中过度表达[63]，在垂体瘤中，mRNA 和蛋白质水平高表达[64]。最近，高水平的磷酸化 Akt 已经被证明预示着无功能型垂体瘤的早期复发[65]。

目前，垂体腺瘤的药物治疗包括生长抑素类似物奥曲肽或多巴胺受体激动剂，如麦角林和溴隐亭。然而，这些肿瘤中一大部分对这些药物不敏感。因此，有必要研究如何克服肿瘤对现有治疗的抵抗性，确定新的细胞生长抑制剂。

依维莫司(RAD001)已被证明能够在多种肿瘤细胞系和体内或体外肿瘤[66]及白血病[67]中抑制 mTOR 信号通路。

最近已被证实，在功能型和非功能性型垂体腺瘤中 PI3K/Akt/mTOR 信号通路的多因子表达上调。这一发现促使一些研究者开始研究这一信号通路在体外肿瘤细胞系和原代培养系统中的作用。已被证实细胞活力在经 RAD001 治疗的大鼠分泌 GH[68]、PRL[69]、ACTH[70]的垂体瘤细胞学系中降低，呈剂量和时间依赖性。此外已被证实，RAD001 的使用可以促进细胞凋亡（通过半胱天冬酶水平升高），还可以通过抑制细胞周期蛋白依赖性激酶而抑制细胞生长，如细胞周期蛋白 D1，在非功能型垂体腺瘤的原代培养中可以使细胞周期蛋白依赖性激酶抑制剂，如 p27 增加。

替莫唑胺(TMZ)可以有效治疗恶性神经内分泌肿瘤[71]。最近有研究表明，TMZ 对其他治疗无效的垂体腺瘤有较好疗效。TMZ 可以使 DNA 甲基化从而具

有抗肿瘤作用。DNA 修复酶 O6-甲基鸟嘌呤-DNA 甲基转移酶(MGMT)可以除去 TMZ 诱导的甲基，从而抵消其影响。因此，MGMT 有对抗 TMZ 的作用。最近的一项荟萃分析显示，通过 MGMT 免疫组化而不仅是 MGMT 来分析垂体瘤 MGMT 状态可以作为评价预后的工具[72]。TMZ 已被证明在 GH3、MMQ 和 AtT20 细胞系[51]可以有效减少细胞增殖并促进细胞凋亡。此外，在 aT3 促性腺激素细胞系 TMZ 可以抑制细胞增殖，诱导细胞凋亡[73]。但确定 TMZ 的临床适应证、预测有效标志和用药效果仍需要进一步的临床研究。

结论

垂体腺瘤是鞍区及鞍旁区较常见的肿瘤。手术切除对于高分泌状态腺瘤与严重占位效应的无功能型腺瘤患者是重要的治疗方式。垂体腺瘤术后影像学及内分泌检查结果是有意义的。检测复发需要长期随访，一般再次手术较初次手术更为困难。放射治疗对于手术治疗不理想的患者是一个可行的选择方案。一个以团队为基础的最佳诊断，药物或外科治疗方法对于复杂病例获得最佳疗效至关重要。

编者注

垂体瘤在治疗方法上也经历转变，首先为经蝶手术，之后的一系列药物治疗使许多垂体瘤转变为非手术方式治疗。最近，为了更明亮、宽阔的视野，内镜代替了显微镜，在不久的将来对于许多外科医生，内镜将成为标准的治疗方式。对于许多难治性病例，放射治疗，如传统的分割适形分级放疗和立体定向放射外科仍发挥重要作用[74]。像脑膜瘤患者一样，垂体瘤患者可经历一次手术而获得长期生存，所以生活质量或定性的试验研究至关重要[75]。(Bernstein)

（邹存义 译）

参考文献

1. Asa S. Tumors of the pituitary gland. In: Atlas of Tumor Pathology. Washington, DC: Armed Forces Institute of Pathology, 1998,

2. Ezzat S, Asa SL, Couldwell WT, et al. The prevalence of pituitary adenomas: a systematic review. Cancer 2004;101:613–619

3. Al-Brahim NY, Asa SL. My approach to pathology of the pituitary gland. J Clin Pathol 2006;59:1245–1253

4. Hardy J. Transsphenoidal surgery of hypersecreting pituitary tumors. In: Kohler PO, Ross GT, eds. Diagnosis and Treatment of Pituitary Tumors. New York: Elsevier, 1973:179–194

5. Lenthall RK, Dean JR, Bartlett JR, Jeffree MA. Intrapituitary fluid levels following haemorrhage: MRI appearances in 13 cases. Neuroradiology 1999;41:167–170

6. Casanueva FF, Molitch ME, Schlechte JA, et al. Guidelines of the Pituitary Society for the diagnosis and management of prolactinomas. Clin Endocrinol (Oxf) 2006;65:265–273

7. Arnaldi G, Angeli A, Atkinson AB, et al. Diagnosis and complications of Cushing's syndrome: a consensus statement. J Clin Endocrinol Metab 2003;88:5593–5602

8. Nieman LK, Biller BM, Findling JW, et al. The diagnosis of Cushing's syndrome: an Endocrine Society Clinical Practice Guideline. J Clin Endocrinol Metab 2008;93:1526–1540

9. Giustina A, Chanson P, Bronstein MD, et al; Acromegaly Consensus Group. A consensus on criteria for cure of acromegaly. J Clin Endocrinol Metab 2010;95:3141–3148

10. Kucharczyk W, Bishop JE, Plewes DB, Keller MA, George S. Detection of pituitary microadenomas: comparison of dynamic keyhole fast spin-echo, unenhanced, and conventional contrast-enhanced MR imaging. AJR Am J Roentgenol 1994;163:671–679

11. Knosp E, Steiner E, Kitz K, Matula C. Pituitary adenomas with invasion of the cavernous sinus space: a magnetic resonance imaging classification compared with surgical findings. Neurosurgery 1993;33:610–617, discussion 617–618

12. Vieira JO Jr, Cukiert A, Liberman B. Evaluation of magnetic resonance imaging criteria for cavernous sinus invasion in patients with pituitary adenomas: logistic regression analysis and correlation with surgical findings. Surg Neurol 2006;65:130–135, discussion 135

13. Pan LX, Chen ZP, Liu YS, Zhao JH. Magnetic resonance imaging and biological markers in pituitary adenomas with invasion of the cavernous sinus space. J Neurooncol 2005;74:71–76

14. Berkmann S, Fandino J, Zosso S, Killer HE, Remonda L, Landolt H. Intraoperative magnetic resonance imaging and early prognosis for vision after transsphenoidal surgery for sellar lesions. J Neurosurg 2011;115:518–527

15. Litvack ZN, Zada G, Laws ER Jr. Indocyanine green fluorescence endoscopy for visual differentiation of pituitary tumor from surrounding structures. J Neurosurg 2012;116:935–941

16. Hadad G, Bassagasteguy L, Carrau RL, et al. A novel reconstructive technique after endoscopic expanded endonasal approaches: vascular pedicle nasoseptal flap. Laryngoscope 2006;116:1882–1886

17. Colao A, Di Sarno A, Cappabianca P, Di Somma C, Pivonello R, Lombardi G. Withdrawal of long-term cabergoline therapy for tumoral and nontumoral hyperprolactinemia. N Engl J Med 2003;349:2023–2033

18. Reavley A, Fisher AD, Owen D, Creed FH, Davis JR. Psychological distress in patients with hyperprolactinaemia. Clin Endocrinol (Oxf) 1997;47:343–348

19. Sobrinho LG. The psychogenic effects of prolactin. Acta Endocrinol (Copenh) 1993;129(Suppl 1):38–40

20. Carter JN, Tyson JE, Tolis G, Van Vliet S, Faiman C, Friesen HG. Prolactin-screening tumors and hypogonadism in 22 men. N Engl J Med 1978;299:847–852

21. dos Santos Nunes V, El Dib R, Boguszewski CL, Nogueira CR. Cabergoline versus bromocriptine in the treatment of hyperprolactinemia: a systematic review of randomized controlled trials and meta-analysis. Pituitary 2011;14:259–265

22. Kabil MS, Eby JB, Shahinian HK. Fully endoscopic endonasal vs. transseptal transsphenoidal pituitary surgery. Minim Invasive Neurosurg 2005;48:348–354

23. Dehdashti AR, Ganna A, Karabatsou K, Gentili F. Pure endoscopic endonasal approach for pituitary adenomas: early surgical results in 200 patients and comparison with previous microsurgical series. Neurosurgery 2008;62:1006–1015, discussion 1015–1017

24. Gondim JA, Schops M, de Almeida JP, et al. Endoscopic endonasal transsphenoidal surgery: surgical results of 228 pituitary adenomas treated in a pituitary center. Pituitary 2010;13:68–77

25. Kreutzer J, Buslei R, Wallaschofski H, et al. Operative treatment of prolactinomas: indications and results in a current consecutive series of 212 patients. Eur J Endocrinol 2008;158:11–18

26. Matta MP, Caron P. Acromegalic cardiomyopathy: a review of the literature. Pituitary 2003;6:203–207

27. Colao A, Marzullo P, Di Somma C, Lombardi G. Growth hormone and the heart. Clin Endocrinol (Oxf) 2001;54:137–154

28. Guilleminault C, van den Hoed J. Acromegaly and narcolepsy. Lancet 1979;2:750–751

29. Campbell PG, Kenning E, Andrews DW, Yadla S, Rosen M, Evans JJ. Outcomes after a purely endoscopic transsphenoidal resection of growth hormone-secreting pituitary adenomas. Neurosurg Focus 2010;29:E5

30. Hofstetter CP, Mannaa RH, Mubita L, et al. Endoscopic endonasal transsphenoidal surgery for growth hormone-secreting pituitary adenomas. Neurosurg Focus 2010;29:E6

31. Jane JA Jr, Starke RM, Elzoghby MA, et al. Endoscopic transsphenoidal surgery for acromegaly: remission using modern criteria, complications, and predictors of outcome. J Clin Endocrinol Metab 2011;96:2732–2740

32. Wagenmakers MA, Netea-Maier RT, van Lindert EJ, Pieters GF, Grotenhuis AJ, Hermus AR. Results of endoscopic transsphenoidal pituitary surgery in 40 patients with a growth hormone-secreting macroadenoma. Acta Neurochir (Wien) 2011;153:1391–1399

33. Ludecke DK, Abe T. Transsphenoidal microsurgery for newly diagnosed acromegaly: a personal view after more than 1,000 operations. Neuroendocrinology 2006;83:230–239

34. Cushing H. Medical classic. The functions of the pituitary body: Harvey Cushing. Am J Med Sci 1981;281:70–78

35. Smith M, Hirsch NP. Pituitary disease and anaesthesia. Br J Anaesth 2000;85:3–14

36. Biller BM, Grossman AB, Stewart PM, et al. Treatment of adrenocorticotropin-dependent Cushing's syndrome: a consensus statement. J Clin Endocrinol Metab 2008;93:2454–2462

37. Jho HD. Endoscopic transsphenoidal surgery. J Neurooncol 2001;54:187–195

38. Cappabianca P, Cavallo LM, Colao A, de Divitiis E. Surgical complications associated with the endoscopic endonasal transsphenoidal approach for pituitary adenomas. J Neurosurg 2002;97:293–298

39. D'Haens J, Van Rompaey K, Stadnik T, Haentjens P, Poppe K, Velkeniers B. Fully endoscopic transsphenoidal surgery for functioning pituitary adenomas: a retrospective comparison with traditional transsphenoidal microsurgery in the same institution. Surg Neurol 2009;72:336–340

40. Yano S, Kawano T, Kudo M, et al. Endoscopic endonasal transsphenoidal approach through the bilateral nostrils for pituitary adenomas. Neurol Med Chir (Tokyo) 2009;49:1–7

41. Cusimano MD, Kan P, Nassiri F, et al. Outcomes of surgically treated giant pituitary tumours. Can J Neurol Sci 2012;39:446–457

42. Loeffler JS, Shih HA. Radiation therapy in the management of pituitary adenomas. J Clin Endocrinol Metab 2011;96:1992–2003

43. Snead FE, Amdur RJ, Morris CG, Mendenhall WM. Long-term outcomes of radiotherapy for pituitary adenomas. Int J Radiat Oncol Biol Phys 2008;71:994–998

44. Kong DS, Lee JI, Lim H, et al. The efficacy of fractionated radiotherapy and stereotactic radiosurgery for pituitary adenomas: long-term results of 125 consecutive patients treated in a single institution. Cancer 2007;110:854–860

45. Selch MT, Gorgulho A, Lee SP, et al. Stereotactic radiotherapy for the treatment of pituitary adenomas. Minim Invasive Neurosurg 2006; 49:150–155

46. Tsang RW, Brierley JD, Panzarella T, Gospodarowicz MK, Sutcliffe SB, Simpson WJ. Role of radiation therapy in clinical hormonally-active pituitary adenomas. Radiother Oncol 1996;41:45–53

47. Tsang RW, Brierley JD, Panzarella T, Gospodarowicz MK, Sutcliffe SB, Simpson WJ. Radiation therapy for pituitary adenoma: treatment outcome and prognostic factors. Int J Radiat Oncol Biol Phys 1994;30: 557–565

48. Fisher BJ, Gaspar LE, Noone B. Radiation therapy of pituitary adenoma: delayed sequelae. Radiology 1993;187:843–846

49. Littley MD, Shalet SM, Beardwell CG, Robinson EL, Sutton ML. Radiation-induced hypopituitarism is dose-dependent. Clin Endocrinol (Oxf) 1989;31:363–373

50. Chang EF, Zada G, Kim S, et al. Long-term recurrence and mortality after surgery and adjuvant radiotherapy for nonfunctional pituitary adenomas. J Neurosurg 2008;108:736–745

51. Sheehan JP, Niranjan A, Sheehan JM, et al. Stereotactic radiosurgery for pituitary adenomas: an intermediate review of its safety, efficacy, and role in the neurosurgical treatment armamentarium. J Neurosurg 2005;102:678–691

52. Starke RM, Nguyen JH, Rainey J, et al. Gamma Knife surgery of meningiomas located in the posterior fossa: factors predictive of outcome and remission. J Neurosurg 2011;114:1399–1409

53. Niranjan A, Szeifert GT, Kondziolka D. Gamma Knife radiosurgery for growth hormone-secreting pituitary adenomas. Radiosurgery 2002;4: 93–101

54. Chacko G, Chacko AG, Kovacs K, et al. The clinical significance of MIB-1 labeling index in pituitary adenomas. Pituitary 2010;13:337–344

55. Melmed S. Pathogenesis of pituitary tumors. Nat Rev Endocrinol 2011; 7:257–266

56. Morita K, Takano K, Yasufuku-Takano J, et al. Expression of pituitary tumour-derived, N-terminally truncated isoform of fibroblast growth factor receptor 4 (ptd-FGFR4) correlates with tumour invasiveness but not with G-protein alpha subunit (gsp) mutation in human GH-secreting pituitary adenomas. Clin Endocrinol (Oxf) 2008;68:435–441

57. Qian ZR, Sano T, Asa SL, et al. Cytoplasmic expression of fibroblast growth factor receptor-4 in human pituitary adenomas: relation to tumor type, size, proliferation, and invasiveness. J Clin Endocrinol Metab 2004;89:1904–1911

58. Liu W, Matsumoto Y, Okada M, et al. Matrix metalloproteinase 2 and 9 expression correlated with cavernous sinus invasion of pituitary adenomas. J Med Invest 2005;52:151–158

59. Benveniste RJ, King WA, Walsh J, Lee JS, Delman BN, Post KD. Repeated transsphenoidal surgery to treat recurrent or residual pituitary adenoma. J Neurosurg 2005;102:1004–1012

60. Widhalm G, Wolfsberger S, Preusser M, et al. Residual nonfunctioning pituitary adenomas: prognostic value of MIB-1 labeling index for tumor progression. J Neurosurg 2009;111:563–571

61. Fusco A, Zatelli MC, Bianchi A, et al. Prognostic significance of the Ki-67 labeling index in growth hormone-secreting pituitary adenomas. J Clin Endocrinol Metab 2008;93:2746–2750

62. Ekramullah SM, Saitoh Y, Arita N, Ohnishi T, Hayakawa T. The correlation of Ki-67 staining indices with tumour doubling times in regrowing non-functioning pituitary adenomas. Acta Neurochir (Wien) 1996; 138:1449–1455

63. Advani SH. Targeting mTOR pathway: a new concept in cancer therapy. Indian J Med Paediatr Oncol 2010;31:132–136

64. Musat M, Korbonits M, Kola B, et al. Enhanced protein kinase B/Akt signalling in pituitary tumours. Endocr Relat Cancer 2005;12:423–433

65. Noh TW, Jeong HJ, Lee MK, Kim TS, Kim SH, Lee EJ. Predicting recurrence of nonfunctioning pituitary adenomas. J Clin Endocrinol Metab 2009;94:4406–4413

66. Figlin RA, Brown E, Armstrong AJ, et al. NCCN Task Force Report: mTOR inhibition in solid tumors. J Natl Compr Canc Netw 2008;6(Suppl 5): S1–S20, quiz S21–S22

67. Böhm A, Aichberger KJ, Mayerhofer M, et al. Targeting of mTOR is associated with decreased growth and decreased VEGF expression in acute myeloid leukaemia cells. Eur J Clin Invest 2009;39:395–405

68. Gorshtein A, Rubinfeld H, Kendler E, et al. Mammalian target of rapamycin inhibitors rapamycin and RAD001 (everolimus) induce antiproliferative effects in GH-secreting pituitary tumor cells in vitro. Endocr Relat Cancer 2009;16:1017–1027

69. Sukumari-Ramesh S, Singh N, Dhandapani KM, Vender JR. mTOR inhibition reduces cellular proliferation and sensitizes pituitary adenoma cells to ionizing radiation. Surg Neurol Int 2011;2:22

70. Lee M, Theodoropoulou M, Graw J, Roncaroli F, Zatelli MC, Pellegata NS. Levels of p27 sensitize to dual PI3K/mTOR inhibition. Mol Cancer Ther 2011;10:1450–1459

71. Ekeblad S, Sundin A, Janson ET, et al. Temozolomide as monotherapy is effective in treatment of advanced malignant neuroendocrine tumors. Clin Cancer Res 2007;13:2986–2991

72. McCormack AI, Wass JA, Grossman AB. Aggressive pituitary tumours: the role of temozolomide and the assessment of MGMT status. Eur J Clin Invest 2011;41:1133–1148

73. Ma S, Liu X, Yao Y, et al. Effect of temozolomide on cell viability in gonadotroph adenoma cell lines. Oncol Rep 2011;26:543–550

74. Sheehan JP, Xu Z, Salvetti DJ, Schmitt PJ, Vance ML. Results of gamma knife surgery for Cushing's disease. J Neurosurg 2013;119:1486–1492

75. Lwu S, Edem I, Banton B, et al. Quality of life after transsphenoidal pituitary surgery: a qualitative study. Acta Neurochir (Wien) 2012;154: 1917–1922

第 35 章

颅咽管瘤

Khaled M. Krisht, Oren N. Gottfried, William T. Couldwell

颅咽管瘤是鞍区的良性上皮源性肿瘤,起源于颅咽管(Rathke 囊)的胚胎鳞状上皮。虽然 Erdheim 在 1904 年首先描述了该肿瘤, 但 Cushing 于 1932 年引入颅咽管瘤来命名这种上皮源性肿瘤,确定该肿瘤起源于胚胎残余组织。这一肿瘤的特点是生长缓慢,可能涉及重要的神经血管结构。临床表现可能存在内分泌、视觉和精神障碍,与肿物压迫下丘脑-垂体轴、视通路、丘脑和额叶有关。虽然显微手术和颅底手术技术得到提高,放疗、化疗和激素替代治疗为更好的长期生存和较长的复发间隔提供了保障,但对颅咽管瘤的最佳治疗仍存在争议。

通常情况下,颅咽管瘤位于鞍旁区,5%~15%局限在蝶鞍[1],20%为鞍上[2]。肿瘤的生长方式与位置很大程度上取决于其起源于垂体柄的部位。起源于垂体柄远端的肿瘤常位于蝶鞍,中线附近可扩展到鞍上池和第三脑室。起源于垂体柄近端的病变可生长于第三脑室[3]。30%的颅咽管瘤可向前延伸到额叶;25%可以横向生长涉及颅中窝和颞叶;另外 20%可向后侵袭脑干或可扩展到桥小脑角或枕骨大孔[2]。乳头状颅咽管瘤往往位于第三脑室[4]。

■ 发病率

颅咽管瘤年发病率为(0.5~2.0)/百万人口,无论成人或是儿童[5,6]。该肿瘤占成人颅内肿瘤的 1.2%~4%,占小儿颅内肿瘤的 6%~10%[7,8]。

颅咽管瘤发病表现出双峰年龄分布,分别为 5~10 岁和 50~60 岁,无性别差异[7]。成釉细胞亚型发病率为乳头状亚型的 10 倍,且主要发病于儿童[4]。然而,乳头状亚型仅发病于成人[4]。

■ 胚胎学:Rathke 囊起源

大约在妊娠第 4 周,Rathke 囊形成胚胎口憩室(口腔的顶端)。Rathke 囊向上迁移与由间脑底部向下生长的漏斗融合。Rathke 囊的迁徙路径与原始颅咽管一致。大约在胎儿出生的第 2 个月,Rathke 囊分离形成 Rathke 囊泡,环绕漏斗。组成 Rathke 囊泡的细胞最终形成腺垂体的远端、结节部和中间部,构成腺垂体。颅咽管瘤最初被认为起源于停留在原始颅咽管的鳞状细胞和垂体柄表面的腺垂体细胞[4],但现在却认为这些细胞不是原始颅咽管的残余,而是垂体柄的腺垂体细胞化生[9]。这些细胞随着年龄而增加,因此无法解释颅咽管瘤较高的青少年发病率[4]。

两种亚型的颅咽管瘤被认为起源于 Rathke 裂隙/囊, 因为某些肿瘤细胞偶尔表达一种或多种垂体

> **重要参考**
>
> ● 颅咽管瘤不再被认为起源于停留在原始颅咽管和腺垂体迁移过程残余的鳞状细胞,而是起源于 Rathke 裂隙。

激素[4]。研究表明,成釉型颅咽管瘤胚胎起源于具有发育成釉质器官潜能的残余组织[4,10]。乳头状型颅咽管瘤与 Rathke 囊肿具有相似的起源或相似的疾病进展,因为这两种肿瘤存在非常相似的病理[4]。乳头状颅咽管瘤可存在局灶性纤毛上皮和杯状细胞,某些 Rathke 囊肿的囊壁存在广泛的鳞状化生,产生固体成分,这些囊肿具有更类似于乳头状型颅咽管瘤的较高的复发率[4,10]。

■ 遗传学

通常情况下,颅咽管瘤为散在发病并不遵循家族遗传模式。罕见颅咽管瘤发生在兄弟姐妹,表兄弟或患病父母与子女之间已被报道。有研究表明,成釉细胞型颅咽管瘤是单克隆起源,因此,在特定的染色体位点存在体细胞基因遗传缺陷[11]。没有一致的遗传变异被发现,颅咽管瘤进展的确切机制仍不清楚[11],尽管一些遗传异常曾被报告。曾报道,β-连环蛋白基因突变存在于成釉细胞型颅咽管瘤而不存在于乳头型颅咽管瘤细胞[12,13]。所有的成釉细胞型颅咽管瘤表达可激活 Wnt 信号通路的 β-连环蛋白,一些存在 β-连环蛋白突变,激活细胞有丝分裂原刺激信号和细胞异常分化信号,导致釉质蛋白表达增加[12,13]。成釉细胞型颅咽管瘤同时显示出其他基因变化。一项研究发现,6/9 的肿瘤至少显示出一个染色体基因组改变,3/9 存在 6 个或更多的染色体基因组改变,最常见的异常是染色体重组[11]。在某些颅咽管瘤中,Y 染色体缺失被发现。相反,在 20 例成釉细胞型和 9 例乳头状型颅咽管瘤的研究中,未发现肿瘤细胞存在染色体不平衡或 DNA 拷贝数变化[14]。

> **争议**
> ● 对于颅咽管瘤的两种病理亚型,成釉细胞型和鳞状乳头型,是相同还是不同的起源存在争论。某些肿瘤细胞同时存在成釉细胞型和鳞状乳头型。

■ 病理

成釉细胞型颅咽管瘤

成釉细胞型颅咽管瘤或 "童年" 型颅咽管瘤与牙齿形成组织为相似的肿瘤[10],为伴随小点状钙化成分的完全囊性肿物瘤。囊性液体含有胆固醇和坏死的碎片,呈深棕色到黑色的 "机油样" 外观。囊液被认为是继发于囊肿上皮细胞脱落所形成。成釉细胞型颅咽管瘤最好的病理特征为倾向附着血管和周围神经结构,特别是下丘脑[4]。颅咽管瘤通常与周围解剖结构无明显界限[4]。这种特征促进肿瘤与脑组织交接区的胶质反应,即由 Rosenthal 纤维形成的密集神经胶质增生[4],这为手术肿瘤切除提供了方便的分界。

镜下,黏膜上皮细胞呈一个独特的排列模式,这种模式的特点为基底层含有核深染的、中间层为一层柱状细胞围绕的星形细胞(图 35.1)。组织学检验囊肿壁显示角化鳞状上皮伴随散在的脱落细胞簇,呈现角蛋白结节的外观 ("湿化角蛋白")。角蛋白丰富的上皮细胞的钙盐矿化和沉积形成我们在肿瘤中所看到的钙化。

鳞状乳头型颅咽管瘤

与可能发生于儿童和成人的成釉细胞型颅咽管瘤相反,鳞状乳头型颅咽管瘤几乎完全发生于成年人,只有罕见的病例报道发生于儿童。鳞状乳头型颅咽管瘤存在明显的侵袭第三脑室倾向[4]。大体水平显示,鳞状乳头型主要为固体形式,但可能存在囊性成分[4]。镜下,鳞状乳头型表现出巢式的分化良好角化的复层鳞状上皮,形成乳头状结构。肿瘤边界清楚,很少钙化,缺乏 "湿化角蛋白" 和机油样成分[4]。此外,其不粘连于周围结构,然而,胶质细胞增生和 Rosenthal 纤维的形成可能存在。不像在经典颅咽管瘤中的上皮细胞,乳头的形成与成釉器官中的组织不同。

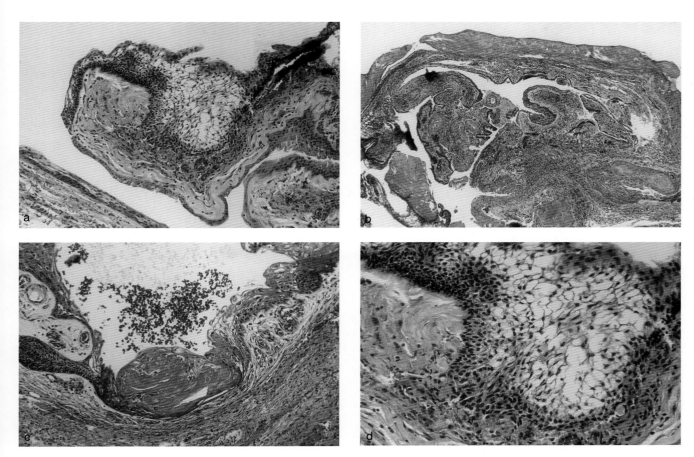

图 35.1　(a)上皮成熟的具有高度独特模式的釉质型颅咽管瘤。(b)在低倍镜下,肿瘤由与慢性发炎的纤维基质相关的团体和囊性上皮成分组成。(c)另一个特点是釉质型颅咽管瘤充满嗜酸性粒细胞角化细胞结节和幻核。(d)高倍镜下,肿瘤细胞基质呈栅烂状,在中心形成"星形网"。

■ 分子标志

　　颅咽管瘤分子标记的鉴定已经开始,但其临床使用尚未确定。部分颅咽管瘤的胰岛素样生长因子 I 型受体(IGF-IR)的表达增加和 IGF-IR 抑制因子表达降低[15]。在表达雌激素和孕激素受体(30%)的颅咽管瘤患者,在二者受体阴性的患者因为缺失分化术后复发率明显增加[16]。在颅咽管瘤患者脑脊液(CSF)中,β-人绒毛膜促性腺激素水平增加,肿瘤标本针对此激素染色被发现染色阳性。最后,高 MIB-1 染色(Ki-67)表明肿瘤较高的复发可能性,且肿瘤复发患者比不复发患者染色显著增高[16]。

■ 临床特点

表现

　　颅咽管瘤的临床表现取决于肿瘤的起源位置、方向生长、扩展程度和周围神经结构的压迫。患者可能

> 提示
>
> ● 颅咽管瘤典型的临床表现与占位效应引起的积水、视交叉压迫以及下丘脑-垂体轴或大脑受压程度有关。在所有年龄段,头痛是引起患者就医的常见临床表现。

出现的症状与占位效应引起的颅内压增加或脑积水，视交叉受压程度以及下丘脑-垂体轴和大脑受压程度有关。超过 50% 的患者会出现头痛，这是在所有年龄段中最常引起患者就医的原因。儿童常见症状为视力缺失、头痛、呕吐和行为改变。成人往往比儿童更常出现视力障碍，常因黄斑回避而出现视力延迟，而人们常将此归因于外部因素[17]。

视觉症状

尽管约 20% 的儿童存在视盘水肿[1]，但成年人对视觉障碍更敏感，80% 的成年人表现出视觉障碍症状[1]。视觉障碍可表现为视力下降[5]、复视、视力模糊、双颞侧偏盲、单侧偏盲、各种单象限盲和眼球震颤[17]，罕见病例出现单侧或双侧失明也有报道。

内分泌异常

80%~90% 的患者表现出内分泌异常[1,7,18]。儿童普遍表现出身材矮小和延迟性生长，而青少年可能出现延迟或停滞的青春期表现。男性可能出现性欲减退，女性可能出现继发性闭经。

最常见的激素不足包括生长激素（75%），其次是黄体生成素和尿促卵泡素（40%）、促肾上腺皮质激素（25%）和促甲状腺激素（25%）。20% 的患者存在高泌乳素血症，因下丘脑或垂体柄正常抑制催乳素释放的作用丧失（垂体柄效果）。由于在青春期之前下丘脑对促性腺激素释放激素的抑制丧失，下丘脑受压可能会导致性早熟。然而，性早熟可能继发于腺垂体受压引起的垂体功能减退。尿崩症（DI）为常见的临床表现，术前发生率为 9%~17%[18]。

行为改变

有些患者因为精神状态或行为改变而就医。虽然在儿童中不常见，但约 25% 的成人表现为精神障碍[17]。

心理或精神表现很大程度上由肿瘤压迫引起。肿瘤的生长压迫额叶可能导致痴呆、冷漠、意志力丧失或精神运动迟缓[1]。有报道显示，12 例患者中 3 例表现出柯萨可夫综合征特征样的精神状态改变[19]。复杂的癫痫和健忘症在肿瘤压迫颞叶或海马时引起[1]。

影像研究

颅脑 X 线片作为原始的诊断颅咽管瘤的成像已经在很大程度上由 CT 或 MRI 取代。然而，大约有 66% 的成人和超过 90% 的儿童在颅脑 X 线片中表现出某些异常，如蝶鞍扩大、鞍背侵蚀、鞍上钙化。超过 80% 的儿童和 40% 的成人在颅骨平片中表现出钙化[1]。

CT 可显示钙化（图 35.2）和继发性颅底骨质改变[20]。在 93% 的儿童颅咽管瘤中可发现钙化[20]。囊液在 CT 中呈等或低密度，但大量的钙化呈高密度。增强 CT 表现为肿瘤实质与囊壁强化。

磁共振成像为神经影像的首选，可准确地表现肿瘤的部位与生长程度，以及肿瘤与周围重要神经血管结构的关系。囊性成分（图 35.3）在所有颅咽管瘤中有 54%~94% 被确诊[21]，但在儿童颅咽管瘤中 99% 被发现[20]。在 MRI 表现中，囊肿在 T1 加权像为高信号，实质成分为等信号，但在增强时强化为高信号。磁

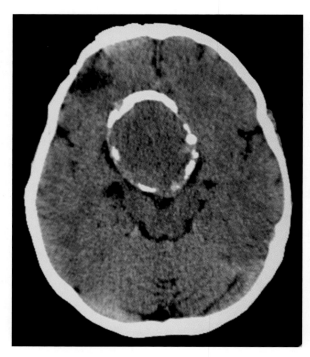

图 35.2 一名 48 岁患者经历了多次头痛和视力下降，在 5 岁和 43 岁时曾行颅咽管瘤次全切除术，CT 显示鞍上病变的钙化环。

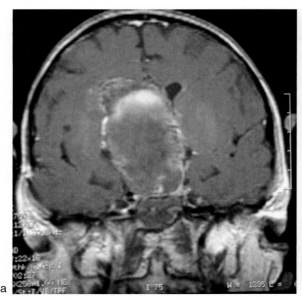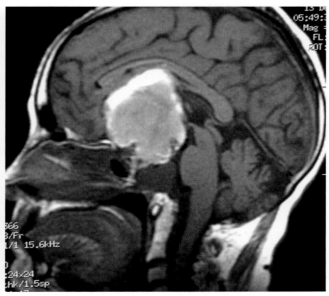

图 35.3　(a)和(b)为图 35.2 中的患者冠状和矢状面磁共振成像,MRI 示一 5cm×2cm×4cm 的肿块延伸和鞍上囊性成分,患者行右侧额颞眶颧开颅切除术。全切除后,患者没有复发迹象的临床或影像学表现。

共振(MR)或 CT 血管成像可表现颅脑血管与肿瘤相关的解剖细节,这对手术策划很重要。

　　颅咽管瘤与视交叉的关系在影像中得以表现,以此将颅咽管瘤分为视交叉前型、视交叉后型和视交叉下型。视交叉前型肿瘤在视神经间向前生长,向后上挤压视交叉与大脑前动脉 A-1 段[2]。相反,视交叉后型颅咽管瘤向前挤压视交叉,压迫第三脑室导致梗阻性脑积水,肿瘤向后下方生长,可能压迫基底动脉[2]。

　　伴随着术中成像的引进,如术中 MRI,复杂病例的术中全切率有所提高。在 25 例术前预期肿瘤切除困难的病例,术中使用了 MRI,基于对术前 MRI 显示残余肿瘤的再次处理[22],肿瘤全切除率提高了 16%(4名患者),致使整体全切率达 80%。与之前相比,术后出现眼科和内分泌障碍并发症的发生率是可以接受的[22]。随着术中 MRI 的进一步发展和进步,我们期望难度大的颅咽管瘤无论在手术安全程度和切除程度上都会有所改善。

■ 治疗

术前注意事项

　　颅咽管瘤是一种复杂的病理状态,需要多学科治疗,涉及神经外科、内分泌、神经眼科学、心理学和放射肿瘤学。由于视觉障碍出现于很多病例,术前完整的视力和视野检查很必要。初始治疗的一个重要方面为评价及纠正潜在的内分泌异常。已证明,尿崩症、肾上腺皮质功能减退和甲状腺功能减退症能增加术中及术后并发症出现的概率。因此,目前所有患者都需要进行术前全面的内分泌评估,术前应予以负荷剂量的糖皮质激素。如果出现甲状腺功能减退症,建议尽早进行替代治疗,因为纠正其需要时间,如果在类固醇激素使用之前产生甲状腺功能替代[23],肾上腺皮质功能不全可能持续。准确评估和纠正电解质紊乱必须在术前进行。

　　已证明术前脑积水的存在对术后效果存在负面影响。如果患者术前梗阻性脑积水出现明显症状,应在术前行脑室外引流减压。因脑积水常随肿瘤切除而缓解,许多学者认为,术中行脑室外引流术,术后逐渐关闭引流是处理脑积水的一种更有效的方式[1]。如果术后系列复查 CT 扫描显示脑室增大,应进行分流手术。

> **争议**
>
> - 存在脑积水的患者未必需要永久性脑脊液转移,因为肿瘤切除后脑积水常得到缓解。

外科治疗

外科手术、放疗和化疗的进步,使颅咽管瘤患者拥有一个更好的长期效果,尽管对这些肿瘤的侵袭性,手术切除的作用在某种程度上还存有争议。有些学者坚持认为肿瘤全切为无瘤生存提供了最好机会[24,25]。伴随着显微外科和颅底技术的进步,颅咽管瘤的安全全切或次全切在大部分低发病率和死亡率的病例中实现。

此外,颅咽管瘤患者的全切率由 69% 提高到 90%,然而公认的是即使肿瘤达到根治性切除也可能复发[24]。在 1990—2008 年之间的一个持续 112 例患者的治疗研究中根治性切除率超过 70%[26],然而,25% 的病例出现复发,需要进一步的放射治疗,再次手术或手术、放疗结合。另一文献提示,可以尝试完全切除,但术中根治性切除可能存在重要神经血管结构损伤的危险时,可实施次全切或部分切除[25]。如果安全、顺利,彻底的显微手术切除可以说是为长期控制提供最好机会的治疗选择。

其他学者认为更保守的方法为次全切除术结合术后放疗。依据是在某些情况下,根治性全切后出现下丘脑、垂体和视觉并发症的风险增加。对于囊性为主的肿瘤,排出囊液和注射放射性同位素或化疗药物可代替手术切除[27]。

手术方式

选择合适的手术方式主要取决于肿瘤的部位和范围。最佳方式必须提供接近病灶的最佳显露、足够的可视空间、对重要的神经血管结构的控制和最小程度的脑组织牵拉。无论是全切除或次全切除,手术的

> **争议**
> • 无论是全切除或次全切除,术后放疗对于个别患者是一个很好的治疗方案。

> **缺陷**
> • 在某些情况下,根治性切除术可能伴随着下丘脑、垂体和视觉并发症增加的危险。

目的是缓解视觉神经通路和脑室循环通路的压力。一些常用的方式包括额下入路、翼点入路、眶颞入路和经蝶入路方式。经胼胝体和颞下入路被叙述过,但使用有限。

额下入路

额下入路常用于占据中线沿前颅窝底与鞍山池延伸的颅咽管瘤。这种方式具有经额叶直线入路,对视神经和颈内动脉良好暴露的优点。如果肿瘤扩展至第三脑室,它还具有通过终板进入第三脑室前部的优势。这种方式常用于视交叉前型颅咽管瘤切除术和一些视交叉后型延伸前方和浸润第三脑室的肿瘤。此方式不适用于视交叉前置的患者。

翼点入路(额颞部)

翼点入路(额颞部)方式常用于具有明显前部和后部扩展的较大视交叉后型颅咽管瘤。对于主要累及鞍上池的颅咽管瘤为最佳入路,因为它提供了经颅到达鞍上区最短的路径。这种入路是视交叉前置型的首选方法,因为肿瘤可以于视交叉下方被切除。一种改良翼点入路为到达肿瘤前部和后部提供可能。

对于严重的鞍上延伸或向上延伸到第三脑室的颅咽管瘤,颞眶改良入路可能更适用,因为它为到达下丘脑和鞍上区提供了一个改进的由下向上("仰视")的视角。由于眼眶、蝶窦外侧区被移除,通常限制充分暴露骨障碍被移除。从本质上看,基于下额叶为支点的暴露角度显著改善。去颧弓允许颞肌下部更多的解剖与牵拉,减少了可能妨碍视线的肌肉组织。

经蝶窦入路

经蝶窦入路切除术适用于鞍区及鞍上区主要表现为蝶鞍扩大的颅咽管瘤。经鼻蝶窦入路对于局限于鞍区的囊性肿瘤为合适的选择,但是对于大部分鞍上的病例,扩大经蝶窦入路同样可以完整切除。在一项 68 例颅咽管瘤的系列研究中,90% 的病例经蝶窦入路达到完全切除[28]。这种手术方式具有较少的手术并发症,与常规开颅相比较少发生术后尿崩症[29]。

鞍内颅咽管瘤通常与重要的神经血管结构,如下丘脑缺乏紧密的粘连[1,29],外科医生必须对附近的海绵窦及其中包含的颈内动脉和颅神经有清楚的了解。虽然罕见,但术中出血已有报道。此外,经蝶入路存在脑

脊液漏的可能。这种手术方式不适用于主要鞍上或侧方生长的巨大钙化肿瘤及与视神经或下丘脑紧密粘连的肿瘤[1]。经蝶窦入路在尚未气化形成蝶窦的年幼儿童中可能难度更大。在这些情况下,需要利用立体定向 CT 作为引导来磨除骨额进入蝶鞍区。

经胼胝体入路

经胼胝体入路方式主要适用于起源于第三脑室[3]或扩展进入第三脑室的颅咽管瘤。经胼胝体入路同样适用于与翼点入路、额下入路结合,大型扩展至第三脑室或侧脑室上部分肿瘤的分期切除。在上述情况下,建议以翼点入路方式一期手术,通过开放基底池有助于大脑解压放松和经视觉通路和大脑前动脉复合体入路切除肿瘤下部分,最后经胼胝体入路完成肿瘤切除。

内镜下经鼻蝶入路

如前所述,在显微镜下经蝶窦入路及其各种改良变化方式因无脑组织牵拉体现出良好的手术结果。然而,它的局限性是通过这种方式不能处理延伸入第三脑室或延伸至视交叉后方的病变。内镜的使用可以克服这一缺点,对于向上延伸的患者,经鼻入路是最佳的选择,可同时避免脑组织的牵拉。事实上,在过去的几年里,鼻内窥镜手术技术得到了科学和技术的改进,随着新的高清晰度光学的进步,使巨大鞍区及鞍上颅咽管瘤的微创手术成为可能[29]。另一系列从1999—2006 年,对 16 例颅咽管瘤患者进行了内镜下经鼻蝶扩大入路(EEA)切除术[30]。在这些患者中,在平均 34个月的随访期内,73%(11 位中的 8 位)达到完全切除且术后无肿瘤复发。无一例患者出现视力恶化,术后尿崩发生率为 8%。这些结果可与更传统的经翼点入路显微手术和显微镜下经蝶入路方式相媲美。然而,脑脊液漏的发生率却存在巨大差异 (EEA 为 58%,显

缺陷
● 一些颅咽管瘤周围的胶质增生反应为其切除提供了一个较便利的解剖平台。然而,肿瘤组织交界面的粘连可能很紧密,如果过分追求切除肿瘤可能造成神经系统的后遗症,特别是在下丘脑区。

微开颅和经蝶窦入路为 1%~5%)。

由于肿瘤切除使广泛的脑池和蛛网膜被切开,颅咽管瘤较垂体腺瘤更容易发生脑脊液漏。几种重建策略,包括鼻中隔皮瓣、多层面物质重建,如脂肪和筋膜,并使用 Foley 尿管球囊承托起修复材料已经得到尝试,虽成功率尚不一致。随着内镜持续发展及其在解决颅咽管瘤中的作用越来越大,重建方案的改进将使术后脑脊液漏的发生率降低至经蝶垂体瘤手术水平。

手术并发症

由于激素替代治疗的有效性, 手术死亡率已从41% 下降到低于 2%[24,25]。手术并发症可能包括视觉、行为、激素或血管后遗症。尿崩症是术后最常见的并发症[24]。术后尿崩症的发生率为 76%~94%,但几乎75%的患者尿崩是短暂的。其他并发症包括垂体功能减退、记忆障碍与心理异常。这些并发症可能因手术刺激垂体柄和下丘脑而引起。尝试根治性切除而引起血管并发症也有报道,虽然罕见,手术可能造成术中颈内动脉破裂或缓慢形成梭形扩张。如前所述,无论是显微镜或是内镜方式行经鼻-蝶窦入路手术,脑脊液漏是一个潜在并发症。这些病例可以行腰大池引流,无论鼻腔是否处理漏口。

放射治疗

次全切除术后放疗比单纯次全切除具有更好的长期无复发生存期。已报道次全切除术后 20 年生存率达 60%[31]。用于颅咽管瘤的放射治疗方式包括外部分割领域治疗、立体定向放射治疗(SRS;通过伽玛刀与直线加速器)、立体定向放射治疗(SRT)和立体定向腔内植入放射性核素。

一般来说,放射保守治疗用于 3 岁以上儿童的治疗,但更倾向于 5 岁以上的儿童[32]。儿童放疗可能对神经认知发育和智商产生负面影响。放疗伤害通常与以下几个风险因素有关,包括治疗时的年龄、放疗剂量和接受放疗的大脑体积。放疗技术的进步有望降低神经认知方面的后遗症[33]。

分割放疗方式与常规外照射治疗或 SRT 相比造

成的不良辐射相关后遗症更少,可以更安全地实施更高的总辐射剂量。正常脑组织对多个小剂量的辐射比单次大剂量辐射反应要好得多。因此,分割放疗使大剂量放疗在保留正常脑组织的同时得以实施。最佳反应的辐射剂量为 50~65Gy, 分次剂量为每天 180~200cGy[31,34]。虽然放疗存在显著的长期生存率,但放疗后并发症包括放射性坏死、视神经炎、老年痴呆症、基底节钙化、诱发血管病变、下丘脑垂体功能障碍和非常年轻的智力下降。大多数放疗实践者在早期发现分割领域放疗可避免远期并发症。此外曾有报道肿瘤,包括脑膜瘤、胶质瘤及肉瘤发生在不同的延迟放疗后。在一项放疗后中位随访 17 年的研究中,放疗并发症发生率在儿童为 58%,在成人为 46%[35]。两例小儿(4 岁男孩和 6 岁女孩)已被报道,除了此前已报道的 3 例颅咽管瘤患者在外部放疗后 7~8 年后发生恶性转化[36]。在成人中,类似的 6 例颅咽管瘤放疗后恶性转化已被文献报道[37-39]。

立体定向放射外科治疗

立体定向放射治疗是对多束电离辐射单一剂量聚合于明确体积的脑组织的准确应用。使用多光束的结果是在靶区域周围剂量急剧下降,而不损害周围脑组织。通常,SRS 用于治疗复发性疾病。在一项研究中,伽玛刀立体定向放射治疗曾用于 10 例颅咽管瘤患者,中位随访时间为 14 个月,7 例患者存在相当明显的肿瘤缩小,3 例患者的肿瘤大小总体上没有变化,但在随访 MRI 中显示中央低信号改变与中央坏死一致。在另一项 GKRS 治疗的 10 例患者中,在中位 63

> **提示**
> - 次全切除后放疗较单纯次全切除具有更好的长期生存。

> **重要参考**
> - 立体定向放射治疗对复发疾病是一种可供选择的治疗方案,但应保守用于<3cm 的固体颅咽管瘤,最好距离视交叉为安全距离(>5cm)。

个月的随访中[40],4 例患者完全消退,另外有 4 例患者的肿瘤缩小。在这两项研究中,3 例患者出现视力障碍。然而在这些研究中, 平均边缘肿瘤剂量分别为 16.4Gy 和 14.3Gy,在另一项 13 例患者的研究中,只有 6Gy,在平均 17 年的随访中,11 例肿瘤进展[41]。

在另一项研究中,23 例复发性颅咽管瘤以平均 10.8Gy 以 GKRS 治疗, 在平均 22.6 个月,61%的患者肿瘤缩小,但第二次放疗手术干预后又提高了 13%[42]。目前,SRS 一般禁忌于固体成分>2.5cm 的颅咽管瘤,主要是囊性的肿瘤、累及下丘脑和脑干的肿瘤以及肿瘤距视觉通路的距离<3mm[34],尽管单次剂量不超过 8Gy 被认为对视觉通路是安全的。

立体定向放射治疗是在立体定向引导下分割进行照射。它可以针对目标集中区域提供多个剂量分次放射, 在治疗大小超过 3cm 以及邻近重要神经结构的肿瘤上存在优势, 而通常这些常限制了 SRS 的应用[43]。良好的无复发生存而没有任何放射性视神经损害病变的病例已被报道[43]。

腔内照射主要推荐于单纯囊性颅咽管瘤,也可用于治疗混合性颅咽管瘤的囊性成分,而固体成分采用另一种方式处理。腔内照射采用放置 β 放射性同位素(^{32}P 或 ^{90}Y)进入囊腔,之后立体定向抽吸囊内容物。目前,采用影像引导抽吸囊肿和灌输的同位素微创手术成为可能。结果显示,超过 75%的原发性囊性颅咽管瘤患者囊肿稳定或囊肿的尺寸减小[21,44]。然而,在一个系列研究中,33%的患者需要额外手术,10%的患者死亡[44]。虽然许多患者视力改善,但副作用包括视力下降或视野减小,这通常发生在大约 1/3 的患者[44]。由于较高的最大能量和更深入的组织渗透力[44],钇-90 是导致视觉功能障碍发病率较高的原因。不同于 β 放射性同位素,125I 粒子组织间照射对固体成分的颅咽管瘤有作用[45]。125 I 可用于实性颅咽管瘤或有囊实的混合性颅咽管瘤患者,在 12 个月和 24 个月,无复发或毒性[45]。

化疗

化疗在颅咽管瘤治疗中的作用尚未明确,大多数文章是病例报告。囊性颅咽管瘤腔内注射博来霉素一直较为热门。在一组 11 例囊性颅咽管瘤中，在 3~16 年的随访研究中，囊肿彻底消除为 3 例，后续影像监测反映囊肿减小 80%~90% 的 4 例。在 3 例患者中，囊肿减小 60% 到 70%，这些患者同时也接受放射治疗。其中 1 例患者死于激素缺失[46]。在另一项研究中，24 例颅咽管瘤患者仅用博来霉素治疗，9 例患者肿瘤完全恢复，15 例囊肿缩小 50%~70%。中位数为 5 年没有复发[47]。病灶内注射博来霉素相关的最严重的问题为药物渗漏对正常神经组织的毒性作用，特别是下丘脑。

实性或混合性颅咽管瘤局部注射博来霉素很少或没有作用[27]。取代博来霉素的可能是干扰素（IFN-α），其具有较低的神经毒性[48]。对 9 例囊性颅咽管瘤患者进行了病灶内注射，在平均 20 个月的随访中，7 例患者肿瘤消失，其他 2 例患者肿瘤减小[48]。最近，聚乙二醇干扰素-α-2b（PI），一种众所周知的影响细胞生长和分化的抗肿瘤蛋白被报道用于治疗儿童复发性颅咽管瘤[49]。5 例儿童患者接受了长达 2 年的 PI 皮下注射，剂量为 1~3μg /kg/周，采用磁共振成像对肿瘤的反应进行评估，所有患者病情稳定或改善。病灶内注射去聚乙二醇干扰素同样对颅咽管瘤存在疗效。

■ 复发

尽管颅咽管瘤是良性的，但它们具有高复发率的特点，复发的发病机制尚不清楚。一种假说认为，"脑浸润灶"是肿瘤复发最有可能的病灶。从某些颅咽管瘤标本中看来，侵袭其实是岛状肿瘤细胞周围神经组织，并不代表真正的侵袭[1]。

总复发率接近 28%[1]，平均复发时间为 2~5 年[15]。成年人的复发率（20%）较儿童（30%）低[1]，这可能是因为在儿童和成人中病理变异的差异，尽管有些相关研究显示乳头型和成釉细胞型颅咽管瘤之间复发率没

有不同[8]。总体而言，手术切除的程度是与复发有关的最重要因素[8]。

在超过 22 年包括 144 例患者的单一手术经验中，90% 全切除术的复发率为 7%[24]。其他学者指出，全切除术后复发率高达 33%。相比之下，63%~90% 的肿瘤切除术后肿瘤尺寸增大[1]。次全切除联合辅助放疗时，复发率减小到 30%[1]。<2cm 的肿瘤完全切除并无复发的病例已经被报道，说明较小的肿瘤更可能被完全切除且复发率低[8]。

许多学者认为，完全切除的尝试提供了最好的长期结果。然而，根治性手术并非没有风险，尤其是在那些与重要视觉通路结构或下丘脑粘连的患者中，可能会导致严重的后果。另一方面，放射治疗有其固有的风险，常合并于发育中的神经系统。

对于复发性肿瘤有很多治疗方式。大多数学者仍主张手术处理复发病灶，放疗用于那些不适合手术的肿瘤患者[1]。肿瘤复发手术具有较高的并发症发病率，且完全切除的可能性降低[1,24]。患者年龄和肿瘤的位置是在复发性疾病手术治疗中最重要的考虑因素。放射对发育中的神经系统存在有害影响，所以在年幼的儿童应尽力彻底完全切除。同样，在可操作区域内残留肿瘤的患者适合再次手术切除。

■ 结局

文献回顾，颅咽管瘤完全切除 5 年和 10 年生存率分别为 58%~100% 和 24%~100%，次全切除术为 37%~71% 和 31%~52%，次全切除术后放疗为 69%~95% 和 62%~84%[50]。在 75 例患者的研究中，对比单纯手术与次全切除术后放疗，总生存期无显著差异[32]。而且，放疗时机（次全切除术后立即或手术后一段时间）并不重要，两组肿瘤控制率相似[32]。

颅咽管瘤是造成儿童下丘脑-垂体功能障碍的主

重要参考

● 所有患者治疗后需要仔细的影像随访,不论是否完全或大部分切除,已发现肿瘤复发或放射性肿瘤。

要原因,这种功能障碍可能是肿瘤本身或治疗过程的结果。内分泌功能障碍的发生率在完全切除术后比次全切除术后更大[7,18]。部分切除术后放疗内分泌功能紊乱可能比全切除少见,放疗对垂体-下丘脑轴的伤害没有那么严重[7]。其他研究未指出切除程度与内分泌功能障碍有关,除了根治性切除术后尿崩的发生率增加[24]。

患者治疗后多种内分泌疾病的发生率为84%~97%[32,33]。治疗后最常见的下丘脑功能障碍包括生长激素缺乏、促性腺激素缺乏、甲状腺功能减退、肾上腺皮质功能不全、尿崩症、甲状腺功能低下和高泌乳素血症。大多数患者需要长期激素替代治疗。

即使当肿瘤完全切除,发病率也可以是显著的。儿童颅咽管瘤患者往往患有严重的肥胖症,严重影响生活质量并对常规治疗耐受。下丘脑损伤也会导致短期记忆障碍、渗透压感受域受限、口渴感觉缺陷和睡眠障碍。

功能缺陷与巨大肿瘤浸润或压迫下丘脑、脑积水的发生、诊断时的年龄较小、由于肿瘤复发多次手术有关[33]。认知功能障碍和丧失常发生于颅咽管瘤患者。神经认知功能障碍包括注意力不集中、学习与记忆障碍,是根治颅咽管瘤手术的常见并发症[33]。也有报道,癫痫和视觉的并发症为常见并发症,包括视力下降和视野减小[24,33]。

■ 结论

神经外科技术、放射治疗和辅助内分泌治疗的进步使颅咽管瘤患者拥有更好的预后。然而,颅咽管瘤仍存在难以治疗的问题。外科医生必须牢记治疗的目标以及治疗的可能后遗症。在对治疗局限性和治疗风险的透彻认识的基础上,每一名患者的治疗应实施个体化,在保证有质量生活的同时达到最佳的整体治疗效果。

编者注

颅咽管瘤是罕见的病变,而且,由于其黏附和与极其重要的结构,如视交叉及下丘脑的密切关系,对于大多数神经外科医生来说是非常具有挑战性的。传统认为根治性切除是必要的,虽然在许多情况下这仍然是预期的目标,但对下丘脑的过度操纵会给患者带来毁灭性的后果,尤其是儿童。病变的位置、囊性与实性成分的组成比例和生长的方向影响治疗方式的决策。在一份报告中显示,一个颅咽管瘤病例面对 40 名神经外科医生产生了 10 种不同的手术方式,说明肿瘤手术方式广泛、多样,缺乏标准[51]。扩大内镜方式可能是最近最重要的手术创新,当手术完全切除不可能时,辅助性放射治疗是延缓或防止复发的有效方法。(Bernstein)

(邹存义 译)

参考文献

1. Samii MT, Tatagiba M. Craniopharyngioma. In: Kaye A, Laws EJ, eds. Brain Tumors. New York: Churchill Livingstone, 1995:873–894
2. Harwood-Nash DC. Neuroimaging of childhood craniopharyngioma. Pediatr Neurosurg 1994;21(Suppl 1):2–10
3. Fukushima T, Hirakawa K, Kimura M, Tomonaga M. Intraventricular craniopharyngioma: its characteristics in magnetic resonance imaging and successful total removal. Surg Neurol 1990;33:22–27
4. Burger PC, Scheithauer BW, Vogel FS. Surgical Pathology of the Nervous System and Its Coverings, 4th ed. New York: Churchill Livingstone, 2002:475–483
5. Adamson TE, Wiestler OD, Kleihues P, Yaşargil MG. Correlation of clinical and pathological features in surgically treated craniopharyngiomas. J Neurosurg 1990;73:12–17
6. Bunin GR, Surawicz TS, Witman PA, Preston-Martin S, Davis F, Bruner JM. The descriptive epidemiology of craniopharyngioma. J Neurosurg 1998;89:547–551
7. Thomsett MJ, Conte FA, Kaplan SL, Grumbach MM. Endocrine and neurologic outcome in childhood craniopharyngioma: Review of effect of treatment in 42 patients. J Pediatr 1980;97:728–735
8. Weiner HL, Wisoff JH, Rosenberg ME, et al. Craniopharyngiomas: a clinicopathological analysis of factors predictive of recurrence and functional outcome. Neurosurgery 1994;35:1001–1010, discussion 1010–1011
9. Asa SL, Kovacs K, Bilbao JM. The pars tuberalis of the human pituitary. A histologic, immunohistochemical, ultrastructural and immunoelectron microscopic analysis. Virchows Arch A Pathol Anat Histopathol 1983;399:49–59
10. Bernstein ML, Buchino JJ. The histologic similarity between craniopharyngioma and odontogenic lesions: a reappraisal. Oral Surg Oral Med Oral Pathol 1983;56:502–511
11. Rienstein S, Adams EF, Pilzer D, Goldring AA, Goldman B, Friedman E. Comparative genomic hybridization analysis of craniopharyngiomas. J Neurosurg 2003;98:162–164

12. Kato K, Nakatani Y, Kanno H, et al. Possible linkage between specific histological structures and aberrant reactivation of the Wnt pathway in adamantinomatous craniopharyngioma. J Pathol 2004;203:814–821

13. Sekine S, Shibata T, Kokubu A, et al. Craniopharyngiomas of adamantinomatous type harbor beta-catenin gene mutations. Am J Pathol 2002;161:1997–2001

14. Rickert CH, Paulus W. Lack of chromosomal imbalances in adamantinomatous and papillary craniopharyngiomas. J Neurol Neurosurg Psychiatry 2003;74:260–261

15. Ulfarsson E, Karström A, Yin S, et al. Expression and growth dependency of the insulin-like growth factor I receptor in craniopharyngioma cells: a novel therapeutic approach. Clin Cancer Res 2005;11: 4674–4680

16. Izumoto S, Suzuki T, Kinoshita M, et al. Immunohistochemical detection of female sex hormone receptors in craniopharyngiomas: correlation with clinical and histologic features. Surg Neurol 2005;63:520–525, discussion 525

17. Cohen ME, Duffner PK. Brain Tumors in Children: Principles of Diagnosis and Treatment. New York: Raven Press, 1994:285–301

18. Sklar CA. Craniopharyngioma: endocrine sequelae of treatment. Pediatr Neurosurg 1994;21(Suppl 1):120–123

19. Kahn EA, Gosch HH, Seeger JF, Hicks SP. Forty-five years' experience with the craniopharyngiomas. Surg Neurol 1973;1:5–12

20. Zhang YQ, Wang CC, Ma ZY. Pediatric craniopharyngiomas: clinicomorphological study of 189 cases. Pediatr Neurosurg 2002;36:80–84

21. Voges J, Sturm V, Lehrke R, Treuer H, Gauss C, Berthold F. Cystic craniopharyngioma: long-term results after intracavitary irradiation with stereotactically applied colloidal beta-emitting radioactive sources. Neurosurgery 1997;40:263–269, discussion 269–270

22. Hofmann BM, Nimsky C, Fahlbusch R. Benefit of 1.5-T intraoperative MR imaging in the surgical treatment of craniopharyngiomas. Acta Neurochir (Wien) 2011;153:1377–1390, discussion 1390

23. Ingbar SH. Disease of the thyroid. In: Harrison's Principles of Internal Medicine, Vol 2, 11th ed. New York: McGraw-Hill, 1987:1732–1752

24. Yaşargil MG, Curcic M, Kis M, Siegenthaler G, Teddy PJ, Roth P. Total removal of craniopharyngiomas. Approaches and long-term results in 144 patients. J Neurosurg 1990;73:3–11

25. Fahlbusch R, Honegger J, Paulus W, Huk W, Buchfelder M. Surgical treatment of craniopharyngiomas: experience with 168 patients. J Neurosurg 1999;90:237–250

26. Mortini P, Losa M, Pozzobon G, et al. Neurosurgical treatment of craniopharyngioma in adults and children: early and long-term results in a large case series. J Neurosurg 2011;114:1350–1359

27. Takahashi H, Nakazawa S, Shimura T. Evaluation of postoperative intratumoral injection of bleomycin for craniopharyngioma in children. J Neurosurg 1985;62:120–127

28. Chakrabarti I, Amar AP, Couldwell W, Weiss MH. Long-term neurological, visual, and endocrine outcomes following transnasal resection of craniopharyngioma. J Neurosurg 2005;102:650–657

29. Coppens JR, Couldwell WT. Staged use of the transsphenoidal approach to resect superior third ventricular craniopharyngiomas. Minim Invasive Neurosurg 2010;53:40–43

30. Gardner PA, Kassam AB, Snyderman CH, et al. Outcomes following endoscopic, expanded endonasal resection of suprasellar craniopharyngiomas: a case series. J Neurosurg 2008;109:6–16

31. Regine WF, Kramer S. Pediatric craniopharyngiomas: long term results of combined treatment with surgery and radiation. Int J Radiat Oncol Biol Phys 1992;24:611–617

32. Stripp DC, Maity A, Janss AJ, et al. Surgery with or without radiation therapy in the management of craniopharyngiomas in children and young adults. Int J Radiat Oncol Biol Phys 2004;58:714–720

33. Poretti A, Grotzer MA, Ribi K, Schönle E, Boltshauser E. Outcome of craniopharyngioma in children: long-term complications and quality of life. Dev Med Child Neurol 2004;46:220–229

34. Tarbell NJ, Barnes P, Scott RM, et al. Advances in radiation therapy for craniopharyngiomas. Pediatr Neurosurg 1994;21(Suppl 1):101–107

35. Regine WF, Mohiuddin M, Kramer S. Long-term results of pediatric and adult craniopharyngiomas treated with combined surgery and radiation. Radiother Oncol 1993;27:13–21

36. Aquilina K, Merchant TE, Rodriguez-Galindo C, Ellison DW, Sanford RA, Boop FA. Malignant transformation of irradiated craniopharyngioma in children: report of 2 cases. J Neurosurg Pediatr 2010;5:155–161

37. Akachi K, Takahashi H, Ishijima B, et al. [Malignant changes in a craniopharyngioma]. No Shinkei Geka 1987;15:843–848

38. Kristopaitis T, Thomas C, Petruzzelli GJ, Lee JM. Malignant craniopharyngioma. Arch Pathol Lab Med 2000;124:1356–1360

39. Suzuki F, Konuma I, Matsumoto M, Aoki M, Hayakawa I. [Craniopharyngioma with malignant transformation—a report of two cases]. Gan No Rinsho 1989;35:723–728

40. Chiou SM, Lunsford LD, Niranjan A, Kondziolka D, Flickinger JC. Stereotactic radiosurgery of residual or recurrent craniopharyngioma, after surgery, with or without radiation therapy. Neuro-oncol 2001;3:159–166

41. Ulfarsson E, Lindquist C, Roberts M, et al. Gamma knife radiosurgery for craniopharyngiomas: long-term results in the first Swedish patients. J Neurosurg 2002;97(5, Suppl):613–622

42. Mokry M. Craniopharyngiomas: a six year experience with gamma knife radiosurgery. Stereotact Funct Neurosurg 1999;72(Suppl 1):140–149

43. Kalapurakal JA, Goldman S, Hsieh YC, Tomita T, Marymont MH. Clinical outcome in children with recurrent craniopharyngioma after primary surgery. Cancer J 2000;6:388–393

44. Pollock BE, Lunsford LD, Kondziolka D, Levine G, Flickinger JC. Phosphorus-32 intracavitary irradiation of cystic craniopharyngiomas: current technique and long-term results. Int J Radiat Oncol Biol Phys 1995;33:437–446

45. Barlas O, Bayindir C, Can M. Interstitial irradiation for craniopharyngioma. Acta Neurochir (Wien) 2000;142:389–395

46. Takahashi H, Yamaguchi F, Teramoto A. Long-term outcome and reconsideration of intracystic chemotherapy with bleomycin for craniopharyngioma in children. Childs Nerv Syst 2005;21:701–704

47. Mottolese C, Stan H, Hermier M, et al. Intracystic chemotherapy with bleomycin in the treatment of craniopharyngiomas. Childs Nerv Syst 2001;17:724–730

48. Cavalheiro S, Dastoli PA, Silva NS, Toledo S, Lederman H, da Silva MC. Use of interferon alpha in intratumoral chemotherapy for cystic craniopharyngioma. Childs Nerv Syst 2005;21:719–724

49. Yeung JT, Pollack IF, Panigrahy A, Jakacki RI. Pegylated interferon-α-2b for children with recurrent craniopharyngioma. J Neurosurg Pediatr 2012;10:498–503

50. Heideman RL, Packer RJ, Albright LA, Freeman CR, Rorke LB. Tumors of the central nervous system. In: Pizzo PA, Poplak DG, eds. Principles and Practice of Paediatric Oncology. Philadelphia: Lippincott-Raven, 1997: 633–697

51. Bernstein M, Khu KJ. Is there too much variability in technical neurosurgery decision-making? Virtual Tumour Board of a challenging case. Acta Neurochir (Wien) 2009;151:411–412, discussion 412–413

第36章

前庭神经鞘瘤

Martin J. Rutkowski, Taemin Oh, Andrew T. Parsa

过去的 30 年间,散发性前庭神经鞘瘤(sVS)的治疗已发生很大改变。治疗方法不再仅仅依赖于手术切除,非侵入性治疗,如外部放疗和伽玛刀放射治疗(GKR)无论是单独使用还是辅助使用,已经得到广泛的研究和应用[1-3]。大量的文献强调了其相对优势,包括肿瘤生长率的控制、听力保留和并发症状况。重要的是,随着我们对未治疗 sVS 病理特征与自然病程的深入了解,医生可以更自信地为他们的患者选择最合适的治疗方案。

在评估 sVS 患者时,考虑每个患者的需求也是重要的。sVS 是良性脑肿瘤,因此,对肿瘤治疗采取决定时,应考虑对患者生活质量的影响。治疗的选择必须考虑听力因素、间期增长率,以及解剖参数,如管内延伸和整体尺寸。这样的考虑可能会影响治疗的决定是选择放射治疗还是外科手术治疗,还关系着手术入路的选择和切除范围。根据每个患者的个体情况,衡量每个因素的优点和缺点,尽可能为患者提供效果最佳的治疗。

在评估家族性神经鞘瘤的患者时,必须认真考虑家庭间类似的疾病情况,从而确保最佳的生活质量与肿瘤控制情况。然而,考虑到家族性肿瘤与神经纤维瘤病 2 型(NF2)相关,且会双侧受累,这样患者的治疗管理会更加具有挑战性[4,5]。

■ 散发性前庭神经鞘瘤的处理

观察

作为良性脑肿瘤,sVS 可保守治疗而不损害患者的总体生存期。随着 MRI 的普遍使用,以往检查中偶然发现的 sVS 在 MRI 下已经变得越来越普遍,利用影像学检查对无症状的患者进行检查,人群发病率大约为 0.2%[6]。因为很多 sVS 患者无临床症状或不愿意接受介入治疗的风险,随访观察则是非常重要的首选治疗策略。一些患者即使仅有轻微症状,最初的 MRI 扫描也可以对未来的治疗决策提供一个重要的参照;随着间歇成像的积累,肿瘤的生长可以被记录下来,从而在每一阶段中,对治疗方案的选择起到一定作用,并可延缓临床状况的恶化。

尽管有丰富的关于 sVS 的文献,对这些肿瘤为什么会引起这样的症状仍然还不能完全了解。除了对颅神经管(如三叉神经)等邻近结构的占位效应有明显的影响外,可以观察到肿瘤大小并不总是与前庭耳蜗症状相关;更具体地说,更大的肿瘤并不总是导致患者听力损失,一些肿瘤较小的患者也可能出现听力的损失。因此,在缺乏明显临床症状的情况下,以最初的

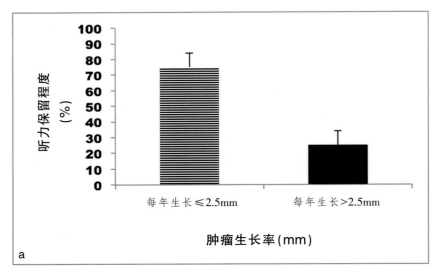

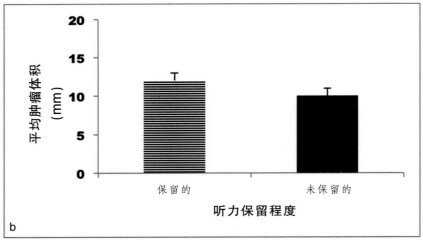

图 36.1 来自文献综述的听力结果。(a)听力保留的比率差异以肿瘤生长率为基础(*P*<0.0001)。(b)在听力保留的基础上肿瘤大小的差异(mm;*P*<0.001)。(Adapted from Sughrue ME, Yang I, Aranda D, et al. The natural history of untreated sporadic vestibular schwannomas: a comprehensive review of hearing outcomes. J Neurosurg 2010;112:165.)

MRI 来判断肿瘤大小可能不是最可靠的决定手术方案的办法。肿瘤的大小并不总是与症状相关,也不能预测肿瘤的生长,最好是要求患者在一定时间间隔内做脑扫描来记录肿瘤的生长。

> **提示**
> ●肿瘤的大小并不总是与症状相关,也不能预测肿瘤的生长率。

　　为了更好地记录肿瘤生长与患者预后的关系,两种采用保守治疗的 sVS 患者人群被确定用于研究生长率及其对听力损失的影响[7]。这些患者都保留了有用听力[美国耳鼻咽喉科学院—头颈外科(AAO-HNS)分级 A 级或 B 级]且肿瘤直径小于 25mm。对一组 982 例患者进行间隔时间扫描的数据进行观察,发现患者肿瘤如果每年增长大于 2.5mm,发生听力损失的概率会是其他患者的两倍,而初始大小与观察期听力损失的发展无关(图 36.1)。这些结果与对 59 例保守治疗的患者进行长达 22 年的研究分析一致[8]。在前瞻性数据库中,如果患者肿瘤生长每年超过 2.5mm 的话,听力损失的风险会大大增加(图 36.2),造成听力损失的平均时间为 7 年(肿瘤慢速增长的患者大概需要 15 年)。因此,在缺乏明显症状的情况下,观察等待可以作为一个可行的初始策略,在观察期,如果肿瘤出现每年增长超过 2.5mm 的征兆,就说明会有更大的损失听力的风险。

　　听力损失在 sVS 患者随访 10 多年中没有发现肿瘤生长的影像学证据。在这些患者中,病理改变(如少

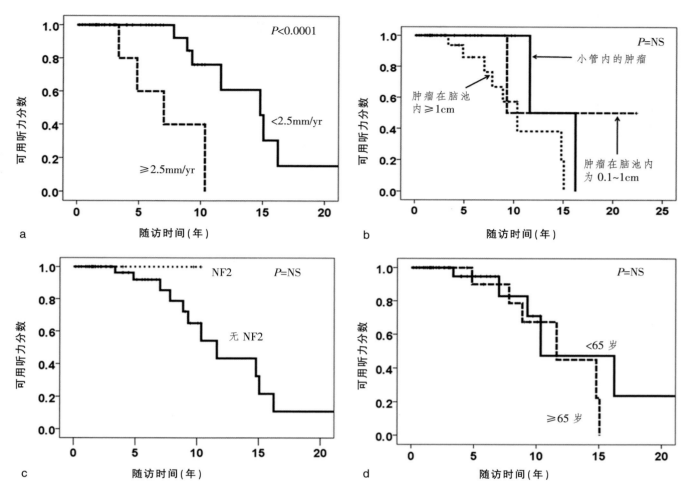

图 36.2 (a)Kaplan-Meier 分析比较了肿瘤生长<2.5mm/yr 患者的听力损失率和那些肿瘤生长≥2.5mm/yr 患者的听力损失率。(b) 初始肿瘤小、中和大尺寸的患者听力损失率的比较。(c)有神经纤维瘤病 2 型(NF2)病史的患者和无 NF2 病史的患者听力损失率的 比较。(d) 年龄<65 岁的患者和年龄≥65 岁的患者听力损失率的比较。(From Sughrue ME, Kane AJ, Kaur R, et al. A prospect ve study of hearing preservation in untreated vestibular schwannomas. J Neurosurg 2011;114:384. Reproduced with permission.)

量出血或纤维化)可能是造成前庭耳蜗损伤和听力损 失的原因,这些潜在的影响预后的因素可由高分辨率 的 MRI 检查到[9]。对 sVS 进一步的临床病理学研究,毫 无疑问会提高医生的认识,从而对咨询是采用保守治 疗还是介入治疗的患者提供帮助。

> **重要参考**
>
> ● 观察是重要的首选治疗策略,但肿瘤生长率每年 超过 2.5mm 的患者,听力损失的风险也会增加。

放射治疗

在选择患者群时,立体定向 GKR 无创治疗是一

个有吸引力的治疗策略。这种治疗模式通常不需要住 院且可以避免手术带来的风险。然而,放射外科治疗 并不是没有风险的,这限制了它的适用范围。邻近神 经结构的辐射照射可引起组织的毒性病变,如颅神经 病变,而其他的并发症,如脑水肿和脑积水也有报道。 此外,直径大于 30mm 的肿瘤目前尚不能确定是否可 用单次 GKR。

GKR 已成为对良性颅底肿瘤如 sVS 基本的治疗 手段,可以确定预测介入后听力保留的因素,包括肿 瘤大小、患者年龄和给予的放射剂量。GKR 似乎对肿 瘤的控制率极好,几乎超过 90%,而且可以很好地保 存全部听力,有大量的研究报告显示听力保留率超过 50%。更具体地说,辐射剂量小于 13Gy 时对提高听力

保留率是可预见的,而年龄与肿瘤体积对听力保留率仅有很小影响(图 36.3)[10,11]。

任何对进行放射外科干预患者的探讨都必须考虑到并发症发生率,特别是涉及邻近颅神经时。进行 GKR 操作后,已报道有 96% 的面神经保存下来,而较低的辐射剂量(小于 13Gy)、较小的肿瘤尺寸(小于 15mm)和相对年轻的年龄(小于 60 岁)可作为结果的正向预测因子(图 36.4)[1]。辐射剂量大于 13Gy 也明显与有较高的第 V 对颅神经功能障碍发生率相关。

> **提示**
> * 直径大于 30mm 的肿瘤目前尚不能确定是否可用单次 GKR。
> * 辐射剂量小于 13Gy 与更好地保留听力和面神经相关。

手术

作为 sVS 治疗的主要手段,手术切除为患者提供了一个重要的选择,如肿瘤迅速增长的患者、肿瘤体积较大而无法进行 GKR 的患者以及那些需要立即切除且长期不受肿瘤占位效应影响的患者。观察治疗与 GKR 治疗一样,手术切除的优缺点、固有风险和方法选择的获益都必须考虑在内。基于肿瘤大小、小管内的延伸程度以及术前听力损失水平来选择经颅中窝、迷路和乙状窦的入路,努力实现最完整的切除,同时尽量使并发症如脑脊液漏(CSF)和血管性梗死的发生率降到最低(图 36.5)。基于肿瘤的解剖结构,每个患者都需要特定的手术方法。

充足的证据支持外科手术切除的长期持久性。例如,在一项有 772 例手术治疗 sVS 患者的研究中,手术切除程度与肿瘤复发率无明显的关系(图 36.6)[13]。这些结果表明,次全切除在一定程度上可以避免对相邻神经血管结构的损坏,如第 VII 颅神经和第 VIII 颅神经,可以最大限度地减少并发症,同时实现与全切除相似的肿瘤控制率。特别是,面神经功能障碍会对患者面容和功能造成严重的破坏[14]。考虑到肿瘤的大小与术后面神经功能障碍可能相关,可以选择更保守的

切除,也可以达到相同的效果。此外,当控制手术切除范围时,手术入路不会对肿瘤的控制率有影响,这意味着有更多的手术策略可以选择,而且都会产生有利的结果[15]。

保护听力功能(第 VIII 对颅神经)也是影响患者生活质量的一个重要因素。虽然年龄作为听力保留预测变量的作用还仍不明确,但对于小于 40 岁的 sVS 患者来说,手术切除会使肿瘤达到长期控制。在一些随访 15 年的患者中,89% 的患者无证据表明复发或进展,而在肿瘤小于 30mm 的患者中,听力保留达到了 68%[16]。

幸运的是,随着显微手术的进步,并发症的风险也随之降到最低。在一个有 30 000 例手术治疗患者的系统分析中,总死亡率仅为 0.2%,而术后颅神经病变为 15%。非听面神经并发症,如脑脊液漏、感染和血管缺血/梗死发生率分别为 8.5%、3.8% 和 1%[17]。当咨询的患者在手术方式的选择上出现冲突时,如是选择显微手术切除,还是选择像 GKR 这样的微创手术,这些报告可以提供有用的信息。

> **重要参考**
> * 听神经保留和颅神经保留是影响患者生活质量的重要因素,需要恰当地告知患者手术治疗和放射治疗的风险与受益。

决定治疗方案

尊重患者的意愿是非常重要的,最终的治疗方案必须经过患者和术者之间的公开谈话后确定。医师要仔细考虑患者的期望并将其作为指导,同时对患者解释每一种治疗方案的优点和缺点。在一个方案确定前,患者和医师都要考虑到可能出现的结果,这将影响他们的决定,如耳聋、暂时性面瘫、无法治愈的癌症和恢复时间的影响。下面是几个有趣的情况:第一、患者首选 GKR,尽管可能会有错过通过术中活检诊断出恶性肿瘤的风险;第二、在治疗选择上不考虑年龄,这意味着对所有患者都应该介绍所有的治疗方案;第三、术中不太可能选择有利于听力保留的方法,可能是由于面部神经的保留要优先于听神经的保留[18]。虽

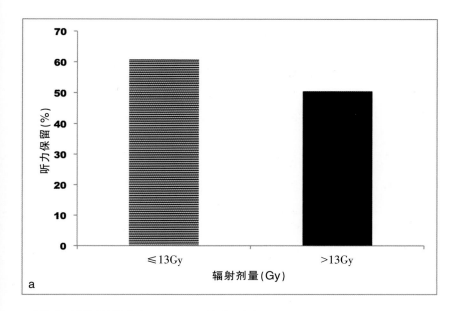

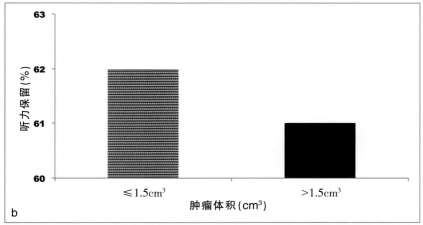

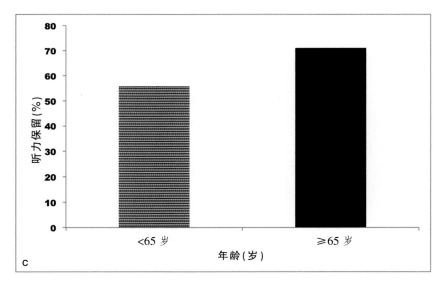

图 36.3　(a)高辐射剂量与低辐射剂量对听力保留影响的差异 (>13Gy 对 ≤13Gy),*P*=0.0005。(b)肿瘤体积不同对听力保留影响的差异(≤1.5cm³ 对 >1.5cm³),*P*=0.8968。(c)患者年龄的不同对听力保留影响的差异 (<65 岁对 ≥65 岁),*P* =0.1134。(Adapted from Yang I, Sughrue ME, Han SJ, et al. A comprehensive analysis of hearing preservation after radiosurgery for vestibular schwannoma: clinical article. J Neurosurg 2010；112:855‑856.)

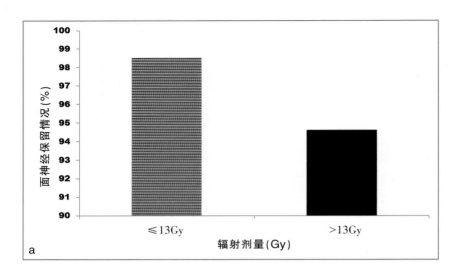

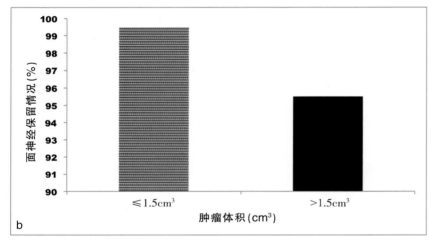

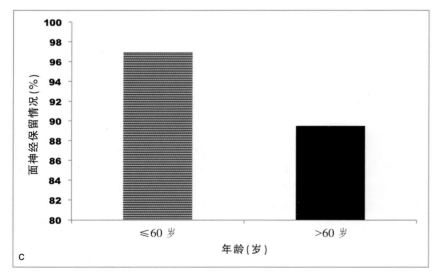

图 36.4 （a）高辐射剂量与低辐射剂量对面神经保留影响的差异（>13Gy 对 ≤13Gy），P<0.0001。（b）肿瘤体积不同对面神经保留影响的差异（>1.5cm³ 对 ≤1.5cm³），P<0.0001。（c）患者年龄不同对面神经保留影响的差异（>60 岁对 ≤60 岁），P<0.0001。（Adapted from Yang I, Sughrue ME, Han SJ, et al. Facial nerve preservation after vestibular schwannoma gamma knife radiosurgery. J Neuro-Oncol 2009；93：43 - 44.）

经乙状窦后

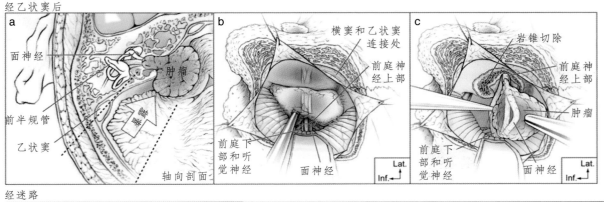

经迷路

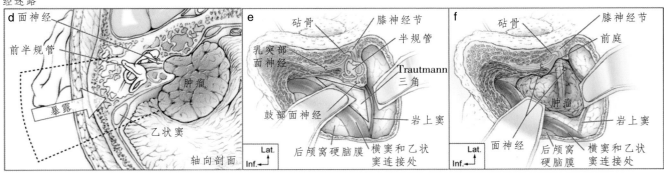

经颅中窝

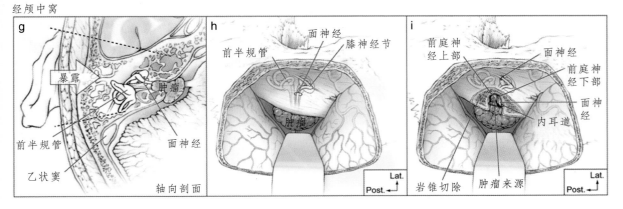

图 36.5　前庭神经鞘瘤(VS)的三种手术入路:经乙状窦后(a~c)、经迷路(d~f)和经颅中窝(g~i)。颅中窝的入路通常用于小的肿瘤,以保护听力,但需要颞叶回缩,这会导致后颅窝的暴露不佳。迷路的入路通常用于导致无有用听力的内耳道(IAC)肿瘤。乙状窦后入路主要用于颅内肿瘤,可用于不同尺寸的肿瘤。这也是许多神经外科医生最熟悉的方法。乙状窦后入路可进入乙状窦后,而且,可以在不损伤迷路的情况下,进入桥小脑角(CPA)。迷路的入路是横向进入 IAC 病变和 CPA 病变,不会造成小脑回缩。然而,这种入路会损伤迷路,从而进一步损伤听力。(e,f)Trautmann 三角通过这种入路进入。它是由骨迷路、乙状窦、岩上窦或硬脑膜划分的。颅中窝的入路能够从孔的底部完全暴露 IAC,通过颞骨的上表面有限地暴露 CPA;因此,这种入路能够保护听力。(h,i)可以看出到 Kawase 三角的入路,是由岩大神经、三叉神经(V₃)、弓状隆起和岩骨嵴内侧缘(或岩上窦)划分的。Lat.,侧面;Post.,后部(From Sun MZ, Oh MC, Safaee M, et al. Neuroanatomical correlation of the House-Brackmann grading system in the microsurgical treatment of vestibular schwannoma.Neurosurg Focus 2012;33:E7. Reproduced with permission.)

然不是普遍适用的,但这项研究突出了患者和术者的差异,并强调客观地呈现治疗方案的必要性,以达成一个双方互相满意的评估和计划。

重要参考

● 考虑患者的意愿和倾向上十分关键的。治疗策略必须经过患者和术者之间的公开谈话后确定。

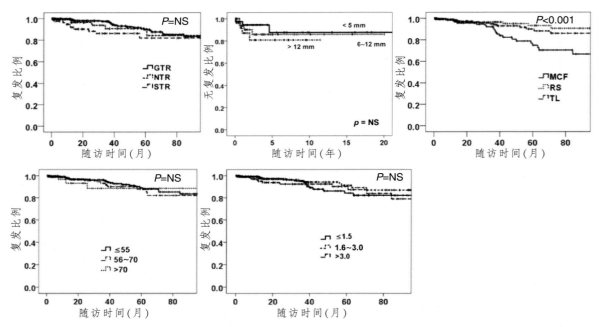

图 36.6 (a)Kaplan-Meier 分析比较肿瘤切除程度不同时的肿瘤复发率情况[肿瘤全切除(GTR)对为了保留听觉功能故意不切除肿瘤的薄膜层(NTR)对肿瘤次全切除(STR)]。(b)STR 患者按照术后成像的病灶大小进行组内分析。(c)分析比较不同的手术入路[颅中窝(MCF)对乙状窦后入路(RS)对经迷路入路(TL)]。(d)患者的年龄(≤55 岁对 56~70 岁对>70 岁),(e)术前肿瘤大小(≤1.5cm 对 1.6~3cm 对>3 cm)NS,无显著性。(From Sughrue ME, Kaur R, Rutkowski MJ, et al. Extent of resection and the long-term durability of vestibular schwannoma surgery. J Neurosurg 2011;114: 1221. Reproduced with permission.)

■ 2 型神经纤维瘤病的治疗

2 型神经纤维瘤病是一种常染色体显性遗传病,此类患者易患各种颅内肿瘤,包括前庭神经鞘瘤(VS)。患者表现为双侧神经鞘瘤,或早期为单侧神经鞘瘤,临床怀疑为 NF2[4,5]。按照 sVS 的治疗方案,非散发的神经鞘瘤患者也可以以相同的治疗方式进行治疗,尽管这些患者的生活质量没有那么好[3]。总体上,大部分对 sVS 的治疗方案也适用于 NF2 型神经鞘瘤。然而,对于 NF2 型神经鞘瘤创新性治疗方法正在研发过程中。特别是,应用抗血管生成剂贝伐单抗的药物治疗已经被证明具有广大前景,可作为一线治疗方案代替传统治疗模式,且可减少肿瘤负担并改进功能结果[19,20]。

■ 结论

任何对 sVS 患者所进行的治疗决策的讨论都是实现患者个体化治疗的重要组成部分。任何对治疗方案的评估都必须考虑术者的能力,以及患者的倾向和其对风险的接受能力。除极少数例子外,如年轻患者的肿瘤显示脑干被压迫需要紧急减压,那么对该 sVS 的治疗是复杂的。术者和患者之间的分歧可能会对客观性产生消极的影响,这个必须坦率地承认。每个患者对潜在的并发症的耐受性不同,只有在观察、放疗和手术治疗前充分讨论优缺点,才能做出一个充分的决定。也只有这样做,医生和患者才能平衡期望、达成一致,实现共同的治疗目标。

编者注

当决定如何给予患者最好的治疗时,有许多问题需要思考,包括听力损失程度以及该肿瘤是否仅仅是神经纤维瘤病多发肿瘤的一个组成部分。另一个存在争议的问题是如果是单一病变,是应该选择手术切除还是放射外科治疗。当然,60 岁或 70 岁以下的患者几乎都会有肿瘤逐渐增长的病程。但是 70

岁以上患者的临床病程进展很缓慢，肿瘤体积几乎没有明显增加；因此对于这一部分患者，除非肿瘤产生占位效应，否则可以密切随访观察。毫无疑问，由于神经纤维瘤病 2 型的患者存在双侧病变，因此预后一般较差。因此，处理这些患者的首要目标是必须与患者及家人进行反复广泛讨论手术与放射外科手术的风险和效益比问题。好消息是，对于单一病变的患者进行手术或放射外科手术，病情得到长期控制的可能性很高。因此，对于患者和家庭来说，最重的就是在诊断肿瘤后并了解手术治疗与放射治疗的利益和风险后，根据自身情况尽快做出可接受的治疗选择。（Berger）

（黄焱明　译）

参考文献

1. Yang I, Sughrue ME, Han SJ, et al. Facial nerve preservation after vestibular schwannoma gamma knife radiosurgery. J Neurooncol 2009;93:41–48
2. Timmer FC, Hanssens PE, van Haren AE, et al. Gamma knife radiosurgery for vestibular schwannomas: results of hearing preservation in relation to the cochlear radiation dose. Laryngoscope 2009;119:1076–1081
3. Combs SE, Volk S, Schulz-Ertner D, Huber PE, Thilmann C, Debus J. Management of acoustic neuromas with fractionated stereotactic radiotherapy (FSRT): long-term results in 106 patients treated in a single institution. Int J Radiat Oncol Biol Phys 2005;63:75–81
4. Gutmann DH, Aylsworth A, Carey JC, et al. The diagnostic evaluation and multidisciplinary management of neurofibromatosis 1 and neurofibromatosis 2. JAMA 1997;278:51–57
5. Sughrue ME, Yeung AH, Rutkowski MJ, Cheung SW, Parsa AT. Molecular biology of familial and sporadic vestibular schwannomas: implications for novel therapeutics. J Neurosurg 2011;114:359–366
6. Vernooij MW, Ikram MA, Tanghe HL, et al. Incidental findings on brain MRI in the general population. N Engl J Med 2007;357:1821–1828
7. Sughrue ME, Yang I, Aranda D, et al. The natural history of untreated sporadic vestibular schwannomas: a comprehensive review of hearing outcomes. J Neurosurg 2010;112:163–167
8. Sughrue ME, Kane AJ, Kaur R, et al. A prospective study of hearing preservation in untreated vestibular schwannomas. J Neurosurg 2011;114:381–385
9. Sughrue ME, Kaur R, Kane AJ, et al. Intratumoral hemorrhage and fibrosis in vestibular schwannoma: a possible mechanism for hearing loss. J Neurosurg 2011;114:386–393
10. Yang I, Aranda D, Han SJ, et al. Hearing preservation after stereotactic radiosurgery for vestibular schwannoma: a systematic review. J Clin Neurosci 2009;16:742–747
11. Yang I, Sughrue ME, Han SJ, et al. A comprehensive analysis of hearing preservation after radiosurgery for vestibular schwannoma. J Neurosurg 2010;112:851–859
12. Sughrue ME, Yang I, Han SJ, et al. Non-audiofacial morbidity after gamma knife surgery for vestibular schwannoma. Neurosurg Focus 2009;27:E4
13. Sughrue ME, Kaur R, Rutkowski MJ, et al. Extent of resection and the long-term durability of vestibular schwannoma surgery. J Neurosurg 2011;114:1218–1223
14. Sun MZ, Oh MC, Safaee M, Kaur G, Parsa AT. Neuroanatomical correlation of the House-Brackmann grading system in the microsurgical treatment of vestibular schwannoma. Neurosurg Focus 2012;33:E7
15. Bloch O, Sughrue ME, Kaur R, et al. Factors associated with preservation of facial nerve function after surgical resection of vestibular schwannoma. J Neurooncol 2011;102:281–286
16. Sughrue ME, Kaur R, Rutkowski MJ, et al. A critical evaluation of vestibular schwannoma surgery for patients younger than 40 years of age. Neurosurgery 2010;67:1646–1653, discussion 1653–1654
17. Sughrue ME, Yang I, Aranda D, et al. Beyond audiofacial morbidity after vestibular schwannoma surgery. J Neurosurg 2011;114:367–374
18. Cheung SW, Aranda D, Driscoll CL, Parsa AT. Mapping clinical outcomes expectations to treatment decisions: an application to vestibular schwannoma management. Otol Neurotol 2010;31:284–293
19. Plotkin SR, Merker VL, Halpin C, et al. Bevacizumab for progressive vestibular schwannoma in neurofibromatosis type 2: a retrospective review of 31 patients. Otol Neurotol 2012;33:1046–1052
20. Plotkin SR, Stemmer-Rachamimov AO, Barker FG II, et al. Hearing improvement after bevacizumab in patients with neurofibromatosis type 2. N Engl J Med 2009;361:358–367

第37章

原发性中枢神经系统淋巴瘤

Elina Tsyvkin，Lisa M. DeAngelis

原发性中枢神经系统淋巴瘤(PCNSL)是一种罕见的侵袭性非霍奇金淋巴瘤(NHL)，局限于脑脊髓轴，包括脑实质、软脑膜、眼部或脊髓。在 2008 年世界卫生组织分类中，它被公认为散在多发实质性肿瘤[1]。发病率约占 NHL 的 1%，占所有原发性颅内肿瘤的 2%~5%。男性和女性无差别，每 100 000 人年发病率为 0.47，平均发病年龄为 60 岁[2]。PCNSL 与先天性或获得性免疫缺陷有关，特别是与人类免疫缺陷病毒(HIV)有关，但在过去三四十年间，免疫功能正常的人群发病率也有所上升[3]。

■ 生物学和发病机制

原发性中枢神经系统淋巴瘤仅限于中枢神经系统(CNS)，尽管神经系统内无淋巴组织。大约 90% 的 PCNSL 为弥漫性大 B 细胞淋巴瘤(DLBCL)。只有一小部分为 Burkitt 淋巴瘤 (5%)、淋巴母细胞淋巴瘤 (5%)、边缘区淋巴瘤(3%)或 T 细胞淋巴瘤的组织学类型(2%~3%)。PCNSL 为典型血管中心性生长模式，表型表达 B 细胞标记(CD20，CD19，CD22，CD79a)。大约 80% 为非生发中心型淋巴瘤，只有 20% 为生发中心型淋巴瘤；所有都为 Epstein-Barr 病毒(EBV)阴性，与典型的由 EBV 导致的免疫功能低下的 PCNSL 患者不同。增殖指数通常为 50%~90%[4]。

■ 临床表现

临床表现中，脑部症状最为常见，其次是眼部、脑膜和脊髓症状(表 37.1)。

相比于胶质瘤或转移病灶的癫痫发生率 (25%~35%)，PCNSL 的癫痫发生率较低(10%)。症状持续 1~3 个月可被确诊，反映其快速生长率。

约 20% 的 PCNSL 患者表现为单侧或双侧眼部受累。眼部症状通常包括飞蚊症、模糊或视力减退，但许多患者没有视觉症状，眼部受累的情况仅在裂隙灯检查时才会发现。约 15% 的患者脑脊液(CSF)细胞学检测呈阳性，尸检可以发现几乎所有的软脑膜都受累。

> **提示**
>
> • 当全身性 NHL 转移到 CNS 时，它通常会累及软脑膜且很少侵袭脑实质，而 PCNSL 主要累及大脑实质。

■ 诊断程序

影像学

除非有禁忌证，磁共振成像(MRI)是确定脑部和脊髓 PCNSL 的首选影像学检查方法。典型的病灶在

表 37.1　原发性中枢神经系统淋巴瘤症状

颅脑表现

　　性格变化/认知功能变化

　　单侧:如偏瘫、失语

　　癫痫发作

　　头痛

　　颅神经病变

眼部表现

　　飞蚊症

　　模糊或视蒙

　　视力减退

脊柱表现

　　背部疼痛

　　神经根型颈椎病

　　四肢无力

　　感觉异常

　　肠或膀胱功能障碍

T1 加权像呈低信号或等信号,增强表现为明显的均匀强化(图 37.1)。可能出现无强化病灶,肿瘤周围水肿往往低于预期。获得性免疫缺陷综合征(AIDS)相关的 PCNSL 病变往往在 T1 加权图像中呈环形强化,可能与出血或坏死有关。PCNSL 病灶通常为幕上、脑室周围且累及深部结构,如基底节。60%的患者为肿瘤单发,40%的患者为肿瘤多发(图 37.1);超过 90%的 AIDS 患者为多发性病变。不像其他的原发性脑肿瘤,PCNSL 通常是在弥散序列中表现明显,表观弥散系数(ADC)序列中表现为相应的低信号。单光子发射计算机断层扫描(SPECT)用镓 67 和铊 201 进行扫描,正电子发射断层扫描(PET)和蛋氨酸 PET 在 PCNSL 肿瘤中都显示较高的摄取量。

缺陷

● 激素反应不应作为诊断 PCNSL 的标准,因为其他 CNS 病变,如多发性硬化症、结节病,在使用激素后也有类似的影像学表现。

生物标志

　　一项多中心回顾性研究显示,脑脊液中 CXC 趋化因子配体(CXCL)13 和白介素-10(IL-10)被确定为一对可以互补的生物标志物,可为大多数 PCNSL 患者提供诊断信息,其敏感性明显高于标准化的脑脊液检测、细胞学检查和流式细胞仪检测,与脑组织活检敏感性相当[5]。最近,超过 70%的 PCNSL 病例单独使用 CXCL13 诊断特异性达 94.9%;通过与 IL-10 并行评价,诊断敏感性可提高到 84%,同时,当特异性持续大于 90%时,可提供预后信息[6]。尽管最大诊断精确度的分界点需

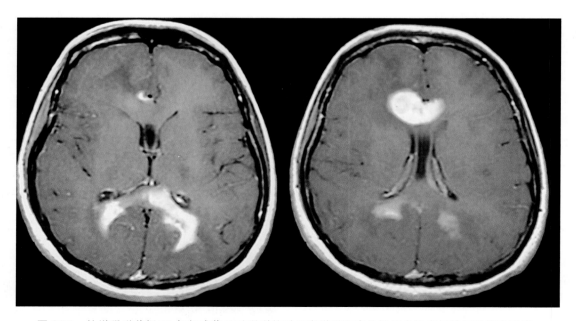

图 37.1　钆增强磁共振 T1 加权成像显示强烈的对比度增强和多灶性原发性中枢神经系统淋巴瘤。

要在以后进行确定，在可疑 PCNSL 患者脑组织活检风险高或诊断率低时，CXCL13 和 IL-10 可用于诊断指导。

■ 分期及治疗前调查

原发性中枢神经系统淋巴瘤被分为 NHL I_E 期，因为其发病于淋巴系统之外的部位。

全身检查发现约 6% 的患者为神经系统以外的疾病，所有病灶可以通过腹部和盆腔 CT 扫描或骨髓活检证实，这表明，如果进行系统的分期，那么这样的分期方式就会被这些检查所局限[7]。在所有的患者中，预后是由 CNS 疾病决定的，而不是由全身性淋巴瘤所决定。更重要的是，神经系统的分期必须明确（表 37.2）。

■ 预后

目前，有两个主要的预后评分系统较为成熟。在国际结外淋巴瘤研究组织(IELSG)中，年龄在 60 岁以上、东部肿瘤协作组(ECOG)的行为状态评分大于 1、血清乳酸脱氢酶升高、脑脊液中蛋白含量高、深部脑区受累都是较差生存率的独立相关因素[8]。纪念斯隆-凯特琳癌症中心确立和验证了一个简单的和普遍适用的三种人群危险模型：年龄 ≤50 岁（低）；年龄 >50 岁和卡氏评分量表（KPS）≥70（中）；年龄 >50 岁及 KPS<70（高)[9]。

在 PCNSL 可能存在病理预后因素，类似于在全身性 DLBCL 中已被确定的病理预后因素[10]。在全身性 NHL 中，通过基因表达谱或免疫组织化学(ICH)表达的细胞表面标记确定的生发中心型，拥有更好的生存预后。大多数关于 PCNSL 的类似报告也表明，生发中心型预后较好，但这不是普遍的，仍需要较大病例队列研

表 37.2 原发性中枢神经系统淋巴瘤患者疾病分期的基本研究

大脑增强扫描，优先选择 MRI

眼科评估（包括裂隙灯检查）

腰椎穿刺

艾滋病病毒检验

全身 CT 扫描±全身 PET 检查

脊柱增强 MRI（如果有临床症状）

究进行验证[11]。

影像学可以帮助预测患者的临床病程。在一个包括 88 例联合化疗的患者队列研究中，MRI 呈现早期完全缓解(CR)的患者拥有较长生存期。2 个治疗周期后达到完全缓解的患者较 6 个治疗周期后才达到完全缓解的患者相比，具有显著延长的生存期[11]。

■ 治疗

原发性中枢神经系统淋巴瘤对化疗和放疗敏感，所以长期完全缓解是可能的。然而，相比于 NHL，其预后结果仍然不令人满意。共识认为，大剂量甲氨蝶呤(HD-MTX)是最重要的单一化疗药物，但没有标准化的联合方案。

当前 PCNSL 的治疗知识主要是基于单组的 2 期研究；而且只有一个随机的 2 期试验[12]和一个 3 期试验[13]曾被报道过。除了疾病罕见之外，还由于许多患者出现严重的症状和各种并发症的影响而不愿参与研究，导致临床试验的成功受到很大限制。因此，PCNSL 的治疗选择证据水平仍然很低。

手术治疗

由于大多数 PCNSL 位置较深且为多灶性病变，完全切除非常困难。大多数报告表明，完全切除病变并没有生存优势，但最近也有报告表明，减瘤手术可改善预后[14,15]。此外，对因肿瘤的较大占位效应明显造成神经功能障碍的患者来说，肿瘤减积术可用于紧急减压。然而，对于怀疑患有 PCNSL 患者来说，影像引导或立体定向活检是获取组织诊断的首选方法。

缺陷

- 在活检之前进行糖皮质激素治疗可能导致无诊断标本或阻碍正确的诊断。糖皮质激素在 PCNSL 的作用是可以溶瘤，对系统性 NHL 有相同作用。对于受 PCNSL 影响的患者，初始治疗方法应避免活检前使用糖皮质激素，除非患者有严重的临床代谢失调。糖皮质激素的溶淋巴细胞效果同样可以在 CSF 和玻璃体标本中看到。

放射治疗

原发性中枢神经系统淋巴瘤为放射敏感的肿瘤，放疗(RT)为首选治疗方式，可延长中位生存期 12~18 个月[16]，较未经治疗患者 2~3 个月的生存期明显延长。因 PCNSL 弥漫性、浸润性和多灶性的特点，常推荐全脑放疗(WBRT)。放疗剂量在 40~50Gy 的范围内，分割单组剂量为 2Gy 或更少。高剂量或增加剂量并没有提高疾病控制状况，但增加了放疗的神经毒性[17]。

放疗联合化疗

为提高缓解率和延长总生存期(OS)，首选全身化疗结合全脑放疗。已报道在临床试验使用 HD-MTX 化疗结合全脑放疗可以有更好的有效率并提高生存率。使用联合放化疗的治疗方法，完全缓解率为 69%~87%，中位无进展生存期(PFS)为 24~40 个月[18,19]。因此 PCNSL 的主要治疗管理中，联合治疗模式被广泛使用。不幸的是，随着随访时间的延长，特别是对老年患者来说，联合治疗往往会导致严重的神经损害[20]。这引起了对降低放疗剂量及对于仅进行化疗后完全缓解的患者可不进行放疗的调查研究。神经毒性风险与年龄相关，年龄越大，风险越高。

针对 PCNSL 唯一完成的随机对照试验(G-PC-NSL-SG)验证了 MTX 联合 WBRT 化疗的作用[13]。所有病例接受 6 个周期的 MTX 单一用药，用量为 4g/m²，在 14 天的周期内，可加减异环磷酰胺(1.5 g/m²)。达到完全缓解的患者随机予以 45 Gy 的全脑放疗。共有 551 例患者被纳入，但只有 58% 的患者遵照协议完成了研究。在所有患者中，WBRT 延长 PFS 从 12 个月到 18 个月[P=0.041，有意向治疗(ITT)的人群]，但 OS 是相似的，为 37 个月对 34 个月(0.94，ITT 人群)。化疗完全缓解率为 35%，年轻患者与大于 60 岁的老年患者相近。然而，总体缓解率(完全缓解+部分缓解)在年轻患者中更好(63% 对 49%)。虽然研究规模很大，但该研究因病例丢失大、化疗差异多变、非劣效性设计不足和神经毒性评价不足等原因而受到限制。这些数据表明，全脑放疗不能延长生存期，因此，可以排除神经毒性的减少。然而，G-PCNSL-SG 试验并没有真正地研

究神经毒性，早期复发和挽救治疗对认知功能的潜在负面影响也从未进行过评估。

作为一种可供选择的方案，减少剂量的全脑放疗已在一系列研究中得到验证，结果表明其对化疗的患者仍然有效，且其神经毒性的风险也有各种报告。在一项早期研究中[21]，年龄不超过 60 岁的年轻患者降低全脑放疗剂量至 30.6 Gy 将降低患者的生存期。在肿瘤放射治疗协作组(RTOG)的 9310 试验中，化疗完全缓解的患者将全脑放疗剂量由 45Gy 降低至 36 Gy，没有降低生存期，也没有减少神经毒性的发生率，但发病延迟了。最近，在一项 2 期试验中，R-MVP(利妥昔单抗，MTX 3.5g/m²，长春新碱，丙卡巴肼)化疗后达到完全缓解的患者接受剂量减少的全脑放疗(23.4 Gy)，而另一部分患者接受标准全脑放疗(45 Gy)。初步的研究结果显示两年的 OS 和 PFS 分别为 67% 和 57%，并没有观察到治疗相关的神经毒性[22,23]。此结果提示减少剂量的全脑放疗所达到的疾病控制效果可以与全剂量的全脑放疗相媲美；而神经毒性，以前瞻性的神经精神测试进行评估，并未观察到。一项随机 2 期研究正在对 R-MVP 化疗后降低剂量的放疗(23.4 Gy)与单纯化疗(RTOG 1114 试验，NCT01399372)进行比较。

虽然显微镜下脑脊液播散是常见的，但全脑脊髓照射没有额外地延长生存期，并且有显著的发病率[24]。目前没有数据支持立体定向放射外科治疗 (SRS)对 PCNSL 的作用。鉴于 PCNSL 的高度浸润性，局部治疗如 SRS 将只用于治疗小体积的肿瘤。因此，不推荐 SRS 作为常规治疗 PCNSL 的手段。

化疗

原发性中枢神经系统淋巴瘤是一种典型的 NHL 病理类型，所以一直在努力以治疗全身性 NHL 的相同方案[环磷酰胺、羟基柔红霉素(多柔比星)、长春新碱、泼尼松](CHOP)来治疗这种肿瘤。CHOP 或类似的方案结合全脑放疗，与单纯全脑放疗相比，并没有延长 PCNSL 患者的生存期，所以这些方案已被抛弃。

大剂量甲氨蝶呤

大剂量 MTX 化疗是 PCNSL 化疗的主要部分 (图

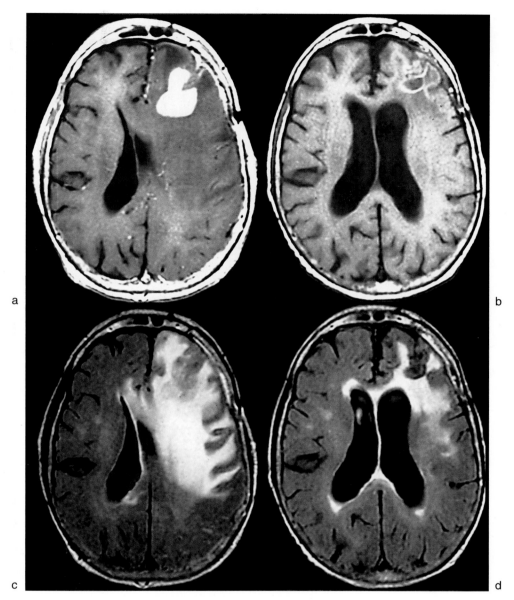

图 37.2　一位老年原发性中枢神经系统淋巴瘤患者 4 个周期的高剂量甲氨蝶呤、丙卡巴肼和长春新碱治疗以前(a,c)和治疗之后(b,d)。患者增强 T1 加权磁共振成像(a,b)和液体衰减反转恢复(FLAIR)序列 T2 加权磁共振成像(c,d)。

37.2),在前瞻性的 2 期临床试验中疗效确切。不幸的是,这些研究中患者的特点和治疗方案的巨大差异,使得比较尤为困难。用于 PCNSL 的 MTX 剂量为 1~8g/m² 静脉滴注,每 10~21 天 1 次(表 37.3)。总剂量及输注速度对实现 MTX 穿过血脑屏障(BBB)的充分浓度比较重要。≥3g/m² 的 MTX 剂量以快速输注速度(3 小时) 可以实现足够的脑脊液水平,但即使是 1g/m² 的低剂量同样可以达到治疗的脑脊液水平[25]。在使用 8g/m² 剂量的 MTX 试验中,45%的患者由于肌酐清除

率的降低需要降低化疗剂量, 然而在 3.5g/m² 剂量的 MTX 试验中,很少的患者需要减少 MTX 剂量。因此,根据现存研究对标准剂量的概述,MTX 的目标剂量是不易确定的[26]。

> **提示**
>
> ● 大剂量甲氨蝶呤化疗是 PCNSL 化疗的主要部分。

表37.3 免疫功能正常的原发性中枢神经系统淋巴瘤患者的一线治疗选择研究

作者	疗程	数量	化疗方案	WBRT	ORR(%)	OS
化疗+WBRT						
DeAngelis[56]	2阶段	31	M(1 g/m²),IT M,AraC	40Gy(加14.4 Gy)	94	mOS 43个月
Shah[22]	2阶段	30	M(3.5g/m²),R,P,V,AraC	如果CR 23.4Gy	93	2年67%
				如果无CR 45Gy		
Ferreri[12]	2阶段	40	M(3.5 g/m²)	30~49Gy	40	3年32%;5年26%
		39	M(3.5g/m²),AraC	(两组)	69	3年46%;5年46%
Thiel[13]	3阶段	154	M(4g/m²)±I	45Gy	54	mOS 32个月
		164	(两组)	无	54	mOS 37个月;2年63%
单独化疗						
Batchelor[29]	2阶段	25	M(8 g/m²)	无	74	2年70%
Chamberlain[37]	2阶段	40	M(8 g/m²),R	无	70	2年60%
Fritsch[35]	2阶段	28(>65岁)	M(3 g/m²),R,P,CCNU	无	82	<80岁,mOS 29个月(1年82%);>80岁,mOS 4.3个月(1年17%);两组3年31%
Rubenstein[30]	2阶段	44	M(98 g/m²),TMZ,R;如果CR:E+AraC	无	77	未达到mOS 2年PFS 57%
HDC和ASCT±WBRT						
Illerhaus[44]	2阶段	30	M(8 g/m²),AraC,T ASCT(HD:BCNU,T)	25/30 pts 45 Gy	诱导后70;ASCT后100	2年83%;5年69%
Colombat[45]	2阶段	25(<65岁)	M,E,BCNU,甲泼尼龙(HD:BEAM)	30 Gy	诱导后84;ASCT后94	2年70%
Alimohamed[47]	回顾性	21	T,B,C+ASCT	无	85	5年52%

缩写:WBRT,全脑放疗;ORR,总缓解率(部分缓解和完全缓解);OS,总生存期;CR,完全缓解;mOS,平均总生存期;M,甲氨蝶呤;IT,鞘内;Arac,阿糖胞苷;I,异环磷酰胺;R,利妥昔单抗;P,丙卡巴肼;V,长春新碱;TMZ,替莫唑胺;BEAM,卡莫司汀(BCNU);E,依托泊苷;HDC,大剂量化疗;ASCT,自体造血干细胞移植;B,白消安;T,噻替哌;PFS,无进展生存期。

大剂量甲氨蝶呤单药治疗

两项研究验证了单剂 MTX 以 8 g/m² 的剂量每 2 周 1 次诱导后每月 1 次维持化疗进行 12 个周期的效果[27-29]。在这两项研究中,PFS 大约是 12 个月,意味着 50% 的病例在诱导或维持化疗过程中复发。一项研究在即将取得结果前结束了[27,28]。虽然 OS 在两项研究中有所延长,但这可以归因于有效的救助方案,所以单药治疗在很大程度上已被抛弃。两项研究中,直接比较单剂 MTX 与联合治疗的唯一成就是将 MTX 单药或 MTX 与阿糖胞苷化疗之后全脑放疗进行比较的一项 2 期随机试验[12]。阿糖胞苷显著改善了结果,完全缓解率从 18% 提高到 46%(P = 0.006),3 年的 OS 从 32% 提高到 46%(P = 0.07)。联合化疗具有明显的优越性,但不

一定是最佳的方案,因为两组的反应率和生存期均低于其他的 PCNSL 试验,可能反映了其多中心的行为和低强度的 MTX 时间表(每 3 周)。

甲氨蝶呤为基础的多药治疗方案

两种联合化疗方案具有良好的特异性,可用于初次诊断 PCNSL 的患者。MTX 已与以下一种或多种化疗药物结合,包括阿糖胞苷、长春新碱、丙卡巴肼、地塞米松、卡莫司汀、洛莫司汀、依托泊苷、环磷酰胺和甲泼尼龙(表 37.3)。HD-MTX 加入化疗药物的目标是提高 HD-MTX 单药化疗的效果,实现长期控制复发和毒性之间的平衡。

最近发表的 2 期试验(CALGB 50202)表明,PCNSL 的剂量强化巩固可提高 PFS 和 OS,至少要优于

那些全脑放疗的病例[30]。44 例初诊的 PCNSL 患者以 MT-R 方案诱导治疗（MTX 8g/m² 静脉滴注，每 2 周 1 次进行 7 次；利妥昔单抗 375 mg/m²，每周 1 次进行 6 次；替莫唑胺 150mg/m²，头 5 个月每 7~11 天 1 次）；完全缓解的患者接受 EA 方案巩固（依托泊苷 5mg/kg 静脉滴注，每 12 小时 1 次进行 8 次，阿糖胞苷 2g/m² 静脉滴注，每 12 小时 1 次进行 8 次）。MT-R 方案的完全缓解率为 66%。总的 2 年 PFS 为 57%，这超过了其他仅进行化疗的研究结果（表 37.3），而且至少与以降低剂量的全脑放疗的联合治疗模式相当[22]。这 44 例患者 4 年内的进展中位时间为多中心临床试验中使用标准剂量全脑放疗联合治疗的 2 倍[13,31]。完成 EA 方案剂量强化巩固患者队列的生存期明显优于单一治疗模式的患者[32]。平均 4.9 年的随访中，生存曲线以一个稳定的水平显示出有力的证据，但中位 OS 尚未得到。

免疫治疗

　　CD-20 单克隆抗体利妥昔单抗具有优良的抵抗各种全身性 B 细胞 NHL 的作用，但利妥昔单抗透过血脑屏障的能力差，3% 的脑脊液水平或通常脑脊液浓度显著低于血清浓度[22]。然而，血脑屏障可被实质性的 PCNSL 病变破坏，表明在大脑的 MRI 中具有明显的对比剂增强。使用放射性标记托西莫单抗[33]可以清楚地显示，抗 CD-20 单克隆抗体可以渗透进入大的 PCNSL 病灶内，引起临床反应，但病变进展迅速，很有可能因为病灶定位后周围存在完整的血脑屏障，抗体不能达到病灶。在 11 例复发的 PCNSL 患者中，观察到 4 例对利妥昔单抗单纯治疗具有类似的影像学反应，支持上述推断[34]。因此，利妥昔单抗可能是化疗前、糖皮质激素治疗前或是在早期治疗中有显著疗效的药物。

　　德国一项评价利妥昔单抗的初步试验中（n=28），在老年的 PCNSL 患者（>65 岁），其 MTX（3g/m²）、洛莫司汀和丙卡巴肼（R-MCP）治疗方案的完全缓解率为 64%[相对危险系数（RR）82%][35]。在以前的研究中，使用相同的治疗方案，但不包括利妥昔单抗（n=30），同一组报道完全缓解率（CR）为 44%（RR 70%）[36]。在一个单独的 2 期研究中（n=40），4~6 个利妥昔单抗和 MTX 治疗周期后，CR 率为 60%[37]。曾报道，在以前的研究中，无利妥昔单抗的 MTX 单药化疗的 CR 率为 30%~58%[28,38]。

　　为了评估初诊 PCNSL 患者在 MTX 和异环磷酰胺联合化疗后利妥昔单抗对 CR 的影响，一项回顾性试验对 19 例接受 MTX（4g/m²）、异环磷酰胺（1.5g/m²，3~5 天）联合治疗 6 个周期的患者及 17 例以同样方案联合利妥昔单抗（375mg/m² 于前 3 个治疗周期的起始当日）治疗的患者进行了比较。利妥昔单抗联合 MTX 和异环磷酰胺的方案，CR 率显著增加（100% 对 68.4%，P=0.02）。此外，利妥昔单抗组的 6 个月 PFS 显著提高（94.1% 对 63.2%，P=0.04）[39]。

　　最近一项回顾性研究检验了在同期治疗中利妥昔单抗的作用，包括 MTX、阿糖胞苷和放疗，100 例年龄在 21~81 岁的患者联合利妥昔单抗后证明可改善 OS（5 年 OS 达 46%）[40]。鞘内注射利妥昔单抗同样被调研，且有一定的意义[41]。所有这些研究的病例数量都较少，且为回顾性研究，但是大量的证据表明，HD-MTX 基础化疗联合利妥昔单抗的方案是有价值的。

> **缺陷**
>
> ● 如果化疗方案中加入利妥昔单抗，临床医生必须意识到利妥昔单抗对乙肝表面抗原（HSaAG）阳性或乙肝核心抗体（HBc）阳性的患者有促进乙肝再次复发的风险。

其他一线治疗药物

　　其他烷化剂具有良好的中枢神经系统渗透能力，如替莫唑胺、噻替哌、异环磷酰胺、亚硝基脲和丙卡巴肼，它们已被纳入 PCNSL 的化疗组合中。替莫唑胺是一种口服烷化剂，能透过血脑屏障，具有良好的安全性。作为老年患者的前期单一药物疗法，替莫唑胺的 CR 率为 47%，中位 OS 为 21 个月。在老年患者中，替莫唑胺可以安全地与 MTX 联合应用，且 HD-MTX、利妥昔单抗组合和替莫唑胺的联合应用后，CR 率达 63%，3 年的 PFS 达 50%[42]。

　　异环磷酰胺，另一种烷化剂，在 G-PCNSL-SG1 试验中使 HD-MTX 的 CR 率从 32% 提高到 42%，主要进展率从 26% 降到 15%；然而，它有较高的毒性，特别是对老年患者[13]。

噻替哌是一种亲脂性的烷化剂，可与 HD-MTX、高剂量的阿糖胞苷、伊达比星和全脑放疗联合应用。在 2 期临床试验中，这一方案的总缓解率为 83%，中位 PFS 为 13 个月，5 年 OS 为 41%，生存曲线稳定；然而，该方案有 10% 的毒性相关发病率[19]。大剂量化疗（HDC）后身体造血干细胞移植（ASCT）的诱导的调节方案中，噻替哌也起到了一定作用。

卡莫司汀已被用于治疗 PCNSL 患者，作为主要化疗的一部分或在 ASCT 前作为预处理方案的一部分。

以 MTX 为基础的化疗中，在动脉内灌注之前利用渗透血脑屏障的破坏，可以增加对肿瘤的给药，这一点已经进行了评估。对于这种方法的一项多中心分析中，其预后结果与传统的治疗方法相近，5 年 PFS 为 31%，7 年 PFS 为 25%。然而，该过程可能会导致急性中毒，所以目前只在专业中心可以进行[43]。

自体干细胞移植的大剂量化疗

根据其他恶性血液病的治疗经验，大剂量化疗（HDC）后自体干细胞移植（ASCT）已在初诊 PCNSL 患者和复发性疾病的患者中进行评价。HDC 后 ASCT 可允许在中枢神经系统使用更大剂量的化疗药物，有助于克服传统化疗的耐药性。HD-MTX 为基础的化疗主要用于诱导治疗，之后可以使用不同的治疗方案。针对 HD-ASCT 治疗方案和结果的研究存在相当大的不同。

前期的 HDC-ASCT 方案已在一些研究中得到评估。一项 2 期研究中，对 30 例小于 65 岁的患者进行 HD-MTX（8g/m²）、大剂量阿糖胞苷（3g/m²，两剂）和噻替哌（40mg/m²）的治疗，之后调整方案，包括卡莫司汀和噻替哌、ASCT、全脑放疗（45Gy）。在平均 63 个月的随访中，所有患者的 5 年 OS 为 69%[44]。一项纳入 25 例初诊 PCNSL 患者的前瞻性试验中评价了以 HD-MTX 为基础的综合化疗之后进行 HDC 和 ASCT 方案的疗效。ASCT 后，WBRT 剂量为 30Gy。该方案将预期的缓解率提高到 84%[45]。而且，这两项研究都没有检查到幸存者的神经毒性。

在一项试验中，23 例患者以 HD-MTX、大剂量的白消安或噻替哌化疗和 ASCT 进行治疗，结果显示，当 WBRT 可以推迟到 ASCT 之后，长期的神经毒性明显减少[46]。联合大剂量噻替哌、白消安、环磷酰胺，随后进行 ASCT 也显示出较好的结果，而且无明显的神经毒性[47]。然而，在年龄超过 60 岁的患者中，发生过因急性治疗相关毒性反应导致死亡的先例。

最近的一项分析中，包括了 43 例患者应用 HD-ASCT 的两组前瞻性单组研究，获得了令人鼓舞的结果，中位 OS 为 104 个月，2 年和 5 年的 OS 分别为 81% 和 70%[48]。然而，这些患者中 30 例在 ASCT 后还接受了 WBRT。此外，晚期复发仍会发生，尽管中位年龄只有 54 岁，神经毒性只能依靠临床进行评估，因此，通常会被低估，在此研究中，20% 的患者出现了神经毒性。在 PCNSL 的初期治疗中，ASCT 的作用仍然不确定，目前美国的一项多中心随机的 2 期临床试验正在进行探索。欧洲的一项随机试验正在对 HDC-ASCT 和 WBRT（NCT01011920）进行比较。

复发性或难治性肿瘤

大部分的 PCNSL 患者都要面临疾病进展或复发，其中绝大多数发生在大脑，但不仅局限于原发位置；通常诊断前几年的复发率在 25%~55% 之间[36,49]。复发的 PCNSL 患者预后差，据报道，如果未经治疗，其中位生存期仅为 2 个月；治疗后，中位生存期为 14 个月（表 37.4）。对于复发性或难治性 PCNSL 患者，无规范化的治疗，治疗往往根据复发的位置（脑部、脑脊液、眼部）、初始治疗方式和与之前治疗的时间间隔来确定。

作为一个补救方案，全脑放疗是有用的，缓解率为 60%~79%，总生存期（OS）为 11~16 个月。原发难治性和复发性患者，其 WBRT 后反应率和生存期相似[50]。

对于曾对 HD-MTX 存在良好反应的 PCNSL 患者，大剂量 MTX 为基础的方案仍是最有效的补救治疗，据报道其有效率为 71%~91%，OS 为 23~61 个月[51]。烷化剂如替莫唑胺、亚硝基脲类，有或无利妥昔单抗，常用于复发 PCNSL 的治疗。一项包括 36 例患者以替莫唑胺单药进行治疗的 2 期临床试验显示，缓解率为 31%[CR 为 25% 和部分缓解（PR）为 6%]，1 年 OS 为 31%[52]。培美曲塞，一种类似于 MTX 的抗叶酸剂，对复

表 37.4 免疫功能正常的复发或难治性原发性中枢神经系统淋巴瘤患者的补救治疗选择研究

作者	数量	化疗剂量	WBRT	ORR(%)	OS
Pels[67]	65	M(5 g/m²), V, I C, 长春地辛, Dex + IT M, AraC, 泼尼松	无	68	mOS 54 个月 2 年 69%;5 年 43%
Voloschin[54]	15	拓扑替康	无	40	32.7 个月
Raizer[53]	11	培美曲塞	无	55	10.1 个月,1 年 45%
Reni[52]	36	替莫唑胺	无	31	mOS 3.9 个月;1 年 31%
Hottinger[50]	48	无	40 Gy	79	mOS 16 个月;1 年 54%
Soussain[55]	43(<65 岁)	AraC, E+ASCT (HD: B, T, C)	2/43 pts 30 ~40 Gy	诱导后 47; ASCT 后 96	mOS 18.3 个月; 移植后 58.6 个月;全组 1 年 60%
Batchelor[34]	12	利妥昔单抗	无	47	1 年 60%

缩写:WBRT,全脑放疗;ORR,总缓解率(部分缓解和完全缓解);OS,总生存期;M,甲氨蝶呤;V,长春新碱;C,环磷酰胺;Der,地塞米松;IT,鞘内;Arac,阿糖胞苷;I,异环磷酰胺;E,依托泊苷;ASCT,自体造血干细胞移植;B,白消安;T,噻替哌;mOS,平均总生存期;ITT,意向治疗。

发和难治性 PCSNL 有作用[53]。在 11 例患者中,10 例首先进行 HD-MTX 化疗治疗,以培美曲塞平均治疗 5 个周期,缓解率为 55%,疾病控制率为 91%。6 个月随访的平均 PFS 为 5.7 个月,OS 为 10.1 个月[53]。

拓扑替康,拓扑异构酶 I 抑制剂,对于复发和难治性 PCNSL 作用有限,尤其对老年患者来说,血液毒性依然是一个主要问题。在一项 2 期研究中,15 例平均年龄为 56 岁的难治性或复发性 PCNSL 患者,有 3 例达到了完全缓解且他们的中位 PFS 为 2 个月[54]。在 15 例患者中,有 11 例存在 3 级或 4 级的中性粒细胞减少,3 例患者存在 3 级的血小板减少。

据报道,复发的患者应用 HDC-ASCT 取得了良好的效果。利用阿糖胞苷和依托泊苷诱导化疗之后实施 HDC 的干细胞补救方案[55],在 ITT 人群的中位 PFS 为 12 个月,移植后患者的 PFS 为 41.1 个月;中位 OS 分别为 18.3 个月和 58.6 个月。然而,诱导化疗具有高毒性,这个方法对于具有严重临床表现、年龄小于 65 岁的年轻患者限制使用。由于最佳的补救方案尚不清楚,如果可行,复发性疾病的患者应在临床试验中治疗。

治疗相关的神经毒性

脑白质病是一种 PCNSL 有效治疗的严重并发症,但只有当患者长期缓解时才表现明显[56]。因此,它在单纯以 WBRT 进行治疗的患者中很少出现,但在以综合

疗法治疗的患者中出现过,尤其是以 HD-MTX 为基础的治疗方案和那些基于 MTX 的单纯化疗。当 MTX 联合 WBRT 时,会有附加的毒性,但多数方案采取在 RT 之前进行 MTX 治疗以减少神经毒性。在一项小型研究中,接受全脑放疗补救治疗的患者,如果 MTX 和 WBRT 治疗之间的时间间隔超过 6 个月,神经毒性的风险将大幅度降低,表明两种治疗方式的间隔时间影响毒性的风险[50]。此外,治疗相关的脑白质病主要发生于治疗初始时 60 岁以上的患者。神经毒性的表现类似于正常压力下脑积水的症状,包括认知障碍、共济失调和尿失禁;部分患者行脑室-腹腔分流术后症状缓解[57]。在一项回顾性分析中,对 183 例长期治疗相关性患者的毒性发展进行了研究,提示只有单纯放疗被确定为一个独立的风险因素[58]。

神经毒性也仍然是单纯化疗的一个关注点,特别是对老年患者来说。在 G-PCNSL-SG1 试验中,单纯化疗组临床上确定的有神经毒性表现的患者占长期幸存者的 26%,小于接受化疗和全脑放疗患者的 49% 的发病率[13]。因此,在 PCNSL 治疗成功的患者中,省略 WBRT 的治疗步骤可大大降低治疗相关的认知障碍的风险,但却不能消除风险。

大多数报告并不以长期随访的患者评估与治疗方案相关的神经毒性的真实风险。近日,在 PCNSL 患者中,一组评估、量化并跟踪治疗相关的神经功能恶

化的神经心理测试已经建立,从而使这些评估更加标准化[59]。

原发性中枢神经系统淋巴瘤和 AIDS

获得性免疫缺陷综合征(AIDS)相关性 PCNSL 比免疫功能正常的 PCNSL 患者更具有侵袭性。AIDS 相关性 PCNSL 患者未经治疗的中位生存期为 27 天。然而,对于 AIDS 患者来说,WBRT 后产生临床和影像学反应的分别占 76%和 69%,完成放疗方案患者的中位生存期为 119 天[60]。放疗的患者中,有 87%的患者因机会性感染而死亡,然而侵袭性 PCNSL 未经治疗的患者死亡率为 77%。

15 例以 MTX(3g/m²)治疗的 AIDS 患者,47%达到完全缓解,中位生存期达到了 19 个月[61]。静脉注射 MTX(3g/m²)的联合化疗方案及鞘内注射 MTX、丙卡巴肼、噻替哌联合 WBRT 方案用来治疗 10 例 AIDS 患者[62]。8 例患者均完成了化疗和放疗;6 例患者达到了完全缓解,中位生存期为 7 个月,但两例患者存活超过了 1 年。虽然样本太小,但显示患者的 CD4 细胞计数>50 个细胞/mm³、KPS 评分>50 及单一病灶的脑损害具有更好的结果。最近的一项研究支持使用利妥昔单抗,甚至在淋巴瘤诊断时 CD4 细胞计数<100 个细胞/mm³ 的患者也支持使用利妥昔单抗[63]。这些研究表明综合治疗模式或可能的单纯化疗在 AIDS 相关性 PCNSL 患者中的作用,但那些 KPS 评分好、CD4 细胞计数高、没有合并机会性感染的患者治疗效果会更好。

高活性抗反转录病毒疗法(HAART)治疗 AIDS 可降低 PCNSL 的发生率,从而提高 PCNSL 患者的存活率。Skiest 和 Crosby[64]研究以 HAART 疗法治疗 25 例诊断为 AIDS 与 PCNSL 的患者。对于以 HAART 治疗的患者,中位生存期未得到明确结果;而那些未接受 HAART 治疗的患者,中位生存期为 52 天。以 HAART 治疗的 7 例患者中,有 6 例中位生存期为 667 天,对比未经 HAART 治疗的 18 例患者中,没有 1 例达到此效果。已报道 HAART 联合 WBRT 可提高生存率(中位生存期分别为 92 天和 38 天)[65]。长期缓解已得到描述,HIV 相关的 PCNSL 患者以单纯有效的 HAART 疗

法表现出快速的免疫恢复和延长的淋巴瘤消退[66]。这些研究表明,在 AIDS 合并 PCNSL 的患者中,HAART 治疗具有重要作用。

> **重要参考**
> • AIDS 相关性 PCNSL 较免疫功能正常人群的 PCNSL 更具有侵袭性。

■ 结论

原发性中枢神经系统淋巴瘤是一种罕见的脑肿瘤,但高度可治。MRI 特征性的弥漫性强化提高了 PCNSL 的诊断可能,提醒医生避免使用糖皮质激素,直到获得组织学病理之后。实际上所有患者的治疗均应以化疗开始,而且以 HD-MTX 为基础的方案最合适。全剂量颅脑照射应在老年患者或可能在所有年龄段患者中都要避免。低剂量全脑放疗和 HDC-ASCT 的作用仍有待确定。然而,有效的治疗在许多患者中都可产生持久的缓解和功能改善。

> **编者注**
> 原发性中枢神经系统淋巴瘤常与脑转移瘤或胶质母细胞瘤混淆,尤其是在磁共振成像未出现的时代,因为其在 CT 上显像不太清楚,更因为其是一个不被普遍认知的实体肿瘤。当外科医生手术中认为肿瘤是之前提到的两种诊断之一时,常做经验性切除,这是不必要或不确切的。如今,本病的治疗主要采用神经肿瘤学家的化疗方案,有时采用放疗,医生的作用是提供组织活检的诊断。重要的是要注意,类固醇激素治疗后肿瘤消失,虽然典型,但不是明确诊断的充分证据,因为这种现象可较少地在脑胶质瘤中出现,在类似肿瘤的炎症性诊断时也偶尔出现。(Bernstein)

(韩圣 译)

参考文献

1. Swerdlow S, Campo E, Harris N, et al. WHO Classification of Tumour of Haematopoietic and Lymphoid Tissues, 4th ed. Geneva: WHO press, 2008

2. Dolecek TA, Propp JM, Stroup NE, Kruchko C. CBTRUS statistical report: primary brain and central nervous system tumors diagnosed in the United States in 2005-2009. Neuro-oncol 2012;14(Suppl 5):v1–v49

3. Bayraktar S, Bayraktar UD, Ramos JC, Stefanovic A, Lossos IS. Primary CNS lymphoma in HIV positive and negative patients: comparison of clinical characteristics, outcome and prognostic factors. J Neurooncol 2011;101:257–265

4. Camilleri-Broët S, Crinière E, Broët P, et al. A uniform activated B-cell-like immunophenotype might explain the poor prognosis of primary central nervous system lymphomas: analysis of 83 cases. Blood 2006; 107:190–196

5. Josephson SA, Papanastassiou AM, Berger MS, et al. The diagnostic utility of brain biopsy procedures in patients with rapidly deteriorating neurological conditions or dementia. J Neurosurg 2007;106:72–75

6. Rubenstein JL, Wong VS, Kadoch C, et al. CXCL13 plus interleukin 10 is highly specific for the diagnosis of CNS lymphoma. Blood 2013;121: 4740–4748 Epub ahead of print

7. Abrey LE, Batchelor TT, Ferreri AJ, et al; International Primary CNS Lymphoma Collaborative Group. Report of an international workshop to standardize baseline evaluation and response criteria for primary CNS lymphoma. J Clin Oncol 2005;23:5034–5043

8. Ferreri AJ, Blay JY, Reni M, et al. Prognostic scoring system for primary CNS lymphomas: the International Extranodal Lymphoma Study Group experience. J Clin Oncol 2003;21:266–272

9. Abrey LE, Ben-Porat L, Panageas KS, et al. Primary central nervous system lymphoma: the Memorial Sloan-Kettering Cancer Center prognostic model. J Clin Oncol 2006;24:5711–5715

10. Lenz G, Staudt LM. Aggressive lymphomas. N Engl J Med 2010;362: 1417–1429

11. Pels H, Juergens A, Schirgens I, et al. Early complete response during chemotherapy predicts favorable outcome in patients with primary CNS lymphoma. Neuro-oncol 2010;12:720–724

12. Ferreri AJ, Reni M, Foppoli M, et al; International Extranodal Lymphoma Study Group (IELSG). High-dose cytarabine plus high-dose methotrexate versus high-dose methotrexate alone in patients with primary CNS lymphoma: a randomised phase 2 trial. Lancet 2009; 374:1512–1520

13. Thiel E, Korfel A, Martus P, et al. High-dose methotrexate with or without whole brain radiotherapy for primary CNS lymphoma (G-PCNSL-SG-1): a phase 3, randomised, non-inferiority trial. Lancet Oncol 2010;11:1036–1047

14. Weller M, Martus P, Roth P, Thiel E, Korfel A; German PCNSL Study Group. Surgery for primary CNS lymphoma? Challenging a paradigm. Neuro-oncol 2012;14:1481–1484

15. Bellinzona M, Roser F, Ostertag H, Gaab RM, Saini M. Surgical removal of primary central nervous system lymphomas (PCNSL) presenting as space occupying lesions: a series of 33 cases. Eur J Surg Oncol 2005; 31:100–105

16. Deangelis LM. Current management of primary central nervous system lymphoma. Oncology (Williston Park) 1995;9:63–71, discussion 71, 75–76, 78

17. Schultz CJ, Bovi J. Current management of primary central nervous system lymphoma. Int J Radiat Oncol Biol Phys 2010;76:666–678

18. Abrey LE, Yahalom J, DeAngelis LM. Treatment for primary CNS lymphoma: the next step. J Clin Oncol 2000;18:3144–3150

19. Ferreri AJ, Dell'Oro S, Foppoli M, et al. MATILDE regimen followed by radiotherapy is an active strategy against primary CNS lymphomas. Neurology 2006;66:1435–1438

20. Feugier P, Virion JM, Tilly H, et al. Incidence and risk factors for central nervous system occurrence in elderly patients with diffuse large-B-cell lymphoma: influence of rituximab. Ann Oncol 2004;15:129–133

21. Bessell EM, López-Guillermo A, Villá S, et al. Importance of radiotherapy in the outcome of patients with primary CNS lymphoma: an analysis of the CHOD/BVAM regimen followed by two different radiotherapy treatments. J Clin Oncol 2002;20:231–236

22. Shah GD, Yahalom J, Correa DD, et al. Combined immunochemotherapy with reduced whole-brain radiotherapy for newly diagnosed primary CNS lymphoma. J Clin Oncol 2007;25:4730–4735

23. Correa DD, Rocco-Donovan M, DeAngelis LM, et al. Prospective cognitive follow-up in primary CNS lymphoma patients treated with chemotherapy and reduced-dose radiotherapy. J Neurooncol 2009;91: 315–321

24. Ferreri AJ, DeAngelis L, Illerhaus G, et al. Whole-brain radiotherapy in primary CNS lymphoma. Lancet Oncol 2011;12:118–119, author reply 119–120

25. Shapiro WR, Young DF, Mehta BM. Methotrexate: distribution in cerebrospinal fluid after intravenous, ventricular and lumbar injections. N Engl J Med 1975;293:161–166

26. Joerger M, Huitema AD, Illerhaus G, et al. Rational administration schedule for high-dose methotrexate in patients with primary CNS lymphoma. Leuk Lymphoma 2012;53:1867–1875

27. Herrlinger U, Schabet M, Brugger W, et al. German Cancer Society Neuro-Oncology Working Group NOA-03 multicenter trial of single-agent high-dose methotrexate for primary central nervous system lymphoma. Ann Neurol 2002;51:247–252

28. Herrlinger U, Küker W, Uhl M, et al; Neuro-Oncology Working Group of the German Society. NOA-03 trial of high-dose methotrexate in primary central nervous system lymphoma: final report. Ann Neurol 2005;57:843–847

29. Batchelor T, Carson K, O'Neill A, et al. Treatment of primary CNS lymphoma with methotrexate and deferred radiotherapy: a report of NABTT 96-07. J Clin Oncol 2003;21:1044–1049

30. Rubenstein JL, Hsi ED, Johnson JL, et al. Intensive chemotherapy and immunotherapy in patients with newly diagnosed primary CNS lymphoma: CALGB 50202 (Alliance 50202). J Clin Oncol 2013;31:3061–3068

31. DeAngelis LM, Seiferheld W, Schold SC, Fisher B, Schultz CJ; Radiation Therapy Oncology Group Study 93-10. Combination chemotherapy and radiotherapy for primary central nervous system lymphoma: Radiation Therapy Oncology Group Study 93-10. J Clin Oncol 2002;20: 4643–4648

32. Zhu JJ, Gerstner ER, Engler DA, et al. High-dose methotrexate for elderly patients with primary CNS lymphoma. Neuro-oncol 2009;11: 211–215

33. Iwamoto FM, Schwartz J, Pandit-Taskar N, et al. Study of radiolabeled indium-111 and yttrium-90 ibritumomab tiuxetan in primary central nervous system lymphoma. Cancer 2007;110:2528–2534

34. Batchelor TT, Grossman SA, Mikkelsen T, Ye X, Desideri S, Lesser GJ. Rituximab monotherapy for patients with recurrent primary CNS lymphoma. Neurology 2011;76:929–930

35. Fritsch K, Kasenda B, Hader C, et al. Immunochemotherapy with rituximab, methotrexate, procarbazine, and lomustine for primary CNS lymphoma (PCNSL) in the elderly. Ann Oncol 2011;22:2080–2085

36. Illerhaus G, Marks R, Müller F, et al. High-dose methotrexate combined with procarbazine and CCNU for primary CNS lymphoma in the elderly: results of a prospective pilot and phase II study. Ann Oncol 2009;20:319–325

37. Chamberlain MC, Johnston SK. High-dose methotrexate and rituximab with deferred radiotherapy for newly diagnosed primary B-cell CNS lymphoma. Neuro-oncol 2010;12:736–744

38. Cobert J, Hochberg E, Woldenberg N, Hochberg F. Monotherapy with methotrexate for primary central nervous lymphoma has single agent activity in the absence of radiotherapy: a single institution cohort. J Neurooncol 2010;98:385–393

39. Birnbaum T, Stadler EA, von Baumgarten L, Straube A. Rituximab significantly improves complete response rate in patients with primary CNS lymphoma. J Neurooncol 2012;109:285–291

40. Gregory G, Arumugaswamy A, Leung T, et al. Rituximab is associated with improved survival for aggressive B cell CNS lymphoma. Neuro-oncol 2013;15:1068–1073

41. Rubenstein JL, Li J, Chen L, et al. Multicenter phase 1 trial of intraventricular immunochemotherapy in recurrent CNS lymphoma. Blood 2013;121:745–751

42. Omuro AM, Taillandier L, Chinot O, Carnin C, Barrie M, Hoang-Xuan K. Temozolomide and methotrexate for primary central nervous system lymphoma in the elderly. J Neurooncol 2007;85:207–211

43. Angelov L, Doolittle ND, Kraemer DF, et al. Blood-brain barrier disruption and intra-arterial methotrexate-based therapy for newly diagnosed primary CNS lymphoma: a multi-institutional experience. J Clin Oncol 2009;27:3503–3509

44. Illerhaus G, Marks R, Ihorst G, et al. High-dose chemotherapy with autologous stem-cell transplantation and hyperfractionated radiotherapy as first-line treatment of primary CNS lymphoma. J Clin Oncol 2006;24:3865–3870

45. Colombat P, Lemevel A, Bertrand P, et al. High-dose chemotherapy with autologous stem cell transplantation as first-line therapy for primary CNS lymphoma in patients younger than 60 years: a multicenter phase II study of the GOELAMS group. Bone Marrow Transplant 2006; 38:417–420

46. Kiefer T, Hirt C, Späth C, et al; Ostdeutsche Studiengruppe Hämatologie und Onkologie. Long-term follow-up of high-dose chemotherapy with autologous stem-cell transplantation and response-adapted whole-brain radiotherapy for newly diagnosed primary CNS lymphoma: results of the multicenter Ostdeutsche Studiengruppe Hamatologie und Onkologie OSHO-53 phase II study. Ann Oncol 2012;23: 1809–1812

47. Alimohamed N, Daly A, Owen C, Duggan P, Stewart DA. Upfront thiotepa, busulfan, cyclophosphamide, and autologous stem cell transplantation for primary CNS lymphoma: a single centre experience. Leuk Lymphoma 2012;53:862–867

48. Kasenda B, Schorb E, Fritsch K, Finke J, Illerhaus G. Prognosis after high-dose chemotherapy followed by autologous stem-cell transplantation as first-line treatment in primary CNS lymphoma—a long-term follow-up study. Ann Oncol 2012;23:2670–2675

49. Ferreri AJ, Verona C, Politi L, et al. Consolidation radiotherapy in primary CNS lymphomas: impact on outcome of different fields and doses in patients in complete remission after upfront chemotherapy. Int J Radiat Oncol Biol Phys 2011;80:169–175

50. Hottinger AF, DeAngelis LM, Yahalom J, Abrey LE. Salvage whole brain radiotherapy for recurrent or refractory primary CNS lymphoma. Neurology 2007;69:1178–1182

51. Pentsova E, DeAngelis LM, Omuro A. Methotrexate re-challenge for recurrent primary central nervous system lymphoma. J Neurooncol 2014;117:161–165

52. Reni M, Zaja F, Mason W, et al. Temozolomide as salvage treatment in primary brain lymphomas. Br J Cancer 2007;96:864–867

53. Raizer JJ, Rademaker A, Evens AM, et al. Pemetrexed in the treatment of relapsed/refractory primary central nervous system lymphoma. Cancer 2012;118:3743–3748

54. Voloschin AD, Betensky R, Wen PY, Hochberg F, Batchelor T. Topotecan as salvage therapy for relapsed or refractory primary central nervous system lymphoma. J Neurooncol 2008;86:211–215

55. Soussain C, Hoang-Xuan K, Taillandier L, et al; Société Française de Greffe de Moëlle Osseuse-Thérapie Cellulaire. Intensive chemotherapy followed by hematopoietic stem-cell rescue for refractory and recurrent primary CNS and intraocular lymphoma: Société Française de Greffe de Moëlle Osseuse-Thérapie Cellulaire. J Clin Oncol 2008;26: 2512–2518

56. DeAngelis LM, Yahalom J, Thaler HT, Kher U. Combined modality therapy for primary CNS lymphoma. J Clin Oncol 1992;10:635–643

57. Thiessen B, DeAngelis LM. Hydrocephalus in radiation leukoencephalopathy: results of ventriculoperitoneal shunting. Arch Neurol 1998; 55:705–710

58. Omuro AM, Ben-Porat LS, Panageas KS, et al. Delayed neurotoxicity in primary central nervous system lymphoma. Arch Neurol 2005;62: 1595–1600

59. Correa DD, Maron L, Harder H, et al. Cognitive functions in primary central nervous system lymphoma: literature review and assessment guidelines. Ann Oncol 2007;18:1145–1151

60. Baumgartner JE, Rachlin JR, Beckstead JH, et al. Primary central nervous system lymphomas: natural history and response to radiation therapy in 55 patients with acquired immunodeficiency syndrome. J Neurosurg 1990;73:206–211

61. Jacomet C, Girard PM, Lebrette MG, Farese VL, Monfort L, Rozenbaum W. Intravenous methotrexate for primary central nervous system non-Hodgkin's lymphoma in AIDS. AIDS 1997;11:1725–1730

62. Forsyth PA, Yahalom J, DeAngelis LM. Combined-modality therapy in the treatment of primary central nervous system lymphoma in AIDS. Neurology 1994;44:1473–1479

63. Wyen C, Jensen B, Hentrich M, et al. Treatment of AIDS-related lymphomas: rituximab is beneficial even in severely immunosuppressed patients. AIDS 2012;26:457–464

64. Skiest DJ, Crosby C. Survival is prolonged by highly active antiretroviral therapy in AIDS patients with primary central nervous system lymphoma. AIDS 2003;17:1787–1793

65. Newell ME, Hoy JF, Cooper SG, et al. Human immunodeficiency virus-related primary central nervous system lymphoma: factors influencing survival in 111 patients. Cancer 2004;100:2627–2636

66. Travi G, Ferreri AJ, Cinque P, et al. Long-term remission of HIV-associated primary CNS lymphoma achieved with highly active antiretroviral therapy alone. J Clin Oncol 2012;30:e119–e121

67. Pels H, Juergens A, Glasmacher A, et al. Early relapses in primary CNS lymphoma after response to polychemotherapy without intraventricular treatment: results of a phase II study. J Neurooncol 2009;91:299–305

第38章

脑转移瘤

Akash J. Patel, Frederick Lang, Raymond Sawaya

除了最常见的脑肿瘤,脑转移瘤是最严重的全身性肿瘤之一,若不治疗则预后较差。10%~30%的肿瘤患者最终会发展为脑转移瘤,由于肿瘤患者存活率的升高,其临床发病率也逐渐升高[1]。脑转移瘤的治疗方法包括手术切除、放疗或二者联合治疗。随着手术及立体定向放射外科治疗(SRS)的发展,治疗选择有所增加,长期生存率也成了治疗目的。选择合适的治疗措施一直是研究争论的焦点。本章节主要回顾脑转移瘤的治疗措施,并为其治疗应用提供可靠的证据基础。

■ 流行病学

脑转移瘤在美国的发病情况约为每年有21 000~100 000的新发病例[2],且随着肿瘤患者生存期的延长、人口老龄化、人们对疾病的重视和诊断技术准确性的提高,其发病率逐年升高[1]。

总体上,肺癌是脑转移瘤最常见的来源,占所有脑转移瘤的一半以上,其次为乳腺癌、黑色素瘤、肾细胞癌和结直肠癌[1]。而且,肺癌是男性脑转移瘤患者中最常见的原发性肿瘤,乳腺癌在女性脑转移瘤中占主要地位。然而,黑色素瘤患者脑转移瘤的发生率最高,高达40%~60%患者最终发展为脑转移瘤[3],其中50~70岁黑色素瘤患者脑转移瘤的发生率为60%[4]。

基于磁共振成像(MRI)的研究,50%~80%的脑转移瘤为多发性,而尸检发现60%~85%的脑转移瘤为多发性。脑转移瘤的多发性大多都与其原发性肿瘤相

关。黑色素瘤最易出现多发性转移病灶[5],而肾癌转移瘤多为单一病灶。

> **提示**
>
> ● 任何的原发性肿瘤都可能转移到脑部,文献中有很多关于由可见的或不寻常的全身性肿瘤引起的脑转移瘤的报道。因此,脑转移瘤通常要考虑肿瘤患者脑部病变的不同诊断。

■ 病理

尽管一般的病理检查发现大多数脑转移瘤主要为球状体,与周围脑组织分界清晰,但镜下检查发现这些肿瘤细胞是呈浸润性生长的[1]。组织学上,脑转移瘤细胞与其原发性病灶或由原发病灶引起的全身性转移瘤相似。脑转移瘤最常见于大脑灰质和白质交界处,因为癌栓极易被此处的脑血管阻塞和聚集。80%~85%的脑转移瘤位于大脑,10%~15%位于小脑,3%~5%位于脑干[4]。

> **重要参考**
>
> ● 虽然脑转移瘤的浸润性往往不及神经胶质瘤,但这一特征也可能会引起肿瘤的复发,从而决定使用术后放射治疗。

455

■ 临床和影像特点

2/3 的脑转移瘤患者在某阶段会出现临床症状。脑转移瘤的体征和症状与其他颅内占位性病变相似[6]。在系统性肿瘤患者中,出现神经症状和基于影像学检查存在与脑转移瘤一致的病变即可诊断。有癌症病史且存在单个幕上病变的患者,其中 89%~93% 都存在脑转移瘤[7]。患者未确诊系统性肿瘤,但经影像学检查发现具有脑转移瘤特点的单一病变,该病灶确诊脑转移瘤的可能性低于 15%。

对比增强 MRI 是诊断可疑性脑转移瘤最佳的影像学检查工具。MRI 在确定肿瘤有无、位置、转移数量方面较计算机断层扫描(CT)具有更好的敏感性和特异性。在 MRI T1 像上,转移瘤主要表现为信号增强。较大的肿瘤通常表现为边缘强化,中间无强化,代表中间已坏死。瘤周水肿在 T1 像上表现为低信号区。在 T2 像上,肿瘤通常表现为低信号,而水肿则呈高信号。T2 像观察有无水肿及水肿程度较 T1 像更明显。

> **缺陷**
>
> - 与 MRI 不同,CT 扫描不能用于确定患者脑转移的数量。此外,随着 MRI 切片数量的增加,通过减少切片厚度和切片之间的间隔,可以增加发现转移瘤的可能性。

> **重要参考**
>
> - 大多数无癌症病史的单发脑病变患者都存在神经功能症状。通常需要通过手术来缓解这些症状。因此,对于这些患者来说,是否先进行病变活检并不是需要考虑的问题。

■ 治疗

有症状的脑转移瘤患者最初接受皮质醇治疗,可减轻脑水肿,缓解神经症状。治疗脑转移瘤包括手术切除、放疗或二者联合治疗。对于具体患者,选择最佳治疗方法取决于病变数目、尺寸及所在部位和全身性疾病状态、全身健康程度、患者神经状况,以及病变对放疗和化疗的敏感性。全身性疾病状态,包括原发性肿瘤和非脑转移瘤,是决定脑转移瘤患者预后最重要的影响因素。一般来说,原发性肿瘤已控制患者,几乎没有或有较少的脑转移瘤,被认为具有最好的预后,其治疗目标以局部治疗为主。原发性肿瘤活跃并伴有多器官转移患者为减少风险宜采用姑息性治疗。

全脑放疗

全脑放疗(WBRT)治疗脑转移瘤最早报道于 1954 年[8],自此以后,大量研究分析了 WBRT 在脑转移瘤治疗中的作用[1]。WBRT 治疗的优势是简单,对全脑无侵袭性。不同于手术或 SRS 等的局部治疗,WBRT 可对全脑转移瘤进行治疗,尤其是小或微小病灶。因此,WBRT 最适合应用于多发性脑转移瘤的治疗。WBRT 治疗效果与病变的组织学特点相关。乳腺癌和肺癌的放疗效果较好,而黑色素瘤、肾细胞癌对放疗具有抗放射性。

WBRT 治疗的主要缺点是正常脑组织亦暴露于电离辐射中,可导致不良的副作用,主要取决于总放疗剂量、单次剂量及给药间隔。急性副作用包括干燥脱屑、掉发、头痛、恶心、嗜睡、中耳炎及脑水肿。"嗜睡综合征"表现的日益疲惫可见于治疗后 1~4 个月。迟发型反应更严重,包括放射坏死、萎缩、白质脑病和痴呆[1]。较大的日放疗剂量被证实具有导致较高的神经认知功能损害风险[9]。在可能存活超过 1 年的患者中,对中枢神经系统所致的放射性损伤可成为重要的问题,应更加注意 WBRT 治疗所致的潜在认知功能损害[10]。

许多研究表明,WBRT 治疗后平均生存期可达 3~6 个月,主要取决于病变数目、放射敏感性及颅外病变状态。肿瘤放射治疗协作组(RTOG)已经分析了各种治疗计划的效果[1]。这些研究表明,30Gy 分 10 次超过 2 周进行放疗所致的姑息性治疗频率和长度与更高剂量和持久量的放疗相同。然而,放射引起的由微血管破坏导致的白质脑病的风险随着放疗单次剂量(> 2Gy)的增加显著增加[11]。因此,在德克萨斯大学安德森癌症中心,患者具有更有利的预后因素是单次 2Gy,分 15 次治疗,总剂量 30Gy,而不是传统的单次 3Gy,分

10 次放疗。

全脑放疗在手术切除或 SRS 治疗后可作为主要或辅助治疗。WBRT 作为主要治疗需要考虑患者具有多发性脑转移瘤，并对放疗敏感。对于只存在单一脑转移瘤患者，手术或 SRS 是更好的治疗选择，除非肿瘤具有极高的放射敏感性，如小细胞肺癌、生殖细胞瘤的转移瘤，WBRT 是最佳治疗选择。事实上，在小细胞肺癌的随机试验中，全脑预防性放射治疗被证实可有效减少症状性脑转移的发生率，而且可以改善患者无病生存期和总生存时间[12]。

在手术或 SRS 治疗风险较高的患者中，全脑放疗相较于手术或 SRS 可能是更好的治疗选择。作为辅助治疗，接受手术或 SRS 治疗后，患者通常给予 WBRT 治疗以降低其复发率。

提示

- 全脑放疗通常适用于多发性脑转移瘤的患者。对于只存在单一脑转移瘤的患者，WBRT 可能会用于原发肿瘤具有放射敏感性，或当患者具有不可控制的全身性疾病，或用于那些不能接受其他治疗的患者。

■ 手术切除

虽然手术切除在最初是被视为无用的，但在现代，手术已成为重要的治疗选择。相较于 WBRT 或 SRS，手术切除具有许多优势：①手术是唯一可以进行组织学诊断的方法，其重要原因是由于被诊断为脑转移瘤的颅内单一病变患者有高达 5%~11% 比例最终被否定[7]。②手术通过降低颅内压、缓解病灶压迫、去除脑水肿来源可迅速改善患者症状，从而减少了类固醇激素的长期使用剂量，并避免了 WBRT 或 SRS 治疗可能出现的并发症。③不同于 SRS，传统手术治疗针对较大肿瘤（肿瘤最大直径 > 3cm）具有效果。手术治疗的不足之处是其创伤性和并发症。

手术切除单一脑转移瘤的平均生存期为 8~16 个月，局部复发率为 7%~15%[13,14]。现代显微外科技术、计算机辅助立体定向手术、术中超声、皮层定位及对手术方法的更好了解使得更多的病变适合手术治疗，包括深部病变（图 38.1）[13]。这些技术的应用使手术并发症的发生率降低至 10%，手术死亡率不到 5%。

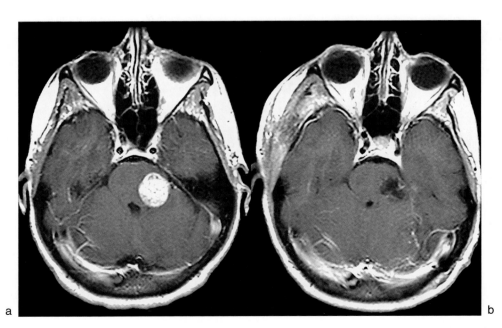

图 38.1 35 岁的女性乳腺癌患者，肿瘤转移至脑桥，图中显示为 (a) 术前和术后 (b) 对比增强 T1 加权磁共振成像 (MRI) 扫描。患者在术后第 4 天出院，完全有能力独立生活。(From Sawaya R. Surgical treatment of brain metastases. Clin Neurosurg 1999;45:41–47. Reproduced with permission.)

然而，由于系统性肿瘤患者生存时间较短，故要求患者的治疗必须具备术后恢复时间短且不出现需大量康复时间的神经功能缺陷。因此，基底节、丘脑、脑干等部位的脑转移瘤通常不接受手术切除。回顾性分析单个、未接受治疗的脑转移瘤患者，仅给予手术切除而不给予 WBRT 治疗，我们发现影响局部复发的因素包括肿瘤体积和手术切除方式两点[14]。总体而言，在不增加神经功能缺损风险的前提下，即使位于功能区，整块切除相较于分块切除明显降低了软脑膜扩散和局部复发的风险，尤其是对于体积<9.71cm³ 的肿瘤[3,14~16]。

争议

• 直到 20 世纪 90 年代，手术切除和 WBRT 对单一脑转移瘤的治疗作用仍存在相当大的争议，但现在手术切除也常作为初始治疗的选择。

通常，手术最适合应用于单一脑转移瘤、全身疾病控制较好、卡氏评分(KPS)较高(通常≥70)的患者中。除非肿瘤对放疗高度敏感，大多数最大直径≥3cm

的单一病变都应被手术切除，因为 SRS 和 WBRT 对较大肿瘤的治疗作用效果较为局限。

重要参考

• 基于单独的前瞻性随机试验，手术切除对单一脑转移瘤的患者是首选的治疗方式。

尽管许多回顾性分析研究表明，手术治疗较 WBRT 具有更长的生存期，但 WBRT 治疗支持者认为手术切除组患者较长的生存期是由于在选择比较时，该部分患者具有更好的功能状态，而不是手术治疗所致。1996 年，一项前瞻性随机试验报道了手术后给予 WBRT 治疗对于患者生存期的改善较 WBRT 单独治疗并无明显优势[17]（表 38.1），但其中 73%患者属于颅外肿瘤晚期。与之相反，在 20 世纪 90 年代，另两项前瞻性随机试验[7,18]（表 38.1）证实手术结合 WBRT 治疗优于 WBRT 单独治疗。这两项研究中，患者均为单一脑转移瘤，KPS 评分≥70，全身病情较局限，给予手术治疗相较于单独 WBRT 治疗，患者存活时间明显更长，复发率更低，生活质量更高。

表 38.1　所有 I 类研究评价治疗脑转移瘤的综述

年份	作者	分组	局部控制	长期控制	平均生存期(月)
1990	Patchell 等[7]	WBRT(n = 23)	48%[1]	87%[1]	3.5[1]
		手术+WBRT(n = 25)	80%[1]	80%[1]	9.2[1]
1993	Vecht 等[18]	WBRT(n = 31)	N/A	N/A	6[1]
		手术+WBRT(n = 32)	N/A	N/A	10[1]
1996	Mintz 等[17]	WBRT(n = 43)	N/A	N/A	6.3
		手术+WBRT(n = 41)	N/A	N/A	5.6
1998	Patchell 等[28]	WBRT(n = 46)	54%[1]	30%[1]	9.9
		手术+WBRT(n = 49)	90%[1]	82%[1]	11.1
1999	Kondziolka 等[55]	WBRT(n = 14)	0%[1]	N/A	9.9
		SRS+ WBRT(n = 13)	92%[1]	N/A	11.1
2004	Andrews 等[38]	WBRT(n = 164)	71%[1]	N/A	4.9[2]
		加强 SRS+WBRT(n = 167)	82%[1]	N/A	6.5[2]
2006	Aoyama 等[39]	SRS (n = 67)	73%	36%	8
		SRS+WBRT(n = 65)	89%	58%	7.5
2008	Muacevic 等[53]	SRS (n = 31)	97%	74%	10.3
		Surgery + WBRT (n = 33)	82%	97%	9.5

缩写：N/A，无效数据；SRS，立体定向放射外科治疗；WBRT，全脑放疗。

[1] 差异具有统计学意义。

[2] 平均，非中位的。

手术治疗通常将多发性病变视为禁忌证[19]，然而，一项针对多发性脑转移瘤患者的回顾性研究发现，通过比较不多于 3 处病变的患者分别进行全切除或部分切除（至少一处病变未切除），全切除患者存活时间（平均 14 个月）明显长于部分切除患者(平均 6 个月)[20]。这两组患者与只进行一处脑转移瘤切除的对照组患者比较，发现切除多处转移瘤患者的存活时间与对照组只切除一处脑转移瘤患者相同。其他回顾性研究随后亦证实了这些结论[21,22]。

然而，基于目前的回顾性研究，并不是所有的多发性脑转移瘤患者都适合手术治疗。只有仅存在 2~3 处可切除的脑转移瘤患者方可考虑手术治疗（图 38.2）。此外，患者全身性疾病轻微，且已得到有效控制。当病变对放疗相对耐受时，应主要考虑手术治疗，例如肾癌。结合患者全身性疾病状态，其生存时间小于 3 个月者通常不

建议手术切除。而且，如果患者的原发肿瘤具有放疗敏感性，例如小细胞肺癌，应仅给予 WBRT 治疗。

可从手术切除获益的其他多发性脑转移瘤患者应具有一处症状性病变，尤其是如果该处病变较大且随时会威胁到生命，以及是 1~2 处相对较小的无症状性病变。症状性病变的切除为较小病变的 WBRT 货 SRS 治疗提供时间(图 38.3)。只有前瞻性试验可以确定手术治疗对多发性脑转移瘤患者预后的影响程度。

一些报道回顾性比较了单纯手术治疗与手术结合 WBRT 治疗[23-26]，研究得出的结论是,术后 WBRT 可以降低复发率，但总生存期几乎无影响，且存在较高的毒性，每日大分割放疗剂量效果显著[25-27]。研究作者建议针对单一脑转移瘤手术切除后无证据表明存在疾病的患者，通过给予"有疗效的"放疗剂量，总剂量达到 4000~4500cGy，而不是通常姑息性治疗的剂量 3000cGy，病情可获得更好的控制，通过将日分割剂量限制于 180~200cGy，毒性作用可得到有效控制[25,26]。

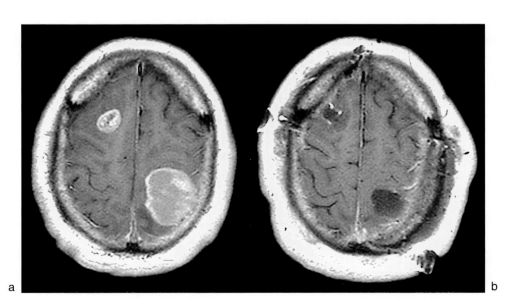

图 38.2　多发性脑转移瘤切除的病例。图中显示为双侧脑转移瘤(a)术前及(b)术后钆增强 T1 加权 MRI 轴向扫描。同一体位双侧分别开颅切除病变。(From Lang FF, Sawaya R. Surgical treatment of metastatic brain tumors. Semin Surg Oncol 1998;14:53–63. Reproduced with permission.)

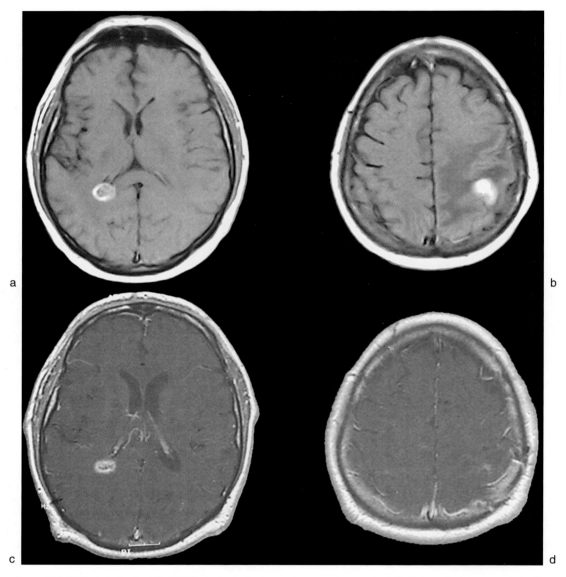

图 38.3　一名 50 岁男性肺癌患者,肿瘤转移至脑部,图中显示为(a,b)术前及(c,d)术后钆增强 T1 加权 MRI 双侧扫描。(b)较大的病变周围水肿,其是有症状的(右侧偏瘫),进行了(d)手术切除。(a,c)第二个、较小的病变是无症状的且位于深部,治疗应用放疗。

行 WBRT 治疗可以改善生存期。
- 手术治疗和 SRS 后 WBRT 辅助治疗的作用已经变得越来越有争议。在对手术治疗和 WBRT 进行比较的随机试验中,手术治疗组的患者接受了 WBRT 的辅助治疗。主张 WBRT 辅助治疗的学者认为,WBRT 可以根除切除部位的微小残留和远端的微小病灶,从而可以延迟局部和远端肿瘤的复发。批判 WBRT 的学者认为 WBRT 对长期幸存者来说具有造成其痴呆和其他不可逆的神经毒性的潜在风险,而且强调,全身性化疗往往会使这些情况更加恶化。

一项 3 期前瞻性随机试验评价了单一脑转移瘤患者术后 WBRT 治疗的益处[28]。经手术切除后,患者被随机分为观察组或是继续接受超过 5.5 周、50.4Gy 的放疗治疗。根据患者全身病情和原发性肿瘤类别进行分组,WBRT 治疗组中,脑各部位肿瘤复发率均明显低于观察组(分别为 18% 和 70%)手术区域的局部复发率亦明显降低。

欧洲癌症治疗研究组织(EORTC)进行了一项大规模的 3 期临床试验,发现在具有 1~3 处脑转移瘤患者中,手术后或 SRS 后辅助 WBRT 治疗可同时降低颅内肿瘤局部复发率(59%降至 27%)和远端复发率(42%降至 23%),减少神经系统死亡,但并未改变其总生存期或功能独立性[29]。

然而,尽管这些研究观察发现局部和远端复发率降低,许多神经肿瘤学家手术切除后依然不给予WBRT治疗。WBRT治疗的应用可反映出新的发现,即接受 WBRT 治疗的患者 KPS 评分明显低于单独手术切除患者,而且认为其毒副作用可与治疗效果相抵消[28]。另外,WBRT 辅助治疗并不能改善患者总生存期。此外,EORTC 通过评价接受 WBRT 辅助治疗患者的健康相关生活质量 (HRQOL) 发现,WBRT 可以导致 HRQOL 评分更低[30]。

鉴于这些争议,出现了如何治疗相对耐受放射治疗脑转移瘤的问题,例如黑色素瘤、肾细胞癌。上述前瞻性研究并未针对这类患者进行研究,但一项回顾性研究确实发现对于放疗耐受的患者,即使不给予 WBRT,也的确会导致较高的远端复发率[31]。

重要参考

● 目前,在单一回脑转移瘤切除后,有避免 WBRT 治疗的趋势,因为局部或远端的肿瘤复发可以通过手术或 SRS 治疗。这一方法对新发展为异时性转移瘤的患者尤其有效。当病变数量太多,手术或 SRS 无法治疗时,WBRT 就可以用于治疗发展为多发同时性病变的患者。

■ 立体定向放射外科治疗

SRS 技术(现在被称为伽马刀)最早于 1951 年出现于瑞典[32],自此以后,通过改进标准直线性加速器(LINACS),一系列其他放射手术治疗系统陆续发展起来。

立体定向放射外科治疗使用小的、准直光束电离辐射从三维空间进行颅内病变消融,且放疗剂量随着远离靶点迅速下降,这主要取决于靶点大小的比例。相比较于较大的治疗靶点,较小靶点周围正常的脑组织接受放射剂量较小,这也是 SRS 相较于 WBRT 的主要优点。SRS 相较于手术治疗的优势主要是其可治疗较小、手术难以切除的深部病变。此外,SRS 属于微创治疗,直接风险小,不需要住院治疗,且治疗费用可能低于手术治疗。尽管随着病变数的增加,不可避免的重复放疗可增加正常脑组织的放射剂量,但 SRS 仍可用于多发性病变的快速治疗。

重要参考

● 因为 MRI 是筛选脑转移瘤的最常用工具,许多小的 (最大直径<1cm)、无症状的病变可被识别出来。这些无症状病变最理想的治疗方法是 SRS。

SRS 治疗的缺点是不能提供组织学检查证实病变是否确实为脑转移瘤。而且,随着病变的增大,必须降低放射剂量以避免损伤正常脑组织。随着肿瘤体积的增加,其放疗的完全缓解率显著降低,例如,肿瘤体积小于 $2cm^3$(最大直径为 1.5cm),其总缓解率为 78%,而肿瘤体积大于 $10cm^3$ 者缓解率小于 50%[33]。另一项研究分析了 153 例颅内黑色素瘤脑转移患者采用 SRS 治疗的效果[34]。在体积小于 $2cm^3$ 的较小肿瘤中,其治疗的局部控制程度(75.2%)超过了较大的病变(42.3%)(P<0.05)。此外,在一项具有不同组织学类型脑转移瘤的 SRS 治疗研究中[35],最大直径不大于 1cm 的肿瘤($0.5cm^3$)1 年和 2 年精确的局部控制率分别为 86%和 78%,明显高于最大直径大于 1cm 的病变,其相应值分别为 56%和 24%(P=0.0016)。而且,SRS 治疗体积大于 $1cm^3$ 的病变,其复发率明显高于较小病变,并在多因素分析中证实存在统计学意义[36]。影响较大的脑内病变SRS治疗后预期反应的因素已经明确,即:肿瘤体积大于 $16cm^3$ 者治疗反应性明显低于较小病变的患者存在统计学意义[37]。这些数据表明病变的大小十分重要,而且,SRS 对最大直径≥3cm 脑转移瘤的治疗效果可能不及最大直径≤1.5cm 的病变。

虽然手术可迅速切除肿瘤,但 SRS 治疗效果却较为迟缓,因此其症状不能迅速得到改善。由于转移瘤通常可致严重的脑水肿,相较于手术治疗,SRS 治疗患者可能需要更高剂量和更长时间的类固醇治疗,因而

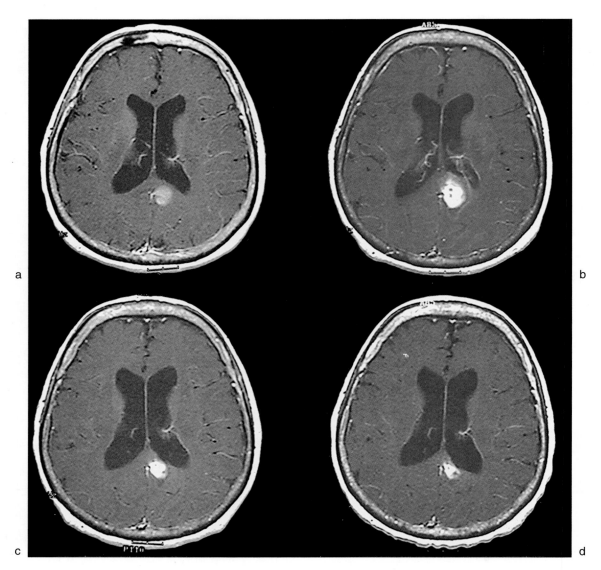

图 38.4 一名 54 岁女性非小细胞肺癌患者,钆增强 T1 加权 MRI 扫描发现单一脑转移瘤。(a)采用 SRS 治疗病变。(b)1 个月后,相对其预处理后的状态,该病变尺寸增加。(c)治疗 2 个月后,病变已恢复到约原来的大小。(d)在 4 个月的治疗后,图像显示病灶回缩。

可能增加类固醇治疗相关并发症的发生率。

RTOG 采用递归分割分析(RPA)在大型多机构随机对照试验中比较了单纯 WBRT 治疗脑转移瘤(164 例)和 WBRT 联合 SRS 治疗脑转移瘤(167 例)[38]。根据单因素分析,单个脑转移瘤患者经 SRS 治疗具有更长的生存期(平均生存期为 6.5 个月),而未接受 SRS 治疗者生存期较短(平均生存期为 4.9 个月)(P=0.039)。

一项关于 132 例存在有 1~4 处脑转移瘤的随机对照试验,对患者进行了单独 SRS 治疗或 SRS 联合 WBRT 治疗,发现额外给予 WBRT 治疗生存期无明显改善(7.5 个月对 8 个月),但单纯 SRS 治疗组一年复

发率高达 76.4%,SRS 联合 WBRT 治疗组仅 46.8%(P<0.001)[39]。回顾一系列脑转移瘤的临床 SRS 治疗,证实其平均生存期高达 11 个月[40-47]。该结果与手术治疗结果相当,但 SRS 治疗患者脑转移瘤尺寸通常小于手术治疗患者。由于许多报道描述了 SRS 治疗的积极结果,一些作者建议在符合 SRS 治疗的脑转移瘤中,SRS 应取代手术治疗[48]。

SRS 所致的并发症与手术并发症明显不同。手术并发症通常立即出现,而 SRS 并发症与其他放疗并发症类似,多为迟发型,可能被忽视。SRS 存在损伤周围正常脑组织的可能。SRS 治疗后 MRI 增强效应和水肿

（图38.4）的增加并不常见，通常多为暂时性，也可能需要手术介入[49]。

　　一项单纯SRS治疗脑转移瘤患者的研究发现，其并发症发生率仅为8%[46]，但其中70%属于急性并发症，包括癫痫发作增加和已存在的神经症状的加重。研究回顾了在安德森癌症中心[50]接受治疗的患者，报道了瘤周水肿率为3.8%，6.4%的患者在2.5个月内的SRS治疗中存在出血，且其中半数需经手术干预。一项针对273例患者的回顾性研究发现，40%的并发症发生于被治疗的病变处，新的神经症状发生率达32%[51]。

　　放射诱导坏死属于迟发型并发症，且难以与肿瘤复发相鉴别，磁共振波谱在二者的鉴别中具有重要作用。放射诱导肿瘤形成是放射治疗的另一项长期并发症，但由于脑转移瘤患者生存期较为局限，目前并不常见。

> **提示**
>
> ● SRS治疗后，一些病变尺寸会减小，但大多数都会维持原状或在退化前还会存在片刻的尺寸增大。这需要对患者进行仔细监护。直到足够的时间已经过去，确定病变不再退化为止，肿瘤尺寸的增加并不意味着治疗的失败，这一点是十分重要的。如果患者无症状，尺寸增加的病变仅需监测即可。

　　SRS治疗的共识是相较于传统手术，其在较小的病变或接近功能区病变的治疗中更为安全。在安德森癌症中心，一项回顾性研究分析了经SRS治疗后，脑转移瘤患者出现神经功能并发症的情况[51,52]（如，放射性坏死、癫痫发作、出现神经症状或加重），研究发现功能区肿瘤并发症发生率最高，高达25%的严重并发症（RTOG 3级或更高）需要医学治疗，通常应用类固醇或抗癫痫药物进行治疗。

　　单一脑转移瘤患者的三大分类：①肿瘤较大（最大直径≥3cm），仅能依靠手术切除；为了避免损伤正常脑组织，随着肿瘤体积的增加其放射剂量必须减少，故SRS治疗无效，肿瘤控制率也不佳。②较小（最大直径<3cm）、手术难以切除的脑深部肿瘤，既往

WBRT是唯一治疗措施；SRS目前治疗有效，且是深部细小病变的最佳治疗措施。③最大肿瘤直径<3cm、手术可切除的单一转移瘤；可以选择SRS或手术进行治疗，主要取决于哪种治疗方式能更好地控制肿瘤。

■ 手术与立体定向放射外科治疗

　　相比于单纯WBRT治疗，额外给予手术切除或SRS治疗可降低患者局部复发率，但是病变最大直径小于3cm，手术或SRS是否为最佳的治疗方式还存在争议。

　　手术联合WBRT治疗与单纯SRS治疗比较，发现患者复发所需时间分别为25个月和7.2个月[36]。一项由于患者不良病情发展而过早终止的随机对照试验比较了手术联合WBRT治疗与单纯SRS治疗，发现两组在局部肿瘤控制效果方面无差异[53]。然而，这些研究中每组仅涉及约30例患者，且由于单纯SRS治疗组没有接受WBRT治疗，故并未直接比较手术与SRS治疗差异。安德森癌症中心的一项前瞻性研究通过随机和非随机分组比较了手术或SRS对治疗单一脑转移瘤的效果。随机分组包括手术组30例患者和SRS治疗组29例患者，而非随机分组分别为手术组89例和SRS组66例。一项多因素分析通过消除混杂的协变量证实两组SRS治疗组肿瘤局部复发率均明显高于手术切除组。正如预期，手术组和SRS治疗组的远期复发率相近[54]。

> **争议**
>
> ● 想要接受手术的、小的（最大直径<3cm）单一脑转移瘤患者，可优先选择SRS治疗，而非选择手术切除，但哪各治疗方式更好在目前还是一个具有争议的问题。

　　由于手术和SRS治疗的复发率差异已明确，因此较难对二者治疗效果进行比较。已发表的肿瘤局部控制评价允许SRS治疗后肿瘤大小有最高25%的增长。在比较两种治疗方法时必须注意这点，否则可能夸大SRS治疗在肿瘤局部控制水平的作用。而且，大多数关

于回顾性和前瞻性研究的文献报道了手术在肿瘤局部控制方面优于 SRS 治疗，尤其随着病变尺寸的增加，这一点变得更明显。

虽然存在大量关于手术和 SRS 治疗相对优点和缺点的争论，对于大多数患者，选择合理的治疗措施必须基于肿瘤大小、部位及临床表现。肿瘤最大直径>3cm 的患者几乎全部选择手术治疗，而相对较小的深部病变(最大直径<1.5cm)通常选择 SRS 治疗。同时符合上述治疗的病变(最大直径 1.5~3cm)，治疗方式主要取决于患者的临床症状。无症状患者可接受 SRS 治疗，而有症状患者更多选择手术治疗。但上述治疗原则取决于患者医疗条件及全身病情状态。例如，在一些情况下，手术治疗风险可能明显升高的患者可选择 SRS 治疗，而接受化疗药物治疗全身疾病后可能有出血倾向患者，可先于其他治疗前进行手术切除病变以降低肿瘤出血风险。

■ 结论

系统性肿瘤患者出现脑转移瘤较为常见。大量可供治疗的措施大大增加了治疗选择的复杂性。本文所述的治疗措施是一般指南，外科医生必须根据患者具体情况选择合适治疗措施。

编者注

直到 20 年前，脑转移瘤一直像胶质母细胞瘤那样进行姑息治疗，预后甚至更差。但随机研究发现，单发脑转移瘤全脑照射前的手术治疗可以使患者受益，这种治疗趋势逐渐发展，目前世界各地的神经外科医生对于单个转移病灶甚至多个转移病灶的患者都会积极地进行常规手术切除。术中导航技术的逐渐推广以及术中皮层映像唤醒的使用，大大提升了手术的效果和安全性。随着放射外科的发展，对于小的转移瘤来说，其不仅可以替代手术治疗，而且与手术切除相比，其还具有相似的肿瘤控制率及更小的发病率，同时还可以对一些手术治疗不能达到的原发转移瘤进行治疗，例如脑干，可以获得满意的效果，而且可以很容易地对出现新发病灶的患者进

行多次再治疗。如今，脑转移瘤的发生不再意味着是对患者宣判死亡，而是出现了可能具有疗效的治疗方法，例如有的患者治疗后获得了良好的总生存期，或者至少避免了神经死亡。(Bernstein)

(蒋炀 译)

参考文献

1. Sawaya R, Bindal RK, Lang FF, Suki D. Metastatic brain tumors. In: Kaye AH, Laws ER, eds. Brain Tumors: An Encyclopedic Approach, 3rd ed. Edinburgh: Saunders/Elsevier, 2012:866–894
2. Stelzer KJ. Epidemiology and prognosis of brain metastases. Surg Neurol Int 2013;4(Suppl 4):S192–S202
3. Barnholtz-Sloan JS, Sloan AE, Davis FG, Vigneau FD, Lai P, Sawaya RE. Incidence proportions of brain metastases in patients diagnosed (1973 to 2001) in the Metropolitan Detroit Cancer Surveillance System. J Clin Oncol 2004;22:2865–2872
4. Hojo S, Hirano A. Pathology of metastases affecting the central nervous system. In: Takakura K, Sano K, Hojo S, Hirano A, eds. Metastatic tumors of the nervous system. Tokyo: Igaku-Shoin, 1982:5–111
5. Fox BD, Cheung VJ, Patel AJ, Suki D, Rao G. Epidemiology of metastatic brain tumors. Neurosurg Clin N Am 2011;22:1–6, v
6. Hirsch FR, Paulson OB, Hansen HH, Vraa-Jensen J. Intracranial metastases in small cell carcinoma of the lung: correlation of clinical and autopsy findings. Cancer 1982;50:2433–2437
7. Patchell RA, Tibbs PA, Walsh JW, et al. A randomized trial of surgery in the treatment of single metastases to the brain. N Engl J Med 1990; 322:494–500
8. Chao JH, Phillips R, Nickson JJ. Roentgen-ray therapy of cerebral metastases. Cancer 1954;7:682–689
9. Klein M, Taphoorn MJ, Heimans JJ, et al. Neurobehavioral status and health-related quality of life in newly diagnosed high-grade glioma patients. J Clin Oncol 2001;19:4037–4047
10. Laack NN, Brown PD. Cognitive sequelae of brain radiation in adults. Semin Oncol 2004;31:702–713
11. Soffietti R, Rudā R, Mutani R. Management of brain metastases. J Neurol 2002;249:1357–1369
12. Slotman B, Faivre-Finn C, Kramer G, et al; EORTC Radiation Oncology Group and Lung Cancer Group. Prophylactic cranial irradiation in extensive small-cell lung cancer. N Engl J Med 2007;357:664–672
13. Lang FF, Sawaya R. Surgical management of cerebral metastases. Neurosurg Clin N Am 1996;7:459–484
14. Patel AJ, Suki D, Hatiboglu MA, et al. Factors influencing the risk of local recurrence after resection of a single brain metastasis. J Neurosurg 2010;113:181–189
15. Suki D, Abouassi H, Patel AJ, Sawaya R, Weinberg JS, Groves MD. Comparative risk of leptomeningeal disease after resection or stereotactic radiosurgery for solid tumor metastasis to the posterior fossa. J Neurosurg 2008;108:248–257
16. Suki D, Hatiboglu MA, Patel AJ, et al. Comparative risk of leptomeningeal dissemination of cancer after surgery or stereotactic radiosurgery for a single supratentorial solid tumor metastasis. Neurosurgery 2009; 64:664–674, discussion 674–676
17. Mintz AH, Kestle J, Rathbone MP, et al. A randomized trial to assess the efficacy of surgery in addition to radiotherapy in patients with a single cerebral metastasis. Cancer 1996;78:1470–1476
18. Vecht CJ, Haaxma-Reiche H, Noordijk EM, et al. Treatment of single brain metastasis: radiotherapy alone or combined with neurosurgery? Ann Neurol 1993;33:583–590

19. Patchell RA. Metastatic brain tumors. Neurol Clin 1995;13:915–925

20. Bindal RK, Sawaya R, Leavens ME, Lee JJ. Surgical treatment of multiple brain metastases. J Neurosurg 1993;79:210–216

21. Paek SH, Audu PB, Sperling MR, Cho J, Andrews DW. Reevaluation of surgery for the treatment of brain metastases: review of 208 patients with single or multiple brain metastases treated at one institution with modern neurosurgical techniques. Neurosurgery 2005;56:1021–1034, discussion 1033–1034

22. Iwadate Y, Namba H, Yamaura A. Significance of surgical resection for the treatment of multiple brain metastases. Anticancer Res 2000;20:573–577

23. Smalley SR, Schray MF, Laws ER Jr, O'Fallon JR. Adjuvant radiation therapy after surgical resection of solitary brain metastasis: association with pattern of failure and survival. Int J Radiat Oncol Biol Phys 1987;13:1611–1616

24. Dosoretz DE, Blitzer PH, Russell AH, Wang CC. Management of solitary metastasis to the brain: the role of elective brain irradiation following complete surgical resection. Int J Radiat Oncol Biol Phys 1980;6:1727–1730

25. DeAngelis LM, Mandell LR, Thaler HT, et al. The role of postoperative radiotherapy after resection of single brain metastases. Neurosurgery 1989;24:798–805

26. Hagen NA, Cirrincione C, Thaler HT, DeAngelis LM. The role of radiation therapy following resection of single brain metastasis from melanoma. Neurology 1990;40:158–160

27. Choi KN, Withers HR, Rotman M. Metastatic melanoma in brain. Rapid treatment or large dose fractions. Cancer 1985;56:10–15

28. Patchell RA, Tibbs PA, Regine WF, et al. Postoperative radiotherapy in the treatment of single metastases to the brain: a randomized trial. JAMA 1998;280:1485–1489

29. Kocher M, Soffietti R, Abacioglu U, et al. Adjuvant whole-brain radiotherapy versus observation after radiosurgery or surgical resection of one to three cerebral metastases: results of the EORTC 22952-26001 study. J Clin Oncol 2011;29:134–141

30. Soffietti R, Kocher M, Abacioglu UM, et al. A European Organisation for Research and Treatment of Cancer phase III trial of adjuvant whole-brain radiotherapy versus observation in patients with one to three brain metastases from solid tumors after surgical resection or radiosurgery: quality-of-life results. J Clin Oncol 2013;31:65–72

31. McPherson CM, Suki D, Feiz-Erfan I, et al. Adjuvant whole-brain radiation therapy after surgical resection of single brain metastases. Neuro Oncol 2010;12:711–719

32. Leksell L. The stereotaxic method and radiosurgery of the brain. Acta Chir Scand 1951;102:316–319

33. Mehta MP, Rozental JM, Levin AB, et al. Defining the role of radiosurgery in the management of brain metastases. Int J Radiat Oncol Biol Phys 1992;24:619–625

34. Selek U, Chang EL, Hassenbusch SJ III, et al. Stereotactic radiosurgical treatment in 103 patients for 153 cerebral melanoma metastases. Int J Radiat Oncol Biol Phys 2004;59:1097–1106

35. Chang EL, Hassenbusch SJ III, Shiu AS, et al. The role of tumor size in the radiosurgical management of patients with ambiguous brain metastases. Neurosurgery 2003;53:272–280, discussion 280–281

36. Shinoura N, Yamada R, Okamoto K, Nakamura O, Shitara N. Local recurrence of metastatic brain tumor after stereotactic radiosurgery or surgery plus radiation. J Neurooncol 2002;60:71–77

37. Yang HC, Kano H, Lunsford LD, Niranjan A, Flickinger JC, Kondziolka D. What factors predict the response of larger brain metastases to radiosurgery? Neurosurgery 2011;68:682–690, discussion 690

38. Andrews DW, Scott CB, Sperduto PW, et al. Whole brain radiation therapy with or without stereotactic radiosurgery boost for patients with one to three brain metastases: phase III results of the RTOG 9508 randomised trial. Lancet 2004;363:1665–1672

39. Aoyama H, Shirato H, Tago M, et al. Stereotactic radiosurgery plus whole-brain radiation therapy vs stereotactic radiosurgery alone for treatment of brain metastases: a randomized controlled trial. JAMA 2006;295:2483–2491

40. Adler JR, Cox RS, Kaplan I, Martin DP. Stereotactic radiosurgical treatment of brain metastases. J Neurosurg 1992;76:444–449

41. Coffey RJ, Flickinger JC, Lunsford LD, Bissonette DJ. Solitary brain metastasis: radiosurgery in lieu of microsurgery in 32 patients. Acta Neurochir Suppl (Wien) 1991;52:90–92

42. Sturm V, Kimmig B, Engenhardt R, et al. Radiosurgical treatment of cerebral metastases. Method, indications and results. Stereotact Funct Neurosurg 1991;57:7–10

43. Auchter RM, Lamond JP, Alexander E, et al. A multiinstitutional outcome and prognostic factor analysis of radiosurgery for resectable single brain metastasis. Int J Radiat Oncol Biol Phys 1996;35:27–35

44. Flickinger JC, Kondziolka D. Radiosurgery instead of resection for solitary brain metastasis: the gold standard redefined. [editorial] [see comments] Int J Radiat Oncol Biol Phys 1996;35:185–186

45. Hasegawa T, Kondziolka D, Flickinger JC, Germanwala A, Lunsford LD. Brain metastases treated with radiosurgery alone: an alternative to whole brain radiotherapy? Neurosurgery 2003;52:1318–1326, discussion 1326

46. Lutterbach J, Cyron D, Henne K, Ostertag CB. Radiosurgery followed by planned observation in patients with one to three brain metastases. Neurosurgery 2003;52:1066–1073, discussion 1073–1074

47. Sneed PK, Suh JH, Goetsch SJ, et al. A multi-institutional review of radiosurgery alone vs. radiosurgery with whole brain radiotherapy as the initial management of brain metastases. Int J Radiat Oncol Biol Phys 2002;53:519–526

48. Mehta MP, Tsao MN, Whelan TJ, et al. The American Society for Therapeutic Radiology and Oncology (ASTRO) evidence-based review of the role of radiosurgery for brain metastases. Int J Radiat Oncol Biol Phys 2005;63:37–46

49. Vecil GG, Suki D, Maldaun MV, Lang FF, Sawaya R. Resection of brain metastases previously treated with stereotactic radiosurgery. J Neurosurg 2005;102:209–215

50. Chang EL, Wefel JS, Maor MH, et al. A pilot study of neurocognitive function in patients with one to three new brain metastases initially treated with stereotactic radiosurgery alone. Neurosurgery 2007;60:277–283, discussion 283–284

51. Williams BJ, Suki D, Fox BD, et al. Stereotactic radiosurgery for metastatic brain tumors: a comprehensive review of complications. J Neurosurg 2009;111:439–448

52. Dare AO, Sawaya R, Part II. Surgery versus radiosurgery for brain metastasis: surgical advantages and radiosurgical myths. Clin Neurosurg 2004;51:255–263

53. Muacevic A, Wowra B, Siefert A, Tonn JC, Steiger HJ, Kreth FW. Microsurgery plus whole brain irradiation versus Gamma Knife surgery alone for treatment of single metastases to the brain: a randomized controlled multicentre phase III trial. J Neurooncol 2008;87:299–307

54. Lang FF, Suki D, Maor M, et al. Conventional surgery versus stereotactic radiosurgery in the treatment of single brain metastases: a prospective study with both randomized and nonrandomized arms. American Association of Neurological Surgeons Meeting [abstract]. Article ID: 48938, 2008

55. Kondziolka D, Lunsford LD, Flickinger JC. The radiobiology of radiosurgery. Neurosurg Clin N Am 1999;10:157–166

第 39 章

硬膜下脊髓肿瘤

Alfred T. Ogden, Paul C. McCormick

脊髓肿瘤包括一系列组织学病变,不仅反映出脊髓和神经根内部各种不同类型的细胞,同时也反映出硬膜囊内部的支撑结构。最常见症状为疼痛,病程早期通常无神经功能症状。多数脊髓肿瘤预后较好,通常经手术完整切除可治愈。因术后功能恢复与术前神经功能情况密切相关,对引起背部或肢体疼痛的脊髓肿瘤进行系统的鉴别,可得到及时的诊断,这对患者预后可产生深远的影响。辅助放疗对于不同组织学类型的恶性肿瘤是否有效仍然存在争议。脊髓放射外科学现已被广泛应用,但对异构性的,尤其是良性肿瘤的治疗作用还有待评估。

■ 组织学与流行病学

按解剖学分类,虽存在明显的交集,椎管内肿瘤可被分为髓内肿瘤与髓外肿瘤两大类。髓内肿瘤发生于脊髓实质内,且主要为神经胶质源性(星形细胞瘤、室管膜瘤、神经节细胞胶质瘤)或血管源性(血管网状细胞瘤)。髓外肿瘤生长在蛛网膜下隙,主要源于神经根内细胞(神经纤维瘤、神经鞘瘤)或脊膜细胞(脊膜瘤)。此外,源于异位组织比较罕见的肿瘤也与这些结构有关。其中一部分由胚胎异位导致(皮样囊肿、表皮样囊肿、畸胎瘤、脂肪瘤),其余则由系统恶性肿瘤导致(髓内或髓外硬膜内转移瘤)。

髓内肿瘤存在于脊髓内,存在两个发病高峰,第一个高峰为儿童期的 5~10 岁,第二个高峰为成人期

35 岁左右。在一定程度上,临床医生可通过患者的年龄预测其脊髓内肿瘤的组织学类型。成人最常见的髓内病变为室管膜瘤[1],而对于儿童,星形细胞瘤更为常见[2]。35~40 岁的成人最常见的 3 种髓内肿瘤为:室管膜瘤[3,4]、星形细胞瘤[5]和血管网状细胞瘤[6]。高级别星形细胞瘤最常见于青少年[7]。成人髓外病变趋向于晚年发病,大量的数据表明神经鞘瘤的发病高峰期为 45~50 岁[8],脊膜瘤发病高峰期为 50~65 岁[9,10]。由胚胎异常导致的髓内肿瘤发病率随着年龄的减少而显著增加,15 岁以下儿童和 1 岁以下婴儿的发病率分别占脊髓肿瘤的 31%[11]和 65%[12]。

■ 临床表现

尽管患者可表现出各种症状,但成人脊髓内肿瘤最常见的症状为疼痛[3]。婴幼儿患者由于无法有效地表述疼痛情况,运动功能障碍会逐渐加重,特别是出现步态不稳等症状后才会想到去就医。由髓内肿瘤引起的疼痛为典型的轴性疼痛、隐痛和酸痛;起病缓慢;用已知感觉通路的病理改变不易解释。由于疼痛症状不明显且往往不与任何早期的神经功能障碍相关,自症状出现到疾病诊断常常需经较长时间。由髓外病变产生的疼痛可能是神经根性的、类椎间盘突出症的或取决于组织学和脊髓受累的轴性疼痛。感觉的改变,包括感觉异常和感觉丧失,通常都以感觉减退作为第二个出现的症状。

■ 鉴别诊断

脊髓肿瘤的症状和体征与其他一些影响脊柱的疾病类似，包括肌肉骨骼疼痛综合征(纤维肌痛)、自身免疫性疾病(横贯性脊髓炎、多发性硬化)、退行性疾病(椎间盘爆裂、椎管狭窄、滑膜囊肿)、血管性病变(海绵状血管瘤、动静脉畸形)、感染(硬膜外脓肿、病毒性神经根炎、梅毒)、外伤(脊髓空洞症、慢性齿突骨折)、脊柱和颅底先天畸形(Klippel-Feil 综合征)、运动神经元病[肌萎缩侧索硬化(ALS)]，以及其他病变(蛛网膜炎、增生性关节炎、维生素 B_{12} 缺乏症)。通过细致了解病史和详细的神经系统检查可以帮助鉴别诊断，指导治疗。例如，与脊髓肿瘤的缓慢、逐渐加重的特征相比，反复复发、缓解是多发性硬化症更为典型的特征。如果无任何感觉障碍而有运动障碍，通常提示患有运动神经元病。实际上，在临床医生的决策分析中有两点最重要：①进行脊髓影像学检查的时机；②如何辨别脊髓肿瘤和具有相似影像学特征的其他病变。

一般来说，任何与脊柱相关的新的神经学上的疾病都应行脊髓影像学检查，这同样适用于神经根痛的患者。患者如果在背部出现隐痛而无神经症状可能难以诊断；然而当患者背部隐痛逐渐加重超过数周至数月，应该引起注意并行影像学检查。

■ 影像学检查

当需要进行影像学检查时，磁共振成像(MRI)为首选的检查方式。通常，未强化的脊髓 MRI 成像可首先发现病变的位置与征象。如果以上检查提示有脊髓肿瘤或其他病变，如脊髓空洞症，则应行全脊柱增强 MRI 检查。在 MRI 成像中，一些病变可能与脊髓肿瘤影像相似，包括横贯性脊髓炎、多发性硬化和神经肉状瘤病；退行性病变，如滑膜囊肿；创伤性病变，如脊髓水肿、脊髓空洞。在大部分病例中，脊髓肿瘤增强的成像足以明确诊断；然而，强化的肿瘤组织可能与在初步影像学检查中所见的病变位置较远，如果未行全脊髓影像学检查，可能会出现漏诊等情况。脊髓肿瘤也可区分于非肿瘤性病变，因为肿瘤所致组织增生使脊髓明显增粗。

当影像学检查与脊髓肿瘤诊断一致时，附加专门的 MRI 检查模式可以行特异性诊断。当用 MRI 脂肪抑制序列可以降低或部分降低病灶的信号强度时，提示为富含脂肪成分的非强化的先天性病变。梯度回波可有效识别血液成分或发现微小出血病灶，而常规 MRI 检查方式却无法发现。尽管 MRI 通常足以识别关键的血管结构，如椎动脉与肿瘤的相对位置关系，但血管造影常常也是有必要的，外科医生可以从中了解肿瘤的血供情况。

■ 治疗

外科治疗：手术方案与技术

大多数髓内胶质瘤(如室管膜瘤、星形细胞瘤)经正中切口，行标准的椎板切除术，范围应超出肿瘤上下极各一节段水平。髓内肿瘤通常经中线行脊髓切开术；然而当肿瘤位于脊髓外侧或出现脊髓扭转时，可经背根入路进入病变区域切除肿瘤。无论以上哪种情况，如果手术方案不仅仅为活检，那么脊髓切开术的范围应超过肿瘤的两极。

确立肿瘤和脊髓实质之间的可分离界面是手术初期最重要的目标,因为保持和扩展这个界面的能力决定了手术切除的范围与安全性。应尽早完成术中病理诊断以决定下一步手术方案;然而,冰冻切片不足以分辨肿瘤是可完全切除的还是无法完全切除的,这样肿瘤手术切除的目标就被更多地限制了。实践中,术中只要肿瘤与脊髓之间存在清楚的界面,就应尽可能完整地切除肿瘤。整块切除肿瘤的操作方法可能会遮挡肿瘤前部解剖界面的手术视线,所以整块切除对于较大肿瘤来说不切实际,尽管如此,也应尽可能整块切除肿瘤。大多数医生已经采用术中监测,可提供脊髓功能的相关信息。最近,前侧入路已被应用于切除位于腹侧的髓内肿瘤[13,14]。

髓外硬膜内肿瘤通常包膜完整,为非侵袭性。手术目标通常为全切。后正中入路适用于绝大多数肿瘤,甚至包括一些向腹侧延伸的肿瘤。侧方胸腹膜外入路和肋横突切除后外侧入路适用于小的腹侧肿瘤。一些学者主张对向腹侧硬膜外延伸的哑铃型病变采用前外侧入路,一些有经验的术者已取得了良好的手术效果;然而,这种入路的缺点是直到肿瘤切除的最后阶段,受累神经才得以减压。近年来,经腹部微创技术已经用于腹侧的髓外肿瘤[14,15]。

椎板切除术后,首要任务是脊髓减压。对于硬膜内外均存在的肿瘤,如肿瘤位于腹侧或腹外侧,应在硬膜切开后,首先切除硬膜内肿瘤;如肿瘤位于背侧,应先切除硬膜外肿瘤主体以充分暴露硬膜内的肿瘤部分。一旦肿瘤暴露出来,电灼肿瘤包膜可以缩小肿瘤体积,并阻断肿瘤的血供应。仔细将较小肿瘤从神经结构分离并沿界面缓慢清除脊髓上的肿瘤。较大肿瘤通常需用超声吸引器行瘤内减瘤术。对于神经鞘瘤,通常无法保留受累神经根;但在电灼和结扎之前,通常应刺激神经根以确认其已无功能。对于脊膜瘤,为了完整切除肿瘤,有时需要切除硬膜的一部分。肿瘤切除及充分止血后,主要用硬膜替代物修补缺失的硬膜。

辅助治疗

对于髓内肿瘤,有关辅助治疗的绝大多数临床经验是传统的放射治疗。尽管放射治疗的效果还存在争议,但很多临床医生主张对低级别的室管膜瘤和星形细胞瘤的术后残留组织给予局部放疗,累计剂量为5040cGy。对高级别的肿瘤要稍微升高放射累计剂量,对转移性病变需行全脑全脊髓放射治疗[16]。多种化疗方案已被报道,但针对任何组织学类型的特异性化疗方案仍未得到共识[17]。尽管近期的报道支持放射外科学在治疗硬膜内良恶性肿瘤中发挥越来越大的作用,但对于大多数脊髓肿瘤,放射外科学仍处于临床试用阶段[18,19]。

■ 硬膜内髓内肿瘤

室管膜瘤

室管膜瘤通常为生长缓慢的良性肿瘤,无包膜,且无侵袭性。它占成人髓内肿瘤的37%~60%,占儿童髓内肿瘤的30%[12]。最常出现的症状是由肿瘤大致所在节段产生的疼痛,或其支配区域的肢体和皮肤的感觉异常[4,20]。感觉改变和运动障碍也较常见。在T1加权MRI上,室管膜瘤相对于神经组织的信号略低或相等,通常是均匀强化[21](图39.1)。可伴有脊髓空洞,表现为肿瘤两端封闭现象,或出现瘤内囊变。典型的室

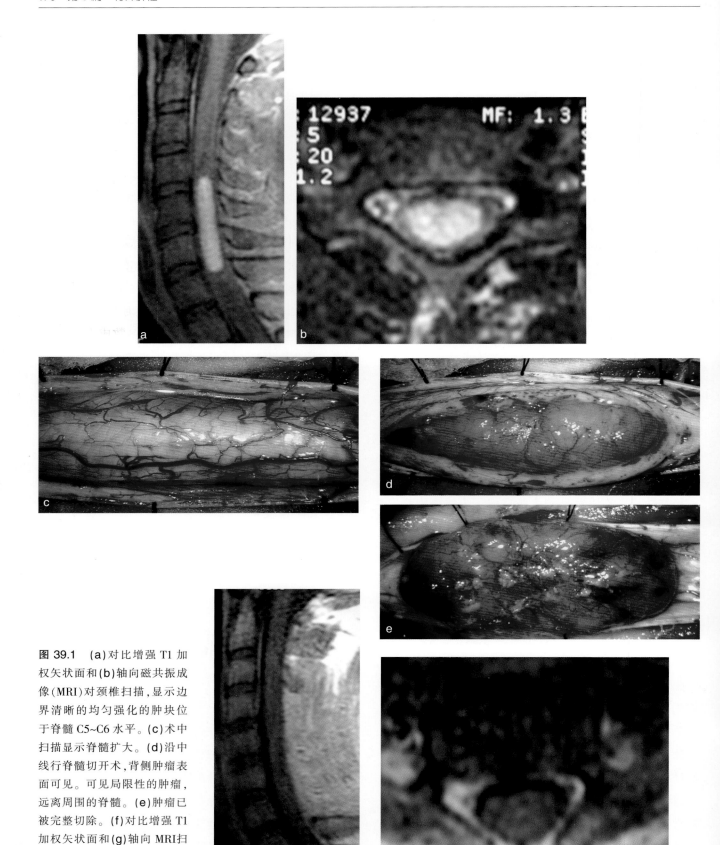

图 39.1 (a)对比增强 T1 加权矢状面和(b)轴向磁共振成像(MRI)对颈椎扫描,显示边界清晰的均匀强化的肿块位于脊髓 C5~C6 水平。(c)术中扫描显示脊髓扩大。(d)沿中线行脊髓切开术,背侧肿瘤表面可见。可见局限性的肿瘤,远离周围的脊髓。(e)肿瘤已被完整切除。(f)对比增强 T1 加权矢状面和(g)轴向 MRI扫描,8 周后显示无残余肿瘤。患者的腿部和躯干轻度左侧偏瘫,手臂功能正常。

管膜瘤处于脊髓中央,而与马尾神经相关的黏液乳头型和室管膜下瘤呈偏心性生长。总而言之,良性亚型,如蜂窝型、乳头型、黏液乳头型室管膜瘤等预后极佳,与良性亚型组织学不同,间变性室管膜瘤具有侵袭性。室管膜瘤极少发生转移。

因为外科手术资料经常没有提示有关组织学与解剖部位的具体信息,所以难以评估肿瘤显微全切除(GTMR)后复发的风险因素。成人患者中,术后随访期2~10 年以上,大部分术后无任何辅助治疗的肿瘤复发率很低,从 0%至 4%不等,最高时达到了 9%[4,20,22]。儿童室管膜瘤患者的术后复发率与成人相似[23]。很多手术治疗的患者先前放疗效果不佳,大部分肿瘤放疗学的文献阐明了肿瘤切除程度与术后生存期的相关性,以及次全切除或活检术后的辅助放疗使病变具有相对较高的恶化速率[24,25]。

关于放射治疗脊髓室管膜瘤的系列报道阐明了长期局部治疗无效率为 0%~33%,5 年生存率高达60%~100%[16,24,25];然而,4000~5400Gy 的剂量反应关系尚未被证实[16]。这些数据是否可以证实治疗效果,还是仅仅反映了自然病史,只能由随机的前瞻性研究来解答。由于大多数脊髓室管膜瘤是无痛的,所以在无辅助治疗的情况下,一些临床医生选择影像学检查来跟踪微小的复发或残余肿瘤。如果病情恶化,通常需要二次手术及术后放疗。

关于室管膜瘤化疗的大部分经验来源于儿科文献和颅内室管膜瘤[17]。颅内室管膜瘤的长期生存率与脊髓室管膜瘤截然相反。尽管两者的放化疗效果都不理想,但病情进展都与肿瘤的切除范围密切相关,脊髓室管膜瘤通常可通过 GTMR 治愈,而颅内室管膜瘤通常会复发[25,26]。虽然这种不一致很难理解,但是这种脊髓和颅内室管膜瘤病理生理的差异妨碍了化疗的外推治疗。已有报告显示少量脊髓室管膜瘤病例应用依托泊苷化疗成功[27,28]。

终丝室管膜瘤,即所谓的黏液乳头型室管膜瘤,特别值得注意的是,尽管这些肿瘤的组织学是良性的,但由于肿瘤缺乏界限清楚的包膜且处于蛛网膜下隙,导致肿瘤无论在术前还是术后都可能通过脑(CSF)脊液播散。对于位于中线的马尾神经室管膜瘤,即使病变较小且无症状,但为了防止潜在的破坏性后果的发生,也应尽早进行手术完整切除。

星形细胞瘤

星形细胞瘤约占成人髓内肿瘤的 36%~45%[1,29],占儿童髓内肿瘤的 60%[2]。最常表现为疼痛等感觉症状,随着病情发展可出现运动障碍。与室管膜瘤相似,星形细胞瘤的 MRI 影像表现为低信号或等信号,但与室管膜瘤不同的是,星形细胞瘤往往不均匀强化且边界没有室管膜瘤清楚。它们通常偏心性生长,比室管膜瘤囊性程度更高[21](图 39.2)。组织学上,与世界卫生组织(WHO)颅内肿瘤分级系统相同:Ⅰ级,毛细胞星形细胞瘤;Ⅱ级,纤维型星形细胞瘤;Ⅲ级,间变型星形细胞瘤;Ⅳ级,胶质母细胞瘤。绝大多数成人脊髓星形细胞瘤为纤维型、无痛,且具有侵袭性。儿童脊髓星形细胞瘤存在更多的组织学变异性,其中低级别星形细胞瘤通常为纤维型,但也可能包含神经元(神经节细胞胶质瘤)或毛细胞型特征。神经节细胞胶质瘤和毛细胞星形细胞瘤一般较为局限,且预后较好。

与颅内星形细胞瘤不同,脊髓星形细胞瘤Ⅲ级和Ⅳ级是罕见的,但一旦确诊,预后较差,通常在确诊后生存期为几个月至 2 年[30]。大约半数病例发现高级别脊髓胶质瘤通过 CSF 转移,神经系统外转移的病例也有报道[7,30]。如果只为获取局部病变,外科手术适合全部星形细胞瘤,但对于高级别肿瘤,一般没有必要进行进一步手术,组织活检后可行常规放疗。

对于低级别病变,根治性切除和放疗的作用仍存在争议。一些学者发现积极的手术切除可提高生存率及改善症状[5],还有一些学者认为无论是对于成人患者[22,31]还是儿童患者[27,32]均不应进行手术切除术。一些研究引述了仅最大限度地切除肿瘤其 5 年生存率为88%,而辅助放疗却无效果[5]。还有人认为有必要进行适度放疗,5 年生存率达 50%~91%,且建议对影像学检查中残留的组织行辅助放疗[16,33,34]。在已发表的报道中,有作者阐述了脊髓胶质瘤的各种化疗方案;洛莫司汀[氯乙环己亚硝脲(CCNU)]和长春新碱;卡铂和长春新碱[17,35]。尽管如此,目前仍然未出台标准的化疗方案。

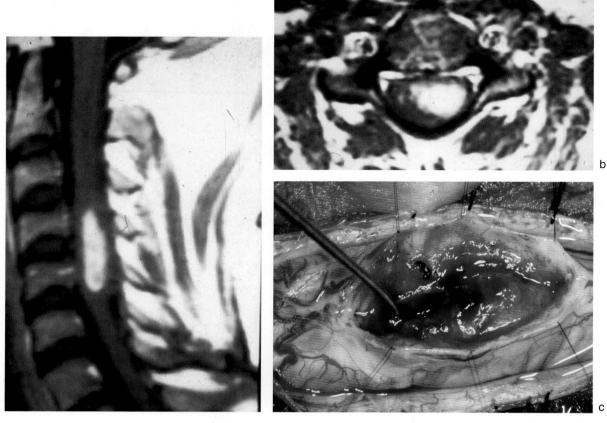

图 39.2　(a)T1 加权对比增强矢状面和(b)轴向的颈椎 MRI 扫描在 C4~C5 水平表现出均匀密度增高的偏心病变。图像上可见轴向的肿瘤边缘模糊。这是最典型的髓内星形细胞瘤。(c)术中扫描显示髓内肿瘤。肿瘤的中心位置可以很好确认,但肿瘤与脊髓交界面的边缘不易确认。

血管网状细胞瘤

　　血管网状细胞瘤被认为是起源于红细胞前体的血管性良性肿瘤。身体任何部位均可发病,但最常发生在后颅窝和脊髓,病因尚不明确。约占髓内肿瘤的 3%~6%[6,36]。男性发病率是女性的 2 倍,并与遗传性神经皮肤病希佩尔·林道综合征(VHL)有关,20%~30% 血管网状细胞瘤患者被诊断为 VHL[6,36]。尽管血管网状细胞瘤在 VHL 患者发病风险较高,但合并 VHL 的与散发的血管网状细胞瘤具有相同的组织学类型且由相同的抑癌基因突变导致[37]。

　　血管网状细胞瘤典型的 MRI 表现为明显的均匀强化病灶,并伴有较大的空洞或囊性病变(图 39.3)。在一系列的手术报道中,50%~100% 的病例存在囊泡状肿瘤成分[38,39],无囊泡的小型血管网状细胞瘤被增粗、水肿的脊髓包围。尽管都属于硬膜内病变,70% 的血管网状细胞瘤全部或部分位于髓内,30% 完全位于髓外,与其他更为常见的髓外肿瘤相似,如脊膜瘤和神经鞘瘤[39]。对合并 VHL 的血管网状细胞瘤患者的纵向影像学研究已经证明了从病灶形成到瘤周水肿发展为脊髓空洞逐步的病情进展[40]。这个过程可以被血管内皮生长因子(VEGF)调节,VEGF 是为无法切除肿瘤的患者或称为成血管网状细胞瘤的弥漫性 VHL 患者设计的新型分子疗法的靶标[41]。

　　血管网状细胞瘤患者所表现出的一系列症状通常是由脊髓空洞形成或瘤周水肿导致。在散发病例中,最常见的首发症状是疼痛,肌无力和感觉异常也很常见[6,36]。合并 VHL 的患者时常因无任何症状而长期未接受治疗。当病变产生症状时,通常需外科手术治疗,此时患者表现为麻木和乏力,而疼痛并不明显。

　　手术切除是脊髓血管网状细胞瘤唯一公认的治

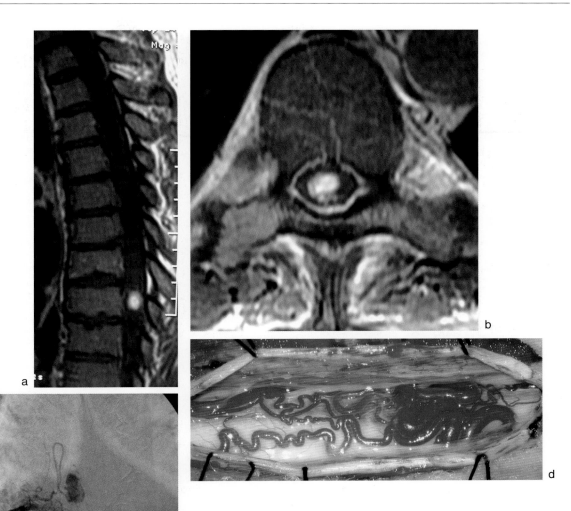

图 39.3　(a)T1 加权对比增强矢状面和(b)轴向的胸椎 MRI 扫描在 T9 水平显示明显强化的、边界清楚的肿瘤。(c)选择性脊髓血管造影显示典型的由脊髓前动脉供血的血管网状细胞瘤。(d)术中扫描显示血管瘤体有明显扩大的引流静脉。

疗方法。幸运的是,大多数血管网状细胞瘤起源于背侧或背外侧脊髓表面的软脊膜,不同程度地延伸入髓内。这个位置较为表浅,通常有利于手术切除[6]。肿瘤全切可治愈散发病例,也可局部根治合并 VHL 的患者。手术全切的主要风险是大量出血, 由于肿瘤的高度血管性,一些学者主张术前行血管栓塞[36]。一部分学者已经报道术后症状有所改善[6,36],但也有报道无功能损害的轻度症状加重,数天后恢复[39]。术后罕见的神经功能恶化通常与肿瘤的未完全切除、腹侧肿瘤和肿瘤大小有关[37,39]。

脊髓髓内转移性肿瘤

　　虽然来自系统性肿瘤的脑转移或硬膜外转移是常见的,但直接转移到脊髓实质的病变是罕见的。脊髓髓内转移(ISCM)遵循以下两个方式:由软脑膜转移瘤跨过软脊膜直接侵袭和肺源性肿瘤通过髓内血行播散。肺源性转移瘤基本都来源于支气管癌,这占据了脊髓髓内转移瘤的大多数[42]。其他已知的髓内转移瘤包括乳腺癌、恶性黑素瘤、肾细胞癌。在已知的转移性病变中,尽管大多数患者都会发展为 ISCM,但高达 25% 的患者在系统性肿瘤中表现为以 ISCM 为首发症状。一些学者主张对 ISCM 除了行放疗和组织学特异性化疗外,还应进行手术切除。尽管 ISCM 患者的生存期通常不到 1 年,但靶向治疗仍可使生存期间明显延长。

■ 椎管内髓外肿瘤

神经鞘瘤

　　神经鞘瘤来源于脊髓根和周围神经的非神经支持细胞。虽然神经鞘瘤一旦离开脊髓可沿着神经走行发生在任何节段，但绝大多数发生在神经根连接处或周围神经近端，因此肿瘤可累及脊髓和临近神经根。症状通常来源于受累神经根，但也可能由脊髓受压造成。因为神经鞘瘤多数来源于背侧的感觉根，通常表现为根性疼痛，也可为隐痛或感觉迟钝[8,43]。40 岁以上为发病高峰，解剖部位和男女比例无差异[8]。

　　MRI 检查中，尽管神经鞘瘤与神经组织相比呈等信号且均匀强化，但由囊肿造成的不均匀强化也很常见[21]（图 39.4）。根据肿瘤来源和大小，神经鞘瘤可分为硬膜内、硬膜外或硬膜内外均有肿瘤，肿瘤起源于背侧神经根向脊髓背外侧生长，呈典型的哑铃形。因为神经鞘瘤经常起源于脊根，所以它们通常位于脊髓的背外侧。尽管肿瘤是良性的，但也总是侵袭肿瘤周边组织，显著的硬膜外病变随着时间推移经常侵蚀椎骨，并取代局部重要的解剖结构。

　　绝大多数神经鞘瘤都是良性的，施万细胞瘤约占

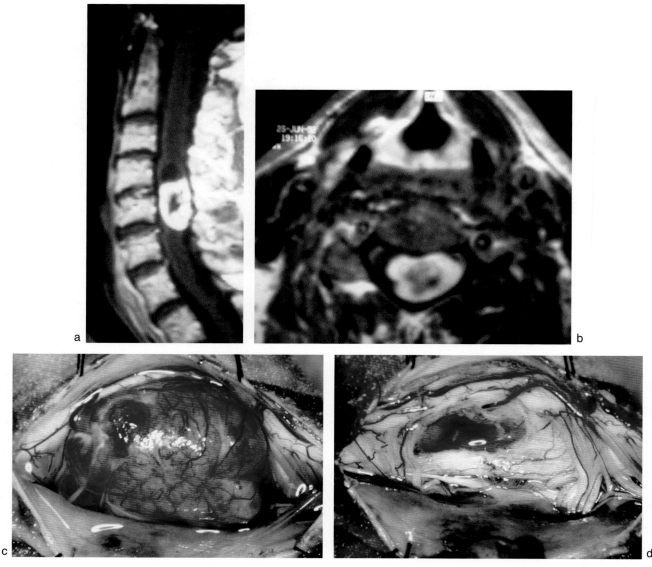

图 39.4　(a)T1 加权对比增强矢状面和(b)轴向颈椎 MRI 扫描在 C5 水平显示边缘清除的、不均匀强化的占位病变，且脊髓严重受压。失位面图像可见吻合处脊髓空洞。(c)初始肿瘤暴露后的手术图像和(d)肿瘤切除后的术中图像。

85%，神经纤维瘤约占 15%[8]。组织学上，神经纤维瘤的突出特征是神经纤维混杂着肿瘤细胞，而施万细胞瘤则与神经纤维无关。大约 3% 的神经鞘瘤为恶性，具有高有丝分裂指数和梭形细胞。

神经纤维瘤与神经纤维瘤病 1 型（NF1）相关；事实上，2 个及 2 个以上的神经纤维瘤或单个丛状神经纤维瘤被认为是 NF1 型的特异性病征。施万细胞瘤与神经纤维瘤病 2 型（NF2）相关，多发的施万细胞瘤是NF2 型的特异性病征。与散发病例的疼痛症状相比，神经纤维瘤病患者更多表现为神经功能障碍。所有神经鞘瘤患者，甚至大部分散发病例均应考虑诊断神经纤维瘤病的可能性。

重要参考

- 应对多发的神经鞘瘤患者进行神经纤维瘤病的评估。应对血管网状细胞瘤患者经进行 VHL 的评估，尤其是嗜铬细胞瘤计划手术治疗的患者。这些疾病发生的可能性随着其他相关疾病和家族性疾病的出现而增加。基因检测可用于神经鞘瘤和血管网状细胞瘤，而且应该结合遗传咨询师的建议加以落实。

神经鞘瘤生长缓慢，在引起症状以前可能已生长较大。一旦出现症状，应手术切除。对于巨大哑铃形肿瘤，有必要针对整个肿瘤制订手术计划，可能需要多个专业的外科医生共同参与。一般来说，手术的初始目标是解除脊髓压迫。虽然应尝试从神经或神经根上剥离肿瘤，但一般很难操作。所幸的是，神经根来源的肿瘤所导致的永久性神经功能损害仅占 2%~4%[8,43,44]。通过神经电刺激，可在术中鉴定神经功能损害程度[45]。总的来说，大部分患者在 6 个月以后功能状态有所改善，疼痛减轻最明显[8,43]。因缺乏长期的随访，所以很难精确地评估术后复发率。研究发现，脊髓施万细胞瘤散发病例和 NF2 的 5 年复发率分别为 10.7% 和39.2%[43]。根据作者的经验，散发性神经鞘瘤的复发多发生在由于以下情况行肿瘤次全切之后：①哑铃形肿瘤伴椎旁肿瘤外周浸润超出手术区域；②由于肿瘤贴近脊髓而无法保证安全切除硬膜内边缘；③考虑

可能损伤重要的运动功能神经（如 C5~C8，L2~S1）。

脊膜瘤

脊膜瘤是继神经鞘瘤第二常见的硬膜内髓外肿瘤。颅内脑膜瘤多为女性患者，而脊膜瘤女性患者更为多见，报道的手术系列中，女性患者与男性患者比率为 4:1[46]，最高时曾达到 9:1[47]。脊膜瘤来源于蛛网膜细胞，多位于神经根附近。这种方式可能导致绝大多数脊膜瘤位于硬膜内、髓外、脊髓外侧，多发生于具有最多神经根的胸段脊髓[9,46-48]。高达 82% 发生在胸段脊髓[9]，2% 发生于腰段脊髓[48]，这也许不能完全由细胞起源的密度解释，一些学者发现男性脊膜瘤患者发病部位更多地分布于胸段和颈段[42]。中年后期为发病高峰期，青壮年不常见，儿童罕见。

大多数患者表现为缓慢进展的与脊髓水平相对应的脊髓病。虽然最常见的症状是疼痛，但与其他类型肿瘤相比，脊膜瘤患者合并运动障碍更为常见[9,46,48]。

MRI 检查中，与神经组织相比，脊膜瘤通常为等信号，均匀强化，明显与硬脑膜相连并伴有占位效应压迫脊髓（图 39.5）。低于 10% 的脊膜瘤向硬膜外延伸，或完全在硬膜外[9,46]。髓内脊膜瘤十分罕见。

组织学上，绝大部分脊膜瘤是良性的，与颅内脑膜瘤分型相同。沙粒体型在脊膜瘤中更为普遍，且有文献报道该型脊膜瘤术后神经恢复欠佳。年轻患者更易患有难以手术切除的血管型脊膜瘤，而真正恶性脊膜瘤极为罕见[9]。

脊膜瘤首选的治疗方法是手术全切，通常 GTMR 可治愈。当脊膜瘤有斑块形成、具有恶性组织学特性及为腹侧肿瘤时考虑行肿瘤次全切[9,46,48]。手术切除后的预后与术前神经状态相关，大多数患者术后神经状态有所改善。有分析表明，80%~90% 无法行走的患者术后能够重新离床活动[9,46-48]，还有报道显示 46% 的截瘫患者术后达到神经完全康复[49]。

先天性肿瘤

皮样囊肿，表皮样囊肿，脂肪瘤和畸胎瘤

先天性脊髓肿瘤在受孕后 3~5 周神经管闭合期间

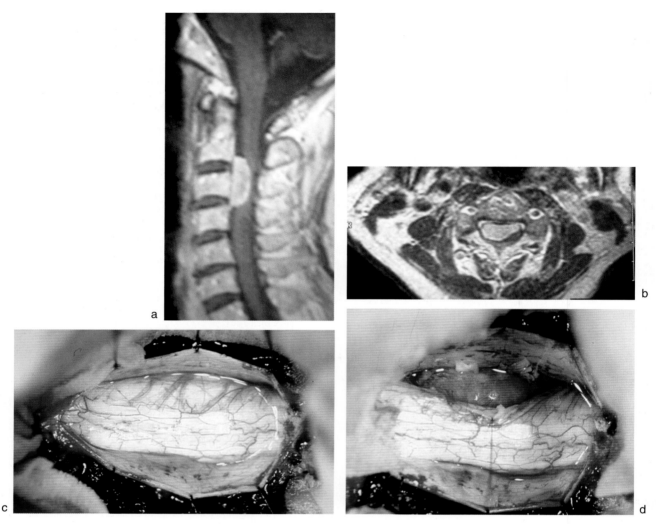

图 39.5 (a)T1 加权对比增强矢状面和(b)轴向 MRI 扫描在 C3 水平显示硬膜表面的腹侧椎管内肿瘤。(c)术中扫描椎板切开和打开硬膜后不能显示腹侧的肿瘤。(d)现在可以清楚地看到齿状韧带和脊髓旋转以下的部分。

因胚胎组织异位造成。无论是非神经细胞位移还是正确位置的细胞未能获得相应的分化信号，这些罕见的病变都与神经组织相关，生长缓慢，通常出现在儿童时期，往往伴有脊椎闭合不全，如皮毛窦。依据异位细胞的潜力和结局，肿瘤形成了假性真皮和皮下组织。表皮样囊肿由角化鳞状上皮增生，一些因腰椎穿刺术或脊髓脊膜突出修复术等医源性种植。皮样囊肿包含皮脂腺和毛发等。脂肪瘤由脂肪异位堆积造成。畸胎瘤含有三个胚层结构。大多数先天性肿瘤发生在脊髓圆锥和腰椎神经根[12]。颈椎病变极为罕见，但也可能完全发生在髓内或贯穿神经轴[12]。圆锥受累时，常见症状为腿痛和尿失禁，也有很多无症状患者因骶部皮肤异常行影像学检查而诊断。

MRI 检查中，脊髓先天性肿瘤通常无强化。表皮样囊肿相对神经组织在 T1 加权图像上为均匀的低信号，T2 加权像上为高信号。皮样囊肿和脂肪瘤反映了脂肪含量，T1 和快速自旋回波 T2 序列呈高信号[21]。

尽管有时肿瘤囊壁与神经元粘连紧密而无法进行全切，但一经出现临床症状，手术切除仍为治疗首选。由于病变无痛，即使不完全切除，病情仍能得到控制。

■ 结论

绝大多数脊髓肿瘤组织学上表现为良性且行外科手术切除后疗效确切。疼痛症状通常早于神经功能障碍，应早期诊断，及时手术治疗，预后良好。辅助治疗以放疗为主,通常用于肿瘤次全切术后、肿瘤复发或播散性肿瘤。

编者注

　　肿瘤累及脊髓或完全位于硬膜内或部分位于硬膜外在很大程度上对手术制造了麻烦。发生于这些部位的肿瘤并不多见,绝大多数为原发性中枢神经系统肿瘤,但周围神经系统肿瘤也可以通过硬膜下或硬膜外压迫侵犯脊髓,例如神经纤维瘤病。另外,此类肿瘤很有可能侵袭至硬膜外腔而后转移至脊柱。

　　由于大多数肿瘤造成急性或亚急性脊髓压迫症,所以手术干预通常是必要的,大多数情况下,肿瘤可以被完全切除,即使不能全切,也可获得神经功能恢复等良好的手术效果,可显著提高患者的生存质量。这些病变最关键的问题在于通过良好的解剖影像早期发现,以及不能仅仅以放疗的方式进行治疗。我们从已完成的随机对照研究中发现,当神经功能障碍出现时,最佳的治疗手段为手术解除脊髓压迫。(Berger)

(邹敬宇　译)

参考文献

1. Lunardi P, Missori P, Gagliardi FM, Fortuna A. Long-term results of the surgical treatment of spinal dermoid and epidermoid tumors. Neurosurgery 1989;25:860–864
2. Nadkarni TD, Rekate HL. Pediatric intramedullary spinal cord tumors. Critical review of the literature. Childs Nerv Syst 1999;15:17–28
3. Sonneland PR, Scheithauer BW, Onofrio BM. Myxopapillary ependymoma. A clinicopathologic and immunocytochemical study of 77 cases. Cancer 1985;56:883–893
4. Epstein FJ, Farmer JP, Freed D. Adult intramedullary spinal cord ependymomas: the result of surgery in 38 patients. J Neurosurg 1993;79:204–209
5. Jallo GI, Danish S, Velasquez L, Epstein F. Intramedullary low-grade astrocytomas: long-term outcome following radical surgery. J Neurooncol 2001;53:61–66
6. Mandigo C, Ogden FT, Angevine PD, McCormick PC. Intramedullary hemangioblastoma of the spinal cord. Neurosurgery 2009;65:1166–1177
7. Cohen AR, Wisoff JH, Allen JC, Epstein F. Malignant astrocytomas of the spinal cord. J Neurosurg 1989;70:50–54
8. Seppälä MT, Haltia MJ, Sankila RJ, Jääskeläinen JE, Heiskanen O. Long-term outcome after removal of spinal schwannoma: a clinicopathological study of 187 cases. J Neurosurg 1995;83:621–626
9. Solero CL, Fornari M, Giombini S, et al. Spinal meningiomas: review of 174 operated cases. Neurosurgery 1989;25:153–160
10. Roux FX, Nataf F, Pinaudeau M, Borne G, Devaux B, Meder JF. Intraspinal meningiomas: review of 54 cases with discussion of poor prognosis factors and modern therapeutic management. Surg Neurol 1996;46:458–463, discussion 463–464
11. Matson DD, Tachdjian MO. Intraspinal tumors in infants and children: review of 115 cases. Postgrad Med 1963;34:279–285
12. Takeuchi J, Ohta T, Kajikawa H. Congenital tumors of the spinal cord. In: Vinken PJ, Bruyn GW, Myrianthopoulos NC, eds. Handbook of Clinical Neurology, Vol 32. New York: North-Holland, 1978:xii, 588
13. Ogden AT, Feldstein NA, McCormick PC. Anterior approach to cervical intramedullary pilocytic astrocytoma. Case report. J Neurosurg Spine 2008;9:253–257
14. Angevine PD, Kellner C, Haque RM, McCormick PC. Surgical management of ventral intradural spinal lesions. J Neurosurg Spine 2011;15:28–37
15. Uribe JS, Dakwar E, Le TV, Christian G, Serrano S, Smith WD. Minimally invasive surgery treatment for thoracic spine tumor removal: a mini-open, lateral approach. Spine 2010;35(26, Suppl):S347–S354
16. Isaacson SR. Radiation therapy and the management of intramedullary spinal cord tumors. J Neurooncol 2000;47:231–238
17. Balmaceda C. Chemotherapy for intramedullary spinal cord tumors. J Neurooncol 2000;47:293–307
18. Veeravagu A, Lieberson RE, Mener A, et al. CyberKnife stereotactic radiosurgery for the treatment of intramedullary spinal cord metastases. J Clin Neurosci 2012;19:1273–1277
19. Sachdev S, Dodd RL, Chang SD, et al. Stereotactic radiosurgery yields long-term control for benign intradural, extramedullary spinal tumors. Neurosurgery 2011;69:533–539, discussion 539
20. Hanbali F, Fourney DR, Marmor E, et al. Spinal cord ependymoma: radical surgical resection and outcome. Neurosurgery 2002;51:1162–1172, discussion 1172–1174
21. Osborn AG. Diagnostic Neuroradiology. St. Louis: Mosby, 1994
22. Guidetti B, Mercuri S, Vagnozzi R. Long-term results of the surgical treatment of 129 intramedullary spinal gliomas. J Neurosurg 1981;54:323–330
23. Lonjon M, Goh KY, Epstein FJ. Intramedullary spinal cord ependymomas in children: treatment, results and follow-up. Pediatr Neurosurg 1998;29:178–183
24. Shaw EG, Evans RG, Scheithauer BW, Ilstrup DM, Earle JD. Radiotherapeutic management of adult intraspinal ependymomas. Int J Radiat Oncol Biol Phys 1986;12:323–327
25. Schild SE, Nisi K, Scheithauer BW, et al. The results of radiotherapy for ependymomas: the Mayo Clinic experience. Int J Radiat Oncol Biol Phys 1998;42:953–958
26. Nazar GB, Hoffman HJ, Becker LE, Jenkin D, Humphreys RP, Hendrick EB. Infratentorial ependymomas in childhood: prognostic factors and treatment. J Neurosurg 1990;72:408–417
27. Chamberlain MC. Salvage chemotherapy for recurrent spinal cord ependymona. Cancer 2002;95:997–1002
28. Chamberlain MC. Etoposide for recurrent spinal cord ependymoma. Neurology 2002;58:1310–1311
29. Helseth A, Mørk SJ. Primary intraspinal neoplasms in Norway, 1955 to 1986. A population-based survey of 467 patients. J Neurosurg 1989;71:842–845
30. Santi M, Mena H, Wong K, Koeller K, Olsen C, Rushing EJ. Spinal cord malignant astrocytomas. Clinicopathologic features in 36 cases. Cancer 2003;98:554–561
31. Kim MS, Chung CK, Choe G, Kim IH, Kim HJ. Intramedullary spinal cord astrocytoma in adults: postoperative outcome. J Neurooncol 2001;52:85–94
32. Bouffet E, Pierre-Kahn A, Marchal JC, et al. Prognostic factors in pediatric spinal cord astrocytoma. Cancer 1998;83:2391–2399
33. Shirato H, Kamada T, Hida K, et al. The role of radiotherapy in the management of spinal cord glioma. Int J Radiat Oncol Biol Phys 1995;33:323–328
34. Linstadt DE, Wara WM, Leibel SA, Gutin PH, Wilson CB, Sheline GE. Postoperative radiotherapy of primary spinal cord tumors. Int J Radiat Oncol Biol Phys 1989;16:1397–1403
35. Allen JC, Aviner S, Yates AJ, et al; Children's Cancer Group. Treatment of high-grade spinal cord astrocytoma of childhood with "8-in-1" chemotherapy and radiotherapy: a pilot study of CCG-945. J Neurosurg 1998;

88:215-220

36. Lee DK, Choe WJ, Chung CK, Kim HJ. Spinal cord hemangioblastoma: surgical strategy and clinical outcome. J Neurooncol 2003;61:27-34

37. Lee JY, Dong SM, Park WS, et al. Loss of heterozygosity and somatic mutations of the VHL tumor suppressor gene in sporadic cerebellar hemangioblastomas. Cancer Res 1998;58:504-508

38. Xu QW, Bao WM, Mao RL, Yang GY. Magnetic resonance imaging and microsurgical treatment of intramedullary hemangioblastoma of the spinal cord. Neurosurgery 1994;35:671-675, discussion 675-676

39. Lonser RR, Weil RJ, Wanebo JE, DeVroom HL, Oldfield EH. Surgical management of spinal cord hemangioblastomas in patients with von Hippel-Lindau disease. J Neurosurg 2003;98:106-116

40. Lonser RR, Vortmeyer AO, Butman JA, et al. Edema is a precursor to central nervous system peritumoral cyst formation. Ann Neurol 2005;58:392-399

41. Aiello LP, George DJ, Cahill MT, et al. Rapid and durable recovery of visual function in a patient with von Hippel-Lindau syndrome after systemic therapy with vascular endothelial growth factor receptor inhibitor su5416. Ophthalmology 2002;109:1745-1751

42. Schiff D, O'Neill BP. Intramedullary spinal cord metastases: clinical features and treatment outcome. Neurology 1996;47:906-912

43. Klekamp J, Samii M. Surgery of spinal nerve sheath tumors with special reference to neurofibromatosis. Neurosurgery 1998;42:279-289, discussion 289-290

44. Celli P. Treatment of relevant nerve roots involved in nerve sheath tumors: removal or preservation? Neurosurgery 2002;51:684-692, discussion 692

45. Lot G, George B. Cervical neuromas with extradural components: surgical management in a series of 57 patients. Neurosurgery 1997;41:813-820, discussion 820-822

46. Klekamp J, Samii M. Surgical results for spinal meningiomas. Surg Neurol 1999;52:552-562

47. Levy WJ Jr, Bay J, Dohn D. Spinal cord meningioma. J Neurosurg 1982;57:804-812

48. King AT, Sharr MM, Gullan RW, Bartlett JR. Spinal meningiomas: a 20-year review. Br J Neurosurg 1998;12:521-526

49. Haegelen C, Morandi X, Riffaud L, Amlashi SF, Leray E, Brassier G. Results of spinal meningioma surgery in patients with severe preoperative neurological deficits. Eur Spine J 2005;14:440-444

第40章

脊柱肿瘤

Anick Nater, Frederick Vincent, Michael G. Fehlings

脊柱肿瘤来源于可发生瘤变的各种组织类型,包括神经元、脑膜、骨、软骨和肌肉等。本章介绍了原发性与转移性骨性肿瘤影响脊柱的临床表现、诊断、治疗和预后。循证医学与治疗方案,特别是外科手术水平的进步实现了脊柱肿瘤治疗的规范化。原发性脊柱肿瘤的治疗旨在治愈,继发性脊柱肿瘤的手术治疗不仅可以缓解病情,还大幅提高了患者的功能恢复和生活质量。

■ 原发性脊柱肿瘤

原发性脊柱肿瘤较为少见,在骨性肿瘤中的比例不到 5%,占所有肿瘤的 0.2%[1],分为良性(表 40.1)和恶性(表 40.2)。良性肿瘤和恶性肿瘤均可造成脊柱不稳与畸形 (表 40.3),一般表现为背部局限性持续疼痛,通常为夜间痛。医生可以通过发病年龄与病灶部位判断出肿瘤的良恶性。65% 以上的儿童脊柱肿瘤为良性,而 65% 以上的成人脊柱肿瘤为恶性。另外,位于椎体的肿瘤 75% 为恶性,而累及椎体后部结构的肿瘤中 65% 为良性[2]。

良性肿瘤通常难以诊断,可能被偶然发现,多见于青年患者。虽然常表现为下肢辐射样的根性症状,但很少出现由于脊髓或神经根受压而导致的神经功能障碍。

恶性骨性肿瘤通常表现为持续背痛,且止痛药效果欠佳。多见于老人患者,病情进展迅速,易复发。具

有较高的发病率、神经功能损害风险和死亡率。事实上,恶性骨肿瘤更可能出现以下情况:①病理性骨折;②侵袭并破坏邻近组织结构,危害相应的脊髓、神经或血管;③转移到其他脏器。

原发性脊柱肿瘤的临床评估包括详细的病史、体格检查和完善的影像学资料[包括 X 线、计算机断层扫描(CT)、磁共振成像(MRI)]。CT 引导的穿刺活检通常对治疗具有指导意义,骨扫描可检测出其他骨骼病变。脊柱 CT 可观察骨质受累情况、肿瘤性质和解剖位置,对手术方案具有非常高的价值[6]。

> **提示**
>
> - 大约 50% 的儿童或青年骨样骨瘤/成骨细胞瘤患者表现为疼痛性脊柱侧凸畸形,通常在肿瘤被全切除后症状消失。
> - 病理性椎体压缩骨折的成人患者应行血清蛋白和免疫电泳检查,未观察到原发性恶性肿瘤,排除多发性骨髓瘤/浆细胞瘤。

肿瘤分期

Enneking 分期系统和 Weinstein-Boriani-Biagini (WBB) 分期系统已经用于原发性脊柱肿瘤的诊治。Boriani 等人修订了原来的 Enneking 分期系统为脊柱原发性良性肿瘤和恶性肿瘤分类。根据外科分级(G,G1,G2)、局部范围(T,T1,T2)和有无转移(M0,M1),将良

表 40.1 良性原发性脊柱肿瘤(按字母顺序)

肿瘤类型	特征
动脉瘤样骨囊肿	由充满血液的腔隙组成;常发生于 20 多岁的患者;缓慢起病,逐渐出现背痛;可能有可触及的肿块;平片可见膨胀性溶骨性病变,通常发生在胸腰段后部结构,多发连续性节段
嗜酸性肉芽肿	由朗格汉斯细胞增多症引起;好发于 10 岁以内的男性患儿;通常累及胸椎椎体;与累及全身系统性的疾病相关(Hand-Schüller-Christian 病或 Letterer-Siwe 病)
骨巨细胞瘤	最常发生于椎体;患者通常为 20~50 岁;渐进性背痛;平片为膨胀的、放射透过性的"肥皂泡"样改变;血供丰富;局部侵袭性强导致骨破坏;手术应广泛地全部切除
血管瘤	为最常见的脊柱良性肿瘤;发病率随着年龄增加;30% 为多发;10% 的患者为偶然发现;通常发生在胸腰段,为无症状的骨内血管病变。
神经纤维瘤	源于施万细胞;最主要发生于颈胸段;可独立发生或并发神经纤维瘤病;呈哑铃形
骨母细胞瘤	与骨样骨瘤相似,但肿瘤直径较大(>20mm),组织学上常有侵袭性,临床症状更严重;手术治疗宜全部切除
骨软骨瘤	脊柱后部结构是最常见的受累部位;由于在生长板骨软骨增生,所以累及颈椎(C2)
骨样骨瘤	病灶较小的成骨性肿瘤(15~20mm);占原发性骨肿瘤的 10%;10% 发生于椎体,主要出现在椎体后部结构;渐进性背痛,夜间加重;男性多于女性;青少年患者最常表现为疼痛性脊柱侧弯;平片显示放射透过性病灶和周围骨硬化;非甾体抗炎药可缓解疼痛;手术切除有效

表 40.2 恶性原发性脊柱肿瘤(按字母顺序)

肿瘤类型	特征
软骨肉瘤	40 岁左右男性多见;肿瘤分为低度、中度和高度恶性三个级别;溶骨性病变伴有椎旁钙化组织,引起疼痛和神经功能损害
脊索瘤	通常生长缓慢,具有局部侵袭性,很少发生转移;常发生于 40 岁以上人群;好发于颅底和骶尾部;平均生存期为 50 个月
尤文氏肉瘤	20 岁左右男性多见;好发于骶骨,溶骨性弥漫性病变,与正常骨界限不清,常侵袭周围组织;放化疗有效
淋巴瘤	"硬膜外淋巴瘤"为位于硬膜外腔隙的肿瘤,可压迫脊髓,但骨组织无改变;通常给予化疗
恶性纤维组织细胞瘤	多个节段的椎体溶骨性损坏和椎旁结构的侵袭造成神经功能损害;肿瘤易复发和发生转移
骨肉瘤	发病高峰为青春期;主要为成骨性病变;易发生肺转移;5 年生存率为 18%
浆细胞瘤/多发性骨髓瘤	最常见的脊柱原发恶性肿瘤;溶骨性病变或弥漫性骨质疏松,伴或不伴椎体骨折;血清蛋白和尿本周蛋白升高,肾功不全和血沉增快

表 40.3 良性和恶性原发性脊柱肿瘤的临床表现

临床表现	良性	恶性
年龄	青壮年(20~30 岁)	中年(40~60 岁)
夜间背痛	通常 75% 出现	通常 95% 出现,疼痛加重比良性肿瘤迅速
神经功能损害	20%	55%
脊柱侧弯/脊柱畸形	可能出现	可能出现
椎体受累	40%	80%

性肿瘤分为三期(SI,SⅡ,SⅢ),将恶性肿瘤分为 6 期(IA,IB,ⅡA,ⅡB,ⅢA,ⅢB)(表 40.4)。脊柱肿瘤的分期对外科手术的切除范围与切缘具有指导意义[2-5]。

原发良性脊柱肿瘤 SI 期(隐匿性/非活动性),肿瘤不生长或生长极其缓慢;包膜完整,边界清楚;通常无明显症状。这些肿瘤中包括偶发的椎体血管瘤,发病率为 10%。除非为了解除脊髓压迫或还原脊柱稳定性行姑息性囊内切除,否则 SI 期肿瘤一般采取保守治

表 40.4　良性或恶性原发性脊柱肿瘤的 Enneking 分期系统

肿瘤	分期和 G;T;M[a]	特征	治疗
良性			
	SI:隐匿性/非活动性	不生长或缓慢生长;有包膜;几乎无症状	观察
	G0;T0;M0		囊内切除术
	SⅡ:活动性	生长缓慢;包膜较薄;轻度症状	囊内切除术或囊外切除术
	G0;T0;M0		
	SⅢ:侵袭性	生长迅速;侵袭周围间室	肿瘤边缘整块切除±放疗
	G0;T1/2;M0/1		
恶性			
	低度恶性:	假性包膜:	广泛整块切除联合辅助放疗
	IA:G1;T0;M0	局限于椎体内	
	ⅡB:G1;T1;M0	侵及椎旁间室	
	中度恶性:	无假包膜,播散性:	广泛整块切除联合有效辅助放疗±化疗
	ⅡA:G2;T1;M0	局限型	
	ⅡB:G2;T2;M0	侵袭性,病理性骨折	
	高度恶性:	局限型(ⅢA)/侵犯型(ⅢB)	姑息性治疗;广泛整块切除联合有效的辅助治疗
	ⅢA/B	伴有远处转移	
	G1/2;T0/1/2;M0/1		

[a] S:分期;G:外科分级(G0:良性病变;G1:低度恶性病变;G2:高度恶性病变);T:局部范围(T0:良性肿瘤,局限型;T1:良性侵袭性或恶性,局限型;T2:良性侵袭性或恶性,侵犯型);M:转移(M0:无转移;M1:局部转移或远处转移)。

疗并随访观察[2,5]。

SⅡ期(活动性)良性病变包膜较薄,为假性包膜,被一层宿主反应性组织环绕,局限于椎骨骨质内;骨扫描通常为阳性结果。该肿瘤生长缓慢,临床症状较轻。良性成骨细胞瘤表现为放射透过性的病灶(>20mm),存在硬化缘,多位于脊柱后方。病变可在病灶内切除或刮除,复发率低[2,5]。

SⅢ期(侵袭性)肿瘤无包膜或包膜不完整或包膜非常薄,通常存在血供丰富的假性包膜。生长迅速,常侵袭至邻近间室。此类肿瘤骨扫描呈阳性。骨巨细胞瘤(图 40.1)和动脉瘤性骨囊肿均属此类肿瘤。手术行肿瘤边缘外整块彻底切除,且通常需行术前栓塞等辅助治疗[2,5]。对于切除不完全和局部复发的病灶或为防止局部复发进行的辅助性放疗,必须权衡辐射所致的脊髓病变、脊柱畸形和肿瘤恶变(肉瘤变性)的风险[6]。

低度恶性脊柱肿瘤(Ⅰ期)分为局限于椎体内(ⅠA期)和侵入椎旁间室(ⅠB期)。肿瘤组织无真性包膜,但瘤旁组织形成较厚的假性包膜。尽管安全广泛的完整切除是最佳的治疗方式,但有时是不可行的,而且术后可能会有活性肿瘤组织残留,因此建议术后放疗[2,5]。

> **重要参考**
>
> ● 原发性脊柱肿瘤的 Enneking 分期和 WBB 分期系统对肿瘤的外科分期和手术方案非常实用。

高度恶性肿瘤分为ⅡA期(局限于椎体内)和ⅡB期(侵入椎旁间室),生长迅速,瘤周无反应性组织形成,因此无假性包膜。肿瘤不断播散肿瘤结节(卫星灶);肿瘤结节通常转移到与主要瘤体有一定距离的部位(跳跃式转移)。肿瘤发生远处转移时为Ⅲ期,分为ⅢA期(局限于椎体内)和ⅢB期(侵入椎旁间室)。具有放射透过性影像学表现的高度恶性肿瘤通常伴有病理性骨折及向邻近间室侵袭,如侵入硬膜外腔隙,可能导致严重的神经功能障碍。高度Ⅱ期肿瘤应广泛全切联合辅助治疗,根据肿瘤的组织学类型进行放疗和化疗,控制局部病情,防止远处扩散[2,5]。最近的研究表明患有原发性脊索瘤、软骨肉瘤、尤文氏肉瘤或骨肉瘤经手术切除的患者具较长的生存期,而生存期的长短与患者年龄、病变范围或位置无关[7]。高度Ⅲ期肿瘤一般采取姑息性治疗[5]。

Enneking 分期系统存在诸多局限性。因为它是基

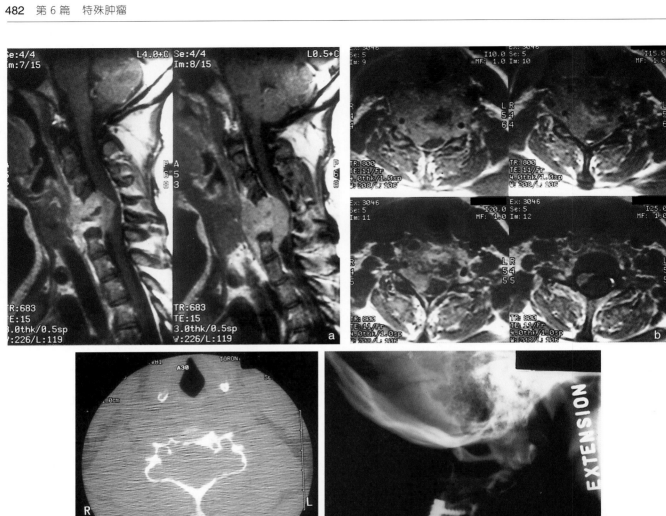

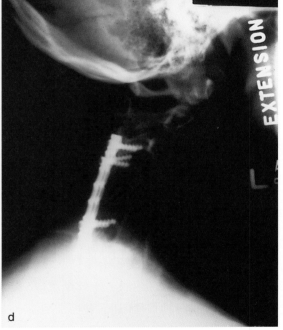

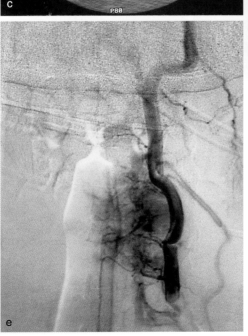

图 40.1　24 岁女性出现严重的颈部疼痛和进行性四肢瘫痪。(a)矢状面及(b)轴向磁共振成像(MRI)扫描显示 C4 和 C5 脊髓严重广泛受压并延伸至横突孔。(c)轴向 CT 扫描显示在 C4 可见特征性"肥皂泡"表现，累计上下椎体。(d)椎体造影显示肿瘤的高血运。由于脊髓血供肿瘤供血血管的接近，这不可能是栓塞病变。(e)两侧椎弓根和椎动脉的受累使其不能整块切除。作为替代方式，患者行前后联合入路切除病灶，以前路支撑植骨和后路侧块钢板的方式进行。术后 6 个月(一次融合已被证实)，患者接受辅助放疗。患者术后随访 10 年无复发。

于间充质性骨骼肌肉系统肿瘤的自然演变过程而建立起来的，并不适用于源于骨髓或网状内皮系统的肿瘤，包括淋巴瘤、多发性骨髓瘤/浆细胞瘤、尤文氏肉瘤以及其他圆形细胞肿瘤。另外, Enneking 分期系统没有考虑原发肿瘤的大小。肿瘤大小通常是影响预后的重要因素，较大病灶更易发生转移。最后，此系统没有考虑以下因素：①硬膜外间隙是以连续的间室存在的；②保持或重建脊柱稳定性的需要；③邻近肿瘤的重要结构，尤其是脊髓和神经根，一旦损伤可导致严重的神经功能障碍；因此，很难遵照 Enneking 外科手术切缘[3-5]。

> **重要参考**
>
> ● 因为存在损伤脊髓或神经根的可能性，所以有时很难遵照 Enneking 外科手术切缘。

治疗

外科治疗

WBB 分期系统在脊柱肿瘤手术中可协助医生制订可行的外科手术切缘。该系统划分了椎体、神经管和周围的软组织，以轴面为中心呈辐射状分为 12 个区域，并按顺时针方向标记为 1 到 12，从椎旁骨外组织到穿透间室的硬膜内部分为 5 个同心的组织层次，定义为 A 至 E (图 40.2)。肿瘤涉及的纵向节段被标记为累及椎体的数量。WBB 系统可提供避免脊髓损伤最理想的手术切缘。因此，此系统有助于手术方案的制订，可用于确定手术术式及其可行性[8]。

对于原发性脊柱肿瘤, Enneking 分期系统和 WBB 分期系统是进行外科手术分期和制订手术方案的重要工具。这两个分期系统具有近乎完美的观察者自身和观察者间可信度[3,5]。鉴于原发性脊柱肿瘤的低发病率及因此形成的临床经验和高质量循证研究的缺乏，目前尚未出台公认的肿瘤治疗方案。Fisher 等人[9]利用 Enneking 分期系统最先制定了四肢肌肉骨骼肿瘤的手术原则，使局部复发和死亡率显著下降。Enneking 分期系统也确实有助于避免手术时进入肿瘤和病灶内分块切除。因此，这有利于沿肿瘤的假性包膜边缘(边缘切除)或瘤周正常组织的边缘(广泛切除)完整切除肿瘤[9]。

因为残留的肿瘤组织是局部复发唯一的重要因

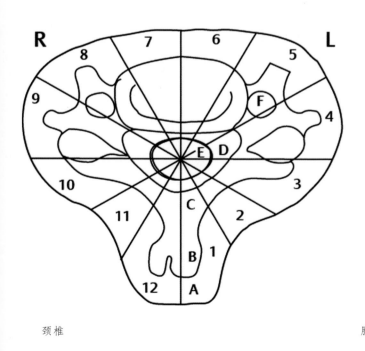
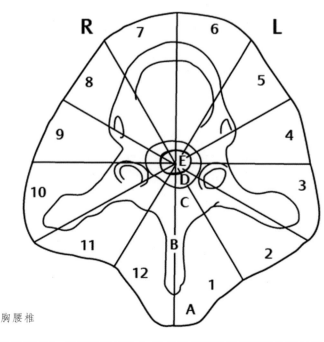

图 40.2　Weinstein-Boriani-Biagini 外科分期系统。颈椎和胸腰椎的轴向平面上，辐射状区域的 1~12 的数字表示脊椎病变的横向扩张，5 个同心层 A~E 描述了椎旁骨外组织到硬膜内的病变，F 层表示病变已累及椎动脉。椎体受累的数量决定了肿瘤的纵向延伸。

素,所以肿瘤边缘或广泛整块切除的目的是在原发性肿瘤手术切除过程中防止肿瘤细胞污染并确保肿瘤全部切除[10]。有人指出尽管存在显著的相关发病率,但良好的局部控制、预后及生活质量证明了对具有侵袭性的良性或低度恶性的原发性脊柱肿瘤行边缘或广泛的整块切除是合理的[11]。脊柱的整块切除实际上可能会损伤相关结构如神经根和血管,进而导致发病率增加以及神经功能损害。

已有文献记载关于多种外科手术技术被应用于原发性脊柱肿瘤的整块切除。分阶段入路已被认为是一个极佳选择(图 40.3)[12]。首先放置后柱内固定器,行椎板切除术,切除肋骨头、部分椎体和椎间盘进而将肿瘤从脊柱剥离。然后采用前后联合入路边缘切除或

广泛整块切除肿瘤,随后重建固定前柱。

> **缺陷**
>
> ● 脊柱肿瘤整块切除手术是高风险、高要求的治疗手段,应当在有条件的医疗机构由经验丰富的外科医生完成。

脊柱肿瘤整块切除手术是高风险、高要求的治疗措施,应当在三级医疗机构由经验丰富的外科医生完成。此外,患者病情应由包括脊柱外科医生、放射线科医生、放疗科医生、肿瘤内科医生和病理科医生在内的多学科医疗团队进行评估。医疗决策应慎重考虑肿瘤大小、组织学类型、神经功能损害、患者年龄和医疗水

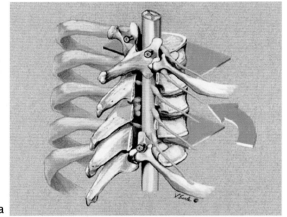
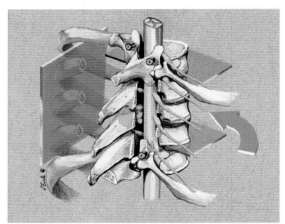
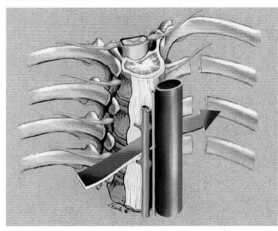
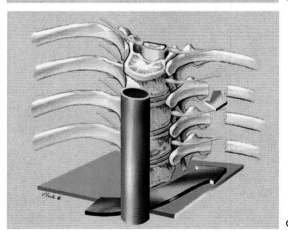

图 40.3 图形描绘了整块切除的外科手术技术。(a)后椎体肿瘤的剥离通过进行多个单侧椎板切除术完成。切除的上下边缘,通过椎间盘切除术确定。(b)多个肋骨头切除和根部结扎用于后椎体肿瘤的剥离。(c)前椎体肿瘤的剥离通过切开要切除椎体的前纵韧带大血管完成。(d)通过先前手术切口,采用前后联合入路,目的是提供广泛肿瘤边界。(e)肿瘤广泛边缘的前部切除。(f)钛网笼重建脊柱整块切除术后的脊柱缺损。(From Fisher CG, Keynan O, Boyd MC, Dvorak MF. The surgical management of primary tumors of the spine. Spine 2005;30: 1899 - 1908. Reproduced with permission.)(待续)

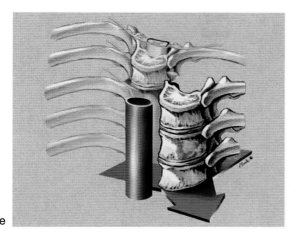
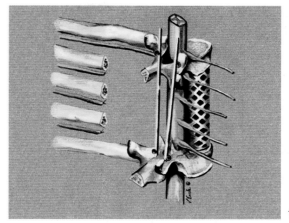

图 40.3(续)

平,同时还有切合实际的远期目标和期望。高龄、肿瘤的转移和广泛侵袭浸润是原发性恶性骨性肿瘤患者低存活率的独立因素,特别是骨肉瘤、软骨肉瘤和脊索瘤[13]。McGirt 等人[13]提出了 5 级评分系统,分数越高,生存率越低(表 40.5)。虽然该评分系统仍有待考证,但它潜在地帮助了生存率的预测并指导治疗策略的提出。

立体定向放射外科治疗

立体定向放射外科治疗(SRS)是在图像引导下分次将高剂量放射线精确地汇聚于特定靶点,而对靶点周围正常组织无损伤。SRS 广泛应用于颅内外肿瘤的治疗,作为手术、分割放疗和化疗的辅助治疗方法,同时在具备良好靶点定位和清楚边界的情况下,也可作为首要治疗手段。目前公认的 SRS 在治疗颅内转移性肿瘤中的作用已经适用于原发性和转移性脊柱骨性肿瘤,能够最佳地控制局部病情,缓解疼痛[14-16]。

虽然手术切除是原发性脊柱骨肿瘤的主要治疗手段,但开放性手术对于一些患者难度较大且风险较高,如患者高龄、合并内科疾病、肿瘤解剖位置复杂或为多发肿瘤、开放手术后复发肿瘤,或肿瘤所在区域已行体外放射治疗。因此,对于肿瘤边切清楚、脊髓受压相对较轻、因脊柱稳定性无法行开放性手术和生存预期相对较短的患者而言,更适用 SRS[14-16]。

> **SRS 的患者选择**
>
> - 肿瘤边界清楚。
> - 最低限度的脊髓损害。
> - 既往肿瘤放疗病史无法进一步行外照射。
> - 肿瘤术后复发。
> - 肿瘤切除手术入路复杂。
> - 开放性手术生存预期相对较短。
> - 显著的内科并发症无法行开放性手术治疗。
> - 开放性手术破坏脊柱稳定性。
>
> (Modified with permission from Gerszten PC, Ozhasoglu C, Burton S, et al. CyberKnife frameless stereotactic radiosurgery for spinal lesions: clinical experience in 125 cases. Neurosurgery 2004;55:89 - 98.)

■ 转移性肿瘤

转移性骨性肿瘤是目前最常见的影响脊柱的肿

表 40.5 McGirt 分级评分

	0分	1分	2分	3分
年龄(岁)		30 岁以下	30~65 岁	65 岁以上
肿瘤侵袭性	局限于骨膜内	侵及邻近组织	远处转移	

瘤,其发病率大约是原发性骨肿瘤的 25 倍[17]。人口老龄化和诊治手段日益进步使原发性肿瘤生存者数量有所增加;但肿瘤的患病率和发病率也都在增加[18],因此预计转移性脊柱肿瘤的发病率也会增加。

> **提示**
>
> ● 转移性骨肿瘤的发病率大约是原发性骨肿瘤的 25 倍。

尽管转移性骨肿瘤很少直接导致死亡,但可造成较短的生存预期和显著的并发症,如疼痛、骨折、高钙血症以及由脊髓或神经根压迫和损害导致的神经功能障碍[17,19,20],可能严重影响生存质量。原发性肿瘤的类型也会影响患者的预后。肺癌骨转移患者的中位生存时间为几个月,乳腺癌或前列腺癌骨转移患者的中位生存时间为几年[17,20]。转移性硬膜外脊髓压迫症(MESCC)是一种肿瘤性急症,应该早诊断,早治疗。

流行病学

恶性肿瘤骨转移仅次于肺和肝脏转移,居第三位,脊柱是骨转移瘤最常见的部位[17,19]。不是所有的骨转移瘤都有临床意义;对死于恶性肿瘤的患者进行尸检发现,其中 30%~90% 的患者存在骨转移[19,20]。然而,骨转移的实际发病率难以报告。恶性肿瘤和脊柱转移瘤的发病高峰都是 40~65 岁,最容易出现脊柱转移的恶性肿瘤有原发性前列腺癌、乳腺癌、肾癌、肺癌和甲状腺癌。继发于前列腺癌、乳腺癌和肺癌的骨转移瘤约占全部骨转移瘤的 50%[19]。尽管椎体后部结构通常是脊柱转移瘤的第一站,但是 X 线平片最先显示椎弓根的改变。所以一旦椎弓根受累,椎体最终也会受累[17,20]。相对骨量越高、血流越丰富,发生骨转移的可能性越大。因此,脊柱转移瘤最常发生在胸椎(60%~70%),其次是腰椎(20%~25%),最后是颈椎(5%~10%)和骶段(5%~10%)[19]。50% 以上的脊柱转移瘤患者出现多节段转移,其中 10%~38% 是非相邻节段的[17]。

伴有症状的脊柱骨转移瘤(如 MESCC)患者约占全部恶性肿瘤患者的 5%~10%,其中 50% 的患者需要治疗[19]。类固醇、放疗(RT)、手术和化疗是主要的治疗方案,从而实现缓解疼痛和控制局部肿瘤,维持脊柱稳定性,保护或改善神经功能,提高生存质量。最佳的治疗方案需要由多学科团队建立,包括肿瘤科医生、放射肿瘤科医生、放射科医生和外科医生。尽管放疗仍然是多数脊柱转移瘤患者的主要治疗手段,但外科技术的进步显著改善了部分患者的治疗效果[19,21]。

病理生理学

转移性骨肿瘤被认为由三方面因素造成:转移途径、对肿瘤细胞的组织接受能力和肿瘤细胞的固有特征[20]。第一个因素,转移途径是指通过几个不同路径由肿瘤原发灶传播到其他部位,如通过血行转移(动静脉)、直接侵犯和脑脊液转移,甚至是尚未十分明确的淋巴转移。具有脊柱骨髓亲和力的肿瘤细胞直接导致的动脉栓塞是脊柱转移瘤的主要过程[22]。此外,静脉也是重要的转移途径。胸腔或腹腔内压力的改变造成腔静脉、门静脉、奇静脉、肋间静脉、肺静脉和肾静脉回流入椎体和椎管内静脉以及 Baston 无瓣膜静脉丛[17,19,20]。由于奇静脉连接乳腺与胸椎 Baston 静脉丛,前列腺静脉在腰骶部与盆丛连通,所以乳腺癌和前列腺癌通常会分别转移至胸椎和腰骶椎体[17,20]。另外,肿瘤细胞尤其是肺癌细胞可通过动脉系统播散至血供良好的椎体[17,19,20]。血行(动静脉)转移途径导致脊柱多个部位出现肿瘤细胞沉积[19,20]。

少数情况下,胸腹腔和盆腔原发恶性肿瘤可直接侵袭至脊柱并产生症状[19]。肿瘤细胞也可通过脑脊液播散至脊柱或脊髓,尤其在大脑或小脑原发性肿瘤手术后[19]。与血行转移途径相似,脑脊液播撒转移通常会造成多中心转移病灶[19]。

第二个因素是对肿瘤细胞的组织接受能力。"种子与土壤"理论推测了椎体的骨髓为肿瘤细胞种植和增殖提供了合适的环境[17,20]。

第三个因素是肿瘤细胞的固有特性。原发肿瘤的生化特性促进了肿瘤细胞在脊柱的存活和生长。例如,乳腺癌细胞分泌前列腺素和破骨细胞活化因子刺激骨吸收,导致成骨细胞的脊柱转移[17,20]。

以下情况可出现硬膜外转移瘤压迫脊髓:①椎体肿物延伸至硬膜外间隙;②椎体骨折导致骨碎片进入

硬膜外间隙。更罕见的是,肿瘤从椎旁椎间孔突出可以造成 MESCC[20,22]。

在动物实验中,MESCC 与白质和轴突的肿胀相关,肿胀可能会导致白质坏死和神经胶质增生。白质的改变取决于 MESCC 进展速度:进展缓慢可导致静脉充血和白质血管源性水肿,如果能快速解除脊髓压迫,所造成的神经功能损害是可逆的。然而,进展迅速可能阻碍动脉血流,导致局部缺血和脊髓梗死,造成不可逆的神经功能障碍[20,22]。

临床表现和诊断

脊柱转移性病变可表现出多种症状,包括全身性疾病的征象,如体重下降、食欲减退、无力和盗汗[10]。脊柱转移的早期诊断十分重要,因为当前的神经功能状态是评估初始治疗后神经功能预后的重要因素[21]。背痛是脊柱转移瘤的最常见症状,通常在神经功能症状出现之前几周或几个月发病,90%的 MESCC 患者会伴有背痛症状[19,20]。任何具有恶性肿瘤病史的患者出现新发的背痛或神经系统症状应就诊排除脊柱转移瘤[19]。

脊柱转移瘤的三种典型背痛分别是肿瘤相关部位疼痛、机械性疼痛和根性疼痛,疼痛可单种类型发生,也可为多种类型并发[19]。肿瘤相关部位疼痛是由肿瘤生长引起炎性介质和椎体的骨膜拉伸引起,随着硬膜外静脉丛的扩张和脊柱的延长而加重。因此,当患者平卧或进行咽鼓管充气检查时,酸痛症状加重,故疼痛通常发生在夜间或清晨。此外,疼痛可由棘突触诊或叩诊引出,应用抗炎药和低剂量皮质类固醇、放疗和外科手术通常可缓解症状。疼痛再次出现提示可能有局部肿瘤复发[19,21]。脊柱的结构异常可引起机械性背痛,随着体位和活动的变化而改变,可因坐位或直立时脊柱的轴向负荷增加而加重。机械性背痛应用皮质类固醇和止痛药通常无效,但通过应用支具或手术固定可以提高脊柱稳定性和缓解疼痛[19,20]。另一方面,根性疼痛由肿瘤或病理性骨折压迫和刺激脊柱神经根出口处的神经根导致。通常表现为相关皮区的锐痛、闪痛或刺痛[18,20]。

神经功能症状通常与神经根病和脊髓病有关。MESCC 患者中,神经根病一般首先会导致运动功能障碍。20 世纪 90 年代,50%的 MESCC 患者不能离床行走。如今,随着医生警惕性的提高和影像诊断的进步,60%以上的 MESCC 患者可以离床行走。大多数 MESCC 患者同时会伴有感觉和自主功能障碍,最常见症状为膀胱功能障碍(尿潴留)。膀胱和直肠功能障碍出现相对较晚,单纯放疗后功能恢复较差[22]。

> **重要参考**
> ● 近一半既往患有癌症的患者可能出现 MESCC 的临床症状,通常由其他病因造成,包括各种脊柱退行性变、副肿瘤综合征、放射性脊髓病或化疗并发症等。

影像学检查

X 线平片通常作为对新发背痛症状患者的首选检查手段,对未成熟的或溶骨性病变、骨折、脊柱畸形和大范围的肿块可进行有效筛查[19,21]。脊柱正位片(AP)可见椎弓根受累(猫头鹰眼征)或椎旁肿物(椎旁软组织阴影)[20]。此外,动态 X 线可用来评估脊柱稳定性[21]。然而,对于转移瘤来说,X 线平片只是一般的筛选检测工具。事实上,大多数脊柱转移瘤是溶骨性的,肿瘤侵蚀椎体骨髓,但不破坏骨皮质,只有当椎体的 50%受累时,X 线平片才能检测到与肿瘤相关的变化[19,21]。X 线平片是术后评估脊柱曲线和植入性器械完整性的理想手段[21]。

尽管脊髓造影基本已被 MRI 检查取代,但当患者具有 MRI 检查禁忌证(如心脏起搏器)时,仍然需要行脊髓造影检查[20,22]。MRI 对脊柱转移瘤具有最佳的敏感性和特异性,可提供有关 MESCC 位置和范围的优质图像[19,21,22]。尽管短时间反转恢复(STIR)序列成像联合骨髓内脂肪(低信号)与肿瘤(高信号)的强化对比是最敏感的肿瘤筛选模式[19,21],但在提供解剖学详情方面不及 T1 和快速自旋回波 T2 序列[21]。

另外,MESCC 的临床和 MRI 特性有助于与椎体骨髓炎相鉴别[22]。感染通常累及椎间盘和终板,这并非肿瘤的特点[21]。

计算机断层扫描(CT)提供相对 MRI 的补充信息,可显示脊柱骨解剖的高度精细图像,不仅显示了骨质破坏和脊柱不稳定的范围和程度,同时也可协助制订手术植入器械的范围和入路方法。此外,CT 引导下穿刺活检对于原发灶不详的脊柱肿瘤患者来说,是一个可以考虑的选择,但要知道多达 25% 的病例无阳性结果,了解这一点很重要。CT 引导下活检的结果并不能证明患者具有转移性脊柱肿瘤病史或神经功能迅速恶化。

重要参考

- MRI 是影像学诊断脊柱转移瘤的金标准,相比对病变进行初步诊断的其他检查方法,具有以下优点:检查是无创的;多维成像更清楚地提供肿瘤的大小、位置和范围等信息;矢状面成像可显示脊柱多发转移灶;对于是硬膜内肿瘤的压迫还是硬膜外肿瘤的压迫很容易进行区分;可确认患者临床症状的非肿瘤性病因。

　　计算机断层扫描血管造影(CTA)或脊髓血管造影有利于识别脊髓动脉血供来源。确认包括 Adamkiewicz 动脉等在内的重要脊髓及神经根血管的节段,在胸下段和胸腰段脊柱肿瘤切除术特别是远外侧胸腹膜外入路手术时非常重要。

　　脊髓血管造影也可用于治疗。脊柱转移瘤的手术治疗通常失血较多。肾细胞癌、黑色素瘤和甲状腺癌血管尤为丰富,术中瘤体出血可能限制外科手术切除的范围,并导致显著发病率。术前栓塞可大大减少术中出血量,有助于病灶完整切除,减少因输血造成的相关风险。

　　骨扫描(核素显影)依据成骨细胞机理或骨沉积来检测脊柱转移。对肿瘤病理学的早期检测有较高敏感性,但普遍缺乏特异性。骨折、退行性变和脊柱良性肿瘤如血管瘤结果均可能为阳性。而且骨扫描对多发性骨髓瘤和局限于骨髓内的肿瘤相对不敏感。

提示

- 对于原发灶不明、病情稳定或进展缓慢的患者,在 CT 引导下穿刺活检可得到病理诊断。放射敏感的肿瘤如淋巴瘤可能无需外科手术治疗。

分类

　　根据解剖部位,脊柱转移瘤分为硬膜外、硬膜内–髓外和髓内,绝大多数脊柱转移瘤为髓外瘤,主要来自后方不同程度受累的椎体。硬膜内–髓外和髓内转移瘤罕见,通常由脑脊液播种转移[19]。

　　MESCC 的治疗旨在尽量减少有创治疗以保持或修复神经功能和脊柱稳定性,以及减轻患者疼痛,提高其生活质量。影响 MESCC 治疗决策的因素包括因脊髓或神经根受压导致的脊髓病或运动性神经根病;患者的功能活动情况残疾状态;肿瘤的组织学及放射敏感性;脊柱稳定性;全身性疾病的程度;内科并发症及患者本人意愿。

　　已出台几种评分系统可用来帮助制订治疗方案。Tokuhashi 评分,最初发表于 1990 年,修订于 2005 年,是 MESCC 患者在术前对生存率进行评估的工具。根据 6 项参数生成 0~15 分的总分;分数越高,预期生存时间越长。总的来说,不建议生存期不高于 6 个月(总分不高于 8 分)的患者行手术治疗,这样的患者一般状态较差或神经功能恶化迅速,通常给予口服止痛药或放射治疗(表 40.6 和表 40.7)。

　　Tomita 等人[23]的分类系统,基于三种预后因素来指导手术方案:肿瘤分级、脏器转移和骨转移情况。该系统根据对病例的评分确定治疗目标和相关手术方案。总分范围为 2~10 分,10 分表示预后最差(表 40.8)。

　　Bilsky 等人[24]证实了根据 MRI 轴向 T2 加权成像描述硬膜外脊髓压迫情况的 6 点分级系统(图 40.4),对确定立体定向放射外科治疗或外科手术部位尤为重要。1a 和 1b 级,脊髓和肿瘤间距为 1~2mm,可能放疗后会有少量的细胞毒性,而 1c 肿瘤与脊髓无间隙,无法承受放疗造成的损伤。此外,高级别的 MESCC 通常被认为是手术的适应证。

　　脊柱不稳是重要的手术指征。脊柱肿瘤不稳定评分(SINS)是一项新的分类系统,不仅可以帮助医生确定哪些脊柱转移瘤患者需要外科会诊,还可以指导外科医生选择最适合的手术方案。对于每个具体的脊柱

表 40.6　修正的 Tokuhashi 脊柱转移瘤预后评分系统

参数	评分
一般状态(PS)	
差(10%~40%)	0
中(50%~70%)	1
好(80%~100%)	2
原发病灶	
肺、骨肉瘤、胃、膀胱、食管、胰腺	0
肝、胆囊、未知原发灶	1
其他	2
肾、子宫	3
直肠	4
甲状腺、乳腺、前列腺、良性肿瘤	5
椎体转移数目	
≥3	0
2	1
1	2
脊柱外骨转移数目	
≥3	0
2	1
1	2
主要脏器转移	
不可切除	0
可切除	1
无转移	2
运动功能损害	
完全性(ASIA A、B)	0
不完全性(ASIA B、C、D)	1
无(ASIA E)	2

缩写:ASIA,美国脊柱损伤协会。

表 40.7　基于修正的 Tokuhashi 脊柱转移瘤预后评分系统的治疗策略

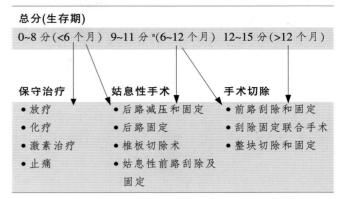

a 评分为 9~11 分的患者,如果主要器官无转移瘤,只有单一的病灶,可以考虑手术切除的治疗方案。

性的报道,SINS 分为三个稳定性类别:稳定(2~6 分),潜在不稳定(7~12 分),不稳定(13~18 分)[26]。

治疗

脊柱转移瘤患者的总体生存率较低。缓解病情是切合实际的治疗目的。尽管治疗主要是为了保持或提高患者的生活质量,但这可能被错认为他们"已无治疗价值"。治疗目标是为了改善由脊柱肿瘤和肿瘤所致的病理性骨折或脱位引起的疼痛,维持或改善神经功能和活动能力。主要治疗方法为皮质类固醇、放疗、手术和化疗。更具体地说,MESCC 的治疗应根据肿瘤组织学类型和预后来选择最佳的手术和药物治疗方案。

类固醇的作用

皮质类固醇具有抗氧化活性,可以减少局部缺血、脂质过氧化和水解反应。地塞米松是用于 MESCC

转移性病灶,根据 6 个造成脊柱不稳的相关因素得出的评估分数为 2~18 分[25](表 40.9)。在评估相对稳定得分方面已有对观察者间和观察者内近乎完美的可靠

表 40.8　Tomita 分类系统和推荐的手术方案

	预后因素		
评分	原发性肿瘤	脏器转移	骨转移(含脊柱转移)
1	缓慢生长(乳腺、甲状腺等)	无脏器转移	单发或孤立的
2	中速生长(肾、子宫)	存在脏器转移,可以治疗	多发的
4	快速生长(肺、胃)	存在脏器转移,不可治疗	

总分	2	3	4	5	6	7	8	9	10
治疗目标	长期局部控制		中长期局部控制		短期局部控制		临终关怀		
手术方案	广泛或边缘切除		边缘切除或病灶内切除		姑息性手术		支持治疗		

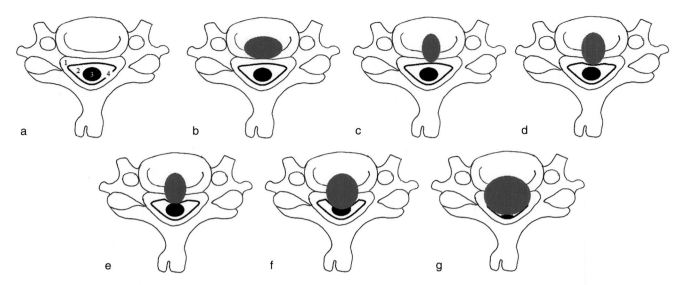

图 40.4 Bilsky6 点分级系统示意图描述基于轴向 T2 加权 MRI 成像的硬膜外脊髓压缩。(a)正常椎体解剖:1.椎管空间,2.硬膜内空间,包含脑脊液,并围绕脊髓,3.脊髓,4.硬膜囊;(b)0 级,只有骨受累;(c)1a 级,硬膜外冲击无硬膜囊变形;(d)1b 级,无脊髓硬膜囊变形;(e)1c,硬膜囊和脊髓变形,但无脊髓压迫;(f)2 级,脑脊液压迫脊髓,可见周围脊髓;(g)3 级,可见脊髓周围无脑脊液的脊髓压迫。

最常用的皮质类固醇。可抑制前列腺素 E₂ 和血管内皮生长因子(VEGF)的产生,降低血管源性水肿和炎症反应,促进血管膜的稳定性,从而减轻疼痛,并有助于保持或改善患者功能状态[22,27]。当患者疑似或确诊 MESCC 并表现为神经功能损害时,如类固醇的药物禁忌证,建议进行激素治疗。尽管目前对使用皮质类固醇的最佳剂量和方案尚未统一,但通常情况下,地塞米松单次剂量为 8~10mg 静脉注射,而后每 6 小时 4mg 口服/静脉注射;治疗持续时间取决于最终治疗情况[28]。皮质类固醇可暂时缓解脊髓转移瘤疼痛症状;然而,鉴于其已知的副作用,不推荐长期使用[29]。

放射治疗

放射治疗(RT)是未引起病理性骨折或脊髓压迫的疼痛性骨转移瘤的常规治疗手段[29],RT 联合类固醇治疗已经成为 MESCC 的治疗基础。淋巴网状细胞肿瘤对放疗敏感,乳腺癌和前列腺癌对放疗中度敏感,肺癌、肾细胞癌、黑色素瘤和消化道肿瘤对放疗相对不敏感,但有少量反应。

对于不宜手术治疗的患者,放射治疗应为首选的治疗方式,因为已经证实放疗具有减少背痛并保持或改善行走的治疗效果[27,28]。系统的治疗应针对单纯后方区域和对侧区域,包括转移病灶上下 1 到 2 个正常的椎体。高剂量放疗引起的脊髓相关并发症如放射性脊髓病为限制治疗的主要因素[22]。

在 MESCC 的治疗中,最优的 RT 剂量和方案仍未确立。在使用不同放疗方案的 5 项研究中,背痛的缓解、治疗后的保持情况、毒副作用和改善行走能力均无明显差异[27]。然而,已有学者表明长疗程 RT 会使脊柱转移瘤得到良好的局部控制[30]。

不同的治疗方案通常都以改善患者总体预后情况为治疗目标。对于预后差的患者(生存期<6 个月)或 MESCC 预后量表为Ⅰ组或Ⅱ组(表 40.10),推荐短疗程放疗,如 1 周单次 8Gy 或 5×4Gy[22,31]。Loblaw 等人[28]所定义的预后不良为:①分化不良的组织学类型的肿瘤(黑色素瘤、肺癌、肉瘤、胃肠癌、头颈部恶性肿瘤和肾癌);②分化较好的组织学类型的肿瘤造成功能障碍或较差的行为状态[28]。

应将预后较好的患者(RT 后生存期>6 个月)纳入临床试验中,以搜集有关更高剂量放疗对他们是否有效的证据。然而,外界的临床试验中,尤其是当脊髓受压部位的局部控制非常重要或严密随访难以实施时,对于这些患者最常见的 RT 治疗方案为每次 30Gy,共 10 次[28]。事实上,长疗程放疗比短疗程放疗更有利于

表 40.9 脊柱肿瘤不稳定评分 (SINS)

参数	评分
部位	
交界处(枕部–C2;C7–T2;T11–L1;L5–S1)	3
活动阶段(C3–C6;L2–L4)	2
半固定节段(T3–T10)	1
固定节段(S2–S5)	0
疼痛,平卧缓解和(或)活动性疼痛/脊柱负荷	
有	3
偶尔疼痛,但非机械性	1
无	0
骨受累	
溶骨性	2
混合性(溶骨性和成骨性)	1
成骨性	0
脊柱影像学表现	
半脱位/脱位	4
原发畸形(脊柱后凸/侧弯)	2
正常	0
椎体塌陷	
≥50%塌陷	3
<50%塌陷	2
椎体受累≥50%,但无塌陷	1
无	0
脊柱后外侧结构受累(关节面、椎弓根或肋椎关节骨折或被肿瘤替代)	
双侧	3
单侧	1
无	0

表 40.10 Maranzano 转移性硬膜外脊髓压迫预后评分

预后因素	种类	评分
肿瘤类型		
	骨髓瘤/淋巴瘤	9
	乳腺癌	8
	前列腺癌	7
	其他恶性肿瘤	4
	肺癌	3
其他骨转移(放疗时)		
	无	7
	有	5
脏器转移(放疗时)		
	无	8
	有	2
从肿瘤诊断至转移性硬膜外脊髓压迫症出现的时间		
	>15 个月	7
	≤15 个月	4
治疗前的活动能力		
	可离床活动	7
	卧床	3
治疗前发展为运动功能损害的时间		
	>14 天	8
	8~14 天	6
	1~7 天	3

分组	评分	6个月总生存率	1 年预计总生存率	预计中位总生存期(月)
I	20~30	14%	8%	2
II	31~35	48%	26%	6
III	36~45	81%	68%	25

溶骨性骨的再钙化,因此病理性骨折风险更小,能够更好地控制局部病情[22]。

立体定向放射外科治疗

立体定向放射外科治疗(SRS)是一种脊柱转移性肿瘤相对安全有效的治疗方式,具有很多不同优势。SRS 可提供更高的生物有效放射剂量,治疗次数少(1~5 次),可直接作用于病变部位。其他的优点包括:①减少治疗时间,对生存期有限的患者尤为重要;②使重要结构如脊髓的暴露减到最小,从而降低与放疗毒性相关并发症发生的风险;③避免大面积照射,从而保护骨髓功能,这对持续化疗的患者至关重要;④在症状或脊柱不稳出现之前,早期照射转移病灶,有可能避免外科手术;⑤术后辅助放疗可减少手术造成的损伤,从而减少术后发病率;⑥促进局部控制,同时保持或改善运动功能[32-34]。

然而,SRS 要求身体严格固定,通常治疗期较长(每次 45~90 分钟),如果产生放射毒性,可能导致永久性放射性脊髓病等更严重的后果。另外,考虑到放疗技术的复杂性,治疗不能全部制定在同一天,这不仅消耗更多时间,而且还会将 SRS 排除在应急操作选项之外[28,35]。最后,SRS 治疗后,椎体压缩性骨折(VCF)发生频率可能增加。根据 SINS 标准,溶骨性肿瘤和脊柱后凸或侧凸畸形是 VCF 的易发因素[25]。接受单次剂量为 20Gy SRS 治疗的肺癌和肝细胞癌患者出现 VCF 的风险更高[36]。

手术治疗

手术治疗通常用于放疗失败的患者[21],但手术切口经过照射部位组织时发生切口并发症的风险较高。此外,原则上如果首先行手术肿瘤减压,如减瘤术,则放疗会更加有效。这在某种程度上,促成了脊柱转移瘤外科治疗的新模式。放射治疗的支持者认为,从历史上看,减压手术联合放疗的疗效并不比单纯放疗效果好。然而,大多数回顾性病例和唯一前瞻性研究将包括椎板切除术在内的外科手术治疗联合辅助放疗与单纯放疗进行了对比[35]。已经证明椎板切除术,尤其是在有显著的椎体病变或椎体塌陷的情况下,会增加主要神经功能的退化风险以及增高脊柱不稳的发生率。目前普遍认为,简单的椎板切除术对于大多数脊柱转移瘤的患者不够充分或不适合且存在潜在危害。只有当压迫脊髓的病灶主要位于硬膜囊的背侧面时,可行单纯椎板切除术。

对于脊柱转移瘤和脊髓压迫症的患者,随机的临床数据表明手术切除肿瘤联合脊柱固定和放疗的效果优于单纯放疗。一项研究对脊髓环状减压术后 10 × 3 Gy 辅助放疗与单纯放疗进行了比较;治疗后患者的离床活动时间显著不同[37]。试验共 123 名患者参与,中期分析表明,手术治疗有利于神经功能恢复。实际上,84% 的患者外科手术后保留了行走能力,而单纯放疗后的患者有 57% 保留了行走能力。外科手术治疗的 16 名截瘫患者,其中 10 名恢复了行走能力,而放射治疗的 16 名患者中,仅有 3 名恢复了行走能力。手术组中麻醉性止痛药和类固醇使用较少。此外,手术组较放疗组生存期更长(126 天对 100 天)。手术治疗并没有增加住院时间,且放疗组 30 天发病率较手术组更高。

随着脊柱手术方法的进步和脊柱固定设备技术的日益进展,目前转移性脊柱肿瘤的手术适应证也得到了相应扩展。

大体上讲,外科手术旨在神经减压和重建脊柱稳定性。先前的研究报道了手术治疗脊柱转移瘤的缺点,反映了针对腹侧肿瘤应用椎板切除术已经过时,且缺乏治疗脊柱稳定性的设备。脊柱后外侧和前外侧手术入路的出现,以及脊柱手术设备和脊柱生物力学学科的进步,极大地提高了脊柱肿瘤的手术疗效。

前路或前外侧入路

肿瘤的解剖位置是外科治疗中选择手术入路最重要的因素。椎体前部和椎弓根约占脊柱转移瘤的 2/3。由于肿瘤位于前侧,单纯椎板切除术并不能解除压迫,反而会进一步造成脊柱不稳定。前路手术通常需要行开胸手术或从腹膜后入路,因此对手术技术要求更高。此外,前路手术涉及对大血管和纵隔或腹膜后器官的处置,因此可能出现较严重的外科并发症和较高的死亡率。脊柱重建通常使用甲基丙烯酸甲酯或移植骨,或二者同时使用,并植入金属材料。如果生存预期较长,可使用移植骨。而在 MESCC 患者中,骨性融合较罕见(图 40.5)。2 个以上的相邻椎体受累或相邻椎体缺乏骨完整性是首先考虑选择前路手术的重要因素。尽管并非前路的绝对禁忌证,但是在椎体前部

和后部结构同时受累,需要行前后联合入路减压和固定的情况下,选择后路或后外侧入路更佳。此外,前外侧入路能对前侧硬膜囊和同侧神经根进行有效减压,但对侧神经根减压手术难度较大。

后路或后外侧入路

　　后路或后外侧入路是神经外科医生最熟悉的手术方法。而单纯椎板切除术只适用于少数患者,而广

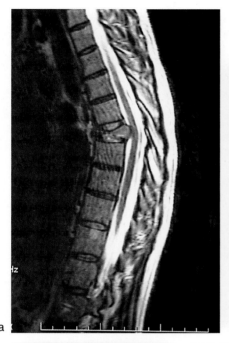

a

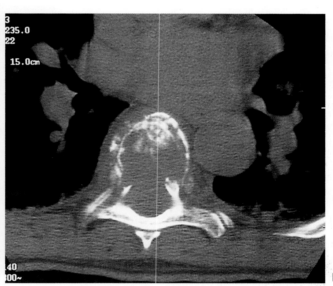

b

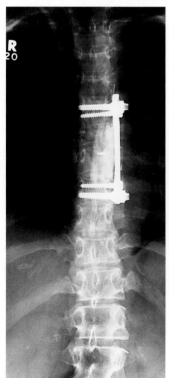

c

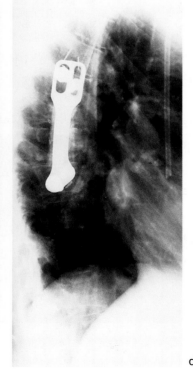

d

图 40.5　46 岁女性患者背部疼痛和急进性截瘫。(a)正中矢状面 MRI 扫描显示 T7 段塌陷,软组织肿块严重压迫脊髓。(b)CT 轴位扫描 T7 显示骨破坏的程度。(c,d)患者接受了左侧经胸椎体切除、植骨(补充甲基丙烯酸甲酯)和电镀切除骨髓瘤。手术中,因 T6 椎体被肿瘤广泛浸润,因此切除肿瘤,患者在术后 4 年接受放疗和化疗,效果很好。

泛的对椎体后外部结构切除的椎板切除术包括肋骨横突切除术和经椎弓根减压,通常适用于位于背侧或背外侧的转移瘤。另外,对于开胸手术医疗风险过高和前侧 2 个节段以上受压的患者应考虑后外侧入路。鉴于如此广泛的暴露因素,延伸至硬膜前侧肿瘤的减压通常也是合理的。然后使用后路器械和甲基丙烯酸甲酯重建以稳定脊柱。后外侧入路具备可行两侧减压的优势,可对硬膜囊行环状减压。此外,肋骨横突切除术或远外侧入路可进入前柱,且可使用钛网或其他植入性器材重建椎体。

经皮椎体成形术和经皮球囊椎体后凸成形术

　　非实体性转移瘤、骨髓瘤和侵袭性椎体血管瘤是引起病理性 VCF 和疼痛的肿瘤性病变。经皮椎体成形术是在放射线透视引导下将骨水泥聚甲基丙烯酸甲酯(PMMA)直接注入骨折椎体。经皮球囊椎体后凸成形术是经皮椎体成形术的改良和发展(图 40.6),采用球囊成形的原理重建椎体。球囊椎体后凸成形术理论上可恢复被压缩椎体的高度,因此可以矫正后突畸形[39]。椎体后凸成形术技术在椎体内形成由松质骨包绕的空间,使得骨水泥用适度的压力即可被注入,且减少了水泥泄漏。癌症患者骨折评估(CAFE)研究是一项多中心随机对照试验,包括 134 名患有 1~3 处 VCF 的癌症患者,其中 70 名患者接受了椎体后凸成形术,64 位患者未行手术治疗。研究表明对于患有 VCF 的癌症患者,椎体后凸成形术不仅可减轻疼痛症状,还可安全有效地改善神经功能。但其潜在缺点是费用昂贵且

具有略高的辐射暴露量[40]。

　　椎体成形术和椎体后凸成形术是经皮穿刺微创技术,可有效控制疼痛和改善功能[39]。对于溶骨性椎体病变的患者,利用椎体成形术和椎体后凸成形术技术向椎体内注入甲基丙烯酸甲酯,不仅可以增加椎体强度、稳定 VCF,还可以通过骨水泥的放热反应和对小神经末梢的物理压迫减轻疼痛[41]。但是,增加椎体刚度可能会导致相邻椎体出现新的骨折。

> **提示**
>
> ● 经皮椎体成形术和椎体后凸成形术对于稳定疼痛性恶性肿瘤,尤其是骨髓瘤和淋巴瘤造成的椎体压缩性骨折是最佳的微创选择。

　　疼痛和压痛出现在同一节段的椎体骨折患者应首选椎体成形术或椎体后凸成形术。对于多发病变的患者,应根据临床标准结合疼痛最严重的部位选择治疗病变的椎体。手术禁忌证包括活动性感染、未纠正的凝血障碍、椎体后部结构的不稳定骨折、无症状的骨折和骨折已破坏椎体后部结构骨皮质。相对禁忌证包括成骨性骨转移瘤、严重的扁平椎和陈旧性骨折[42]。

　　经椎弓根、椎弓根旁或经椎体入路可以避免胸膜、神经组织或硬膜囊损伤。只要椎弓根内侧骨皮质完好,则经椎弓根入路是最安全的。椎弓根旁入路(从椎弓根外侧与椎体的交界处进入脊柱)和经肋椎入路(在肋椎交界处进针)也很安全。主要的风险在于静脉

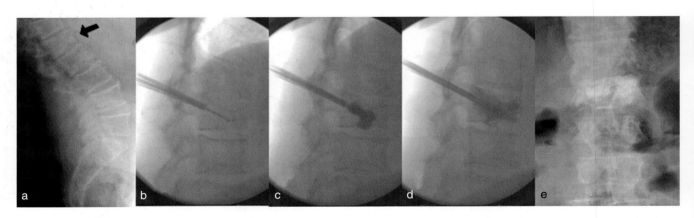

图 40.6　(a)多发性骨髓瘤导致的 L1 椎体溶解断裂(箭头),其所导致的疼痛症状由椎体后凸成形术治疗。(b)椎弓根入路透视下 L1 侧视图。(c)经皮球囊扩张及(d)注射甲基丙烯酸甲酯填充椎体。(e)在 6 个月的随访中,患者椎体重建良好,疼痛症状显著缓解。

栓塞和硬膜外压迫造成神经损害。然而,通过经验丰富的医生治疗,并发症风险显著低于 1%。椎体后部皮质缺陷可能会增加骨水泥向硬膜外压迫的风险,因此术前需要仔细评估。椎体后凸成形术不仅具有恢复椎体高度和降低骨水泥泄漏风险等潜在的理论优势,而且椎体成形术和椎体后凸成形术这两种治疗方式都具有显著的临床疗效。

治疗结果与预后

　　总体而言,对于神经功能的改善,手术减压和应用现代的重建技术固定脊柱联合放疗的治疗方案是有前景的。大多数病例中,70%~90%的患者疼痛显著缓解,60%~100%的患者术后改善或保留了行走能力。

　　脊柱转移瘤患者的中位生存期为 3~18 个月,但以甲状腺癌、前列腺癌和乳腺癌为原发灶的患者生存期较长。一些研究表明,手术前后均有行走能力的患者,生存期明显高于卧床患者。一个或两个以上椎体受累合并其他预后不良因素可能导致生存期较短,此时不建议行积极的手术治疗。

编者注

　　脊柱肿瘤包括各种良性和恶性的肿瘤,它的治疗需要神经外科、脊柱外科和肿瘤科医生的共同决策,以及手术团队的专业技能。肿瘤科医生曾一度给予疑似转移性脊髓压迫症的患者姑息性放疗,联合使用类固醇类药物,使疼痛得以缓解一段时间。但最终手术结果显示更多的患者在接受外科手术减压及融合术后,大幅度延长了生存期并提高了生存质量。手术方式由原始的椎板切除和经椎弓根减压扩展为更复杂的外侧和前侧入路,这些更加大胆的手术入路越发普及。最近,SRS 技术已适用于脊柱肿瘤,有时手术减压以减轻瘤体负荷已成为立体定向放射治疗的一个阶段。同颅内转移瘤相同,脊柱转移瘤患者的治疗前景明显好于 20 年以前。

（Bernstein）

（邹敬宇　译）

参考文献

1. Nathoo N, Mendel E. The National Cancer Institute's SEER registry and primary malignant osseous spine tumors. World Neurosurg 2011;76:531–532
2. Sundaresan N, Boriani S, Rothman A, Holtzman R. Tumors of the osseous spine. J Neurooncol 2004;69:273–290
3. Chan P, Boriani S, Fourney DR, et al. An assessment of the reliability of the Enneking and Weinstein-Boriani-Biagini classifications for staging of primary spinal tumors by the Spine Oncology Study Group. Spine 2009;34:384–391
4. Jawad MU, Scully SP. In brief: classifications in brief: Enneking classification: benign and malignant tumors of the musculoskeletal system. Clin Orthop Relat Res 2010;468:2000–2002
5. Davis JH. Anatomical classification and surgical considerations: primary spinal tumours. An overview. SA Orthopaedic Journal 2011;10:26–30
6. Thakur NA, Daniels AH, Schiller J, et al. Benign tumors of the spine. J Am Acad Orthop Surg 2012;20:715–724
7. Mukherjee D, Chaichana KL, Parker SL, Gokaslan ZL, McGirt MJ. Association of surgical resection and survival in patients with malignant primary osseous spinal neoplasms from the Surveillance, Epidemiology, and End Results (SEER) database. Eur Spine J 2012
8. Boriani S, Weinstein JN, Biagini R. Primary bone tumors of the spine. Terminology and surgical staging. Spine 1997;22:1036–1044
9. Fisher CG, Saravanja DD, Dvorak MF, et al. Surgical management of primary bone tumors of the spine: validation of an approach to enhance cure and reduce local recurrence. Spine 2011;36:830–836
10. Cloyd JM, Acosta FL Jr, Polley MY, Ames CP. En bloc resection for primary and metastatic tumors of the spine: a systematic review of the literature. Neurosurgery 2010;67:435–444, discussion 444–445
11. Boriani S, Bandiera S, Donthineni R, et al. Morbidity of en bloc resections in the spine. Eur Spine J 2010;19:231–241
12. Fisher CG, Keynan O, Boyd MC, Dvorak MF. The surgical management of primary tumors of the spine: initial results of an ongoing prospective cohort study. Spine 2005;30:1899–1908
13. McGirt MJ, Gokaslan ZL, Chaichana KL. Preoperative grading scale to predict survival in patients undergoing resection of malignant primary osseous spinal neoplasms. Spine J 2011;11:190–196
14. Gerszten PC, Chen S, Quader M, Xu Y, Novotny J Jr, Flickinger JC. Radiosurgery for benign tumors of the spine using the Synergy S with cone-beam computed tomography image guidance. J Neurosurg 2012;117(Suppl):197–202
15. Gerszten PC, Ozhasoglu C, Burton SA, et al. CyberKnife frameless stereotactic radiosurgery for spinal lesions: clinical experience in 125 cases. Neurosurgery 2004;55:89–98, discussion 98–99
16. Hsu W, Nguyen T, Kleinberg L, et al. Stereotactic radiosurgery for spine tumors: review of current literature. Stereotact Funct Neurosurg 2010;88:315–321
17. Maccauro G, Spinelli MS, Mauro S, Perisano C, Graci C, Rosa MA. Physiopathology of spine metastasis. Int J Surg Oncol 2011;2011:107969
18. Canadian Cancer Statistics, 2012
19. Sciubba DM, Petteys RJ, Dekutoski MB, et al. Diagnosis and management of metastatic spine disease. A review. J Neurosurg Spine 2010;13:94–108
20. Lee CS, Jung CH. Metastatic spinal tumor. Asian Spine J 2012;6:71–87
21. Bilsky MH, Lis E, Raizer J, Lee H, Boland P. The diagnosis and treatment of metastatic spinal tumor. Oncologist 1999;4:459–469
22. Rades D, Abrahm JL. The role of radiotherapy for metastatic epidural spinal cord compression. Nat Rev Clin Oncol 2010;7:590–598
23. Tomita K, Kawahara N, Kobayashi T, Yoshida A, Murakami H, Akamaru T. Surgical strategy for spinal metastases. Spine 2001;26:298–306

24. Bilsky MH, Laufer I, Fourney DR, et al. Reliability analysis of the epidural spinal cord compression scale. J Neurosurg Spine 2010;13: 324–328

25. Fisher CG, DiPaola CP, Ryken TC, et al. A novel classification system for spinal instability in neoplastic disease: an evidence-based approach and expert consensus from the Spine Oncology Study Group. Spine 2010;35:E1221–E1229

26. Fourney DR, Frangou EM, Ryken TC, et al. Spinal instability neoplastic score: an analysis of reliability and validity from the spine oncology study group. J Clin Oncol 2011;29:3072–3077

27. L'espérance S, Vincent F, Gaudreault M, et al; Comité de l'évolution des pratiques en oncologie. Treatment of metastatic spinal cord compression: cepo review and clinical recommendations. Curr Oncol 2012;19: e478–e490

28. Loblaw DA, Mitera G, Ford M, Laperriere NJA. A 2011 updated systematic review and clinical practice guideline for the management of malignant extradural spinal cord compression. Int J Radiat Oncol Biol Phys 2012;84:312–317

29. Rades D, Schild SE, Abrahm JL. Treatment of painful bone metastases. Nat Rev Clin Oncol 2010;7:220–229

30. Rades D, Lange M, Veninga T, et al. Final results of a prospective study comparing the local control of short-course and long-course radiotherapy for metastatic spinal cord compression. Int J Radiat Oncol Biol Phys 2011;79:524–530

31. Maranzano E, Latini P, Perrucci E, Beneventi S, Lupattelli M, Corgna E. Short-course radiotherapy (8 Gy × 2) in metastatic spinal cord compression: an effective and feasible treatment. Int J Radiat Oncol Biol Phys 1997;38:1037–1044

32. Sahgal A, Bilsky M, Chang EL, et al. Stereotactic body radiotherapy for spinal metastases: current status, with a focus on its application in the postoperative patient. J Neurosurg Spine 2011;14:151–166

33. Dahele M, Fehlings MG, Sahgal A. Stereotactic radiotherapy: an emerging treatment for spinal metastases. Can J Neurol Sci 2011;38:247–250

34. Sohn S, Chung CK. The role of stereotactic radiosurgery in metastasis to the spine. J Korean Neurosurg Soc 2012;51:1–7

35. Young RF, Post EM, King GA. Treatment of spinal epidural metastases. Randomized prospective comparison of laminectomy and radiotherapy. J Neurosurg 1980;53:741–748

36. Al-Omair A, Smith R, Kiehl TR, et al. Radiation-induced vertebral compression fracture following spine stereotactic radiosurgery: clinicopathological correlation. J Neurosurg Spine 2013;18:430–435

37. Patchell RA, Tibbs PA, Regine WF, et al. Direct decompressive surgical resection in the treatment of spinal cord compression caused by metastatic cancer: a randomised trial. Lancet 2005;366:643–648

38. Sundaresan N, Galicich JH, Lane JM, Bains MS, McCormack P. Treatment of neoplastic epidural cord compression by vertebral body resection and stabilization. J Neurosurg 1985;63:676–684

39. Hadjipavlou AG, Tzermiadianos MN, Katonis PG, Szpalski M. Percutaneous vertebroplasty and balloon kyphoplasty for the treatment of osteoporotic vertebral compression fractures and osteolytic tumours. J Bone Joint Surg Br 2005;87:1595–1604

40. Berenson J, Pflugmacher R, Jarzem P, et al; Cancer Patient Fracture Evaluation (CAFE) Investigators. Balloon kyphoplasty versus non-surgical fracture management for treatment of painful vertebral body compression fractures in patients with cancer: a multicentre, randomised controlled trial. Lancet Oncol 2011;12:225–235

41. Bhatt AD, Schuler JC, Boakye M, Woo SY. Current and emerging concepts in non-invasive and minimally invasive management of spine metastasis. Cancer Treat Rev 2013;39:142–152

42. Guglielmi G, Andreula C, Muto M, Gilula LA. Percutaneous vertebroplasty: indications, contraindications, technique, and complications. Acta Radiol 2005;46:256–268

第41章

周围神经肿瘤和肿瘤样变

Robert J. Spinner, B. Matthew Howe

周围神经肿瘤和肿瘤样变正逐渐为我们所熟知。关于周围神经病变的影像学和专业知识已经有很大程度的提高。高分辨率的磁共振成像(MRI)和超声有助于识别周围神经肿瘤并且常能区分出良性和恶性病变，还有助于把许多肿瘤和其他可能不需要活检诊断的肿瘤样病变区分开来。它们可以定位出活检最安全的部位，同时能取出最多的病理标本。临床表现结合影像学结果有助于正确的诊断或者鉴别诊断，但误诊常见并且会导致不适当的治疗。因此，熟悉相关临床和影像学特征可以改善患者的预后。本章讨论的是模式识别在针对这些周围神经病变的有效治疗方面的决定作用。

■ 一般原则

临床评价

我们建立了一个以详细病史和临床检查为主，检验和影像学为辅的模式。检验和影像学的评价可以通过神经科医生、遗传学家、肿瘤学家或肿瘤外科医生来完成。影像学研究和新研究的规划和解释应由放射科医生进行审查。举行类似的讨论应该邀请神经病理学家参与。

> **提示**
> ● 临床表现结合影像学结果有助于做出正确的诊断或者鉴别诊断。熟悉这些临床和影像学的模式可以改善患者的预后。

> **提示**
> ● 在周围神经成像上，标准成像序列的高分辨率MRI和临床医生关于周围神经肿瘤和肿瘤样变模式方面的知识是最有价值的工具。

放射学评价

磁共振成像、超声、[18]F-氟脱氧葡萄糖(FDG)-正电子发射断层扫描(PET)和计算机断层扫描(CT)是评价周围神经肿瘤的有效方式。3特斯拉(T) MRI的发展和实用性在周围神经成像上已经有一个显著的进步，MRI是评估周围神经肿瘤和肿瘤样变最好的单一成像工具[1,2]。高分辨率MRI不仅需要增加磁场强度，而且需要适当的射频线圈使用和序列选择来产生最佳图像。评价周围神经肿瘤最好使用钆静脉注射。在周围神经肿瘤和肿瘤样变的评估上，钆增强后的特征是一个重要部分。如果没有禁忌，磁共振应该使用钆增强。在未来，MRI技术如三维(3D)成像和弥散张量成像可能在评价周围神经方面被证明是有价值的。

腰骶丛和臂丛神经可以用标准化的MRI方案进行成像。其基本组成部分应包括高分辨率的T1加权的关键序列、液体敏感序列、钆增强后的脂肪饱和序列。液体敏感序列有不同的偏好，而且包括脂肪饱和的不同方法，例如反转恢复、化学饱和和Dixon分离技术。为了更好地观察这些结构的隐藏部位，臂丛及腰骶丛的成像平面应该与标准解剖平面不同。凭借适当的知识我们可以成功地评估丛外周围神经,但往往需要制订一个适合每个研究的协议。多平面 MRI 研究可以很容易地应用于四肢的局部病灶,但当应用于临床上局限性较差的病变时会具有困难,而且多个线圈类型和患者体位可能需要用来评价怀疑有神经病变的区域。

神经内的位置、孤立或丛生、内部信号特点、增强的程度和模式是提出鉴别诊断重要的特征。MRI 可以定位占位性病是变位于神经内还是神经外。如果病变已被确定位于神经内,高分辨率成像可以鉴别出一个孤立的神经内占位和丛状病变。孤立的神经内占位可以评估在神经中的位置,是位于中央还是不处于中心的,这可能有助于计划手术切除。我们使用肌肉作为 T1 和 T2 加权信号特征的内部对比,可以来评估内部信号的特征。同质性、异质性和钆增强后的模式可以用于确定肿瘤的组成成分和鉴别肿瘤样变。成像特性的这种组合往往会得到不需要经过活检的准确诊断。

> **重要参考**
> - 关于四肢中无法经临床定位的病变,其磁共振成像研究可能需要多个线圈类型和不同的患者体位。

治疗

占位性病变在术前进行活检仍具有争议性。在一些机构中,当神经肿瘤没有影像学特征或有特征表明可能是恶性肿瘤时,应常规进行影像学引导下的穿刺活检。当新辅助疗法适用于某些恶性肿瘤时,在这些情况下建立诊断有利于制订治疗计划。活检的潜在问题包括新的神经功能障碍或疼痛、不适当或错误的活检和肿瘤种植,但这些问题都是罕见的。活检的优点大于潜在的缺点。靶向束状活检的开放式外科技术(图41.1)可用于评估因无明显占位性病变的 MRI 异常而无法诊断为神经疾病患者的病变[3]。这些患者通常已经有广泛的评价,在许多情况下往往做过无法诊断的远端皮下神经活检或接受过失败的经验性治疗。

要尽可能地切除有症状的病变。我们的目标应该是维持神经功能。若这不可能或无法做到,根据状况,无论是在早期阶段或晚期阶段,如果可行,我们应当

考虑到重建。从神经外科手术(神经移植术或神经转移)到二次重建(如肌腱移植、游离肌移植或其他软组织或骨性组织),我们有许多合适的不同选择。恶性肿瘤可能很适合化疗或放疗。在术后早期,我们应该重新评估患者。基本的影像学研究往往有助于评估是否应完全切除病变。在许多情况下,我们建议进行长期的临床和影像学随访。

> **争议**
> - 对周围神经占位性病变的术前活检作用没有达成共识。

■ 良性神经鞘瘤

模式

施万细胞瘤(神经鞘瘤)和神经纤维瘤是最常见的良性神经鞘类肿瘤。散发病例更为常见的是施万细胞瘤。综合性的病例往往是神经纤维瘤病 1 型(NF1)

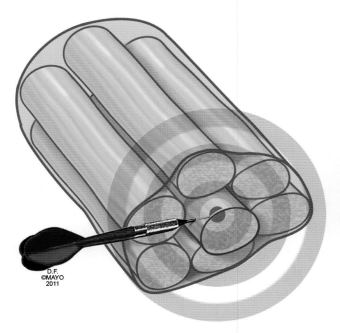

图 41.1 靶向束状活检。此图显示了如何运用 MRI 检查异常结合临床和手术资料来选择开放活检的神经区域。(Used with permission of the Mayo Foundation for Medical Education and Research, 2013. All rights reserved.)

和神经纤维瘤病 2 型(NF2),或神经鞘瘤。虽然还不清楚施万细胞瘤和神经纤维瘤(甚至周围神经瘤)复合病例的发病率,但我们已经说明了复合病例的情况。良性周围神经鞘瘤的典型表现是一个占位性病变和轻到中度的感觉异常或感觉迟钝。运动检查通常是正常的。

施万细胞瘤和神经纤维瘤的 MRI 表现存在显著的重叠。施万细胞瘤的典型 MRI 表现为偏心性的、边界清楚和光滑的圆形髓内占位性病变(图 41.2)。我们可以在占位的近端和远端边界看到母神经。"分离脂肪征"指的是肿块的薄层脂肪边缘,在 T1 加权像上看得最清楚,它表明肿块长在肌间的位置上。T1 加权信号从类似骨骼肌的等信号到稍高信号,T2 加权像经典地表现出 T2 高信号和中间相对低信号的"靶征"。常见的施万细胞瘤在钆增强图像上表现出弥漫性的均匀强化;然而,信号特征是不同的,变化范围包括从均匀固态到囊性变。在 PET 上,约 1/3 的施万细胞瘤有热摄取。神经纤维瘤更多的是经典的梭形病变,不太可能是囊性的,但 MRI 表现提示类似于施万细胞瘤。施万细胞瘤和神经纤维瘤可能都会产生丛状病变,后者常累及近端周围神经。在某些情况下,假设有分叶状外观,患者可能有广泛的丛状病变;这些患者可能有轻度或中度神经功能缺损。丛状神经鞘肿瘤的鉴别诊断包括其他的肥厚性神经病变,如慢性炎症性脱髓鞘性多发性神经病(CIDP)。丛状神经纤维瘤在钆增强图像上往往会表现出显著的增强,有助于同其他肥厚性神经病变区分开来。

> **提示**
> - 散发的神经鞘肿瘤一般表现为施万细胞瘤。与 NF1 相关的综合性神经鞘肿瘤往往是神经纤维瘤,而与 NF2 或施万细胞瘤病相关的往往是神经鞘瘤。

治疗

选择手术治疗有几个原因。即手术最好能治疗患者的症状、清除肿瘤,并减少随访检查的需要或缩短

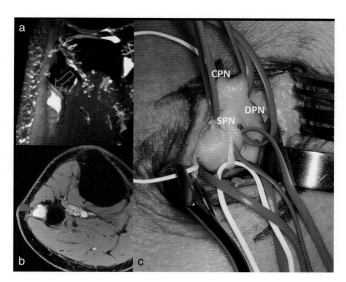

图 41.2 在腓骨颈腓浅神经的施万细胞瘤。该患者表现为近膝外侧局部的慢性疼痛不伴任何神经功能缺损。(a)三维 T2-加权脂肪饱和序列的矢状倾斜最大信号投影提示了腓浅神经的一个高信号占位性病变并伴有上和下"尾征"(箭头)。在腓深神经上有占位性效应(空心箭头)。(b)占位提示在轴位钆增强脂肪饱和图像上存在高信号的钆增强(三角箭头)。(c)术中,腓浅神经(SPN)施万细胞瘤被切除。我们可以看到单独进入神经纤维束的 SPN 施万细胞瘤(见于红色绳襻中),它已经从主要的腓浅神经和两个腓浅神经间的传导神经纤维束中分离出来了(白色绳襻)。腓总神经(CPN)和腓深神经(DPN)已经用蓝色绳襻分离。

随访检查的间隔。当肿瘤较小时,手术往往更加容易和安全。肿瘤可能会一直生长于患者的整个生命周期中,但情况并非总是如此。因此,需要考虑患者的预期寿命。手术切除提供了明确的组织学诊断。另外也存在神经纤维瘤转变为恶性的周围神经鞘瘤(MPNST)的风险,但风险较小(5%~10%);施万细胞瘤转化的风险几乎为零。

在良性外周神经肿瘤的病例中,手术切除的目的是保护神经及其功能,可在 80%~90% 的患者中实现。施万细胞瘤患者的预后比神经纤维瘤患者的稍好。肿瘤较大(>5cm)和有既往手术史(或做过开放活检)的患者,预后一般不太理想。全切除后的复发率较低(1%~2%)。标准化的方法可用于最大限度地提高良好的效果[4]。手术的充分暴露可以使受影响的神经的近端和远端得到控制。

从一开始就应该避免将注意力都集中于肿瘤本

身。在尝试切除肿瘤前,应首先识别和保护有风险的临近神经和血管。绳襻可以帮助松动神经。神经和肿瘤应仔细地以 360°的方式分离。然后神经可被卷起来使得神经(神经纤维束)通过直接可视化或用一次性刺激器置于肿瘤表面。施万细胞瘤通常是偏心性肿瘤,而神经纤维瘤往往位于中心的位置。我们能识别出一个不需干预神经纤维束就可以看到肿瘤的裸露区域。在肿瘤包膜进行纵向的神经外膜切开术并保留肿瘤周围的假包膜。使用钝性分离技术,可以识别出传入和传出神经纤维束。经过测试,这些神经纤维束不会产生肌肉收缩。所有其他的神经纤维束都保留在肿瘤包膜的外壳并被分离到两侧,从而可分离出肿瘤。切除传入或传出神经纤维束可以有助于分离较大的肿瘤。锐性剥离应尽可能延后(图 41.2)。有时,较大的肿瘤可以被逐渐地移除或引流掉囊性内容物,这便于肿瘤的分离。我们对于丛状(多束状)病变必须谨慎对待(见下文的综合征)。

> **提示**
>
> • 当分离周围神经肿瘤时,在肿瘤本身切除前识别和保护邻近的神经和血管是很重要的。

■ 综合征

关于 NF1、NF2 和施万细胞瘤更详细的讨论会出现在标准的神经肿瘤学教科书中。然而,需要重点注意的是,外周神经肿瘤往往是综合征的一部分。对于患有其他中枢神经系统(CNS)病变的患者,仅作为常规检查的一部分,周围神经肿瘤可以被识别出来。另外,只有在周围神经病变被发现后,我们才可以诊断为综合征。

模式

这些综合征诊断的具体标准已被广泛应用。NF1是这些综合征中最常见的,3000 个人中就有 1 人发病。它的特征包括咖啡牛奶斑、腋窝雀斑、Lesch 结节和皮下神经纤维瘤。在 50%的患者中,它是常染色体

显性遗传的,并且散发于 50%的患者中。它与其他的中枢神经系统肿瘤有关,如神经胶质瘤和星形细胞瘤。在外周,它与常见的神经纤维瘤丛状的神经纤维瘤,以及恶性的外周神经鞘肿瘤有关。MRI 表现可以说是相当广泛的。NF2 和施万细胞瘤发生率为 1/30 000。这些综合征通常在周围神经系统中普遍存在或伴有丛状神经鞘瘤。它们可能与其他颅内肿瘤有关,最常见的是施万细胞瘤和脑膜瘤。众所周知,双侧前庭神经鞘瘤(听神经瘤)好发于 NF2 患者。

治疗

对于周围神经肿瘤,手术切除的适应证是已出现症状、较大的或快速增长的病变。虽然与未患 NF1 的神经纤维瘤患者的散发病例相比,有利的结果稍微少点,但与 NF1 相关的神经纤维瘤常常可以安全地切除。对于丛状病变,有症状的、大的或增长的结节才能用手术仔细切除;这种手术常可以帮助缓解疼痛,但通常不会改善神经功能。相比之下,更加积极地尝试手术切除可能导致神经功能下降。NF1 的迅速增大或疼痛性丛状神经纤维瘤应该考虑可能是恶性转变。长期监测是必要的,而且有这些综合征的患者最好经常进行多学科门诊随访。

> **缺陷**
>
> • 与 NF1 相关的丛状病变,积极的手术治疗可能会导致神经功能的衰退。

■ 其他良性神经内肿瘤/病变

与没有神经功能障碍的良性神经鞘肿瘤相反,其他的良性神经内病变通常有神经功能障碍。他们也有自己特殊病征的 MRI 表现,不同于其他的良性或恶性神经内病变。

神经内神经节

模式

黏液性囊肿可能会长在周围神经内。神经内神经

节有神经病的急性或慢性特征,而且经常在膝盖附近的腓神经内发现。这些患者表现为明显的腓深神经麻痹并伴有踝关节背屈功能的缺失。已经发现神经内神经节存在于全身的主要神经内。它们常发生在接近关节部位,最常见于中年男性。有证据表明,它们源于邻近的滑膜关节[6],依赖于关节内的压力和压力通量,它们经最小阻力的路径沿着关节支生长并且顺着神经干传播。原型腓神经样本源于上面的胫腓关节,如果有一个管状肿块,它们会沿关节支生长并进入腓总神经。

神经内神经节可以通过 MRI 或超声发现。确认病变的囊性性质以及通过关节支的关节连接是很重要的。凭借实体和正常解剖的知识,经典的腓神经内神经节囊肿可以很容易识别(图 41.3)。MRI 上,它们表现为均匀的 T1 低信号强度和 T2 高信号强度,并且静脉内给药增强后没有或有轻微的边缘强化。当神经内关节周围囊性病变确认没有可识别的关节连接时,应注意排除囊性周围神经鞘肿瘤。另外,神经内神经节囊肿可能自发性地破裂和减压,或随着关节内压力的变化,囊肿大小改变可导致不明确的 MRI 表现。轻度关节活动后进行膝关节核磁共振造影有助于确认标准的高分辨率 MRI 检查后尚不清楚的病例。三维效果可能有助于识别关节连接。

治疗

手术通常可以改善或恢复有用的功能。小心地分离暴露关节支的连接是必要的,在手术前这并不总是显而易见的。必须探索关节支。关节支不一定表现为增大。邻近关节的关节支应被切断。囊肿本身可以减压,但不需要切除。上面的胫腓关节可能需要切除。这个步骤的组合降低或消除了神经内和神经外神经节复发的风险,并且使神经内切除的风险降到最低。在其他关节,关节支被切断,但关节没被切除。

周围神经瘤

模式

研究显示周围神经瘤通常会使青少年或年轻成人产生渐进性的神经病。患者的肌力减退症状远远超过感觉异常[7]。大多数报告都描述了单个神经或神经丛受累。这些肥厚性病变的起源是有争议的(即,无论它们是否是肿瘤)。神经内周围神经瘤在 MRI 上是梭形病变,在 T1 加权像上与肌肉等信号,在 T2 加权像

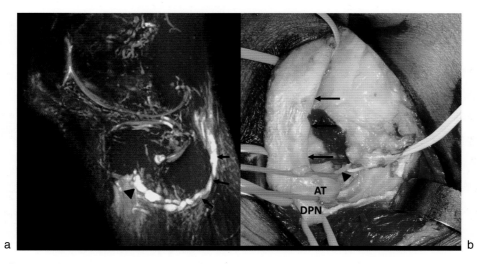

图 41.3　腓神经内神经节。该患者表现自发的足下垂发作。经检查,他有严重的胫骨前肌、指伸肌和长伸肌肌无力,但保留了腓神经。(a)左膝的矢状 T2 加权脂肪饱和的最大强度成像提示上面的胫腓关节存在一个神经内神经节囊肿。可以看到神经内囊肿沿着关节支延伸(三角箭头)并进入腓总神经(箭头)。(b)术中,可以看到腓神经内囊肿。囊肿沿腓总神经(箭头)的腓深部延伸。可以看到终末分支:腓浅神经(在图的左下方蓝色绳襻内),腓深神经(DPN)和囊性外观的关节干(AT)。邻近上面的胫腓关节,白色绳襻环绕着小的病理性关节支(三角箭头)。

上是明显的高信号。在钆增强图像上它们表现为显著的弥漫性增强。束状模式上可以在高分辨率 MRI 上看到,但不能在低场强 MRI 上看到。束状结构是一个关键的影像学特征,并且,如果没有高分辨率的技术,MRI 表现与良性神经鞘肿瘤非常相似。

治疗

在很多情况下,确诊能够让人安心。大多数外科医生不建议切除这些病变,但局灶性的或远端的周围神经瘤可能需要被切除和移植[8]。接受功能缺陷或采用其他形式的重建来改善功能,包括远端神经移植或肌腱移植。目前我们还不知道周围神经瘤的长期自然病史。

神经的脂肪性病变

已经描述了三种不同类型的脂肪性病变。两种是神经内的(神经脂肪瘤病和神经内脂肪瘤,将在下面讨论),一种是神经外的(神经外脂肪瘤,将在本章节中稍后讨论)。这些亚型也有重叠的形式[9]。

神经脂肪瘤病

模式

神经脂肪瘤病(LN),也被称为纤维脂肪瘤性错构瘤(FLH)或脂肪纤维瘤性错构瘤(LFH),有一部分受累的神经和脂肪在束间穿插。病变会导致神经增大。像先天性病变一样,患者通常很小的时候就表现为进行性的神经病变,但有时也会在 30 多岁或 40 多岁才出现。大约一半的患者在神经周围有软组织(脂肪瘤)或骨性增生(巨指、肢体不等长或骨软骨瘤)。它通常发生在正中神经和腕部/手掌的指神经,但也可能发生在包括坐骨神经的其他神经(图 41.4)。神经脂肪瘤病有特征性的 MRI 表现。在各个神经束之间神经显著增大并伴随着丰富的脂肪。神经内的脂肪在神经的 T1 加权横向图像看得最清楚(图 41.4a)。MRI 也可以识别出相关的表现,如骨质增生或邻近的软组织脂肪瘤病。

治疗

当根据 MRI 上的表现可以确诊时,病变的活检是没必要的。虽然具有争议,但大多数外科医生都会对受累的管道进行减压处理,而且有时还会打开神经外膜来提供更多的空间。大多数外科医生不建议切除脂肪。处理软组织或骨性增生可能是必要的和具有挑战性的。这种类型的手术通常最好由一个整形外科医生来进行。

神经内脂肪瘤

模式

神经内脂肪瘤是最罕见的病变形式。这些由脂肪包裹的神经内肿物在神经外膜内生长。它们发生的最常见的部位是腕管内的正中神经。不像神经脂肪瘤病,它们没有增生的现象。这些患者的 MRI 表现也提示有一个局灶性的神经内肿物,与所有 MRI 序列上皮下脂肪的信号特征一样。这些肿物在 T1 加权像上是亮影,在脂肪饱和图像上是低信号强度。

治疗

这些罕见的病变可以用显微外科技术安全地切除。切开神经外膜后,肿物可以从神经束中分离,然后切除。

神经肌肉迷离瘤

模式

这些非肿瘤性病变表现为进行性的神经病变和神经区域的发育不全(例如,短肢、弓形足)(图 41.4d)。在异常的区域能发现迷离瘤的正常部分。在神经肌肉迷离瘤中,能在神经内找到肌肉,并且发现神经增大。迷离瘤最好发于大腿或臀部的坐骨神经或臂丛的近端。他们可能纵向延伸很大一段距离。由于疾病的罕见性,它们经常被认为是不确定的神经病变。它们的成像在 MRI 成像上比较有特点。病变通常有明显的神经总体增大。不像神经脂肪瘤病,它们的神经内脂肪很少(图 41.4c)。它们有增大的束状模式,而且在所有成像序列上与肌肉的 MRI 信号特征一样。他们通常不表现出钆增强。有时在 MRI 上能识别局部骨头与软组织的发育不全。随着时间进展,这些病变与硬纤维瘤(纤维瘤病)的形成有关[10]。病变的活检与促进转变有关(参见下文的硬纤维瘤)。纤维瘤病的 MRI 显示了一个不均匀性的肿物,这个肿物与异常神经密切相关。肿物表现为与纤维组织有关的低 T1 和低 T2 加权信号和钆

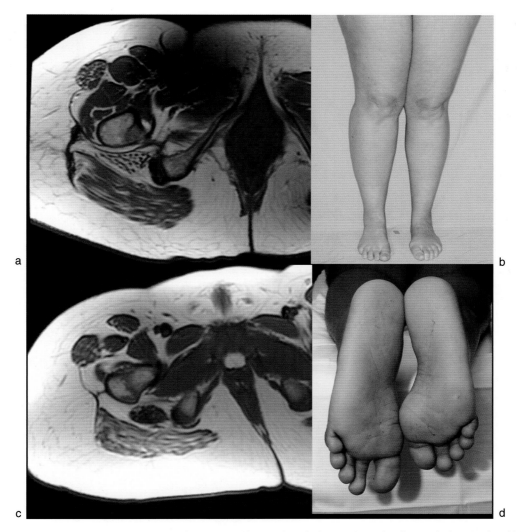

图 41.4　(a,b)神经脂肪瘤病(纤维脂肪瘤性错构瘤)和(c,d)神经肌肉迷离瘤。两个不同患者的右侧大腿近端的轴向 T1 加权像。(a)坐骨神经脂肪瘤病。(c)神经肌肉迷离瘤。注意同神经肌肉迷离瘤缺乏的神经内脂肪相比,神经脂肪瘤病有丰富的神经内脂肪。(b)患有坐骨神经脂肪瘤病的成人,其右腿的软组织呈长期增生状态且患有轻至中度的坐骨神经病变。(d)患有神经肌肉迷离瘤的青少年存在右足的发育不全(内翻足畸形)和轻至中度的坐骨神经病变。

增强图像上不均匀强化的不同区域。

> **缺陷**
>
> ● 神经肌肉迷离瘤的活检与硬纤维瘤的转变相关。诊断应该单独建立在影像学基础上。

治疗

　　目前神经肌肉迷离瘤的最佳治疗方案还不明确。它的诊断应当根据 MRI 表现建立,而不是通过活检[11]。由于会完全或部分破坏神经功能,通常不考虑手术切除。相关纤维瘤病的最佳治疗方案也还尚不明确(参见下文的硬纤维瘤)。

慢性炎症性脱髓鞘性多发性神经病和其他病变

　　慢性炎症性脱髓鞘性多发性神经病(CIDP)的患者表现为神经功能缺损和神经增大(图 41.5)。基于经典类型的特征性表现,CIDP 病变可以不进行活检。在 CIDP 的经典类型中,神经表现为明显的梭形增大。受累的神经表现为明显的 T2 加权高信号,可能接近邻近血管的信号强度。在没有钆增强的 MRI 图像上,CIDP

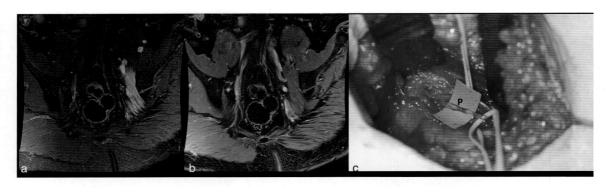

图 41.5 左腰骶丛的慢性炎症性脱髓鞘性多发性神经病。这位中年患者表现为不确定病因的中重度腰骶神经丛病变。腰骶神经丛(a)的冠状脂肪饱和 T2 加权像和(b)钆增强图像。箭头表示明显增大的 T2 高信号和钆增强不强化的左腰骶丛。(c)术中,可以看到坐骨神经腓神经分支(P)的束状增大(蓝色绳襻中)。

可能会与丛状神经纤维瘤混淆;然而,钆增强后的图像则明显不同。不像丛状神经纤维瘤表现出的显著钆增强,CIDP 几乎没有增强。在 CIDP 的高分辨率 MRI 上,可以看到薄层的边缘强化,这应该很容易与丛状神经纤维瘤的显著强化区分。

已经描述了许多罕见病变的病例,包括颗粒细胞肿瘤和淀粉样瘤。这些病变太罕见了以至于无法总结它们的特征。为了诊断它们,组织学检查是必要的。

■ 良性的神经外病变

模式

任何软组织或骨性病变都可能会间接影响神经,因此鉴别诊断很多。最常见的神经外肿物是软组织肿块,包括脂肪瘤和神经节;或骨性肿块,包括骨软骨瘤。一种罕见的神经外肿物是囊状瘤(图 41.6)。良性神经外病变可能直接或间接压迫邻近的神经。这些病变的患者表现出神经压迫的症状。肿物也许可以看到或触摸到,或看不到,只有手术探查或影像检查时才能看到。当在不寻常的部位临床上怀疑有神经受压时,建议做高分辨率成像。神经压迫可能发生于如 Guyon 管、肘管、旋后肌腱弓等好发部位。MRI 是神经外软组织肿物确定术前方案的一个有用工具。MRI 的目的是确定肿物的位置与神经的关系,并尝试将肿瘤定性为良性、恶性,或不确定。上面常见的病变(脂肪瘤、神经节和骨软骨瘤)可以根据 MRI 确诊,不需要进行术前活检。

正如前面所讨论的神经内脂肪瘤,神经外脂肪瘤在所有的成像序列上表现为与邻近的皮下脂肪一样的信号特征。肿物在 T1 像上是亮影,在脂肪饱和序列上是暗影;然而,大的、内部复杂的、有厚的分隔或内部软组织的含脂肪病变,很可能是非典型脂肪瘤性肿瘤。神经外神经节囊肿可以通过 MRI 上 T1 的液体信号和 T2 脂肪饱和或反转恢复成像序列以可识别关节连接来诊断。如果没有可识别的关节连接,建议静脉注射钆来排除软组织肿块。

治疗

手术切除这些良性神经外病变的目的首先是识别、解除压迫和保护受压的神经,其次是切除肿物(图 41.6)。

硬纤维瘤(纤维瘤病)

模式

硬纤维瘤病是良性的但具有局部浸润性的病变。它们可能发生在任何软组织,但他们似乎倾向于靠近并包住神经血管束生长[12]。它们表现为占位性病变或出现神经症状。硬纤维瘤是典型的不均匀肿物,往往表现为与纤维成分相比较低的 T1 加权信号和 T2 加权信号和不均匀钆强化的变化区域(图 41.7)。

治疗

手术切除有困难。肿物可能有手指样影,但手指

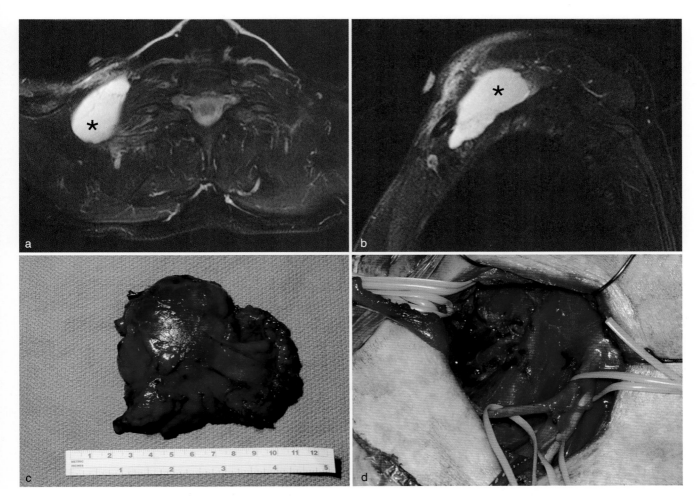

图 41.6　囊状瘤。该患者表现为持续几年的肩部疼痛,但不伴有功能障碍。右臂丛神经 T2 加权脂肪饱和的 (a)轴位和(b)矢状位图像表现为在右锁骨上臂丛神经的区域有一个大囊性肿物(星号)。(c)神经外病变已经被切除。在肿物切除前,下面的臂丛神经已被保护和减压。(d)肿物切除后,可以看到神经干及它的分支和锁骨上神经在图的右侧,脊髓副神经在图的左侧(都在蓝色绳襻中)。手术的不足之处位于这两个区域之间。

样影并不总能看到或可能附着于血管神经成分上。手术切除后硬纤维瘤有很高的复发率。由于神经功能的缺失,广泛的切除往往不实际。在极端情况下可以采取截肢,也可以使用化疗和放疗。

■ 恶性肿瘤

周围神经的原发性恶性肿瘤

模式

　　恶性神经内病变中,最常见的是恶性周围神经鞘肿瘤(MPNST)。也可能会发生并表现出与其临床甚至组织学检查相似的其他病变,如滑膜肉瘤。患有恶性神经内病变的患者感到剧烈的和不确定的疼痛是典型的症状,但不总是发生。患者往往有快速进展性的神经病和快速生长的肿物。对于存在占位性病变和表现出上述症状和体征的患者,临床医生应该怀疑是恶性病变,尤其是在患有 NF1 或以前做过放疗(平均 10 年前)的情况下。应该考虑做活检。MRI 上表现为不均匀的内部信号特征和强化的大的神经内肿物应该怀疑是 MPNST(图 41.8)。边界不清、瘤周水肿,并具有加速生长的特性也是与 MPNST 相关的特征。然而,良性神经鞘瘤和 MPNST 之间有一些重叠的特征,而且如果肿物没有特征性的良性 MRI 表现,建议做活

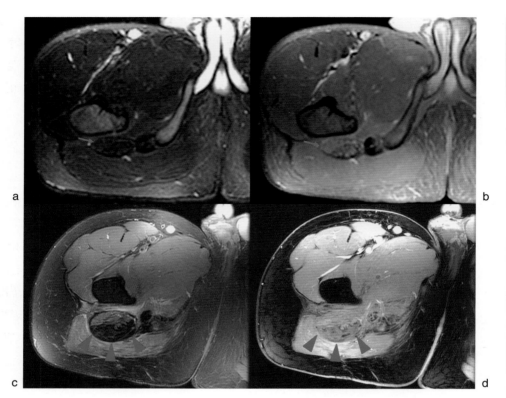

图 41.7 神经肌肉迷离瘤伴硬纤维瘤(纤维瘤病)。这位年轻人患神经肌肉迷离瘤,并发现在大腿上有一个新的硬的肿物,医生认为是肉瘤。(a)轴位 T2 脂肪饱和与(b)轴位钆增强脂肪饱和图像提示近端右侧坐骨神经有明显的增大。神经束显著增大,伴有和神经肌肉迷离瘤一致的神经内脂肪缺乏(箭头)。(c,d)同一个患者 11 年后右侧大腿的类似图像提示一个与异常坐骨神经有关的新的不均匀 T2 低信号占位(三角箭头),与纤维瘤病表现一致。

检。在这些情况下,PET/CT 经常被用来评估肿瘤的代谢活性,并且是给疾病分期的一个极好方式(胸部/腹部/盆腔也可用 CT 来进行分期)。

缺陷

- 在 PET/CT 成像中,将近 1/3 的良性神经鞘瘤有热摄取,这可能会导致假阳性的诊断。

提示

- 表现为剧烈疼痛、进展性神经病和快速生长肿物的患者应怀疑是 MPNST,并且应该考虑进行活检。

治疗

治疗经常建立在手术切除加放疗(不是术前就是

术后)的基础上[13,14]。手术包括阴性边缘的广泛切除。有时,取决于肿瘤的位置,可以采取截肢。也可进行化疗,虽然它的好处具有争议性。这些恶性肿瘤最好在专业机构进行治疗。在许多大样本中,MPNST 的 5 年生存率大约是 50%。

争议

- MPNST 化疗的好处目前尚不明确。

继发性肿瘤

模式

在许多情况下,继发性肿瘤不容易记录在文献中,甚至有神经性疼痛和进展性神经功能缺损的人不会被考虑在内。误诊是常见的。例如,可能会猜想

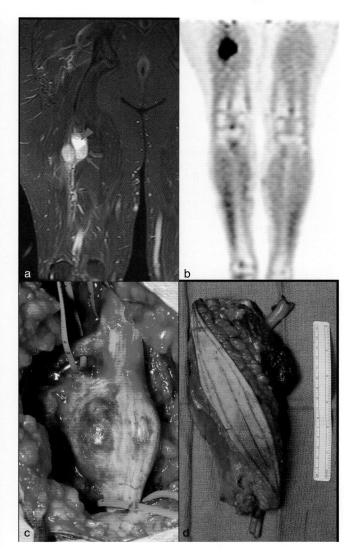

图 41.8　坐骨神经的恶性周围神经鞘瘤（MPNST）。这位中年男性患者有几个月的麻醉剂治疗无效的"坐骨神经痛"病史，患有严重的进展性的踝关节背屈、跖伸无力和脚麻木。(a) 冠状位 T2 加权脂肪饱和 MRI 提示在右侧坐骨神经有一不均匀的肿物。肿物是不均匀的，有实质性的区域（箭头）和囊性区域（三角箭头）。(b) 在下肢的冠状位 PET 图像上，肿物有一个较强的 ^{18}F-FDG 摄取。(c) 对累及坐骨神经的病变进行切开活检，做出了 MPNST 的诊断，患者接受了为期 6 周的放疗。(d) 然后进行广泛的切除。

先前的放疗或化疗与出现的症状和体征有关，而不是癌症复发。此外，没有恶性肿瘤病史或处于缓解期的那些患者不会被怀疑有恶性肿瘤的复发。除头颈部之外，已经知道恶性肿瘤如乳腺癌的神经周围转移会发生在臂丛[15]，前列腺癌的周围神经转移会发生在腰骶丛[16]；还可以是盆腔或胃肠道的恶性肿瘤，

以及血液系统疾病（如淋巴瘤或白血病）。在先前做过放疗的情况下，在 MRI 上区分出这些病变是肿瘤病变还是放射性神经丛病变可能具有挑战性。两者都会导致受累神经在 T2 中的高信号，而且如果信号变化没有同放疗点急剧分离，这通常不能作为鉴别特征。恶性肿瘤的神经周围转移通常会改变神经的正常束状结构，但这也可能在放射性神经炎的情况下看到。

　　钆增强图像是这种临床情况下最好的区分特征。放射性神经炎在钆增强的 MRI 上通常会表现出薄的"轨道征"，而作为占位性病程的恶性肿瘤的神经周围转移则会表现出一个厚的不规则的强化。在这些复杂的情况下，辅助 MRI ^{18}F-氟脱氧葡萄糖（FDG）PET / CT 可能是有用的，并且在前列腺癌的情况下，^{11}C 胆碱 PET / CT 可能有用。周围神经淋巴瘤通常表现为梭形肿大伴有正常的束状结构的缺失以及轻至中度的 T2 加权高信号。钆增强图像通常表现为弥漫性的对比增强，但对比增强的程度是不同的。淋巴瘤的影像学表现会怀疑是恶性肿瘤，但没有特异性。

　　其他的恶性肿瘤可能会局部侵袭、浸润、转移或压迫周围的神经。恶性神经外肿物可能是继发于软组织的肿物，正如在先前的局部病变中看到的一样，如肺尖部肿瘤[17]（肺上沟瘤）或原发性骨性病变，如软骨肉瘤。MRI 是一种用于确定经典的良性神经外病变极好的方式，如上面所讨论的，可以为恶性或影像学特性不确定的神经外肿物制订影像学引导或开放活检的计划。对于已知的恶性神经外肿瘤，MRI 可用于手术切除方案的制订。T1 加权成像可用于识别肿瘤和神经之间的脂肪间隙，有助于术前计划。

治疗

　　多模式、多学科的方法可用于治疗这些侵袭性病变，包括放疗、化疗和（或）手术。应为每一种疾病找到具体的治疗方案。

■ 结论

　　临床放射学模式有助于诊断和指导周围神经肿瘤和肿瘤样变患者的治疗。更多的罕见疾病的经验可能有助于诊断目前无法识别的疾病。

编者注

在过去的 10 年，周围神经肿瘤的诊断和治疗发生了巨大的变化。现在我们有先进的成像模式，如磁共振神经成像，来诊断这些疾病；有生理学研究如神经传导试验，来检测病变在神经的位置。当我们治疗神经纤维瘤病的患者时，这个区域对我们来说我们非常重要，因为这些肿瘤通常最初是低级别，但会转变为高度恶性的周围神经鞘肿瘤。因此，我们在处理患有这些类型肿瘤的患者时必须提高警惕。在大多数情况下，这些肿瘤的治疗依赖于手术，并且在过去多年中手术技术已经显著地改变了。利用显微分离技术以及术中神经的生理成像，我们现在可以更好地界定神经或神经束内异常的区域。我们也有更好的技术，通过神经移植来实现神经功能恢复。神经移植已经成为我们手术治疗这些类型病变中必不可少的一部分。然而，这是一个高度专业化的领域，它需要转诊到拥有周围神经肿瘤及相关病变的专业知识的外科医生或神经肿瘤学家。（Berger）

（孙凯俊 译）

参考文献

1. Ahlawat S, Chhabra A, Blakely J. Magnetic resonance neurography of peripheral nerve tumors and tumorlike conditions. Neuroimaging Clin N Am 2014;24:171–192
2. Amrami KK, Felmlee JP, Spinner RJ. MRI of peripheral nerves. Neurosurg Clin N Am 2008;19:559–572, vi
3. Spinner RJ, Dyck PJB, Amrami KK. Targeted fascicular biopsy: a surgeon's perspective. In: Dyck PJ, Dyck PJB, Engelstad JN, Low PA, Amrami KK, Spinner RJ, Klein CJ, eds. Companion to Peripheral Neuropathy: Illustrated Cases and New Developments. Philadelphia: Elsevier, 2010: 19–23
4. Desai KI. Primary benign brachial plexus tumors: an experience of 115 operated cases. Neurosurgery 2012;70:220–233, discussion 233
5. Hébert-Blouin MN, Amrami KK, Scheithauer BW, Spinner RJ. Multinodular/plexiform (multifascicular) schwannomas of major peripheral nerves: an underrecognized part of the spectrum of schwannomas. J Neurosurg 2010;112:372–382
6. Spinner RJ, Scheithauer BW, Amrami KK. The unifying articular (synovial) origin of intraneural ganglia: evolution-revelation-revolution. Neurosurgery 2009;65(4, Suppl):A115–A124
7. Mauermann ML, Amrami KK, Kuntz NL, et al. Longitudinal study of intraneural perineurioma—a benign, focal hypertrophic neuropathy of youth. Brain 2009;132(Pt 8):2265–2276
8. Gruen JP, Mitchell W, Kline DG. Resection and graft repair for localized hypertrophic neuropathy. Neurosurgery 1998;43:78–83
9. Spinner RJ, Scheithauer BW, Amrami KK, Wenger DE, Hébert-Blouin MN. Adipose lesions of nerve: the need for a modified classification. J Neurosurg 2012;116:418–431
10. Hébert-Blouin MN, Scheithauer BW, Amrami KK, Durham SR, Spinner RJ. Fibromatosis: a potential sequela of neuromuscular choristoma. J Neurosurg 2012;116:399–408
11. Hébert-Blouin MN, Amrami KK, Spinner RJ. Addendum: Evidence supports a "no-touch" approach to neuromuscular choristoma. J Neurosurg 2013;119:252–254
12. Dafford K, Kim D, Nelson A, Kline D. Extraabdominal desmoid tumors. Neurosurg Focus 2007;22:E21
13. Fuchs B, Spinner RJ, Rock MG. Malignant peripheral nerve sheath tumors: an update. J Surg Orthop Adv 2005;14:168–174
14. Gachiani J, Kim D, Nelson A, Kline D. Surgical management of malignant peripheral nerve sheath tumors. Neurosurg Focus 2007;22:E13
15. Hébert-Blouin MN, Amrami KK, Loukas M, Spinner RJ. A proposed anatomical explanation for perineural spread of breast adenocarcinoma to the brachial plexus. Clin Anat 2011;24:101–105
16. Hébert-Blouin MN, Amrami KK, Myers RP, Hanna AS, Spinner RJ. Adenocarcinoma of the prostate involving the lumbosacral plexus: MRI evidence to support direct perineural spread. Acta Neurochir (Wien) 2010;152:1567–1576
17. Davis GA, Knight SR. Pancoast tumors. Neurosurg Clin N Am 2008; 19:545–557, v–vi

第42章

家族性肿瘤综合征

Xin Wang, Vijay Ramaswamy, Michael D. Taylor

虽然大多数神经系统肿瘤都是散发的，但中枢神经系统(CNS)和周围神经系统都受到多样性的和具有挑战性的家族性肿瘤综合征的影响[1]。关于遗传性肿瘤综合征的知识对于诊断、治疗和预后来说是很重要的。

在过去，这些综合征中大多被称为癍痣病，因为它们会累及皮肤和神经系统。最近发现一些遗传综合征易患脑肿瘤，但没有皮肤表现。相反，一些经典的母斑细胞病，像 Sturge-Weber 综合征，不易发生脑肿瘤。因此，术语斑痣性错构瘤病可能最好用癌症易感综合征(CPS)替代。一些 CPS 在很大程度上仅限于神经系统[例如，神经纤维瘤病 2 型(NF2)]，然而其他的则倾向于(CPS)整个身体易患癌症(例如，Li-Fraumeni 综合征)。肿瘤的靶向监测和预防对于有遗传性基因突变的患者来说至关重要，这些遗传性基因突变会导致某些肿瘤的易感性增加[2]。

■ 癌症易感综合征的诊断

家族史

每当一个家族内有多种癌症，特别是单个人身上有多种癌症时，临床医生应该怀疑是 CPS。怀疑是 CPS 必须依赖所诊断的癌症类型的频率。例如，两堂兄弟在 70 岁时都患有一种很常见的恶性肿瘤结肠癌，往往不会引起像两亲兄弟在 10 岁前均患有非常罕见的肿瘤松果体母细胞瘤那样的警惕。当某个人有一种或多种先天性畸形或皮肤异常时也应当怀疑是 CPS。相同的易引起癌症的基因突变往往会导致正常的发育过程出现问题，以至于突变携带者会发育异常并患有癌症。当询问某个家族来获悉 CPS 是否存在时，临床医生应该询问患有癌症、先天性畸形、癫痫症、经常流产和精神上异常的亲属。在过去和现在的发展中国家中，脑肿瘤可能被误诊为癫痫或精神病。在早期就诊断为肿瘤，如青少年时确诊为结肠癌，也应该提示患有 CPS。同时患有多种肿瘤的个人，如同时有肾脏和中枢神经系统横纹肌样瘤，也可能是 CPS。当他们回忆由初始询问提示的其他细节时，随着时间的流逝，家族成员改变曾经报道的病史并非罕见。有关家族史的问题也许应该询问患有原发性脑肿瘤的每一个人，以及他或她的家人。

> **重要参考**
>
> • 被怀疑有癌症易感综合征的个人及家庭成员应该咨询医学遗传学家，以便他们能更好地了解自己个人的患病风险，以及把疾病遗传给自己孩子的风险。

诊断的重要性

做出 CPS 的诊断在临床上是十分重要的。在许多情况下，肿瘤的疾病谱和自然病史是已知的，因此会影响将来的临床治疗。例如,NF2 患者的前庭神经鞘瘤的治疗与散发的前庭神经鞘瘤的治疗相比有很大不同。有些肿瘤仅发生在 CPS 的情形下,如结节性硬化症情形下的室管膜下巨细胞星形细胞瘤,而且假设在 CPS 的情形下发生,肿瘤会有不同的预后。例如,发生在 Turcot 综合征患者身上的恶性星形细胞瘤与散发的星形细胞瘤相比,往往具有相对缓和的病程。CPS 的存在可能最终会改变肿瘤后期的治疗。与神经纤维瘤病 1 型(NF1)患者的视神经胶质瘤相比,散发的视神经胶质瘤更可能采取放射治疗,因为放疗后,NF1 的患者更容易恶变。CPS 的临床或基因诊断会深刻地影响个人和家庭的决定。在某些情况下,干预可用于预防肿瘤形成。例如,一些携带乳腺癌易感基因 *BRCA* 突变的妇女选择接受皮下乳房切除来减少她们以后患乳腺癌的可能性。预防高风险患者脑肿瘤的类似方法还不可用,但许多中心正在开发。基因检测确定或排除特定遗传性疾病可以帮助未受影响的个人避免终生的影像学检测和担忧。

有些人可能根据有或没有 CPS 选择改变他们生育的计划。令人兴奋的是,有生育 CPS 孩子风险的夫妻现在可以选择进行胚胎种植前的遗传学检测,然后采用体外受精(IVF)技术将没有突变的胚胎转移回母体。这已被用于在患有 NF1、NF2、家族性腺瘤性息肉病、Li-Fraumeni 综合征和 Von Hippel-Lindau 病的情况下可以生育出健康的孩子[3,4]。因此,做出 CPS 的诊断是很重要的,因为它能够明确肿瘤的诊断并采取适当的治疗措施,预测并对将来可能患有的肿瘤进行适当的监督,在某些情况下,能够提供对将来患有肿瘤的预防,以及能够让患者制订自己的人生和生育计划。在许多情况下,预先知道 CPS 将会建议患者进行有根据的遗传咨询和生育计划。

提示

- DNA 水平的检测现在可商业性地用于很多 CPS。当阳性时,这些检测往往是特异性的,但缺乏排除大多数综合征的能力。CPS 的基因检测通常最好由医学遗传学家来评估。

遗传学考虑

癌症是由 DNA 突变引起的,DNA 突变导致原癌基因功能的获得或肿瘤抑制基因功能的丧失。突变可以发生在怀孕时(生殖细胞系突变发生在人体的每一个细胞中),或者发生在单个细胞中(体细胞突变)。在几乎所有的情况下,癌症易感综合征继发于肿瘤抑制基因生殖细胞系的缺失功能的突变。突变可以是亲代遗传或从一开始发生在胚胎。在几乎所有的情况下,CPS 是常染色体显性遗传,见于 50% 的儿童,具有不同的外显率。在许多情况下,受累的基因位点和染色体位置是已知的,基因检测是可行的。临床医生建议患者的家人在其社区寻求到当地的医学遗传学家进行基因检测。

■ 特殊的癌症易感综合征

超过 20 种神经系统的 CPS 已被确定,但还有很大一部分描述得不够详细。以下内容概述了几种常见的且特征明确的综合征,它们有明显的中枢神经系统表现。

Li-Fraumeni 综合征

Li-Fraumeni 综合征(LFS)最初是在 20 世纪 60 年代末期被临床医生发现,他们注意到在患有肉瘤的儿科患者中,他们的家庭成员有其他类型癌症的高发病率。LFS 的患者发生一些恶性肿瘤的风险增加,尤其是软组织肉瘤和骨肉瘤、乳腺癌、肾上腺皮质癌、脑肿瘤和白血病[5]。LFS 的实际诊断是在临床中做出的,其定义是存在 45 岁以下的患有肉瘤的先证者,先证者有 45 岁或 45 岁以下的一级亲属患有癌症,并且还存在相同血缘的 45 岁以下患有癌症或肉瘤的一级或二级亲属。有类似于 LFS 的癌症谱但不符合 LFS 的诊断标准的家族往往被说成患有 Li-Fraumeni 样(LFL)综合征[6]。LFL 的诊断标准是存在一个 45 岁以下患有儿童期肿瘤或肉瘤、脑肿瘤或肾上腺皮质肿瘤加上有任何年龄的一级或二级亲属患有典型的 LFS 瘤的先证者,并且还有 60 岁以下患有肿瘤的一级或二级亲属。

大约 12% 见于 LFS 家族中的肿瘤发生在中枢神经系统。其中脑肿瘤包括星形细胞瘤、髓母细胞瘤、原始神经外胚层肿瘤(PNET)、脉络丛癌和室管膜瘤。患有 LFS 的患者在他们的一生中有发生多种肿瘤的风险,因此必须一直观察。LFS 家族中癌症发生年龄和癌症谱的多样性表明是共存的遗传事件,它们可以修改变异型 p53 基因的基础作用。通过最近整合基因组学的努力,我们已经确定了 p53 调节途径中的突变性和多态性,如 MDM2-SNP309 的多态性,它显著降低了携带者的发病年龄[7]。前瞻性的生化和影像学监测已经被证明在检测新的癌症方面是可行的,而且早期结果表明接受监测家庭的生存率有显著的提高[8]。

两组确定了患有 LFS 的家族存在 p53 肿瘤抑制基因的生殖细胞系突变[9]。大约 30% 患有 LFS 的家族和更高比例的患有 LFL 的家族检测不到 p53 基因突变。大多数 p53 基因(位于染色体 17p13.1)的生殖细胞系突变发生在对于编码 p53 蛋白的 DNA 结合区的外显子 5 和 8 之间。已经报道了患有 LFS 的家庭存在脑肿瘤的高发病率,但没有明确的表型和基因型的关系。然而,p53 的生殖细胞系的错义突变比蛋白截断突变会引起一个更严重的表型,因为在 DNA 结合结构域发生错义突变的个人有一个更高的癌症发生率且诊断时年龄更小。这与数据表明的错义突变通过结合并抑制野生型 p53 蛋白,从而起到一个主导性的负面作用相一致。

p53+/- 和 p53-/- 小鼠的动物研究是可行的,两种类型的小鼠都易发各种肿瘤,特别是血液系统的恶性肿瘤和肉瘤[10]。它们很少发生脑肿瘤。同样,敲除 nf1 基因的小鼠通常不发生星形细胞瘤。然而,p53+/- nf1+/- 小鼠会发生一系列星形细胞瘤,组织学上很容易让人想起人类胶质瘤[11]。携带一个突变型和野生型 p53 等位基因(p53^{R172H/+})的小鼠可以进行关于突变型 p53 基因的主导性负面作用的研究。

通过国际癌症研究机构(IARC)的努力,已经建立了 TP53 突变数据库,其中包括自 1989 年以来文献中报道的生殖细胞和体细胞突变。这个重要的资源,其中包括突变发生率和累积癌症风险的数据,对临床医生来说在讨论 LFS 患者的诊断上是无价的。

争议

- Li-Fraumeni 综合征也许是最经典的癌症易感综合征。因为它没有皮肤表现,所以强调了为什么不应该用斑痣性错构瘤病这个术语。

神经纤维瘤病 1 型

神经纤维瘤病 1 型是常见的常染色体显性遗传的 CPS,每 3000 人中就有 1 人受此疾病的困扰。它可能是已知的最常见的 CPS。临床特征包括皮肤损伤,如咖啡牛乳斑、擦烂的斑点、皮下神经纤维瘤,以及各种肿瘤如神经纤维瘤、丛状神经纤维瘤、毛细胞星形细胞瘤、白血病和恶性周围神经鞘瘤(图 42.1)[12,13]。目前,如果有以下临床特征中的两种表现,即可诊断为 NF1,包括:咖啡牛乳斑、擦烂的斑点、Lisch 结节、神经纤维瘤、视觉通路的胶质瘤(OPG)、独特的骨病变和有患有 NF1 的一级亲属(见下框)。

NF1 的诊断标准[美国国立卫生研究院(NIH)的共同标准]

具有以下两种或两种以上的临床特征表明患者存在 NF1:

- 6 个或 6 个以上的咖啡牛乳斑
  - 青春期前的患者咖啡牛乳斑最大直径为 0.5cm
  - 青春期后的患者咖啡牛乳斑最大直径为 1.5cm
- 腋窝雀斑或腹股沟区雀斑
- 两个或两个以上的任何类型的神经纤维瘤或一个丛状神经纤维瘤
- 两个或两个以上的 Lisch 结节(虹膜错构瘤)
- 一个独特的骨组织病变
  - 例如,蝶骨发育不良或长骨皮质发育不良或变薄
- 一个患有依据以上所列标准诊断出的 NF1 的一级亲属

(Adapted from Ferner et al.[14] Reproduced with permission from BMJ Publishing Group Ltd.)

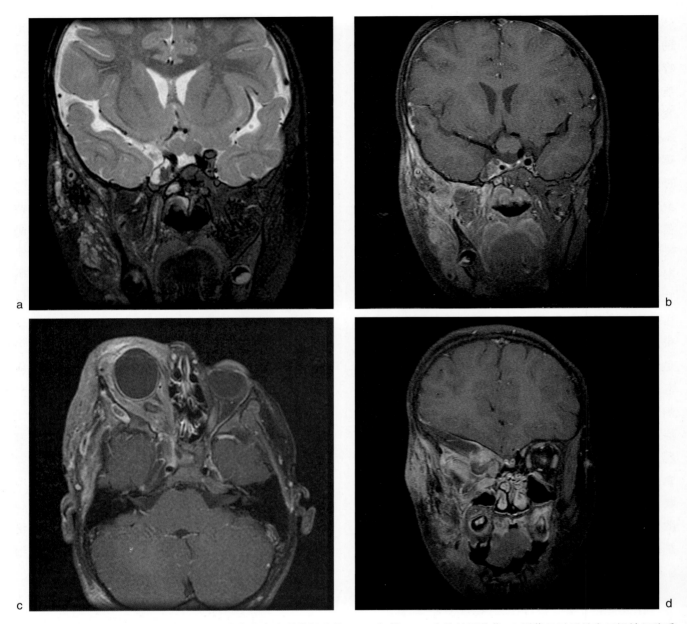

图 42.1 神经纤维瘤病 1 型(NF1)。NF1 患者的多个磁共振成像(MRI)扫描。(a)大脑的冠状位 T2 图像显示了继发于视神经胶质瘤的双侧视神经增大。(b)钆增强的冠状 T1 图像显示了继发于颅神经神经纤维瘤的右侧海绵窦的增大。钆增强(c)轴状位和(d)冠状位 T1 图像显示了右侧眼眶的丛状神经纤维瘤。

重要参考

- 没有接受放疗的 NF1 患者很少出现恶性神经胶质瘤。因此,放疗辐射通常是治疗 NF1 患者的视神经胶质瘤的最后手段。

视觉通路的毛细胞星形细胞瘤在 NF1 患者中特别常见,他们也存在发育迟缓和认知障碍的高风险。

既有皮肤表现,也有肿瘤的表现,NF1 可能是经典的斑痣性错构瘤病。由于疾病表型范围广泛且疾病程度轻重不等,适当的监测和彻底的筛查是至关重要的。针对无症状患者,特别是 NF1 的患者,基因检测的作用目前尚不清楚;基因型-表型的相关性目前还无法确定。

神经纤维瘤病 1 型 CPS 是继发于位于 17 号染色

体上的 *NF1* 基因的生殖细胞系突变。这是一个非常大的基因,该基因容易发生突变。同样,高达 50% 的病例存在新的突变,而剩下的 50% 是由父母遗传来的。所有携带 *NF1* 基因突变的患者将会出现一些疾病的表现,但即使是在家族内其严重程度变化也很大[12,13]。*NF1* 基因编码神经纤维瘤蛋白。重要的是,神经纤维瘤蛋白负责灭活 *ras* 致癌基因,而且 NF1 患者的肿瘤显示了 Ras 通路的过度活跃。这已被证明用来影响 Akt/哺乳动物类西罗莫司靶蛋白(mTOR)通路的下游信号。与疾病的发病机制有关的另一条途径是神经纤维瘤蛋白通过调节环磷酸腺苷引起异常的细胞生长。目前正在研究针对 mTOR 途径和 Ras 活性的抑制剂在治疗与 NF1 相关的肿瘤方面的效果[15,16]。

奇怪的是,即使毛细胞星形细胞瘤经常在 NF1 患者中发现,*NF1* 基因的体细胞突变几乎从未在散发的毛细胞星形细胞瘤中发现,尽管经常能看到激活 Ras 通路的其他体细胞遗传事件。OPG 是 NF1 患者最常见的表现之一,存在于约 15% 的患者中。一些临床试验已经发现 NF1 相关的 OPG 比散发的 OPG 对化疗更敏感,而且整体进展更缓和[16]。此外,NF1 儿童患者患放疗诱导的血管病变的风险较高,特别是烟雾综合征,因此在 NF1 和脑肿瘤的儿童中应避免应用放疗[7]。NF1 相关的肿瘤从分子学上阐明了治疗疾病的靶向生物药物的方法。这强调了研究 CPS 生物学基础的重要性。

神经纤维瘤病 2 型

神经纤维瘤病 2 型是一种常染色体显性遗传的 CPS,与 NF1 有一定的相似之处。受影响的个体具有一定的皮肤表现,如咖啡牛乳斑及皮下神经鞘瘤,同时白内障的发病率有所增加,而且易患一些肿瘤,包括神经鞘瘤,特别是前庭神经鞘瘤、脑膜瘤和脊髓髓内室管膜瘤(图 42.2)[18]。NF2 的经典表现是双侧桥小脑角前庭神经鞘瘤。虽然 NF2 患者可在全身的感觉神经上发生神经鞘瘤,前庭神经肿瘤的好发性还不能被很好地解释。

关于 NF2 的诊断标准存在一些争议,因为目前存在几个 NF2 的诊断标准 [美国国立卫生研究院(NIH)的诊断标准、曼彻斯特诊断标准、美国国家神经纤维

瘤病基金会(NNFF)的诊断标准];然而,所有这些标准有一些共同的部分,包括出现双侧前庭神经鞘瘤或在存在患有 NF2 的一级亲属的情况下出现单侧前庭神经鞘瘤。最近修订的一套诊断标准,Baser 标准,依据一系列的临床特征,已经在完善后用来辅助复杂的诊断[19]。NF2 突变是 NF1(1∶25 000 人)突变的 1/10,而且常常是一个新的突变,因为它比 NF1 更致命。注意到 NF2 患者发生的周围神经肿瘤是神经鞘瘤很重要,而 NF1 患者发生的是神经纤维瘤。NF2 患者的脑膜瘤通常属于成纤维细胞亚群。在无症状患者身上检测的 NF2 突变的作用目前尚不清楚,且仍存在争议。

NF2 患者是位于 22 号染色体上的 *NF2* 基因的生殖细胞系突变。*NF2* 编码的蛋白质称为梅林蛋白,它属于 4.1 蛋白质家族,其中包括膜突蛋白、根蛋白和埃兹蛋白[20,21]。这个蛋白质家族被认为对于细胞外间隙和细胞内细胞骨架之间的通信作用是很重要的。梅林蛋白的磷酸化可引起致癌途径的下游调节,特别是通过磷脂酰肌醇 3 激酶和丝裂原活化蛋白激酶途径。散发的神经鞘瘤、脑膜瘤和脊髓髓内室管膜瘤往往有 *NF2* 基因的体细胞突变。

而存在 *NF2* 生殖细胞系突变的人多发生良性肿瘤,*NF2*+/− 基因敲除的小鼠发生了一系列高恶性的肿瘤和转移瘤。在小鼠中,*p53* 基因与 *nf2* 基因非常接近,但它们是在人类不同的染色体上。仅敲除施万细胞中 *nf2* 基因的小鼠显示了 NF2 患者更典型的特征,如神经鞘瘤、施万细胞增生、白内障和骨化生。那些运用工程学方法仅在蛛网膜帽细胞存在 *nf2* 基因突变的小鼠发生了多种类似于人类脑膜瘤的脑膜瘤。没有 NF2 患者的神经鞘瘤被证明对血管内皮生长因子(VEGF)的抑制是高度敏感的,这促进了对使用贝伐珠单抗(一种抗 -VEGF 的单克隆抗体)的研究[22]。

结节性硬化症

结节性硬化症(TSC)是一种常染色体显性遗传疾病,患此病的个体会发生神经系统、皮肤和其他器官的错构瘤性变化。TSC 的皮肤症状包括面部血管纤维瘤、色素减退灰叶斑、指甲下纤维瘤、前额纤维斑块和鲨革斑[23]。TSC 的脑病变包括室管膜下巨细胞星形

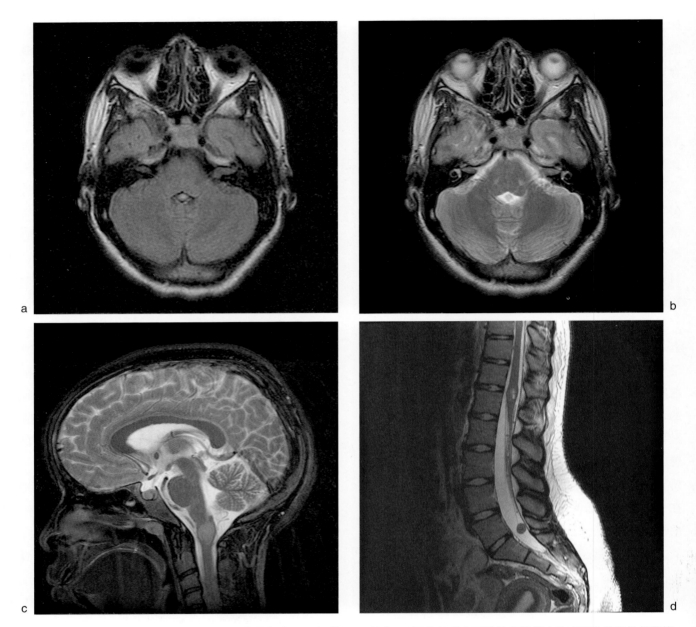

图 42.2 神经纤维瘤病 2 型(NF2)。NF2 患者的多个 MRI 扫描。(a)轴位 T1 图像显示内耳道的双侧增大和双侧的前庭神经鞘瘤。这是 NF2 的诊断特征。(b)在 T2 图像可见相同的肿瘤。(c)大脑和上部颈椎的矢状 T2 图像显示上颈段脊髓增粗且伴有 T2 信号增强。这是一个 NF2 患者的髓内室管膜瘤。(d)下部脊柱的 T2 图像显示马尾有多个小的肿瘤,而且在 L5~S1 椎间盘后可看到一个较大的神经鞘瘤。

细胞瘤(SEGA)和皮质结节(图 42.3)[24]。计算断层扫描(CT)极具特征性,因为它显示在尾状核和丘脑之间的沟内有多个室管膜下结节或熔蜡烛样外观。不知什么原因,在 Munro 孔的区域,有些室管膜下结节会进而形成 SEGA,于是他们阻挡了孔道,引起脑积水。皮质结节可引起癫痫发作, 如果没有得到很好的控制,这往往会导致认知功能障碍。TSC 诊断的具体标准已经发表[25]。SEGA 的手术治疗往往有效。一些患有 TSC 并伴有药物无法控制的癫痫发作的儿童需要进行癫痫手术来切除皮质结节,因为那是癫痫病灶。

最近包括 3 期随机对照试验在内的研究已经发现,SEGA 对 mTOR 抑制剂的反应非常强烈, 特别是 RAD001(依维莫司),因此手术干预前对于患有 SEGA 的儿童应重点考虑[26,27]。其他的 mTOR 途径抑制剂如

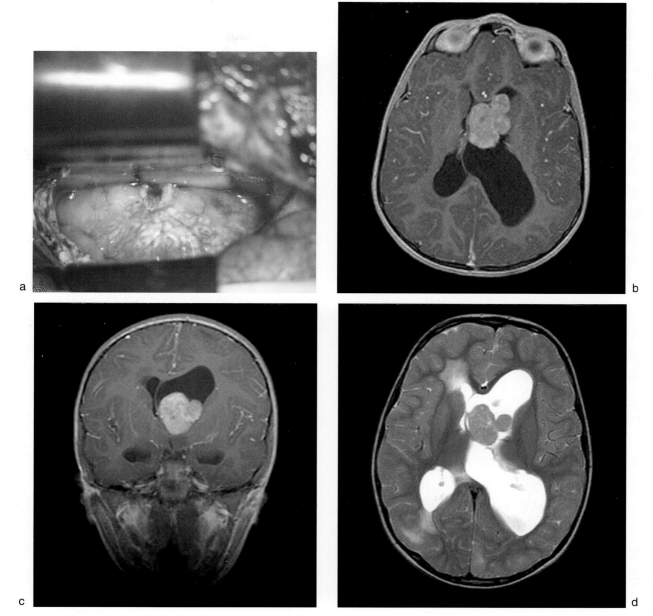

图 42.3 结节性硬化症。(a)结节性硬化症患儿的大脑两半球间的经胼胝体途径到侧脑室的术中成像显示脑室内存在一个室管膜下巨细胞星形细胞瘤。在肿瘤全切后,该患者出现脑积水和视盘水肿,但已通过脑脊液分流进行了解决。钆增强的(b)术前轴状位和(c)冠状位 T1 图像显示在 Munro 孔的区域有一个分叶多的肿瘤。(d)同一肿瘤的 T2 图像。

雷帕霉素(西罗莫司)也显示出抑制 SEGA 的活性。还有一些证据表明,RAD001 治疗儿童的结节性硬化症也会减少癫痫发作的频率,虽然 mTOR 抑制剂针对患有 TSC 而无 SEGA 儿童的作用尚不清楚[28]。

提示

• 大多数 SEGA 可以通过结合病史、体格检查和适当的影像做出诊断。很少需要活检,而且只有极少数的病变需要手术切除。

患有 TSC 的患者存在 *TSC1*(位于染色体 9q34)或 *TSC2*(位于染色体 16p13.3)的生殖细胞系突变[29,30]。这两个基因都非常大，使突变的分析变得复杂。高达 60% 的病例是自发地继发于一开始的突变（受孕期间发生的），其余的都是遗传的。*TSC1* 和 *TSC2* 可能起到真正的肿瘤抑制基因的作用，因为在肿瘤中发现 TSC 基因位点的杂合性存在缺失。*TSC2* 编码马铃薯球蛋白，它已被证明与 *TSC1* 基因产物错构瘤蛋白有关。错构瘤蛋白和马铃薯球蛋白可稳定各自的表达。马铃薯球蛋白通常把 Rap1 从活性的三磷酸鸟苷(GTP)-结合状态转变为无活性的鸟苷二磷酸 (GDP)-结合状态。马铃薯球蛋白功能的丧失引起细胞周期的进展加快。带有 *TSC1* 或 *TSC2* 基因的生殖细胞系突变的小鼠和大鼠显示出了与患有 TSC 伴有皮质结节、脑肿瘤和肾脏肿瘤的人类相似的结果。此外，与 NF1 和 NF2 相似，针对 TSC 患者基因检测的作用还不清楚，特别是对于无症状的患者。

Von Hippel-Lindau 病

Von Hippel-Lindau 病(VHL)是一种常染色体显性遗传的 CPS，具有特征性的病变：中枢神经系统的血管网状细胞瘤、视网膜血管瘤病、胰腺囊肿、肾细胞癌、嗜铬细胞瘤和附睾囊肿。血管网状细胞瘤可见于约 75% 的 VHL 患者中，常为多发，而多达 30% 的血管网状细胞瘤患者患有 VHL[31,32]。因此，大多数血管网状细胞瘤患者应该做一个全面的眼底检查和肾脏超声检查。

VHL 患者有位于染色体 3q25 的 *VHL* 基因的生殖细胞系突变[33]。不同类型的 *VHL* 基因突变易患不同的疾病谱，特别是发生或不发生嗜铬细胞瘤。*VHL* 基因的体细胞突变也可见于散发的血管网状细胞瘤。血管网状细胞瘤是两种细胞类型的混合物：基质细胞和血管细胞。基质细胞包含 *VHL* 基因突变，可能是真正的肿瘤细胞，而血管细胞可能是反应性的。VHL 蛋白与细胞感受缺氧的能力有关。面对突变的 VHL，细胞结构性地感受缺氧，从而试图增加其血供。这也解释了在血管网状细胞瘤中的多血管现象。

> **提示**
>
> ● 如果患者存在一个看似孤立的血管网状细胞瘤，其应该做一个针对 VHL 其他病变的全面性检查。这包括详细的视网膜检查、整个中枢神经系统的成像检查和胸腹部的成像检查。

发生横纹肌样瘤或非典型畸胎/横纹肌样瘤的倾向

横纹肌样瘤或非典型畸胎/横纹肌样瘤 (AT/RT) 是一种极具进展性的胚胎恶性肿瘤，可能发生于全身，但特别好发于中枢神经系统和肾脏。因为它含有小蓝细胞的区域，在过去经常被误认为是髓母细胞瘤。有一些关于儿童或家庭患多发性横纹肌样瘤的报告显示其经常发生在肾脏和脑部。患有多发性横纹肌样瘤的大多数儿童和大多数患有单个横纹肌样瘤的儿童，存在位于染色体 22q 的 *hSNF5/INI1* 基因的生殖系突变[34-37]。在大多数情况下，突变是重新发生的而不是父母遗传的。hSNF5/INI1 蛋白通过染色质重塑参与控制转录。

Cowden 病 和 Lhermitte-Duclos 病

Cowden 病是一种常染色体显性遗传的 CPS，患病个体存在发生乳腺癌、甲状腺癌、多发性错构瘤和小脑 Lhermitte-Duclos 病(LDD)/发育不良性神经节细胞瘤的高风险[38]。LDD 是一种不常见的但具有特征性的小脑占位性病变，在磁共振成像(MRI)中通常容易识别出来，而且可通过观察进行有限的切除或后颅窝扩张来治疗。患 Cowden 病(连同一些其他综合征)的患者存在位于染色体 10q23 的重要肿瘤抑制基因 *PTEN* 的生殖细胞系突变。奇怪的是，虽然 *PTEN* 基因经常在恶性胶质瘤中发生突变，但 Cowden 病患者不会发生胶质母细胞瘤。这可能是因为 *PTEN* 突变在胶质母细胞瘤的发病机制中是进展中的事件，而不是起始事件。由于存在发生乳腺癌的高风险，识别 Cowden 病是很有必要的。

Turcot 综合征

Turcot 综合征(TS)是指患者同时存在结肠和中枢

神经系统肿瘤。TS 的分子学基础已经阐明了它实际上至少存在两种不同的癌症易感综合征[39]。存在位于染色体 5q21 的 *APC* 肿瘤抑制基因的生殖细胞系突变的个人可能会在他们的结肠产生数百或数千个息肉,而且会被诊断为家族性结肠息肉病。这些患者发生脑肿瘤,包括神经管细胞瘤、恶性胶质瘤和室管膜瘤的风险也会增加。APC 蛋白的功能缺失会导致 Wnt 信号传导通路的过度活跃。有趣的是,已经发现 Wnt 信号通路的其他成分在散发的髓母细胞瘤发生突变(B- 连环蛋白和轴蛋白),这也会导致 Wnt 信号传导通路的过度活跃。事实上,髓母细胞瘤患者存在一个特定群体,最近已确定他们存在 Wnt 信号的激活,而且相对于其他群体他们的预后良好[40,41]。

遗传性非息肉结肠癌(Lynch 综合征)患者通常存在 DNA 错配修复基因,如 *hMLH1* 基因、*hMSH2* 基因、*hPMS1* 基因和 *hPMS2* 基因的生殖细胞系突变。这些基因的功能丧失导致 DNA 的不稳定,同时不稳定的 DNA 积累了特征性的突变。这些患者发生结直肠癌和恶性神经胶质肿瘤的风险增加。青少年或年轻人往往会诊断出胶质瘤。存在错配修复基因突变的恶性胶质瘤的预后似乎比其他恶性胶质瘤好很多[42]。

Gorlin 综合征/痣样基底细胞癌综合征

痣样基底细胞癌综合征(NBCCS)是一种常染色体显性遗传的 CPS,受累患者发育异常并且易患癌症。发育异常包括颌骨囊肿、肋骨畸形(分叉肋)、畸形巨头、特殊的面部外观和硬脊膜钙化。NBCCS 患者通常发生多个基底细胞癌,并存在发生髓母细胞瘤和脑膜瘤的风险[43,44]。

大多数 NBCCS 患者存在位于染色体 9q22 的修复基因 *PATCHED* 的生殖细胞系突变。一部分散发的髓母细胞瘤包含 *PATCHED* 基因的体细胞截断突变。*PATCHED* 基因是分裂原 Sonic hedgehog 的受体。Sonic hedgehog 通路的另一种抑制剂,*HSUFU* 基因,已被证明在一部分髓母细胞瘤儿童中发生了生殖细胞系突变[45]。Sonic hedgehog 对小脑的外颗粒细胞层的细胞,假定的髓母细胞瘤的起源细胞,具有高度的促细胞分裂作用。事实上,*ptch* +/- 基因敲除的小鼠发生了一个

组织学上几乎与髓母细胞瘤相同的小脑肿瘤。Sonic hedgehog 通路的一些基因已被发现在散发的髓母细胞瘤中,包括 *PATCHED*、*HSUFU* 和 *SMOOTHENED*,存在体细胞突变[1]。这些特征代表了髓母细胞瘤一个突出的亚群,Shh 亚群[40,41]。阻断 Sonic hedgehog 信号的实验性治疗已经显示在小鼠模型中髓母细胞瘤的治疗取得了一些成功。正在进行临床试验来研究缓和的抑制剂在同时患有基底细胞癌和髓母细胞瘤患者中的疗效。

> **缺陷**
>
> - 患有 NBCCS 的髓母细胞瘤患者的放射治疗充满了危险,因为这些患者往往在放射区域内发生上百个,甚至上千个基底细胞癌。

Rubinstein-Taybi 综合征

Rubinstein-Taybi 综合征(RTS)是一种复杂的 CPS,有许多生长发育上的表现,包括严重的发育迟缓、宽拇指和脚趾及异常的面容。受影响的个体易发几种恶性肿瘤,包括髓母细胞瘤、少突胶质细胞瘤和血液系统的恶性肿瘤[46,47]。RTS 继发于位于染色体 16p 的 *CREBS* 结合蛋白(CBP)基因的生殖细胞系突变。CBP 蛋白被认为是一种大的对接蛋白,参与数个信号传导通路,包括 Sonic hedgehog 信号传导(Gorlin 综合征)、Wnt 信号传导 (Turcot 综合征) 和 p53 信号传导(LFS),因此 CBP 突变的儿童易发髓母细胞瘤可能并不令人吃惊。

三侧性视网膜母细胞瘤

带有位于染色体 13q14 的 *Rb* 抑癌基因生殖细胞系突变的个人存在发生双侧性视网膜母细胞瘤的高风险。这些孩子也存在发生其他几种肿瘤,包括松果体母细胞瘤和鞍上原始神经外胚层肿瘤的高风险。双侧性视网膜母细胞瘤结合颅内松果体母细胞瘤/PNET 被称为三侧性视网膜母细胞瘤[48]。带有生殖细胞系 *Rb* 突变的个体在生命后期存在发生星形细胞瘤和肉瘤的风险。Rb 蛋白在控制细胞周期上起着关键的作用,并且 Rb 蛋白的功能丧失会导致无限制的细胞

生长。

黑色素瘤-星形细胞瘤综合征

皮肤黑色素瘤和星形细胞瘤发病率高的家庭据说有黑色素瘤-星形细胞瘤综合征。黑素瘤也被认为是和其他的脑肿瘤一起发生在家族中，如髓母细胞瘤、室管膜瘤、脑膜瘤和神经鞘瘤。有些家庭存在位于染色体 9p21.3 的 *CDKN2A* 位点的生殖细胞系突变或缺失。这个重要的位点可以编码 p16（与 Rb 蛋白控制细胞周期）和 p14ARF（作用在 p53 通路）[49]。在一些散发的癌症中，包括多形性胶质母细胞瘤，*CDKN2A* 位点频繁发生体细胞系缺失或突变。

Carney 综合征

Carney 综合征是一种常染色体显性遗传的 CPS，受影响的个人存在发生垂体瘤、点状皮肤色素沉着、心脏黏液瘤和神经鞘瘤的风险。周围神经病变有一个特征性的病理，因为它们常常以黑色素为特征。垂体肿瘤常分泌生长激素。一些患有 Carney 综合征的个体携带位于 17 号染色体的 *PRKAR1A* 基因的生殖细胞系突变，*PRKAR1A* 基因可以编码蛋白激酶 A 复合物的亚单位。

■ 结论

一系列癌症易感综合征的特征描述和注释使我们对疾病的发病机制和临床过程的认识有了显著的提高。CPS 患者易发很多癌症凸显出患者和医护人员面临的巨大心理和临床挑战。在临床中，治疗 CPS 患者时，癌症的监测和预防仍然是重要的考虑因素。这铺平了癌症遗传学成为 CPS 相关肿瘤临床治疗和风险评估主要依据的道路。最后，新的生物靶向药物即将问世，而且有些正在改变这些患者的生命。

编者注

家族性肿瘤综合征给受影响的患者和他们的护理团队带来了严峻的挑战。受影响患者的中枢神经系统肿瘤不仅与其他肿瘤一起发生，而且与散发的中枢神经系统肿瘤患者相比，常常表现得更具进展性，所以患者同时面临着多个挑战。例如，Von Hippel-Lindau 综合征中的血管网状细胞瘤更易复发或者是多发。发生于神经纤维瘤病 2 型的前庭神经鞘瘤通常是双侧的，而且可以进展性地生长，手术更具挑战性，并且认为放疗后恶变的可能性大，如立体定向放射治疗。研究这些不幸患者的生活质量变得很重要，因为患者和护理人员对这些问题的了解可以改善患者的感受[51]。同时，这些肿瘤和综合征的分子生物学研究具有很好的前景，可能会发现新的治疗策略。（Bernstein）

（孙凯俊 译）

参考文献

1. Taylor MD, Mainprize TG, Rutka JT. Molecular insight into medulloblastoma and central nervous system primitive neuroectodermal tumor biology from hereditary syndromes: a review. Neurosurgery 2000; 47:888–901
2. Garber JE, Offit K. Hereditary cancer predisposition syndromes. J Clin Oncol 2005;23:276–292
3. Rechitsky S, Verlinsky O, Chistokhina A, et al. Preimplantation genetic diagnosis for cancer predisposition. Reprod Biomed Online 2002;5: 148–155
4. Simpson JL, Carson SA, Cisneros P. Preimplantation genetic diagnosis (PGD) for heritable neoplasia. J Natl Cancer Inst Monogr 2005;34: 87–90
5. Varley JM, McGown G, Thorncroft M, et al. Germ-line mutations of TP53 in Li-Fraumeni families: an extended study of 39 families. Cancer Res 1997;57:3245–3252
6. Mai PL, Malkin D, Garber JE, et al. Li-Fraumeni syndrome: report of a clinical research workshop and creation of a research consortium. Cancer Genet 2012;205:479–487
7. Malkin D. Li-Fraumeni syndrome. Genes Cancer 2011;2:475–484
8. Villani A, Tabori U, Schiffman J, et al. Biochemical and imaging surveillance in germline TP53 mutation carriers with Li-Fraumeni syndrome: a prospective observational study. Lancet Oncol 2011;12:559–567
9. Malkin D, Li FP, Strong LC, et al. Germ line p53 mutations in a familial syndrome of breast cancer, sarcomas, and other neoplasms. Science 1990;250:1233–1238
10. Iwakuma T, Lozano G, Flores ER. Li-Fraumeni syndrome: a p53 family affair. Cell Cycle 2005;4:865–867
11. Reilly KM, Loisel DA, Bronson RT, McLaughlin ME, Jacks T. Nf1;Trp53 mutant mice develop glioblastoma with evidence of strain-specific effects. Nat Genet 2000;26:109–113
12. Feldkamp MM, Gutmann DH, Guha A. Neurofibromatosis type 1: piecing the puzzle together. Can J Neurol Sci 1998;25:181–191
13. Feldkamp MM, Angelov L, Guha A. Neurofibromatosis type 1 peripheral nerve tumors: aberrant activation of the Ras pathway. Surg Neurol 1999;51:211–218
14. Ferner RE, Huson SM, Thomas N, et al. Guidelines for the diagnosis and management of individuals with neurofibromatosis 1. J Med Genet

2007;44:81–88

15. Williams VC, Lucas J, Babcock MA, Gutmann DH, Korf B, Maria BL. Neurofibromatosis type 1 revisited. Pediatrics 2009;123:124–133

16. Arun D, Gutmann DH. Recent advances in neurofibromatosis type 1. Curr Opin Neurol 2004;17:101–105

17. Ullrich NJ, Robertson R, Kinnamon DD, et al. Moyamoya following cranial irradiation for primary brain tumors in children. Neurology 2007; 68:932–938

18. Parry DM, Eldridge R, Kaiser-Kupfer MI, Bouzas EA, Pikus A, Patronas N. Neurofibromatosis 2 (NF2): clinical characteristics of 63 affected individuals and clinical evidence for heterogeneity. Am J Med Genet 1994;52:450–461

19. Baser ME, Friedman JM, Joe H, et al. Empirical development of improved diagnostic criteria for neurofibromatosis 2. Genet Med 2011; 13:576–581

20. Evans DG, Huson SM, Donnai D, et al. A genetic study of type 2 neurofibromatosis in the United Kingdom. I. Prevalence, mutation rate, fitness, and confirmation of maternal transmission effect on severity. J Med Genet 1992;29:841–846

21. Evans DG, Huson SM, Donnai D, et al. A genetic study of type 2 neurofibromatosis in the United Kingdom. II. Guidelines for genetic counselling. J Med Genet 1992;29:847–852

22. Baser ME, R Evans DG, Gutmann DH. Neurofibromatosis 2. Curr Opin Neurol 2003;16:27–33

23. Crino PB, Nathanson KL, Henske EP. The tuberous sclerosis complex. N Engl J Med 2006;355:1345–1356

24. Weiner DM, Ewalt DH, Roach ES, Hensle TW. The tuberous sclerosis complex: a comprehensive review. J Am Coll Surg 1998;187:548–561

25. Roach ES, Gomez MR, Northrup H. Tuberous sclerosis complex consensus conference: revised clinical diagnostic criteria. J Child Neurol 1998;13:624–628

26. Franz DN, Belousova E, Sparagana S, et al. Efficacy and safety of everolimus for subependymal giant cell astrocytomas associated with tuberous sclerosis complex (EXIST-1): a multicentre, randomised, placebo-controlled phase 3 trial. Lancet 2013;381:125–132

27. Krueger DA, Care MM, Holland K, et al. Everolimus for subependymal giant-cell astrocytomas in tuberous sclerosis. N Engl J Med 2010; 363:1801–1811

28. Kotulska K, Chmielewski D, Borkowska J, et al. Long-term effect of everolimus on epilepsy and growth in children under 3 years of age treated for subependymal giant cell astrocytoma associated with tuberous sclerosis complex. Eur J Paediatr Neurol 2013;17:479–485 [Epub ahead of print]

29. Kwiatkowski DJ. Tuberous sclerosis: from tubers to mTOR. Ann Hum Genet 2003;67(Pt 1):87–96

30. Jones AC, Shyamsundar MM, Thomas MW, et al. Comprehensive mutation analysis of TSC1 and TSC2-and phenotypic correlations in 150 families with tuberous sclerosis. Am J Hum Genet 1999;64:1305–1315

31. Kaelin WG Jr, Maher ER. The VHL tumour-suppressor gene paradigm. Trends Genet 1998;14:423–426

32. Maher ER, Kaelin WG Jr. von Hippel-Lindau disease. Medicine (Baltimore) 1997;76:381–391

33. Kondo K, Kaelin WG Jr. The von Hippel-Lindau tumor suppressor gene. Exp Cell Res 2001;264:117–125

34. Taylor MD, Gokgoz N, Andrulis IL, Mainprize TG, Drake JM, Rutka JT. Familial posterior fossa brain tumors of infancy secondary to germline mutation of the hSNF5 gene. Am J Hum Genet 2000;66:1403–1406

35. Biegel JA, Zhou JY, Rorke LB, Stenstrom C, Wainwright LM, Fogelgren B. Germ-line and acquired mutations of INI1 in atypical teratoid and rhabdoid tumors. Cancer Res 1999;59:74–79

36. Sévenet N, Lellouch-Tubiana A, Schofield D, et al. Spectrum of hSNF5/INI1 somatic mutations in human cancer and genotype-phenotype correlations. Hum Mol Genet 1999;8:2359–2368

37. Sévenet N, Sheridan E, Amram D, Schneider P, Handgretinger R, Delattre O. Constitutional mutations of the hSNF5/INI1 gene predispose to a variety of cancers. Am J Hum Genet 1999;65:1342–1348

38. Zhou XP, Marsh DJ, Morrison CD, et al. Germline inactivation of PTEN and dysregulation of the phosphoinositol-3-kinase/Akt pathway cause human Lhermitte-Duclos disease in adults. Am J Hum Genet 2003; 73:1191–1198

39. Hamilton SR, Liu B, Parsons RE, et al. The molecular basis of Turcot's syndrome. N Engl J Med 1995;332:839–847

40. Northcott PA, Korshunov A, Witt H, et al. Medulloblastoma comprises four distinct molecular variants. J Clin Oncol 2011;29:1408–1414

41. Taylor MD, Northcott PA, Korshunov A, et al. Molecular subgroups of medulloblastoma: the current consensus. Acta Neuropathol 2012;123: 465–472

42. Taylor MD, Perry J, Zlatescu MC, et al. The hPMS2 exon 5 mutation and malignant glioma. Case report. J Neurosurg 1999;90:946–950

43. Gorlin RJ. Nevoid basal-cell carcinoma syndrome. Medicine (Baltimore) 1987;66:98–113

44. Gorlin RJ. Nevoid basal cell carcinoma syndrome. Dermatol Clin 1995; 13:113–125

45. Taylor MD, Liu L, Raffel C, et al. Mutations in SUFU predispose to medulloblastoma. Nat Genet 2002;31:306–310

46. Miller RW, Rubinstein JH. Tumors in Rubinstein-Taybi syndrome. Am J Med Genet 1995;56:112–115

47. Taylor MD, Mainprize TG, Rutka JT, Becker L, Bayani J, Drake JM. Medulloblastoma in a child with Rubenstein-Taybi syndrome: case report and review of the literature. Pediatr Neurosurg 2001;35:235–238

48. Mouratova T. Trilateral retinoblastoma: a literature review, 1971–2004. Bull Soc Belge Ophtalmol 2005;297:25–35

49. Bahuau M, Vidaud D, Jenkins RB, et al. Germ-line deletion involving the INK4 locus in familial proneness to melanoma and nervous system tumors. Cancer Res 1998;58:2298–2303

50. Kirschner LS, Carney JA, Pack SD, et al. Mutations of the gene encoding the protein kinase A type I-alpha regulatory subunit in patients with the Carney complex. Nat Genet 2000;26:89–92

51. Hornigold RE, Golding JF, Leschziner G, et al. The NFTI-QOL: A Disease-Specific Quality of Life Questionnaire for Neurofibromatosis 2. J Neurol Surg B Skull Base 2012;73:104–111

第 7 篇

相关问题

第43章

药物及辅助治疗的并发症

Elizabeth J. Hovey, Susan M. Chang

脑肿瘤患者的治疗仍是一个巨大挑战。新的治疗方法已经证明,手术、放疗和全身药物治疗相结合的方式可以延长患者的生存期,而对患者生活质量无显著影响[1,2]。然而,脑肿瘤患者的预后仍然较差,如何进一步改善患者的预后,目前也正在努力地进行研究。为了更好地照顾这些患者,神经肿瘤学家必须了解与这些治疗形式有关的潜在并发症。具体地说,神经肿瘤学家应该非常熟悉抗肿瘤治疗的副作用和这些患者群体常用的医学支持治疗方式。他们还应当理解脑肿瘤本身在中枢神经系统(CNS)的潜在发病机制,其本身很难与医疗干预的神经毒性副作用相区分。

由于标准疗法对原发性脑肿瘤患者的总生存获益有限,各种实验方法正在研究当中。随着对细胞生物学和细胞遗传学认识的进展,衍生出许多复杂和新颖的治疗策略[2],其中一些实验方法涉及直接间隙性传递药物或药剂进入脑实质。实例包括基因治疗和使用缀合到毒素或放射性药物类似物及药物浸染生物降解聚合物的单克隆抗体的免疫疗法。这些治疗的潜在副作用不仅包括手术风险和间隙性传递并发症,而且包括实际药物作用。这些都是非常复杂的治疗方法,而且部分方法正在经历各自毒副反应的第一阶段评估。改善药物的强度和药物递送的替代方法(例如,动脉内给药或高剂量全身化疗与干细胞或骨髓支持)也具有其各自的风险[3,4]。显然,神经肿瘤学家将不得不对多模式的治疗方法对患者的潜在有害影响保持警惕。

在脑肿瘤患者的管理中还有其他独特的方面,包括伴随医学支持治疗的使用对患者所产生的直接作用,如使用抗惊厥药、皮质类固醇和抗凝血疗法。来自支持治疗的药物间潜在的不良相互作用值得特别注意。治疗所引起的后遗症往往可能需要药物干预(例如,术后脑水肿需要使用皮质类固醇)。同样,一些放疗的副作用也可能需要医学治疗(例如,下丘脑和垂体功能障碍,需要神经内分泌替代疗法)。恶性肿瘤患者,特别是神经胶质瘤患者,也有增加血栓栓塞性疾病固有的危险性,因而可能发生抗凝治疗药物的并发症。

本章讨论的是原发性脑肿瘤,而不是继发性脑肿瘤(转移瘤)药物应用的并发症,强调其在成年人神经胶质瘤治疗中所引起的毒性。其他中枢神经系统肿瘤治疗的相关毒性也进行了简要的讨论。

■ 化疗

细胞毒性药物的使用已被证明对治疗原发性脑肿瘤的各种组织学亚型有益[5]。这些亚型包括间变性胶质瘤,如Ⅲ级少突神经胶质瘤、Ⅲ级间变性星形细胞瘤、Ⅲ级少突星形混合型细胞瘤和Ⅳ级胶质母细胞瘤(GBM);原始神经外胚层肿瘤(PNET);原发性生殖细胞肿瘤;原发性中枢神经系统淋巴瘤。根据2005年国际多中心合作试验组的数据,占原发性成人脑肿瘤45%的新诊断GBM患者,其标准治疗通常由细胞减灭术后进行放化疗(30%患者标准辐射是 60Gy)联合口服烷化剂替莫唑胺,再给予佐剂替莫唑胺[6,7]。

虽然这些结果已对 GBM 患者的初始治疗达成一致,但对复发性/进展性疾病的患者来说,最合适的药物治疗尚未达成一致[8]。尽管缺乏一致性意见,但一些患者可能从附加的化疗方案中获益,在复发人群中,许多患者接受药物治疗,例如按时间交替使用替莫唑胺(通常被称为节律替莫唑胺疗法)、洛莫司汀[环己亚硝脲(CCNU)]、卡铂或依立替康[8]。现在食品与药物管理局(FDA)批准的另一种用于复发 GBM 人群的药物是靶向剂贝伐单抗[9,10],它是针对血管内皮生长因子(VEGF)的单克隆抗体,严格来说,它不被认为是细胞毒性剂。

提示
- 抗癌药物几乎可以影响每一个器官系统,特别是那些快速分裂的细胞。

由于可以改善初始发病和复发人群的存活期,一些神经外科医生在手术时使用化疗晶片(注入卡莫司汀的可生物降解的聚合物的晶片)放置在神经外科腔床中[11,12]。在初发 GBM 人群,这种局部化疗药物并不像系统使用替莫唑胺那样传播。目前还没有高级别证据说明,术中使用卡莫司汀晶片与序贯放化疗替莫唑胺结合再辅助替莫唑胺治疗的作用。

其他对化疗敏感的中枢神经系统肿瘤包括 PNET、髓母细胞瘤、中枢神经系统淋巴瘤和生殖细胞肿瘤。通常同时用于治疗 PNET 和髓母细胞瘤的药物包括顺铂、卡铂、环磷酰胺、长春新碱、依托泊苷、异环磷酰胺、噻替派和甲氨蝶呤。甲氨蝶呤和高剂量阿糖胞苷常被用作一线治疗药物,与高剂量类固醇一起用于中枢神经系统淋巴瘤的治疗;在此人群使用的其他药物还有长春地辛和噻替派。在中枢神经系统生殖细胞肿瘤人群常用的药物有异环磷酰胺、依托泊苷、卡铂和顺铂[13]。

细胞毒性药物的缺陷包括这些药物具有内在抵抗性和获得性耐药,从而无法输送足够浓度的药物至肿瘤,同时还存在药物的潜在并发症。大多数目前使用的抗癌药物的作用主要为杀死快速分裂的肿瘤细胞。同时,这些药物几乎能够影响每个器官系统,特别是那些具有快速分裂细胞的组织,如骨髓、胃肠道、生殖上皮、淋巴组织和毛囊。

因为干细胞具有更新的能力,这些副作用往往是可逆的。当治疗结束时,其他副作用可能会延迟,如剂量依赖性或累积的作用,并且可能会部分可逆。因此,评估多少药物毒性可以对患者的生存质量产生不利影响,并试图平衡治疗益处与疾病发展过程才是关键。许多抗癌疗法的潜在副作用,因为支持性措施的发展已经被解决,如使用止吐剂以控制化疗相关的恶心症状;使用集落刺激生长因子用于造血系统的细胞系,以抵消抗癌药的骨髓抑制效应。另一种支持方法是预防性使用抗生素,以防止长时间的淋巴细胞减少引起相关的感染,如在初诊 GBM 人群中联合使用磺胺甲恶唑和甲氧苄啶,以防止杰氏肺囊虫肺炎[7]。更有效的支持措施的应用可以转变药物的副作用情况,不可逆毒性可能变得更明显。一些作为支持治疗的药物可能具有与它们相关的特定副作用,如止吐剂相关的便秘和抗生素相关的药疹。

重要参考
- 抗癌药物的毒性可能与药物应用的时间安排有关。患者对这些药物可有多种反应。

从抗癌药物的临床毒性中总结出几个重要的原则。例如,毒性可能是与药物应用的时间安排相关的,患者可有各种毒性反应。抗癌药使用之前要考虑的因素包括患者的年龄、疾病的严重程度、肾功能和肝功能情况、之前应用化疗或放疗的情况,以及可能影响其他药物代谢的伴随药物。

化疗的常见副作用可以简单地分类为即刻、早期、延迟和晚期副作用。即刻副作用是在用药最初 24 小时内发生的,如恶心、呕吐、局部组织坏死、静脉炎、过敏症、皮肤疹和肾衰竭。早期副作用发生在用药后几天到几周,包括骨髓抑制、脱发、口腔炎和腹泻。延迟副作用发生在给药后的几周到几个月,包括贫血、无精子症(在射精时没有精子)或精子畸形(精子形态异常)、肝细胞损伤、色素沉着和肺纤维化。晚期副作用则鲜为人知,指数月至数年后发生的副作用,它们包括不育、性功能减退、过早绝经和继发恶性肿瘤。通常作为恶性脑肿瘤治疗的化疗剂使用,它们的潜在风险列于表 43.1 中。

为了更好地改善脑肿瘤患者的预后,若干个处于阶段 1 和阶段 2 的研究以及几个处于阶段 3 的新分子药物研究正在进行。这些研究涉及分化剂、抗血管

生成剂、抗侵袭药、细胞生长的调节剂和免疫调节剂,它们可单独应用或与标准细胞毒性剂联合使用。关于这些新药更详细的信息以及它们如何影响细胞信号传导途径很容易被找到[2,14-18]。他们的许多毒性特征尚未完全确定。迄今为止,这些新分子药物中,只有贝伐单抗被批准用于抗复发 GBM 治疗。然而,也有一些值得商榷的药物如异维 A 酸、他莫昔芬和厄洛替尼,也被大量用于脑肿瘤患者。这些阶段 2 研究的药物尚未

表 43.1　常用恶性脑瘤的化疗药物及其潜在风险

分类	药物	副作用
烷化剂		
达卡巴嗪的咪唑四嗪衍生物	替莫唑胺	疲劳和嗜睡,骨髓抑制(尤其是淋巴细胞减少和血小板减少),恶心,呕吐,便秘,痤疮样皮疹
	环磷酰胺	出血性膀胱炎,骨髓抑制,恶心,呕吐,心脏毒性,继发恶性肿瘤
非典型烷化剂——铂类药物	顺铂	恶心,呕吐,周围神经病变,耳毒性,肾毒性,味觉障碍,低钾血症,低镁血症,视力下降
	卡铂	恶心,呕吐,骨髓抑制,外周神经病变,低钾血症,低镁血症
亚硝基脲	卡莫司汀(BCNU)	骨髓抑制,恶心,呕吐,肺毒性,亚急性白血病
	洛莫司汀(CCNU)	骨髓抑制,恶心,呕吐,迟发型肾毒性与肺毒性
抗代谢物		
叶酸类似物	甲氨蝶呤	中性粒细胞减少,黏膜炎,肾毒性,肝毒性,肺毒性,胸腔积液
嘧啶类似物	5-氟尿嘧啶	骨髓抑制,口腔炎/黏膜炎,腹泻,皮疹,手足综合征,心脏毒性(如急性动脉痉挛)
	阿糖胞苷	白细胞减少,血小板减少,胃肠道毒性,结膜炎,角膜炎,神经毒性
嘌呤类似物	硫鸟嘌呤	骨髓抑制,胃肠道毒性,肝毒性
天然化合物		
长春花生物碱	长春新碱	神经毒性,便秘,低钠血症,皮疹
鬼白毒素类	依托泊苷(VP-16)	骨髓抑制,过敏反应,皮肤反应,肝毒性
抗肿瘤抗生素	博莱霉素	过敏症,黏膜炎,恶心,呕吐,肺纤维化,过度色素沉着
	丝裂霉素 C	骨髓抑制,黏膜炎,脱发,再生障碍性贫血,肝毒性,放射回忆性影响
紫杉烷类化合物	紫杉醇	高敏反应,骨髓抑制,神经毒性,心脏毒性,脱发,放射回忆性影响
混合物		
甲基肼类	丙卡巴肼	骨髓抑制,恶心,呕吐,神经毒性,过敏反应,无精子症,不孕症,单胺氧化酶的药物反应
新药物		
蛋白激酶 C 调节剂	他莫昔芬(高剂量)	潮热,恶心,呕吐,头昏,血栓栓塞性疾病,神经毒性,眼毒性
抗血管生成因子	贝伐单抗	鼻出血,高血压,蛋白尿,静脉血栓栓塞并发症,乏力,疼痛,腹泻,消化道出血,胃肠道穿孔,伤口愈合不良,皮纹,伤口裂开(包括之前开颅手术的疤痕),颅内出血(<3%会危及生命;罕见,可能与此无关),疲劳,皮肤毒性(罕见),可逆性白质脑病(<2%)
表皮生长因子受体酪氨酸激酶抑制剂	厄洛替尼	面部、颈部、胸部、背部和手臂的皮疹;腹泻;食欲缺乏;角膜炎症
细胞生长和迁移抑制剂	异维 A 酸	出生缺陷,情绪障碍,肌肉疼痛,视力改变,高脂血症

显示出显著改善临床结果的作用,但这些药物由于易于给药和相对小的副作用,往往用于难治性疾病。这些药物的机制和主要副作用也列于表 43.1。请注意,这些分子或靶向药物可以具有多种副作用,由于他们新的作用机理,可能与传统的细胞毒性剂有很大的不同。此外,应该意识到,当传统药物和新药物联合使用时,每种药物的副作用可能会变得不明朗。

一般性神经系统并发症

脑肿瘤患者可能发生的神经系统症状和并发症的范围非常广。有些可能与疾病明显相关,但有些也可能与治疗有关。神经系统能相对防止抗肿瘤治疗的潜在神经毒性作用。大多数抗癌剂存在剂量依赖性的毒性,通常保持在影响正常的分裂细胞而不影响中枢神经系统的剂量,毕竟神经系统是细胞分裂相对静止的器官,同时,血-脑屏障还能保护大脑免受毒素影响。然而,一些因素已经改变了这些药物的副作用情况,从而导致临床上重要神经毒性的增加,这些因素包括放疗和化疗,或动脉内或间质传递的给药新方式以及特异性大脑靶向药物的发展等综合治疗方法。

接受化疗的脑肿瘤患者神经特性的原因很难阐明,常常是多因素的。疾病发展过程可能是这些症状直接或间接导致的。大脑皮质功能区参与的直接后果可以通过局灶性神经功能缺损来表现。一般神经系统症状和体征包括颅内压增高和癫痫发作。肿瘤内血管疾病出血、肿瘤梗死或中枢神经系统感染也可能是肿瘤的并发症。在转移性肿瘤患者(即继发性脑肿瘤)中副肿瘤综合征必须加以考虑。来自手术或放疗引起的不利影响也可能导致神经症状。化疗药物可能具有直接或间接的神经毒性作用。直接影响可表现为脑病、周围神经病变或肌病、小脑功能障碍,以及在鞘内给药情况下导致的脊髓病。间接影响包括凝血障碍性出血、骨髓抑制性中枢神经系统感染和代谢性脑病。某些神经性病症如糖尿病或酒精中毒可能增加化疗药物的神经毒性作用。评估神经系统症状和体征时,必须考虑偶然的神经系统疾病和同时使用的药物之间的关系。脑肿瘤患者被诊断和治疗的心理影响同样不能被低估,它可能影响神经症状表现。接受化疗的患者神经症状的潜在原因总结于表 43.2。

> **重要参考**
>
> - 接受治疗的脑肿瘤患者神经系统症状可能是多因素的。

表 43.2　恶性脑肿瘤患者应用的化疗药物潜在的神经系统并发症

药物	神经毒性类型	临床表现
长春花生物碱	周围型	感觉异常,反射降低,运动功能障碍,步态障碍,骨痛,颅神经异常(面部麻痹、眼肌麻痹)
	自主型	副交感神经系统功能紊乱,便秘,体位性低血压
顺铂	周围型	感觉异常,反射降低,振动觉缺失,感觉性共济失调
	中央型	癫痫,脑病,皮质盲
	自主型	副交感神经系统功能紊乱,便秘,体位性低血压
阿糖胞苷	中央型	脑病,癫痫,小脑功能障碍
异环磷酰胺	中央型	幻觉,癫痫,小脑功能障碍
5-氟尿嘧啶	中央型	混乱,认知障碍,小脑功能障碍
甲氨蝶呤	视神经病变	视觉改变
	中央型	随着静脉注射:脑病(颅脑照射后更糟)
紫杉醇	周围型	穿袜子戴手套的感觉异常,振动觉缺失,反射降低,体位性低血压
丙卡巴肼	外周中心型	癫痫,脑病
	中央型	感觉异常,反射减弱
		嗜睡,抑郁症,精神错乱,情绪激动,精神状态改变
他莫昔芬(高剂量)	中央型	步态不稳,辨距不良,反射亢进,癫痫

具体抗肿瘤药物的神经系统副作用

长春花生物碱

长春花生物碱包括长春新碱、长春碱和长春地辛。持续使用时,它们都会引起渐进的周围神经病变,这些药物的神经毒性是剂量依赖性的。初期表现为手、脚的反射减退和感觉异常,继续使用可能会导致肌肉疼痛、无力、步态障碍以致完全失去行走能力。停药数周到数月后不良反应可以恢复。长春新碱和长春碱也可以影响脑神经或产生自主神经病。因为通过胆道系统代谢,胆道梗阻患者需要减少用药剂量,因为血药浓度持续高水平的组织会增加药物毒性。

顺铂

顺铂具有耳毒性和神经毒性。耳毒性是剂量相关性的,表现为早期的可逆性耳鸣以及后期永久性的听力损失。顺铂的神经毒性表现为四肢对称感觉神经病变,停药后是可逆的。

卡铂

卡铂是一种铂剂,像顺铂,可以引起四肢对称感觉神经病变,停药后可以恢复。卡铂比顺铂神经毒性小。

丙卡巴肼

丙卡巴肼会产生几种形式的神经毒性,从周围神经病变到中枢神经毒性,中枢性神经毒性表现为意识改变,从轻度嗜睡到昏迷。它也可以增强吩噻嗪类、巴比妥类和麻醉药物的镇静作用。

紫杉醇

紫杉醇是微管毒素,可引起周围神经病变,表现为远端感觉神经病变。抗惊厥药物可以诱导紫杉醇的肝代谢,所以服用抗惊厥药物的患者能耐受更高剂量的紫杉醇。紫杉醇的中枢神经毒性如嗜睡和困倦是剂量依赖性的,同时也是可逆的。

异环磷酰胺

异环磷酰胺可引起幻觉、精神错乱、焦虑、烦躁、抽搐、小脑和颅神经功能障碍、偏瘫、昏迷等急性症状,甚至可以引起死亡。这些症状可以在异环磷酰胺开始给药的数小时内发作,通常几天内可以恢复。

鞘内给药

抗癌药物的鞘内给药用来治疗或预防中枢神经系统转移性肿瘤,但同时也增加了几种不良反应的可能。甲氨蝶呤,最常用的鞘内药物,可产生脑膜刺激、蛛网膜炎以及罕见的截瘫。阿糖胞苷也可以产生这些副作用。甲氨蝶呤也与慢性脑白质病变有关,特别是与颅脑照射结合时。

抗肿瘤药物能显著增加神经毒性倾向,这是经临床证实的(见下框)。

接受化疗的脑肿瘤患者产生神经症状的原因

- 药物的直接神经毒性
  - 脑病
    - § 顺铂、阿糖胞苷、5-氟尿嘧啶、异环磷酰胺、丙卡巴肼、他莫昔芬、长春新碱
  - 小脑功能障碍
    - § 阿糖胞苷、5-氟尿嘧啶、丙卡巴肼、紫杉醇
  - 周围神经病/肌病
    - § 顺铂、阿糖胞苷、长春花生物碱、紫杉醇、丙卡巴肼、沙利度胺
  - 化学性脑膜炎
    - § 鞘内给药的甲氨蝶呤、阿糖胞苷、噻替派
- 化疗的间接神经毒性
  - 骨髓抑制性中枢神经系统感染
  - 凝血障碍性出血
  - 代谢性脑病
- 肿瘤相关影响
  - 局灶性神经功能障碍
  - 颅内压增高
  - 癫痫发作
  - 副肿瘤综合征
- 其他疗法的并发症
  - 辐射
  - 手术
  - 偶发性神经系统疾病

○ 合并用药
○ 心理影响

■ 放射治疗

　　虽然放疗是恶性神经胶质瘤最有效的治疗方法，但足够高的剂量能显著破坏肿瘤也可导致脑坏死，因此，为了安全地递送，就限制了照射总剂量。颅内放疗后神经损伤的风险与治疗时的剂量、病变尺寸、照射范围、年龄有关。现代技术能够调整适度的总剂量（低级别胶质瘤为 50~54Gy，高级别胶质瘤为 60Gy），适形放疗，常规分割，以及先进的设计成像和软件被认为能减少神经功能损伤的风险。放疗的急性副作用，如疲劳、头痛、恶心、辐射部位皮肤的影响（如皮炎）、骨髓抑制（与全脑脊髓照射相关联）和肿瘤位置的神经缺陷的恶化，往往是可逆的，并且对皮质类固醇敏感。这些急性副作用并不一定与长期副作用相关。

重要参考

- 放疗最显著的并发症是放射性坏死，其在聚焦辐射后较常见。放疗的另一种常见并发症是迟发性认知功能障碍，如短期记忆丧失。

　　急性放射性皮肤反应可以通过使用无皂液润肤的清洁剂和常规应用无香料、无刺激性的保湿剂降低到最小。山梨醇烯可缓解轻微症状，但有时局部少量应用皮质类固醇（例如，1%氢化可的松）可以缓解放疗后的皮肤瘙痒症状[19]。

　　急性放射皮炎通常数周至数月可以缓解，往往会导致皮肤色素沉着暂时增加。高剂量照射通常会导致毛囊、皮脂腺和外分泌腺的损伤，这使皮肤的天然水分减少，导致皮肤干燥，同时也会使已经失去毛发的皮肤更敏感。剂量超过 45Gy 将导致永久性的头发稀疏或脱落（脱发），恢复可能需要几个月甚至一年的时间，但部分患者的脱发是长期性的。如果皮肤没有显示出萎缩和变薄的迹象，可以尝试毛发移植。在接下

来的几年中，皮肤常变薄、干燥、半透明化，血管慢慢显露出来。保护放疗区域非常重要，因为放疗能加速光老化和增大继发恶性肿瘤的风险。多种皮疹，不论种类和病因，也不论是最近发生的（发生了几小时、几天或几周）还是过去的数月或数年发生的，都可以初步定位在之前的放射治疗的区域[19]。

　　确定放疗的长期毒性作用，尤其是认知障碍，非常复杂。放射治疗一直被认为是脑肿瘤患者认知功能减退的主要原因，因为小儿脑肿瘤通常会发展为智力衰退，这可能是由放疗引起的，究其原因，通常是多因素的，如手术、化疗、肿瘤的特点、肿瘤的进展、反复癫痫发作、并发内科疾病、神经系统并发症，以及药物的影响，如抗癫痫药可以促进一个或两个神经认知障碍或神经系统缺陷。事实上，最近的研究表明，对神经胶质瘤患者的病灶进行放射治疗可能不是认知缺陷的主要原因[20,21]。相反，肿瘤本身和其他疗法导致认知缺陷的可能性更大。由于患者生存率的提高，对于综合治疗的颅脑肿瘤患者需要进行更多的研究来确定神经和认知缺陷的程度和原因。目前正在发展越来越多的方法来尽量减少认知后遗症，如保留海马[22]以限制对记忆的影响。

　　最常见的放射诱导内分泌疾病是甲状腺功能减退症和生长激素缺乏症，治疗对生长发育的影响是多方面的，包括生长激素缺乏症、脊柱缩短、性早熟、未被发现的甲状腺功能减退和营养不良。

■ 抗癫痫治疗

　　脑肿瘤患者癫痫发作可能是疾病的初期表现，也可能发生在疾病进展过程中。脑瘤患者癫痫发病率与组织学类型有关，低级别胶质瘤 90%的患者都会发病，而 GBM 只有 35%的患者会发病[23]。肿瘤是否会发生癫痫发作以及产生什么类型的癫痫发作可能取决于肿瘤的位置和其生长速度。肿瘤位于脑皮质且生长缓慢时，癫痫发生频率明显升高[24]。虽然脑肿瘤患者的癫痫发作是可逆的，但这些患者通常使用抗癫痫药（AED）进行治疗，特别是在术前及术后[25]。然而，一项随机对照研究表明，对于没有癫痫发作的脑肿瘤患

者,预防性应用抗癫痫药物可能没有作用[26]。美国神经学学会的实践数据显示,应该给曾发生过癫痫发作的脑肿瘤患者应用抗癫痫药物[27]。他们还指出,预防性抗癫痫药物不应该给予新诊断脑肿瘤而未经历过癫痫发作的患者,然而,北美实践模式回顾表明,大多数脑肿瘤患者需要持续应用抗癫痫药物,即使他们从未有过癫痫发作[25]。下面将讨论抗癫痫药物的不良影响,可分为四类:剂量相关的影响、特异质反应、药物相互作用和致畸作用。

剂量相关的不良反应

接受了过多药物的患者表现出后续的剂量依赖性副作用。当患者服用多种药物时更容易发生,尤其是多种抗癫痫药同时应用时。药物联合应用增加了药物间潜在的叠加影响,同时也增加了综合调节药物剂量的难度,有可能会降低患者的药物耐受性。

特异质反应

患者在治疗数月内可能出现特异性副作用,但它并不是剂量相关的,其中的一些特异性副作用可能相当严重,如 Stevens-Johnson 综合征,需要完全停止治疗,其他的包括皮疹和肝毒性。

在治疗前 5 天出现的皮疹(第一次暴露时)通常与药物无关。患者在应用抗惊厥药物治疗的最初几个月会出现皮疹,特别是应用苯妥英钠、卡马西平、苯巴比妥和拉莫三嗪时,需要仔细评估。地塞米松剂量减少或停止使用可能会使皮疹变得明显。最常见的抗癫痫药物相关性皮疹爆发通常是孤立的、类似病毒性的、爆发性皮疹,在外观上通常被描述为麻疹样或斑丘疹,一般是自限性的。然而,临床上类似类型的爆发性皮疹可能伴随着罕见的但更严重的过敏反应。因此,在抗癫痫药物治疗的头几个月发生皮疹的患者都应该立即向他们的医生进行咨询[19]。

药物相关性良性爆发性皮疹通常在几天内达到高峰,10~14 天逐步消失。良性的、孤立的、药物相关性皮疹是多斑点、无融合和无压痛的。应该只有轻微的面部受累,无眶周水肿;无面部或颈部水肿;无眼睛、唇或口腔的黏膜表面受累。良性皮疹的诊断应该无全身症状发生,如发烧、不适、咽炎、厌食和头痛,一般情况下没有淋巴结肿大、肝大,或者脾大,同时实验室检查正常的。如果出现良性孤立性皮疹,直至皮疹完全消退,不应增加抗癫痫药的剂量;理想的状态应该是减少抗癫痫药物的剂量。应密切监测出现皮疹的患者,并告诫他们应在皮疹加重或有新的症状出现时联系医务人员。良性皮疹相关的瘙痒可以用抗组胺剂和(或)外用皮质类固醇进行治疗,这些药物并不会使组织发生严重反应[19]。

严重的药物皮疹通常表现为融合的及全身广泛分布的,或集中于面部、颈部和躯干上部。其通常可有触痛或紫癜或出血性的外观,压迫不变白,有些可能涉及黏膜表面。它们会同时出现或在用药之前出现全身毒性的症状和迹象,如发烧、不适、咽炎、厌食,或淋巴结肿大。皮疹有任何提示严重反应的特征出现时必须立即停止用药,同时调查和监测内脏器官受累情况,特别是肝、肾和血液系统。偶尔会出现不同的器官受累,尽管停止用药,内部器官毒性也可能会发生,可能需要住院治疗。如果需要立即停止应用所使用的抗癫痫药,另一种非交叉反应的药物应尽可能快地取代所使用的抗癫痫药,以减少癫痫持续状态发生的风险,这是至关重要的。丙戊酸钠通常可以安全地被用于替代其他抗癫痫药物[19]。

药物间相互作用

其他药物可能影响抗癫痫药的代谢,从而改变药物浓度。例如,苯妥英钠和皮质类固醇都通过肝脏代谢,皮质类固醇能诱导肝酶,进而影响苯妥英钠水平。此外,某些抗癫痫药可诱导肝细胞色素 P-450 系统,从而改变正在研究的治疗药物的代谢。这种药物间的相互作用可以改变患者经历的药物毒性的类型和严重程度。例如,已经表明,患者服用紫杉醇或伊立替康,并同时服用具有抑制肝酶活性的抗癫痫药物(EIAED),发现耐受剂量比预期低,血药浓度比预期要高。因此,已知由肝药酶系统代谢的 1 期研究的药物应根据应用或不应用 EIAED 来分两种以不同剂量递送给患者。一项最新的初期神经肿瘤研究通过应用来自其他全身性癌症患者已经建立的第 2 阶段药物剂量来开始脑肿瘤患者不应用 EIAED 的第 2 阶段研究，只有在一定程度上证明其作用，服用 EIAED 患者的第一阶段研究才能进行。

致畸性

发育中的胎儿可受到抗癫痫药物的影响。

症状管理

表 43.3 列出了剂量相关性的、特异质反应的、药物间相互作用的常见抗癫痫药物，包括苯妥英钠、左乙拉西坦、卡马西平、苯巴比妥、丙戊酸、加巴喷丁、拉莫三嗪。药物引起失眠也时有发生。胃肠道症状是最常见的急性反应。

相对较新的药物左乙拉西坦，具有较低的副作用发生率，同时，具有很好的耐受性，而且不是 EIAED。其作用机制还不是很清楚，它能结合到突触小泡糖蛋白并抑制突触前钙通道。加巴喷丁能模仿神经递质 γ 氨基丁酸（GABA）的化学结构并与电压门控钙通道相互作用，而且其耐受性良好，并被普遍认为没有严重的副作用。左乙拉西坦和加巴喷丁还没有被发现能引起肝功能紊乱及严重过敏反应，或造血系统改变。然而，不可思议的是，左乙拉西坦已经被认为与抑郁症（4%）、神经过敏（4%）、焦虑（2%）、情绪不稳（2%）和敌对性情绪（2%）有关，而且罕见怪异的行为如自杀意念（0.7%）也与之相关[28]。

> **提示**
> ● 应用抗癫痫药 10 天后出现的皮疹，如果有黏膜受累或全身性症状，可能就是严重药疹，需要替换为另一种或另一类抗癫痫药物。

拉莫三嗪，是一种控制局灶性发作、初发或再发强直阵挛性发作的钠通道阻断剂。一般耐受性良好，但存在许多潜在的副作用和药物间相互作用（表 43.3）。

■ 脑水肿的治疗

脑水肿的发生是肿瘤直接参与的结果，或是治疗干预所产生的后果（例如，手术或放疗），也是脑肿瘤患者的主要问题。颅内结构的损伤会产生脑水肿，如淋巴管的缺乏及异常的肿瘤血管泄漏会导致脑水肿的发生，其可能危及患者生命。皮质类固醇可用于降低颅内压，并控制原发性或转移性肿瘤相关的脑水肿。然而，皮质类固醇具有显著毒性特征并且可能影响许多器官系统[29,30]。应用皮质类固醇治疗的原则应该是以最小类固醇剂量控制症状。

皮质类固醇的副作用包括电解质紊乱、高血压、高血糖（类固醇相关性糖尿病，或潜在/先前存在的糖尿病的进一步发展）、机会性感染（尤其是念珠菌）、骨质疏松症和骨折、无菌性骨坏死（也称为股骨头缺血性坏死）、外周性水肿、青光眼、白内障、胃炎和消化道出血、库欣综合征（包括可能会发展为水牛背）、皮肤脆弱性和青紫增加、皮肤萎缩及皮纹发展、伤口愈合不良、痤疮。皮质类固醇也可能导致一种近端肌病，表现为对称的近端肌无力，其可能对脑肿瘤患者的移动性产生显著影响，特别是由于肿瘤部位或手术引起的其他运动障碍患者。皮质类固醇对中枢神经系统副作用包括情绪改变、失眠、精神病和震颤。类固醇也可以促进淋巴细胞数量增加，这已经是很普遍的现象，其可能与放疗本身和使用的替莫唑胺相关联，会导致患者更容易受到非典型或机会性感染，如杰氏肺囊虫肺炎。类固醇减量后，大多数的副作用可以恢复。

> **重要参考**
> ● 皮质类固醇有显著毒性，并能影响许多器官系统。治疗原则应该是以最小类固醇的剂量控制脑水肿症状。然而，应避免快速类固醇减量，因为它可能与神经恶化和其他全身症状相关联。

类固醇快速减量后可以表现出日益严重的神经症状（二次复发脑水肿）、抑郁症、厌食、肌肉酸痛和关节疼痛。随着类固醇逐渐减量可能会出现肾上腺功能不全相关症状。药物相互作用（例如，苯妥英）可能会降低皮质类固醇的生物利用率并改变药物浓度。

表43.3　最常用的抗癫痫药物的剂量相关副作用、异质副作用及药物间相互作用

药物	剂量相关的副作用	特异反应	药物相互作用
卡马西平(CBZ)	复视,共济失调,嗜睡,低钠血症,舞蹈样手足徐动症,肌张力障碍	骨髓抑制,肝炎,皮疹(和皮肤过敏反应),心动过缓,内分泌副作用	提高其血浆药物浓度的药物:西咪替丁,地尔硫卓,大环内酯类抗生素(如红霉素和克拉霉素),甲硝唑,维拉帕米 降低其血浆药物浓度的药物:顺铂,阿霉素,长春新碱,非尔氨酯,利福平,苯妥英钠,扑痫酮,茶碱 CBZ是肝细胞色素P-450诱导剂,并且可以提高许多药物代谢,例如,皮质类固醇、华法林、地高辛、维生素D、奎尼丁、茶碱和口服避孕药;意味着这些药物的剂量需要增加 还可以加速各种细胞毒性药物的代谢,包括亚硝基脲、紫杉醇、9-氨基喜树碱、噻替派、拓扑替康和伊立替康,以及新的靶向药物,如伊马替尼、吉非替尼、西罗莫司、厄洛替尼、替吡法尼;从而潜在地降低它们的有效性
苯妥英钠(DPH)	眼球震颤,共济失调,嗜睡,运动失调	牙龈肥大,巨幼细胞贫血,皮疹(和过敏性皮肤反应),肝毒性,内分泌副作用	提高其血浆药物浓度的药物:乙醇,地西泮,华法林,雌激素,吩噻嗪,异烟肼,水杨酸 降低其血浆药物浓度的药物:卡马西平,硫糖铝,抗酸剂,顺铂,长春新碱和阿霉素 能被DPH降低药效的药物: 　DPH作为肝细胞色素P-450诱导剂,可以提高许多药物的代谢(参见上文) 　还可以加速各种细胞毒性药物的代谢,包括亚硝基脲、紫杉醇、9-氨基喜树碱、噻替派、拓扑替康、伊立替康,以及新的靶向药物,如伊马替尼、吉非替尼、西罗莫司、厄洛替尼、替吡法尼;从而潜在地降低它们的有效性 　DPH与氟嘧啶的组合(例如,5-氟尿嘧啶可以增加DPH的毒性副作用)
苯巴比妥	嗜睡,认知下降,多动,烦躁,代偿性抑郁,恶心,呕吐	巨幼细胞贫血,过敏性反应,肝毒性	抗凝血剂,皮质类固醇,雌激素,乙酰胆碱作为肝细胞色素P-450诱导剂,并且可以提高许多药物的代谢(参见上文)
丙戊酸	镇静作用,震颤,共济失调	皮疹,血小板减少	阿司匹林,卡马西平,苯妥英钠 它抑制伊立替康活性代谢物SN-38的葡萄糖醛酸 降低其血浆浓度的药物:甲氨蝶呤,阿霉素,顺铂 与顺铂或亚硝基脲合用,可以增加丙戊酸的毒性作用
左乙拉西坦	嗜睡,无力,头晕 常规治疗药物未检测出	抑郁,紧张,焦虑,情绪不稳和敌意(及罕见的怪异行为,如自杀意念)	与其他抗癫痫药或华法林、雌激素、抗生素无相互作用
拉莫三嗪	轻度共济失调,头晕,头痛,失眠和不常见的睡眠障碍(6%),常规治疗药物未检测到皮疹	皮疹,包括Stevens-Johnson综合征 无菌性脑膜炎(罕见) 抽动秽语综合征(极其罕见) 白细胞减少症	丙戊酸钠可能延迟拉莫三嗪的清除 　卡马西平、苯妥英钠和其他肝酶诱导药物可能会缩短其半衰期
加巴喷丁	嗜睡,头晕,共济失调,头痛,乏力 眼部副作用 食欲缺乏,胀气,牙龈炎	孤立性共济失调(罕见) 攻击性,非常罕见(例如,儿童学习障碍或成人认知延迟)	丙氧芬或对乙酰氨基酚与加巴喷丁一起使用可能会增加副作用,如头晕、嗜睡、神志不清、注意力不集中,以及其他神经系统或精神影响 特别是老年患者可能会出现思考、判断和协调障碍 同时使用左旋乙酰美沙酮和加巴喷丁可出现额外的CNS及呼吸抑制、低血压、镇静作用或昏迷 如果在进行羟丁酸钠治疗,避免应用加巴喷丁

■ 抗凝剂

血栓栓塞性疾病是脑肿瘤患者发病和死亡的主要原因,它能增加术后的风险,尤其是不能活动的患者,而且肿瘤患者静脉血栓栓塞性疾病的风险也会有所增加。恶性脑肿瘤患者可以用低分子量肝素如依诺肝素或达肝素、肝素、华法林安全抗凝,但这些药物需要仔细监测[31]。必须考虑到肝素和华法林与其他药物的潜在相互作用[32]。

缺陷

- 抗凝血剂可能会产生严重的副作用,主要是颅内和胃肠道出血,每个病例应用时都必须有充分的指征。

与抗凝血剂相关的主要风险是出血。最常受累的部位是肿瘤位置、胃肠道或泌尿生殖道。避免非甾体类抗炎药应用并维持血小板计数大于 50 000 是很重要的。另一个潜在的可逆性副作用是肝素诱发的血小板减少症,同样也可以增加出血的风险。华法林有胃肠道副作用,但其因合并用药引起的抗凝效果改变被认为是并发症的主要因素。许多药物可增强抗凝作用,包括西咪替丁、对乙酰氨基酚、抗生素、别嘌呤醇、促蛋白合成类固醇和阿司匹林。其他药物能降低抗凝作用,包括糖皮质激素、苯巴比妥、维生素 K 制剂、卡马西平和抑酸剂。一些药物初始会促进抗凝作用,但随着持续使用其效果会降低。这些药物包括苯妥英钠和口服降糖药。多种药物对抗凝作用有复杂的相互作用,治疗时必须密切监测。

随着贝伐单抗在 GBM 人群的使用增多,应该考虑到颅内出血的概率会增加。值得注意的是,尽管有这些顾虑,但这并没有被视为贝伐单抗和抗凝剂结合的禁忌证[10]。

■ 结论

脑肿瘤患者行药物治疗的并发症包括抗肿瘤药物、放射治疗和支持性药物治疗的潜在副作用。这些并发症可能难以与脑水肿或肿瘤导致的神经毒性区分开来。因此,确定患者是否遭受由治疗药物或预先存在的神经状况导致的神经毒性非常重要。如果神经毒性被认为是由于神经受损导致的,而不是治疗造成的,不良事件应在患者预先存在的神经症状上寻找治疗方案。采取这些措施的目的是为了确保有效的治疗方法不因被错误强加的不良事件而中止。

编者注

像脑瘤这样强大的敌人需要由强大的治疗方法来应对。其中一些治疗方法可能引起并发症,有一些是可以预料的,而其他的很少能预料到。随着过去的几十年在神经肿瘤上的研究进展,治疗脑瘤引起的并发症已经逐渐降低。第一个被摒弃的是全脑放射放疗,将其转变为区域放疗(例如,平行相反区域),然后是适形限制照射正常脑组织的体积。近距离放疗的随机研究结果呈阴性,因此基本上从神经肿瘤学家的医疗设备层面上排除了这种治疗的毒性[33]。研究表明,预防性抗癫痫药物对无癫痫发作的开颅脑瘤患者无益,这个结论将有助于减少抗癫痫药物的使用并降低并发症的发生频率,其中也包括罕见的、危及生命的 Stevens-Johnson 综合征[34]。最后,具有里程碑意义的是随机对照研究证明替莫唑胺毒性小,其能够替代毒性大的药物成为恶性脑胶质瘤的一线化疗药。新药物及新治疗方法会产生新的并发症,神经肿瘤学家将应该继续保持对这些并发症的高度警觉。(Bernstein)

(郭清 译)

参考文献

1. Van Meir EG, Bellail A, Phuphanich S. Emerging molecular therapies for brain tumors. Semin Oncol 2004;31(2, Suppl 4):38–46
2. Butowski N, Chang SM. Small molecule and monoclonal antibody therapies in neurooncology. Cancer Contr 2005;12:116–124
3. Fortin D, Desjardins A, Benko A, Niyonsega T, Boudrias M. Enhanced chemotherapy delivery by intraarterial infusion and blood-brain barrier disruption in malignant brain tumors: the Sherbrooke experience.

Cancer 2005;103:2606–2615

4. Dunkel IJ, Finlay JL. High-dose chemotherapy with autologous stem cell rescue for brain tumors. Crit Rev Oncol Hematol 2002;41:197–204

5. Galanis E, Buckner JC. Chemotherapy of brain tumors. Curr Opin Neurol 2000;13:619–625

6. Stupp R, van den Bent MJ, Hegi ME. Optimal role of temozolomide in the treatment of malignant gliomas. Curr Neurol Neurosci Rep 2005; 5:198–206

7. Stupp R, Mason WP, van den Bent MJ, et al; European Organisation for Research and Treatment of Cancer Brain Tumor and Radiotherapy Groups; National Cancer Institute of Canada Clinical Trials Group. Radiotherapy plus concomitant and adjuvant temozolomide for glioblastoma. N Engl J Med 2005;352:987–996

8. Hau P, Baumgart U, Pfeifer K, et al. Salvage therapy in patients with glioblastoma: is there any benefit? Cancer 2003;98:2678–2686

9. Friedman HS, Prados MD, Wen PY, et al. Bevacizumab alone and in combination with irinotecan in recurrent glioblastoma. J Clin Oncol 2009;27:4733–4740

10. Rahmathulla G, Hovey EJ, Hashemi-Sadraei N, Ahluwalia MS. Bevacizumab in high-grade gliomas: a review of its uses, toxicity assessment, and future treatment challenges. Onco Targets Ther 2013;6:371–389

11. Valtonen S, Timonen U, Toivanen P, et al. Interstitial chemotherapy with carmustine-loaded polymers for high-grade gliomas: a randomized double-blind study. Neurosurgery 1997;41:44–48, discussion 48–49

12. Westphal M, Hilt DC, Bortey E, et al. A phase 3 trial of local chemotherapy with biodegradable carmustine (BCNU) wafers (Gliadel wafers) in patients with primary malignant glioma. Neuro-oncol 2003;5:79–88

13. Schiff D, O'Neill BP, eds. Principles of Neuro-Oncology. New York: McGraw-Hill, 2005

14. Newton HB. Molecular neuro-oncology and development of targeted therapeutic strategies for brain tumors. Part 1: Growth factor and Ras signaling pathways. Expert Rev Anticancer Ther 2003;3:595–614

15. Newton HB. Molecular neuro-oncology and development of targeted therapeutic strategies for brain tumors. Part 2: PI3K/Akt/PTEN, mTOR, SHH/PTCH and angiogenesis. Expert Rev Anticancer Ther 2004;4:105–128

16. Newton HB. Molecular neuro-oncology and the development of targeted therapeutic strategies for brain tumors. Part 3: brain tumor invasiveness. Expert Rev Anticancer Ther 2004;4:803–821

17. Newton HB. Molecular neuro-oncology and the development of targeted therapeutic strategies for brain tumors. Part 4: p53 signaling pathway. Expert Rev Anticancer Ther 2005;5:177–191

18. Newton HB. Molecular neuro-oncology and the development of targeted therapeutic strategies for brain tumors. Part 5: apoptosis and cell cycle. Expert Rev Anticancer Ther 2005;5:355–378

19. Australian Cancer Network Adult Brain Tumour Guidelines Working Party. Clinical Practice Guidelines for the Management of Adult Gliomas: Astrocytomas and Oligodendrogliomas. Cancer Council Australia, Australia Cancer Network and Clinical Oncological Society of Australia, Inc., Sydney, 2009

20. Taphoorn MJ, Klein M. Cognitive deficits in adult patients with brain tumours. Lancet Neurol 2004;3:159–168

21. Laack NN, Brown PD. Cognitive sequelae of brain radiation in adults. Semin Oncol 2004;31:702–713

22. Gondi V, Tomé WA, Mehta MP. Why avoid the hippocampus? A comprehensive review. Radiother Oncol 2010;97:370–376

23. Vecht CJ, Wagner GL, Wilms EB. Interactions between antiepileptic and chemotherapeutic drugs. Lancet Neurol 2003;2:404–409

24. Behin A, Hoang-Xuan K, Carpentier AF, Delattre JY. Primary brain tumours in adults. Lancet 2003;361:323–331

25. Chang SM, Parney IF, Huang W, et al; Glioma Outcomes Project Investigators. Patterns of care for adults with newly diagnosed malignant glioma. JAMA 2005;293:557–564

26. Forsyth PA, Weaver S, Fulton D, et al. Prophylactic anticonvulsants in patients with brain tumour. Can J Neurol Sci 2003;30:106–112

27. Glantz MJ, Cole BF, Forsyth PA, et al; Report of the Quality Standards Subcommittee of the American Academy of Neurology. Practice parameter: anticonvulsant prophylaxis in patients with newly diagnosed brain tumors. Neurology 2000;54:1886–1893

28. Mula M, Sander JW. Suicidal ideation in epilepsy and levetiracetam therapy. Epilepsy Behav 2007;11:130–132

29. Kaal EC, Vecht CJ. The management of brain edema in brain tumors. Curr Opin Oncol 2004;16:593–600

30. Nahaczewski AE, Fowler SB, Hariharan S. Dexamethasone therapy in patients with brain tumors—a focus on tapering. J Neurosci Nurs 2004; 36:340–343

31. Auguste KI, Quiñones-Hinojosa A, Berger MS. Efficacy of mechanical prophylaxis for venous thromboembolism in patients with brain tumors. Neurosurg Focus 2004;17:E3 http://www.aans.org/education/journal/neurosurgical/oct04/ 17–4-3.pdf Accessed March 1, 2006 [serial online]

32. Knovich MA, Lesser GJ. The management of thromboembolic disease in patients with central nervous system malignancies. Curr Treat Options Oncol 2004;5:511–517

33. Laperriere NJ, Leung PMK, McKenzie S, et al. Randomized study of brachytherapy in the initial management of patients with malignant astrocytoma. Int J Radiat Oncol Biol Phys 1998;41:1005–1011

34. Glantz MJ, Cole BF, Friedberg MH, et al. A randomized, blinded, placebo-controlled trial of divalproex sodium prophylaxis in adults with newly diagnosed brain tumors. Neurology 1996;46:985–991

第44章

神经胶质瘤治疗后的假性进展

James Perry

自替莫唑胺化疗联合放疗用于初诊胶质母细胞瘤患者的治疗后,在影像学上已经能检测出治疗后的变化,尤其是磁共振成像(MRI)。对于经过完整的放化疗患者,其中有20%~50%能见到对比度增强同时伴随脑水肿的表现,出现或不出现临床症状[1,2]。这些变化与真正的疾病进展难以区分,这些变化中的一些或者更多随着时间的推移能够得到解决,因此它代表了治疗的瞬态效应,现在称为假性进展[3]。很多前瞻性病例研究发现,影像学上出现假性进展的患者有较长的总生存期,但它不是治疗不良的标志,放化疗之后出现的这种变化,有时反而是治疗敏感性提高的标志[2,4]。

> **提示**
> ● 假性进展可以是治疗反应的一种形式。放射治疗12周以内在传统影像[计算机断层扫描(CT)、MRI]出现恶化表现,必须谨慎地进行解释,因为不是所有患者的"糟糕"影像都代表病变的"恶化"。

■ 假性进展的定义

假性进展在临床背景上被怀疑发生在当后期治疗MRI扫描显示出疾病进展的特征如对比增强和水肿增加,并且之后症状消退而治疗没发生任何变化时(临床怀疑假性进展,图44.1),或者当进行手术再切

除的组织被认为是炎症而没有明确证据证明有存活的肿瘤细胞时(手术证实假性进展,图44.2)。文献报道的病例绝大多数是临床怀疑,而不是手术证实;因此,这一重要的治疗后发现的发病率和病理生理学仍然有很多值得怀疑和有争议的地方。

直到现在,能接受的用于确定肿瘤在影像学上反应的最佳实践方法仍然是在连续扫描图像上测量肿瘤强化组分二维横截面面积对比度的方法[5],这些标准依靠疾病发生的增强程度,同时也考虑患者的临床状况和皮质类固醇的剂量。这些标准在实践中已经行之有效,并且在临床试验中已经作为规范的测量方法;然而,随着各种神经肿瘤学的进步,新的肿瘤反应定义呼之欲出[6]。例如,在连续的MRI扫描中,不是所有的肿瘤都有对比度增强,像大多数低级别胶质瘤,一些治疗方法,特别是抗血管内皮细胞生长因子(VEGF)药贝伐单抗,可大大降低肿瘤对比度增强,并且疾病进展可归因于非肿瘤生长的造影增强,如T2增强或液体衰减反转恢复(FLAIR)信号。由于这些原因,一个工作组对高级别胶质瘤的疗效评价提出了最新的标准,他们专门通过引入针对初诊胶质瘤患者完成放化疗的12周内常规MRI的可靠性问题来强调假性进展,进而制定出神经肿瘤学疗效评估标准(RANO)[7]。在治疗后12周内,只有在高剂量放射治疗(RT)的体积之外有扩大的病变,或者在扩大的病灶内切除并证实含有存活肿瘤细胞才能诊断疾病进展。因此,从实际来讲,假性进展在

放化疗后的最初 3 个月内通常是客观存在的,所以前 3 个月也被广泛并入假性进展的临床试验;然而,医生应注意到临床怀疑和手术证实的假性进展病例都是在远远超出 3 个月的病例中所观察到的[3]。

■ 发病率

　　假性进展得到许多机构广泛的报道,其发病频率的估算也相当一致。通常情况下,MRI 扫描在完成 RT 或放化疗后的 4~6 周进行,并与术后 MRI 或准备 RT 时的 MRI 扫描进行对比。对于治疗中心来说,采用一个标准化的成像序列,以确保对其有效的比较是很重要的。例如,选择标准解剖成像序列的钆增强对比 MRI 作为影像学检查方式,最好是弥散加权 MRI 来检测术后缺血或梗死,但它可能被其他疾病干扰,放化疗后的扫描应该包括相同的成像参数。当发现疾病对

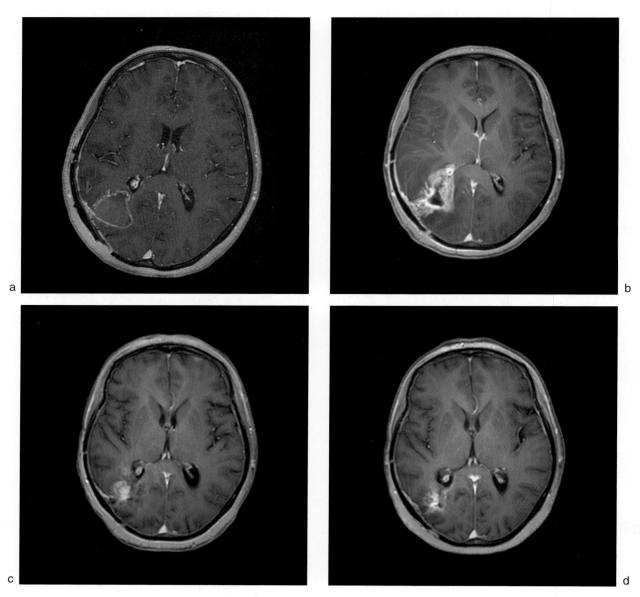

图 44.1　一位新诊断左顶枕叶胶质母细胞瘤的 54 岁女性患者,放化疗后临床上怀疑假性进展。(a)治疗前轴向钆增强图像。(b)放疗 6 个星期后。(c) 辅助应用 2 个月的替莫唑胺后。(d) 在辅助应用替莫唑胺 6 个月后。(e~h) 相应的轴向液体衰减反转恢复(FLAIR)图像。放疗后立即会有增强和 FLAIR 异常的显著增加,此时,这些患者无症状,不需要皮质类固醇治疗,辅助化疗周期内有明显进展性影像学改变。(待续)

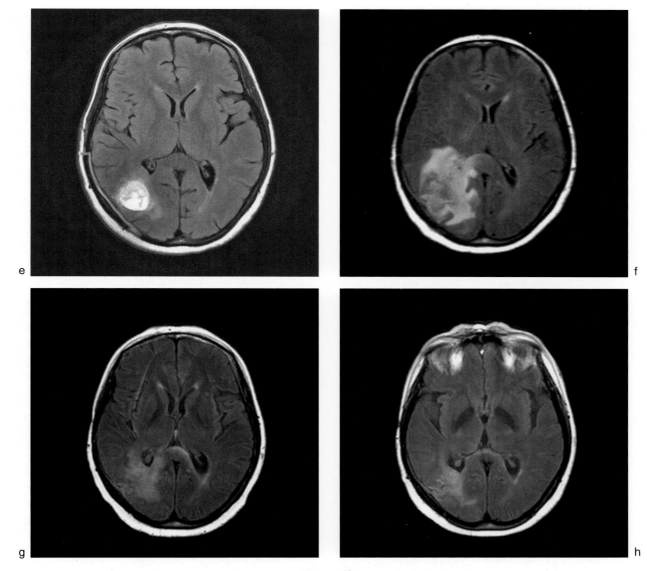

图 44.1(续)

比度增强增加时，就要怀疑早期疾病进展。到目前为止，还没有有效的标准来指导如何更好地在放化疗结束时进行肿瘤测量。大多数的案例以及现在大部分临床试验都建议使用 RANO 标准，认为在最大双轴直径增加 25% 或更高非常重要。在 FLAIR 成像上关于改变的明确定义目前还没出现。

表 44.1 列出了已报道的胶质母细胞瘤患者在放化疗后被发现有早期影像进展的案例系列。这一系列案例中只有很少的患者是经手术证实有假性进展的；他们中的大部分假性进展的诊断都是基于系列的序列成像确定的，成像中显示了病灶的大小随着时间的推移呈稳定状态或得到了改善。因此，这些案例相对于扫描

的时间或疾病的定义并不规范；但是，认识到这些局限性，我们试图把注意力放到整个研究的结果上。2468 位患者中，30.6%(范围：10%~66%)的患者在第一个治疗后的 MRI 有早期进展，同样在这 2468 位患者中，12.6%(范围：5.7%~31%)的患者因肿瘤在治疗后序列扫描影像上没有变化，而被确定为假性进展。需要指出的是，从 AVAglio Ⅲ期试验中得到了一个非常有益的初步报告，试验对放化疗中 RT 加替莫唑胺有或没有贝伐单抗与安慰剂进行了比较[8]。贝伐单抗是针对 VEGF 配体强有力的单克隆抗体，对肿瘤的脉管系统可产生极大的影响。有些人称这种效果为"血管正常化"，其实际效果被认为是能使瘤内血管正常化，使得发生较少的造影

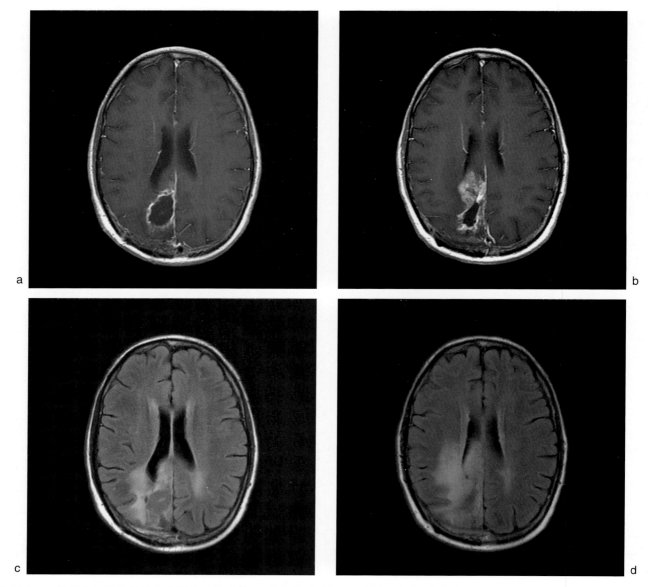

图 44.2　一位部分切除右顶枕叶胶质母细胞瘤的 54 岁女性(与图 44.1 非同一患者)放疗前后,因为新诊断为胶质母细胞瘤,手术确定为假性进展后行放化疗。(a)计划行放疗时的轴向钆增强 MRI 成像。(b)完成放化疗 6 周后对比增强增加的间隔发展。(c,d)在 FLAIR 信号上对应的轴向 FLAIR 图像显示增加。总之,这些影像学检查结果与疾病进展相关。手术再切除发现,病变被证实为活性星形细胞增生和炎症,而没有可见的肿瘤。

剂外渗。有些作者称这种表现为"假性反应",因为 MRI 序列对贝伐单抗疗法在对比度增强和肿瘤大小上往往显示显著降低[9]。AVAglio 试验有标准化的采集 MRI 的时间和序列,所以这些数据是神经肿瘤学领域最稳健的图像数据。

重要的是,只能在患者肿瘤的一系列图像上的变化被观察到后才能做出假性进展和真正的疾病进展的诊断。本研究为假性进展提供了有用的定义:"目标病灶增大> 25% 和(或)现有非目标病灶相对于基线存在明确进展,而没有临床恶化,将被评定为假性进展,然后在继续治疗 2 个月后再次评估确定。"在该试验中,含贝伐单抗的治疗组只有 12/458(2.6%)患者确定存在疾病早期进展,而安慰剂组有 84/463(18.1%)的患者存在早期进展[9]。因此,贝伐单抗显然影响了图像对比增强度,特别是,在安慰剂组的患者疾病早期进展发病率为 18.1%,比在其他成像条件不太严格的案例系列简单合

表 44.1　报告假性进展发病率的案例系列和临床试验总结

研究	病人数	早期进展人数 (%)	诊断为假性进展人数 (%)
Taal 等[3]	68	31/68 (46%)	15/68 (22%)
Brandes 等[14]	103	50/103 (52%)	32/103 (31%)
Chaskis 等[24]	54	25/54 (46%)	3/54 (6%)
Clarke 等[25]	85	35/85 (41%)	10/77 (13%)
Fabi 等[26]	12	4/12 (33%)	2/12 (17%)
Peca 等[27]	50	15/50 (30%)	4/50 (8%)
Roldan 等[28]	43	25/43 (58%)	10/38 (26%)
Gerstner 等[29]	45	24/45 (53%)	13/45 (29%)
Sanghera 等[4]	104	27/104 (26%)	7/99 (7%)
Tsien 等[30]	27	14/27 (52%)	6/27 (22%)
Yaman 等[31]	67	17/67 (25%)	4/67 (6%)
Gunjur 等[32]	68	41/68 (60%)	14/68 (21%)
Kang 等[33]	35	18/35 (51%)	8/35 (23%)
Kong 等[34]	90	59/90 (66%)	26/90 (29%)
Young 等[15]	321	93/321 (29%)	30/321 (9.3%)
Park 等[35]	48	25/48 (52%)	11/48 (23%)
Pouleau 等[36]	63	33/63 (52%)	7/63 (11%)
Lee 等[16]	52	24/52 (46%)	12/52 (23%)
Topkan 等[37]	63	28/63 (44%)	12/63 (19%)
Choi 等[38]	117	62/117 (53%)	28/117 (24%)
Motegi 等[39]	32	11/28 (39%)	3/32 (9.4%)
Wick 等[8]	总数, 921	96/921 (10.4%)	53/921 (5.7%)
	贝伐单抗组, 458	12/458 (2.6%)	10/458 (2.2%)
	安慰剂组, 463	84/463 (18.1%)	43/463 (9.3%)
总数, 简单平均数, 范围	2468	757/2468 (30.6%)	310/2468 (12.6%)
		范围: 10%~66%	范围: 5.7%~31%

Source: Adapted with permission from Kruser TJ, Mehta MP, Robins IH. Pseudoprogression after glioma therapy: a comprehensive review. Exp Rev Neurother. 2013;14,4:389 - 403.

并的平均值要低。假性进展的发现在 AVAglio 试验组同样低于现有的混合案例系列疑似病例, 有趣的是, 含有贝伐单抗组的患者早期进展和假性进展的发生率整体都非常低 (小于 3%)。

缺陷

- 神经学影像 (CT 或 MRI) 在放疗结束的 12 周内往往是不可靠的。除非表明疾病进展的对比度增强和水肿改变超出了已知放射量表现或新发现的不同病变, 否则不能准确做出疾病进展的诊断。

■ 临床意义

　　假性进展可以发生在多种类型治疗干预和除了胶质母细胞瘤以外的脑肿瘤类型中。2005 年具有里程碑意义的一篇论文改变了被诊断为胶质母细胞瘤患者的护理标准[10]。早期加入替莫唑胺化疗的 RT 治疗, 有可能增加放疗敏感性; 因此, 一些人认为初期表现出不利变化的 MRI 扫描图像, 在放化疗结束后其中超过 30% 的 MRI 扫描表现出肿瘤细胞的破坏、细胞凋亡和炎症的增强效果。放化疗后辅助化疗创造了一种新的增加放疗后扫描检查的临床实践方法,以确定继续应用辅助替莫唑胺是否合适。正是在这样的背景下,假定辅助治疗能增加治疗效果,就需要以影像学为基础进行证实,使得假性进展首先被注意到。也就是说,类似的影像现象在只进行孤立 RT 治疗的低级别和高级别胶质瘤中发生。此外,各种其他干预在治疗后的扫描图像上也可能会发生对比度增强和水肿程度增加的情况。例如包括肿瘤内或腔内近距离放射治疗、对流增强递送、化疗浸染晶片、放射治疗和高强度聚焦超声。除了这些影响,类似的直接相关治疗,临床医生必须考虑其他可能类似疾病进展的情况,包括手术后局部缺血或梗死、术后愈合、近期癫痫发作,甚至地塞米松的剂量在几天前降低等引起的 MRI 扫描改变[7,11,12]。

> **提示**
>
> ● 假性进展在胶质母细胞瘤放疗伴替莫唑胺化疗后最易发生,但在单独进行放疗的低级别和高级别胶质瘤中也能看到,同时其他实验性疗法,例如近距离放疗、RT 和腔内治疗之后也可以看到。此外,常见的临床问题,例如减小地塞米松的剂量、癫痫发作之前或期间进行 MRI 扫描,以及沿术腔的术后梗死也可以发生类似的疾病进展。

假性进展在临床试验设计和解释上的影响

因为对假性进展的广泛认同,两个领域的临床试验设计已经被重新考虑:无进展生存期(PFS)的解释,以及疾病复发患者进入临床试验的时间[13]。新诊断患者行新疗法的临床试验测定通常使用总体生存率为最客观、最有意义的终点值;然而,为了评价正在研发的化合物早期疗效的阶段 1 和阶段 2 研究,很可能使用更早的终点值,如 PFS。如果研究中使用的治疗(例如,使用腔内治疗或放射增敏剂)本身与假性进展相关,则可能做出疾病早期进展的误判,导致过早放弃临床试验的治疗干预。相反,新疗法的临床试验测试经常在疾病复发人群中进行;这使得在 MRI 扫描上第一次可观察到有进展的患者参与。很显然,如果假性

进展患者被列入这样的试验,那么将会高估新疗法的效果。该 RANO 标准已经设置了 RT 后 12 周作为能判定真正病情恶化最早的时间点,以及患者能被列入疾病复发治疗方法研究的最早时间点[7]。

假性进展对预后的影响和甲基鸟嘌呤甲基转移酶的作用

真正疾病进展的患者与无疾病进展的患者表现不同,那么假性进展的患者会怎么样呢?如果假性进展的解释为能增强抗肿瘤效果,按理说,假性进展的患者预后可能会好一些,因为它增加了肿瘤对治疗的敏感性。的确,关于假性进展的大多数报道已经指出与稳定型疾病患者或真正进展的疾病患者相比,有假性进展的患者其生存率明显改善,我们对 104 例患者所进行的研究与别人报道的结果一致。我们发现在第一个放化疗后的 MRI 影像中,有 26% 患者发现了早期疾病进展,这其中,32% 被确定为假性进展[4]。根据年龄和体能状态等影响预后的重要变量调整后的中位生存期,在假性进展组显著延长(124.9 周对 36.0 周;$P=0.03$)。

> **争议**
>
> ● MGMT 甲基化状态与假性进展有部分相关性,而不是完全相关。带有影像的前瞻性大型临床试验并没发现 MGMT 甲基化与假性进展的关联。在临床实践中,携带甲基化 MGMT 启动子的患者并不是更可能有假性进展,而只是可以作为早期治疗后影像学改变的解释。

假性进展患者生存期延长的原因尚不明确。2008 年,有报道称,甲基鸟嘌呤甲基转移酶(MGMT)启动子的甲基化与假性进展有关[14]。这一发现或许能解释治疗敏感性增加(甲基化的患者对替莫唑胺反应性更好)和生存期延长的问题(MGMT 甲基是整体存活率强有力的预后指标)。尽管这些发现和问题依然未知;假性进展的确定是临床诊断而非组织学诊断,但 MGMT 甲基化与假性进展肯定有关,那么问题来了,非甲基化的患者有可能更早发生疾病进展吗?有些病例系列一

直没能证实 MGMT 状态和假性进展间的关系，即使是最近的 AVAglio 研究，发现基于 MGMT 状态的假性进展的发生概率没有差别，这一结果令人产生怀疑。

对治疗决定的影响

如果早期治疗后的 MRI 显示疾病进展，而且通常在治疗范围内观察到增强的新区域，临床医生必须确定此改变是否代表真实疾病恶化（超出治疗剂量的边距或疾病外围出现新结节）。如果患者症状很明显，患者可以选择手术切除以减少肿瘤的占位效应，并进行组织学检查。

■ 假性进展评估的专业影像学技术

为了开发新的成像方式，大量的工作正在进行，以帮助区分假性进展和真正的疾病进展。有些人争辩说，在假性进展组织看到治疗后炎症的变化，其范围从轻微无症状的反应性组织到假性进展组织（有症状或无症状），来证明放射性坏死的存在[2]，然而，仅仅依靠 MRI 扫描来区分放射性坏死和疾病进展并不充分；而且，新的 MRI 序列，如弥散和灌注成像，以及代谢成像，如正电子发射断层扫描（PET），都不能获得足够的信息来取代组织诊断作为假性进展诊断的金标准[15-18]。如果假性进展只是简单的放射治疗后组织改变的温和形式，利用先进的 MRI 或非 MRI 技术同样难以协助其诊断。虽然已经有报道各种各样的成像技术，并在持续研发中，目前还没有一种方法能增加常规 MRI 的特异性来达到诊断假性进展的程度。第一个放射性坏死的动物模型最近被设计出，可以应用组织病理学和分子分析方法来促进影像学相关实验的发展[19]。假性进展的定义仍然是一个重要的研究领域，它受手术的限制，而不受以组织为基础的限制。

■ 假性进展的治疗

当假性进展发生时，它与一系列的影像学表现有关，可以是轻微的对比度增强和水肿增加，有或没有临床症状，也可以是影像学表现显著恶化伴临床恶化。在实践中，临床医生必须使用临床判断，以确定它

们各自的情况。重要的是要记住在 MRI 上进展的鉴别，如最近癫痫发作、术腔周围梗死、最近或突然的地塞米松减量。在放化疗后无症状而 MRI 上存在疾病恶化的患者，应该持续进行辅助替莫唑胺的治疗，同时需要根据症状监控是否需要增加地塞米松治疗。在过去的大背景下，在治疗过程的早期，这类的患者很可能被过度诊断为疾病进展。在最近的随机试验中，通常会发现初诊胶质母细胞瘤的患者中位生存期为 18 个月，而在 2005 年的关键研究中（假性进展没有得到广泛的认可时），生存期是 14 个月，这或许在神经肿瘤学的历史上，可能会部分解释为早期放弃替莫唑胺治疗而没有其他有效治疗方法的结果[10]。

影像学显著恶化的患者临床上可无症状或有轻微症状。没有症状不会被看成是疾病真正进展的敏感指标[20]。无症状患者可以继续进行辅助替莫唑胺治疗，并且进行临床密切随访和 MRI 检查。根据 RANO 标准，如果患者在临床上状态稳定，2 个月后进行的 MRI 扫描十分关键，可用于确定假性进展与真正的疾病进展。有临床症状的患者会有更多的问题需要处理。临床医生可从增加地塞米松剂量和进行辅助治疗开始；然而，已经应用大剂量地塞米松或出现神经功能恶化或有占位效应症状的患者，应考虑早期再手术治疗。外科手术的优点很难量化，主要包括可立即达到减瘤效应、可降低地塞米松用量，以及可对切除组织进行组织学检查。手术标本证实多为炎症改变，而没有明显存活的肿瘤，可以被视为有利于证明假性进展的证据，辅助化疗应继续保持不变。手术标本存在有丝分裂活跃和高标记指数的存活肿瘤细胞，将有利于疾病进展的诊断，并在术后需要改变治疗计划。

目前已有使用抗 VEGF 治疗，尤其是贝伐单抗，对假性进展症状进行治疗的初步报告[21]。贝伐单抗的作用机制与假性进展的机制相符，可以通过血管正常化及其对脑水肿的深远影响发挥作用。迄今为止，贝伐单抗还是一种未被临床试验认可的药物，但在个别情况下也会考虑使用，比如患者症状恶化或不能切除病灶。近日，一个贝伐单抗与安慰剂的小型随机对照试验，对头颈 RT 或原发性、继发性脑肿瘤 RT 治疗后颅内放射性坏死的治疗进行了报道[22]。与安慰剂治疗

相比，贝伐单抗的效果显著。对于假性进展来说，并不存在明确的数据说明；然而，它却显示出了未来治疗这种疾病的生物前景。

结论

自从对胶质母细胞瘤同时进行放疗和替莫唑胺治疗后再辅以替莫唑胺治疗被广泛采用后，假性进展就持续被关注。然而，假性进展可能发生在只进行放射治疗的高级别胶质瘤和低级别胶质瘤患者。大约30%的患者在第一次放化疗后扫描显示出恶化的MRI特征，随着继续辅助治疗，一半的患者恶化情况趋于稳定或得到改善。在假性进展的情况下不宜过早放弃辅助化疗，例如替莫唑胺，而登记假性进展的患者进入复发性疾病新疗法的临床试验非常重要。目前，在临床上新的MRI方式，如弥散和灌注成像，以及代谢显像，所得到的有用信息还不足以确定假性进展的诊断[23]。假性进展的治疗，分为治疗上无变化的轻症患者、早手术切除患者及不能手术切除抗VEGF治疗的患者。我们需要进行更多关于假性进展定义、改善假性进展成像方式和假性进展治疗的工作。

编者注

假性进展是脑肿瘤治疗后影像上明显恶化，之后再治疗疾病无变化或好转的情况，表明它不是真正的肿瘤进展。假性进展可以在任何有力的治疗后出现，表现为脑组织肿胀、病变扩大，或可能是由于血管的改变导致对比增强度增加。通常可以在对前庭神经鞘瘤和脑转移瘤使用大剂量放射进行立体定向放射时看到，在后一种情况下，随访中MRI影像上病变轻微恶化，需要与复发肿瘤、放射作用和即将发生的放射性坏死相鉴别。

假性进展的诊断是否要等待观察病情发展或进行治疗干预，对神经外科医生、放射肿瘤学家和神经肿瘤学家的临床意义非比寻常。此外，它还可能对临床实验设计、执行和解释有启示作用。有一些非侵入性的方式试图区分真正的疾病进展与假性进展，但它们仍不可靠，然而其他强大的治疗方法联合新靶向治疗将继续发展，那么假性进展的问题将继续对神经肿瘤患者及医生带来突出的挑战。

（Bernstein）

（郭清　译）

参考文献

1. Brandsma D, Stalpers L, Taal W, Sminia P, van den Bent MJ. Clinical features, mechanisms, and management of pseudoprogression in malignant gliomas. Lancet Oncol 2008;9:453–461
2. Kruser TJ, Mehta MP, Robins HI. Pseudoprogression after glioma therapy: a comprehensive review. Expert Rev Neurother 2013;13:389–403
3. Taal W, Brandsma D, de Bruin HG, et al. Incidence of early pseudo-progression in a cohort of malignant glioma patients treated with chemo-irradiation with temozolomide. Cancer 2008;113:405–410
4. Sanghera P, Perry JR, Sahgal A, et al. Pseudoprogression following chemoradiotherapy for glioblastoma multiforme. Can J Neurol Sci 2010;37:36–42
5. Macdonald DR, Cascino TL, Schold SC Jr, Cairncross JG. Response criteria for phase II studies of supratentorial malignant glioma. J Clin Oncol 1990;8:1277–1280
6. Perry JR, Cairncross JG. Glioma therapies: how to tell which work? J Clin Oncol 2003;21:3547–3549
7. Wen PY, Macdonald DR, Reardon DA, et al. Updated response assessment criteria for high-grade gliomas: response assessment in neuro-oncology working group. J Clin Oncol 2010;28:1963–1972
8. Wick W, Cloughesy TF, Nishikawa R, et al. Tumor response based on adapted Macdonald criteria and assessment of Pseudoprogression (PsPD) in the phase III AVAglio trial of bevacizumab (Bv) plus temozolomide (T) plus radiotherapy (RT) in newly diagnosed glioblastoma (GBM). Proc ASCO 2013; abstract 2002
9. Chinot OL, Macdonald DR, Abrey LE, Zahlmann G, Kerloëguen Y, Cloughesy TF. Response assessment criteria for glioblastoma: practical adaptation and implementation in clinical trials of antiangiogenic therapy. Curr Neurol Neurosci Rep 2013;13:347–358
10. Stupp R, Mason WP, van den Bent MJ, et al; European Organisation for Research and Treatment of Cancer Brain Tumor and Radiotherapy Groups; National Cancer Institute of Canada Clinical Trials Group. Radiotherapy plus concomitant and adjuvant temozolomide for glioblastoma. N Engl J Med 2005;352:987–996
11. Hyingo da Cruz LC, Rodriguez I, Domingues RC, Gasparetto EL, Sorensen AG. Pseudoprogression and pseudoresponse: imaging challenges in the assessment of posttreatment glioma. Am J Neurorad 2011;32:1978–1985
12. Rheims S, Ricard D, van den Bent M, et al. Peri-ictal pseudoprogression in patients with brain tumor. Neuro-oncol 2011;13:775–782
13. Reardon DA, Galanis E, DeGroot JF, et al. Clinical trial end points for high-grade glioma: the evolving landscape. Neuro-oncol 2011;13:353–361
14. Brandes AA, Franceschi E, Tosoni A, et al. MGMT promoter methylation status can predict the incidence and outcome of pseudoprogression after concomitant radiochemotherapy in newly diagnosed glioblastoma patients. J Clin Oncol 2008;26:2192–2197
15. Young RJ, Gupta A, Shah AD, et al. Potential utility of conventional MRI signs in diagnosing pseudoprogression in glioblastoma. Neurology 2011;76:1918–1924

16. Lee WJ, Choi SH, Park CK, et al. Diffusion-weighted MR imaging for the differentiation of true progression from pseudoprogression following concomitant radiotherapy with temozolomide in patients with newly diagnosed high-grade gliomas. Acad Radiol 2012;19:1353–1361

17. Gahramanov S, Muldoon LL, Varallyay CG, et al. Pseudoprogression of glioblastoma after enhanced perfusion MR imaging with ferumoxytol versus gadoteridol and correlation with survival. Radiology 2013;266:842–852

18. Young RJ, Gupta A, Shah AD, et al. MRI perfusion in determining pseudoprogression in patients with glioblastoma. Clin Imaging 2013;37:41–49

19. Kumar S, Arbab AS, Jain R, et al. Development of a novel animal model to differentiate radiation necrosis from tumor recurrence. J Neurooncol 2012;108:411–420

20. Singh AD, Easaw JC. Does neurologic deterioration help to differentiate between pseudoprogression and true disease progression in newly diagnosed glioblastoma multiforme? Curr Oncol 2012;19:e295–e298

21. Miyatake S, Furuse M, Kawabata S, et al. Bevacizumab treatment of symptomatic pseudoprogression after boron neutron capture therapy for recurrent malignant gliomas. Report of 2 cases. Neuro-oncol 2013;15:650–655

22. Levin VA, Bidaut L, Hou P, et al. Randomized double-blind placebo-controlled trial of bevacizumab therapy for radiation necrosis of the CNS. Int J Radiat Oncol Biol Phys 2011;79:1487–1495

23. Shah AH, Snelling B, Bregy A, et al. Discriminating radiation necrosis from tumor progression in gliomas: a systematic review what is the best imaging modality? J Neurooncol 2013;112:141–152

24. Chaskis C, Neyns B, Michotte A, De Ridder M, Everaert H. Pseudoprogression after radiotherapy with concurrent temozolomide for high-grade glioma: clinical observations and working recommendations. Surg Neurol 2009;72:423–428

25. Clarke JL, Iwamoto FM, Sul J, et al. Randomized phase II trial of chemoradiotherapy followed by either dose-dense or metronomic temozolomide for newly diagnosed glioblastoma. J Clin Oncol 2009;27:3861–3867

26. Fabi A, Russillo M, Metro G, Vidiri A, Di Giovanni S, Cognetti F. Pseudoprogression and MGMT status in glioblastoma patients: implications in clinical practice. Anticancer Res 2009;29:2607–2610

27. Peca C, Pacelli R, Elefante A, et al. Early clinical and neuroradiological worsening after radiotherapy and concomitant temozolomide in patients with glioblastoma: tumour progression or radionecrosis? Clin Neurol Neurosurg 2009;111:331–334

28. Roldán GB, Scott JN, McIntyre JB, et al. Population-based study of pseudoprogression after chemoradiotherapy in GBM. Can J Neurol Sci 2009;36:617–622

29. Gerstner ER, McNamara MB, Norden AD, Lafrankie D, Wen PY. Effect of adding temozolomide to radiation therapy on the incidence of pseudoprogression. J Neurooncol 2009;94:97–101

30. Tsien C, Galbán CJ, Chenevert TL, et al. Parametric response map as an imaging biomarker to distinguish progression from pseudoprogression in high-grade glioma. J Clin Oncol 2010;28:2293–2299

31. Yaman E, Buyukberber S, Benekli M, et al. Radiation induced early necrosis in patients with malignant gliomas receiving temozolomide. Clin Neurol Neurosurg 2010;112:662–667

32. Gunjur A, Lau E, Taouk Y, Ryan G. Early post-treatment pseudoprogression amongst glioblastoma multiforme patients treated with radiotherapy and temozolomide: a retrospective analysis. J Med Imaging Radiat Oncol 2011;55:603–610

33. Kang HC, Kim CY, Han JH, et al. Pseudoprogression in patients with malignant gliomas treated with concurrent temozolomide and radiotherapy: potential role of p53. J Neurooncol 2011;102:157–162

34. Kong D-S, Kim ST, Kim E-H, et al. Diagnostic dilemma of Pseudoprogression in the treatment of newly diagnosed glioblastoma: the role of assessing relative cerebral blood flow volume and oxygen-6-methyl-guanine-DNA methyltransferase promoter methylation status. Am J Neurorad 2011;32:382–387

35. Park C-K, Kim JW, Yim SY, et al. Usefulness of MS-MLPA for detection of MGMT promoter methylation in the evaluation of pseudoprogression in glioblastoma patients. Neuro-oncol 2011;13:195–202

36. Pouleau H-B, Sadeghi N, Balériaux D, Mélot C, De Witte O, Lefranc F. High levels of cellular proliferation predict pseudoprogression in glioblastoma patients. Int J Oncol 2012;40:923–928

37. Topkan E, Topuk S, Oymak E, Parlak C, Pehlivan B. Pseudoprogression in patients with glioblastoma multiforme after concurrent radiotherapy and temozolomide. Am J Clin Oncol 2012;35:284–289

38. Choi YJ, Kim HS, Jahng GH, Kim SJ, Suh DC. Pseudoprogression in patients with glioblastoma: added value of arterial spin labeling to dynamic susceptibility contrast perfusion MR imaging. Acta Radiol 2013; [Epub ahead of print]

39. Motegi H, Kamoshima Y, Terasaka S, et al. IDH1 mutation as a potential novel biomarker for distinguishing pseudoprogression from true progression in patients with glioblastoma treated with temozolomide and radiotherapy. Brain Tumor Pathol 2013;30:67–72

第45章

生活质量和神经认知功能

Kyle Richard Noll, Jeffrey Scott Wefel

恶性脑肿瘤的自然病程通常是从神经功能恶化到死亡的演变过程。肿瘤本身、患者接受的抗肿瘤治疗类型、应用的辅助药物和内科并发症都可以影响神经认知功能、心理健康和日常活动能力。然而,有很多方法能改善患者的生活质量(QOL)和护理系统。了解肿瘤、治疗和其他因素对大脑的具体作用,并以提高患者生活质量为标准制订干预策略,例如手术治疗和姑息性治疗。

关于原发性脑肿瘤对患者的影响,概括最完善的是世界卫生组织提出的三级系统:功能损害指由疾病导致的脑功能缺失,通过神经学和神经心理学进行评估;功能残疾是指因脑功能缺失对患者活动能力的影响,通过体能状态和功能状态进行评估;功能障碍是指功能残疾对患者的主观幸福感和社会功能的影响,通过生活质量问卷调查进行评估。

从患者的年龄层次、工作要求和支持系统来看,类似的损伤可能会引起不同的功能残疾和功能障碍。例如,一个患有左额叶胶质瘤的年轻女性患者,其工作记忆有轻度受损,特点是智力上获得和处理信息的能力下降。因为肿瘤的原因,她更容易分心,很难执行多个步骤的任务,难以同时处理 1 个以上的信息(例如,在一个房间里有不止一个谈话在进行)。然而,她在学习和记忆新知识方面完全正常,智力、视觉空间、眼球运动和肢体运动功能也同样正常。由于肿瘤部位的不同,她也会有言语流畅性轻度降低和右侧视野轻

度涣散的症状。因为该患者工作记忆和言语流畅性的损伤,使她很难胜任教师的工作。此外,这种残疾对她来说有非常大的功能障碍,因为她热爱她的工作,而她又很难接受无法保持以往业绩水平的事实。如果是其他的职业,或如果她不这么喜欢她的工作,那么肿瘤所引起的残疾和障碍水平可能是完全不同的。

> **重要参考**
>
> ● 脑肿瘤对患者生活质量的影响是高度个人化的。

因此,必须针对患者的具体需要制订个体化的干预措施。这名患者需要有认知能力来处理这些能力的缺失。我们并不知道她能否回到以前的教师岗位,或是否考虑更换一个对她缺失能力要求不高的职业,但她要在经过适当的帮助后能够发挥出合理水平的能力,为了达到这个目的,医生能做的包括药物治疗(兴奋剂疗法)和专业认知康复。

■ 神经认知功能损害的原因

肿瘤的影响

原发性脑肿瘤患者,其神经认知缺失与肿瘤部位、肿瘤相关的癫痫症、病变类型、病变动量(即肿瘤生长的速度)和病灶体积有关。由于颞叶或额叶神经

胶质瘤患者的临床表现在患者间差异显著，所以需要在任何治疗开始前进行状态评估，90%的患者有神经认知功能障碍，78%的患者执行能力受损，60%的患者记忆力和注意力均受损[1]。颅内不同位置新诊断为胶质母细胞瘤的患者参加了一个大型 3 期临床合作试验，结果证明其中枢认知表现中位数普遍比健康人群标准值低 1 个标准差(SD)[2]。

认知功能障碍与肿瘤的半球部位相对应。左半球肿瘤最常见，且与语言学习和记忆、语言功能、基于语言的智力功能的严重缺陷相关。右侧大脑半球肿瘤最常表现为患者对视觉空间和视觉的感知力产生困难。额叶肿瘤可引起明显的人格改变和执行功能的损害，包括社会辨别力、挫折承受力、策划和组织活动能力和工作记忆等。然而，与肿瘤部位相关的认知障碍特异性和严重程度往往没有那些突发性神经系统疾病，如中风，那么严重[3,4]。

> **重要参考**
> - 已经治疗很多年的低级别肿瘤患者因为皮层可塑性和重组可能在脑功能上没有明显的改变，但是那些快速生长的肿瘤却具有广泛的损害性。

化疗和放疗的影响

除了在动脉内或脑室内使用，化疗的副作用通常被认为是急性的且是可逆的。除了那些已知作用机制是影响脑病灶局部的药物[5]或已知影响特定炎性细胞因子、神经递质和神经内分泌激素的免疫制剂[6]，大多数癌症治疗药物对神经行为的影响趋向于非特异性和弥漫性。化疗期间或之后出现的认知和情绪的变化包括记忆丧失、信息处理速度下降、注意力减退、焦虑、抑郁和疲劳，在大剂量化疗后症状将变得更为显著，而且持久存在[7]。

虽然新药如替莫唑胺能延长生存期，且其不良症状较少[8]，但新兴的研究表明，当患者接受替莫唑胺治疗后病灶没有变化时，一些患者会出现认知功能持续恶化[9,10]。具体地，大型 3 期临床交叉试验显示，超过 30%新诊断的接受替莫唑胺治疗的多形性胶质母细胞

瘤(GBM)患者，在整个领域的评估中证实其认知功能衰退，尽管在影像学上显示肿瘤并无进展[8]。此外，小型单机构标准剂量的替莫唑胺治疗研究表明，放化疗和三个周期的辅助化疗同时进行后，3/13 的患者出现认知能力下降[10]。目前仍然有待确定，这是否代表亚临床肿瘤的进展或治疗相关神经毒性的不利影响。 然而，最近的动物模型表明，这种影响可能或至少部分是通过降低海马神经和 θ 节律使学习能力被破坏[11]。尽管这些研究只是初步的，但研究结果表明了持续进行靶向化疗的必要性，从而提高患者受益和降低药物毒性。

> **提示**
> - 神经功能障碍的严重程度不完全能从神经影像学上白质的变化来预测，可能是因为在结构异常被观察到前发生了神经化学变化。

放疗也可能由于血管损伤、炎症、神经元祖细胞损坏而影响神经发生和少突胶质细胞增生从而对认知产生有害影响[12]。放射对脑白质的影响往往会继发脑额叶皮质下网络结构的早期中断，这些网络结构在额叶皮层下方尤为密集。在前 2 周的治疗中，患者可表现为乏力，以及预先存在的神经功能缺损的症状恶化。早期的延迟效应往往在完成放疗后 1~4 个月发生，包括信息处理速度减缓、执行功能障碍、记忆功能减退和运动障碍[13]。这些症状可能来自瞬态脱髓鞘，随后髓鞘再生可出现症状的缓解与改善。

放射治疗前后患者的神经心理学研究记载了神经认知功能受损与额叶网络系统受损相一致，包括信息处理速度、注意力(如工作记忆)、心理承受力、学习能力、记忆力等下降，以及即使无疾病复发迹象的患者，经常有双侧肢体运动功能下降[14,15]。不幸的是，有些患者会出现后期迟发性脑病，包括渐进性神经衰退、痴呆、白质脑病和脑坏死，尽管有早到放疗后 3 个月，晚至 13 年后出现的报道，其症状通常在放疗后 6 个月至 3 年出现[16]。已经确定能导致放射性脑病发生的几个因素，包括：年龄＞ 60 岁，较高的总照射剂量，每次剂量＞ 2 Gy，照射脑体积较大，超分割计划，整个

治疗时间较短,联合或放疗后应用化疗,以及存在血管病的危险因素[15]。

辅助药物和医疗并发症的影响

医疗并发症和辅助药物可能引起颅脑损伤,进而导致残疾和障碍。例如,在脑肿瘤患者的治疗中应用糖皮质激素极为常见,除了为人熟知的胃肠道、皮肤、骨骼肌肉、循环和免疫系统并发症外,慢性类固醇的使用会产生多种神经行为不良影响。即使是能正常控制情绪的对照组患者,应用糖皮质激素如地塞米松,因其与脑内控制情绪和记忆的受体结合,同样会导致记忆困难[17]。可逆性痴呆、情绪不稳、抑郁症、妄想症、狂躁和谵妄在应用激素的患者中并不少见,并且通常与剂量相关。

> **争议**
> - 局灶性癫痫发作或有征兆的患者驾驶是否安全值得商榷。

放疗后垂体–下丘脑损伤相关的内分泌功能失调也很常见[18]。甲状腺功能减退、性欲减退和勃起功能障碍等症状在放疗后的患者中占有相当大的比重。事实上,一项研究发现,放疗后只有 23% 的脑肿瘤患者有正常的甲状腺、性腺、肾上腺激素水平[19]。内分泌失调的脑肿瘤患者,可以通过激素替代治疗大大提高生活质量[20]。

在患病时,50%~70% 的患者会出现癫痫发作,这将对患者的神经行为功能和 QOL 产生重要影响。控制不良的癫痫持续发作会引起脑皮层的变化、代谢功能障碍、海马硬化和认知效率降低,从而加剧潜在的认知缺陷[21]。癫痫患者常常因担心在公众场合或他们认识的人面前癫痫发作,从而变得孤立,不敢与人交流。此外,许多抗癫痫药物(AED)有诱导不良的原发性认知的副作用。苯妥英、卡马西平和丙戊酸的使用与注意力、处理能力速度和记忆减退有关[22]。然而,更新的抗癫痫药,包括拉莫三嗪、奥卡西平和加巴喷丁的副作用似乎情况比较乐观,神经认知副作用较少[23]。

限制脑肿瘤患者的驾驶权将对其独立感产生很大影响,同时,限制交通方式可能会对家庭产生负担。法律规定了患者癫痫大发作后必须避免开车的时间,但这是对经历局灶性或部分性癫痫发作而不伴有意识丧失患者情况的不了解,或者说限制驾驶不是癫痫发作的问题所在,而是认知障碍的问题。患者右半球肿瘤可能会导致视觉感知障碍,包括左视野涣散,这是特别危险的。如果有关于行车安全的问题时,最好让患者通过心理学家和康复心理学家进行正规的驾驶评价。此外,治疗医生需要意识到报告患者的需求和许可规定是非常重要的。

癌症相关症状

疲劳和睡眠

大多数脑肿瘤患者在患病过程中会遇到很明显的癌症相关疲劳。癌症相关疲劳是持久性的、主观感觉性疲倦,它继发于癌症或癌症的治疗,通常不能通过休息缓解,这将会干扰患者正常的生活[24]。普遍来说,能导致疲劳的原因是生理、心理和医疗因素,如贫血、恶病质、全身性疾病、疼痛及药物治疗。在各种不同的癌症患者中,50%~75% 被报道的疲劳在诊断时发生,80%~96% 被报道的疲劳与化疗有关,60%~93% 被报道的疲劳与放疗有关[25]。有几种治疗方法可以改善疲劳,包括纠正贫血、治疗抑郁症、运动、保存体力和药物干预(如精神兴奋剂)[26]。

睡眠–觉醒紊乱被理解为昼夜睡眠颠倒[27]。睡眠问题在实质性肿瘤包括脑瘤患者中估计发生率超过 57%。常见问题包括失眠、睡眠呼吸障碍、深度睡眠状态、嗜睡症、昼夜节律紊乱和睡眠相关运动障碍。尽管在原发性脑肿瘤患者中,有关睡眠障碍的文献非常有限,但失眠症和异态睡眠是实体瘤患者中报道最多的睡眠问题。此外,脑肿瘤患者常用的药物如糖皮质激素和抗焦虑药可能会导致失眠或白天困倦。睡眠–觉醒障碍治疗通常包括行为策略(如睡眠卫生和认知–行为疗法)和药物治疗(即安眠药)[28]。

情绪困扰

脑肿瘤患者生活质量的综合研究报道了这些患者情绪反应增加、挫折容忍力降低、抑郁、焦虑和家庭功能减少[29]。机体生活质量与组织学诊断、预后或年龄的关系似乎并不紧密，而与患者获得的社会支持、人格特征及获得的服务关系更为密切。大约 93% 的高级别胶质瘤患者会在术前或最多术后 6 个月出现抑郁的症状[30]。然而，有些医师检测发现术前患者抑郁的发生率只有 15%，而术后患者达 22%。因此，许多患者拒绝接受一些潜在有效的疗法来减少情感困扰，同时发现，抑郁症患者有更短的生存期和更多的并发症。

■ 小儿脑瘤患者特殊注意事项

我们必须考虑儿童肿瘤的治疗对大脑和身体发育的影响。小儿脑肿瘤患者很可能发生多种认知和体质障碍。在年幼时即进行脑肿瘤治疗的儿童很难在学习和掌握技能上发育到正常水平[31,32]。他们往往身材矮小，并且成年后很少能结婚或获得全职工作。肿瘤的治疗对小儿脑瘤幸存者的全面影响，往往在治疗结束后很长时间才表现出来。一项关于童年时患髓母细胞瘤幸存 10 年的患者研究发现，超过一半的人有显著的认知和心理障碍，从而影响了他们成年后的独立，虽然他们往往不认为这损害了他们的生活质量[33]。

在完成治疗后幸存的儿童很长时间后会出现认知和心理障碍，这有可能是放疗和化疗相关的延迟性副作用或与"生长缺陷"现象有关。这种现象的原理是肿瘤和肿瘤治疗对特定行为如执行能力的影响，直到发展的神经网络促进其功能活跃时才会表现出来（即额叶完整的髓鞘形成后），癌症和癌症治疗时不表现出来，此时，对该系统的主要伤害表现为不能获得成长所需的适宜技能或能力。曾报道小儿脑肿瘤患者展现出眼球运动和视觉感知技能、注意力、记忆力、处理速度、语言和执行能力障碍[34]，在注意力、执行能力和处理速度等核心过程的障碍，已被证明与不能实现预期的知识和学业成就密切相关[35]。

■ 评估考虑

神经认知功能损害的评估

损害评估包括传统的神经系统评估，其通常集中在评估运动和感觉功能，以及反映下位神经子系统刺激的反应性和适应性。认知的评估通常包括标准化测试及相对敏感和特异性的问卷调查。神经认知功能的评价必须考虑到不同的肿瘤位置会引起不同的认知缺陷，并与肿瘤局部的进展鉴别放疗和化疗相关的认知下降模式不同。测试的具体选择和评估题目的长短将取决于测试的目的，使用可重复临床试验环境测试的简短评估（例如，选择题或稍加练习效果的测试），以及当需要做出有关问题的决定时，如患者回去工作的能力，需要进行比较长的全面评估。

简易精神状态检查（MMSE），是一个老年痴呆症的简短筛选工具，经常被用于脑肿瘤的临床试验。然而，此工具有一些缺点限制了其作用。尽管 MMSE 可以检测中度至严重的全脑认知功能障碍，但是其缺乏完整的敏感性和特异性，同时重复使用神经功能量表和行为状态的测试无法检测许多脑肿瘤患者已知的损害，并且对重复测试不具有有效的替代形式[36]。另外，它在癌症治疗临床试验中对认知改变不敏感[5]。为了解决 MMSE 的某些弊端，蒙特利尔认知评估（MoCA）是另一种筛选工具，它能更广泛地衡量执行功能，延迟回忆和抽象思维[37]。对脑肿瘤人群来说，尽管 MMSE 有许多替代形式和卓越的灵敏度，但它仍然对细微形式的认知功能障碍相对不敏感。

缺陷

● 简要认知筛查测试可能会产生误导。

MMSE 和类似的认知评估筛选可能对需要进行更全面神经认知功能评估的患者来说有一定作用。然而，临床医生应该知道的是，那些已经筛选出功能损害的患者在临床神经心理学评估中可能也会显示出更广泛的异常，而筛查中不存在功能受损的患者常常与正规的神经心理学评估为无认知功能障碍的患者不一致。在临床实践中采用独特不敏感的简要评估措施有可能导致不适当的过高期望，进而导致可能需要给予的干预、资源和支持没有恰当地提供给需要的患者和家属，同时还会导致临床试验数据的误导。

残疾评估

在一般情况下,伤残是指患者不能进行日常生活的活动(ADL)。尽管卡氏评分量表(KPS)经常被用来评估脑肿瘤患者功能状态和生活质量,但其对生活质量只是极其简单的评价,因为它是对功能有问题的患者所进行的评估,完全没有强调认知功能障碍。该量表具有非常低的评估者间信度,它主要和患者的年龄相关,而不是其他因素,而且它对高龄(90~100 岁)患者的功能状态特别不敏感[38]。还有几种经过充分验证的用来测量患者 ADL 的工具,其中包括全面的功能独立性评测表和简单、容易使用的 ADL 巴氏指数评分量表[39]。

> **重要参考**
> ● KPS 是在脑肿瘤患者中应用最广泛的医师级结果测量方案,并已被用于评估损伤、残疾和障碍。

功能障碍和生活质量的评估

目前生活质量评估的标准是多方面的,基本上涵盖了脑肿瘤患者的相关担忧。一些主观生活质量测量表已经用于脑瘤患者,其中包括肿瘤治疗的功能性评估—脑肿瘤(FACT-BR)[40]、欧洲癌症研究与治疗组织生命质量测定量表—脑肿瘤模块 (EORTC QLQ-C30-BN20)[41]和生活功能指数—肿瘤[42]。这些量表有不同的开发方法。核心的 FACT 调查问卷和 EORTC QLQ-C30-BN20 强调身体、家庭、社会、情感和功能的健康。FACT-Br 模块最初是从采访神经肿瘤科门诊患者发展而来的。QLQ-BN20 项目是从采访脑肿瘤支持治疗小组的患者和医护人员获得的。脑肿瘤特异性模块的其他项目是从健康关注专业人员的投入获得的,这些方法的可靠性、有效性和内部一致性相似。经过验证的、对癌症儿童患者进行生活质量评估的工具(PedsQL 4.0)已用于小儿脑瘤患者的评估中[43]。

一些组织在临床试验中定义 QOL 为患者生存时间与疾病和治疗副作用所耗时间的组合[44]。这种方法(质量调整生存分析)比 KPS 评分通常能提供更多跟踪

性信息,能够实现对不同治疗策略的效益进行更好的评估。但是,脑肿瘤患者可能比其他癌症患者无症状的情况更少。另外,假定终期审查的患者是随机的和无信息的[45],这可能会产生误导。当对这部分人的评估没有进行时,因为这些被审查的患者可能不能再阅读或理解这些问题,这些脑肿瘤生活质量评估的审查中可能蕴含非常丰富的信息。由于许多认知障碍患者不能完成生活质量量表,这有可能丢失大量的数据,并且信息可能只从那些认知比较完整的患者中收集,导致结果解释有偏置。因此,主观性生活质量问卷调查需要由患者功能的客观评估方法来补充。

患者生活质量的代理评估已有报道说患者和代理人之间应该适度相关[46]。然而,当患者有认知功能严重障碍时,患者和代理评估之间的相关性较低,这可能是代理评估进行的时候。

护理人员的生活质量与患者的生活质量一样重要,因为它会影响应对情况的反应能力,并对护理质量产生重大的影响。护理人员生活质量指数—肿瘤(CQOLC)是专门设计用来评估癌症患者护理人员健康状态的工具[47]。

> **缺陷**
> ● 认知功能障碍可能影响患者评价生活质量或评估生活质量时的配合程度。脑肿瘤患者,特别是额叶脑肿瘤患者,他们的残疾和限制程度往往会降低,因此所报道的功能水平可能与实际不符。

■ 损伤、残疾和障碍评估的应用

评估生活质量、认知功能和日常生活活动能力有四大应用:鉴别诊断、管理患者、实行及评估干预和临床研究。

鉴别诊断

患者的主诉和症状的鉴别诊断对有效的干预是至关重要的。例如,许多患者抱怨"健忘",有几个潜在的过程可能会导致感知性健忘,例如:①工作记忆

信息量受限，从而限制了个体能够处理信息的容量；②记忆巩固受损导致信息快速遗忘；③持续注意力差，导致注意力分散；④语言运用能力受损，限制了患者理解信息量和信息的复杂性。

几个潜在的机制导致记忆过程故障，包括肿瘤压迫工作记忆或记忆巩固通路、放射对白质连接的影响、其他神经系统疾病如老性痴呆、精神病如抑郁症、反应性情绪和适应障碍、辅助药物的副作用、感觉障碍或一般性虚弱、诈病（非常罕见），或上述的组合（相当常见）。神经学、神经行为学、功能和生活质量等问题严格区分多层面的评估是必要的，因为具体过程和机制的干预措施有很大的不同。

患者护理和管理

脑肿瘤患者的认知优势、障碍、能力和限制情况对患者的合理管理至关重要。做出对患者能独立活动、驾驶、恢复工作，以及患者对康复或其他干预措施适用性的决定都要基于他们的神经认知功能。此外，反复评估可以跟踪患者对初期治疗的反应，从而有针对性地制订干预措施，并帮助设计切合实际的目标和未来的治疗计划。

干预

尽管恶性神经胶质瘤预后都很不理想，有几个方法可以帮助患者最大限度地将独立能力长时间保持在最高水平。

药理策略

神经行为减慢是额叶功能障碍和脑肿瘤患者治疗相关不良反应发生的标志。神经行为减慢的症状通常是由于额叶脑干网状系统的单胺途径的参与。此外，儿茶酚胺在注意力和工作记忆的调节中起重要作用。兴奋剂治疗（如哌甲酯）已被报道对于脑肿瘤患者的注意力集中困难、精神运动迟缓、疲劳的治疗是有效的，也有助于提升情绪[48]。10mg 保守剂量 2 次/日能显著改善认知功能，它的改变即使是客观性评估也能检测出来，超过 60mg 的剂量 2 次/日的耐受性良好。主观感觉提高，包括步伐提高、耐力增加和进行活动

愿望增加，以及膀胱控制能力的改善。目前还没有显著副作用，许多患者服用类固醇一段时间后就能够降低它们的剂量。

莫达非尼，一种新型的警惕性促进剂，通常用于治疗与发作性睡病和特发性嗜睡有关的白天过度嗜睡患者。然而，关于莫达非尼能缓解脑肿瘤患者疲劳效果的证据目前还不明确。在 37 例原发性脑肿瘤患者的研究中，接受莫达非尼的患者表现出疲劳减少、积极性提高、工作记忆和工作效率提高。然而，在只接受安慰剂的患者中也发现了类似的作用，并指出两组间无显著差异[49]。

最近进行的非盲、随机、预期试验中，研究了 24 名脑瘤患者应用哌甲酯或莫达非尼治疗 4 周的差异化功效[50]。治疗后，工作速度和执行能力等需要分散注意力进行的行为都有所改善。在基线上最大的执行功能障碍应用兴奋剂疗法获得了最大的收益。此外，有一些迹象表明，当莫达非尼提高工作速度时，哌甲酯可以更大程度上有区别性地提高注意力。而且，患者主诉的疲劳、情绪和生活质量症状也都得到了改善。然而这样的结果只是初步的，还仍需要进一步的研究证实。

> **提示**
> ● 新一代抗癫痫药物可能能真正改善神经认知功能。

如上所述，虽然使用一些抗癫痫药物可能会降低认知功能，但越来越多的证据表明，脑肿瘤患者术后应用新抗癫痫药治疗可能会实际上提高语言记忆[51]。在一项关于抗癫痫药物对高级别胶质瘤影响的研究调查中，117 例患者术后分别接受旧的抗癫痫药物、新的抗癫痫药物，或者不接受抗癫痫药物治疗。在认知障碍测试中，应用旧种或新种抗癫痫药物的患者与不用抗癫痫药物的患者表现一样。然而，应用左乙拉西坦这种新的抗癫痫药物的患者，表现出比不用抗癫痫药物的患者更佳的语言记忆测试结果。该作者推测，左乙拉西坦可通过改变胶质瘤组织中受体和离

子通道推动信息高效的存储,但这还需要进行更多的研究。

批准用于治疗痴呆的药物也被证明可能对脑肿瘤患者有益。多奈哌齐,为乙酰胆碱酯酶抑制剂,通常用于治疗阿尔茨海默病,已经应用于脑肿瘤患者的 2 期试验。对于部分或全脑放射的长期存活者应用多奈哌齐(每天 5~10mg)6 个月治疗后发现可以改善神经认知功能,如注意力、记忆和语言流畅及生活质量[52]。美金刚、N-甲基-D-天冬氨酸(NMDA)受体拮抗剂,是另一种药物治疗老年痴呆症的有效药物。最近的 3 期临床试验评价了脑转移接受全脑放疗患者的大型队列研究中美金刚的潜在保护作用[53]。那些接受美金刚治疗的患者,每天应用 20mg,持续 24 周,神经心理测试结果与在许多后续的时间间隔应用安慰剂的对照组进行了比较,美金刚治疗延缓了认知能力下降,尤其是在认知记忆、执行能力和工作速度方面有显著效果。

大剂量 α 生育酚的作用(维生素 E;1000IU,每天 2 次),可在接受标准单侧或双侧颞叶高剂量的放疗和颞叶放射性坏死的鼻咽癌患者中检测到[54]。颞叶放射性坏死虽然是不幸的,但对于接受这种治疗的患者也是常见的副作用。记忆障碍是其最显著特征,并可能假定与中枢神经系统(CNS)自由基产生和组织过氧化有关。在动物研究证明维生素 E 可以抑制脂质过氧化,神经细胞缺氧时可减少细胞死亡,缺血后会减少海马细胞变性[55]。采用非盲、非随机、对照试验,在颞叶放射性坏死患者饮食后补充维生素 E 治疗 1 年,其记忆和执行功能明显改善[54]。

缺陷

- 哌甲酯提高注意力和执行功能,确定对治疗作用是否耐受的长期经验仍然缺乏。新的精神兴奋药的疗效尚未得到彻底验证。

目前几个用于治疗放疗引起的认知功能障碍的策略正在研究中。低分子量肝素正在研究用于脑肿瘤患者来防止静脉血栓栓塞,通过减少与脑放疗相关的脑缺血,从而对认知功能产生有益的影响[56]。脑放射治疗患者认知功能衰退也可能是由于海马神经减少、增殖和凋亡的增加引起的海马功能障碍,从而激发了研究刺激性神经药物的兴趣[57]。

康复策略

脑瘤患者的正规康复没有得到充分认可,部分原因是康复机构缺乏护理原发性脑肿瘤患者的经验。我们调查的突出问题是,针对于脑肿瘤患者,护理人员列出的需要干预的内容包括无法履行家庭日常活动(例如支付账单和修剪草坪)、社会隔离和广泛性慢波(脑电图)。没有被列为特别重要的能力包括基本自理能力、下地行走和沟通能力。因此,把脑肿瘤患者置于专门为中风或严重头部创伤患者设计的环境中,其中被放置在后者的是比较常见的,可能是不合适的。

许多患者在给予适当支持的条件下有能力改善他们在家庭和职业中的功能,拥有休闲活动,具有高水平的独立性和生活质量。然而,使用的康复策略必须针对他们具体的障碍,制订切实可行的未来目标。这些需要包括身体治疗、职业疗法和语言障碍矫正,以帮助他们优化功能。对于有选择的患者,认知和职业康复是非常有效的,与创伤性脑损伤患者相比,其治疗时间短,治疗费用低,在独立性和生产力方面整体效果好[58]。

尽管各种认知康复计划的效果已经在中风和创伤的人群中建立,但在脑肿瘤患者中的评估很少。然而,令人欣慰的是,针对胶质瘤患者已经报道有荷兰认知康复计划、训练策略和 C 型车模拟训练(STCC)[59]。该计划包括 6 周的授课加家庭作业,整合两种方法:①提高注意力、执行能力和记忆力的教学策略;②在游戏式场景中专注于练习注意力的计算机化培训模式。随机对照试验证明,接受 STCC 治疗的胶质瘤患者,在注意力和语言记忆测试中其能力比对照组显著提高,也有报道说在 6 个月的随访中,其较少发生心理疲劳。

最近的另一项研究显示,对乳腺癌幸存者进行提高认知训练的计划可能会对脑肿瘤患者有益,因其涉及训练过程中的记忆与速度[60]。具体而言,两种治疗在与感知性认知功能改善上是有联系的,虽然过程训练的速度也表现在处理速度和言语记忆客观指标上持久的收益效果。因此，过程训练的速度计划可能对CNS 肿瘤患者的认知功能有利。

患者和家人的教育也是非常重要的。潜在神经行为症状可能对患者来说无法解释，有时也会因为初级医师没意识到对社会性和职业功能影响的微小症状而忽略。遇到这些症状的患者可能会怀疑他们得了精神疾病或可能会不准确地把这些症状归因于其他原因。患者和家属在经历了神经行为症状时可能会觉得孤立、孤独或"不正常"。患者及其家属对该疾病、治疗和预期的问题越了解，恢复过程越有效。即使是简单的应对策略，如采取间歇性休息、写笔记、在计划和组织活动时特别照顾，都可能对患者有益。

有研究表明，患者一般喜欢完全通过他们的医生了解他们的疾病和治疗方案。然而，患者就医过程中搜索信息行为的类型和数量差别很大。一项研究发现，超过 90% 的被调查患者想讨论他们疾病和治疗的身体方面以及日常生活和感情上的问题。80%~90%的患者愿意提出关于在身体方面所担忧的问题。然而，25% 的患者有兴趣谈论自己日常生活中的感受和问题，但多由自己的医生发起此讨论。到目前为止，患者非常不愿意讨论他们的家庭和社会生活，少数人（20%）称他们非常不喜欢这样做[61]。

从患者向医生询问和获得信息的趋势来看，患者的特点包括年轻化、知识化和女性化[62,63]。医生的沟通方式，包括针对患者的身体和情感恢复情况进行的直接提问，证明与患者治疗期间较高的满意度和更好的健康结果有关[64]。遗憾的是，虽然医生毫无疑问地认为患者的身体健康问题是他们的责任，但只有 40% 的人认为患者在日常生活中的功能水平以及情绪状态也同样是他们的责任。此外，很少有医生在门诊看病期间就开始关注患者的心理问题。这已经被贴上了"沉默的阴谋"的标签，使得心理问题不被重视，因为医生和患者不愿针对这种没有明确迹象的事进行讨论，而只希望对有迹象的事进行探讨[65]。定性研究已经指出，即使是恶性脑肿瘤终末期的患者，如果有条件的话，也非常愿意讨论生命终期困难的问题[66]。

幸运的是，一旦患者的这些问题得到有效识别，在大多数社区都能获得有效的心理干预。支持团体和咨询确保有不寻常经历的患者和家属能得到帮助，这可以帮助他们应对悲伤、愤怒、沮丧，以及病程中的其他问题。支持团体有很大的潜力帮助患者和医护人员处理和获得疾病的情况，平衡希望与现实，在最糟糕的情况下保持患者的生活质量。

多学科的团队，其中包括神经肿瘤学家、放射肿瘤学家、神经外科与神经心理学家、社会工作者、康复专业人员、姑息治疗专业人士等等，应在最好的位置上做出最适当的处理决定，并在积极治疗期间及之后提供个性化服务。

研究和临床试验

最近一直存在一种呼声，包括正处于临床试验中的神经认知和脑肿瘤特异性毒性评定的量表[39]。神经心理学评估能查明各种抗肿瘤治疗在神经认知功能上的风险和效果，同时，对于原发性脑肿瘤、软脑脊膜疾病和脑实质转移瘤的患者来说，神经心理学评估能显示出比单独的临床诊断更好的生存期[67-69]。

前面已经强调了应用简短筛查措施的潜在问题和不足之处。只要该评估工具能反映心理测量学，就有可能在临床试验中使用相当简单的方式评估神经认知功能[53]。了解测试的心理测量特性随时间推移对判断是否已发生真正的变化非常关键。神经认知功能和症状的评估可在 30 分钟内完成，并且在多中心临床试验中评估的培训、成本、可重复性和患者的负担方面具有相对可实施性[39]。例如，神经认知功能下降可能先于肿瘤进展的磁共振成像（MRI）证据，而在肿瘤进展后有时患者会表现出日常生活活动和主观性生活质量变化[69]。多方面终点相对于其他治疗方案获得的益处良多，其有更大的潜能来降低相对风险，尤其是当它们在肿瘤进展时间（TTP）或生存期出现的微小差异方面。除了生存期和 TTP,它们还可以提供其他在药品审批过程中有用的信息。例如,减缓或稳定预期神经认知恶化的过程,这可能对患者来说在临床是市有益的,即使在生存期或延缓肿瘤进展时间上没有改善[67]。

> **缺陷**
> • 患者功能和生活质量评估的神经认知功能测试试题在临床试验中未被充分利用。

结论

　　原发性脑肿瘤容易发生渐进性神经退行性疾病,这是它的赘生性疾病。神经认知功能、日常生活活动能力、主观性生活质量的评估在为患者提供最佳的干预和为治疗性临床试验提供最突出的信息方面都是必不可少的。在脑肿瘤患者能获得明确有效的治疗之前,选择一个特定的疗法时,都需要考虑毒副作用对患者 QOL 的影响。脑肿瘤患者的神经行为和情绪功能的评估,也有助于引导适当的辅助措施的建立。当主要的治疗变得更有效且更多的患者出现长期缓解时,评价神经行为功能和 QOL 以及制订有效的治疗策略将变得更为重要。

> **编者注**
> 　　生活质量对长期生存的良性肿瘤患者非常重要,因为他们需要长期抗衡任何肿瘤或者治疗所引起的发病率。生活质量对只有有限生命但需要最好生活质量的恶性脑肿瘤患者来说至关重要。一直致力于研究和改善生活质量的关注变得越来越多;目前,正在进行的或待开题的临床试验,不关注患者生活质量的是很少见的。
> 　　随机研究,而不是独立研究,是研究生活质量最理想的方法,各种方法的比较可能是未来治疗方案的重要决定因素[70]。例如,如果治疗方案 X 相对于治疗方案 Y 提供了更好的存活益处,但却严重降低了

患者的生活质量,它可能不应该继续下去,并且患者也已经明确表达了这种情绪[66]。随着新的和令人兴奋的脑肿瘤治疗方案的出现,整个神经肿瘤团队中的护理人员,以及临床研究人员,将注入更多的精力和资源来研究和解决患者的生活质量问题。(Bernstein)

（张东勇　译）

参考文献

1. Tucha O, Smely C, Preier M, Lange KW. Cognitive deficits before treatment among patients with brain tumors. Neurosurgery 2000;47:324–333, discussion 333–334
2. Wefel JS, Pugh SL, Armstrong TS, et al. Neurocognitive Function (NCF) Outcomes in Patients with Glioblastoma (GBM) Enrolled in RTOG 0825. Presented at the 2013 American Society of Clinical Oncology Meeting, Chicago, May 31–June 4
3. Anderson SW, Damasio H, Tranel D. Neuropsychological impairments associated with lesions caused by tumor or stroke. Arch Neurol 1990;47:397–405
4. Meyers CA, Berman SA, Hayman A, Evankovich K. Pathological left-handedness and preserved function associated with a slowly evolving brain tumor. Dev Med Child Neurol 1992;34:1110–1116
5. Meyers CA, Kudelka AP, Conrad CA, Gelke CK, Grove W, Pazdur R. Neurotoxicity of CI-980, a novel mitotic inhibitor. Clin Cancer Res 1997;3:419–422
6. Scheibel RS, Valentine AD, O'Brien S, Meyers CA. Cognitive dysfunction and depression during treatment with interferon-alpha and chemotherapy. J Neuropsychiatry Clin Neurosci 2004;16:185–191
7. van Dam FSAM, Schagen SB, Muller MJ, et al. Impairment of cognitive function in women receiving adjuvant treatment for high-risk breast cancer: high-dose versus standard-dose chemotherapy. J Natl Cancer Inst 1998;90:210–218
8. Macdonald DR, Kiebert G, Prados M, Yung A, Olson J. Benefit of temozolomide compared to procarbazine in treatment of glioblastoma multiforme at first relapse: effect on neurological functioning, performance status, and health related quality of life. Cancer Invest 2005;23:138–144
9. Armstrong TS, Wefel JS Wang M, et al. Net Clinical Benefit Analysis of RTOG 0525: A Phase III Trial Comparing Conventional Adjuvant Temozolomide with Dose-Intensive Temozolomide in Patients with Newly Diagnosed Glioblastoma. J Clin Oncol 2013;31(32):4076–4084
10. Hilverda K, Bosma I, Heimans JJ, et al. Cognitive functioning in glioblastoma patients during radiotherapy and temozolomide treatment: initial findings. J Neurooncol 2010;97:89–94
11. Nokia MS, Anderson ML, Shors TJ. Chemotherapy disrupts learning, neurogenesis and theta activity in the adult brain. Eur J Neurosci 2012;36:3521–3530
12. Peiffer AM, Leyrer CM, Greene-Schloesser DM, et al. Neuroanatomical target theory as a predictive model for radiation-induced cognitive decline. Neurology 2013;80:747–753
13. Armstrong CL, Gyato K, Awadalla AW, Lustig R, Tochner ZA. A critical review of the clinical effects of therapeutic irradiation damage to the brain: the roots of controversy. Neuropsychol Rev 2004;14:65–86
14. Scheibel RS, Meyers CA, Levin VA. Cognitive dysfunction following surgery for intracerebral glioma: influence of histopathology, lesion location, and treatment. J Neurooncol 1996;30:61–69

15. Lee AW, Kwong DLW, Leung SF, et al. Factors affecting risk of symptomatic temporal lobe necrosis: significance of fractional dose and treatment time. Int J Radiat Oncol Biol Phys 2002;53:75–85

16. Fink J, Born D, Chamberlain MC. Radiation necrosis: relevance with respect to treatment of primary and secondary brain tumors. Curr Neurol Neurosci Rep 2012;12:276–285

17. Wolkowitz OM, Reus VI, Weingartner H, et al. Cognitive effects of corticosteroids. Am J Psychiatry 1990;147:1297–1303

18. Darzy KH, Shalet SM. Hypopituitarism after cranial irradiation. J Endocrinol Invest 2005;28(5, Suppl):78–87

19. Arlt W, Hove U, Müller B, et al. Frequent and frequently overlooked: treatment-induced endocrine dysfunction in adult long-term survivors of primary brain tumors. Neurology 1997;49:498–506

20. Mukherjee A, Tolhurst-Cleaver S, Ryder WD, Smethurst L, Shalet SM. The characteristics of quality of life impairment in adult growth hormone (GH)-deficient survivors of cancer and their response to GH replacement therapy. J Clin Endocrinol Metab 2005;90:1542–1549

21. Bronen RA. The status of status: seizures are bad for your brain's health. AJNR Am J Neuroradiol 2000;21:1782–1783

22. Taphoorn MJ, Klein M. Cognitive deficits in adult patients with brain tumours. Lancet Neurol 2004;3:159–168

23. Loring DW, Meador KJ. Cognitive side effects of antiepileptic drugs in children. Neurology 2004;62:872–877

24. Mock V. Evidence-based treatment for cancer-related fatigue. J Natl Cancer Inst Monogr 2004;32:112–118

25. Stasi R, Abriani L, Beccaglia P, Terzoli E, Amadori S. Cancer-related fatigue: evolving concepts in evaluation and treatment. Cancer 2003;98:1786–1801

26. Cella D, Peterman A, Passik S, Jacobsen P, Breitbart W. Progress toward guidelines for the management of fatigue. Oncology (Williston Park) 1998;12:369–377

27. Armstrong TS, Gilbert MR. Practical strategies for management of fatigue and sleep disorders in people with brain tumors. Neuro-oncol 2012;14(Suppl 4):iv65–iv72

28. Schutte-Rodin S, Broch L, Buysse D, Dorsey C, Sateia M. Clinical guideline for the evaluation and management of chronic insomnia in adults. J Clin Sleep Med 2008;4:487–504

29. Weitzner MA, Meyers CA. Cognitive functioning and quality of life in malignant glioma patients: a review of the literature. Psychooncology 1997;6:169–177

30. Litofsky NS, Farace E, Anderson F Jr, Meyers CA, Huang W, Laws ER Jr; Glioma Outcomes Project Investigators. Depression in patients with high-grade glioma: results of the Glioma Outcomes Project. Neurosurgery 2004;54:358–366, discussion 366–367

31. Dennis M, Spiegler BJ, Hetherington CR, Greenberg ML. Neuropsychological sequelae of the treatment of children with medulloblastoma. J Neurooncol 1996;29:91–101

32. Packer RJ. Progress and challenges in childhood brain tumors. J Neurooncol 2005;75:239–242

33. Maddrey AM, Bergeron JA, Lombardo ER, et al. Neuropsychological performance and quality of life of 10 year survivors of childhood medulloblastoma. J Neurooncol 2005;72:245–253

34. Moore BD III. Neurocognitive outcomes in survivors of childhood cancer. J Pediatr Psychol 2005;30:51–63

35. Reddick WE, White HA, Glass JO, et al. Developmental model relating white matter volume to neurocognitive deficits in pediatric brain tumor survivors. Cancer 2003;97:2512–2519

36. Meyers CA, Wefel JS. The use of the mini-mental state examination to assess cognitive functioning in cancer trials: no ifs, ands, buts, or sensitivity. [editorial] J Clin Oncol 2003;21:3557–3558

37. Olson RA, Iverson GL, Carolan H, Parkinson M, Brooks BL, McKenzie M. Prospective comparison of two cognitive screening tests: diagnostic accuracy and correlation with community integration and quality of life. J Neurooncol 2011;105:337–344

38. Meyers CA, Brown PD. The role and relevance of neurocognitive assessment in clinical trials of patients with central nervous system tumors. J Clin Oncol 2006;24:1305–1309

39. Wade DT. Measurement in Neurological Rehabilitation. New York: Oxford University Press, 1992

40. Weitzner MA, Meyers CA, Gelke CK, et al. The Functional Assessment of Cancer Therapy (FACT) Scale: development of a brain subscale and revalidation of the FACT-G in the brain tumor population. Cancer 1995;75:1151–1161

41. Osoba D, Aaronson NK, Muller M, et al. The development and psychometric validation of a brain cancer quality-of-life questionnaire for use in combination with general cancer-specific questionnaires. Qual Life Res 1996;5:139–150

42. Giovagnoli AR, Silvani A, Colombo E, Boiardi A. Facets and determinants of quality of life in patients with recurrent high grade glioma. J Neurol Neurosurg Psychiatry 2005;76:562–568

43. Bhat SR, Goodwin TL, Burwinkle TM, et al. Profile of daily life in children with brain tumors: an assessment of health-related quality of life. J Clin Oncol 2005;23:5493–5500

44. Murray KJ, Nelson DF, Scott C, et al. Quality-adjusted survival analysis of malignant glioma. Patients treated with twice-daily radiation (RT) and carmustine: a report of Radiation Therapy Oncology Group (RTOG) 83-02. Int J Radiat Oncol Biol Phys 1995;31:453–459

45. Scott CB. Quality-adjusted survival analysis of malignant glioma patients. Control Clin Trials 1997;18:277–285

46. Sneeuw KCA, Aaronson NK, Osoba D, et al. The use of significant others as proxy raters of the quality of life of patients with brain cancer. Med Care 1997;35:490–506

47. Weitzner MA, Jacobsen PB, Wagner H Jr, Friedland J, Cox C. The Caregiver Quality of Life Index-Cancer (CQOLC) scale: development and validation of an instrument to measure quality of life of the family caregiver of patients with cancer. Qual Life Res 1999;8:55–63

48. Meyers CA, Weitzner MA, Valentine AD, Levin VA. Methylphenidate therapy improves cognition, mood, and function of brain tumor patients. J Clin Oncol 1998;16:2522–2527

49. Boele FW, Douw L, de Groot M, et al. The effect of modafinil on fatigue, cognitive functioning, and mood in primary brain tumor patients: a multicenter randomized controlled trial. Neuro Oncology 2013;15:1420–1428

50. Gehring K, Patwardhan SY, Collins R, et al. A randomized trial on the efficacy of methylphenidate and modafinil for improving cognitive functioning and symptoms in patients with a primary brain tumor. J Neurooncol 2012;107:165–174

51. de Groot M, Douw L, Sizoo EM, et al. Levetiracetam improves verbal memory in high-grade glioma patients. Neuro-oncol 2013;15:216–223

52. Shaw EG, Rosdhal R, D'Agostino RB Jr, et al. Phase II study of donepezil in irradiated brain tumor patients: effect on cognitive function, mood, and quality of life. J Clin Oncol 2006;24:1415–1420

53. Brown PD, Shook S, Laack NN, et al. Memantine for the prevention of cognitive dysfunction in patients receiving whole-brain radiation therapy (WBRT): first report of RTOG 0614, a placebo-controlled, double-blind, randomized trial [abstract]. American Society for Radiation Oncology, 2012

54. Chan AS, Cheung M-C, Law SC, Chan JH. Phase II study of alpha-tocopherol in improving the cognitive function of patients with temporal lobe radionecrosis. Cancer 2004;100:398–404

55. Yoshida S, Busto R, Watson BD, Santiso M, Ginsberg MD. Postischemic cerebral lipid peroxidation in vitro: modification by dietary vitamin E. J Neurochem 1985;44:1593–1601

56. Glantz MJ, Burger PC, Friedman AH, Radtke RA, Massey EW, Schold SC Jr. Treatment of radiation-induced nervous system injury with heparin and warfarin. Neurology 1994;44:2020–2027

57. Monje ML, Mizumatsu S, Fike JR, Palmer TD. Irradiation induces neural precursor-cell dysfunction. Nat Med 2002;8:955–962

58. Sherer M, Meyers CA, Bergloff P. Efficacy of postacute brain injury rehabilitation for patients with primary malignant brain tumors. Cancer 1997;80:250–257

59. Gehring K, Sitskoorn MM, Gundy CM, et al. Cognitive rehabilitation in patients with gliomas: a randomized, controlled trial. J Clin Oncol 2009;27:3712–3722

60. Von Ah D, Carpenter JS, Saykin A, et al. Advanced cognitive training for breast cancer survivors: a randomized controlled trial. Breast Cancer

Res Treat 2012;135:799–809

61. Waitzkin H. Information giving in medical care. J Health Soc Behav 1985;26:81–101

62. Greene MG, Adelman RD, Charon R, Friedmann E. Concordance between physicians and their older and younger patients in the primary care medical encounter. Gerontologist 1989;29:808–813

63. Roter DL, Hall JA. Doctors Talking with Patients/Patients Talking with Doctors: Improving Communication in Medical Settings. Westport, CT: Auburn House, 1992

64. Stewart MA. Effective physician-patient communication and health outcomes: a review. CMAJ 1995;152:1423–1433

65. Detmar SB, Aaronson NK, Wever LD, Muller M, Schornagel JH. How are you feeling? Who wants to know? Patients' and oncologists' preferences for discussing health-related quality-of-life issues. J Clin Oncol 2000;18:3295–3301

66. Lipsman N, Skanda A, Kimmelman J, Bernstein M. The attitudes of brain cancer patients and their caregivers towards death and dying: a qualitative study. BMC Palliat Care 2007;6:7

67. Meyers CA, Smith JA, Bezjak A, et al. Neurocognitive function and progression in patients with brain metastases treated with whole-brain radiation and motexafin gadolinium: results of a randomized phase III trial. J Clin Oncol 2004;22:157–165

68. Sherman AM, Jaeckle K, Meyers CA. Pretreatment cognitive performance predicts survival in patients with leptomeningeal disease. Cancer 2002;95:1311–1316

69. Meyers CA, Hess KR. Multifaceted end points in brain tumor clinical trials: cognitive deterioration precedes MRI progression. Neuro-oncol 2003;5:89–95

70. Bampoe J, Laperriere N, Pintilie M, Glen J, Micallef J, Bernstein M. Quality of life in patients with glioblastoma participating in a randomized study of boost brachytherapy. J Neurosurg 2000;93:917–926

第46章

临终关怀和其他伦理道德问题

George M. Ibrahim，Mark Bernstein

不断发展的神经肿瘤领域充满了很多伦理和道德上的挑战，这些挑战几乎渗透到患者治疗的方方面面。从诊断和预后信息的告知、标准和实验性疗法的启用、治疗期间患者生活质量的评估到临终关怀，临床医生经常会遇到许多困境，这些困境往往需要通过做出艰难的决定来解决。相比那些规定了什么是必须做、什么是该去做的法律和政策，道德标准往往采用一系列的价值观、准则和信念来引导医生做出那些应该做的决定（图 46.1）。尽管许多的工具和指南，例如美国医师协会（AMA）伦理准则[1]，可以告知医生们决策的过程，但是神经肿瘤疾病患者的治疗面临着独特的伦理挑战（表 46.1）。实际上，在这些患者的护理中面临的多方面伦理上的困境已经很大程度上促进了医学生物伦理学学科的发展。

那些患有脑部肿瘤和其他神经肿瘤的个体因为其毁灭性的疾病负担和对患者能力、代理和身份潜在的病理影响，代表着特别脆弱的患者群体。临床医生进行临床研究时平衡对现在和将来患者的责任，也会出现伦理上的困境。此外，肿瘤遗传学和生物信息库等新兴领域已经造成了许多关于临床医生作为医疗提供者和科学调查者的矛盾角色和患者隐私权等问题。鉴于伦理问题在神经肿瘤领域相当显著，伦理原则和理论的基本知识对受影响个体的治疗非常重要。

这章是对生物伦理学基础知识的一个介绍，这些知识对于患有神经肿瘤疾病患者的看护来说非常重要。这里有 4 个医学生物伦理学的经典原则：自主、慈善、无伤害原则和公正。自主指的是患者不可剥夺的自主决定权利，任何的干预措施都需要患者的自愿和知情同意，而不能有不当的影响和强迫。慈善和无伤害原则是指医生有义务在不伤害患者的前提下，以患者的利益最大化优先。公正原则指的是给予神经肿瘤患者公正的治疗，给予他们其他患者相同的权利。

> **提示**
> - 医学生物伦理学的 4 个主要原则为自主、慈善、无伤害原则和公正。

> **重要参考**
> - 神经伦理学是一个新兴领域，可以让我们认识到大脑独一无二的特性，如意识的载体、身份和能力的底物。

越来越多的临床医生和伦理学家承认来自于病理状态对大脑影响的伦理挑战的独特性，在这里大脑作为意识的载体、身份和能力的底物。迅猛发展的生物伦理学领域致力于研究与大脑的功能和损伤有关的伦理上、法律上和社会上的问题。

这章也同样研究在进行神经肿瘤学研究时的伦理问题，并且作为临床医生的参考，贯穿其与患者的

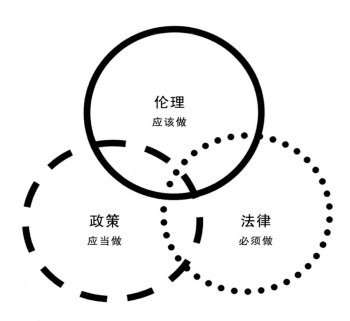

图 46.1 伦理、政策和法律之间的区别。伦理描述的是一系列有关于我们行为准则的信仰和价值，这些行为准则规定了我们应该做哪些行为，而政策和法律分别描述了我们应当做和必须做的事。

互动之中，包括从诊断到治疗，纳入研究和临终关怀。

■ 诊断：信息告知和真相告知

得知患有中枢神经系统肿瘤在患者一生之中是一个非常痛苦的转折点[2]。对脑部肿瘤诊断的适应是一个非常个体化的过程，这个过程会被人口统计学因素和心理因素影响[3]。患者通常把脑肿瘤看成是一种非常特殊的肿瘤，这是因为他们认为认知能力和心理能力非常重要[4]。

关于神经肿瘤诊断的告知在西方文化中已经经历了非常典型的转变。从历史上来看，由于各种各样的原因，临床医生不愿意透露有关于脑肿瘤的诊断和预后的情况，这些原因包括被告知患者的心理承受能力低或者对疾病缺乏理解[5]。在 1961 年，90% 的临床医生不愿意告知患者肿瘤诊断的事实[6]，但是到了 1979

表 46.1 神经肿瘤患者所面临的伦理挑战

分类	伦理问题	伦理参考的 AMA 编码[1]	神经肿瘤学的特殊挑战
实践问题			
	知情同意	8.08	疾病负担对承受能力的影响
	代理人决定	8.081	患者最大利益的定义
	患者护理中实习生的参与	8.087 和 8.088	
	有限医疗资源的分配	2.03	有限治疗和手术时机的获得
	无效医疗	2.035 和 2.037	在生命终期的继续治疗
专业权限和责任			
	与患者和家属的交流	9.012	不良预后的公开和事实告知
	新兴医学和手术创新的评估	9.08 和 9.09	充足的证据尤其是有关手术创新的定义
	种族和伦理的医疗保健的差异性	9.121	获得神经肿瘤护理的不公平待遇
研究调查			
	临床研究的课题选择	2.071	为神经肿瘤患者选择适合的试验
	国际研究的伦理注意事项	2.077	发展中国家的神经肿瘤的治疗
	DNA 数据库和基因组学研究	2.079	肿瘤标本的采集、储存和使用
保密性、广告性以及产业关联			
	产业关联的冲突	5.09；8.061	关于新型治疗的产业关联
社会政策			
	人类组织的商业化使用	2.08	脑肿瘤标本的拥有权
	基因咨询	2.12	不同的神经肿瘤疾病的家族咨询
	基因检测的遗传风险和相关问题的公开	2.131；2.136；2.137；2.138；2.139	遗传性综合征导致脑肿瘤的相关性
	拒绝生命支持治疗、安乐死和医生协助自杀	2.20；2.21；2.211	生命终期护理和患者死亡意愿的挑战
	不能恢复调整和晚期指令	2.22 和 2.225	

年，只有 2% 的医生会表明他们会隐瞒此类信息[7]。随着信息广泛传播和信息获取性的增加，现在医生在患者选择治疗方法的过程中也起到了积极的引导作用。临床知识通过网络的传播和医疗模式越来越偏离命令式，已经使得患者成为他们健康照料过程中的主要利益关系者[8]。

癌症诊断的告知对于保护患者的自主决定权是非常必要的，也就是说，使患者去做一个关于他们健康的明智决定，这个决定与他们自己的目标是相一致的。重要的是，患者自己也在强调医疗过程中诚实和坦白告知的必要性[9]。已经有证据表明，对自己治疗计划的控制感能够给予患者希望和乐观[10]。此外，神经肿瘤的诊断和预后的告知能够使患者对自己有一个真实的预期，如果相关的话，能够促进死亡准备的过程。这些目标并不能过分强调，因为之前进展期肿瘤患者过高估计自己长期生存的可能性并且常常错误地认为提供多种治疗选择的主要目的是使治愈他们的可能性最大化[11,12]。

> **缺陷**
> ● 隐瞒信息会被认为是一种欺骗行为，这会给医患关系带来消极的影响。

> **重要参考**
> ● 一个关于自主的相关观点表明在告知的过程中，患者的内在缓冲因素必须考虑在内。

为了引导患者对疾病的认识，患者也依赖于医患关系。这种关系几乎普遍存在不对称的现象，因为患者往往更加脆弱[5]。因此，信任在建立一个有效的治疗方法的互动过程中起到主要的作用。任何关于诊断和预后信息的隐瞒可能被视为一种欺骗行为[13]。尽管大多数的患者相信他们的医生是从他们的利益出发而做决定的，但是任何轻微的欺骗都被患者视为是不可接受的[14]。因此，告知真相是医患关系的中心，目的是让患者可以掌握自己的病程。

然而，关于完全告知诊断和预后信息应该以自主为优先，并且自主决定权高于其他道德准则。一个关于自主权的传统观点认为，具有能力的个体在被告知所有的治疗选择、替代疗法以及存在的利弊时，应该做出关乎他们个人健康的必要决定。但是实际上，不同患者渴望被告知他们情况的程度具有相当大的差异。而且，即使他们具有相同的情况，很显然，不同的患者优先选择的治疗方法也会不同。即使所有信息都被合理地告知患者，选择的自由也可能会受到文化、社会和个人的影响[5]。一个关于自主性的相关观点已经被提出，即必须考虑到能影响患者做出决定的内在缓冲因素[15,16]。这些因素包括术前的压力水平、参与到决策过程中的意愿和对所告知信息的理解能力。

■ 管理：临床关怀、研究和治疗上的误区

非实验性治疗方法的最初运用

患者做出治疗的决定，是化疗还是手术治疗，很大程度上受到个人因素的影响，并且由医师义务性地进行指导，他们的义务是使利益最大化并且尽可能地减少伤害。在某些场合中，不同的治疗方法之间存在平衡，并且这种平衡使得患者做出决定接受哪种治疗方法。例如，患者决定对假定的低级别胶质瘤进行手术切除或者病理活检，而不采用保守治疗的方法。已经有研究表明，在这种情况下，患者做出的手术决策是由疾病的负担、生活质量、对死亡的恐惧和对医生的信任所决定的[17]。

然而，在大多数情况下，当各方面的证据表明其中一种治疗方法优于另一种治疗方法，应该把这些信息告知给患者，让患者来做出选择。大多数有脑肿瘤的患者选择进行手术治疗，那些有恶性肿瘤的患者往往还会接受化疗和放疗[18]。对于治疗的知情同意需要在没有任何过分影响的情况下，充分告知有自主能力的患者[19]。尽管完全的知情同意是不可行的，因为之后会遇到许多不可预见的危险[20]，但是医生有义务告知患者一些常见风险和重大风险。就像在著名的 *Canterbury v. Spence* 一案中提到的那样，危险被认为是物

质性的,即"当在医生知道或者应该知道处于患者的位置会是一种什么情形,一个理性的人应该在了解重大的风险或多种风险后再决定是否接受该疗法"[21]。因此,知情同意是一个双方的过程,即必须评估和处理患者的处境,并且将物质性危险加入到他们的生存状况之中一并考虑。

> **重要参考**
>
> - 知情同意是一个双向的过程,即必须考虑到患者独特的处境和生活状况。
> - 能力是针对某个特定的领域来说的,并且包括理解和鉴别疾病的性质和干预措施的危险。

从患有神经肿瘤的患者中获得对治疗的知情同意,一个特别的挑战就是潜在的紊乱失调能够改变患者的治疗机构,因此改变患者同意或者拒绝标准的或试验性治疗方法的能力。之前的研究已经证明,在知情讨论的过程中,患者获得的信息量是与他们潜在的疾病严重程度相反的[22]。一项研究也表明,患者经常同意那些只有较小风险的治疗方法,并且近乎 1/4 的患者尽管被告知了那些风险,仍认为没有风险[23]。相反的,认知障碍的存在或不能进行某些特定的活动或者任务并不妨碍患者对生活中各方面进行理性的决定。能力是针对某个特定的领域来说的,也就是说它必须在某个特定的决策过程中才能单独对其进行评价。尽

管能力作为一个社会和法律的构成物,随着时间和行政辖区的不同而不断改变,但是人们越来越达成一致,认为能力中两个最基本的元素就是"理解"和"感知危险"[24]。前者描述的是个人能够理解和保存信息,而后者指的是在决策过程中将个人意思与真实的信息相关联。

临床试验:招募与设计

卫生保健专业人员和社会相关部门在伦理上有义务去发展新的疗法从而提高脑肿瘤和其他神经肿瘤患者的生存期及其未来的生活质量。将目前的患者纳入临床试验被广泛认为是试验性治疗合法化的金标准。历史的教训表明,目前将患者纳入临床研究应该更加注重伦理并强调试验性药物使用过程中伦理的重要性。从纽伦堡法典到之后的赫尔辛基宣言,从塔斯基吉梅毒试验到贝尔蒙报告的发布,高伦理性标准现在于伦理审查委员会(IRB)中具有重要地位(表46.2)[25]。尽管看起来非常简单,但伦理性的挑战将会出现在招募对象进行临床研究的方方面面。其中必须考虑的挑战包括从实验的宣传[26]到给予参与实验的对象资金和报酬,报酬的多少与实验的危险程度相关[27-29]。

在试验对象参与到研究之前,非常有必要进行彻底的招募前的讨论。患者对试验危险性的评估是非常复杂的,并且持有各自的价值观;因此,患者对危险的感知并不与实际的危险相一致[30]。进一步说,同意参与

表46.2 人类伦理行为调查的重要参考

作品	发表年限	目的
纽伦堡法典	1947	为了回应二战期间弱势群体的非人性实验而旨在阻止未来滥用人类课题的 10 点描述
赫尔辛基宣言	多种版本	描述伦理研究实践重要性的延伸工作、行为的基本原则,以及研究和临床护理的联合
温哥华小组(国际医学编辑委员会)	多种版本	研究发现和报道中关于伦理问题的一致性指南,尤其是有关利益、隐私和保密的冲突
贝尔蒙报告	1978	对塔斯基吉梅毒试验进行了部分回应,强调了通过包括知情同意、评估风险和受益及课题选择在内的原始领域的应用来尊重他人
公有制度	1981	对于美国政府资助的研究进行伦理基本标准的描述,尤其是有关伦理审查委员会(IRB)的
有关人类使用"有益临床实践指南"的药物注册技术需求的协调国际会议	1996	临床试验调控标准的定义所涉及的人类课题包括人权保护、安全与功效的评估、临床医生、调查人员及赞助商的责任

到试验研究与非实验性的疗法并不相同,因为后者的危险是不确定的。因此,基于预知的危险做出的决定往往具有误导性。招募神经肿瘤患者进入临床试验的挑战往往还伴随着一个事实,即这些患者非常愿意尝试新的治疗方法,因为他们经常面临着较差的预后。因此,这些患者往往不能认识到试验性疗法的目的是使以后的患者受益。如果这样,患者往往低估了试验性疗法的危险性,并且过高估计了参与临床研究的好处[31,32]。

神经肿瘤后期的各阶段和临终阶段的研究有其独特的伦理挑战。在临终阶段进行的研究具有 4 个常见的冲突:①研究的目标可能与护理相冲突;②研究可能会给患者及其家庭带来过度的负担;③在这种背景之下可能缺乏平衡;④研究在姑息疗法的进行下可能很难进行[33]。例如,姑息治疗的目标由美国临终关怀与姑息医学会在(AAHPM)临床关怀和姑息疗法核心能力中的定义为:①疼痛和症状的控制,解决心理、精神和实际上的需要;②对患者及其家属信息的告知,以便于他们了解患者的情况和治疗选择;③在医患相互信任的基础上提供健康关护;④沟通交流和持续性的照护;⑤患者及其家庭对死亡过程的准备,当这个过程是可预计的时候,尽量做好充分的准备[34]。相反地,临床研究的目标是提高未来患者的生命质量,因此在患者濒临死亡、很脆弱的时候,往往会担忧他们会作为研究对象而被利用[33]。已经有研究表明,大部分的患者在临终的时候会倾向于依赖研究,特别是以其家庭成员为中心的调查[35]。此外,特定的研究方法学可能会使研究的目标与患者的目标和渴望相一致。

治疗的误区

对转化疗法发展的热情为未来的患者提供了更好的护理,但这必须由对目前患者所尽的伦理和诚信义务所调和。医生往往扮演着医疗服务人员和临床研究者的双重角色[36]。当患者不能认识到医生这两个角色之间相互矛盾的职责之间的区别时,患者经常会走入"治疗上的误区"[37]。那些被神经肿瘤影响的患者对这些误解特别脆弱,正如之前阐述的那样,治疗上的消极和失望会增加治疗上误解的可能性[38]。那些对脆弱的患者使用试验性疗法的研究者可从使用调查工具中获益,这些工具被设计用来衡量临床群体对治疗上的误解[39]。

> **缺陷**
>
> - 医生–研究者必须平衡他们具有冲突性的义务,即同时作为研究者和主要的医疗服务人员。患者不能理解这些角色之间冲突的现象被称为治疗的误解。

■ 临终关怀

临终关怀的过渡

从积极的治疗到临终关怀的转变对于神经肿瘤的患者和他们的家庭来说通常是非常困难的,并且这种转变可能与抑郁、失望或者愤怒有关,因为患者寻求有效治疗的过程通常会为他们带来希望的情绪[40]。然而,在面对这些困难的过程中,患者常常表现出内在的力量和抵抗性[4]。由于医生在伦理上有义务使患者避免受到伤害,当他们了解到这种治疗方法会给患者带来更大的伤害时,临床医生常常会取消积极的治疗方法。接受这种转变对于一些患者来说并不是一件愉快的事情,因为他们会把这种改变视为放弃的表现。患者的期望可能直接地或者间接地对医生造成压力,使他们继续使用可能无效的治疗方法。在一篇研究中,24% 的肿瘤学家会继续使用可能无效的治疗措施以保持患者乐观的态度[41]。但是无效的治疗方法在伦理上却是受怀疑的。实际上,AMA 的伦理准则明确地表明临床医生在伦理上没有义务对患者使用无效的治疗方法[42]。

我们应该清楚地认识到不一定是只有在持续的药物治疗注定失败的情况下才开始姑息性治疗。近年来的研究更加强调姑息性治疗应该在疾病进程的早期使用。这样的治疗策略通过使患者享受之后可能享受不到的资源来更加强调生命的质量。为了有效地转移到临终关怀,医患之间的关系显得尤为重要。已经有研究表明那些不现实地、过高预计自己生存期的癌症患者,在进行机械通气或者随后失败的心肺复苏中死亡的可能性更大,部分原因在于缺乏医患沟通[43]。这种交流的重要性在一个评价临终异质性群体的研究中被再次证实,这个研究表明,对于出院回到家中进行临终关怀的患者,最强的预测因素不是疾病和残疾的程度或者医生对患者愿望的理解,而往往是与医院可用的床位数有关[44]。

神经肿瘤的患者更常遇到的一个挑战是,临终关怀的决定往往是由其家庭成员做出的,因为疾病病程可能会影响到患者的能力和自主能力。在这种情况下,当出现对最理想的治疗措施意见不一致的时候,通常的办法就是以患者的最大利益为标准[45,46]。但意见的不一致也可能会引起关于什么是患者"最大利益"的争论。在这些情况下,不同的政策背景下会有不同的判断手段。例如,在加拿大安大略省,医生会根据临床状况提出治疗计划来取代决策者同意或者拒绝。如果决策者拒绝接受这种方式,一个第三方、中立的机构机会介入(同意和能力委员会),来解释什么才是合法的最大化利益[47]。在其他的政策背景下,例如英国,是由医生独立地做出这些决定。

从没有能力的患者尝试确立的最大利益冲突中,已经确定了几个主要内容[47]。首先,在解释什么是患者的最大利益时,医生往往只狭隘地关注患者的临床状态,而患者的代理人往往依赖于他们的价值观和宗教信仰。患者的代理人往往也表示,患者会把痛苦当成活着的代价,并且对于恢复抱着不切实际的愿望。这样的价值观可能违背医生伦理上的不伤害义务,即额外的积极治疗方法可能对患者造成不必要的伤害,并且对患者的将来没有任何益处。因此,在患者的病程早期就应了解患者的想法,并询问其对临终关怀的想法,这些策略可能会缓解之后病程中出现的矛盾。

医生协助的自杀和安乐死

有关医生帮助患者自杀和安乐死在伦理上的讨论和争议非常广泛并且存在分歧。尽管关于这些争议的详细讨论并不是这章主要讨论的内容,但是对于治疗脑肿瘤和神经肿瘤疾病的医生来说,理解关于医生协助自杀和安乐死的概念和规则非常重要。安乐死指的是对患者注射致死剂量的药剂以帮助患者缓解不可忍受和无法治愈的痛苦;医生协助自杀指的是患者自己希望医生结束他们的生命。此外,医生必须认识到有自主能力的患者放弃维持生命的治疗和医生协助患者自杀之间的区别。

安乐死在加拿大和美国是不合法的,但是在俄勒冈州、华盛顿和蒙大纳洲,医生协助患者自杀却是合法的。一项对110个研究进行的系统性回顾性分析对这些话题进行了评估,并发现主要集中在4个主题上:①生活质量低下的担忧;②对高质量死亡的渴望;③对滥于协助死亡的谴责;④进行协助死亡时,对患者立场的强调[48]。可以理解的是,患有神经肿瘤的患者可能会咨询或者主动地寻求帮助以结束自己的生命。之前的一篇研究调查了患者对于医生协助死亡和安乐死的态度,结果表明在方式和管理上,他们之间的观点差异性很大,但是他们有一个一致的共识就是决定权应该保留在患者和他们家人的手上[4]。尽管医生必须遵守他们的义务,根据AMA,他们也应该积极地回应患者在临终时的需要,以缓解患者的痛苦和提高他们生命的质量[49]。

神经学上死亡的诊断

关键医疗技术和机械通气的进步使得人们认识到人体的生理机能能够在没有大脑活动的情况下得到暂时性的维持。神经学上诊断的死亡,即脑死亡,是当一个个体在体格检查中表现出没有大脑功能。这些现象包括对疼痛无反应、缺乏自主的呼吸、没有脑神经和眼脑反射、卡路里测试为阴性。尽管统一死亡判定法案(UDDA)在美国公布了脑死亡的诊断标准,但是关于对脑死亡的诊断标准在不同的政策背景下,其诊断的标准具有很大的差异性[50]。例如,新泽西州的法律认为神经学诊断的死亡是不合法的,如果"有理由相信,这样的一个宣言会违背个人的宗教信仰"[8]。在许多国家,在某些情况或者任何情况下都不能诊断为脑死亡[50]。尽管关于脑死亡的伦理问题和对这种诊断的争议非常多,但是可以说我们需要一个基于证据的指南来确立脑死亡诊断的标准,并且应教育临床医生和大众关于脑死亡的知识。

神经肿瘤学面临的伦理挑战

基因组和生物库

生物库指的是为了现在和将来用于研究的目的而收集的生物材料、健康及人口统计学上的长期存储信息。尽管生物库一开始运用于肿瘤领域，但现在也收集了许多具有基因缺陷的患者群体的标本。不可否认的是，生物库已预示了在治疗神经肿瘤的患者中的许多科学性的进展。例如，一个国际性的成神经管细胞瘤标本的生物库最近报告了这个肿瘤的基因变异，这对将来的治疗具有重大的意义[51]。然而，许多伦理上的挑战也与生物库有关，包括关于控制和所有权的担忧[52]、隐私和标本的撤销、结果的商业化和偶然结果的管理[53]。

尽管越来越多的研究和国际性特别小组已经投入这些重要问题的处理中，但是关于最理想的政策和生物库管理的观点还具有很大的差异性。在一项研究中，研究人员评估患者对于标本库的观点，结果表明，59.6%的患者更喜欢一次性的同意，然而少数人更倾向于在将来的研究中要使用到这些标本时重新签署同意书或者是多阶段的同意过程[54]。所属权和同意撤销的问题往往更加复杂，因为许多有脑部肿瘤的患者会向疾病屈服，并留下关于未作解答的代理权问题。尽管许多问题还需要进行讨论，但在为生物库获得组织标本前，与患者探讨这些问题是非常重要的。

为药物性和试验性的治疗选择患者

由于越来越多的治疗方法和药物试剂被研究调查，可有几种标准的治疗方法和试验性的治疗方法供患者进行选择。例如，脑转移瘤的患者可以选择进行手术治疗和全脑放射治疗（WBRT），或者有放射外科协助的 WBRT，或者单独使用 WBRT，再加上其他研究性的治疗方法[55]。因此为患者选择最好的治疗策略和将所有可行的治疗方法呈现给患者越来越具有挑战性。特别是当进行临床研究时，之前的研究人员提倡以"参与者为中心"的方法[56]。标准治疗方法和（或）试验性治疗方法的目标应该与患者的健康目标相一致。这样的策略可能会减少临床研究中的冲突并加强医患关系。

创新的管理

新的药物和手术治疗方法的管理和程序也是伦理讨论中的一个需要关注的领域。贝尔蒙特报告中，概述了人类研究的伦理标准，定义新方法为"与目前标准或者被接受的方法大不相同的治疗方法"[57]。创新方法也往往不同于其他研究的形式，因为它是以技术改进、结果测量和患者的选择为特点的[58]。一种药物或者手术创新方法的治疗程度与其背离已建立的治疗方法的程度相关，需要仔细管理和监督其在患者身上的应用程度[59]。

目前，神经肿瘤领域得益于药物和手术的进展。后者的例子包括用吲哚菁绿（ICG）染色显示出手术边际的轮廓[60]或者皮质及皮质下的描图以提高安全性及肿瘤的可切除性，尤其是语言区的肿瘤[61]。相反，创新性应用有待建立规范的流程。例如，在门诊手术[63,64]和发展中国家，患者清醒状态下实行非语言区肿瘤开颅术[62]以保留稀缺的资源，已经显示出了不同具体背景下的伦理挑战[65]。

对于手术创新的监督是另一方面的挑战。可靠的药物和科学的证据对于支持独特的临床实践是十分重要的，绝大多数手术的创新没有经过随机对照临床试验；所以不确定具有多少证据才足够使他们的实践合理化[66,67]。进一步讲，手术试验的假对照伦理基础是有争议的，且在试验设计中需要足够的预见性[68,69]。以前的学者曾提出，"不应该因为坚持那些传统的、顽固的由前瞻随机双盲对照试验所得出的信条，而过多地阻挠手术的创新"[70]，常理来讲，观察性的研究、过程的标准化和多个外科大夫在多中心的尝试应该早于创新手术方式的采用[71]。尽管目前对给予患者新的药物和创新手术治疗到底会为患者带来多大好处没有一致的意见,但对患者的安全、治疗效果及伦理最大程度的关心是必要的。

结论

脑肿瘤的患者和其他神经肿瘤的患者是脆弱的患病群体,不仅是由于疾病负担,还由于疾病对患者意识和神经系统缺损的影响。临床医生必须注意从诊断到临终关怀整个过程中的无数伦理问题。此外,药物和手术治疗的进步燃起了治愈的希望,但是也预示着将会出现新的和更复杂的伦理挑战需要我们处理。在进行调查研究时,新方法的伦理规范、为临床试验重新招募患者、储存和使用生物库标本是我们需要同时考虑的挑战。当伦理争议重新燃起时,一个基本的伦理方式会促成决定形成。最终,医生会帮助他们的患者驾驭疾病,并有尊严地应对一切不确定因素。

编者注

神经肿瘤学的发展进步作为一门艺术和科学,伦理显得尤为重要。通常科学和技术的进步优先于我们的能力,因为其可检测指标和分析它们所带来的问题。新的并不是最好的。神经肿瘤中一些凸显的问题需要伦理监督,例如临床研究的伦理指导,隐私信息,特别是肿瘤基因谱和肿瘤库中患者组织的保存,手术创新中的伦理介绍,临终关怀,以及其他一些问题。

因为有更多的治疗方案可供选择,更多临床试验的开展,以及患者可以通过网络和媒体获得更多的信息,知情同意和临床试验的奠基石变得更为复杂[72]。旧一点的伦理问题,例如有尊严地度过生命的最终时期;新的伦理问题,例如在医生协助下患者结束自己的生命,这些都考验着神经肿瘤学家,随着法律和大众态度的转变,我们必然会面对这些挑战。征求神经肿瘤患者面对伦理问题的意见是学习伦理问题的一条途径;这是定性研究方法学的中心[72,73]。

(Bernstein)

(邓健 译)

参考文献

1. Council on Ethical and Judicial Affairs. Code of Medical Ethics of the American Medical Association. http://www.ama-assn.org/ama/pub/physician-resources/medical-ethics/code-medical-ethics.page. Accessed June 23, 2013
2. Ownsworth T, Chambers S, Hawkes A, Walker DG, Shum D. Making sense of brain tumour: a qualitative investigation of personal and social processes of adjustment. Neuropsychol Rehabil 2011;21:117–137
3. Wong J, Mendelsohn D, Nyhof-Young J, Bernstein M. A qualitative assessment of the supportive care and resource needs of patients undergoing craniotomy for benign brain tumours. Support Care Cancer 2011;19:1841–1848
4. Lipsman N, Skanda A, Kimmelman J, Bernstein M. The attitudes of brain cancer patients and their caregivers towards death and dying: a qualitative study. BMC Palliat Care 2007;6:7
5. Surbone A. Telling the truth to patients with cancer: what is the truth? Lancet Oncol 2006;7:944–950
6. Oken D. What to tell cancer patients. A study of medical attitudes. JAMA 1961;175:1120–1128
7. Novack DH, Plumer R, Smith RL, Ochitill H, Morrow GR, Bennett JM. Changes in physicians' attitudes toward telling the cancer patient. JAMA 1979;241:897–900
8. Murray E, Lo B, Pollack L, et al. The impact of health information on the internet on the physician-patient relationship: patient perceptions. Arch Intern Med 2003;163:1727–1734
9. Kutner JS, Steiner JF, Corbett KK, Jahnigen DW, Barton PL. Information needs in terminal illness. Soc Sci Med 1999;48:1341–1352
10. Slevin ML. Talking about cancer: how much is too much? Br J Hosp Med 1987;38:56, 58–59
11. Sulmasy DP, Terry PB, Weisman CS, et al. The accuracy of substituted judgments in patients with terminal diagnoses. Ann Intern Med 1998;128:621–629
12. Eidinger RN, Schapira DV. Cancer patients' insight into their treatment, prognosis, and unconventional therapies. Cancer 1984;53:2736–2740
13. Gordon EJ, Daugherty CK. "Hitting you over the head": oncologists' disclosure of prognosis to advanced cancer patients. Bioethics 2003;17:142–168
14. Yu JJ, Bernstein M. Brain tumor patients' views on deception: a qualitative study. J Neurooncol 2011;104:331–337
15. Donchin A. Understanding autonomy relationally: toward a reconfiguration of bioethical principles. J Med Philos 2001;26:365–386
16. Sherwin S. A relational approach to autonomy in health-care. In: Sherwin S, Feminist healthcare network, eds. The Politics of Women's Health: Exploring Agency and Autonomy. Philadelphia: Temple University Press, 1988:19–44
17. Hayhurst C, Mendelsohn D, Bernstein M. Low grade glioma: a qualitative study of the wait and see approach. Can J Neurol Sci 2011;38:256–261
18. Rosenblum ML. General surgical principles, alternatives, and limitations. Neurosurg Clin N Am 1990;1:19–36
19. Etchells E, Sharpe G, Walsh P, Williams JR, Singer PA. Bioethics for clinicians: 1. Consent. CMAJ 1996;155:177–180
20. Bernstein M. Fully informed consent is impossible in surgical clinical trials. Can J Surg 2005;48:271–272
21. *Canterbury v. Spence.* 464 F (2nd). 1972:772
22. Schaeffer MH, Krantz DS, Wichman A, Masur H, Reed E, Vinicky JK. The impact of disease severity on the informed consent process in clinical research. Am J Med 1996;100:261–268
23. Lidz CW, Appelbaum PS, Grisso T, Renaud M. Therapeutic misconception and the appreciation of risks in clinical trials. Soc Sci Med 2004;58:1689–1697
24. Appelbaum PS, Grisso T. Assessing patients' capacities to consent to treatment. N Engl J Med 1988;319:1635–1638

25. World Medical Association Declaration of Helsinki: ethical principles for medical research involving human subjects. JAMA 2000;284:3043–3045

26. Phillips TB. Money, advertising and seduction in human subjects research. Am J Bioeth 2007;7:88–90

27. Bernstein M. Payment of research subjects involved in clinical trials is unethical. J Neurooncol 2003;63:223–224

28. Wong JC, Bernstein M. Payment of research subjects for more than minimal risk trials is unethical. Am J Med Sci 2011;342:294–296

29. Dickert N, Emanuel E, Grady C. Paying research subjects: an analysis of current policies. Ann Intern Med 2002;136:368–373

30. Perrow C. Normal Accidents Living with High-Risk Technologies. Princeton: Princeton University Press, 1999

31. Penman DT, Holland JC, Bahna GF, et al. Informed consent for investigational chemotherapy: patients' and physicians' perceptions. J Clin Oncol 1984;2:849–855

32. Joffe S, Cook EF, Cleary PD, Clark JW, Weeks JC. Quality of informed consent in cancer clinical trials: a cross-sectional survey. Lancet 2001;358:1772–1777

33. LeBlanc TW, Wheeler JL, Abernethy AP. Research in end-of-life settings: an ethical inquiry. J Pain Palliat Care Pharmacother 2010;24:244–250

34. American Academy of Hospice and Palliative Medicine. Hospice and palliative medicine core competencies, version 2.3. Updated September 2009

35. Casarett D, Kassner CT, Kutner JS. Recruiting for research in hospice: feasibility of a research screening protocol. J Palliat Med 2004;7:854–860

36. Bernstein M. Conflict of interest: it is ethical for an investigator to also be the primary care-giver in a clinical trial. J Neurooncol 2003;63:107–108

37. Appelbaum PS, Lidz CW, Grisso T. Therapeutic misconception in clinical research: frequency and risk factors. IRB 2004;26:1–8

38. Goebel S, von Harscher M, Mehdorn HM. Comorbid mental disorders and psychosocial distress in patients with brain tumours and their spouses in the early treatment phase. Support Care Cancer 2011;19:1797–1805

39. Joffe S, Cook EF, Cleary PD, Clark JW, Weeks JC. Quality of informed consent: a new measure of understanding among research subjects. J Natl Cancer Inst 2001;93:139–147

40. Hofmann B, Håheim LL, Søreide JA. Ethics of palliative surgery in patients with cancer. Br J Surg 2005;92:802–809

41. Baile WF, Lenzi R, Parker PA, Buckman R, Cohen L. Oncologists' attitudes toward and practices in giving bad news: an exploratory study. J Clin Oncol 2002;20:2189–2196

42. Council on Ethical and Judicial Affairs. AMA Code of Medical Ethics: Opinion 2.037: Medical futility in end-of-life care. http://www.ama-assn.org/ama/pub/physician-resources/medical-ethics/code-medical-ethics/opinion2037.page? Accessed July 9, 2013

43. Weeks JC, Cook EF, O'Day SJ, et al. Relationship between cancer patients' predictions of prognosis and their treatment preferences. JAMA 1998;279:1709–1714

44. Freeborne N, Lynn J, Desbiens NA; The Study to Understand Prognoses and Preferences for Outcomes and Risks of Treatments. Insights about dying from the SUPPORT project. J Am Geriatr Soc 2000;48(5, Suppl):S199–S205

45. Baumrucker SJ, Sheldon JE, Stolick M, Morris GM, Vandekieft G, Harrington D. The ethical concept of "best interest". Am J Hosp Palliat Care 2008;25:56–62

46. The President's Commission for the Study of Ethical Problems in Medicine and Biomedical and Behavioral Research. Deciding to forgo life-sustaining treatment. Washington, DC: U.S. Government Printing Office, 1983

47. Chidwick P, Sibbald R, Hawryluck L. Best interests at end of life: an updated review of decisions made by the Consent and Capacity Board of Ontario. J Crit Care 2013;28:22–27

48. Hendry M, Pasterfield D, Lewis R, Carter B, Hodgson D, Wilkinson C. Why do we want the right to die? A systematic review of the international literature on the views of patients, carers and the public on assisted dying. Palliat Med 2013;27:13–26

49. Council on Ethical and Judicial Affairs. AMA Code of Medical Ethics: opinion 2.21: Euthanasia. http://www.ama-assn.org/ama/pub/physician-resources/medical-ethics/code-medical-ethics/opinion221.page? Accessed July 9, 2013

50. Wijdicks EF. Brain death worldwide: accepted fact but no global consensus in diagnostic criteria. Neurology 2002;58:20–25

51. Northcott PA, Shih DJ, Peacock J, et al. Subgroup-specific structural variation across 1,000 medulloblastoma genomes. Nature 2012;488:49–56

52. Charo RA. Body of research—ownership and use of human tissue. N Engl J Med 2006;355:1517–1519

53. Wolf SM, Lawrenz FP, Nelson CA, et al. Managing incidental findings in human subjects research: analysis and recommendations. J Law Med Ethics 2008;36:219–248, 211

54. Master Z, Claudio JO, Rachul C, Wang JC, Minden MD, Caulfield T. Cancer patient perceptions on the ethical and legal issues related to biobanking. BMC Med Genomics 2013;6:8–8794

55. Ibrahim GM, Chung C, Bernstein M. Competing for patients: an ethical framework for recruiting patients with brain tumors into clinical trials. J Neurooncol 2011;104:623–627

56. Gross D, Fogg L. Clinical trials in the 21st century: the case for participant-centered research. Res Nurs Health 2001;24:530–539

57. National Commission for the Protection of Human Subjects of Biomedical and Behavioral Research. The Belmont Report: Ethical Principles and Guidelines for the Protection of Human Subjects of Research. Washington, DC: US Government Printing Office, 1978

58. McKneally MF. The ethics of innovation: Columbus and others try something new. J Thorac Cardiovasc Surg 2011;141:863–866

59. Bernstein M, Bampoe J. Surgical innovation or surgical evolution: an ethical and practical guide to handling novel neurosurgical procedures. J Neurosurg 2004;100:2–7

60. Kim EH, Cho JM, Chang JH, Kim SH, Lee KS. Application of intraoperative indocyanine green videoangiography to brain tumor surgery. Acta Neurochir (Wien) 2011;153:1487–1495, discussion 1494–1495

61. Szelényi A, Senft C, Jardan M, et al. Intra-operative subcortical electrical stimulation: a comparison of two methods. Clin Neurophysiol 2011;122:1470–1475

62. Serletis D, Bernstein M. Prospective study of awake craniotomy used routinely and nonselectively for supratentorial tumors. J Neurosurg 2007;107:1–6

63. Boulton M, Bernstein M. Outpatient brain tumor surgery: innovation in surgical neurooncology. J Neurosurg 2008;108:649–654

64. Purzner T, Purzner J, Massicotte EM, Bernstein M. Outpatient brain tumor surgery and spinal decompression: a prospective study of 1003 patients. Neurosurgery 2011;69:119–126, discussion 126–127

65. Kirsch B, Bernstein M. Ethical challenges with awake craniotomy for tumor. Can J Neurol Sci 2012;39:78–82

66. Awad IA. Innovation through minimalism: assessing emerging technology in neurosurgery. Clin Neurosurg 1996;43:303–316

67. Haines SJ. Randomized clinical trials in the evaluation of surgical innovation. J Neurosurg 1979;51:5–11

68. McDonald PJ, Kulkarni AV, Farrokhyar F, Bhandari M. Ethical issues in surgical research. Can J Surg 2010;53:133–136

69. Bernstein M. Assessing the bioethical integrity of a clinical trial in surgery. Can J Surg 2004;47:329–332

70. Gillett G. Ethics of surgical innovation. Br J Surg 2001;88:897–898

71. Gardner TJ. Are randomized trials the best way to judge the efficacy of surgical procedures? J Thorac Cardiovasc Surg 2010;140:739–742

72. Knifed E, Lipsman N, Mason W, Bernstein M. Patients' perception of the informed consent process for neurooncology clinical trials. Neurooncol 2008;10:348–354

73. Khu KJ, Doglietto F, Radovanovic I, et al. Patients' perceptions of awake and outpatient craniotomy for brain tumor: a qualitative study. J Neurosurg 2010;112:1056–1060

第47章

有重大影响的神经肿瘤随机对照试验

Ganesh M. Shankar, Fred G. Barker II

什么是有重大影响的临床试验呢？在任何科学领域，重要的医学文章的发表都能够促进后续的研究者在所确立的开拓性的研究基础上建立新知识的上层结构，这些开拓性的研究为将来的研究指明方向。或者一个更有意义的临床研究意味着他们能改变临床实践。这些临床研究通过个人或者其他重要的方式使得神经外科不断发展。这些研究具有重大的和直接的学术影响：最开始以引人注目的方式呈现，例如国际会议，然后被随后的研究以高引用率引用（表47.1），并且对设计和进行临床试验的研究人员具有重要的影响。这些研究能够改变临床实践，例如人群研究对临床实践模式和治疗指南的改变，并且它们通过新药的批准使用或者为一些药物寻找其他用途的新药物适应证而改变药物实验。最后，在大多数情况下，这些研究包括具有转化意义的研究，这些研究建立了新的预后因素和生物标志物作为对药物效果研究的反应。

随机对照试验（RCT）是现代神经肿瘤领域的基础。他们的证据能够为一些重要的临床研究提供答案，如脑肿瘤手术、放射疗法和化疗。然而，这些研究在神经肿瘤领域中只占到很少一部分，而这个领域里主要是回顾性的研究、非随机前瞻性研究和荟萃分析。在神经肿瘤领域设计随机对照试验在历史上受限制的原因主要是在单一机构中颅内肿瘤样本数量的缺乏。除此之外，就像其他实体肿瘤病例那样[1]，在美国很少有脑部肿瘤的成人患者加入随机对照试验，可能只有不

高于5%的患者具有合格的脑肿瘤组织学检查。相比之下，小儿神经肿瘤专家则将大多数具有合格肿瘤诊断的患者纳入临床试验[2]。

根据那些能够促进临床知识和实践的研究，本章简要地回顾了一些在治疗胶质瘤和脑转移瘤上具有重要意义的标志性试验。

■ 低级别胶质瘤

对病理诊断证明为低级别胶质瘤（LGG）患者的治疗方法包括手术切除、放疗和化疗。在这些治疗方法之中，放疗和化疗已经通过随机对照试验被证明能够提高无进展期的生存期（PFS）。

放射治疗

欧洲癌症研究与治疗组织（EORTC）试验22845[3]将24个中心的处于肿瘤进展期的314位患者，随机分为早期术后放疗（54Gy，分次1.8Gy）和延迟性放疗组。尽管已经证明了那些接受辅助放疗的患者具有较长的PFS（中位PFS为5.3年对3.4年），但是两组人在总生存期上没有差别（中位生存期为7.4年对7.2年）。由于总生存期没有得到良好的改善，这些随机对照试验表明放疗可以延迟到具有进展现象的时候才开始使用，尤其是放疗具有脑白质病变的潜在毒性。EORTC试验22844对比了低剂量（45Gy）放疗和高剂量（59.4Gy）放疗，显示高剂量对患者的生存期没有益

表 47.1 神经肿瘤领域重要的随机对照试验

姓名	年份	研究类型	对比	肿瘤	引用次数	每年引用次数
Stupp[26]	2005	RCT	TMZ + XRT 对 XRT	HGG	3439	430
Andrews[71]	2004	RCT	SRS + WBRT 对 WBRT	转移瘤	626	70
Patchell[68]	1990	RCT	WBRT + 手术对 WBRT	转移瘤	1202	52
Stewart[23]	2002	荟萃分析	XRT + 化疗对 XRT	HGG	570	52
Patchell[70]	1998	RCT	手术 + WBRT 对手术	转移瘤	553	37
Walker[42]	1980	RCT	WBRT 对化疗对 WBRT + 化疗	HGG	1139	35
Fine[22]	1993	荟萃分析	XRT + 化疗对 XRT	HGG	629	31
Kondziolka[72]	1999	RCT	SRS + WBRT 对 WBRT	转移瘤	407	29
van den Bent[3]	2005	RCT	早期 XRT 对晚期 XRT	HGG	213	27
Shaw[6]	2002	RCT	低剂量 XRT 对高剂量 XRT	HGG	244	22
Vecht[69]	1993	RCT	WBRT + 手术对 WBRT	转移瘤	421	21
Karim[4]	1996	RCT	低剂量 XRT 对高剂量 XRT	HGG	273	16
Laperriere[43]	2002	荟萃分析	XRT + 手术对手术	HGG	118	11
Vuorinen[14]	2003	RCT	活检对手术切除	HGG	97	10
Shaw[12]	2012	RCT	PCV + XRT 对 XRT	HGG	8	8
Andersen[41]	1978	RCT	手术 + XRT 对手术	HGG	70	2

缩写：RCT，随机对照试验；TMZ，替莫唑胺；WBRT，全脑放疗；XRT，放疗；HGG，高级别胶质瘤；LGG，低级别胶质瘤。

处，而且高剂量组中放射坏死的发生率更高[4]。此外，高剂量组患者在生存质量测试中表现出较差的生存质量并且症状较重[5]。这些消极的研究结果与来自北美的组间试验相似，这个试验将 203 位患者分为两组分别用 64.8Gy 和 50.4Gy 进行治疗，结果表明高剂量组具有较短的生存期和较高的放射性坏死的发生率[6]。

尽管 EORTC 试验 22844 和 22845 在治疗结果上很让人失望，表明了放疗对患者没有生存的益处，并且放疗剂量越高患者的症状越重，但是这两个试验数据的结合建立了一个重要的系统，即低级别胶质瘤患者的预后因素。一共报道了 5 个预后因素：年龄大于或者等于 40 岁，星形细胞瘤组织学，肿瘤直径大于 6cm 或者更大，在术前具有神经缺陷，肿瘤超过中线。每个因素都意味着较差的预后。根据这些预后因素，研究人员还建立了一套评分系统，拥有小于等于 2 个危险因素表明患者的风险较低，拥有 3 个或者 3 个以上危险因素则表示具有较高风险[7]。两个研究中的患者数目十分充足，可以使得研究人员用 22844 试验的研究来发展完善这个预后系统，并使用 22845 试验的患者群来进行验证，这是一个非常稳定可靠的设计。此外，北美的组间研究已经证实了 EORTC 剂量反应试验的消极结

果，将被用来证实预后评分系统的有效性[8]。

> **提示**
> - 随机对照试验表明在诊断明确的时候对患者使用放疗并不能改善低级别胶质瘤患者的生存期，并且该治疗的毒性与放射的剂量成正相关。

> **提示**
> - 随机对照试验能够提供高质量的前瞻性的试验结果，但与调查性的治疗方法无关。

扩展切除

尽管大多数的外科医生认为在早期控制低级别胶质瘤中细胞减灭术起到了关键性的作用，但是还没有一个随机对照试验验证手术切除胶质瘤的效果价值。许多前瞻性和回顾性的单中心非随机研究表明，扩展切除具有良好的效果[9]。EORTC 22844 试验[4]，一个主要评估 LGG 放疗剂量效果的随机对照试验，结果表明与次全切除（50%~89%）和活检（<50%）的患者相比，进行全切除（90%~100%）的患者往往具有较好的

预后。一项北美组间 LGG 放疗剂量试验表明，那些早期扩展切除的患者，其预后均较好[6]。

　　然而，这些试验中手术切除并不是随机进行分组的，因此并不能从他们的结果中得到任何结论来表明手术切除的患者具有较好的预后。这是因为并不是所有进入这些试验的患者都适合进行完全切除甚至是扩展切除。患者进行切除还是活检在很大程度上依赖于肿瘤的大小和位置，如大脑皮质功能区，这是低级别胶质瘤患者重要的预后因素[7,10]。这些治疗上的偏倚也就是所谓的"干扰"，妨碍了非随机研究得到有效的结果。到目前为止，由于多数脑肿瘤手术在进行活检和手术切除之间缺乏平衡，外科手术医生已经停止了任何在 LGG 中比较这两种模式的随机对照试验。

　　在 2008 年，一组 LGG 患者被选入加入一个前瞻性的非随机对照试验，这个试验使用新方式来规避这个缺陷[11]。研究作者回顾了前瞻性肿瘤放射治疗组(RTOG)临床试验中的仅进行观察治疗的一组患者，这个试验需要由神经外科医生定义的全切除来决定患者是否纳入研究中。术后的扫描前瞻性地归档进入试验之中。因为术者往往都过于乐观地估计了扩展切除，许多这样的患者实际上在术后的检查中显示有残余病灶。MRI 检查表明那些具有少量残余肿瘤(>1cm)的患者，其无进展生存期比全切除的患者更短。

> **缺陷**
> * 没有一项随机对照试验能够明确地表明对于低级别胶质瘤患者的预后，全切除是一个积极的因素。

化疗

　　最近发表的一个 RTOG 试验 9802[12]将 251 名进行次全切除或者大于 40 岁的低级别胶质瘤患者，随机分成两组，一组在放疗后接受丙卡巴肼、环己亚硝脲(CCNU;洛莫司汀)和长春新碱(PCV)，而另一组仅接受放疗。其中接受 PCV 治疗患者的无进展生存期得到了明显改善。尽管刚开始的时候对总生存期并没有影响，但是通过分析随访数据表明了这种药物对生存期有显著影响(www.cancer.gov/newscenternewsfromnci/2014/RTOG9802. 2014 年 5 月 2 日准许使用)。一项更早进行的对 LGG 患者应用 CCNU 的研究得到了阴性结果，但是这项研究显得不够充分，因为只有 54 名患者[13]。尽管几项非随机研究表明替莫唑胺(TMZ)的有效性和较轻微的毒性，但是到目前为止没有随机对照试验表明替莫唑胺在低级别胶质瘤中的作用。

■ 恶性胶质瘤

　　对于高级别(恶性)胶质瘤(HGG)，目前的治疗方法为在细胞减灭术之后进行化疗和放疗。与低级别胶质瘤的情况类似，高级别胶质瘤的随机对照试验主要关注于评估化疗和放疗的作用，但是无一例外的是，这些研究并没有关注手术切除的程度。

手术切除的程度

　　在高级别胶质瘤中决定手术切除的效果上遇到了与低级别胶质瘤中类似的困难:患者对于治疗方法中切除率的偏倚，以及大多数外科医生不愿意将患者随机分组为可切除的 HGG 或者单独进行病理活检。只有一项随机对照研究在 2003 年报道了切除 HGG 可使患者受益的评估[14]。这个含有 30 个患者的研究表明，进行切除的老年患者(>65 岁)与单独进行活检相比具有较好的预后(在颅骨切除术后的中位生存期为 171 天对活检之后的 85 天)。没有其他随机对照试验证明这个关键的问题。大量的非随机试验[9]在本质上被分配到切除组的偏倚所限制。

　　其他几个研究设计能够规避这些困难，包括对早期 HGG 切除术后残余病灶的切除(二次手术)随机分组到切除组和观察组或者在非随机组中对切除率进行调整[15]。我们也能够从随机对照试验中获得间接的证据，这些试验试图改善扩展切除。当一个随机对照试验表明干预措施作为手术辅助工具对手术有好处时，例如术中 MRI 或者荧光引导的手术，这些干预措施能够支持扩展切除从而改善预后。

- 还没有高质量的 I 级证据表明积极的手术在治疗恶性胶质瘤患者中的作用。

2006 年，一项随机对照试验报道了在术中使用5-氨基乙酰丙酸(5-ALA)通过蓝光直接看到残余的高级别胶质瘤来提高手术切除率[16]。所有进入试验的患者都被术者认为是能够进行全切除的。荧光引导的手术比标准的切除术在衡量无进展生存期上更优越；与对照组 36% 的切除率相比，65% 的 5-ALA 患者在影像学下呈现完全切除。对该研究的重新分析表明全切除患者的预后更好(全切之后的中位生存期为 16.9 个月对不全切除后的中位生存期为 1.8 个月)，且扩展切除预示着更好的预后[17]。其他的一些评估术中辅助治疗的小型试验，例如神经导航和术中 MRI 引导切除，显示出相似的趋势，即具有更完全的切除和更好的无进展生存期[18]。通过对比手术切除的程度(手术的效果)和化疗的效果，以及有关化疗反应的研究和用荟萃分析评估实体肿瘤化疗的预后[19-21]，研究术中辅助措施的随机对照试验最终能够为高级别胶质瘤患者带来更好的预后。

化疗

1993 年[22]和 2002 年[23]的荟萃分析表明，许多的随机对照试验的设计用于证实化疗在间变型星形胶质瘤和胶质母细胞瘤中的作用。这些早于替莫唑胺的研究表明，对高级别胶质瘤患者使用多种细胞毒性化疗药物进行治疗能够在临床上和数据上带来较小的改善。两篇荟萃分析的研究组在很大部分上重叠了(一个有 16 个重叠，另一个有 12 个重叠)，同时两篇荟萃分析都得到了类似的结果。然而，更早期的建立于发表的实验报告的荟萃分析表明，在年轻患者和 III 级胶质瘤患者中化疗具有更好的预后，但是直到诊断的 12 个月之后，胶质母细胞瘤患者却没有得到任何益处[22]。相比之下，由最初实验调查者提供的来源于更新的患者后期数据分析，表明治疗效果在年龄和组织学之间没有差别[23]。

- 荟萃分析能够识别出在单个随机对照试验中发现不了的一些小的治疗效果。应该谨慎地进行亚组分析，并且亚组分析可能只在个体患者数据荟萃分析中有用。

这些荟萃分析说明了几个重要的原则。首先，原来的关于化疗药物在恶性胶质瘤中的研究因为样本数量太少而没有任何可信的临床上有意义的结果；12 个试验中的 6 个试验纳入的患者少于 200 人。其次，随机对照试验的荟萃分析表明化疗药物不具有很显著的效果。再次，荟萃分析中的亚组分析应该只能在从原始研究中得到个体患者结果数据的情况下使用[24,25]。

在 2005 年，一项随机对照试验纳入了 573 位新诊断为胶质母细胞瘤的患者，这些患者接受了手术切除，结果表明在局灶性外部光线放疗中使用替莫唑胺能够提高患者的生存期（联合治疗组中位生存期为 14.6 个月对单独使用放疗组的中位生存期为 12.1 个月）[26]。来自这个研究的一篇论文表明，替莫唑胺对于 O^6-甲基鸟嘌呤-DNA 甲基转移酶(MGMT)启动子甲基化的患者预后较好[27]。这些结论都在 2009 年这项研究的最后报道中得到证实[28]。这项研究被后期研究广泛引用(表 47.1)，并且对改变临床实践有着明显和直接的作用。在研究发表后的第 4 天，替莫唑胺被美国食品及药物管理局(FDA)批准使用于新诊断的胶质母细胞瘤(http://www.cancer.gov/cancertopics/druginfo/fda-temozolomide；2013 年 7 月 10 日准许使用)，并且发表于 2006 年的一项研究(TMZ 被批准使用 1 年之后)表明在美国超过 60% 的新诊断为胶质母细胞瘤的患者接受了 TMZ 的辅助化疗[29]。一项意大利的研究同样表明替莫唑胺快速和大范围的使用[30]。

在 20 世纪 80 年代，研究发现在治疗间变型少突神经胶质瘤(AO)时使用 PCV 进行化疗具有更好的效果。2006 年，RTOG 和 EORTC 所进行的随机对照试验将 PCV 化疗联合放疗与仅进行放疗进行了比较，结果显示总的生存期并没有提高，只是使用 PCV 化疗组的无进展生存期得到了轻微的提高，但是这是以严重的药物毒性为代价的[31,32]。在长期的随访中,所有的研究表明使用 PCV 化疗的患者预后得到了显著的改善,但是只限于那些肿瘤中含有 1p/19q 缺失的患者[33,34]。

最终结果和最初报道分歧的原因只有在回顾时才能变得清楚:治疗只在某些患者中起作用,即使在没有试验性药物治疗的前提下,那些患者早已有较长期的生存期望,这是因为一些内在的积极性预后因素的存在,在这个例子中为 1p/19q 缺失。这些调查结果可能对临床实践有较深远的影响。这也可能促进其他在刚开始时为阴性结果的试验进行最后的检查,当随后的研究能够揭露一些重要的分子预后因素时,这些因素也同样能够预测治疗的疗效。一个较有潜力的研究为 20 世纪 80 年代对低级别胶质瘤患者进行的放疗,这些原始研究结果同样显示出了相同的无进展生存期,但是对总生存期没有任何益处。

> **提示**
> ●一项随机对照试验明确地表明替莫唑胺能够提高胶质母细胞瘤患者的生存期;这项研究直接改变了临床实践。

> **提示**
> ●成熟的研究结果能使具有良好预后的患者获益。

一些随机对照试验也评估了手术传送化疗药物,以希望规避血脑屏障。研究人员设计了在生物可降解性多聚体的晶体片上负载卡莫斯汀(BCNU),这个方法最初于 20 世纪 80 年代被研究人员运用于动物模型。当人们能够制造这种材料并且确保患者的安全性之后,研究人员便设计了随机对照试验来衡量此药物的有效性。第一个随机对照试验失败时,这种材料的制造便被停止了,而且随后的试验也被停止了[35]。这些具有生存意义的研究结果随后被大型多中心试验所证实[36],并且药物得到了 FDA 的批准。随后,具有更高生物活性晶片的生产制造变为可能,并且一项剂量逐步增加的试验表明较高剂量的晶片具有充足的安全性,但是这些结果还没有被随机对照试验所证实[37]。被

FDA 批准的晶片在 2006 年美国实践模式研究中最初的手术时被植入小部分的患者体内[29]。

其他的通过手术传递药物的方式就是 20 世纪 90 年代的对流增强传递(CED),在这个方法中,多种导管通过手术植入一个切除的空腔之中,并且药物在几天之内被注入这个空腔之中。至于切除的肿物本身,这种治疗方法将表现出一个没有治疗的生存优势,需要一个随机对照试验来测试这种治疗的效果。到目前为止,报道的 CED 所测试的药物都被用于复发的胶质瘤,但是在一项随机对照试验中,对置入导管的模式进行事后分析,结果表明药物只存在于残余胶质瘤的边缘[38]。显然,使用 CED 将来的试验,或者在完全切除之后直接使用药物局部注射[39,40],需要考虑如何衡量药物的传递。

放疗

目前高级别胶质瘤的标准疗法包括术后外部光线放射疗法,这个方法是以 20 世纪 70 年代的随机对照试验为基础的[41]。一份来自脑肿瘤研究组(BTSG)的早期的报道和北美学术中心学会[42]的研究表明,患者被随机分为两组,与单独使用化疗相比,接受 6000Gy 放疗联合化疗或不联合化疗能够显著地改善中位生存期。一篇纳入了 1978 至 1991 年 6 个随机对照试验的荟萃分析比较了联合放疗和不联合放疗的预后,显示联合放疗能够显著改善患者的生存期[43]。在 CT 和 MRI 出现之前,早期的临床放疗实践倾向于使用全脑放射治疗(WBRT)。

> **提示**
> ●随机对照试验在鉴别那些已经建立的疗法是否缺少疗效中发挥着非常重要的作用。

随着影像技术和放射技术的发展,放射线照射至大脑中的肿瘤部位以及肿瘤边缘部分变得可行,并且单机构的回顾性研究认为与远程放射相比,局部放射是失败的[44]。随后的两个随机对照试验表明,全脑照射没有益处,并且具有相当明显的毒性作用[43]。这些试验在改变临床实践上非常具有影响力,如对胶质母细胞

瘤患者进行全脑照射在当今已不常见。

20 世纪 70 年代和 20 世纪 80 年代的随机对照试验确定了最好的放射剂量和分区[43],特别是英国医学研究中心的试验[45]、美国 RTOG 的组间试验和东部合作肿瘤小组(ECOG)的试验[46]。

失败模式的研究表明,接受 60Gy 的体外放射治疗后会使胶质母细胞瘤复发,这主要是因为过高的治疗剂量导致的,在 20 世纪 80 年代和 20 世纪 90 年代,研究者们尝试增加高级别胶质母细胞瘤的放射治疗剂量。其他几个随机对照试验表明高剂量的局部照射并不能为患者带来益处[43]。两个广泛运用的高剂量局部照射方法为近距离放射疗法以及立体定向放射外科治疗(SRS),每个方法都在单中心试验中表现出令人满意的早期效果,并且使用历史对照的病例作为对照组[47,48]。使用 RTOG 的递归分隔分析(RPA)方法来选择搭配的历史对照,研究者得到了预期的效果[48,49]。但是不幸的是,所有的随机对照试验在所有的模式中并没有表现出生存优势,相反的是这种方法带来了相当大的毒性[50-52]。随后的研究表明,被选来进行治疗的历史对照组(但并没有接受治疗)本身就具有生存优势,而这解释了过于乐观的早期研究结果[53,54]。两个随机对照试验得到的阴性结果有效地促使人们停止使用高剂量的近距离放射疗法对恶性胶质瘤患者进行治疗。

> **提示**
> ● 两个使用高剂量近距离放射疗法对恶性胶质瘤患者进行治疗的随机对照试验的阴性结果使人们停止了这种既有毒性又昂贵的治疗方法。

一个使用历史对照获得类似过于乐观效果的疗法,在随后的一项随机对照试验中被证明是没有效果的,这种方法是通过颅内动脉使用 BCNU 进行化疗方法[55-57]。对于这些空间局部疗法,本质上共同的因素就是肿瘤的大小和位置,这是一个重要的预后因素,使用 RTOG RPA 分级法不足以对其进行调整。

预后因素

从早期的 BTSG 协作组试验来看,在脑肿瘤患者中建立有效的预后因素是一个明确的目标[58],并且目前大多数的单一预后因素和预后评分系统最先被随机对照试验的二次分析所证实。例如,对于低级别胶质瘤和高级别胶质瘤来说,包括患者的年龄、癫痫的表现、肿瘤位置、功能状态、肿瘤组织学、分子标志物和切除的程度[27,59-61]。使用多种有效的预后因素选择合适的历史对照组或者对大型随机对照试验进行分层,这些工作中的困难使得 RTOG 于 1993 年发表了 RPA 预后评分系统[62]。这项系统在高级别胶质瘤患者中建立了 6 个预后因素,这些预后因素基于对少数很容易评估的预后因素进行分析。对其稍做修改,这些预后因素在今天仍然具有广泛的使用价值[63]。

■ 脑部转移瘤

许多具有系统性肿瘤的患者在他们一生之中都会发展为脑部转移瘤,报道表明发生率为 10%~40%[64],并且在美国每年会增加 170 000 例新病例[65]。对于颅内转移瘤的治疗方法包括手术切除、SRS 或者全脑放射治疗。几个关键性的随机对照试验证明了以下观点:首先,手术切除和全脑放射治疗的联合疗法对于单一脑转移瘤比使用任何单一疗法都有效。其次,SRS 和 WBRT 的联合使用比对单一病变使用 WBRT 要有效。至于恶性胶质瘤,脑转移瘤的随机对照试验已经被用于构建 RPA 模型,这个模型促进了随后的研究分层[66,67]。

手术切除及全脑放射治疗

两个随机对照试验表明手术切除联合全脑放射治疗与单独使用全脑放射治疗相比对脑转移瘤患者的生存有益[68,69]。一项随机对照试验表明术后全脑放射治疗可使单一脑转移瘤的局部复发率降低,而且也可以降低接受 WBRT 治疗患者的脑部其他部位的复发率(新发病灶)[70]。但是这项研究对于评估 WBRT 对总生存率次要终点的效果来说并不充分。

> **提示**
> ● 随机对照试验已经证明了手术切除以及放疗联合全脑放射治疗对脑转移瘤的有效性。

立体定向放射外科治疗

一项随机对照试验表明对于单一的颅内转移瘤患者来说，相比于单独使用全脑放射治疗（167 名患者的中位生存期为 4.9 个月），颅内转移瘤患者能从使用 SRS 和 WBRT 的联合疗法（164 名患者的中位生存期为 6.5 个月）中获益[71]。其他的小型随机对照试验表明，对于具有 2~4 处转移瘤病灶的患者，相比于单独使用 WBRT，联合使用 SRS 和 WBRT 更能够减少脑转移瘤局部复发率（8% 对 100%）[72]。这项包括 27 名患者的试验还不足以证明其对总生存期的次级结果有效，但是使用 SRS（中位生存期为 11 个月对 7.5 个月）有增加生存期的非显著趋势。

■ 结论

神经肿瘤领域的随机对照试验在改变临床实践中发挥着重要的作用，例如对高级别胶质瘤患者使用替莫唑胺，以及随后具有科研价值文献的发表（表 47.1）。神经肿瘤随机对照试验中所测试的一些主题，需要多中心协作（早期 BTSG 试验），以及多个设计相似的随机对照试验来证明其有效性（例如对高级别胶质瘤患者使用放射疗法，对单个转移瘤的患者使用手术治疗），或者为随后的荟萃分析提供牢固的基础（例如对高级别胶质瘤使用毒性化疗药物等）。同时，有必要对被证明有较好预后效果的亚组（例如对间变型少突神经胶质瘤使用 PCV 化疗）进行长期随访。随着数据的可靠性越来越强，随机对照试验在了解预后因素中发挥了重要作用（例如，脑肿瘤研究组的高级别胶质瘤试验、RTOG 对胶质瘤和转移瘤的递归分隔分析）。最后，随机对照试验在减少使用无效并且毒性较大的疗法中发挥重要作用（例如，WBRT、近距离放射疗法、SRS 和对 HGG 使用动脉内化疗药物、对 LGG 使用放射疗法）。因为有时临床创新性实践的改变不需要随机对照试验的支持[73]，随机对照试验这种独特的功能作为强有力的证据支持着神经肿瘤领域。

编者注

已经有越来越多重要的高质量的神经肿瘤领域的随机对照试验改变了我们的临床实践。其中一个重要的研究便是 2005 年的替莫唑胺试验。一些具有阴性结果的试验也改变了我们的临床实践，其中包括 1998 年和 2002 年的随机对照试验，其结果表明高剂量近距离放射疗法对原位胶质母细胞瘤并没有任何益处。然而，还有许多的工作需要我们去做。

在临床实践中还存在着很大的波动性，对同一疾病，不同的肿瘤专家、不同的外科手术医生和不同的机构都有着自己的治疗方法，这一情形可以通过随机对照试验来改善[74]。目前这一领域还有着许多的疑问有待我们解决，但是可以确信的是，神经肿瘤领域中最令人关注和实际的问题便是对 LGG 和 HGG 进行广泛性切除的价值。随机对照试验非常昂贵和耗时，并且需要患者和医生的共同付出，其结果还会由于同时存在多个竞争的试验而进一步复杂化[75]。但是无论如何，我们都应该继续努力，为患者获得最佳的治疗方法。（Bernstein）

（邓健 译）

参考文献

1. Al-Refaie WB, Vickers SM, Zhong W, Parsons H, Rothenberger D, Habermann EB. Cancer trials versus the real world in the United States. Ann Surg 2011;254:438–442, discussion 442–443
2. Bleyer WA, Tejeda H, Murphy SB, et al. National cancer clinical trials: children have equal access; adolescents do not. J Adolesc Health 1997;21:366–373
3. van den Bent MJ, Afra D, de Witte O, et al; EORTC Radiotherapy and Brain Tumor Groups and the UK Medical Research Council. Long-term efficacy of early versus delayed radiotherapy for low-grade astrocytoma and oligodendroglioma in adults: the EORTC 22845 randomised trial. Lancet 2005;366:985–990
4. Karim AB, Maat B, Hatlevoll R, et al. A randomized trial on dose-response in radiation therapy of low-grade cerebral glioma: European Organization for Research and Treatment of Cancer (EORTC) Study 22844. Int J Radiat Oncol Biol Phys 1996;36:549–556
5. Kiebert GM, Curran D, Aaronson NK, et al; EORTC Radiotherapy Cooperative Group. Quality of life after radiation therapy of cerebral low-grade gliomas of the adult: results of a randomised phase III trial on dose response (EORTC trial 22844). Eur J Cancer 1998;34:1902–1909
6. Shaw E, Arusell R, Scheithauer B, et al. Prospective randomized trial of low- versus high-dose radiation therapy in adults with supratentorial low-grade glioma: initial report of a North Central Cancer Treatment Group/Radiation Therapy Oncology Group/Eastern Cooperative Oncol-

ogy Group study. J Clin Oncol 2002;20:2267–2276

7. Pignatti F, van den Bent M, Curran D, et al; European Organization for Research and Treatment of Cancer Brain Tumor Cooperative Group; European Organization for Research and Treatment of Cancer Radiotherapy Cooperative Group. Prognostic factors for survival in adult patients with cerebral low-grade glioma. J Clin Oncol 2002;20:2076–2084

8. Daniels TB, Brown PD, Felten SJ, et al. Validation of EORTC prognostic factors for adults with low-grade glioma: a report using intergroup 86-72-51. Int J Radiat Oncol Biol Phys 2011;81:218–224

9. Sanai N, Berger MS. Glioma extent of resection and its impact on patient outcome. Neurosurgery 2008;62:753–764, discussion 264–266

10. Smith JS, Chang EF, Lamborn KR, et al. Role of extent of resection in the long-term outcome of low-grade hemispheric gliomas. J Clin Oncol 2008;26:1338–1345

11. Shaw EG, Berkey B, Coons SW, et al. Recurrence following neurosurgeon-determined gross-total resection of adult supratentorial low-grade glioma: results of a prospective clinical trial. J Neurosurg 2008;109:835–841

12. Shaw EG, Wang M, Coons SW, et al. Randomized trial of radiation therapy plus procarbazine, lomustine, and vincristine chemotherapy for supratentorial adult low-grade glioma: initial results of RTOG 9802. J Clin Oncol 2012;30:3065–3070

13. Eyre HJ, Crowley JJ, Townsend JJ, et al. A randomized trial of radiotherapy versus radiotherapy plus CCNU for incompletely resected low-grade gliomas: a Southwest Oncology Group study. J Neurosurg 1993;78:909–914

14. Vuorinen V, Hinkka S, Färkkilä M, Jääskeläinen J. Debulking or biopsy of malignant glioma in elderly people—a randomised study. Acta Neurochir (Wien) 2003;145:5–10

15. Barker FG. Brain tumor outcome studies: design and interpretation. In: Winn HR, ed. Youmans' Neurological Surgery, 6th ed, vol 2. Philadelphia: Elsevier, 2011:1243–1253

16. Stummer W, Pichlmeier U, Meinel T, Wiestler OD, Zanella F, Reulen HJ; ALA-Glioma Study Group. Fluorescence-guided surgery with 5-aminolevulinic acid for resection of malignant glioma: a randomised controlled multicentre phase III trial. Lancet Oncol 2006;7:392–401

17. Stummer W, Reulen HJ, Meinel T, et al; ALA-Glioma Study Group. Extent of resection and survival in glioblastoma multiforme: identification of and adjustment for bias. Neurosurgery 2008;62:564–576, discussion 564–576

18. Senft C, Bink A, Franz K, Vatter H, Gasser T, Seifert V. Intraoperative MRI guidance and extent of resection in glioma surgery: a randomised, controlled trial. Lancet Oncol 2011;12:997–1003

19. Buyse M, Thirion P, Carlson RW, Burzykowski T, Molenberghs G, Piedbois P; Meta-Analysis Group in Cancer. Relation between tumour response to first-line chemotherapy and survival in advanced colorectal cancer: a meta-analysis. Lancet 2000;356:373–378

20. Burzykowski T, Buyse M, Piccart-Gebhart MJ, et al. Evaluation of tumor response, disease control, progression-free survival, and time to progression as potential surrogate end points in metastatic breast cancer. J Clin Oncol 2008;26:1987–1992

21. Collette L, Burzykowski T, Carroll KJ, Newling D, Morris T, Schröder FH; European Organisation for Research and Treatment of Cancer; Limburgs Universitair Centrum; AstraZeneca Pharmaceuticals. Is prostate-specific antigen a valid surrogate end point for survival in hormonally treated patients with metastatic prostate cancer? Joint research of the European Organisation for Research and Treatment of Cancer, the Limburgs Universitair Centrum, and AstraZeneca Pharmaceuticals. J Clin Oncol 2005;23:6139–6148

22. Fine HA, Dear KB, Loeffler JS, Black PM, Canellos GP. Meta-analysis of radiation therapy with and without adjuvant chemotherapy for malignant gliomas in adults. Cancer 1993;71:2585–2597

23. Stewart LA. Chemotherapy in adult high-grade glioma: a systematic review and meta-analysis of individual patient data from 12 randomised trials. Lancet 2002;359:1011–1018

24. Clarke M, Stewart L, Pignon JP, Bijnens L. Individual patient data meta-analysis in cancer. Br J Cancer 1998;77:2036–2044

25. Koopman L, van der Heijden GJ, Hoes AW, Grobbee DE, Rovers MM. Empirical comparison of subgroup effects in conventional and individual patient data meta-analyses. Int J Technol Assess Health Care 2008;24:358–361

26. Stupp R, Mason WP, van den Bent MJ, et al; European Organisation for Research and Treatment of Cancer Brain Tumor and Radiotherapy Groups; National Cancer Institute of Canada Clinical Trials Group. Radiotherapy plus concomitant and adjuvant temozolomide for glioblastoma. N Engl J Med 2005;352:987–996

27. Hegi ME, Diserens AC, Gorlia T, et al. MGMT gene silencing and benefit from temozolomide in glioblastoma. N Engl J Med 2005;352:997–1003

28. Stupp R, Hegi ME, Mason WP, et al; European Organisation for Research and Treatment of Cancer Brain Tumour and Radiation Oncology Groups; National Cancer Institute of Canada Clinical Trials Group. Effects of radiotherapy with concomitant and adjuvant temozolomide versus radiotherapy alone on survival in glioblastoma in a randomised phase III study: 5-year analysis of the EORTC-NCIC trial. Lancet Oncol 2009;10:459–466

29. Yabroff KR, Harlan L, Zeruto C, Abrams J, Mann B. Patterns of care and survival for patients with glioblastoma multiforme diagnosed during 2006. Neuro-oncol 2012;14:351–359

30. Scoccianti S, Magrini SM, Ricardi U, et al. Patterns of care and survival in a retrospective analysis of 1059 patients with glioblastoma multiforme treated between 2002 and 2007: a multicenter study by the Central Nervous System Study Group of Airo (italian Association of Radiation Oncology). Neurosurgery 2010;67:446–458

31. van den Bent MJ, Carpentier AF, Brandes AA, et al. Adjuvant procarbazine, lomustine, and vincristine improves progression-free survival but not overall survival in newly diagnosed anaplastic oligodendrogliomas and oligoastrocytomas: a randomized European Organisation for Research and Treatment of Cancer phase III trial. J Clin Oncol 2006;24:2715–2722

32. Cairncross G, Berkey B, Shaw E, et al; Intergroup Radiation Therapy Oncology Group Trial 9402. Phase III trial of chemotherapy plus radiotherapy compared with radiotherapy alone for pure and mixed anaplastic oligodendroglioma: Intergroup Radiation Therapy Oncology Group Trial 9402. J Clin Oncol 2006;24:2707–2714

33. Cairncross G, Wang M, Shaw E, et al. Phase III trial of chemoradiotherapy for anaplastic oligodendroglioma: long-term results of RTOG 9402. J Clin Oncol 2013;31:337–343

34. van den Bent MJ, Brandes AA, Taphoorn MJ, et al. Adjuvant procarbazine, lomustine, and vincristine chemotherapy in newly diagnosed anaplastic oligodendroglioma: long-term follow-up of EORTC brain tumor group study 26951. J Clin Oncol 2013;31:344–350

35. Valtonen S, Timonen U, Toivanen P, et al. Interstitial chemotherapy with carmustine-loaded polymers for high-grade gliomas: a randomized double-blind study. Neurosurgery 1997;41:44–48, discussion 48–49

36. Westphal M, Hilt DC, Bortey E, et al. A phase 3 trial of local chemotherapy with biodegradable carmustine (BCNU) wafers (Gliadel wafers) in patients with primary malignant glioma. Neuro-oncol 2003;5:79–88

37. Olivi A, Grossman SA, Tatter S, et al; New Approaches to Brain Tumor Therapy CNS Consortium. Dose escalation of carmustine in surgically implanted polymers in patients with recurrent malignant glioma: a New Approaches to Brain Tumor Therapy CNS Consortium trial. J Clin Oncol 2003;21:1845–1849

38. Sampson JH, Archer G, Pedain C, et al; PRECISE Trial Investigators. Poor drug distribution as a possible explanation for the results of the PRECISE trial. J Neurosurg 2010;113:301–309

39. Westphal M, Yla-Herttuala S, Martin J, et al. Adenovirus-mediated gene therapy with sitimagene ceradenovec followed by intravenous ganciclovir for patients with operable high-grade glioma (ASPECT): a randomised, open-label, phase 3 trial. Lancet Oncol 2013; (Jul):11

40. Rainov NG. A phase III clinical evaluation of herpes simplex virus type 1 thymidine kinase and ganciclovir gene therapy as an adjuvant to sur-

gical resection and radiation in adults with previously untreated glioblastoma multiforme. Hum Gene Ther 2000;11:2389–2401

41. Andersen AP. Postoperative irradiation of glioblastomas. Results in a randomized series. Acta Radiol Oncol Radiat Phys Biol 1978;17:475–484

42. Walker MD, Green SB, Byar DP, et al. Randomized comparisons of radiotherapy and nitrosoureas for the treatment of malignant glioma after surgery. N Engl J Med 1980;303:1323–1329

43. Laperriere N, Zuraw L, Cairncross G; Cancer Care Ontario Practice Guidelines Initiative Neuro-Oncology Disease Site Group. Radiotherapy for newly diagnosed malignant glioma in adults: a systematic review. Radiother Oncol 2002;64:259–273

44. Hochberg FH, Pruitt A. Assumptions in the radiotherapy of glioblastoma. Neurology 1980;30:907–911

45. Bleehen NM, Stenning SP; Medical Research Council Brain Tumour Working Party. A Medical Research Council trial of two radiotherapy doses in the treatment of grades 3 and 4 astrocytoma. Br J Cancer 1991;64:769–774

46. Nelson DF, Diener-West M, Horton J, Chang CH, Schoenfeld D, Nelson JS. Combined modality approach to treatment of malignant gliomas—re-evaluation of RTOG 7401/ECOG 1374 with long-term follow-up: a joint study of the Radiation Therapy Oncology Group and the Eastern Cooperative Oncology Group. NCI Monogr 1988;6:279–284

47. Prados MD, Gutin PH, Phillips TL, et al. Interstitial brachytherapy for newly diagnosed patients with malignant gliomas: the UCSF experience. Int J Radiat Oncol Biol Phys 1992;24:593–597

48. Shrieve DC, Alexander E III, Black PM, et al. Treatment of patients with primary glioblastoma multiforme with standard postoperative radiotherapy and radiosurgical boost: prognostic factors and long-term outcome. J Neurosurg 1999;90:72–77

49. Videtic GM, Gaspar LE, Zamorano L, et al. Use of the RTOG recursive partitioning analysis to validate the benefit of iodine-125 implants in the primary treatment of malignant gliomas. Int J Radiat Oncol Biol Phys 1999;45:687–692

50. Laperriere NJ, Leung PM, McKenzie S, et al. Randomized study of brachytherapy in the initial management of patients with malignant astrocytoma. Int J Radiat Oncol Biol Phys 1998;41:1005–1011

51. Selker RG, Shapiro WR, Burger P, et al; Brain Tumor Cooperative Group. The Brain Tumor Cooperative Group NIH Trial 87-01: a randomized comparison of surgery, external radiotherapy, and carmustine versus surgery, interstitial radiotherapy, external radiation therapy, and carmustine. Neurosurgery 2002;51:343–355, discussion 355–357

52. Souhami L, Seiferheld W, Brachman D, et al. Randomized comparison of stereotactic radiosurgery followed by conventional radiotherapy with carmustine to conventional radiotherapy with carmustine for patients with glioblastoma multiforme: report of Radiation Therapy Oncology Group 93-05 protocol. Int J Radiat Oncol Biol Phys 2004;60:853–860

53. Curran WJ Jr, Scott CB, Weinstein AS, et al. Survival comparison of radiosurgery-eligible and -ineligible malignant glioma patients treated with hyperfractionated radiation therapy and carmustine: a report of Radiation Therapy Oncology Group 83-02. J Clin Oncol 1993;11:857–862

54. Florell RC, Macdonald DR, Irish WD, et al. Selection bias, survival, and brachytherapy for glioma. J Neurosurg 1992;76:179–183

55. Greenberg HS, Ensminger WD, Chandler WF, et al. Intra-arterial BCNU chemotherapy for treatment of malignant gliomas of the central nervous system. J Neurosurg 1984;61:423–429

56. Hochberg FH, Pruitt AA, Beck DO, DeBrun G, Davis K. The rationale and methodology for intra-arterial chemotherapy with BCNU as treatment for glioblastoma. J Neurosurg 1985;63:876–880

57. Kirby S, Brothers M, Irish W, et al. Evaluating glioma therapies: model-

ing treatments and predicting outcomes. J Natl Cancer Inst 1995;87:1884–1888

58. Walker MD. Brain Tumor Study Group. Brain Tumor Study Group: a survey of current activities. Natl Cancer Inst Monogr 1977;46:209–212

59. Donahue B, Scott CB, Nelson JS, et al. Influence of an oligodendroglial component on the survival of patients with anaplastic astrocytomas: a report of Radiation Therapy Oncology Group 83-02. Int J Radiat Oncol Biol Phys 1997;38:911–914

60. Gehan EA, Walker MD. Prognostic factors for patients with brain tumors. Natl Cancer Inst Monogr 1977;46:189–195

61. Simpson JR, Horton J, Scott C, et al. Influence of location and extent of surgical resection on survival of patients with glioblastoma multiforme: results of three consecutive Radiation Therapy Oncology Group (RTOG) clinical trials. Int J Radiat Oncol Biol Phys 1993;26:239–244

62. Curran WJ Jr, Scott CB, Horton J, et al. Recursive partitioning analysis of prognostic factors in three Radiation Therapy Oncology Group malignant glioma trials. J Natl Cancer Inst 1993;85:704–710

63. Li J, Wang M, Won M, et al. Validation and simplification of the Radiation Therapy Oncology Group recursive partitioning analysis classification for glioblastoma. Int J Radiat Oncol Biol Phys 2011;81:623–630

64. Gavrilovic IT, Posner JB. Brain metastases: epidemiology and pathophysiology. J Neurooncol 2005;75:5–14

65. Brem S, Panattil JG. An era of rapid advancement: diagnosis and treatment of metastatic brain cancer. Neurosurgery 2005;57(5, Suppl):S5–S9, S1–S4

66. Gaspar L, Scott C, Rotman M, et al. Recursive partitioning analysis (RPA) of prognostic factors in three Radiation Therapy Oncology Group (RTOG) brain metastases trials. Int J Radiat Oncol Biol Phys 1997;37:745–751

67. Sperduto PW, Berkey B, Gaspar LE, Mehta M, Curran W. A new prognostic index and comparison to three other indices for patients with brain metastases: an analysis of 1,960 patients in the RTOG database. Int J Radiat Oncol Biol Phys 2008;70:510–514

68. Patchell RA, Tibbs PA, Walsh JW, et al. A randomized trial of surgery in the treatment of single metastases to the brain. N Engl J Med 1990;322:494–500

69. Vecht CJ, Haaxma-Reiche H, Noordijk EM, et al. Treatment of single brain metastasis: radiotherapy alone or combined with neurosurgery? Ann Neurol 1993;33:583–590

70. Patchell RA, Tibbs PA, Regine WF, et al. Postoperative radiotherapy in the treatment of single metastases to the brain: a randomized trial. JAMA 1998;280:1485–1489

71. Andrews DW, Scott CB, Sperduto PW, et al. Whole brain radiation therapy with or without stereotactic radiosurgery boost for patients with one to three brain metastases: phase III results of the RTOG 9508 randomised trial. Lancet 2004;363:1665–1672

72. Kondziolka D, Patel A, Lunsford LD, Kassam A, Flickinger JC. Stereotactic radiosurgery plus whole brain radiotherapy versus radiotherapy alone for patients with multiple brain metastases. Int J Radiat Oncol Biol Phys 1999;45:427–434

73. Panageas KS, Iwamoto FM, Cloughesy TF, et al. Initial treatment patterns over time for anaplastic oligodendroglial tumors. Neuro-oncol 2012;14:761–767

74. Bernstein M, Khu KJ. Is there too much variability in technical neurosurgery decision-making? Virtual Tumour Board of a challenging case. Acta Neurochir (Wien) 2009;151:411–412, discussion 412–413

75. Ibrahim GM, Chung C, Bernstein M. Competing for patients: an ethical framework for recruiting patients with brain tumors into clinical trials. J Neurooncol 2011;104:623–627

第48章

发展中国家的神经肿瘤学

James Ayokunle Balogun，Cara Sedney，Mark Bernstein

先描述一个场景：一位 35 岁的男性来到美国一家教学医院的神经外科就诊，他 10 个月前出现头痛和视力模糊的症状。他之前接受过一位中医的治疗。但是随着他的症状不断进展，他不再愿意去转诊中心看病，因为距家很远，并且找专家看病需要等待很长时间。他的右眼已经失去了视力，勉强能用左手数数。左眼底出现视盘水肿。在会诊的时候，神经外科医生建议做一个 CT 扫描，这意味着患者需要回家筹钱。直到过了 4 周他才回来做 CT 扫描，CT 结果显示右额部有一巨大的脑膜瘤。此时他已经双眼全盲。4 周之后他进行了肿瘤次全切除术，术中大量失血。因为处理过程的拖延，以及这个机构只有一位精通神经病理学的病理学家，术后两个月病理结果才表明肿瘤为Ⅲ级。放射治疗设备在 700km 之外，并且由于积压的患者过多和设备频发失误不能保证患者能够马上得到治疗。最后这个患者的肿瘤不断进展并且临床症状不断恶化。

这个场景是在全世界发展中国家所常见的。本章节主要讨论发展中国家神经肿瘤领域的挑战以及建议的解决方案。

已经有许多的标记被用来定义一个发展中国家。世界银行通过人均国民总收入（GNI）来进行区分。这个方法把国家分为低收入国家、中等收入国家（中高等和中低等）和高收入国家。因此把低收入国家和中等收入国家划为发展中国家。这个结果在不同发展阶段的国家之间具有异质性。世界银行表明，"使用'发展中'这个术语十分方便；这并不意味着某个组群中所有国家的经济都有相似的发展程度或者说其他国家的经济已经到达了发展的最终阶段"。收入等级并不一定反映了发展的状态。根据这个分类，所有的非洲国家和除以色列以外的中东地区，以及大多数南美和加勒比地区的国家，还有一部分欧洲国家都被划分为发展中国家[1]。

■ 作为附属专业的神经肿瘤学

经过了上世纪，神经外科作为一个主要专业的发展已经孕育出了许多次级专业，包括神经肿瘤学，这个专业经过多年的发展已经在世界上多数拥有先进技术的神经外科中心正式成立。神经肿瘤学已经更深一步地变成一个非常独特的整体，即使是在一些神经外科协会，例如美国神经外科协会肿瘤组或神经外科医师大会肿瘤组[2]。神经肿瘤领域也在基础和临床研究的次级专业中成为启蒙者。神经肿瘤学不仅在技术上不断进步，而且也像其他神经外科次级专业一样一直在强调多学科合作的途径[3]。因此，其在很大程度上依赖于设备和人员资源。在神经肿瘤学实践中对卓越的不断追求已经成为了发展创新和昂贵技术的必须动力，这种技术最终的目的在于提高患者的安全性以及生存的质量和生存期。

发达国家的神经肿瘤专家可以随意获得大量的资源，这被当成是理所当然的，并且被看成是安全实践的必要条件。尽管世界上所有的患者应该对神经肿瘤学的革命性进步表示感激,但是这个次级学科在贫困国家中的实践程度是非常落后的。中枢神经系统(CNS)肿瘤,与其他疾病一样,被认为是不受限制的,并且尽管发展中国家中这种疾病的精确发病率和患病率还没有详细记载,但是人们非常清楚地知道这种疾病在发达国家也普遍存在[4-9]。

发展中国家脑肿瘤的流行病学

尽管在发展中国家,神经外科的主要努力方向为创伤和小儿神经外科治疗,以满足拯救生命治疗这一不可否认的需要,越来越多的证据表明中枢神经系统的肿瘤在发展中国家是发病率和死亡率的一个重要原因[10]。在摩洛哥,小儿中枢神经系统肿瘤的流行病学数据经证实与发达国家中已发表的研究数据相似[11,12],尽管其他的研究表明与一些发达国家相比,儿童恶性肿瘤的分布有显著的差异[13]。有关中枢神经系统肿瘤的类型在所有年龄组的分布,在一个使用埃及的病理样本的回顾性研究中已经表明具有整体上相似的肿瘤类型和人口统计学特征[14]。一份尼日利亚的颅底手术的报告表明成人颅底的病理流行病学特征与发达国家相似[15]。

> **缺陷**
> ● 脑肿瘤在发展中国家往往呈现晚期状态。

然而,一些关键性的流行病学上的差异的确存在,例如脑转移瘤中 Burkitt 淋巴瘤占绝大多数,反映了 Burkitt 淋巴瘤在非洲国家的发病率很高[16]。由于诊断的延迟,发展中国家的患者往往表现为晚期状态,有高达 60% 的患者由于各种因素其 KPS 评分低于 70(图 48.1 和图 48.2)[15,17]。除此之外,一些肿瘤生物学的初步研究表明肿瘤具有地域差异[18]。

神经肿瘤外科医生

接受过充分训练的神经肿瘤外科医生是中枢神经系统肿瘤进行外科手术治疗的关键。详细的记录表明神经外科医生在发展中国家非常稀缺,并且已经采用了多重手段来提高医生的数量(表 48.1)[4,19-23]。在坦桑尼亚,神经外科医生的比例低至 1:1050 万[23],而沙特阿拉伯王国的比例则高至 1:85 449[19]。在亚洲,一个神经外科医生平均为 600 000 到 350 万人服务[4]。

神经外科医师缺少的现象更因为他们主要在城市中心区的大型教学医院工作[19]。由于医生的有限数量以及这些国家中不能得到治疗的中枢神经系统肿瘤患者数量的增多,导致了就诊的延迟以及随之而来的很高的发病率和死亡率[4,19-23]。这些因素导致对更多神经外科医师的需求不断加强,甚至会训练普通外科医生来处理神经外科疾病。值得注意的是,尽管需要寻求对人力资源不足的解决方法,但是也不再强调这个次级专业的训练。经过多年的努力,神经肿瘤临床实践通过对神经肿瘤外科医生的训练已经得到充分的发展,并且这一影响已被得到重视[20]。因此,发展中国家需要一个模式的转变,通过逐渐成立神经肿瘤外科这一次级专业,而不是仅仅专注于基础神经外科的需求,例如脑外伤和脑积水。

> **重要参考**
> ● 在发展中国家,对脑外伤和先天畸形治疗的关注不应该阻碍神经肿瘤学作为一门独立的二级学科的发展。

术前阶段的神经肿瘤学

神经肿瘤患者有效的术前治疗包括及时的识别、参照、临床评估和影像学检查。治疗的延迟通常可以发生在每一个阶段。参照主要取决于神经异常的最先发现,这个一般直到晚期临床阶段才会引起医务人员的注意,因为缺乏药物治疗、缺乏资金以及缺乏最初的传统治疗[24]。在非洲,成人的宗教、文化、经济因素是延误中枢神经系统肿瘤诊断的重要因素[17]。向一般的临床实习医生和大众宣传关于恶性肿瘤征兆的重要性,包括使用公众电视活动进行宣传,以及将从国际

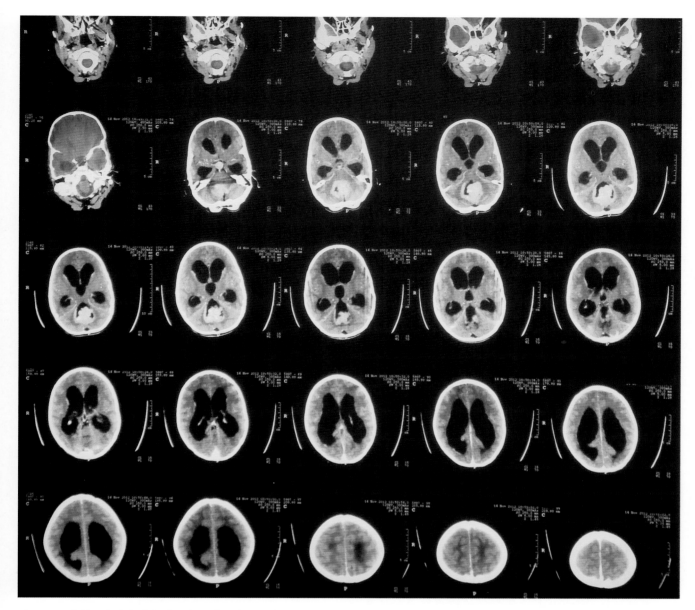

图 48.1　这是一个来自非洲撒哈拉沙漠以南大城市的 10 岁男孩的增强 CT 扫描图像，他有进展性呕吐、头痛和眼盲的症状。延迟获得 CT 结果导致手术延迟，在他于神经外科就诊但还未进行手术的 2 周后，他去世了。根据影像，判断其可能患有毛细胞星形细胞瘤。

肿瘤组织翻译的材料传播到未来的教育项目中[25]。

　　影像形态包括解剖学上的、生理学上的和功能技术的影像。影像设备的使用不仅可以帮助描绘肿瘤轮廓，而且通过建立与正常结构的立体关系来帮助提高诊断的准确性和优化手术方案。大多数发展中国家缺乏这些最基本的设备或者至多只有 CT 的检查[5,21]。2001 年，一篇发表的报告指出 X 线是诊断脑肿瘤的常用形式[26]。MRI 磁场强度低，成像时间长，因此扫描易产生运动伪影[27]。尽管如此，低磁场的 MRI 在评估鞍区病变时的作用已经被证实，相关的解剖关系可见鞍区脑膜瘤中颈内动脉的包绕和缩小以及微腺瘤的表现[27]。在发达国家，除了影像学研究，不相关疾病负担的影响会使影像解释更加复杂。对于人类免疫缺陷病毒（HIV）感染的患者，解释正电子放射断层造影术（PET）据说也很困难，这是因为在南非对疾病和治疗的直接影响[28]。

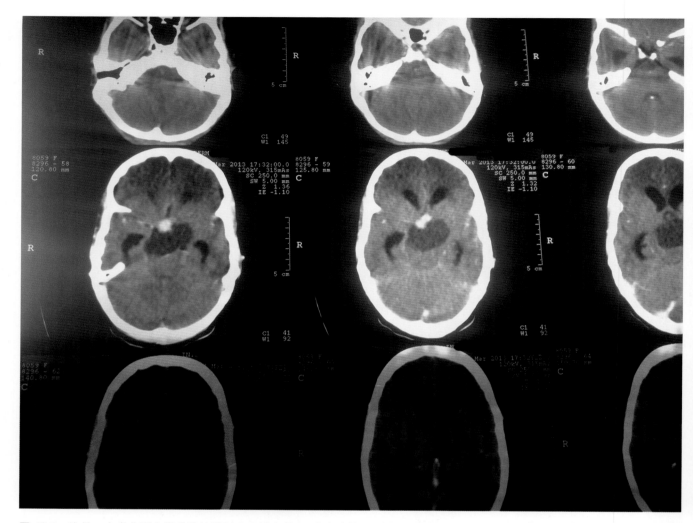

图 48.2 这是一个来非洲自撒哈拉沙漠以南大城市的 15 岁女孩的 CT 扫描图像,显示她有视力减弱进展为全盲的迹象。她因疑似患有颅咽管瘤出现了脑积水症状。最终,这个女孩进行了脑室腹腔分流术。

不可否认,影响中枢神经系统肿瘤患者术前检查及问诊的因素各种各样,包括资金及基础设备短缺的巨大挑战[19,21,22,29,30],缺少有力的、合作的和持续的神经外科医生的拥护也同样妨碍这个地区神经肿瘤学的发展[19]。

缺陷

- 其他的并发症可能会影响对成像研究的解释。

缺陷

- 使用最基本的神经外科器械切除中枢神经系统肿瘤并不像使用最先进技术的外科手术那样安全。

■ 手术室

手术室的必要性可以用以下这些词语形容,"手术室是一门艺术,包括舞蹈编排和它自带的情感,患者以他的生命、以他的人格、以他的语言、以他的记忆相信他的医生[31]"。为了减少失误和并发症的危险,必须采取预防措施,这也使得手术不断得到创新从而更加确保手术的安全性。对发展中国家的外科医生来说,面对由于就诊过晚而发现异常大小肿瘤的患者,因现代仪器的缺乏而面临着巨大的挑战。现代设备的持续缺乏,迫使医生不得不使用老式的设备,例如使用 Hudson Brace、颅骨钻孔器和季二氏线锯,而不是使用

表 48.1 神经外科医生 1998 年在非洲的分布

国家分组	总人口	神经外科医生人数	主要疾病	所需训练	需要的设备
第 1 组:阿尔及利亚、埃及、摩洛哥、南非、突尼斯	1.74 亿	486(1/358 000)	头部外伤、感染、脑积水和脊髓疾病、肿瘤、中风	神经外科医生的研讨会;对欧洲中心的短暂访问	分流仪器和手术器械
第 2 组:利比亚、苏丹、塞内加尔、尼日利亚、肯尼亚、喀麦隆、津巴布韦	1.88 亿	52(1/3 600 000)	同上	神经外科医生全面培训;普通外科医生培训	颅骨切开术和椎板切除术的手术器械;CT 扫描仪;分流仪器
第 3 组:埃塞俄比亚、坦桑尼亚、毛里求斯、纳米比亚、博茨瓦纳、几内亚、加纳、布基纳法索、刚果布拉柴维尔、象牙海岸、加蓬、马拉维、莫桑比克、乌干达、索马里、多哥、刚果民主共和国	2.5 亿	27(1/900 万)	同上	普通外科医生培训;神经外科医生全面培训	颅骨切开术和椎板切除术的手术器械;CT 扫描仪
第 4 组:尼日尔、马里、苏道几内亚、毛里塔尼亚、几内亚、比绍、莱索托、斯威士兰、卢旺达、马达加斯加、科摩罗群岛、布隆迪	0.46 忆	0	同上	普通外科医生培训;神经外科医生全面培训	手术设备

Source: From El Khamlichi A. African neurosurgery: current situation, priorities, and needs. Neurosurgery 2001;48:1344 - 1347. Reproduced with permission.

电钻。没有显微外科手术器械、操作显微镜或者其他的辅助设备,例如超声吸引器[31]。这样无法提高患者安全,实际上,"缺乏操作显微镜和限制辅助治疗的能力使颅骨手术变得复杂或者使恶性肿瘤不宜进行切除[23]。

> **提示**
> ● 传统的技术,例如分离厚颅骨移植和自体移植瓣修复硬脑膜,在有限资源环境中是十分有用的。

面对手术室设备短缺的现实,手术技术和制订手术决策已有所调整。成功的颅底手术项目是使用外科技术进行手术,例如不用钻孔的硬膜外前床突切除术,以及主要使用切骨刀和 Leksell 骨钳的颅底骨切除术[15]。当没有显微镜时,使用小型放大镜放大来进行手术是很常见的[15]。缺乏人工重建材料需要使用更多的传统重建方法,例如颅骨骨瓣分离移植以及颅骨膜或者筋膜移植用于持久重建[25]。其他学者也提倡一个资源有限的环境中应使用更加可行的、实用的传统技术[32]。

发展中国家的手术判断模式也有所不同。在多数医疗中心,立体定向手术的缺乏使立体定向活检变得不可能,对于可能具有感染性病因的大块病灶,最初进行药物治疗在一些情况下是合适的,比如结核相关性病变[33]或 HIV 相关性病变[34]。此外,对每个外科医生和治疗中心的能力进行缜密或现实的评估应优先于对晚期的或疑难肿瘤进行手术治疗,以确保患者安全和伦理的医学干预。

特别高端的手术设备,例如手提式超声吸引器(CUSA)、影像引导的神经导航设备和术中电生理监测,是否必要存在一定争议,但是他们的价值不容否认[31]。毫无疑问,高价购买和维护这些器械会影响经济条件不好的国家对它们的收购,但他们也认为没有这些设备一样可以做肿瘤手术。重点不只在于挽救生命,还在于确保患者安全,提高患者生活质量。理论上,与生物医药合作可以促进设备的发展和生产,这是这些国家的神经外科医生能承受得起的。

术后辅助治疗

神经肿瘤患者的术后治疗与手术治疗一样，都能影响预后，甚至术后治疗对预后的影响更大。这个阶段的治疗是多学科合作的，是神经外科医生、神经病理学家、放疗专家和药物肿瘤学家的互相合作。大多数发展中国家可能缺乏这些专业的人才[5,30]。

发展中国家的基础神经病理诊断与发达国家不断进步的免疫组化标准和肿瘤基因化、个体化的针对性治疗相比，是明显匮乏的[30]。尽管发展中国家对于目前这些设备的应用仍是较理论化的，这个问题的改善仍存在很多可能性。"大脑涂片"技术已经被用于术中病理检查，在冷冻切除术无法实施的治疗中心这一技术更可行[35]。另外，远程病理是在发展中国家脑肿瘤术后有用的辅助治疗。远程神经病理程序与传统诊断的准确性比较在根据世界卫生组织（WHO）对星形细胞瘤的诊断分级时已经被证实[36]。同样，组织涂片数字化和中等放大倍数冰冻组织切片准确性的比较已有报道[37]。在一个发展中国家，这些技术的成功取决于一个双重的计划和可靠的数据信息传输方法。

因为钴放射器和直线加速器的数量有限，及时且有计划的放疗也相应减少，所以术后的治疗也变得更加复杂[5,29,38]。前期调查显示，在非洲，放疗对癌症术后的作用十分重大[39]。然而，现有的设备并不能满足项目的需求。世界每百万人口远程放疗机器的平均数量是1.99个，但是对于高收入国家是8.6个，中上等收入国家是1.6个，中低等收入国家是0.71个，低等收入国家是0.21个[29]。在尼日利亚，这一方面的需求更是惊人的，目前全国只有7台远程放疗机器，但预计的需求量是145台[29]。对于那些有放疗能力的医疗中心，仍有一些缺乏模拟器和治疗计划系统[39]。此外，治疗中心关于放射剂量或分次方案的一致性建议很少[39]。在某研究中，只有两个医疗中心报道使用γ刀放射治疗[39]，并且研究中还特别强调，只有在那些富裕的发展中国家才能负担得起这项技术的使用。

同样，化疗制剂，例如替莫唑胺，也是发展中国家民众涉及不到的，主要也是因为它的价格和不适用性。在许多非洲国家放疗实践的调查中，进行药物肿瘤项目的中心数量只有29%，在大多数病例中，需要放疗肿瘤学家去实施化疗[39]。这些辅助药物治疗的总体花费还包括影像的花费和其他必要的药物，这个大概超出了肿瘤患者的承担力，因为在发展中国家，医疗保险还没有完全普及，患者需要自己承担治疗的费用[40,41]。对于那些能够得到这些治疗的患者而言，机会性感染也是可以威胁生命的并发症，并且在发展中国家这仍是一个问题[42]。

其他的挑战也存在于中枢神经系统肿瘤的辅助治疗中。并发症，例如疟疾、结核、HIV和慢性营养不良，是影响辅助治疗中发病率和死亡率的重要因素[43]。脑肿瘤患者的康复治疗和姑息治疗的必要性实际上也是并不存在的。而且，几个团队已经指出，患者治疗计划的依从性问题可能与相关的文化和教育因素相关[17,24,25]。

持续的努力和可能的解决方法

尽管在发展中国家，神经肿瘤学还面临诸多挑战，但是干预措施可以对这些患者的生命起到积极的影响。即使最初的功能状态很差，颅底手术术后KPS评分仍有明显的提高[15]。同样，文献记载垂体大腺瘤术后有超过50%的患者从功能性失盲恢复到正常视力[24]。近期的研究表明，与以前的报道相比，患者的预后得到明显改善，其中脑肿瘤患者的死亡率高达83%[26]。

在发展中国家，所付出的相当可观的努力已经影响着神经外科的实践，包括神经肿瘤学。这些年来，世界神经外科医师联盟（WFNS）和神经病学国际教育基金会（FIENS）对培训项目的发展做出了巨大的贡献，这些项目包括：对来访志愿者进行神经外科技术和过程的教学，以及对仪器设备的捐赠。在发达国家，许多机构和个体外科医生通过建立训练项目和各种各样的交换计划来努力提高当地外科医生的技能。

应当继续探索包括重点训练在内的尖端科学，尤其是中枢神经肿瘤治疗的艺术性和科学性。迫切需要通过协调努力来积极解决神经外科手术人员的短缺问题，本地外科医生对这些努力必须表现出自愿和热情才能取得成果。神经肿瘤外科医生的训练在发展中国家不应再被看做是一项不必要的超专业化训练，而应该认为是减少患者痛苦并提高肿瘤患者生存期的必要工具。新建立起来的中心应有很多培训机会，但是必须以短期访问或见习、研究团体和最重要的临床团体的形式进行扩展。

培训应该满足社区的需求，这是很重要的，在社区外科医生将会得到锻炼，以减少他们回国后有可能出现的各种挫折。尽管训练基地的神经肿瘤医疗设备可能是齐全的，在社区中也应理解神经肿瘤患者的需要，同时尽可能多地针对这些需要进行学习。有观点认为，从发展中国家来的神经外科医生用进修的机会为垫脚石移居别国，因此更加耗竭了当地的资源。尽管对这一问题没有万无一失的解决方案，但是承诺会回国的年轻外科医生是优先被考虑进入培训项目中的。另外，未来脑科资源的减少可以被起步时基本的设备供应所弥补，这需要当地政府、训练机构及捐赠机构的共同合作。这可以减少训练者回国后会遇到的挫折，弥补由于训练与实践的巨大反差而造成的对工作的不满。

发展中国家也可以探索去建立神经肿瘤外科专业化中心来服务于某一特定区域。有技术且奉献于神经外科的神经肿瘤学家志愿来这些机构进行教导和操作以促进当地医生的发展。此模式也可以用于小儿神经外科[44]，可以确保访问学者的承诺有效，也可以避免这些受训者将访问学习的地方作为最后的落脚点[45]。全世界的"医学代表团"的人数仍在增加。针对发展中国家短期医疗访问的伦理困境，例如"白武士"现象、持续的关心、知情同意的复杂性、不平等的期望和其他问题，已经提交"伦理清单"以解决这些问题[46]。

发展中国家中枢神经系统肿瘤外科学正通过多方合作在不断发展。一个团体最近将清醒颅骨切开术作为资源限制条件下的一个重要工具，来减少住院时间，增加安全性，以及减少麻醉和重症监护病房的需求[47]。通过这样的外科教育模式，他们成功地在印度支那地区和非洲6个神经外科中心教授这一技术，并尝试评估了这种教授方式的持久性[47]。

其他的神经肿瘤专业，尤其是医药肿瘤学和放射肿瘤学，也需要人力的发展。在发展中国家，区域性"先进性中心"的建立可以帮助实现超专业化和学科间的合作[15]。然而，这些地区的训练及服务的提供仍需付出努力，同时，发达国家与发展中国家的治疗中心之间使用远程医疗设备进行网络联系也是十分有用的[48,49]。远程病理不仅可以作为弥补神经病理学家缺乏的"权宜之计"，还可以提供一个便于教学和合作的平台[30,50,51]。

立体定向放疗手术的到来已经改变了一系列良性到恶性的颅脑肿瘤的操作方法。这是一个万能的工具，并且它的使用方面不断被扩展，然而，这种物理疗法在发展中国家并不常见。然而，脑肿瘤的患者应该接受放疗，并且主要的关注点还是应该在传统的钴分次放疗，即使在缺乏放疗设备的地区也是更容易维持和更便宜来获得的。国际原子能量协会努力取得放疗设备的分配平衡，这一点得到了大家的支持[38]。

■ 结论

发达及发展中国家之间的不断交流利于双方，不存在偏见。正如非洲一句谚语所说的："如果你想走得更远，请团结在一起，我们需要彼此"。我们可以互相促进提高生活的治疗和神经肿瘤患者的生存率。

重要参考

- 远程医疗不仅可以作为弥补神经病理学家缺乏的权宜之计,还可以提供一个便于教学和学术合作的平台。

编者注

　　出生地不同的脑肿瘤患者,其在医疗保健方面的差距也较大。至少一半的患者没有及时得到完整的和可负担得起的脑肿瘤治疗。

　　如果存在解决方法,那将会经历几代的时间,并且很多国家文化、资源分配及政治领导上也会发生极大的改变。可喜的是,很多缺乏资源国家的临床工作者很少屈服于所存在的问题,并尝试更积极的改变,例如远赴海外获得培训的机会。同时,发达国家的神经外科医生、神经肿瘤学家及各种组织越来越对全球性的推广感兴趣,推广人群从高级顾问到初级医学生都有涵盖。

　　多种模式的发展使这种国际教育交流变得越来越成熟[47,52],比如学校之间的正式合作、教学访问、专科医生培训和访问学者、器械捐助及很多其他情况。在资源匮乏的国家和资源丰富的国家之间的互助合作是必需的,而且学会如何估量国际教育交流的影响也很重要。(Bernstein)

（张东勇　译）

参考文献

1. World Bank Website. How we classify countries. http://data.worldbank.org/about/country-classifications
2. Black P, Golby A, Johnson M. The emerging field of neuro-oncology. Clin Neurosurg 2007;54:36–46
3. Society of Neuro-Oncology Website. SNO history. http://www.soc-neuro-onc.org/sno-history/
4. Fairholm DJ. International education: a third alternative. Neurosurgery 1986;18:111–114
5. Baskin JL, Lezcano E, Kim BS, et al. Management of children with brain tumors in Paraguay. Neuro-oncol 2013;15:235–241
6. Qaddoumi I, Unal E, Diez B, et al. Web-based survey of resources for treatment and long-term follow-up for children with brain tumors in developing countries. Childs Nerv Syst 2011;27:1957–1961
7. Cadotte DW, Viswanathan A, Cadotte A, Bernstein M, Munie T, Freidberg SR; East African Neurosurgical Research Collaboration. The consequence of delayed neurosurgical care at Tikur Anbessa Hospital, Addis Ababa, Ethiopia. World Neurosurg 2010;73:270–275
8. Olufemi Adeleye A, Balogun JA. Bilateral deafness and blindness from a IVth ventricular medulloblastoma. Br J Neurosurg 2009;23:315–317
9. Idowu O, Akang EEU, Malomo A. Symptomatic primary intracranial neoplasms in Nigeria, West Africa. J Neurol Sci Turish 2007;24:212–218
10. El-Gaidi MA. Descriptive epidemiology of pediatric intracranial neoplasms in Egypt. Pediatr Neurosurg 2011;47:385–395
11. Harmouch A, Taleb M, Lasseini A, Maher M, Sefiani S. Epidemiology of pediatric primary tumors of the nervous system: a retrospective study of 633 cases from a single Moroccan institution. Neurochirurgie 2012;58:14–18
12. Karkouri M, Zafad S, Khattab M, et al. Epidemiologic profile of pediatric brain tumors in Morocco. Childs Nerv Syst 2010;26:1021–1027
13. Mostert S, Njuguna F, Kemps L, et al. Epidemiology of diagnosed childhood cancer in Western Kenya. Arch Dis Child 2012;97:508–512
14. Zalata KR, El-Tantawy DA, Abdel-Aziz A, et al. Frequency of central nervous system tumors in delta region, Egypt. Indian J Pathol Microbiol 2011;54:299–306
15. Adeleye AO, Fasunla JA, Young PH. Skull base surgery in a large, resource-poor, developing country with few neurosurgeons: prospects, challenges, and needs. World Neurosurg 2012;78:35–43
16. Olasode BJ. A pathological review of intracranial tumours seen at the University College Hospital, Ibadan between 1980 and 1990. Niger Postgrad Med J 2002;9:23–28
17. Idowu OE, Apemiye RA. Delay in presentation and diagnosis of adult primary intracranial neoplasms in a tropical teaching hospital: a pilot study. Int J Surg 2009;7:396–398
18. Vasishta RK, Pasricha N, Nath A, Sehgal S. The absence of JC virus antigens in Indian children with medulloblastomas. Indian J Pathol Microbiol 2009;52:42–45
19. El-Fiki M. African neurosurgery, the 21st-century challenge. World Neurosurg 2010;73:254–258
20. Shilpakar SK. Subspecialties in neurosurgery and its challenges in a developing country. World Neurosurg 2011;75:335–337
21. El Khamlichi A. African neurosurgery: current situation, priorities, and needs. Neurosurgery 2001;48:1344–1347
22. Mukhida K, Shilpakar SK, Sharma MR, Bagan M. Neurosurgery at Tribhuvan University Teaching Hospital, Nepal. Neurosurgery 2005;57:172–180, discussion 172–180
23. Wilson DA, Garrett MP, Wait SD, et al. Expanding neurosurgical care in Northwest Tanzania: the early experience of an initiative to teach neurosurgery at Bugando Medical Centre. World Neurosurg 2012;77:32–38
24. Mezue WC, Ohaegbulam SC, Chikani MC, Achebe DN. Management of giant pituitary tumors affecting vision in Nigeria. World Neurosurg 2012;77:606–609
25. Ali AA, Elsheikh SM, Elhaj A, et al. Clinical presentation and outcome of retinoblastoma among children treated at the National Cancer Institute (NCI) in Gezira, Sudan: a single Institution experience. Ophthalmic Genet 2011;32:122–125
26. Igun GO. Diagnosis and management of brain tumours at Jos University Teaching Hospital, Nigeria. East Afr Med J 2001;78:148–151
27. Ogbole GI, Adeyinka OA, Okolo CA, Ogun AO, Atalabi OM. Low field MR imaging of sellar and parasellar lesions: experience in a developing country hospital. Eur J Radiol 2012;81:e139–e146
28. Warwick JM, Sathekge MM. PET/CT scanning with a high HIV/AIDS prevalence. Transfus Apheresis Sci 2011;44:167–172
29. Abdel-Wahab M, Bourque JM, Pynda Y, et al. Status of radiotherapy resources in Africa: an International Atomic Energy Agency analysis. Lancet Oncol 2013;14:e168–e175
30. Adesina A, Chumba D, Nelson AM, et al. Improvement of pathology in sub-Saharan Africa. Lancet Oncol 2013;14:e152–e157
31. McDermott MW, Bernstein M. Image-guided surgery. In: Neuro-Oncology, The Essentials, 2nd ed. New York: Thieme, 2008:112–125
32. Adeolu AA, Adeniji AO, Komolafe EO, et al. Review of skull base surgery in a Nigerian teaching hospital. Niger Postgrad Med J 2010;17:50–54
33. du Plessis J, Andronikou S, Wieselthaler N, Theron S, George R, Mapu-

kata A. CT features of tuberculous intracranial abscesses in children. Pediatr Radiol 2007;37:167–172

34. Modi M, Mochan A, Modi G. Management of HIV-associated focal brain lesions in developing countries. QJM 2004;97:413–421

35. Olasode BJ, Ironside JW. The brain smear, a rapid affordable intraoperative diagnostic technique for brain tumours appropriate for Africa. Trop Doct 2004;34:223–225

36. Glotsos D, Georgiadis P, Kostopoulos S, et al. A pilot study investigating the minimum requirements necessary for grading astrocytomas remotely. Anal Quant Cytol Histol 2009;31:262–268

37. Gould PV, Saikali S. A comparison of digitized frozen section and smear preparations for intraoperative neurotelepathology. Anal Cell Pathol (Amst) 2012;35:85–91

38. Datta NR, Rajasekar D. Improvement of radiotherapy facilities in developing countries: a three-tier system with a teleradiotherapy network. Lancet Oncol 2004;5:695–698

39. Sharma V, Gaye PM, Wahab SA, et al. Patterns of practice of palliative radiotherapy in Africa, Part 1: Bone and brain metastases. Int J Radiat Oncol Biol Phys 2008;70:1195–1201

40. Wasserfallen JB, Ostermann S, Leyvraz S, Stupp R. Cost of temozolomide therapy and global care for recurrent malignant gliomas followed until death. Neuro-oncol 2005;7:189–195

41. Wasserfallen JB, Ostermann S, Pica A, et al. Can we afford to add chemotherapy to radiotherapy for glioblastoma multiforme? Cost-identification analysis of concomitant and adjuvant treatment with temozolomide until patient death. Cancer 2004;101:2098–2105

42. Saghrouni F, Ben Youssef Y, Gheith S, et al. Twenty-nine cases of invasive aspergillosis in neutropenic patients. Med Mal Infect 2011;41: 657–662

43. Hadley LG, Rouma BS, Saad-Eldin Y. Challenge of pediatric oncology in Africa. Semin Pediatr Surg 2012;21:136–141

44. Albright AL, Ferson SS. Developing pediatric neurosurgery in a developing country. J Child Neurol 2012;27:1559–1564

45. Fieggen G, Mogere E. Counterpoint: Africa is not a surgical finishing school. AANS Neurosurg 2013;22

46. Howe KL, Malomo AO, Bernstein MA. Ethical challenges in international surgical education, for visitors and hosts. World Neurosurg 2013; 80:751–758

47. Howe KL, Zhou G, July J, et al. Teaching awake craniotomy in resource-poor settings and implementing it sustainably. World Neurosurgery 2013;80:171–174

48. Qaddoumi I, Mansour A, Musharbash A, et al. Impact of telemedicine on pediatric neuro-oncology in a developing country: the Jordanian-Canadian experience. Pediatr Blood Cancer 2007;48:39–43

49. Augestad KM, Lindsetmo RO. Overcoming distance: video-conferencing as a clinical and educational tool among surgeons. World J Surg 2009;33:1356–1365

50. Ayad E, Sicurello F. Telepathology in emerging countries pilot project between Italy and Egypt. Diagn Pathol 2008;3(Suppl 1):S2

51. Horbinski C, Wiley CA. Comparison of telepathology systems in neuropathological intraoperative consultations. Neuropathology 2009;29: 655–663

52. Haglund MM, Kiryabwire J, Parker S, et al. Surgical capacity building in Uganda through twinning, technology, and training camps. World J Surg 2011;35:1175–1182

索　引